Schurgast · Zimmermann

Burgerstein
Handbuch Nährstoffe

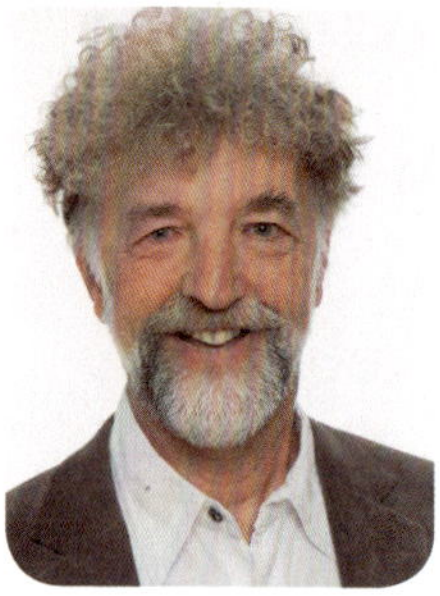

Hugo Schurgast, eidg. dipl. Apotheker, Pharmazie-Studium an der ETH Zürich, danach Leitung einer Apotheke in Rapperswil am Zürichsee. Hier lernte er Dr. Lothar Burgerstein kennen. Nach dessen Tod übernahm er 1988 die wissenschaftliche Leitung der Firma Antistress AG/ Burgerstein Vitamine. Hugo Schurgast schreibt Fachartikel über Mikronährstoffe und ist hauptverantwortlich für die Weiterentwicklung dieses Buches. Seit vielen Jahren ist er auch als Referent für Fachvorträge und Seminare im In- und Ausland tätig. Seine Spezialgebiete sind chronische Schwermetall-Belastungen und Laboranalysen von Mikronährstoffen.

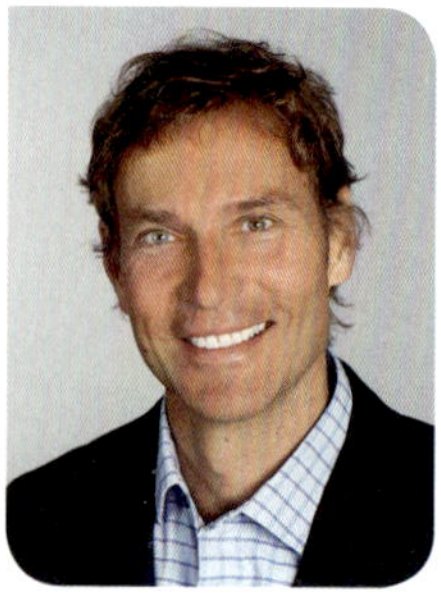

Prof. Michael Zimmermann MD war von 2012–2022 ordentlicher Professor für Humanernährung im Departement D-HEST der ETH Zürich. Seit 2021 belegt er als Gastprofessor eine Forschungsstelle am Weatherall Institute of Molecular Medicine der University of Oxford. Die Forschungsinteressen von Professor Zimmermann sind die gesundheitlichen Auswirkungen von Eisen- und Jodmangel. In diesen Gebieten publiziert er regelmäßig Artikel in renommierten, international anerkannten Fachzeitschriften.

Die Mitwirkenden

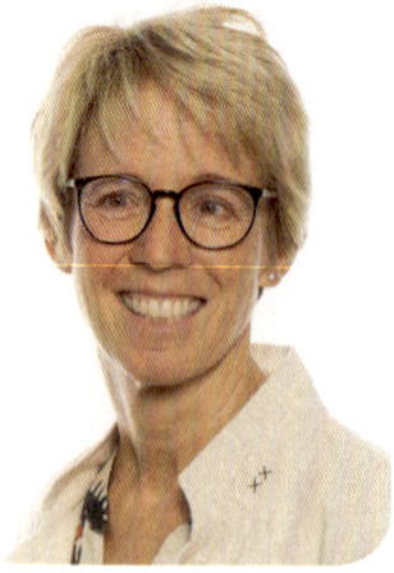

Tanja Zimmermann-Burgerstein leitet in der dritten Generation das von ihrem Großvater Dr. Lothar Burgerstein gegründete und von ihrem Vater Uli P. Burgerstein weitergeführte Familienunternehmen, die Antistress AG, Gesellschaft für Gesundheitsschutz, Hersteller der Burgerstein Produkte in der Schweiz. Mit der Burgerstein Foundation – Micronutrients for Health – engagiert sich die Familie Burgerstein bis heute für die Verbreitung des Wissens über den sinnvollen Einsatz von Mikronährstoffen. Sie hat mit gezielten Inputs entscheidend zur Entstehung dieses Buches beigetragen.

Richard Brun, Beate Kehrli, Dr. Monika Leonhard, Dr. Simone Salvadó haben alle mit ihrem ausgeprägten Fachwissen über das ganze Werk, zum Gelingen dieses Buches beigetragen.

Hugo Schurgast · Prof. Michael Zimmermann MD ·
Autoren der Burgerstein Foundation

Burgerstein Handbuch Nährstoffe

Mikronährstoffe richtig einsetzen: Alles über Vitamine, Mineralstoffe, Spurenelemente und Fettsäuren

TRIAS

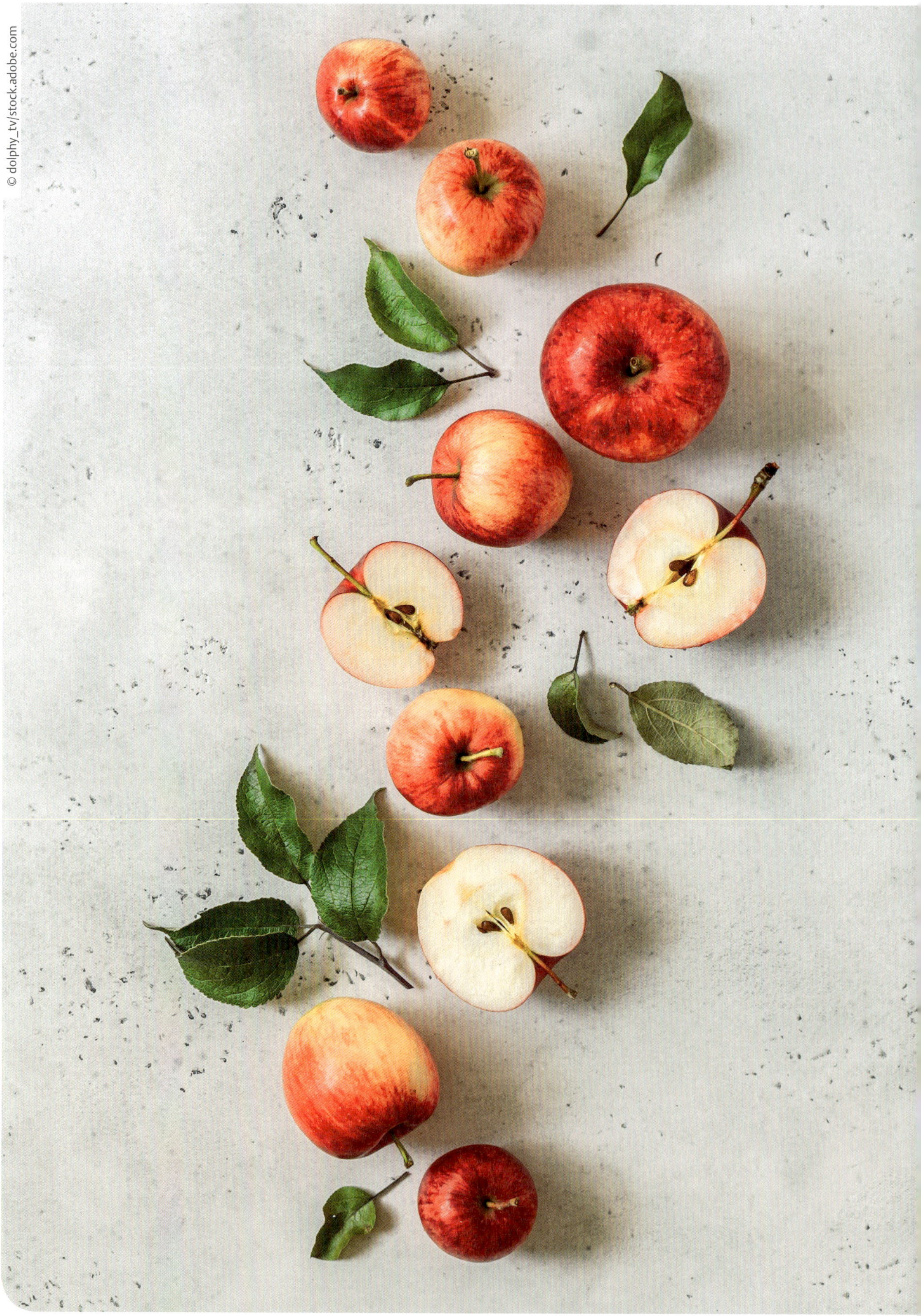

Vorwort zur 14. Auflage

Diese 14., vollständig überarbeitete Auflage erscheint zum 50-jährigen Jubiläum der Antistress AG, Gesellschaft für Gesundheitsschutz, die von Dr. Lothar Burgerstein 1972 gegründet wurde. Burgerstein war einer der Pioniere der orthomolekularen Medizin und hat mit der Firmengründung 1972 das Fundament für den Einsatz von Mikronährstoffen im täglichen Leben gelegt.

Das »Burgerstein Handbuch Nährstoffe« gehört heute zu den Standardwerken in diesem Bereich. Das Buch wird sowohl von Fachleuten wie auch von interessierten Laien in gleichem Maße gelesen und auch gern als übersichtliches Nachschlagewerk konsultiert. Das Team von Autoren und Mitwirkenden hat den Anspruch, dieses Sachbuch auf dem neuesten Stand zu halten und die Themen der Gegenwart anzupassen.

In der 14., gänzlich überarbeiteten Auflage wird die gewohnte Kapitelstruktur (Ernährung, Nährstoffsupplemente, Ernährung in verschiedenen Lebensabschnitten, Prävention und Therapie) beibehalten. Jedoch haben wir die grundlegende Bedeutung der Ernährung neu beleuchtet und uns mit aktuellen Fragen befasst. Das neue Kapitel »Ernährung« beinhaltet nun Themen wie:

- Ernährung – die Medizin für alles?
- Salz – je weniger, desto besser?
- Pflanzenbasierte Ernährung – Möglichkeiten und Grenzen
- Lebensmittel – Mittel zum Leben?
- Stille Entzündungen – spielt der Lebensstil eine Rolle?

Neu verfasst wurde auch das Kapitel über das spannende Gebiet der Alterungsforschung. Hier führen wir mit einem ABC des gesunden Älterwerdens durch neue Erkenntnisse und praktische Tipps.

Im Kapitel »Nährstoffsupplemente« versuchen die Autoren, Hilfestellung zu geben beim Einsatz von Multivitaminpräparaten – wann und unter welchen Voraussetzungen sind sie hilfreich? Oder wann ist es sinnvoll, die B-Vitamine als Team einzusetzen?

Neue wissenschaftliche Daten haben dazu geführt, dass das Kapitel »Immunsystem« durch aktuelle Informationen ergänzt wurde. Zum Beispiel zur Fragestellung, wie Vitamine & Co. begleitend bei viralen Infekten eingesetzt werden können. Oder zur Bedeutung, die ein guter Allgemein- und Ernährungszustand (Lebensstil, Essgewohnheiten, Mikronährstoffe) für die Qualität der Impfantwort haben kann.

Ein großer Teil der kompletten Überarbeitung dieser Auflage besteht in der Integration der vielen neuen Studiendaten bei den einzelnen Vitaminen, Mineralstoffen, Spurenelementen, Aminosäuren und Fettsäuren. Ausgesprochen viele neue Daten waren zu Vitamin D und Omega-3-Fettsäuren aufzuarbeiten. Ebenfalls wurden auch bei allen beschriebenen Krankheitsbildern die Texte der aktuellen Datenlage angepasst. Dabei können wir feststellen, dass die wissenschaftliche Evidenz zum Thema Mikronährstoffe seit der letzten Auflage nochmals besser geworden ist.

Es ist uns ein wichtiges Anliegen, dass bei jedem Einsatz von Mikronährstoffen die individuellen Bedürfnisse der Menschen in den verschiedenen Lebenslagen und gemäß den persönlich definierten Zielsetzungen berücksichtigt werden. Die richtige Auswahl der Mikronährstoffe in einer für den Einzelnen sinnvollen Zusammensetzung – auch in Harmonie mit anderen präventiven und therapeutischen Maßnahmen – gewinnt immer mehr an Bedeutung.

Mit dem vorliegenden Handbuch der Nährstoffe möchten wir Ihnen die Möglichkeit geben, Ihren ganz persönlichen Weg zur Erhaltung der Gesundheit zu finden. Zudem soll das Buch auch als wichtiges und verlässliches Arbeitsinstrument für die Beratung Ihrer Kunden oder Patienten dienen.

Hauptverantwortlich für die Überarbeitung dieser Auflage sind wiederum die Stiftungsräte der Burgerstein Foundation Hugo Schurgast, eidg. dipl. Apotheker, Principal Scientific Advisor Burgerstein Vitamine, Rapperswil (Schweiz), sowie Prof. Dr. med. Michael Zimmermann.

Die Autoren bedanken sich bei Herrn Richard Brun, Arzt und Molekularbiologe, Frau Dr. Monika Leonhardt, Ernährungswissenschaftlerin, Frau Beate Kehrli, Apothekerin/MAS Nutrition, und Frau Dr. Simone Salvadó, Apothekerin, für die Neugestaltung des Kapitels »Ernährung« sowie für die wichtigen Ergänzungen und Korrekturen in allen Kapiteln.

Tanja Zimmermann-Burgerstein

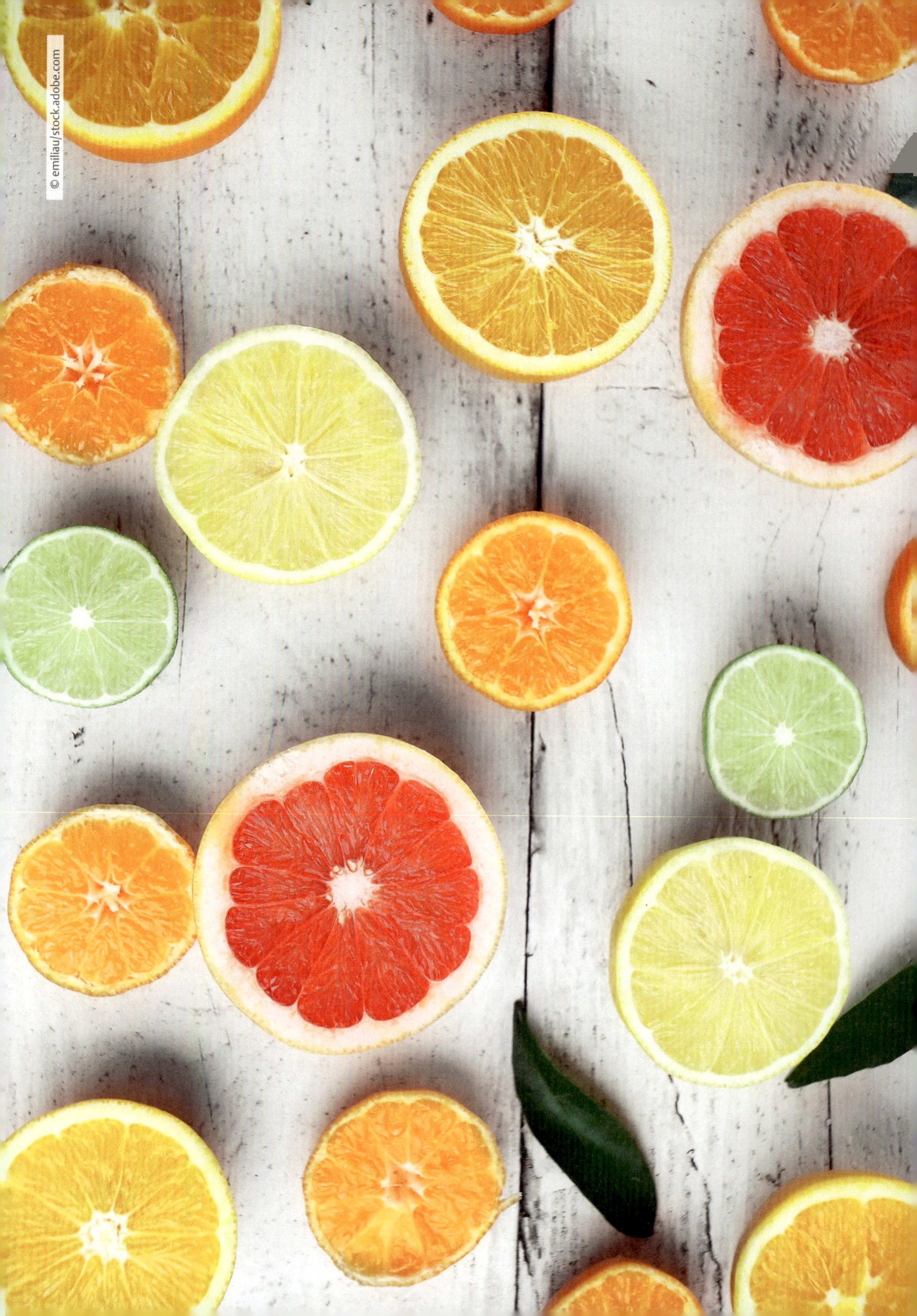

Einleitung

Dieses Buch soll allen Interessierten dazu dienen, zu den wichtigsten Themen rund um die Ernährung und die Mikronährstoffe aktuelle, objektive, wissenschaftliche, aber dennoch gut verständliche Informationen zu erhalten. Es soll einen seriösen Umgang mit Mikronährstoffen fördern und möglichst vielen Menschen dabei behilflich sein, ihre Gesundheit – präventiv oder begleitend therapeutisch – zu erhalten oder zu verbessern.

Was ist orthomolekulare Medizin?

»Nicht die Krankheit, sondern die Gesundheit müssen wir pflegen«
Dr. Lothar Burgerstein, 1895–1987

Die Anfänge der orthomolekularen Medizin

Schon der berühmte griechische Arzt Hippokrates sagte: »Deine Nahrung soll deine Medizin sein.« Mehr und mehr beginnt die moderne Wissenschaft, den Wert dieses einfachen Grundsatzes zu erkennen. Das »Nährstoffbewusstsein« der Moderne wurde zu einem großen Teil durch die Arbeit von Pionieren der Biochemie in den 1960er-Jahren geprägt, allen voran Dr. Abram Hoffer, Prof. Roger Williams und Prof. Linus Pauling, zweimaliger Gewinner des Nobelpreises. Es entwickelte sich eine neue, auf optimaler Ernährung aufbauende Sicht zur Vorbeugung und Behandlung von Krankheiten. Man erkannte, dass alltägliche Erkrankungen dann auftreten, wenn die Biochemie des Körpers durch Störungen im Mikronährstoffhaushalt oder durch chronische Belastungen mit körperfremden Substanzen aus dem Gleichgewicht gebracht wird. Es stellte sich heraus, dass die Korrektur dieser Mängel und Stoffwechselstörungen durch die möglichst gezielte Gabe der benötigten Nährstoffe ein wirksames Behandlungsverfahren ist. Man gab dieser Therapieform den Namen »orthomolekulare Medizin« und definierte sie folgendermaßen:

»Orthomolekulare Medizin ist die Erhaltung der Gesundheit und die Behandlung von Krankheiten durch Veränderung der Konzentration von Substanzen im menschlichen Körper, die normalerweise im Körper vorhanden und für die Gesundheit erforderlich sind.«

Gesundheit – was braucht es dafür?

Für unsere Gesundheit brauchen wir laut der WHO (World Health Organization) nicht nur eine ausgewogene und bedarfsgerechte Ernährung, sondern auch

- gute genetische Voraussetzungen,
- einen gesunden Lebensstil,
- eine positive Lebenseinstellung,
- eine gesunde Umwelt und
- ein gutes soziales Umfeld.

Steigendes Interesse an Gesundheit, Ernährung und Mikronährstoffen

Immer mehr Menschen wollen die Verantwortung für die eigene Gesundheit selbst übernehmen. Immer klarer tritt die Bedeutung einer optimalen Ernährung und eines ausgewogenen und nachhaltigen Lebensstils ins Bewusstsein.

Das Interesse an den Mikronährstoffen hat in den letzten Jahrzehnten stark zugenommen. Dies gilt zum einen für die wissenschaftliche Forschung, für ÄrztInnen, ApothekerInnen, ErnährungsberaterInnen und weitere in die Ernährung und Medizin involvierte Fachpersonen. Dies gilt aber auch für die Konsumenten, die sich mehr als früher mit Vitaminen, Mineralstoffen, Spurenelementen, Fett- und Aminosäuren beschäftigen.

Eine bezüglich Makro- und Mikronährstoffen optimale und bedarfsorientierte Ernährung kann uns Elan und Energie liefern, unser körperliches und geistiges Wohlbefinden steigern und uns ganz allgemein helfen, ein langes, gesundes und produktives Leben zu führen.

Mikronährstoffe: ein Orchester mit einigen Dutzend Mitgliedern

Zu den körpereigenen Substanzen gehören die Vitamine, Mineralstoffe, Spurenelemente, Aminosäuren und Fettsäuren, die zur Erhaltung des Lebens unbedingt notwendig sind. Viele davon sind essenziell, das heißt, sie müssen dem Körper über Nahrung oder Supplemente zugeführt werden, weil er sie nicht selbst herstellen kann. Einige dieser Nährstoffe, darunter die Vitamine und Mineralstoffe, insbesondere die Spurenelemente, werden nur in kleinen Mengen benötigt und daher als Mikronährstoffe bezeichnet.

Zahlreiche wichtige Nährstoffe kann der Körper selbst herstellen. Dazu gehören Vitamin D, mehrere Aminosäuren, Fettsäuren

Vitamine & Co. – ein biochemisches Teamwork

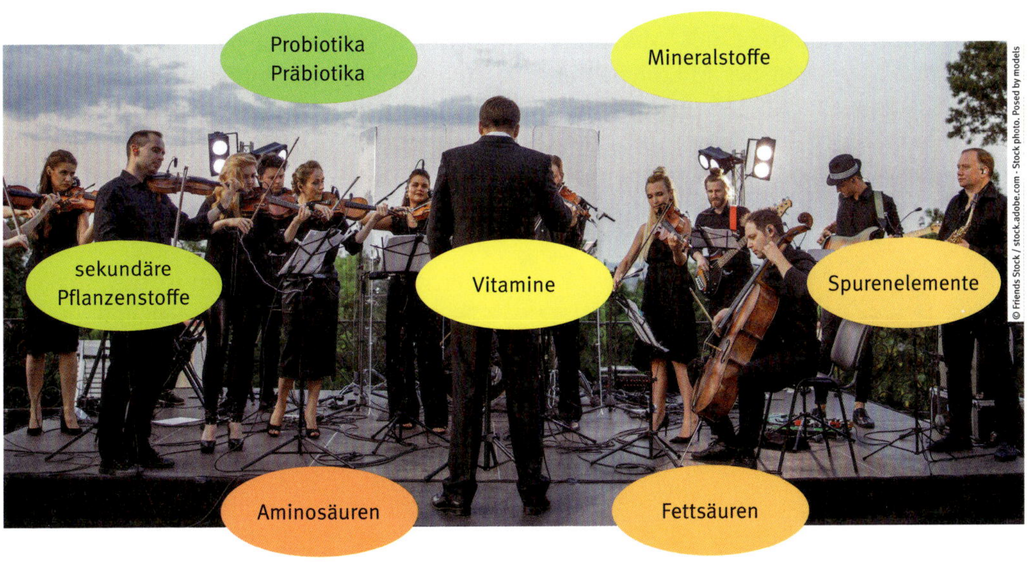

(wie z. B. die Omega-3-Fettsäuren EPA, DHA), Coenzym Q_{10}, Carnitin usw. Einige Darmbakterien sind auch in der Lage, bestimmte Vitamine herzustellen. Dazu gehören Vitamin K sowie die B-Vitamine B_1, B_2, Pantothensäure, Folsäure und Biotin. Diverse Umstände (z. B. Wechselwirkungen von Medikamenten, Lebensstil, Alter, Mangelzustände, Ernährungsfaktoren usw.) können bei diesen Nährstoffen dazu führen, dass eine Zufuhr, z. B. in Form von Supplementen, nötig wird, da die körpereigene Synthese nicht mehr ausreicht.

Vitamin D ist insofern ein Sonderfall, als dieses »Vitamin« unter dem Einfluss von UV-Strahlen grundsätzlich im Körper gebildet werden kann. Das Ausmaß der körpereigenen Synthese hängt allerdings von verschiedenen Faktoren ab. Zu diesen gehören der Wohnort (geografische Breite), der Lebensstil, die Genetik und Umwelteinflüsse.

Welche Bedeutung haben Mikronährstoffe?

Eine knappe Versorgung mit Mikronährstoffen und Störungen des Mikronährstoffhaushalts können zu Leistungseinbußen und einer erhöhten Anfälligkeit für zahlreiche Erkrankungen führen. Die Mikronährstoffe übernehmen im Körper wichtige Aufgaben. Die Kontraktion von Muskelfasern, die Impulsübertragung in Nervenzellen, die Bildung von neuen Zellen und Geweben, die Produktion von Hormonen und Neurotransmittern, die Regulation des Immunsystems und unzählige weitere Funktionen hängen von einer stetigen und ausgewogenen Versorgung mit diesen Nährstoffen ab. Mikronährstoffe fungieren als Botenstoffe, Bausteine und Cofaktoren von Enzymen bei einer Vielzahl von komplizierten chemischen Reaktionen in den Zellen. Damit Zellen und Gewebe effizient für eine optimale Gesundheit zusammenspielen können, müssen alle Mikronährstoffe in exakten Mengen und in der richtigen Form vorhanden sein, und zwar zur richtigen Zeit und am richtigen Ort.

Mikronährstoffe werden laufend »verbraucht« – sie werden verstoffwechselt, in den Organismus eingebaut und teilweise wieder ausgeschieden und müssen daher immer wieder zugeführt oder ersetzt werden. Weil viele von ihnen nicht in großen Mengen gespeichert werden können, ist eine

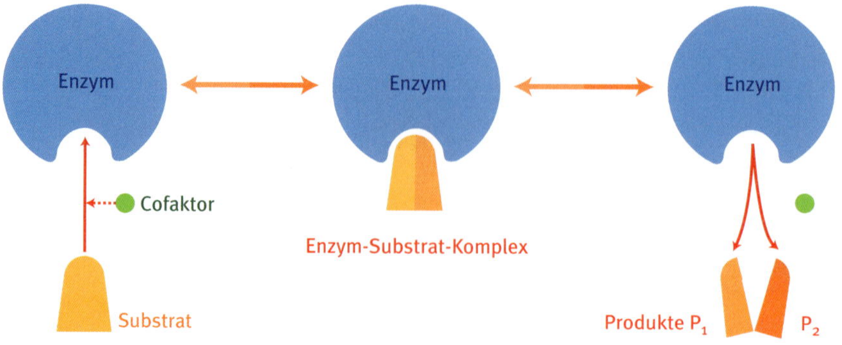

Enzyme katalysieren chemische Reaktionen innerhalb und außerhalb der Zellen. Viele benötigen ein Coenzym bzw. einen Cofaktor für ihre Funktion.

regelmäßige und ausreichende Versorgung nötig. Eine längerfristig unzureichende Zufuhr – vor allem der essenziellen Nährstoffe – kann zu Mängeln führen und den Organismus und unsere Gesundheit beeinträchtigen.

Der Nährstoffbedarf kann von Mensch zu Mensch variieren. Die verschiedenen Einflussfaktoren werden im Kapitel »Jeder hat einen individuellen Nährstoffbedarf« (Seite 21) beschrieben.

Welche Faktoren beeinflussen den Mikronährstoffhaushalt?

»Vitaminpräparate sind bei einer ausgewogenen Ernährung unnötig«. Solche und ähnliche verallgemeinerte und oberflächliche Kommentare zu Nahrungsergänzungsmitteln kann man regelmäßig in den Medien lesen. Sie sind bei genauer Betrachtung in dieser Form wissenschaftlich aber nicht haltbar.

Eine ausgewogene und bedarfsgerechte Ernährung ist unbestritten die wichtigste Voraussetzung für die adäquate Zufuhr von Makro- und Mikronährstoffen. Doch was ist eine ausgewogene Ernährung? Der Begriff ist ungenau und wird daher von jedem anders verstanden und interpretiert. Die klassischen Ernährungspyramiden der verschiedenen Ernährungsgesellschaften stellen zwar dar, wie eine »optimale« Ernährung theoretisch aussehen sollte. Kaum jemand hält sich jedoch an die vorgeschlagene Auswahl und Menge der Lebensmittel. Eine in Deutschland durchgeführte Studie zur Gesundheit Erwachsener (DEGS1) zeigt beispielsweise, dass lediglich 15% der Frauen und 7% der Männer täglich 5 Portionen Gemüse und Früchte verzehren.

Das Schweizer Ernährungsbulletin 2021 zeigte, dass von 22 untersuchten Vitaminen, Mineralstoffen und Spurenelementen nur bei 6 (Vit. B_1, B_2, E, Na, Cl, P) die empfohlenen Zufuhrmengen von allen Studiengruppen erreicht wurden. Zu groß sind Einflussfaktoren wie Zeitmangel, Bequemlichkeit, Arbeitssituation, Einkommen, Bildungsstand, Essgewohnheiten usw.

Die Ernährung für sich allein ist noch kein Garant für eine ausgeglichene Mikronährstoffbilanz. Viele weitere Einflussfaktoren können den komplexen biochemischen Weg der Nährstoffe bis in die einzelnen Zellen stören. Diese Faktoren werden in den nächsten Kapiteln besprochen.

Wichtig ist, wie viele Nährstoffe in der Zelle ankommen

Wir gehen immer davon aus, dass alles, was wir essen und trinken (inkl. der Mikronährstoffe), »automatisch« an den richtigen Ort im Körper – d. h. zur Zelle oder zum Erfolgsorgan – gelangt. Dies ist jedoch nicht der Fall. Für eine ausreichende Versorgung des Organismus ist entscheidend, wie viel von einem Nährstoff schließlich in der einzelnen Zelle ankommt. Unterwegs warten auf die Mikronährstoffe einige Hindernisse:

Resorptionsfläche Magen und Darm: Damit die Nahrung und die Nährstoffe vom Körper auch verwertet werden können, müssen sie mittels spezifischer Transportmechanismen und mit aktiven Carriersystemen durch eine intakte Magen- und insbesondere Darmschleimhaut aufgenommen werden. Sind die Zellen der Schleimhaut in ihrer Funktion beeinträchtigt, kann das die Nährstoffaufnahme empfindlich stören. Entzündungen der Darmschleimhaut können zu einer erhöhten

Darmdurchlässigkeit oder Durchfälle zu unerwünschten Nährstoffverlusten führen.

Schwermetalle als mögliche Störfaktoren: Toxische Metalle – dazu gehören Aluminium und Schwermetalle wie Blei, Cadmium, Arsen oder Quecksilber – gelangen aus verschiedensten Quellen in unseren Körper (Seite 712). Die Rolle der täglichen Nahrung bzw. der Nahrungskette wird dabei unterschätzt. Dies konnte das deutsche Bundesamt für Risikobewertung (BfR) in einer Studie zeigen. Diese toxischen »Spurenelemente« stören den Mikronährstoffhaushalt auf verschiedene Weise:

- Störung der intestinalen Aufnahme von diversen Mineralstoffen und Spurenelementen
- Belegung von Transportproteinen, die für den Weitertransport von essenziellen Spurenelementen (z. B. Eisen) im Blut sorgen
- kompetitiver Antagonismus an den Enzymstellen. Dadurch können die hier benötigten Spurenelemente wie Zink oder Selen von ihren Enzympositionen verdrängt werden und ihre biochemische Funktion nicht mehr quantitativ ausüben.
- Blockade von Stoffwechselvorgängen. Beispiel: Hemmung der Aktivierung von Vitamin D zu 1,25-Dihydroxy-Vitamin D_3

Fehlende Cofaktoren: Wenn die für die Verstoffwechselung nötigen Cofaktoren fehlen, können trotz ausreichend zugeführter Nährstoffe entsprechende Stoffwechselstörungen mit den typischen Mangelbildern dieses Nährstoffes entstehen. Wir sprechen dann jedoch bewusst nicht mehr von Mängeln, sondern eben von Stoffwechselstörungen. Beispiele sind Kalziumstoffwechselstörungen bei fehlendem Vitamin D, Störungen des Omega-3- und Omega-6-Stoffwechsels bei Magnesium-, Zink-, Vitamin-B_6-, Niacin- und Vitamin-C-Mängeln (reduzierte Aktivität der δ-6-Desaturase) oder eine unzureichende Aktivierung von Vitamin D zum 25-OH-Vitamin D bei Magnesiummangel.

Situationen mit einem erhöhten Mikronährstoff-Bedarf

Zahlreiche Phasen im Leben sind von einem höheren Nährstoffbedarf begleitet. Dazu gehören:

- Schwangerschaft, Stillzeit
- Wachstum
- Stresssituationen
- intensive sportliche Betätigung usw.

In diesen Lebensphasen kann es sein, dass die Ernährung nicht immer dem erhöhten Bedarf entspricht. Dann kann eine gezielte Nährstoff-Supplementierung sinnvoll sein. Ausführliche Informationen hierzu finden Sie in den einzelnen Kapiteln dieses Buchs.

Beeinflussung der Mikronährstoffbilanz durch den Wohnort

Es ist bekannt, dass in einzelnen Regionen die Mikronährstoffsituation in den Böden sehr unterschiedlich ist. So gelten beispielsweise die Alpenländer als Jodmangelgebiete. Von vielen europäischen Ländern – darunter Deutschland, Österreich, die Schweiz – weiß man, dass deren Böden selenarm sind. Die daraus gewonnenen Lebensmittel (z. B. Getreide) enthalten daher weniger Selen als in Gebieten mit selenreichen Böden (z. B. gewisse US-Bundesstaaten).

Ebenfalls vom Wohnort bzw. von der geografischen Breite hängt die Vitamin-D-Produktion über die Haut ab. In Mitteleuropa ist im Winterhalbjahr die UV-Intensität der Sonne zu gering, um in unserem Körper die Bildung einer ausreichenden Menge von Vitamin D anzuregen. Da die Ernährung für den Vitamin-D-Haushalt nur eine untergeordnete Rolle spielt, ist auch bei ausgewogener Ernährung eine gezielte saisonale Supplementierung mit Vitamin D sinnvoll.

Genetische Voraussetzungen, Polymorphismen: Durch die zunehmende Forschung im Bereich Genetik konnte gezeigt werden, dass unterschiedliche genetische Voraussetzungen bei einzelnen Menschen auch den Mikronährstoffhaushalt unterschiedlich prägen. Typische Beispiele für genetisch bedingte Unterschiede im Mikronährstoffstoffwechsel sind die Aktivierung der Folsäure zum aktiven Methylfolat oder die Umwandlung von Carotinoiden in Vitamin A durch die hierfür nötigen Enzyme (Dioxygenasen).

Bestehende Erkrankungen

Menschen mit bereits bestehenden Erkrankungen und gesundheitlichen Problemen weisen zum Teil sehr spezifische Mikronährstoffbedürfnisse auf, die mittels der Ernährung nicht zu kompensieren sind. Dazu gehören beispielsweise Diabetiker, die bei einer nicht perfekten Einstellung ihres Zuckerstoffwechsels öfter Wasser lassen müssen (Polyurie, Glukosurie). Mit dem Urin werden gleichzeitig nennenswerte Mengen an Kalium, Magnesium, Zink und Chrom ausgeschieden. Je nach Ausprägung kann es dabei zu einer knappen Versorgung oder Mängeln kommen. Ebenso sind Menschen nach einem bariatrischen Eingriff (z.B. Magen-Bypass) darauf angewiesen, gewisse Mikronährstoffe lebenslang zu supplementieren. Eine ausgewogene Ernährung ist dabei nicht ausreichend. Gleiches gilt für Personen mit einem Dünndarm, der aus verschiedenen Gründen seine volle Resorptionsleistung nicht erbringen kann. Ohne Supplementierung sind zum Teil breitflächige Mikronährstoffmängel bekannt.

Medikamente können den Mikronährstoffhaushalt stören

Auch gewisse Medikamente können – vor allem bei längerfristiger Einnahme – den Mikronährstoffhaushalt stören. Diesen Interaktionen muss man gegebenenfalls mit einer gezielten Supplementierung begegnen. Eine ausführliche Übersicht über die wichtigsten Wirkungen von Medikamenten auf die Mikronährstoffbilanz findet sich im Anhang (Seite 748).

Mikronährstoffe therapeutisch einsetzen

Neben dem am meisten verbreiteten Einsatz zur Behebung von Mängeln oder bei knapper Versorgung können Mikronährstoffe auch therapeutisch eingesetzt werden. Sie besitzen dabei, wie klassische Arzneimittel, eigene pharmakologische Wirkungen. Ein Beispiel hierfür ist Vitamin E mit seiner eigenständigen analgetischen und antiphlogistischen Wirkung. Vitamin E wirkt – genauso wie klassische Antirheumatika (NSAR) – hemmend auf die entzündungsvermittelnden Enzyme Cyclooxygenase (COX), Lipoxygenase (LOX) und Phospholipase. Ebenso haben auch die Omega-3-Fettsäuren EPA und DHA in therapeutischen Dosierungen entzündungshemmende Wirkungen auf Prostaglandine, Leukotriene und Interleukine.

Mikronährstoffe in Prävention und Therapie

Mikronährstoffe können sowohl präventiv als auch therapeutisch eingesetzt werden. Die Mikronährstoffe sollten in Art, Dosierung und Zeitdauer stets auf die individuelle Situation und Zielsetzung der betroffenen Person abgestimmt werden.

Klassischer Einsatz von Mikronährstoffen in der Medizin

Da Vitamine, Mineralstoffe, Spurenelemente, Fett- und Aminosäuren an allen Stoffwechselvorgängen beteiligt sind, stehen Mängel und Störungen des Mikronährstoffhaushalts auch in direktem Zusammenhang mit den wichtigsten Volks- und Stoffwechselkrankheiten. Aus diesem Grund werden einige Nährstoffe im normalen medizinischen Alltag häufig eingesetzt.

Einige Beispiele dafür:

- Eisen zur Behandlung von Anämien
- Kalzium und Vitamin D bei Osteoporose
- Magnesium bei Krämpfen, Präeklampsie, Migräne
- Zink bei Infektanfälligkeit
- Vitamin K zur Blutgerinnung
- Vitamin B_1, B_6, B_{12} bei Neuropathien
- Folsäure zur Prävention von offenem Rücken (Kinderwunsch, Schwangerschaft)
- Vitamin B_{12} bei Asthenie, Depressionen, Anämie und in der Geriatrie
- Vitamin C bei Sepsis
- Omega-3-Fettsäuren bei Störungen der Blutfettwerte
- α-Liponsäure bei diabetischer Neuropathie
- L-Carnitin bei Dialysepatienten
- Aminosäuren in der parenteralen Ernährung
- Multivitaminpräparate während der Schwangerschaft und Stillzeit, in der Rekonvaleszenz
- lebenslange Mikronährstoff-Supplementierung in der Bariatrie (nach operativen Eingriffen zur Gewichtsabnahme)

Das Wissen rund um die Mikronährstoffe ist in den letzten Jahrzehnten – nicht zuletzt durch die verfeinerten Analysentechniken im Labor – wesentlich breiter und detaillierter geworden. Damit sind auch die Akzeptanz und die Anwendungshäufigkeit in der ärztlichen Praxis gestiegen.

Bei welchen Erkrankungen eine Supplementierung mit Mikronährstoffen sinnvoll ist

Der begleitende Einsatz von Mikronährstoffen ist bei vielen Erkrankungen möglich. Viele Beispiele aus der Fachliteratur zeigen, dass damit folgende Vorteile verbunden sind:

- Verbesserung der Wirkung der klassischen Medikamente (Add-on-Effekte)
- weniger unerwünschte Nebenwirkungen von Medikamenten durch Dosisreduktion
- Reduktion der Nebenwirkungen durch Kompensation von Arzneimittelwechselwirkungen auf den Mikronährstoffhaushalt
- eigene pharmakologische Wirkungen der Mikronährstoffe
- direkte und manchmal ursächliche Behebung der Krankheitsursache durch Korrektur von Mangelzuständen oder Stoffwechselstörungen
- sekundärpräventive Wirkungen der Mikronährstoffe
- Verdrängung und beschleunigte Elimination von toxischen Metallen, die nicht selten an der Entstehung von Stoffwechselerkrankungen beteiligt sind

Jeder hat einen individuellen Nährstoffbedarf

Professor R. J. Williams entwickelte bereits im Jahr 1975 das Konzept der »biochemischen Individualität«, ein grundlegendes Prinzip beim Einsatz von Nährstoffen. Er umschrieb es folgendermaßen: »Jedes Individuum verfügt über ein eigenes Nährstoffumfeld. Obwohl die Art der Nährstoffe, die wir brauchen, für uns alle gleich ist, müssen die Mengen, in denen wir sie benötigen, nicht zwangsläufig für jedes Individuum dieselben sein.«

Das heißt, dass jeder Mensch seinen eigenen, persönlichen Nährstoffbedarf hat. Aufgrund unserer individuellen genetischen Voraussetzungen sowie aufgrund des Lebensstils und anderer Rahmenbedingungen funktioniert die Biochemie des Körpers bei jedem von uns ein wenig anders. Was für den einen ausreicht, kann für den anderen bereits zu wenig oder zu viel sein.

Biochemische Individualität erklärt auch, weshalb verschiedene Menschen auf Ernährungsfaktoren verschieden reagieren. Bei manchen Menschen löst zum Beispiel der Verzehr großer Mengen Salz Bluthochdruck aus, während er bei anderen kaum Auswirkungen hat. Zu viel raffinierter Zucker und Fett führt bei vielen Menschen zu Altersdiabetes, jedoch nicht bei allen. Manche Menschen sind aufgrund ihrer genetischen Voraussetzungen deutlich anfälliger für Bluthochdruck oder Diabetes.

Neben diesen genetischen Unterschieden können auch andere Faktoren einen wesentlichen Einfluss auf den Nährstoffbedarf haben. Dazu gehören Alter, Umwelt und Lebensweise. In der Schwangerschaft steigt der

Eisenbedarf markant an. Menschen, die sehr aktiv sind, brauchen mehr B-Vitamine. Folgende Faktoren führen dazu, dass der Nährstoffbedarf individuell variiert. Sie sollten in der Praxis mitberücksichtigt werden:

- Aktivität und sportliche Betätigung
- Alkoholkonsum
- Alter
- berufliches und psychosoziales Umfeld
- genetische Unterschiede
- Geschlecht
- Krankheiten, Operationen
- Lebensstil
- Medikamente
- psychischer und emotionaler Stress
- Rauchen
- Resorptionsprobleme
- Schwangerschaft, Stillzeit
- Umweltgifte
- Wachstum

Laboranalysen durchführen

In vielen Fällen ist es empfehlenswert, zum Nachweis von Nährstoffdefiziten, Risikofaktoren oder toxikologisch relevanten Belastungen Laboranalysen durchzuführen. Mit Laboranalysen können viele Parameter bestimmt werden, die wichtige Hinweise auf die Nährstoffversorgung und den Stoffwechsel geben. Damit kann der Nutzen für den Patienten deutlich optimiert werden. Bei der Besprechung der diversen Krankheitsbilder geben wir daher in diesem Buch – wo möglich und sinnvoll – konkrete Hinweise zur Durchführung von Laboruntersuchungen.

Es kommt auf die richtige Dosierung an

Wie viel Vitamin C braucht man? Wie viel Kalzium ist nötig? Die Frage nach der richtigen Dosierung ist nicht nur bei klassischen Medikamenten zentral, sondern auch wenn man therapeutisch mit Vitaminen, Mineralstoffen, Spurenelementen, Amino- und Fettsäuren arbeitet. Wenn man die Empfehlungen auf den Verpackungen der Nahrungsergänzungspräparate ansieht, könnte man meinen, es gäbe nur eine einzige richtige Nährstoffdosierung. Diese Empfehlungen der Lebensmittelbehörden berücksichtigen aber nur nutritive Mengen, welche gerade einmal die klassischen Mangelzustände verhindern können. Sie sind jedoch zum Ausgleich eines Mangels oder für erfolgreiche therapeutische Einsätze nicht vorgesehen.

Wie viel von einem Mikronährstoff im Einzelfall benötigt wird, hängt also vor allem von der Zielsetzung und vom Einsatzzweck ab. Es ist ein großer Unterschied, ob ein Nährstoff präventiv zur Erhaltung des Stoffwechselgleichgewichts, zum Ausgleich eines Mangels oder therapeutisch eingesetzt wird.

Die verschiedenen Dosierungsbereiche von Mikronährstoffen:

- Verhinderung von klassischen Mangelzuständen: Dazu gehören beispielsweise Skorbut, Beriberi oder Rachitis. In diesem Bereich befinden sich die meisten behördlichen Empfehlungen und auch die durchschnittlichen Mengen von Mikronährstoffen, die täglich mit der Nahrung zugeführt werden (z. B. Vitamin C 80–100 mg).
- Prävention: Beispiele: Infektprophylaxe bei Infektanfälligkeit, Reduktion des Risikos für Geburtsfehler mittels Folsäure.

Diese Dosierungen liegen oft höher als die behördlichen Empfehlungen für den täglichen Bedarf.

- Beseitigung von Mangelzuständen: Zum Wiederauffüllen von leeren Depots braucht es höhere Dosierungen als zur Aufrechterhaltung eines ausgeglichenen Nährstoffhaushalts.
- Ausnützung von eigenen pharmakologischen Wirkungen (Arzneimittelwirkungen) eines Mikronährstoffes: Dazu zählt beispielsweise der Einsatz von Vitamin E in höheren Dosierungen. Bei diesen Dosierungen kommen die entzündungshemmenden Eigenschaften von Vitamin E zum Tragen. Hier geht es also nicht mehr um die Vorbeugung oder Korrektur eines Vitaminmangels, der mit 10–20 IE/Tag supplementiert werden könnte.

Vor jeder Mikronährstoffempfehlung sollte man sich demnach die folgenden Fragen stellen:

- Was will ich mit der Nährstoff-Supplementierung erreichen?
- In welcher Situation befindet sich die Person, bei der eine Nährstoff-Supplementierung durchgeführt werden soll?
- Geht es um Prävention, Ausgleich eines Mangels oder einen therapeutischen Einsatz?
- Welches Krankheitsbild will ich behandeln?
- Welche evidenzbasierten Erfahrungen gibt es hierzu?

Eine gute Beratung durch eine Fachperson sollte folgende Schritte beinhalten:

- Auswahl der richtigen Mikronährstoffe
- Wahl der richtigen Dosierung
- Wahl der optimalen Zeitdauer der Supplementierung
- Kommunikation der richtigen Einnahmemodalitäten

Wenn alle diese Punkte berücksichtigt und umgesetzt werden, funktioniert eine Supple-

Die Wirkungen verschiedener Nährstoffdosierungen auf die Gesundheit des Menschen (basiert auf Brubacher 1993).

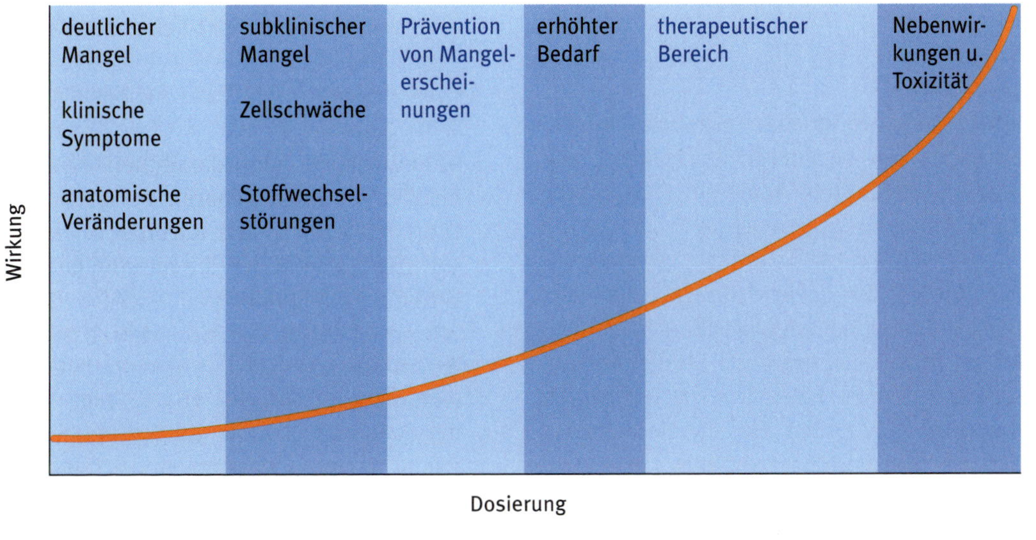

mentierung gut – sowohl in der Prävention als auch therapeutisch.

Mikronährstoffe in der Kritik

Immer wieder erscheinen in den Medien kritische Berichte zu Studien mit Mikronährstoffen und zur Notwendigkeit der Einnahme von Supplementen.

Es gibt durchaus Studien mit Mikronährstoffpräparaten, die zu keinen signifikanten Ergebnissen geführt haben – und es gibt auch Studien, bei denen es bei der Einnahme von Mikronährstoffen zu unerwünschten Resultaten und zu Nebenwirkungen gekommen ist. Studien mit negativen Ergebnissen finden leider häufig mehr Beachtung als solche mit positiven Ergebnissen. In den folgenden Abschnitten werden die häufigsten Kritikpunkte diskutiert.

Kritik: »Mikronährstoffe sind unnötig« »Vitamine« seien unnötig – bei ausgewogener Ernährung brauche es keine zusätzliche Supplementierung (siehe Kapitel »Ernährung«, Seite 29).

Kritik: »negative Studienergebnisse« = »wirkungslos« Bei genauerer Betrachtung von Studien oder Meta-Analysen (statistische Auswertung bisher gemachter Studien) zum Einsatz von Mikronährstoffen kann man immer wieder methodische Mängel feststellen. Diese könnten in manchen Fällen ein zentraler Grund für ein negatives Studienresultat sein. Dazu gehört die zu große Heterogenität innerhalb der Studien, was die Dosierungen und die Anwendungszeiträume anbelangt. Hier einige Beispiele:

- Vitamin C zur Vorbeugung gegen Infekte. In den vorliegenden Studien wurden Vitamin-C-Dosierungen zwischen 100 und 2000 mg/Tag (= Faktor 20!) und Anwendungszeiträume zwischen 1 Woche und 1 Jahr (Faktor 50!) für dieselbe statistische Auswertung verwendet. Bei solchen methodischen Fehlern würden sich auch für die Anwendung von Schmerzmitteln bei Kopfschmerzen kaum signifikante Wirksamkeitsbelege ergeben!
- Bei Vitamin E wird bei manchen Studienauswertungen nicht zwischen der natürlichen und der synthetischen Form unterschieden. Dabei handelt es sich bei diesen beiden Vitamin-E-Verbindungen um Substanzen mit unterschiedlichen chemischen Strukturen (d-alpha-Tocopherol und dl-alpha-Tocopherol) und mit unterschiedlichen biologischen Wirkungen. Alle Studien werden statistisch gemeinsam ausgewertet; teilweise wird nicht einmal in der Studie selbst angegeben, welche Form von Vitamin E untersucht wurde.
- Bei Studien mit fettlöslichen Vitaminen, Fettsäuren (EPA, DHA, GLA) oder anderen lipidlöslichen Nährstoffen (z. B. Coenzym Q10) werden den Studienteilnehmern oft keine Einnahmevorschriften gemacht. Dabei ist hier eine Einnahme mit oder nach einer normal fetthaltigen Mahlzeit zwingend. Bei Nichtbeachten (z. B. Einnahme mit einem Frühstück aus Müsli oder Knäckebrot und Kaffee) kann die Verwertbarkeit erheblich geringer sein.
- Bei vielen Studien mit Mikronährstoffen werden keine Analysen zur Bestimmung des Laborstatus vor und nach einer Intervention gemacht. So kann es vorkommen, dass die für eine Studie ausgewählten Probanden bereits gut versorgt in die Studie starten und dann von der Intervention nicht mehr weiter profitieren oder im

ungünstigen Fall zu viel des betreffenden Nährstoffs erhalten, was mit unerwünschten Nebenwirkungen verbunden sein kann (siehe »Selen verursacht Prostatakrebs«, Seite 26).

- In gewissen Studien werden die untersuchten Parameter (z. B. Einnahme von Supplementen, Dosierungen) lediglich durch Befragung der Studienteilnehmer ermittelt. Eine solche Erfassung ist mit großen Ungenauigkeiten und Unsicherheiten verbunden, weil sie vom Gedächtnis der Teilnehmer und der Qualität der Fragen abhängt. Es wird dann beispielsweise nach der Einnahme von Supplementen gefragt. Dabei wird aber nicht differenziert, in welcher Qualität und in welchen Dosierungen die in den verschiedenen Präparaten enthaltenen Nährstoffe eingenommen wurden. Bei Studien, welche sich über einen langen Zeitraum erstrecken, können zudem viele weitere für das Ergebnis relevante Einflüsse (Krankheiten, Einnahme von Medikamenten, besondere Belastungen, Lebensstil, Einnahmezuverlässigkeit) nicht berücksichtigt werden. Beobachtungsstudien müssen daher sorgfältig interpretiert werden, sonst besteht das Risiko ungenauer bis falscher Aussagen.

Aber selbstverständlich sind Mikronährstoffpräparate keine Allerheilmittel. Es gibt auch Gebiete, auf denen sie sich in Studien als wirkungslos gezeigt haben.

Kritik: »Zu viel Vitamine schaden« Kritische Berichte über Mikronährstoffpräparate streichen oft heraus, dass ein Übermaß an »Vitaminen« schädlich sei. So allgemeine Aussagen haben wenig wissenschaftlichen Gehalt. Jede Substanz tut im Übermaß unserem Organismus nicht gut. Dies gilt auch für ganz alltägliche Verbindungen wie beispielsweise Wasser und Kochsalz. Bei einem verantwortungsvollen Umgang mit Mikronährstoffen (Berücksichtigung des Nutzen-Risiko-Verhältnisses) können unerwünschte oder gar schädliche Folgen auch beim Einsatz von möglicherweise therapeutischen Dosierungen verhindert werden.

Kritik: »Multivitamin-Präparate fördern Allergien und Asthma« Eine bei Kleinkindern mit Multivitamin-Präparaten durchgeführte Studie (2004) hatte für Schlagzeilen gesorgt. Es zeigte sich nach der Multivitamin-Einnahme ein erhöhtes Risiko von Allergien und Asthma. Dies wurde in den Medien entsprechend kommuniziert – ohne Hinterfragen der vermeintlichen Ursachen. Es stellte sich nachträglich heraus, dass nicht die Vitamine, sondern die in den Tropfen enthaltenen Emulgatoren (Polysorbate) und Farbstoffe für die vermehrten Allergien und Asthmafälle bei den Kindern verantwortlich waren.

Kritik: »Vitamin C ist für die Prävention von Infekten wirkungslos« Die Einnahme von Vitamin C kann die Häufigkeit von Infekten in der Durchschnittsbevölkerung nicht senken. Anders scheint es bei Menschen mit hoher körperlicher Belastung unter extremen Klimabedingungen (z. B. Kälte) zu sein: Dort kann die gezielte Gabe von Vitamin C die Erkältungshäufigkeit um etwa die Hälfte reduzieren. Ebenfalls kann Vitamin C bei einer frühzeitigen, regelmäßigen Prävention die Erkältungsdauer bei Erwachsenen und Kindern verkürzen. Dafür sollte täglich etwa 1 g Vitamin C eingenommen werden.

Kritik: »Antioxidanzien erhöhen das Mortalitätsrisiko« Bei Meta-Analysen hängt es sehr davon ab, welche Studien in die statistischen Berechnungen miteinbezogen werden. Der viel beachteten Meta-Analyse von Bjelakovic aus dem Jahr 2007, wonach Antioxidanzien mit einem erhöhten Mortalitätsrisiko behaftet seien, hat derselbe Autor im Jahr 2012 mit einer weiteren Meta-Analyse selbst widersprochen: »When all of the trials were combined, antioxidants may or may not have increased mortality depending on which statistical combination method was employed« (Zitat aus Bjelakovic et al. 2012, Plain language summary).

Kritik: »Beta-Carotin erhöht das Lungenkrebsrisiko bei Rauchern« In zwei Studien (CARET, ATBC), die in den 90er-Jahren durchgeführt wurden, ergab die hochdosierte Gabe von Beta-Carotin (20 mg bzw. 30 mg/Tag) bei starken Rauchern ein erhöhtes Lungenkrebsrisiko.

Ein Statement der europäischen Lebensmittelsicherheitsbehörde EFSA stellt nun aufgrund der vorliegenden Daten (Meta-Analyse von kontrollierten Studien und Auswertungen von epidemiologischen Studien) fest, dass schwere Raucher bei einer Supplementierung von 6–15 mg Beta-Carotin/Tag während einer Zeitdauer von 5–7 Jahren kein erhöhtes Lungenkrebsrisiko aufweisen. Gemäß EFSA gibt es bei der Einnahme von Beta-Carotin-Supplementen mit Dosierungen von < 15 mg/Tag für die Allgemeinbevölkerung (inkl. schwerer Raucher) keine Bedenken.

Abgesehen davon ist der Einsatz eines einzelnen, hochdosierten Antioxidans bei einer Risikogruppe wie starken Rauchern weder sinnvoll und noch empfehlenswert bzw. entspricht nicht dem verantwortungsvollen Umgang mit Mikronährstoffen.

Kritik: »Selen verursacht Prostatakrebs« Oft wird der Versorgungsstatus der Studienteilnehmer vor der Verabreichung der Mikronährstoffe nicht bestimmt. Bei einem gut versorgten Organismus ist eine zusätzliche Verabreichung eines Mikronährstoffes nicht zwingend mit zusätzlichen positiven Effekten verbunden. Ein gutes Beispiel sind Selenstudien in den USA. Die Böden in den USA sind im Unterschied zu denen der Alpenländer oft sehr selenreich. Dies ergibt eine völlig andere Ausgangslage für Studien, da die Selenversorgung von Amerikanern im Durchschnitt viel besser ist und Selenmängel seltener vorkommen.

So zeigte sich z. B. in der amerikanischen SELECT-Studie, dass bei Probanden, die vermutlich schon ausreichend mit Selen versorgt waren, eine zusätzliche Gabe von Selen das Risiko für Prostatakrebs nicht verringerte, sondern sogar etwas erhöhte.

Mikronährstoffpräparate gezielt einsetzen und dosieren

Der unkontrollierte Konsum von hochdosierten Supplementen ist nicht sinnvoll. Wenn immer möglich, sollte für die Prävention gegen Nährstoffdefizite ein ausgewogen dosiertes, möglichst physiologisches und gut verwertbares Mikronährstoff-Basispräparat gewählt werden. Erst wenn eine Bedarfssituation aufgrund von Symptomen oder Laborwerten offensichtlich geworden ist, sollte man gezielt zu höher dosierten Einzelnährstoffen greifen. Dabei sollte idealerweise die Beratung durch eine Fachperson in Anspruch genommen werden.

Literatur

Biesalski HK et al. Reexamination of a meta-analysis of the effect of antioxidant supplementation on mortality and health in randomized trials. Nutrients 2010;2(9):929–949.

Bjelakovic G et al. Antioxidant supplements for prevention of mortality in healthy participants and patients with various diseases. Cochrane Library. 2012; published online March 14: DOI: 10.1002/14651858 CD007176.pub2.

Bjelakovic G et al. Mortality in randomized trials of antioxidant supplements for primary and secondary prevention: systematic review and meta-analysis. JAMA 2007;297(8):842–857.

Bundesministerium für Ernährung und Landwirtschaft (BMEL), Berlin. Deutschland, wie es isst. Der BMEL-Ernährungsreport 2020:1–32.

Dunn BK et al. A nutrient approach to prostate cancer prevention: the selenium and vitamin E cancer prevention trial (SELECT). Nutr Cancer 2010;62(7):896–918.

EFSA (European Food Safety Authority). Scientific Opinion: Statement on the safety of β-carotene use in heavy smokers. EFSA Journal. 2012;10(12):2953.

Mensink GBM et al. Obst- und Gemüsekonsum in Deutschland. Ergebnisse der Studie zur Gesundheit Erwachsener in Deutschland. Bundesgesundheitsblatt – Gesundheitsforschung – Gesundheitsschutz. 2013;56:779–785.

Milner JD et al. Early infant multivitamin supplementation is associated with increased risk for food allergy and asthma. Pediatrics 2004;114(1):27–32.

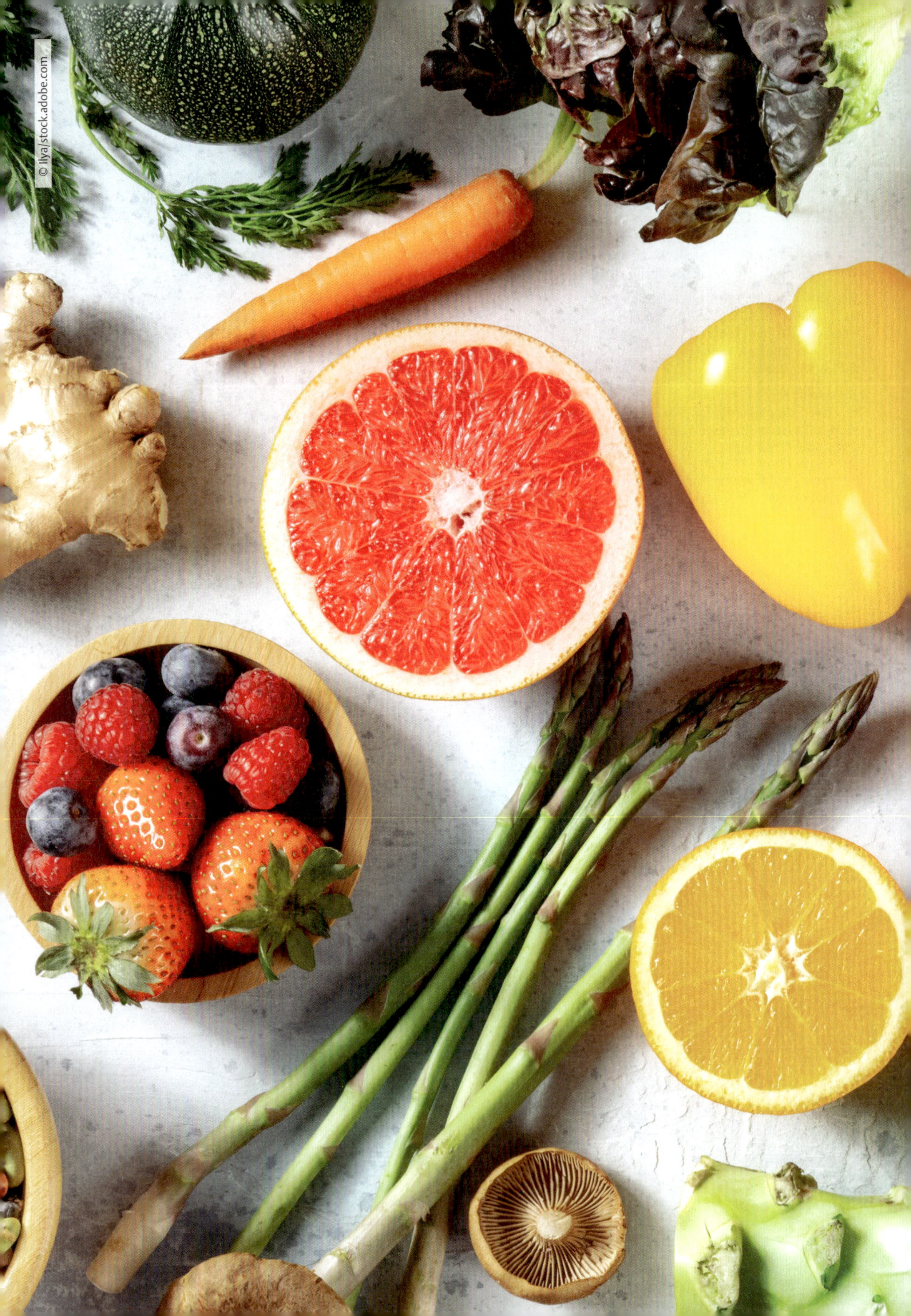

Ernährung

Eine den persönlichen Bedürfnissen angepasste, hochwertige Ernährung bildet in jeder Lebensphase einen unerlässlichen und wichtigen Mosaikstein zur Erhaltung der Gesundheit.

Grundlagen der Ernährung

Fast täglich erscheinen neue Ratschläge für die Auswahl von speziell »gesundem Powerfood«, die Zubereitung und die Anzahl von Mahlzeiten, die man pro Tag einnehmen soll. Als Entscheidungshilfe für die Auswahl unseres Essens und Trinkens haben wir in diesem Kapitel neun zentrale Aspekte zum Thema Ernährung nach dem heutigen Wissen zusammengestellt. Anschließend an die Darstellung der Ernährungsgrundlagen haben wir Neues, Relevantes zu alternativen Ernährungsformen und Diäten und zu Nahrungsmittel-Unverträglichkeiten aufgearbeitet.

Wenig verarbeitete Lebensmittel auswählen, auf eine Vielfalt von Lebensmitteln zurückgreifen, den Körpersignalen wie Hunger, Sättigung, Durst entsprechend essen und trinken sind nach wie vor wichtige Aspekte einer gesunden Ernährung. Die Ernährung allein ist allerdings nur ein Faktor eines sinnvollen Lebensstils, der zunehmend zur Gesunderhaltung und zur Vorbeugung gegen Krankheiten von verschiedenen Fachgesellschaften empfohlen wird.

Lebensmittel – Mittel zum Leben?

Basierend auf den Ernährungsempfehlungen der deutschen und der schweizerischen Gesellschaften für Ernährung werden nachfolgend die wichtigsten Aspekte dieses Themas aufgeführt.

Food first – die Lebensmittelpyramide

Grundsätzlich sollte man darauf achten, dass man sich möglichst abwechslungsreich ernährt und dabei überwiegend pflanzliche Lebensmittel verzehrt. Das ideale Lebensmittel gibt es nicht. Deshalb ist es wichtig, dass man nicht jeden Tag das Gleiche isst. Aber welche Lebensmittel sollte man bei der enormen Auswahl in den Speiseplan aufnehmen und welche Mengen dürfen wir täglich verzehren? Für die praktische Umsetzung von Empfehlungen werden Lebensmittel und Getränke in Gruppen eingeteilt und in Form einer Lebensmittelpyramide dargestellt. Je weiter unten in der Pyramide sich die Lebensmittelgruppe befindet, umso wichtiger sind die enthaltenen Lebensmittel für unsere tägliche Ernährung. Lebensmittel wie Süßwaren und Alkohol, die sich in der Spitze der Pyramide befinden, sind reine Genussmittel und sollten nur in Maßen verzehrt werden.

Getränke Täglich sollten 1 bis 2 Liter getrunken werden, vor allem ungesüßte Getränke wie Trink- oder Mineralwasser oder Früchte- und Kräutertees. Kaffee, schwarzer und grüner Tee tragen ebenfalls zur Flüssigkeitszufuhr bei. Süßgetränke und alkoholische Getränke eignen sich nicht als Durstlöscher. Berücksichtigen sollte man auch, dass mit zunehmendem Alter das Durstgefühl abnimmt. Deshalb müssen besonders ältere Menschen auf eine ausreichende Flüssigkeitszufuhr achten.

Gemüse und Früchte Hier empfehlen die Ernährungsgesellschaften täglich 5 Portionen, davon 3 faustgroße (ca. 80 bis 150 g) Portionen Gemüse und 2 Portionen Früchte. Eine Portion kann auch durch 2 dl Fruchtsaft oder Gemüsesaft/-suppe ersetzt werden. Welche Gemüsearten und Früchte man verzehren möchte, bleibt jedem selbst überlassen. Allerdings sollte man auch hier auf Abwechslung achten. Eine bunte Auswahl an Gemüse, Salaten und Früchten enthält viel Mikronährstoffe und sekundäre Pflanzenstoffe. Da Gemüse und Früchte viel Wasser enthalten, sind sie meist auch noch kalorienarm.

Getreideprodukte, Kartoffeln und Hülsenfrüchte Pro Tag sollen ca. 3 Portionen verzehrt werden. Vollkornprodukte sollten bevorzugt werden, da sie einen höheren Gehalt an Mikronährstoffen und Ballaststoffen haben, auch länger satt machen und die Vielseitigkeit der Darmbakterien positiv beeinflussen. Hülsenfrüchte wie Linsen, Erbsen und Sojabohnen sind ebenfalls eine gute Quelle

Die Lebensmittelpyramide gemäß SGE (Schweiz. Gesellschaft für Ernährung)

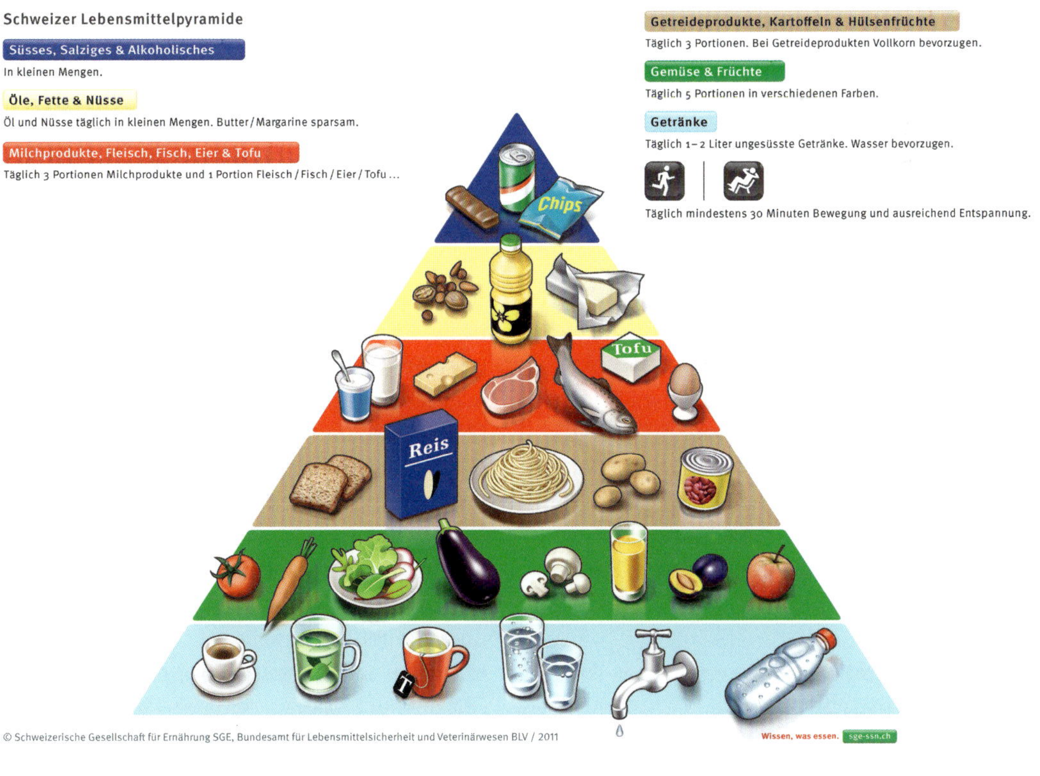
Schweizer Lebensmittelpyramide
Süsses, Salziges & Alkoholisches
In kleinen Mengen.
Öle, Fette & Nüsse
Öl und Nüsse täglich in kleinen Mengen. Butter/Margarine sparsam.
Milchprodukte, Fleisch, Fisch, Eier & Tofu
Täglich 3 Portionen Milchprodukte und 1 Portion Fleisch/Fisch/Eier/Tofu ...
Getreideprodukte, Kartoffeln & Hülsenfrüchte
Täglich 3 Portionen. Bei Getreideprodukten Vollkorn bevorzugen.
Gemüse & Früchte
Täglich 5 Portionen in verschiedenen Farben.
Getränke
Täglich 1–2 Liter ungesüsste Getränke. Wasser bevorzugen.
Täglich mindestens 30 Minuten Bewegung und ausreichend Entspannung.
Chips
Tofu
Reis
Wissen, was essen.
sge-ssn.ch

für Mikronährstoffe, aber auch für biologisch hochwertige Proteine. Hülsenfrüchte spielen somit eine wichtige Rolle für die Proteinversorgung von Menschen, die sich vegan ernähren.

Milchprodukte, Fleisch, Fisch, Eier & Tofu Täglich sollen ca. 3 Portionen Milch und Milchprodukte verzehrt werden, da sie eine gute Quelle hochwertiger Proteine sind. Allerdings können diese Proteine auch Allergien auslösen, sodass nicht alle Menschen Milch und Milchprodukte verzehren können. Ebenfalls vertragen viele Erwachsene die Laktose (Milchzucker) nicht. Hier ist zu erwähnen, dass Halbhart- und Hartkäse praktisch laktosefrei sind und mittlerweile auch zahlreiche laktosefreie Milchprodukte zur Verfügung stehen. Fleisch, Fisch und Eier sind ebenfalls gute Proteinlieferanten, sollen aber nicht täglich verzehrt werden. Wer sich vegan oder vegetarisch ernährt, muss auf eine ausreichende Versorgung mit hochwertigen Proteinen achten. Tofu und andere Sojaprodukte sind gute Proteinlieferanten. Sie können aber wie die Milchprodukte Allergien auslösen.

Öl, Fette und Nüsse Bevorzugen sollte man pflanzliche Öle mit einem hohen Gehalt an Omega-3-Fettsäuren (z.B. Leinöl oder Nussöle) oder einem hohen Gehalt an einfach ungesättigten Fettsäuren und sekundären Pflanzenstoffen (z.B. Olivenöl und Rapsöl). Nüsse enthalten zwar viel Fett und sind dadurch auch energiereich, da sie aber auch Omega-3-Fettsäuren, Mikronährstoffe und Ballaststoffe und sekundäre Pflanzenstoffe enthalten, wird täglich eine Portion davon empfohlen.

Süßes, Salziges und Alkoholisches Hierbei handelt es sich um reine Genussmittel, da aber der Genuss auch zum Essen gehört, sollte und muss man sie nicht komplett vom Speisezettel streichen. Genussmittel sollten jedoch nicht dazu dienen, den Hunger zu stillen: So ist es zum Beispiel ratsam, Süßigkeiten nach einer Mahlzeit zu verzehren und nicht als Zwischenmahlzeit. Kinder, Jugendliche, Schwangere und Stillende sollten ganz auf Alkohol verzichten und Erwachsene alkoholische Getränke nur maßvoll genießen.

Sonstiges Das Essen sollte schonend zubereitet werden, damit insbesondere die Vitamine nicht verloren gehen. Auch ist es empfehlenswert, sich für das Essen Zeit zu nehmen und bewusst und genussvoll zu essen. So ist es z.B. keine gute Idee, Mahlzeiten vor dem Fernseher einzunehmen. Wichtig sind auch ökologische Faktoren und natürlich ausreichend Bewegung, Schlaf etc. Darauf kann hier nicht näher eingegangen werden.

Nutzen einer gesunden Ernährung

Die sogenannte »DASH (Dietary Approaches to Stop Hypertension)«-Studie war eine der ersten, die zeigte, dass eine Ernährung mit einem reichlichen Verzehr von Gemüse und Obst sowie fettreduzierten Milchprodukten und einer geringen Aufnahme von gesättigten Fetten die Gesundheit positiv beeinflusst. In dieser Studie wurden Amerikaner und Amerikanerinnen, die eine landesübliche Diät mit wenig Gemüse, Früchten und Milchprodukten verzehrten, in drei Gruppen eingeteilt: Eine Gruppe erhielt weiterhin acht Wochen die landesübliche Diät, die zweite Gruppe eine Diät mit mehr Gemüse und Früchten und die dritte Gruppe verzehrte ebenfalls mehr Gemüse und Früchte, darüber hinaus aber auch mehr fettreduzierte Milchprodukte, und insgesamt war der Verzehr von Fett, insbesondere von gesättigten Fettsäuren und Cholesterin, reduziert. Am Ende der

Studie hatte die dritte Gruppe im Vergleich zur Gruppe mit der landesüblichen Diät einen deutlich reduzierten Blutdruck (–5,5 und –3,0 mmHg für den systolischen und diastolischen Blutdruck). Auch die Gruppe, die mehr Gemüse und Früchte verzehrte, hatte einen reduzierten Blutdruck, allerdings war hier der Effekt nicht so stark ausgeprägt.

Mittlerweile belegen zahlreiche Studien, dass eine qualitativ hochwertige Ernährung das Risiko von Herz-Kreislauf-Erkrankungen, Diabetes und Krebs, aber auch neurodegenerativen Erkrankungen wie Alzheimer reduziert.

Was isst man in Deutschland, in Österreich und in der Schweiz?

Auch wenn unumstritten ist, dass eine qualitativ hochwertige Ernährung gut für die Gesundheit ist: Berücksichtigt die Bevölkerung in Deutschland, in Österreich und in der Schweiz die Lebensmittelpyramide? Die nationale Ernährungserhebung menCH in der Schweiz zeigte, dass nur ungefähr 12,4% der Befragten täglich mindestens 5 Portionen Gemüse und Früchte essen. Die exakte Empfehlung, täglich mindestens 3 Portionen Gemüse und 2 Portionen Früchte zu essen, befolgten sogar nur 3,3% der Männer und Frauen. Allerdings konsumierte der Großteil der Bevölkerung (87%) immerhin täglich mindestens eine Portion Gemüse oder Obst. Des Weiteren konsumieren die Schweizer und Schweizerinnen im Vergleich zu den Empfehlungen zu viel Süßes, Salziges und zu viel Fleisch. In Deutschland sind die Zahlen ähnlich (DEGS1).

TIPP **Wenn man die tatsächliche Ernährung mit den Empfehlungen der Lebensmittelpyramide vergleicht – was könnte man dann konkret ändern?**

Mehr: Gemüse, Salate, Früchte – insbesondere Beeren, Oliven, ungesalzene Nüsse, Samen, Kerne, fermentierte Milchprodukte wie Joghurt, Kefir, Käse und Quark

Austausch von: Weißmehlprodukten durch Vollkornprodukte, tierischen Fette durch pflanzliche Fette/Öle

Weniger: Zucker (Süßwaren und Süßgetränke), Salz (stark verarbeitete Produkte wie z. B. Chips), Alkohol, rotes und verarbeitetes Fleisch

Auch wenn man sicherlich nicht von einem auf den anderen Tag seine Ernährungsgewohnheiten umstellen möchte oder kann, kann man ja vielleicht doch ein oder zwei Tipps herausgreifen und versuchen, diese umzusetzen. Praktische Tipps und Möglichkeiten, zu überprüfen, wie gut die eigene Ernährung ist, findet man auf der Homepage der SGE (Schweiz. Gesellschaft für Ernährung). Ebenfalls kann man mittels der kostenfreien App »MySwissFoodPyramid« seine eigene Ernährungsweise unter die Lupe nehmen und erhält wertvolle Tipps zur Auswahl, Zubereitung und Lagerung von Lebensmitteln.

Literatur

Appel L et al. A clinical trial of the effects of dietary patterns on blood pressure. N Engl J Med 1997;336:1117–24.

Bundesamt für Lebensmittelsicherheit und Veterinärwesen BLV: Fachinformation Ernährung: https://www.blv.admin.ch/blv/de/home/lebensmittel-und-ernaehrung/ernaehrung/menuCH/menuch-lebensmittelkonsum-schweiz.html (Zugriff 10/2022) (letzte Änderung 10.08.2022)

Deutsche Gesellschaft für Ernährung eV (DGE): Vollwertig essen und trinken nach den 10 Regeln der DGE: https://www.dge.de/ernaehrungspraxis/vollwertige-ernaehrung/10-regeln-der-dge/ (Zugriff 10/2022)

Morze J et al. Diet quality as assessed by the healthy eating index, alternate healthy eating index, dietary approaches to stop hypertension score, and health outcomes: a second update of a systematic review and meta-analysis of cohort studies. J Acad Nutr Diet 2020; 120(12):1998–2031.

Schweizerische Gesellschaft für Ernährung (SGE): Merkblätter und Unterlagen: www.sge-ssn.ch/ich-und-du/download/merkblaetter-und-unterlagen/ (Zugriff 10/2022)

Haben Körpersignale wie Hunger, Sättigung, Durst ausgedient?

Seit vielen Jahrzenten werden Botenstoffe, die an der Regulation der Nahrungsaufnahme und des Körpergewichts beteiligt sind, intensiv erforscht. Hunger und Sättigung sind wichtige Regler für die Versorgung des Körpers mit Energie und mit Nährstoffen. Die Energiezufuhr hat auch einen großen Einfluss auf das Körpergewicht. Obwohl wir die physiologischen Regulationsmechanismen immer besser verstehen, steigt das durchschnittliche Körpergewicht der Menschen weltweit an. Im Jahr 2019 betrug die durchschnittliche Übergewichts- bzw. Fettleibigkeitsrate in Deutschland rund 60 %. Die Häufigkeit von Übergewicht bzw. Fettleibigkeit hat sich damit im Vergleich zum Anfang des Jahrhunderts nahezu verdoppelt (2022). Wie erklärt sich dieser Anstieg, und wie schaffen wir es, unser Körpergewicht konstant zu halten?

Welche Faktoren bestimmen das Körpergewicht?

Das Körpergewicht wird sowohl durch die Energieaufnahme bestimmt als auch durch die Energieabgabe. Damit das Körpergewicht

Faktoren, die das Körpergewicht mitbestimmen

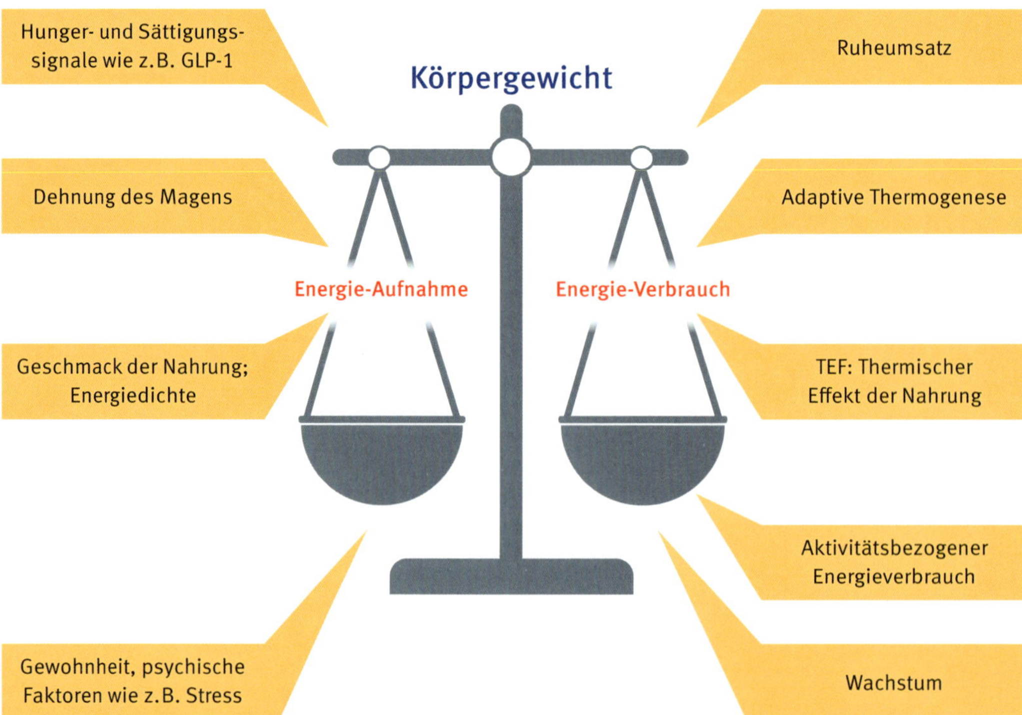

konstant bleibt, müssen Energieaufnahme und Energieverbrauch ausbalanciert sein.

Die Kontrolle der Energieaufnahme

Die kurzfristige Regulation unserer Nahrungsaufnahme wird durch Hunger- und Sättigungssignale gesteuert. Hunger ist ein innerer Trieb, der dazu führt, dass wir essen. Ist dieser Trieb befriedigt, treten Sättigung und Sattheit ein. Diese führen zur Beendigung der Mahlzeit (Sättigung) und bestimmen die Zeitdauer bis zum nächsten Hungergefühl (Sattheit).

Über den Sättigungsmechanismus, der bestimmt, wie viel wir während einer Mahlzeit essen, ist bereits einiges bekannt (siehe Tab.). Weniger bekannt hingegen ist, wie die Mahlzeitenhäufigkeit reguliert wird. Auch hier scheint die Zusammensetzung der Mahlzeiten eine Rolle zu spielen: In verschiedenen Studien konnte gezeigt werden, dass die Einnahme einer Extraportion Protein vor dem Essen und/oder Gerichte mit einem hohen Proteinanteil schneller und länger satt machen als solche mit hohem Kohlenhydratanteil. Auch Trinken kann einen Einfluss auf die Nahrungsaufnahme haben, denn vor allem warme Getränke haben einen kurzfristigen Sättigungseffekt (Fülleffekt).

Das Kontrollzentrum für Hunger und Sättigung sitzt in einem zentralen Teil des Gehirns, dem Hypothalamus. Zahlreiche unterschiedliche Signale gelangen über die Blut- oder Nervenbahn in unser Gehirn und steuern dort unser Sättigungszentrum. So führt beispielsweise das typische »Hungerhormon« Ghrelin, welches in speziellen Magenzellen gebildet wird, dazu, dass wir Hunger verspüren und zu essen beginnen. Denselben Effekt haben auch niedrige Blutspiegel diverser Nährstoffe (z. B. Glukose), welche anzeigen, dass unser Körper wieder Energie braucht. Ein gefüllter Magen hingegen sowie verschiedene Moleküle, z. B. aus unserem Fettgewebe oder aus den Darmzellen, verursachen ein Gefühl von Sattheit. Weitere wichtige Faktoren sind unsere erlernten Vorlieben für Speisen und Geschmacksrichtungen, die Portionsgröße, die Essgeschwindigkeit sowie die Auswahl und gleichzeitige Verfügbarkeit verschiedener Speisen. Wir alle haben schon erfahren, dass wir viel mehr essen, wenn uns etwas gut schmeckt oder

Physiologische Hunger- und Sättigungssignale

Signal	Erläuterung
Sättigungssignale	• Sättigung durch Sinneswahrnehmungen wie Geschmack, Geruch, Aussehen, »Mundgefühl« der Nahrung • Füllungszustand des Magen-Darm-Traktes • Nährstoffe in Darm und Blut (z. B. proteinreiche Mahlzeit, Anstieg der Glukose im Blut) • Ausschüttung von Signalstoffen wie Leptin, Insulin, Glucagon-like Peptid 1 (GLP-1), Cholecystokinin, Peptid YY (PYY)
Hungersignale »Appetitsignale«	• Sinneswahrnehmungen wie Sehen, Riechen und Essen der Nahrung • Kontraktion des leeren Magens (»Magenknurren«) • sinkende Körpertemperatur • Nährstoffe im Blut (z. B. Abfall der Glukose im Blut) • Ausschüttung von Signalstoffen wie Ghrelin, Noradrenalin, Dopamin

ein ganzes Buffet verschiedenster Leckereien zur Auswahl steht.

Die Kontrolle des Energieverbrauchs

Ein konstantes Körpergewicht kann nur erzielt werden, wenn auch der Energieverbrauch berücksichtigt wird. Ein wichtiger Teil des Energieverbrauchs wird durch den Grundumsatz bestimmt. Der Grundumsatz ist diejenige Energiemenge, die der Körper bei völliger Ruhe im Liegen verbraucht, und zwar 12 Stunden nach der letzten Nahrungsaufnahme und bei einer konstanten Umgebungstemperatur von 20 °C. Der Grundumsatz unterscheidet sich von Individuum zu Individuum und wird durch verschiedene Faktoren wie Tageszeit, Umgebungstemperatur, Körperzusammensetzung, Geschlecht und Alter bestimmt. So tragen die einzelnen Organe im unterschiedlichen Ausmaß zum Grundumsatz bei: die Muskulatur und das Gehirn je ca. 20 %, die Leber ca. 17 % und das Herz 11 %, das Fettgewebe dagegen nur 5 %. Aufgrund des höheren Anteils von Fettgewebe haben Frauen deshalb generell einen niedrigeren Grundumsatz als Männer. Sinkt der Anteil von stoffwechselaktivem Gewebe wie Muskeln und erhöht sich der Anteil von wenig stoffwechselaktivem Fettgewebe, vermindert sich der Grundumsatz. Derartige Grundumsatzreduktionen wurden oft bei Personen mit wenig körperlicher Aktivität (z. B. bei älteren Personen) beobachtet. Bei Jugendlichen, Erwachsenen und älteren Menschen liegt der Grundumsatz im Bereich von 1277 bis 1927 kcal pro Tag.

Der Energieverbrauch wird auch durch körperliche Aktivität beeinflusst (Leistungsumsatz). Bei Personen mit einer ausschließlich sitzenden oder liegenden Lebensweise ist der Multiplikator für den Grundumsatz 1,2 und bei Personen mit körperlich anstrengender beruflicher Arbeit oder sehr aktiver Freizeittätigkeit liegt er bei 2 bis 2,4. Intensiv erforscht wird zurzeit auch die Möglichkeit, den Energieverbrauch durch Erhöhung der adaptiven Thermogenese (Thermoregulation) zu steigern. Wird der Mensch z. B. der Kälte ausgesetzt, haben wir die Möglichkeit, unsere Körpertemperatur zu halten, und zwar einerseits durch Zittern (unwillkürliche Muskelaktivität) und andererseits durch die zitterfreie Thermogenese. Diese findet im braunen Fettgewebe statt, das bei Erwachsenen in der Regel kaum vorkommt. Jetzt hat man jedoch herausgefunden, dass z. B. bei Menschen, die sich täglich der Kälte aussetzen, mehr Sport treiben oder gelegentlich fasten, weißes Fettgewebe in braunes bzw. beiges Fettgewebe umgewandelt werden kann. Dies stellt somit eine Möglichkeit dar, den Energieverbrauch zu steigern.

Wichtig ist auch die nahrungsinduzierte Thermogenese (postprandiale Thermogenese). Die Verstoffwechselung von Nahrung kostet Energie, die je nach Zusammensetzung des Speiseplans sehr unterschiedlich sein kann. So ist der thermogene Effekt von Fetten am geringsten und der von Proteinen am höchsten. Abschließend sei noch erwähnt, dass bestimmte Substanzen in pflanzlichen Lebensmitteln die Thermogenese steigern können. Zu diesen Lebensmitteln zählen z. B. Kaffee (Koffein), Grüntee (Katechine), Granatapfel, Sojaprodukte und Resveratrol aus Weintrauben.

Welche Lebensstiländerungen sind sinnvoll?

Das primäre Ziel von Lebensstiländerungen ist es, das Körpergewicht und die Anteile von Muskeln und Körperfett weitgehend konstant zu halten. Als normales Körpergewicht wird ein BMI von 18,5 bis 24,9 angesehen (der BMI berechnet sich aus dem Körpergewicht [in Kilogramm], geteilt durch das Quadrat der Körpergröße [in Meter]). Große Gewichtsschwankungen sollten vermieden werden. Ist eine Person adipös (BMI über 30 mit hohem Körperfettanteil), ist es kaum noch möglich, nur durch Lebensstiländerungen das Körpergewicht zu reduzieren und dieses reduzierte Körpergewicht auch dauerhaft zu halten. Weshalb ist es überhaupt so schwer abzunehmen und nach einer Gewichtsreduktion das niedrigere Körpergewicht langfristig zu halten? Unser Körper wehrt sich gegen eine Gewichtsabnahme, denn die Eigenschaft, Energie- bzw. Fettspeicher anzulegen, sichert dem Menschen in Zeiten des Hungers oder der Nahrungsknappheit das Überleben. Ohne Fettspeicher hätte unsere Art kaum bis heute überlebt – unser Organismus ist darauf programmiert, aus überschüssiger Energie eine Reserve in Form von Fettspeichern anzulegen. Eben diese Eigenschaft wirkt sich im heutigen Zeitalter des ständigen Nahrungsüberflusses aber als Nachteil aus; wenn die Fettdepots nur gefüllt und nie geleert werden, kann das zu krankhaftem Übergewicht und Adipositas und diversen Stoffwechselstörungen (z. B. Diabetes) führen.

Ausreichende körperliche Aktivität

- Es sollte sowohl ein Ausdauertraining als auch ein Krafttraining absolviert werden. Ein Ausdauertraining hat neben der Gewichtsabnahme einen günstigen Effekt auf das Herz-Kreislauf-System und ein Krafttraining verhindert den Muskelabbau bzw. fördert den Muskelaufbau.
- Sport vor dem Frühstück kann sinnvoll sein, da dann die Zuckerspeicher leer sind und der Körper auf die Fettreserven zurückgreifen muss. Joggen, zügiges Laufen oder Radfahren zu dieser Tageszeit lässt also die Pfunde schneller schmelzen.
- Möglichst wenig Freizeit vor Bildschirmen (Computer, TV, Handy) verbringen.

Ernährungsumstellungen

- Bei auftretendem Hunger langsam und genussvoll essen. Jeden Bissen gut kauen und bei Auftreten von Sättigungsgefühlen die Mahlzeit beenden.
- Bei Bedarf dem Durstempfinden entsprechend Wasser, Tee, Früchtetee in der Größenordnung von 1–2 Liter pro Tag trinken.
- Weniger Gesamtenergie bei genügend hohen Mengen an essenziellen Nährstoffen wie Vitaminen, Mineralstoffen, essenziellen Fett- und Aminosäuren zuführen. Auf eine ausreichende Zufuhr von Ballaststoffen achten.
- Möglichst wenig Energie in Form von hochverarbeiteten Lebensmitteln aufnehmen. Durch die sehr hohe Energiedichte, die häufig weiche Konsistenz und durch die geschmacklichen Anreize werden natürliche Sättigungssignale unterdrückt. Insbesondere Flüssigkeiten wie Limonaden, Fruchtsäfte, Shakes und alkoholische Getränke sollten nur sehr begrenzt konsumiert werden.
- Den Verzehr von Kohlenhydraten an das Ausmaß der körperlichen Aktivität anpassen; Vollkornprodukte als Kohlenhydratquellen bevorzugen.
- Auf einen ausreichend hohen Proteinanteil achten, um den Abbau von Knochen- und Muskelmasse zu verhindern (ca. 1,5 g/kg Körpergewicht).
- Bei Bedarf Intervallfasten (periodisches Fasten) praktizieren.
- Ausreichender Schlaf (ca. 7–8 Stunden)
- Steigerung der Thermogenese: Die Raumtemperatur im Winter sollte nicht über 20 °C liegen, im Schlafzimmer sollte

die Temperatur sogar eher 17 °C betragen. Morgens kurz kalt duschen fördert nicht nur die mentale Stärke und das Immunsystem, sondern regt auch die Wärmebildung des Körpers an.

Literatur

Gimeno RE, Briere DA, Seeley RJ. Leveraging the gut to treat metabolic disease. Cell Metabol 2020;31: 679–698.

Hahn A, Ströhle A & Wolters M. Ernährung – Physiologische Grundlagen, Prävention, Therapie. Wissenschaftliche Verlagsgesellschaft Stuttgart 2016 (3. Auflage).

Löffler MC, Betz MJ, Blondin DP et al. Challenges in tackling energy expenditure as obesity therapy: from preclinical models to clinical application. Molecular Metabolism 2021(51): 101237.

Pontzer H, Yamada Y, Sagayama H et al. Daily energy expenditure through the human life course. Science 2021;373:808–812.

Reguero M, Gómez de Cedrón M, Wagner S et al. Precision nutrition to active thermogenesis as a complementary approach to target obesity and associated-metabolic-disorders. Cancers 2021;13: 866.

Schweizerische Eidgenossenschaft (Bundesamt für Statistik) 2020: Medienmitteilung: Schweizerische Gesundheitsbefragung 2017: Übergewicht und Adipositas.

Slyper A. Oral processing, satiation and obesity: overview and hypotheses. Diabetes Metab Syndr Obes 2021;14:3399–3415.

Wie viele Mahlzeiten, wie viel Nüchternzeit benötige ich?

Große Fettzellen im Bauchraum, zu geringe Anteile gut funktionierender Muskeln oder Mitochondrien sind nach dem heutigen Wissensstand an vielen unerwünschten Stoffwechselveränderungen beteiligt. So wird versucht, durch Essen auf Zeit bzw. nach einem bestimmten Zeitplan Gewicht und Körperfett zu reduzieren, um verschiedene Stoffwechselprozesse zu optimieren. Längst ist eine normale Diät oder auch eine Kalorienrestriktion (CR), in der man schlicht nur die Kalorien zählt, nicht mehr das alleinige und beste Mittel, um abzunehmen. Die bekannteste Alternative ist wohl das intermittierende Fasten, bei welchem der Fokus streng genommen auf den Zeitabständen zwischen den Mahlzeiten und weniger auf der Mahlzeitenhäufigkeit liegt. Damit löst es das Dogma der festgelegten Mahlzeiten Frühstück, Mittag- und Abendessen ab.

Möglichkeiten, die Kalorienzufuhr zu reduzieren

Neben der klassischen Restriktion der täglichen Kalorienzufuhr um 15–40 %, periodischem Fasten von 1 bis 2 Tagen oder mehr pro Woche, wie es auch in gewissen Kulturen praktiziert wird, existieren mit jeweils unterschiedlichem Zeitabstand zwischen den Essensphasen verschiedene Formen des intermittierenden Fastens. Häufig angewendete Formen sind:

«time restricted feeding (TRF)» bzw. die zeitlich begrenzte Nahrungsaufnahme: Bei TRF werden alle Kalorien tagsüber innerhalb eines bestimmten Zeitfensters (in der Regel zwischen 4 und 12 Stunden) eingenommen, ohne Reduktion der Kalorienzufuhr. Ein bekanntes Beispiel ist die 16:8-Diät, bei der während 16 Stunden gefastet und innerhalb von 8 Stunden gegessen wird.

«Alternate-day fasting (ADF)»: Bei ADF wird während einem Tag gefastet und am anderen Tag nach Belieben gegessen. Untersuchungen haben gezeigt, dass ADF nicht zu einer Kalorien-Überkompensation während der »Essenstage« führt, sondern im Vergleich zu einer normalen Kalorienrestriktionsdiät sogar zu einem signifikant größeren Energiedefizit.

Bei der modifizierten ADF-Diät (mADF) dürfen an den Fastentagen wenige Kalorien aufgenommen werden.

Periodisches Fasten (PF): Beim periodischen Fasten wird an 1 Tag pro Woche oder an 2 aufeinanderfolgenden Tagen pro Woche gefastet. An den Essenstagen bestehen keine Einschränkungen bezüglich der Auswahl von Lebensmitteln.

Stoffwechselveränderungen bei eingeschränkter Kalorienzufuhr

Eine kontinuierliche Kalorienrestriktion, Fasten und auch intermittierendes Fasten haben einen gesundheitsfördernden Effekt. Bei einer Reihe von Modellorganismen konnte eine höhere Lebenserwartung nachgewiesen werden. Zuverlässige Daten für den Menschen liegen bisher nicht vor. Dabei sind tiefgreifende metabolische und molekulare Veränderungen involviert, welche sowohl die Faktoren der primären als auch der sekundären Alterung beeinflussen. Der unvermeidliche Prozess des Alterns, der mit einer Akkumulation oxidativer Schäden und einer hohen Stoffwechselrate verbunden ist, wird als primäre Alterung bezeichnet und läuft bei allen Menschen gleichermaßen ab. Das sekundäre Altern hingegen bezeichnet Vorgänge im Körper, welche z. B. aufgrund eines ungesunden Lebensstils oder von Krankheiten die primäre Alterung beschleunigen und die krankheitsbedingte Sterblichkeit erhöhen. Die verschiedenen Ernährungsformen haben dabei unterschiedliche Auswirkungen auf die Parameter der primären bzw. sekundären Alterung (Tabelle, Seite 40).

Verschiedene Formen der Kalorienreduktion

Essensregime	Beschreibung	Essenszeit (Essen / Fasten)	Effekte auf die Gesundheit
Kalorienrestriktion	Reduktion von 15–40% der täglichen Kalorienzufuhr (ohne Mangelernährung)	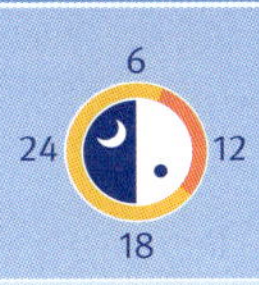	Prävention von Fettleibigkeit, Diabetes, oxidativem Stress, Bluthochdruck, Krebs, Herz-Kreislauf-Erkrankungen
time restricted feeding (TRF)/zeitlich begrenzte Nahrungsaufnahme	Tägliche Nahrungsaufnahme eingeschränkt auf 4 bis 12 Stunden. In dieser Zeit keine Kalorienrestriktion. Bekanntes Beispiel: 16:8	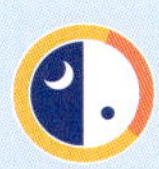	Abwehr von Typ-2-Diabetes, hepatische Steatose, Hypercholesterinämie
Alternate-day fasting (ADF)/modified alternate-day fasting (mADF)	Abwechselndes 24-Stunden-Fasten oder sehr geringe Kalorienzufuhr (25% des Energiebedarfs: mADF) mit einer 24-stündigen ad libitum-Essenszeit	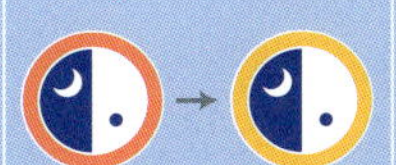	Prävention von Fettleibigkeit, oxidativem Stress, kardiovaskulären Erkrankungen, Bluthochdruck, Neurodegeneration, Diabetes

Daten basierend auf Di Francesco et al. Science 2018; 362(6416): 770–775.

Im Gegensatz zur kontinuierlichen Kalorienrestriktion bleibt bei TRF der Ruheenergieverbrauch erhalten, was die positiven Auswirkungen auf die primäre Alterung reduziert, aber möglicherweise einen besseren Schutz vor sekundärer Alterung bietet. Die Auswirkungen von TRF können dabei je nach der Tageszeit, zu der die Nahrung aufgenommen wird, unterschiedlich sein, wobei eine frühe Nahrungsaufnahme einer späten überlegen ist. Bei der ADF-Diät wurden trotz eines höheren Energiedefizits keine Unterschiede in den Bereichen Gewichtsverlust, Körperzusammensetzung, Lipide, Insulinsensitivität oder Energiestoffwechsel im Vergleich zu einer kontinuierlichen Kalorienrestriktion beobachtet. Im Gegensatz zur kontinuierlichen Kalorienrestriktion scheint die primäre Alterung durch ADF kaum beeinflusst zu werden. In Bezug auf die sekundäre Alterung kann die Aufrechterhaltung des Energieverbrauchs eine künftige Gewichtszunahme – wie sie oft nach Abschluss einer kontinuierlichen Kalorienrestriktion auftritt – verhindern.

Stoffwechselveränderungen bei reduzierter Kalorienzufuhr

	Andauernde Kalorienrestriktion (CR)	**Zeitlich begrenzte Nahrungsaufnahme (TRF)**	**Alternate-day-fasting (ADF)**
Primäre Alterung			
Energieverbrauch pro Kilogramm Körpermasse	↓	↔	↔/↓*
Oxidativer Stress	↓	↓	?
Kerntemperatur	↓	↔	↔
Mitochondriale Effizienz	↑	?	?
Schilddrüsenaktivität	↓	?	↓
Sekundäre Alterung			
Körperzusammensetzung			
BMI	↓	↓	↓
Fettmasse	↓	↓	↓
Fettfreie Masse (Muskeln, Knochen etc.)	↓	↔	↓
Viszerales Fettgewebe	↓	↓	↓
kardiometabolische Risikofaktoren			
Nüchterninsulin	↓	↓	↓
Nüchternglukose	↓	↔	↓
Blutdruck	↓	↓	↓
Triglyzeride (nüchtern)	↓	↑	↓
LDL	↓	↔	↑/↓*
HDL	↑	↔	↔/↓*
Leptin	↓	↓	↔
Inflammation	↓	↔	↔

Tabelle basiert auf Daten aus Flanagan 2020
*widersprüchliche Ergebnisse

Bislang waren die Studien zu intermittierendem Fasten von relativ kurzer Dauer und haben wenige Probanden einbezogen. Daher ist zurzeit ein direkter Vergleich der verschiedenen Fastenarten mit der kontinuierlichen Kalorienrestriktion nur begrenzt möglich.

Die innere Uhr und Stoffwechselveränderungen

Bei längerer Nahrungskarenz werden zur Energiegewinnung vermehrt Fettsäuren herangezogen, anders als unter normalen Stoffwechselbedingungen. Es kommt zu einem Übergang vom Glukosestoffwechsel, der Fettsäuresynthese und -speicherung hin zur Mobilisierung von freien Fettsäuren als Energiequelle, was die Konzentration von Ketonkörpern im Blut erhöht, während die Menge an zirkulierenden Fettsäuren, Aminosäuren, Glukose und Insulin sinkt. Die Fähigkeit der Zellen, sich an eine veränderte Nährstoffverfügbarkeit anzupassen, hängt davon ab, wie metabolisch flexibel sie sind. Auf molekularer Ebene hängt diese metabolische Flexibilität von der Konfiguration der Stoffwechselwege ab, die durch wichtige Enzyme und Transkriptionsfaktoren reguliert werden, welche überwiegend den Mitochondrien zugeordnet werden.

Einige Forschungsergebnisse werfen die Frage auf, ob der Zeitpunkt der Nahrungsaufnahme der entscheidende Faktor für die positiven Effekte auf die Gesundheit ist, unabhängig von der Gesamtkalorienzufuhr. Es besteht eine enge Beziehung zwischen dem zirkadianen Rhythmus und dem Stoffwechsel, da sie einige gemeinsame Regulatoren haben. So hat intermittierendes Fasten zum Beispiel einen Einfluss auf verschiedene Signalwege (z. B. Insulin/IGF-I, Sirtuine). Dadurch werden schützende Zellmechanismen stimuliert, wie der Abbau und die Verwertung von nicht optimal funktionierenden Zellbestandteilen in Zellen (Autophagie), eine Steigerung der mitochondrialen Effizienz, eine Reduktion von reaktiven Sauerstoffspezies und inflammatorischen Zytokinen. Alle diese Stoffwechselveränderungen haben positive Auswirkungen auf die Gesundheit und die Lebenserwartung.

Risiken eingeschränkter Kalorienzufuhren

Trotz der zahlreichen beschriebenen positiven Auswirkungen kann eine längerfristige Kalorienreduktionsdiät Nachteile haben, wie z. B. Schwierigkeiten bei der Aufrechterhaltung der Compliance und nachteilige Auswirkungen auf die psychische Gesundheit durch gewichtsverlustinduzierten Hunger und eine Abnahme der Muskelmasse (inklusive Mitochondrien).

Compliance: Die Einhaltung einer langfristigen Kalorienrestriktion oder längerer Fastenzyklen kann eine Herausforderung sein und die Compliance nimmt in der Regel mit der Zeit ab. Physiologisch dafür verantwortlich dürften Veränderungen des Hunger- und Sättigungsgefühls sein. Neuere Ansätze wie intermittierendes Fasten zeigen vergleichbare Vorteile für den Stoffwechsel und erfordern keine Reduzierung der täglichen Energiezufuhr, was die längerfristige Compliance verbessern kann.

Unzureichende Nährstoffaufnahme: Hinzu kommt die Schwierigkeit, mit einer deutlich energiereduzierten Diät die Zufuhr von essenziellen Nährstoffen (z. B. Vitamine, Mineralstoffe, Fettsäuren?) zu gewährleisten, sodass ein erhöhtes Risiko für Nährstoffdefizite und daraus resultierende Mangelerkrankungen besteht. Eine längerfristige Kalorienreduktion birgt immer die Gefahr einer »Überdosierung« (zu starke Kalorienreduktion).

Abnahme der Knochendichte: Untersuchungen an Personen, die selbst seit > 10 Jahren oder länger Kalorienrestriktion praktizieren, haben eine niedrige Knochendichte beobachtet, während die Knochenqualität aber nicht signifikant von der der altersgleichen Kontrollgruppe abwich. Diese Ergebnisse deuten darauf hin, dass es in den ersten Jahren nach Beginn der Diät zu einem Knochenverlust kommen kann und dass später Kompensationsmechanismen einsetzen, welche einen Anstieg des Knochenumsatzes verhindern, was wiederum die Knochenqualität erhalten kann.

Abnahme der fettfreien Masse: Neben einer Reduktion der Knochendichte kann eine Kalorienrestriktion das Sarkopenie-Risiko erhöhen, weshalb eine solche Ernährungsweise für ältere Personen und Personen mit geringem Körperfettanteil nachteilig sein kann.

TIPP Die beim Fasten angeworfenen Mechanismen, z.B. der Fettabbau, die Produktion von Ketonkörpern, die Autophagie usw., haben vor allem bei mäßig körperlich aktiven Personen diverse positive Effekte auf die Gesundheit. Für viele körperlich wenig aktive Personen reichen 2–3 Hauptmahlzeiten bei Tageslicht aus. Dabei sollte bedacht werden, dass jede Art des Fastens und der Kalorienrestriktion auch mit Risiken verbunden ist und einen gesunden Lebensstil mit ausreichend körperlicher Aktivität, Schlaf nicht ersetzt.

Literatur

Broskey NT et al. The Panacea of Human Aging: Calorie Restriction Versus Exercise. Exerc Sport Sci Rev 2019;47(3):169–75.

Di Francesco A et al. A time to fast. Science 2018;362(6416):770–775.

Flanagan EW et al. Calorie Restriction and Aging in Humans. Annu Rev Nutr 2020;40:105–33.

Goodpaster BH et al. Metabolic flexibility in health and disease. Cell Metab 2017;25:1027–36.

Smith RL et al. Metabolic Flexibility as an Adaptation to Energy Resources and Requirements in Health and Disease. Endocr Rev 2018;39(4):489–517.

Industriell verarbeitete Lebensmittel – mehr Fluch als Segen?

Nicht nur die Auswahl von Lebensmitteln ist entscheidend für die Gesundheit, sondern auch deren Zubereitung. Ist die Verarbeitung von Lebensmitteln grundsätzlich schlecht? Sollen wir möglichst alle Lebensmittel roh verzehren? Eine ausschließliche Rohkosternährung ist sicherlich nicht empfehlenswert. So sollte man Kartoffeln und Auberginen niemals roh essen, da sie Solanin enthalten, das durch das Kochen entfernt wird. Hülsenfrüchte enthalten Lektine und grüne Bohnen enthalten Phasin. Durch die Zubereitung werden diese giftigen Substanzen unschädlich gemacht. Aber welche Stufen der Lebensmittelverarbeitung gibt es, und wie sind diese zu bewerten?

Das NOVA-System für verarbeitete Lebensmittel

Das NOVA-System unterteilt Lebensmittel je nach Verarbeitungsgrad in vier Gruppen:

Lebensmittel der Stufe 1 sollten die Basis der täglichen Ernährung sein, wobei sie mit kleinen Mengen an verarbeiteten Zutaten (Gruppe 2) verfeinert werden können. Die Lebensmittel der Gruppe 3 können mit Lebensmitteln der Gruppe 1 und 2 kombiniert werden, aber in geringeren Mengen. Lebensmittel der Gruppe 4 zeichnen sich durch einen hohen Energie-, Zucker- und Salzgehalt aus. Zudem enthalten sie oft viel Fett, während der Gehalt an Ballaststoffen, Proteinen, sekundären Pflanzenstoffe, Vitaminen und Mineralstoffen gering ist. Somit sind hochverarbeitete Lebensmittel als Genussmittel anzusehen und sollten nur sehr begrenzt konsumiert werden.

Ein Blick auf die Zutatenliste hilft abzuschätzen, wie stark die Lebensmittel verarbeitet wurden: Je länger die Zutatenliste ist und je mehr Zusatzstoffe bzw. E-Nummern aufgeführt sind, umso stärker wurde das Produkt verarbeitet. Diese Zusatzstoffe setzen wir beim Kochen kaum oder gar nicht ein: Beispiele sind Aromen und Farbstoffe – unabhängig, ob sie natürlich oder synthetisch sind, Emulgatoren, wie Lecithin, Carrageen oder Guargummi oder Konservierungsmittel wie Schwefeldioxid oder Benzoesäure. Ein weiterer Nachteil dieser Lebensmittel ist, dass sie verpackt sind und somit die Gefahr besteht, dass problematische Substanzen der Verpackung auch im Lebensmittel vorkommen.

Unterteilung von Lebensmitteln gemäß Verarbeitungsgrad

Gruppe	Beschreibung
1: unverarbeitete bis minimal verarbeitete Lebensmittel	• essbare Teile von Pflanzen (Samen, Früchte, Blätter, Stängel, Wurzeln), Pilzen und von Tieren (Muskeln, Innereien, Eier, Milch); Getränke (Wasser, Tee, Kaffee) • minimaler Verarbeitungsgrad: Entfernen von ungenießbaren oder unerwünschten Anteilen; Trocknen, Zerkleinern, Mahlen und Zerteilen; Filtern, Rösten und Kochen; alkoholfreie Gärung und Pasteurisieren, Kühlen, Gefrieren sowie Einlegen; Vakuumverpacken • Ziele der Verarbeitung: verbesserte Haltbarkeit, größere Variation
2: verarbeitete Zutaten	• Pflanzliche Öle, Butter, Zucker oder auch Salz • werden in kleinen Mengen den Lebensmitteln der Gruppe 1 zugefügt, um deren Geschmack und Konsistenz zu verbessern.
3: verarbeitete Lebensmittel	• (industriell) verarbeitete Lebensmittel: frisch gebackenes Brot und Brötchen, gereifter Käse sowie Konserven von Gemüse, Obst und Fisch • kombinierte Lebensmittel der ersten und zweiten Stufe, die zumeist aus 3–4 Zutaten bestehen, Herstellungsverfahren: diverse Konservierungs- (Räuchern, Pökeln) oder Kochmethoden sowie Gärungsprozesse
4: hochverarbeitete Lebensmittel	• Fertigprodukte, die meisten Snacks, Erfrischungsgetränke, Süßigkeiten inklusive Schokolade, zusammengesetzte Fleisch- und Fischprodukte wie Wurst oder auch vorgefertigte Tiefkühlgerichte und Instantprodukte; geringer Anteil von »intakten Lebensmitteln« • Formulierungen, Zusatzstoffe bzw. Zusätze (E-Stoffe sowie Aromen) und Extrakte (z. B. einzelne Zuckerarten, Milchbestandteile, Gluten etc.) • Ziel der Herstellung: haltbare, verzehrfertige und sehr schmackhafte Erzeugnisse bereitzustellen, hohe Bequemlichkeit für den Verbraucher und höhere Marge für den Hersteller • nahezu alle beworbenen Lebensmittel aus dieser Gruppe

Hochverarbeitete Lebensmittel als Gesundheitsrisiko

Der Konsum von hochverarbeiteten Lebensmitteln hat weltweit zugenommen. Es wird geschätzt, dass je nach Land der Konsum von hochverarbeiteten Lebensmitteln 25 % bis 60 % der gesamten Energieaufnahme deckt. Zum Beispiel wird in Industrieländern wie USA, Kanada und England mehr als die Hälfte der gesamten Energie in Form dieser Lebensmittel aufgenommen. Dies ist problematisch, da der Verzehr dieser Produkte das Risiko von zahlreichen Krankheiten erhöht.

So deuten die neusten Forschungsergebnisse darauf hin, dass ein hoher Konsum von hochverarbeiteten Lebensmitteln einhergeht mit einer hohen glykämischen Last, niedriger Sättigung und einer ungünstigen Zusammensetzung der Mikrobiota, die entzündliche Krankheiten begünstigt. Wie in einer Übersichtsarbeit anhand einer großen Zahl epidemiologischer Studien mit mehr als 300 000 Teilnehmern gezeigt werden konnte, begünstigt dies die Entstehung zahlreicher Erkrankungen, darunter starkes Übergewicht, Bluthochdruck, kardiovaskuläre Erkrankungen, Depressionen, Metabolisches Syndrom, gastrointestinale Erkrankungen wie Reizdarm und bestimmte Krebserkrankungen wie z. B. Brustkrebs bei postmenopausalen Frauen.

Eine weitere spanische Studie zeigte, dass bei Personen im Alter von 40 bis 60 Jahren, die täglich durchschnittlich 500 g hochverarbeitete Lebensmittel verzehren, ein doppelt so

Ein hoher Verzehr von hochverarbeiteten Lebensmitteln und die möglichen Folgen für die Gesundheit

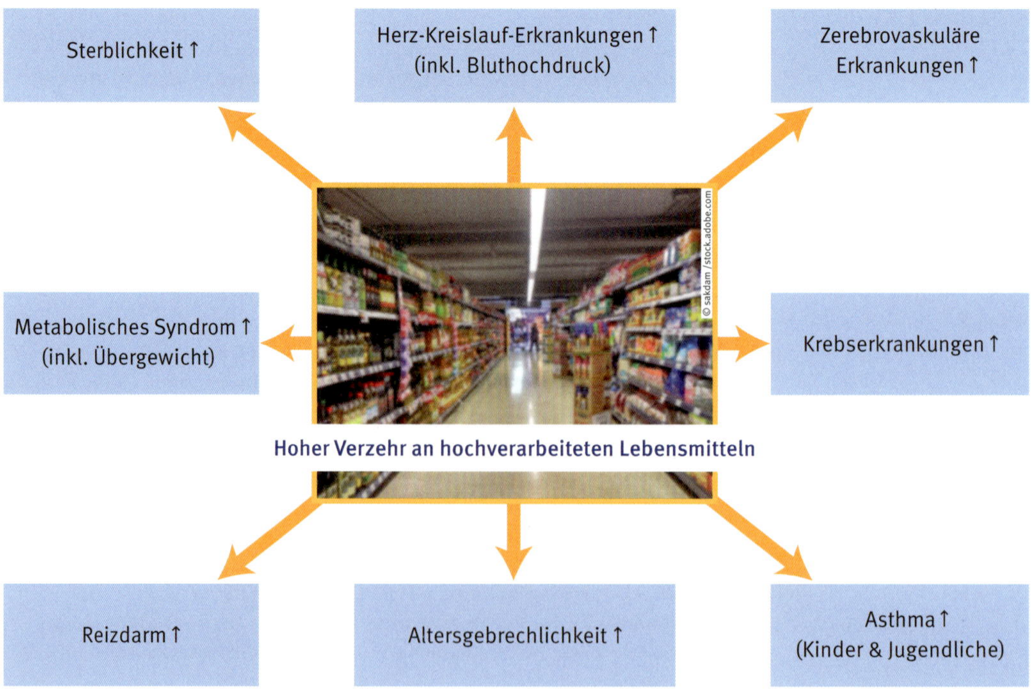
Sterblichkeit ↑
Herz-Kreislauf-Erkrankungen ↑ (inkl. Bluthochdruck)
Zerebrovaskuläre Erkrankungen ↑
© sakdam / stock.adobe.com
Metabolisches Syndrom ↑ (inkl. Übergewicht)
Krebserkrankungen ↑
Hoher Verzehr an hochverarbeiteten Lebensmitteln
Reizdarm ↑
Altersgebrechlichkeit ↑
Asthma ↑ (Kinder & Jugendliche)

Daten basierend auf Chen X et al. Nutr J 2020

hohes Risiko für atherosklerotische Veränderungen der Koronararterien besteht im Vergleich zu den Personen, die durchschnittlich nur 100 g aus dieser Lebensmittelgruppe verzehren.

Die Telomerlänge (Telomere sind nicht kodierende, einzelsträngige Enden der Chromosomen) ist ein Indikator für das biologische Alter. Eine Verkürzung der Telomere deutet auf ein beschleunigtes Altern und ein vermehrtes Auftreten von altersbedingten Krankheiten wie Krebs und Herz-Kreislauf-Erkrankungen hin. Eine Studie mit 900 Teilnehmern im Alter von 57 bis 91 Jahren zeigte, dass die Teilnehmer, die täglich mehr als drei Portionen hochverarbeiteter Lebensmittel verzehrten, ein doppelt so hohes Risiko hatten, kurze Telomere zu haben. Aus diesem Grund ist es nicht verwunderlich, dass alle Ernährungsgesellschaften bestrebt sind, den Konsum dieser hochverarbeiteten Lebensmittel zu reduzieren.

Schad- und Fremdstoffe in Lebensmitteln

Nicht nur der Verarbeitungsgrad ist wichtig für die Beurteilung der Qualität der Lebensmittel, sondern auch das Vorhandensein von unerwünschten Rückständen oder Verunreinigungen.

Mehr und mehr gelangen heute Substanzen in die Umwelt, die dort von Natur aus nicht vorkommen. Dabei kann es sich um ungewollte Verunreinigungen (z. B. Schwermetalle) oder um Substanzen handeln, die bewusst eingesetzt werden, aber als Rückstände ungewollt zurückbleiben (z. B. Tierarzneimittel, Pflanzenschutzmittel, Futterzusätze wie Antibiotika und Hormone). Eines der Hauptprobleme in diesem Zusammenhang ist die Anreicherung solcher Verunreinigungen im Laufe der Nahrungskette oder auch im Körper. Zudem sind viele dieser Substanzen auch in kleinen Dosierungen schon biologisch aktiv. Aus diesem Grund werden für diese Substanzen maximal tolerierte Werte festgelegt und von den Lebensmittelämtern auch streng überwacht.

Zahlreiche Substanzen können Lebensmittel kontaminieren. Von Bedeutung sind vor allem diverse Schwermetalle (z. B. Blei, Cadmium, Quecksilber) und organische Chlorverbindungen wie PCB (polychlorierte Biphenyle). Beide können sich im menschlichen Körper anreichern. Belastungen mit Schwermetallen können zu zahlreichen gesundheitlichen Beeinträchtigungen führen. PCBs sind leberschädigend und stehen im Verdacht, das Wachstum von bösartigen Tumoren zu fördern.

Endokrine Disruptoren: Bei den Schadstoffen in Lebensmitteln sind die endokrinen Disruptoren von besonderer Bedeutung. Als endokrine Disruptoren (EDC s) oder Umwelthormone bezeichnet man Stoffe, die wie Hormone wirken und so das empfindliche Gleichgewicht des Hormonsystems von Menschen und Tieren stören können. Es handelt sich dabei meist um synthetisch hergestellte chemische Verbindungen, beispielsweise aus Medikamenten, Kosmetika oder Verpackungsmaterial (Kunststoff). Diese weltweit in sehr großen Mengen verwendeten Substanzen gelangen zunehmend direkt (z. B. Kosmetika) oder indirekt über die Nahrungskette (z. B. Abwasser) in unseren Organismus. Zu den EDCs zählen Verbindungen aus der Gruppe der Pestizide (z. B. DDT), Dioxine sowie diverse Produkte aus der Kunststoffindustrie wie Phthalate (als Weichmacher eingesetzte Verbindungen) und Bisphenol A

(BPA). Wie stark die Belastung der Bevölkerung mit endokrinen Disruptoren ist, kann zurzeit nicht beurteilt werden. Aktuelle Studien zeigen jedoch, dass besonders während der Schwangerschaft die Aufnahme von endokrinen Disruptoren problematisch ist, da dadurch die Fruchtbarkeit der Nachkommen gestört wird, und dass die Spermienqualität junger Männer verschlechtert wird.

TIPP Folgende Lebensmittel sollten nur in geringen Mengen konsumiert werden, da sie hochverarbeitet sind und somit wie ein Genussmittel behandelt werden sollten:

- Produkte, die stark beworben werden und bei denen das ursprüngliche Lebensmittel nicht mehr erkennbar ist
- Produkte mit einer langen Zutatenliste und vielen Zusatzstoffen (E-Nummern)

Literatur

Alonso-Pedrero L et al. Ultra-processed food consumption and the risk of short telomeres in an elderly population of the Seguimiento Universidad de Navarra (SUN) project. Am J Clin Nutr 2020;111(6):1259–66.

Bundesamt für Gesundheit (BAG): Endokrine Disruptoren. Dezember 2019.

Chen X et al. Consumption of ultra-processed foods and health outcomes: a systematic review of epidemiological studies. Nutr J 2020: DOI: 10.1186/s12937-020-00603-1.

Elizabeth L et al. Ultra-processed foods and health outcomes: a narrative review. Nutrients 2020;12(7)1955.

Istvan M. et al. Maternal occupational exposure to endocrine-disrupting chemicals during pregnancy and semen parameters in adulthood: results of a nationwide cross-sectional study among Swiss conscripts. Hum Reprod 2021;36(7):1948–58.

Monteiro CA et al. Ultra-processed food: what they are and how to identify them. Public Health Nutr 2019;22(5):936–41.

Montero-Salazar H et al. High consumption of ultra-processed food may double the risk of subclinical coronary atherosclerosis: the Aragon Workers' Health Study (AWHS). BMC Medicine 2020. DOI: 10.1186/s12916-020-01678-8.

Rahban R et al. Semen quality of young men in Switzerland: a nation wide cross-sectional population-based study. Andrology 2019;7(6):818–26.

Vollkorn, Reis & Co. – wozu eigentlich?

Beim klassischen europäischen Tellergericht finden sich meist ein Nahrungsmittel, das primär als Proteinquelle dient (Fleisch, Ei, Fisch), dazu oft eine Gemüse- oder Salatbeilage und schlussendlich als »Kalorienlieferant« eine Stärke-Quelle. Während viele Jahre lang die Nahrungsfette als ungesund galten, wurde in den letzten Jahren erkannt, dass es vor allem die überschüssigen Kohlenhydrate (verschiedene Zucker, Stärken etc.) sind, welche für die Entstehung vieler Zivilisationserkrankungen (wie Bluthochdruck, Herzerkrankungen, Diabetes und ev. Krebs) mitverantwortlich sind. Deshalb wird heute zunehmend auf eine maßvolle Kohlenhydratzufuhr geachtet, idealerweise aus Vollkornprodukten.

Durch eine gezielte Auswahl wenig verarbeiteter, stärkehaltiger Nahrungsmittel kann man mitbestimmen, wie rasch die Kohlenhydrate in den Körper gelangen (und dort eine Insulinantwort auslösen) und ob die Stärke-Quellen auch Nährstoffe fürs Darmmikrobiom liefern.

Reis und Weizen ernähren die Welt

Pflanzen speichern Zuckermoleküle, indem sie diese zu langen Ketten verbinden – dies ist Stärke. Das tierische Gegenstück dazu ist Glykogen. Beide besitzen, wie reguläre Einfach- oder Doppelzucker, einen Brennwert von 4 kcal/g. Kartoffeln, Reis und Weizen sind als universelle Stärke-Lieferanten für die Ernährung der Weltbevölkerung essenziell. In unserer westlichen Gesellschaft mit einem Überangebot an Kalorien sollte jedoch der Kohlenhydratkonsum in Grenzen gehalten werden, denn ein Zuviel an Kalorien und Zucker (egal ob Glukose, Fruktose, Saccharose, verarbeitete Stärke [z. B. Mehl] etc.) führt nicht nur zum Aufbau von Speicherfett (z. B. in der Leber, in der Muskulatur, im Fettgewebe), sondern hat im Körper auch diverse metabolische Konsequenzen, die für die Gesundheit ungünstig sind, und erhöhen die Mortalität und Morbidität bei den häufigsten nicht übertragbaren Krankheiten. Viele der negativen Konsequenzen lassen sich durch die Auswirkungen des Insulins erklären, das ausgeschüttet werden muss, damit der Körper die aus dem Darm angeflutete Zuckermenge aus dem Blut entfernen und in die Zelle hineinpumpen kann.

Große Untersuchungen zeigen, dass die einzelnen Makronährstoffe sich unterschiedlich auf die Gesundheit bzw. auf die Mortalität und Morbidität auswirken. Kohlenhydrate sollten nicht mehr als 50 % der Gesamtenergiezufuhr ausmachen. Besonders die kurzen Zuckermoleküle zeigten sich in Studien als nicht ideal. Sie erhöhen deutlich das Risiko für kardiovaskuläre Erkrankungen, v. a. wenn sie mehr als 25 % der Gesamtenergie ausmachen – ein Liter süße Limonade pro Tag ist definitiv zu viel!

Heutzutage empfiehlt es sich, vor allem die Kohlenhydratzufuhr an den individuellen Energieverbrauch anzupassen – beim Nichtstun weniger, beim Sport oder bei körperlicher Aktivität mehr.

Fett – nicht mehr der Bösewicht

Während vieler Jahrzehnte galt eine fettreduzierte Ernährung als besonders gesund – die entsprechenden »Light«-Produkte sind jedoch größtenteils wieder aus dem Lebensmittelregal verschwunden. Fett, v. a. aus Lebensmitteln wie Nüssen oder hochwertigen Pflanzenölen, ist heute größtenteils wieder »rehabilitiert«. Diese Fette werden nicht mehr für die epidemische Zunahme von Übergewicht verantwortlich gemacht, im Gegenteil: Diverse heutige Diätformen (z. B. auch die mediterrane Ernährung) setzen auf eine fettreichere Ernährung bei bedarfsdeckender Proteinzufuhr. Fette gelten als idealer Kalorienlieferant zur Deckung des täglichen Energiebedarfs, vor allem um den Zuckergehalt der Nahrung gering halten zu können. So kann beispielsweise Olivenöl mit seinem hohen Gehalt an einfach ungesättigten Fettsäuren und sekundären Pflanzstoffen die Krankheitslast deutlich reduzieren.

Nahrungsfasern verzögern die Nahrungsaufnahme

Nahrungsfasern sind langkettige Zuckermoleküle, die unser Körper aber nicht verwerten kann. Das bekannteste Beispiel ist die Zellulose. Hochwertige Nahrungsfasern finden sich vor allem enthalten in nicht und wenig verarbeiteten Nahrungsmitteln. Als besonders hochwertig gelten die Nahrungsfasern aus Vollkornprodukten, wie Vollkornreis, Vollkornflocken und dunklem Mehl. Die Nahrungsfasern aus Früchten und Gemüse gelten als etwas weniger hochwertig – Früchte und Gemüse sind jedoch auch aus diversen anderen Gründen gesund, nicht nur wegen der Fasern. Studien zeigen, dass mindestens 15 g Nahrungsfasern täglich eingenommen werden sollten.

Durch einen hohen Fasergehalt der Nahrung stellt sich nicht nur schneller ein Sättigungsgefühl ein, sondern die Fasern führen auch zu einer langsameren Aufnahme der Nährstoffe aus dem Darm. Entsprechend haben faserreiche Nahrungsmittel einen niedrigeren glykämischen Index, d.h., die Blutglukose-Werte steigen nicht so steil an – und entsprechend braucht es auch eine weniger ausgeprägte Insulinantwort, um die Blutglukose-Werte wieder zu normalisieren.

Als präbiotisch wirksame Nahrungsfasern werden diejenigen bezeichnet, die im Dickdarm von gesundheitsfördernden Bakterien verstoffwechselt werden können. So lässt sich die Artenvielfalt im Dickdarm positiv beeinflussen.

Nahrungsfette binden auch teilweise im Stuhl an die Nahrungsfasern und somit werden weniger davon aufgenommen. Dies ist ein weiterer Vorteil, nicht nur für die Gewichtskontrolle, sondern auch für die Blutfett-Werte.

Und schlussendlich zeigt sich, dass ein erhöhter Anteil von Nahrungsfasern in der Ernährung auch das Stuhlvolumen erhöht. Durch die »Verdünnung möglicher krebserregender Stoffe« im Nahrungsbrei kann das Dickdarmrisiko gesenkt werden und die Wasserbindungskapazität der Nahrungsfasern hilft zudem, Obstipation zu vermeiden.

Auswirkungen einer nicht optimalen Ernährungsweise auf gesundes Altern in reichen Ländern (ausgedrückt als verlorene gesunde Lebensjahre pro 100 000 Einwohner)

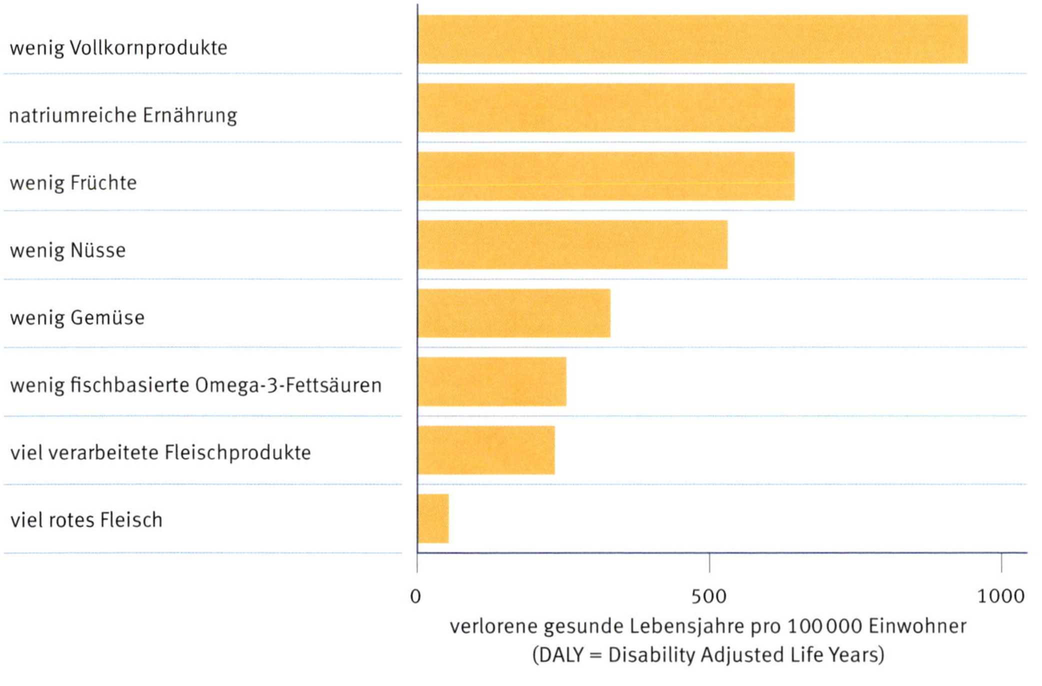

Daten basierend auf GBD 2017 Diet Collaborators. Lancet 2019

Die individuelle glykämische Antwort

Nach dem Essen geben unsere Darmzellen die meisten aufgenommenen Kohlenhydrate in Form von Glukose ins Blut ab. Auf diesen Anstieg der postprandialen Blutzuckerspiegel muss die Bauchspeicheldrüse mit der Ausschüttung von Insulin reagieren, damit die Glukose aus dem Blut heraus- und in die Zellen hineingepumpt wird. Muskel- und Leberzellen speichern überschüssigen Zucker in Form von Glykogen, Fettzellen bauen den Zucker zu Fett um. Dies alles unterliegt der Steuerung durch Insulin und wird als glykämische Antwort bezeichnet.

Wenn wir fasten oder zwischen den Mahlzeiten hält der Körper den Nüchternglukosespiegel konstant. Bei akutem Energiebedarf können Muskelzellen auf ihre eigenen Glykogenspeicher zurückgreifen. Für viele andere Zellen des Körpers liefert die Leber Glukose aus Leberglykogen, damit die Zellen die ATP-Synthese schnell und unkompliziert hochfahren können. Die 300 g Leberglykogen (dies entspricht rund 1200 kcal = 7,2 kJ) decken den Energiebedarf für einige Stunden im Schlaf oder für rund 1 h semiintensives Joggen – danach sind die Vorräte erschöpft und der Körper muss auf die aufwändigere Fettverbrennung und die körpereigene Herstellung von Glukose »umschalten«. Dieses Umschalten von der Verbrennung von gespeicherten Kohlenhydraten auf den Abbau von Fettspeichern und die körpereigene Herstellung von Glukose kann durch längerdauernde körperliche Aktivität oder durch längere Nüchternzeiten trainiert werden. Menschen mit guter Stoffwechselflexibilität (metabolic flexibility) können zwischen dem Speichern und dem Verbrennen von Kohlenhydraten gut hin- und herwechseln. Menschen mit eingeschränkter Stoffwechselflexibilität (metabolic inflexibility) gelingt dies nur noch ansatzweise oder gar nicht mehr.

Nicht bei allen Menschen reagiert das Gewebe zudem gleich schnell und gleich intensiv auf den Insulinbefehl. Prädiabetes ist ein Zustand eingeschränkter Stoffwechselflexibilität, d.h., die Blutglukosespiegel erhöhen sich nach dem Essen übermäßig und der Körper muss mit höheren Insulinmengen (also mit mehr »Nachdruck«) die Zellen zwingen, die Glukose aufzunehmen. Diabetes Typ 2 beschreibt eine vollständige Stoffwechselinflexibilität, und die Zellen sind resistent gegen den Insulinbefehl geworden. Somit bleibt der Blutzucker erhöht, anstelle von den Zellen effizient verwertet zu werden. Aus diesen Überlegungen heraus wird eine Kohlenhydrat-Restriktion zur Verbesserung der Stoffwechselflexibilität und zur Diabetes-Remission erfolgreich praktiziert.

Auch für die Prävention von Herz-Kreislauf-Erkrankungen ist eine Zuckerrestriktion sinnvoll, denn bei erhöhten Blutglukosespiegeln entstehen auch vermehrt gesundheitsschädliche Nebenprodukte aus dem Glukoseabbau, wie Methylglyoxal, das für die »Karamellisierung« von Proteinen, d.h. die Ausbildung von AGEs (Advanced Glycation Endproducts) und dadurch für viele chronisch-degenerative Erkrankungen verantwortlich ist. Zudem zeigen große Meta-Analysen, dass ein eingeschränkter Zuckerkonsum auch direkte Verbesserungen beim metabolischen Syndrom bewirkt, z.B. verbesserte Triglyzerid-Werte im Blut und bessere Gewichtskontrolle.

Nahrungsfasern – mehr als Ballaststoffe

In wenig verarbeiteten Vollkornprodukten ist die Stärke für die Verdauung schlechter zugänglich als in Weißmehl oder Kartoffeln. Somit wird die Stärke im Darm nicht so schnell abgebaut. Dies führt zu einer langsameren Anflutung von Zucker aus dem Darm, also zu einer geringeren glykämischen Last und somit zu einer geringeren Insulinausschüttung.

Neben den Vorteilen einer verzögerten Nährstoffaufnahme sind viele Nahrungsfasern auch Nahrung für Darmbakterien, da diese die Fasern teilweise verwerten können. Diese durch Bakterien verstoffwechselbaren Nahrungsfasern und spezielle Kohlenhydrate werden als Präbiotika bezeichnet. Dies bedeutet, dass die Darmflora im Dickdarm diese Moleküle für die eigene Energieversorgung und Vermehrung verwendet, was zu einer höheren Vielfalt und zu einem strapazierfähigeren, stabileren Magen-Darm-System beitragen kann. Zusätzlich können Stoffwechselprodukte aus der bakteriellen Verdauung von Ballaststoffen von menschlichen Zellen wiederum verwertet werden oder regen gewisse Signalkaskaden an.

Zu den bekanntesten Vertretern präbiotisch wirksamer Ballaststoffe gehören sicher Inulin (aus Chicorée), FOS und GOS (Fructo- bzw. Galakto-Oligo-Saccharide aus Früchten resp. Milch), welche die Vermehrung von gesundheitsfördernden Laktobazillen und Bifidobakterien im Dickdarm anregen.

TIPP **Nahrungsfasern beeinflussen die Verfügbarkeit von Kohlenhydraten im Körper, die Vielfalt der Mikroorganismen im Darm und eine bakterielle Herstellung vieler aktiver Stoffwechselprodukte günstig. Eine Ernährungsweise mit höheren Anteilen von Vollkorn (Flocken und Mehl) und Ballaststoffen reduziert das Sterblichkeitsrisiko und das Risiko für Herz-Kreislauf-Erkrankungen. Je nach individuellen Stoffwechselvoraussetzungen ist es wichtig, über wenig verarbeitete Vollkornerzeugnisse oder nahrungsfaserreiche Lebensmittel eine ausreichende Zufuhr von Ballaststoffen sicherzustellen.**

Literatur

Dong T et al. The effects of low-carbohydrate diets on cardiovascular risk factors: A meta-analysis. PLoS One. 2020 Jan 14;15(1):e0225348.

GBD 2017 Diet Collaborators. Health effects of dietary risks in 195 countries, 1990–2017: a systematic analysis for the Global Burden of Disease Study 2017. Lancet. 2019 May 11;393(10184):1958–1972.

Goldenberg JZ et al. Efficacy and safety of low and very low carbohydrate diets for type 2 diabetes remission: systematic review and meta-analysis of published and unpublished randomized trial data. BMJ. 2021 Jan 13;372:m4743.

Ho FK et al. Associations of fat and carbohydrate intake with cardiovascular disease and mortality: prospective cohort study of UK Biobank participants. BMJ. 2020 Mar 18;368:m688.

Kroemer G et al. Carbotoxicity-Noxious Effects of Carbohydrates. Cell. 2018 Oct 18;175(3):605–614.

Liu YS et al. Dietary Carbohydrate and Diverse Health Outcomes: Umbrella Review of 30 Systematic Reviews and Meta-Analyses of 281 Observational Studies. Front Nutr. 2021 Apr 29;8:670411.

Ludwig DS et al. Dietary fat: From foe to friend? Science. 2018 Nov 16;362(6416):764–770.

Schalkwijk CG et al. Methylglyoxal, a Highly Reactive Dicarbonyl Compound, in Diabetes, Its Vascular Complications, and Other Age-Related Diseases. Physiol Rev. 2020 Jan 1;100(1):407–461.

Swaminathan S et al. Associations of cereal grains intake with cardiovascular disease and mortality across 21 countries in Prospective Urban and Rural Epidemiology study: prospective cohort study. BMJ. 2021 Feb 3;372:m4948.

Yang Q et al. Role of Dietary Nutrients in the Modulation of Gut Microbiota: A Narrative Review. Nutrients. 2020 Jan 31;12(2):381.

Salz – je weniger, desto besser?

Geschmack und Geruch von Lebensmitteln beeinflusst, welche Lebensmittel wir mögen. Zudem haben wir eine angeborene Präferenz für »salzig« und die allermeisten von uns eine anerzogene Neigung zu »süß«. Dies wird in der Lebensmittelindustrie ausgenützt, aber aus gesundheitlichen Überlegungen ist ein maßvoller Umgang mit Salz und Zucker angebracht.

Salz – Würze des Lebens

Studien bei Naturvölkern zeigen, dass der Mensch ca. 1 g Salz pro Tag benötigt. In vielen westlichen Ländern ist der Salzkonsum heutzutage aber wesentlich höher – in Deutschland, Österreich und der Schweiz liegt er im Schnitt bei rund 10 g pro Tag. Einen Großteil davon nehmen wir »versteckt« durch verarbeitete Nahrungsmittel ein, allem voran Brot, Käse und Wurstwaren, oder ganz offensichtlich beim Verzehr von Chips und gesalzenen Nüssen.

Weil ein erhöhter Salzkonsum zu einem erhöhten Blutdruck führt, fordert die WHO eine Restriktion auf 5 g pro Tag, viele Ernährungsfachgesellschaften empfehlen 5 oder 6 g pro Tag als Zielwert zur Reduktion des kardiovaskulären Risikos.

Ein Verzicht auf Nachsalzen mit Tafelsalz ist die einfachste Art, ohne weitere Ernährungsumstellung ca. 2 bis 3 g Salz einzusparen. Für eine noch stärkere Reduktion braucht es eine sehr bewusste Ernährungsumstellung auf möglichst viele Nahrungsmittel, die wenig verarbeitet sind, insbesondere viel Gemüse und Obst.

Wer profitiert von einer Salzreduktion?

Noch ist nicht geklärt, ob eine Salzreduktion für die Allgemeinbevölkerung wirklich sinnvoll ist. Klar ist, dass eine kurzfristige Zufuhr von mehr als 10 g pro Tag den Blutdruck erhöht. Nicht ganz gesichert ist, ob dies nur ein kurzfristiger Effekt ist und/oder ob daraus tatsächlich ein langfristig erhöhtes Risiko für Herz-Kreislauf-Erkrankungen bei Menschen ohne Hypertonie abgeleitet werden kann.

Hier gibt es große Studien, die einen Zusammenhang aufzeigen, aber auch andere große Studien, die z. B. zeigen, dass die Lebenserwartung am höchsten ist, wenn 10 g Salz täglich konsumiert werden, und die Lebenserwartung sinkt, wenn weniger als 7 g pro Tag konsumiert werden.

Vieles deutet somit darauf hin, dass Menschen ohne Bluthochdruck keine gesundheitlichen Vorteile durch eine Salzrestriktion haben. Auch zeigen die Studien, dass eine genügende Zufuhr von Kalium für ein gesundes Herz-Kreislauf-System zentral ist – Kalium, das u. a. in Gemüse und Früchten enthalten ist. Vielleicht basiert der postulierte Vorteil also nicht auf der Reduktion von Natrium, sondern auf einer vermehrten Kaliumzufuhr aufgrund der Ernährungsumstellung nach Salzrestriktion.

Bei Hypertonikern gibt es diejenigen, die als »salzsensitiv« gelten (je nach Quelle zwischen einem Drittel und der Hälfte aller Hypertoniker). In der Regel betrifft dies ältere Menschen und Übergewichtige. Deren Nieren können überschüssiges Natrium nicht mehr gut eliminieren, weshalb ihr Bluthochdruck einerseits sehr hoch und andererseits schwierig mit Medikamenten einzustellen ist. Diese Gruppe der Bluthochdruckpatienten profitiert von einer Salzreduktion, wobei auch hier kaum jemand die angestrebten 5 Gramm Salz pro Tag erreicht.

- In Ländern, wo das Kochsalz mit Jod angereichert wird, ist die Jodversorgung eng an das Tafelsalz gekoppelt – und ein Einsparen des (jodierten) Tafelsalzes führt somit, wenn es nicht anderweitig supplementiert wird, zu einem Jodmangel.
- Wer unter Bluthochdruck leidet oder Herz-Kreislauf-Beschwerden vorbeugen will, sollte wissen, dass die Salzreduktion nur eine der sinnvollen Maßnahmen ist. Bei hohem Salzkonsum und insbesondere bei Anzeichen einer Salzsensitivität, wie einem sehr hohen und schlecht einstellbaren Blutdruck, ist es richtig, die Salzzufuhr zu senken.

Literatur

Cicero AFG et al. Dietary Intervention to Improve Blood Pressure Control: Beyond Salt Restriction. High Blood Press Cardiovasc Prev. 2021 Nov;28(6):547–553.

Ludwig DS et al. Dietary fat: From foe to friend? Science. 2018 Nov 16;362(6416):764–770.

Mente A et al. Sodium Intake and Health: What Should We Recommend Based on the Current Evidence? Nutrients. 2021 Sep 16;13(9):3232.

O'Donnell M et al. Joint association of urinary sodium and potassium excretion with cardiovascular events and mortality: prospective cohort study. BMJ 2019; 364:l772

Yang Q et al. Added sugar intake and cardiovascular diseases mortality among US adults. JAMA Intern Med. 2014 Apr;174(4):516–24.

Pflanzenbasierte Ernährung – Möglichkeiten und Grenzen?

Die Debatte, ob Fleischkonsum gesund und noch zu rechtfertigen ist, wird unter Experten sehr kontrovers geführt. Fakten über Nachteile von tierischen Produkten in der menschlichen Ernährung nehmen zu. Aber auch die Befürworter einer fleischhaltigen Ernährung warten mit stichhaltigen Argumenten auf.

Gesundheitlicher Aspekt

Dass eine pflanzliche im Vergleich zu einer omnivoren Ernährung mit bestimmten positiven Effekten für die Gesundheit (z. B. geringeres Körpergewicht, geringere Prävalenz für Diabetes) einhergeht, ist unumstritten. Problematisch ist, dass die Versorgung mit diversen Nährstoffen bei Personen, die sich strikt pflanzlich ernähren, kritisch werden kann. Dazu gehören z. B. Vitamin B_{12}, Vitamin D, Eisen, Zink, Jod oder auch die Omega-3-Fettsäuren. Ebenso muss berücksichtigt werden, dass viele pflanzliche Convenience-Produkte stark verarbeitet sind und viel Zucker, Salz, Fett oder Zusatzstoffe enthalten. Während sich die Experten über diese Fakten einig sind, werden andere Vor- und Nachteile der verschiedenen Ernährungsformen sehr unterschiedlich gewichtet.

So argumentieren die Befürworter einer pflanzenbasierten Ernährung, dass

- eine Vielzahl von kontrollierten klinischen Studien die ernährungsphysiologische Überlegenheit einer pflanzlichen Ernährung in Bezug auf wichtige kardiometabolische Endpunkte bestätigt haben,

Ernährung und Gesundheitsindikatoren, Umweltindikatoren, sozioökonomische Indikatoren

Ernährung und Gesundheitsindikatoren	Umweltindikatoren	sozioökonomische Indikatoren
• Nährstoffbedarf je nach Alter, Geschlecht und ethnischer Zugehörigkeit (das genetische Profil könnte berücksichtigt werden) • Prävalenz von körperlicher Aktivität/Sedentarismus • Gleichgewicht zwischen Energiezufuhr aus nachhaltigen Quellen und Energiebedarf • Lebensmittelvielfalt und richtig typisierte Lebensmittel (nach Zusammensetzung, Rezeptur und Verarbeitung) • An den Nährstoff-/Energiebedarf angepasste Lebensmittelrationen (Portionsgröße je nach Alter und körperlicher Aktivität) • Beitrag der häufig verzehrten Lebensmittel zur Deckung des Bedarfs an Energie und Biobestandteilen • Prävalenz der ernährungsbedingten Morbidität/Mortalität	• Kohlenstoff-Fußabdruck (Klimawandel) • Wasser-Fußabdruck • Fußabdruck, Flächennutzung • Anteil an lokalen/regionalen Lebensmitteln und Saisonalität • Agrobiodiversität • Stickstoff-Fußabdruck • Phosphor-Fußabdruck • Chemischer Fußabdruck und Ökotoxiziät • Versauerung • Eutrophierung • Materieller Fußabdruck (Verwendung von fossilen Brennstoffen, Metallerzen, Mineralien und biotischen Ressourcen) • Fußabdruck der biologischen Vielfalt • Zerstörung der Ozonschicht • Feinstaub • Humantoxizität (Krebs und Nicht-Krebs) • Ionisierende Strahlung (menschliche Gesundheit) • Photochemische Ozonbildung (menschliche Gesundheit)	• Verfügbarkeit • Widerstandsfähigkeit (Stabilität) • Erschwinglichkeit • Akzeptanz • Gleicher Zugang • Skalierbarkeit und Durchführbarkeit • Produktionskosten • Auswirkungen auf den Lebensunterhalt der Landwirte

- Beobachtungsstudien auch einen zusätzlichen Nutzen in der Krebsprävention und für die Langlebigkeit zeigen,
- tierische Produkte die Ernährung mit unnötig hohen Mengen an gesättigten Fetten, Protein, Cholesterin, Laktose und exogenen Hormonen belasten und gleichzeitig wertvolle Ballaststoffe und Vitamine verdrängen,
- gesättigte tierische Fette den Cholesterinspiegel erhöhen und mit Herz-Kreislauf-Erkrankungen und Alzheimer assoziiert sind.

Die Befürworter einer omnivoren Ernährungsweise führen ins Feld, dass

- tierische Lebensmittel nicht nur unbedenklich, sondern auch wichtige Bestandteile der menschlichen Ernährung sind und die globale Herausforderung einer angemessenen Grundernährung erleichtern,
- die Darstellung von tierischen Lebensmitteln als ungesund nicht durch Beweise gestützt wird,
- der Ausschluss aller tierischen Lebensmittel die Flexibilität der Ernährung beeinträchtigen und vulnerable Bevölkerungsgruppen einem erhöhten Gesundheitsrisiko aussetzen würde,
- der Mensch von Natur aus ein Allesfresser und kein Pflanzenfresser ist und tierische Lebensmittel seit langem von allen Bevöl-

kerungsgruppen konsumiert werden und als wertvolle Nahrungsbestandteile dienen.

Ökologischer Aspekt

Wissenschaftler sind sich einig, dass man noch nicht alles über die klimarelevanten Gasemissionen (z. B. Kohlendioxid, Methan), den Ressourcenverbrauch (z. B. Wasser, Energie) etc. der Lebensmittelproduktion weiß und diese für ein Produkt auch stark variieren können. Das liegt unter anderem daran, dass manche Ökobilanzen nicht alle Nachhaltigkeitsaspekte wie Umwelt, Gesundheit und sozioökonomische Faktoren einkalkulieren. Dazu gehören z. B. die Landumnutzung, die Biodiversität, der Anbau bzw. die Tierhaltung, Transport, Verarbeitung, Verpackung, Verkauf. Je nachdem, wo man die Grenzen zieht, kommt man etwa für Rindfleisch auf Werte zwischen 11 und 110 Kilogramm CO_2-Äquivalente pro Kilogramm Fleisch. Besonders umweltbelastend ist dabei die Tierhaltung, da sie sehr ressourcenintensiv ist. Trotz der teilweise großen Schwankungen in den Ökobilanzen ist unter den meisten Wissenschaftler unstrittig, dass Getreide, Hülsenfrüchte, Gemüse, Obst und Nüsse aus lokaler, regionaler Produktion einen kleineren ökologischen Fußabdruck hinterlassen als tierische Produkte. Eine Herausforderung bleibt, die ernährungsbedingten Emissionen (z. B. Treibhausgas) so zu senken, ohne die Qualität, Erschwinglichkeit und Akzeptanz der Ernährung zu beeinträchtigen.

Anti-Nutrients: Phytoöstrogene, Lektine, Oxalate, Phytate

Große Beachtung in der Diskussion über eine pflanzenbasierte Ernährung findet die Tatsache, dass pflanzliche Lebensmittel neben Mikro- und Makronährstoffen oft signifikante Mengen an sekundären Pflanzenstoffen enthalten. In jüngster Zeit haben verschiedene Untersuchungen die Vorteile von pflanzlichen Lebensmitteln in Frage gestellt, da gewisse solcher Pflanzenstoffe auch als »Anti-Nährstoffe«/»Anti-Nutrients« fungieren sollen. Diese vermeintlichen Anti-Nutrients, zu denen Lektine, Oxalate, Phytate, Phytoöstrogene u. a. (z. B. Amylase, Trypsininhibitoren, Azetylsalizylsäure etc.) zählen, haben selbst keinen Nährwert, können aber die Bioverfügbarkeit von wichtigen Nährstoffen beeinträchtigen oder zu unerwünschten Stoffwechselveränderungen beitragen. Gewisse Studien kommen jedoch zum Schluss, dass sie wohl in Abhängigkeit von der zugeführten Menge auch gesundheitsfördernde Wirkungen haben können.

Phytoöstrogene

Phytoöstrogene sind phenolische Verbindungen mit ähnlicher chemischer Struktur wie 17-β-Estradiol, das wichtigste Sexualhormon der Frau. Diese strukturelle Ähnlichkeit ermöglicht eine Bindung an Östrogenrezeptoren im Organismus. Phytoöstrogene können wie Östrogene oder wie Antiöstrogene wirken – je nach Konzentration, Gewebe und vorhandener Menge an körpereigenen Östrogenen. Mit der wachsenden Beliebtheit pflanzlicher Ernährung hat die Aufnahme von phytoöstrogenreichen Hülsenfrüchten (insbesondere Soja) und aus Hülsenfrüchten gewonnenen Lebensmitteln stark zugenommen. Beobachtungen aus präklinischen Studien deuten darauf hin, dass diese sowohl positive wie auch negative Effekte auf den Hormonhaushalt und die Gesundheit haben könnten. Diskutiert wird vor allem, ob sie einen negativen Einfluss auf den Verlauf von bestehenden Tumorerkrankungen haben. Es scheint, dass die Auswirkungen einer erhöhten Phytoöstrogenaufnahme von der Exposition (Phytoöstrogentyp, Matrix, Konzentration und Bioverfügbarkeit), der ethnischen Zugehörigkeit, dem Hormonspiegel (in Abhängigkeit von Alter, Geschlecht) und dem Gesundheitszustand der Person abhängen. Die wissenschaftliche Datenlage ist aber nicht klar und lässt im Moment keine Schlüsse zu. Als Teil einer abwechslungsreichen pflanzlichen Ernährung scheint die maßvolle Aufnahme phytoöstrogenhaltiger Lebensmittel aber nicht bedenklich, sondern insgesamt von Vorteil zu sein.

Lektine

Lektine sind komplexe Proteine oder Glykoproteine, die in der Lage sind, sich spezifisch an Zellen bzw. Zellmembranen zu binden und von dort aus biochemische Reaktionen auszulösen. Pflanzen bilden Lektine hauptsächlich als Schutz vor schädlichen Mikroorganismen und Fraßfeinden. Hülsenfrüchte wie Linsen und Bohnen, Weizen, Cashewkerne und Erdnüsse sowie Nachtschattengewächse wie Tomaten und Auberginen sind reich an Lektinen. Am bekanntesten ist das Weizenkeimagglutinin oder auch das für Menschen giftige Bohnenlektin Phasin. Diese Verbindung sorgt für eine Hämagglutination – d. h., Erythrozyten kleben aneinander und verstopfen die Blutgefäße. Eine bekannte medizinische Anwendung ist die Blutgruppen-Bestimmung.

In Tiermodellen wurde gezeigt, dass hohe Dosen von gewissen Lektinen das Darmepithel schädigen und die intestinale Permeabilität erhöhen können. Diese Veränderung der intestinalen Integrität führte zu einer beeinträchtigten Nährstoffabsorption. Ebenfalls konnte gezeigt werden, dass Lektine das Immunsystem aktivieren und die Sekretion von proinflammatorischen Zytokinen fördern können. Deshalb werden über die Pflanzenkost zugeführte Lektine mit entzündlichen Darmkrankheiten, Diabetes, rheumatoider Arthritis und Zöliakie etc. in Verbindung gebracht. Im Gegensatz dazu gibt es aber auch Hinweise darauf, dass Lektine aufgrund ihrer starken Affinität und Spezifität für Glykane einen therapeutischen Nutzen haben könnten, beispielsweise in der Diagnostik oder der Tumortherapie. Durch Kochen wird der Lektingehalt deutlich reduziert, weshalb Vergiftungsfälle beim Menschen sehr selten sind. Es existieren auch noch keine Humanstudien, die zeigen, dass lektinreiche Lebensmittel – wenn korrekt zubereitet – zu gesundheitlichen Problemen führen können.

Oxalate

In Pflanzen haben Oxalate eine Vielzahl von Funktionen, einschließlich der Regulierung des Kalziumhaushalts, des Pflanzenschutzes sowie der Entgiftung von Schwermetallen. Pflanzliche Lebensmittel mit dem höchsten Oxalatgehalt sind zum Beispiel Spinat, Mangold, Amaranth, Süßkartoffeln, Rhabarber oder Sauerampfer. Obwohl die meisten dieser Lebensmittel Oxalate in unlöslicher Form enthalten, wird angenommen, dass sie eine Rolle bei der Bildung von Kalzium-Oxalat-Nierensteinen spielen. Ergebnisse neuerer Beobachtungsstudien stellen diesen Zusammenhang jedoch in Frage.

Der weitaus größte Anteil der aufgenommenen Oxalsäure wird mit dem Stuhl ausgeschieden oder von Darmbakterien abgebaut. Die Absorptionsrate liegt durchschnittlich nur bei 2–5 %. Vor allem bei häufigem Verzehr sollte berücksichtigt werden, dass Oxalsäure die Verfügbarkeit von Mineralstoffen, insbesondere Kalzium, Magnesium und Eisen, deutlich verringern kann. Deshalb ist es grundsätzlich empfehlenswert, den Oxalsäuregehalt bei der Zubereitung zu reduzieren, z. B. durch Kochen oder Einweichen, und die Zufuhrempfehlungen für Kalzium (1000 mg/Tag) nicht zu unterschreiten.

Phytate

Phytat bzw. Phytinsäure dient in Pflanzen als Speicher für Phosphat, das die Pflanzen u. a. für die Fotosynthese benötigen. Beim Menschen führt der Verzehr von phytatreichen Nahrungsmitteln – wie Getreideprodukten und Hülsenfrüchten – hingegen dazu, dass viele Mineralien wie Kalzium, Zink oder Eisen in bedeutend geringerer Menge aufgenommen werden können, da sie durch das Phytat stark gebunden werden. Erst 2019 wurden die Referenzwerte für die Zinkzufuhr dahingehend angepasst, dass diese für Erwachsene nun abhängig von der Höhe der Phytatzufuhr angegeben werden (Dt. Gesellschaft für Ernährung, DGE). Eine hohe Zufuhr von Phytaten kann die Bioverfügbarkeit von Zink um bis zu 45 % vermindern. Aber auch hier gilt, dass wenn phytatreiche Nahrungsmittel als Teil einer abwechslungsreichen und ausgewogenen Ernährung durch Einweichen, Fermentieren, Kochen oder Keimen zubereitet werden, diese Pflanzenstoffe den Mineralstoffstatus nicht signifikant beeinträchtigen sollten. Zudem besitzen Phytate auch wertvolle antioxidative Eigenschaften.

Die »Planetary Health Diet«

In Wissenschaftskreisen stark diskutiert wurde die pflanzenbasierte Ernährung, als 2019 eine Kommission aus Wissenschaftlerinnen und Wissenschaftlern, die sogenannte EAT-Lancet-Kommission, unter dem Namen »Planetary Health Diet« eine pflanzenbasierte Kost propagierte. Das Expertengremium befasste sich mit der Notwendigkeit, eine wachsende Weltbevölkerung mit gesund zu ernähren und gleichzeitig eine nachhaltige Wertschöpfungskette zu definieren, um die negativen Auswirkungen der Lebensmittelproduktion auf das Klima zu minimieren. Bei dieser Ernährungsform müssten 35 % der Kalorienzufuhr aus Vollkornprodukten und Knollen stammen, dazu gäbe es reichlich Protein aus Hülsenfrüchten und Nüssen. 300 g Gemüse, 200 g Obst und 250 g Milchprodukte, aber nur 14 g rotes Fleisch, dafür 29 g Geflügel und 13 g Eier sowie 28 g Fisch sollen pro Tag auf dem Speiseplan stehen. Würde dieser Ernährungsvorschlag weltweit befolgt, gäbe es keine Mangelernährung mehr und man könnte rund 11 Millionen Todesfälle etwa durch Herzkrankheiten pro Jahr verhindern.

Die »Planetary Health Diet« ist aber mehr als eine neue Nachhaltigkeitsdiät. Die Kommission hat zusätzlich Ziele formuliert, um die empfohlenen Lebensmittelmengen innerhalb sogenannter planetarer Grenzen produzieren zu können. Werden diese Grenzen überschritten, wird die Stabilität des Ökosystems gefährdet und damit auch die Lebensgrundlage für Mensch und Tier. Konkret wurden fünf Strategien für eine nachhaltige Ernährungswende entwickelt:

1. Gesündere Ernährung fördern
2. Die Qualität und Vielfalt in der Landwirtschaft steigern
3. Die Landwirtschaft nachhaltig intensivieren
4. Die Nutzung von Land und Meer streng regeln
5. Lebensmittelabfälle weltweit halbieren

Kritisiert wird an diesen umweltfreundlichen Ernährungsempfehlungen, dass sie nicht ausreichend Nährstoffe lieferten oder etwa Übergewicht und Folgekrankheiten verursachten, weil sie sehr viele Kohlenhydrate und zu wenig tierisches Protein vorsähen. Außerdem wird auch die Finanzierbarkeit der »Planetary Health Diet« als problematisch angesehen. Mehr als 1.5 Mio. Menschen weltweit könnten sie sich wohl nicht leisten.

TIPP Strategien für eine gesunde, nachhaltige Ernährung können eine wichtige Grundlage dafür sein, einen globalen Ernährungswandel voranzutreiben, wobei jeder Einzelne bereits im Kleinen etwas dazu beitragen kann. Etwa dadurch, dass nicht jeden Tag tierische Produkte auf den Teller kommen oder dass man auf regionale und saisonale Produkte setzt. Eine sorgfältige Lebensmittelauswahl, große Lebensmittelvielfalt tierischer und pflanzlicher Herkunft und viele verschiedene Pflanzenfarben (mind. 3 pro Mahlzeit) auf dem Menüplan sind Schritte in die richtige Richtung.

Literatur

Aldaya MM et al. Indicators and recommendations for assessing sustainable healthy diets. Foods 2021;10:999.

Barnard ND, Leroy F. Children and adults should avoid consuming animal products to reduce the risk for chronic disease: Debate Consensus. Am J Clin Nutr 2020;112:937–940.

Hirvonen K et al. Affordability of the EAT–Lancet reference diet: a global analysis. Lancet Glob Health 2020;8:e59–66.

Masset G et al. Identifying Sustainable Foods: The Relationship between Environmental Impact, Nutritional Quality, and Prices of Foods Representative of the French Diet. J Acad Nutr Diet 2014;114:862–869.

Perignon M et al. Improving diet sustainability through evolution of food choices: review of epidemiological studies on the environmental impact of diets. Nutr Rev 2017;75(1):2–17.

Petroski W et al. Is There Such a Thing as »Anti-Nutrients«? A Narrative Review of Perceived Problematic Plant Compounds. Nutrients 2020;12:2929. DOI: 10.3390/nu12102929.

Vieux F et al. High nutritional quality is not associated with low greenhouse gas emissions in self-selected diets of French adults. Am J Clin Nutr 2013;97:569–83.

Willett W et al. Food in the Anthropocene: the EAT–Lancet Commission on healthy diets from sustainable food systems. Lancet 2019;393:447–92.

Stille Entzündungen – spielt der Lebensstil eine wesentliche Rolle?

Als niedriggradige, stille Entzündungen (systemic chronic low-grade inflammation; silent inflammation) bezeichnet man Entzündungsvorgänge im Körper, bei denen im Unterschied zu einer klassischen Entzündung keine Schmerzen, Rötungen, Schwellungen oder Fieber auftreten. Prozesse mit Silent Inflammation entstehen zumeist unbemerkt. Sie können nach einer gewissen Zeitspanne wesentlich zur Entstehung von zahlreichen und häufigen chronischen Krankheiten führen. Daher lohnt es sich, einen Blick auf die wichtigsten bekannten Einflussfaktoren sowie auf eine möglichst gezielte und frühzeitige Prävention und Behandlung zu werfen.

In diesem Zusammenhang ist es wichtig zu bemerken, dass kleine lokale Entzündungen im Tagesverlauf öfters auftreten und für den Stoffwechsel nicht grundsätzlich negativ zu beurteilen sind. Sie sind beispielsweise wichtig, damit der Körper ein aktives Immunsystem betreiben kann. Bedarf an einer Entzündungshemmung besteht erst dann, wenn die Entzündung den gesamten Körper betrifft, oder spätestens, wenn die Entzündung für Krankheitssymptome mitverantwortlich ist.

Silent Inflammation – bei vielen Krankheiten involviert

Eine Silent Inflammation kann bei den folgenden Krankheitsbildern eine Rolle spielen:

Herz-Kreislauf-Erkrankungen (Gefäßentzündungen, gestörte Endothelfunktionen, koronare Herzerkrankungen, erhöhtes Risiko für Herzinfarkte, Schlaganfälle), Diabetes Typ 2 (inkl. Spätfolgen), Übergewicht, Lebererkrankungen wie der nichtalkoholischen Fettleber, Fertilitätsstörungen, Osteoporose (vermehrte Knochenmasse-Verluste), Parodontitis, Mitochondriopathien bzw. Störungen des Energiestoffwechsels (Müdigkeit, Energielosigkeit, Erschöpfung), Störungen des Mikrobioms (z. B. Darmentzündungen, Leaky-Gut-Syndrom), Allergien, Autoimmunerkrankungen, viralen Infekten, Depressionen, neurodegenerativen Erkrankungen wie Multipler Sklerose, Morbus Parkinson, Morbus Alzheimer.

Inaktivität, Adipositas, Dysbiose & Co. als Auslöser für stille Entzündungen

Die Gründe, die zu einer Silent Inflammation führen können, sind äußerst vielfältig. Der Lebensstil spielt eine wichtige Rolle. Bewegungsarmut, eine unzureichende, schlechte Ernährung, schlechter oder ständig gestörter Schlaf sowie chronischer Stress sind hierfür klare Indikatoren. Auch Übergewicht und Adipositas tragen wesentlich zu stillen Entzündungen bei. Vor allem die großen Fettzellen im Bauchraum (viszerales Fett) weisen einen beeinträchtigten Stoffwechsel auf

Ursachen und Folgen von chronischen, niedriggradigen Entzündungen (Silent Inflammation)

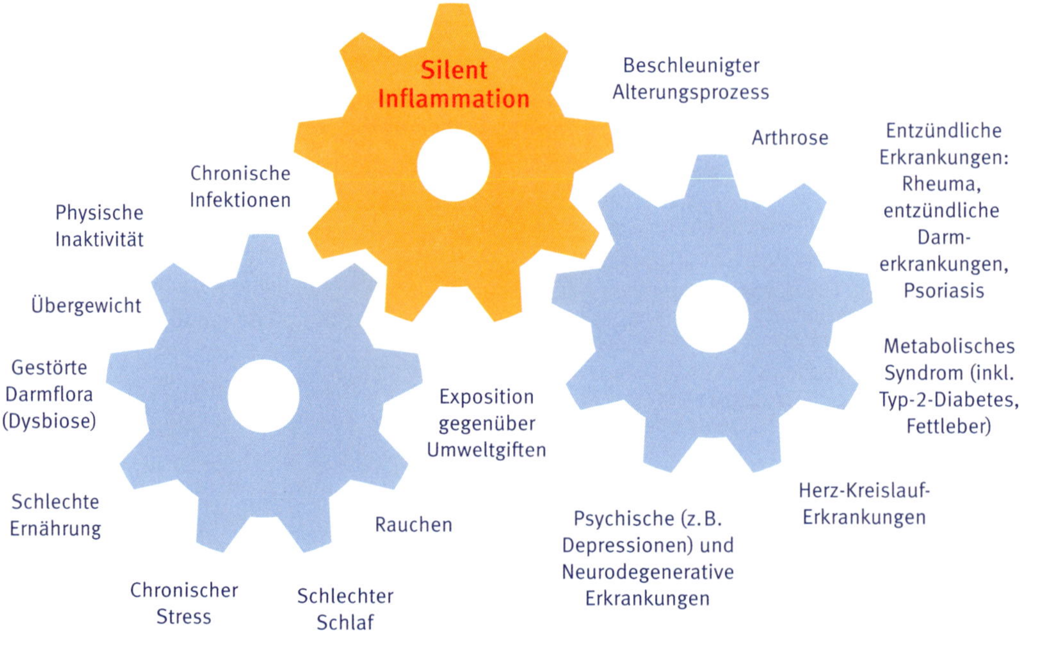

Daten basierend auf Furman D et al. Nat Med. 2019;25(12):1822–1832

und beeinflussen diverse Entzündungsfaktoren wie z. B. TNF-α, IL-6, Leptin, hs-CRP.

Aber auch chronische Infekte, Störungen des Mikrobioms, oxidativer und nitrosativer Stress, chronische Belastungen, z. B. mit toxischen Metallen (Schwermetalle, Aluminium), aber auch mit organischen Schadstoffen (Phthalate, polyzyklische aromatische Kohlenwasserstoffe, Bisphenole usw.), mit denen wir im privaten wie im beruflichen Alltag immer wieder konfrontiert werden, können die Wahrscheinlichkeit von Entzündungen deutlich erhöhen.

Lebensmittel mit entzündungsförderndem/-hemmendem Potenzial

Ernährungsmuster mit einem regelmäßig und langfristig hohen Anteil gewisser Lebensmittel besitzen ein höheres proinflammatorisches Potenzial. Vieles deutet darauf hin, dass ein langfristiges Ungleichgewicht von pro- und antiinflammatorischen Lebensmitteln vermehrt mit systemischen, aber auch vaskulären und metabolischen Entzündungszuständen wie z. B. Störungen im Stoffwechsel der Fette (z. B. veränderte Blutfette), der Kohlenhydrate (z. B. Blutzucker) sowie der Proteine einhergeht. Damit steigt auch die Häufigkeit von kardiovaskulären Erkrankungen signifikant an.

Es gibt also Lebensmittel mit einem entzündungsfördernden und solche mit einem entzündungshemmenden Potenzial.

Mikronährstoffe mit antiinflammatorischem Potenzial

Mikronährstoffe wie auch Pflanzenstoffe haben eigenständige entzündungshemmende und entzündungsmodulierende Eigenschaften. Sie greifen auf eine umfassende und synergistische Art und Weise in die klassische Entzündungskaskade ein und hemmen Biomarker wie TNF-α, NF-kappa B, hs-CRP, IL-6, PGE_2, sICAM. Ein gestörter Stoffwechsel von einzelnen Mikronährstoffen bzw. Mikronährstoffmängel führen zu einem vermehrten Entzündungsgeschehen. Mikronährstoffe können daher begleitend bei der Vorbeu-

Lebensmittel mit einem entzündungsfördernden oder mit einem entzündungshemmenden Potenzial

Lebensmittel mit proinflammatorischem Potenzial	Lebensmittel mit antiinflammatorischem Potenzial
rotes Fleisch, verarbeitetes Fleisch, Innereien	grünes Blattgemüse, Kohlarten
raffinierte Kohlenhydrate, verarbeitete Getreideprodukte	tiefgelbes und oranges Gemüse (Mais, Kürbis, gelbe Paprika, Karotten usw.), Tomaten
verarbeitete Getreideprodukte	Früchte, Beeren, ungesüßte Fruchtsäfte, Nüsse
verarbeitete Kartoffeln (Pommes frites, Chips usw.)	Vollkorn
Süßigkeiten, Süßgetränke, Sirup, Plätzchen	Tee, Früchtetee, Kaffee
Mayonnaise, Margarine, Butter	Fisch, Geflügel
pflanzliche Öle (v. a. mit einem hohen Gehalt an Omega-6-Fettsäuren wie Sonnenblumenöl, Distelöl usw.)	Milch, ungesüßte Milchprodukte
Alkohol (Frauen: › 14 g/Tag, Männer: 14–28 g/Tag)	Alkohol (Frauen: ‹ 14 g/Tag, Männer: ‹ 14–28 g/Tag)

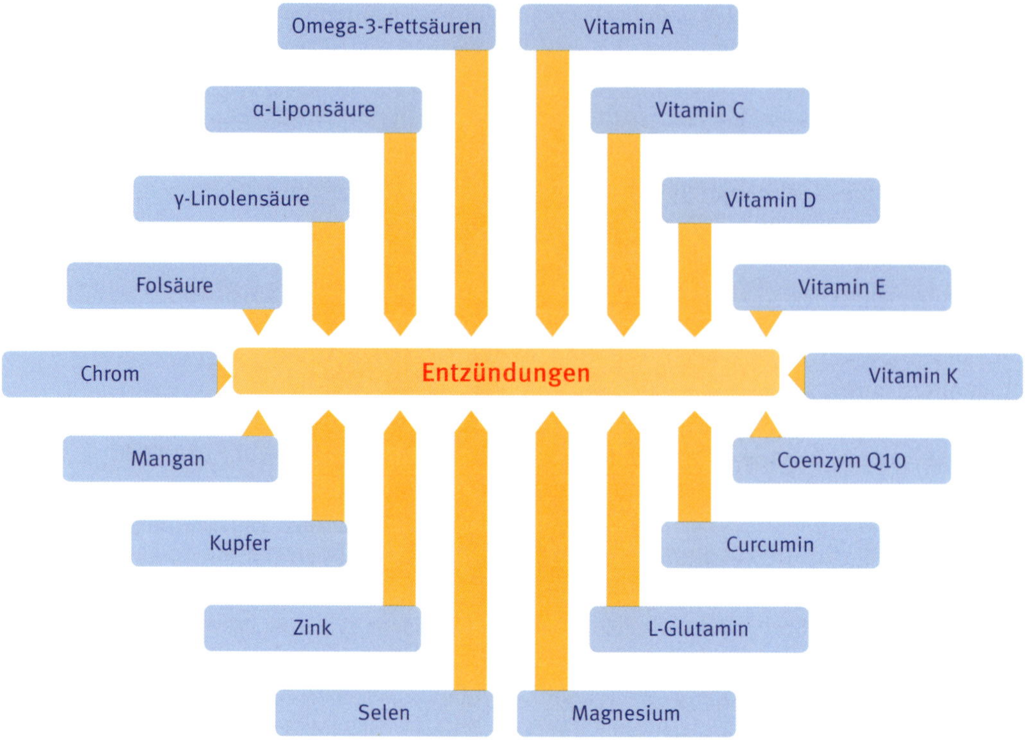

Mikronährstoffe haben individuelle entzündungshemmende Eigenschaften und Wirkungen. Sie können als Team alle wichtigen Entzündungsparameter beeinflussen. Dazu gehören (alphabetisch): COX2, CRP, hs-CRP, IL-1, IL-1β, IL-6, LOX, LTB-4, NF-kappa-B, NO, PGE1, PGE2, Thromboxan, TNF-alpha, T-PA-Antigen, VEGP

gung und Behandlung von Krankheiten berücksichtigt werden, bei denen entzündliche Prozesse eine wesentliche Rolle spielen. Sie können dazu beitragen, dass weniger entzündungshemmende Medikamente eingesetzt werden müssen. Konkrete Angaben für den möglichen antiinflammatorischen Einsatz von Mikronährstoffen sind bei den entsprechenden Krankheitsbildern beschrieben.

Ein gesunder Lebensstil ist mehr als nur eine gesunde Ernährung

Neuere Untersuchungen zeigen nun auch, dass vor allem durch die Kombination verschiedener Lebensstilfaktoren – zusätzlich zu einer gesunden Ernährung – die Entzündungsscores wesentlich verbessert werden können. Dazu gehören:

- körperliche Aktivität/weniger Sitzen
- BMI < 25 (deutlich negative Scores, wenn BMI > 30) mit wenig Fett im Bauchraum
- nicht rauchen
- ausreichend Schlaf etc.

Körperliche Aktivität – die Guidelines der WHO

Die Weltgesundheitsorganisation WHO betont, dass körperliche Aktivität zahlreiche positive Effekte mit sich bringt:

- reduzierte Mortalität (Gesamt, Herz-Kreislauf-Erkrankungen)
- reduzierte Häufigkeit von erhöhtem Blutdruck, Diabetes Typ 2 und gewissen Krebsformen
- weniger Depressionen und Angstzustände
- verbesserte kognitive Gesundheit und Schlafqualität
- seltener Adipositas.

Für alle Erwachsenen (18–64 Jahre) – unabhängig von Geschlecht, Herkunft, sozialem Status und Fähigkeiten – gibt die WHO die folgenden wichtigen Empfehlungen (Auszug):

- ≥ 150–300 Minuten aerobe körperliche Aktivität oder ≥ 75–150 Minuten intensive aerobe Aktivität pro Woche oder eine Kombination davon
- ≥ 2 ×/Woche muskelstärkende Aktivität (moderate bis starke Intensität), die alle wichtigen Muskelgruppen involviert
- Personen mit überwiegend sitzender Tätigkeit sollten diese, wenn immer möglich, unterbrechen, da sie zu einer höheren Gesamtsterblichkeit, einer höheren kardiovaskulären Sterblichkeit, zu einem höheren Risiko, an Krebs zu sterben, sowie zu einem höheren Risiko für eine Herz-Kreislauf-Erkrankung, für Diabetes und Krebs führen.
- Personen mit überwiegend sitzender Tätigkeit sollten mehr als die oben empfohlene Zeit für ihre körperliche Aktivität aufwenden.
- Etwas körperliche Aktivität ist immer besser als gar keine.

Healthy living medicine – die »Simple 7«

Auch die American Heart Association (AHA) propagiert den Lebensstil als Medizin (healthy living medicine). Diese hat 7 Risikofaktoren – 4 Verhaltensweisen und 3 Laborparameter – definiert, die die kardiovaskuläre Gesundheit markant und evidenzbasiert positiv beeinflussen:

- körperliche Aktivität (mind. 150 Minuten/Woche)
- Körpergewicht (BMI < 25)
- Ernährung (≥ 2 Portionen Gemüse oder Früchte/Tag)
- Rauchverzicht
- Blutzucker, nüchtern ≤ 100 mg/dl, ohne Behandlung
- Cholesterin (im Serum) ≤ 200 mg/dl, ohne Behandlung
- Blutdruck ≤ 120/80 mmHg, ohne Behandlung

Studien haben gezeigt, dass Personen, die wenigstens 5 dieser Risikofaktoren im positiven Sinne erfüllen, beispielsweise ein um 78 % vermindertes Risiko für einen kardiovaskulär bedingten Tod aufweisen. Auch das Demenzrisiko im Alter scheint damit verringert werden zu können.

Biomarker Silent Inflammation

Laborparameter können bei Bedarf zur Kontrolle des Entzündungsstatus herangezogen werden. Zur Darstellung von proinflammatorischen Stoffwechselzuständen dienen erhöhte Werte von hs-CRP als Globalparameter ergänzt durch IL-6 (IL = Interleukin), IL-1, TNF-α (Tumornekrosefaktor, R1, R2), sICAM (Zelladhäsionsmolekül, Oberflächenantigen; frühe Beteiligung an entzündlichen Prozessen), Leptin (proportional zum Fettanteil des Körpers, an Entzündungsprozessen beteiligt), MDA-LDL (Malondialdehyd, oxidativer Stress), Nitrotyrosin (nitrosativer Stress), Histamin, IP-10 (zelluläre Immunaktivierung) sowie erniedrigtes Adiponektin (v.a.

bei Übergewichtigen, besitzt antientzündliche Wirkung).

TIPP Bei allen Erkrankungen, bei denen eine Entzündung eine Rolle spielt, kann es sehr sinnvoll sein, die klassischen Interventionen mit entzündungshemmenden Lebensmitteln, Nährstoff- und Pflanzenstoffpräparaten zu ergänzen. Dies kann dazu führen, dass konventionelle Entzündungshemmer seltener benötigt werden oder die Dosierung reduziert werden kann.

Literatur

Arena R et al. Infographic: the need for a global healthy living medicine strategy. Br J Sports Med. 2019;53(18):1193–1194.

Bull FC et al. World Health Organization 2020 guidelines on physical activity and sedentary behaviour. Br J Sports Med. 2020;54(24):1451–1462.

Byrd DA et al. Development and validation of novel dietary and lifestyle inflammation scores. J Nutr. 2019 ;149 :2206–2218.

Furman D et al. Chronic inflammation in the etiology of disease across the life span. Nat Med. 2019;25(12):1822–1832.

Li J. et al. Dietary inflammatory potential and risk of cardiovascular disease among men and women in the U.S. J Am Coll Cardiol. 2020;76(19):2181–2193.

Ernährung – die Medizin für alles?

Für die Weltgesundheitsorganisation WHO ist Gesundheit »ein Zustand vollständigen körperlichen, seelischen und sozialen Wohlbefindens und nicht nur das Freisein von Krankheit und Gebrechen«.

Der Philosoph Friedrich Nietzsche definierte Gesundheit etwas anders: »Gesundheit ist das Maß an Krankheit, das es mir noch erlaubt, meinen wesentlichen Geschäften nachzugehen.«

Was braucht es also für die Gesundheit? Ist alles durch unsere Genetik bereits vorgegeben – oder können wir mit unserem Lebensstil etwas dazu beitragen, gesund, selbstständig und selbstbestimmt ein hohes Alter zu erreichen und Krankheiten vorzubeugen? Und welche Bedeutung hat hierbei eine »gute Ernährung«?

Lebensstilfaktoren und Sterblichkeit

Mittlerweile verfügt die Wissenschaft über viele Daten, sodass man den Einfluss einzelner Lebensstilfaktoren auf die Mortalität immer besser beurteilen kann (siehe Tabelle, Seite 63).

Dabei ist auffallend, dass insbesondere die Kombination von mehreren modifizierbaren Lebensstilfaktoren das Mortalitätsrisiko deutlich reduzieren kann. Je mehr Faktoren man miteinander kombiniert, desto besser. Aber auch wenn man nur einen dieser Faktoren positiv beeinflussen kann, ist dies schon viel besser, als gar nichts zu tun.

Ebenfalls auffallend ist, dass eine gesunde Ernährung nicht nur bei gesunden Personen empfehlenswert ist. Sie ist gerade bei Risikopersonen bzw. bei bereits akut erkrankten Personen ebenso effektiv wie bei gesunden Menschen und sollte, wenn immer möglich, strikt praktiziert werden.

Die »healthy living medicine«: die Medizin der Zukunft

Viele Länder rund um die Welt befinden sich – auch aus demografischen Gründen –

Einfluss verschiedener Lebensstilfaktoren (»Healthy Living«) auf die Mortalität

Intervention	Gesunde Personen (Primärprävention), Risikoreduktion in %	Frühstadium/akut erkrankte Personen (Sekundär-, Tertiärprävention) Risikoreduktion in %
Einzelne modifizierbare Lebensstilfaktoren		
Nichtrauchen	40–50	30–40
körperliche Aktivität	20–30	20–30
weniger sitzen	? –30	?
Normalgewicht	? –20	?
moderate Alkoholzufuhr	20–30	? –20
gesunde Ernährung	10–30	30–40
mehr Schlaf	? – 25	?
soziale Vernetzung	? – 30	?
Kombination modifizierbarer Lebensstilfaktoren		
Kombination von 2 Lebensstilfaktoren	40–50	50–60
Kombination von 3 Lebensstilfaktoren	50–60	?
Kombination von 4 Lebensstilfaktoren	60–70	60–70
Kombination von 5 Lebensstilfaktoren	70–80	?

Die dieser Tabelle zu Grunde liegende Literatur ist auf Anfrage erhältlich bei der Burgerstein Foundation (siehe Empfehlungskasten, Seite 789)

in einer Situation, in der chronische Krankheiten immer häufiger werden. Dazu gehören Herz-Kreislauf-Erkrankungen, Diabetes, neurodegenerative Krankheiten wie Demenzen, Atemwegserkrankungen usw. Im Wissen darum, dass die Beeinflussung von mehreren modifizierbaren Lebensstilfaktoren sowohl präventiv als auch therapeutisch erfolgreich ist, sollte die historisch gewachsene alleinige Fokussierung auf die Behandlung von schon bestehenden Erkrankungen rasch um eine »Healthy-Living«-Strategie zur Prävention (primär-, sekundär- oder tertiärpräventiv) chronischer Erkrankungen ergänzt werden. Damit dieser dringend benötigte Paradigmenwechsel gelingt, müssten sich alle involvierten Organisationen und Systeme koordiniert an solchen Initiativen für eine Beeinflussung der Lebensstilfaktoren beteiligen und dafür einsetzen. Dazu gehören Politik, nationale und internationale Gesundheitsorganisationen, am Gesundheitssystem beteiligte Berufsorganisationen, Industrie, Medien, Schulen/Hochschulen, Ärztinnen und Ärzte, Konsumenten und Patienten.

TIPP **Eine gesunde, dem eigenen Bedarf angepasste Ernährung (Makronährstoffe, Mikronährstoffe, Pflanzenstoffe, Wasser) ist also für die Gesundheit sehr wichtig, ist aber dennoch lediglich einer von zahlreichen Einflussfaktoren.**

Daher sollte – auch in Anbetracht der verfügbaren, zahlreichen wissenschaftlichen Erkenntnisse über die Vor- und Nachteile gewisser Ernährungsweisen – nicht vergessen werden, dass der gesamte Lebensstil, aber auch die Freude und der Genuss beim Umgang mit Lebensmitteln nicht zu kurz kommen sollten.

Literatur

Arena R et al. Infographic: the need for a global healthy living medicine strategy. Br J Sports Med. 2019;53(18):1193–1194.

Bull FC et al. World Health Organization 2020 guidelines on physical activity and sedentary behaviour. Br J Sports Med. 2020;54(24):1451–1462.

Byrd DA et al. Development and validation of novel dietary and lifestyle inflammation scores. J Nutr. 2019 ;149 :2206–2218.

Furman D et al. Chronic inflammation in the etiology of disease across the life span. Nat Med. 2019;25(12):1822–1832.

WHO (World Health Organization), Constitution of the World Health Organization, adopted by the International Health Conference held in New York from 19 June to 22 July 1946, signed on 22 July 1946 by the representatives of 61 States and entered into force on 7 April 1948.

Vegetarismus, Diäten im Vergleich

Unter einer »alternativen Ernährungsform« versteht man alle Arten von Ernährung, die von der heute im westlichen Kulturkreis üblichen Mischkost abweichen und für eine dauerhafte Anwendung vorgesehen sind. Verschiedenste Gründe führen dazu, dass Menschen ihre Ernährung alternativ gestalten: gesundheitliche, ethische, religiöse, soziale, ökologische Gründe etc. In den folgenden Kapiteln werden einige alternative Ernährungsformen und ihre möglichen Vorteile/Risiken kurz dargestellt.

Vegetarische Ernährung – nur Vorteile?

Die meisten alternativen Ernährungsformen orientieren sich an der vegetarischen Lebensweise, bei der je nach Ausprägung möglichst wenig oder keine Nahrungsmittel tierischen Ursprungs konsumiert und ökologisch angebaute, möglichst wenig verarbeitete Lebensmittel bevorzugt werden. Einige dieser alternativen Ernährungsformen können, wenn die Lebensmittel ausgewogen zusammengestellt sind, positive Wirkungen auf die Gesundheit haben. Oft spielt für die positiven gesundheitlichen Effekte aber nicht nur die anders zusammengestellte Ernährung, sondern auch die insgesamt gesündere Verhaltens- und Lebensweise eine wichtige Rolle, z. B. weitgehender Verzicht auf Alkohol und Nikotin, viel Bewegung etc. Kritisch müssen aber solche alternativen Formen der Ernährung hinterfragt werden, die zu Mangelerscheinungen bei gewissen Nährstoffen führen können oder als Heilmittel angepriesen werden.

Der Begründer des klassischen Vegetarismus war Pythagoras im 6. Jahrhundert vor Christus. Er glaubte an die Seelenwanderung und lehnte es daher ab, Fleisch zu essen. Grundlage der Ernährung waren Lebensmittel aus Pflanzen und von lebenden Tieren (Honig, Milch, Eier). Seit der Antike haben sich aber unzählige Formen des Vegetarismus mit unterschiedlichen Beweggründen und Zielen entwickelt. Zu den häufigsten Beweggründen für eine vegetarische Ernährungsweise gehören:

- gesundheitliche Aspekte
- religiöse Überzeugungen
- ethische Gründe (Tierschutz)
- Nachhaltigkeit (z. B. Reduktion der CO_2-Emission, Sparen von Wasser, Erhalt der Biodiversität)

- gesellschaftliche, wirtschaftliche Aspekte (z.B. Vermeidung von Welthunger, gerechte Preise)

Formen der vegetarischen Ernährung

Der Vegetarismus wird in zahlreichen unterschiedlichen Varianten praktiziert. Die Einteilung der verschiedenen vegetarischen Lebensweisen erfolgt nach ihrer Lebensmittelauswahl (Tab.). Alle Formen vegetarischer Ernährung basieren auf pflanzlichen Nahrungsmitteln, die zum Teil durch Nahrungsmittel tierischer Herkunft ergänzt werden: Während Ovo-, Lacto- und Ovo-Lacto-Vegetarier neben pflanzlichen Produkten auch gewisse tierische Lebensmittel verzehren, verzichten Veganer auf alle vom Tier stammenden Lebensmittel, im Extremfall auch auf Honig.

Formen vegetarischer Ernährung

Bezeichnung	Meiden von*
Pesco-Vegetarier	Fleisch
Ovo-Vegetarier	Fleisch, Fisch und Milch
Lacto-Vegetarier	Fleisch, Fisch und Eiern
Ovo-Lacto-Vegetarier	Fleisch und Fisch
Veganer	allen von Tieren stammenden Lebensmitteln (Fleisch, Fisch, Milch, Eier, Honig)

* Bei allen Lebensmitteln sind auch die daraus hergestellten Produkte eingeschlossen.

Die Nährstoffzufuhr bei vegetarischer Ernährung

Wissenschaftliche Untersuchungen belegen, dass Vegetarier mit einer ausgewogenen und gezielten Lebensmittelauswahl auch aufgrund ihrer insgesamt gesunden Lebensweise oft einen sehr guten Gesundheitszustand aufweisen. Da es aber so viele verschiedene Formen von Vegetarismus gibt, die sich in der Lebensmittelauswahl stark unterscheiden, ist es nicht möglich, den Vegetarismus einheitlich zu bewerten. Jede Form des Vegetarismus muss einzeln beurteilt werden (siehe Tab.).

Vegetarische Ernährung: mögliche Risikogruppen

In verschiedenen Lebensphasen birgt vor allem eine unausgewogene vegetarische Ernährung das Risiko für Nährstoff- und Mikronährstoffmängel.

Klein- und Schulkinder: Die Zeit des Wachstums und der Entwicklung in den ersten Lebensjahren stellt besondere Anforderungen an die Energie- und Nährstoffversorgung. Milchprodukte, Eier und möglichst auch Fleisch und Fisch sollten regelmäßig konsumiert werden, damit die Versorgung mit Protein, Vitamin B_2, Vitamin B_{12}, Vitamin D, Kalzium, Eisen, Zink und Jod sichergestellt ist.

Schwangerschaft und Stillzeit: In dieser Zeit erhöht sich der Bedarf an vielen Nährstoffen, z.B. Protein, essenziellen Fettsäuren, Eisen, Jod und einigen Vitaminen. Deshalb gehören Milch, Milchprodukte, Eier und, wenn möglich, Fleisch und Fisch auf den Speiseplan. Die Zufuhr der kritischen Nährstoffe (insbesondere Vitamin B_{12}) sollte bei ungenügender Versorgung über geeignete Nahrungssupplemente erfolgen.

Seniorenalter: Im Seniorenalter sinkt die Aktivität vieler Enzymsysteme und der Verdauungsorgane, z.B. ist die Aufnahme von Vitamin B_{12} reduziert. Vegetarisch lebende Senioren sollten deshalb auf einen Konsum von Sauermilchprodukten, wie z.B. Joghurt, Kefir oder Quark, und zwei bis drei Eiern pro Woche achten. Ein regelmäßiger Konsum von

Ernährungsphysiologische Bewertung vegetarischer Kost

Nährstoffgruppe	Bewertung	kritisch	Bemerkungen
Energie	Energiezufuhr wird bei ausgewogener vegetarischer Ernährung seltener überschritten, was zu einem durchschnittlich niedrigeren Körpergewicht und niedrigeren Körperfettanteilen führt	Veganer	vor allem Veganer zeigen oft ein niedriges Körpergewicht
Hauptnährstoffe			
Kohlenhydrate	generell mehr Kohlenhydrate als Mischköstler, auch Einfachzucker (hoher Obstverzehr)		
Ballaststoffe	generell höhere Zufuhr als Mischköstler		
Fette	weniger Fette als Mischköstler überwiegend pflanzliche Fette mehr mehrfach ungesättigte Fettsäuren deutlich geringere Cholesterinzufuhr (Veganer: minimale Zufuhr)	bei strikter veganer Ernährung kaum EPA- und DHA-(Omega-3-Fettsäuren-)Zufuhr	
Proteine	Bei ausgewogener vegetarischer Ernährung ist eine ausreichende Proteinzufuhr gewährleistet.	Veganer: Engpässe in Zeiten erhöhten Bedarfs (Wachstum, Schwangerschaft, Stillzeit) sind möglich.	Pflanzliche Nahrungsmittel enthalten weniger essenzielle Aminosäuren; die ausreichende Zufuhr aus proteinhaltigen Lebensmitteln und die Kombination von hochwertigen Proteinquellen ist wichtig (v. a. bei Veganern).
Mikronährstoffe			
Vitamine	überwiegend positiv	Vit. B_2, Vit. B_{12} (v. a. Veganer – sehr kritisch) Vit. D	
Mineralstoffe und Spurenelemente	bis auf wenige Ausnahmen eher günstig	Kalzium Zink Jod Eisen Selen	geringer verfügbar wegen des hohen Anteils von Komplexbildnern wie Phytin-, Oxalsäure und Ballaststoffen; bei Eisen z. T. aufgehoben durch hohe Aufnahme von Vitamin C
sekundäre Pflanzenstoffe	höhere Aufnahme aller Gruppen		Die gesundheitsfördernden, entzündungshemmenden Eigenschaften dieser Pflanzenstoffe sind ein wichtiger positiver Aspekt der vegetarischen Ernährung.

fettem Fisch erhöht die Versorgung mit den langkettigen Omega-3-Fettsäuren DHA und EPA, die im Zusammenhang mit der Prävention gegen verschiedene Erkrankungen (z. B. Demenzerkrankungen) diskutiert werden. Bei Senioren, die auf Fisch verzichten, sollte eine Nahrungsergänzung durch EPA und DHA in Betracht gezogen werden.

Abschließende Bewertung

Einige vegetarische Kostformen (v. a. die pesco-vegetabile und die ovo-lacto-vegetabile) eignen sich aus ernährungswissenschaftlicher Sicht auch als Dauerkost; sie können Übergewicht, Bluthochdruck, ungünstigen Blutfettwerten, Herz-Kreislauf-Erkrankungen und verschiedenen Formen von Krebs vorbeugen. Voraussetzung ist allerdings eine gute bis sehr gute Kenntnis des ernährungsphysiologischen Wertes der Lebensmittel, eine sorgfältige Lebensmittelauswahl und -kombination. Bei Unsicherheiten ist es ratsam, eine professionelle Ernährungsberatung in Anspruch zu nehmen. Verzichtet man nicht nur auf Fleisch und alle Meerestiere, sondern auch auf weitere Produkte von lebenden Tieren, kann die Versorgung mit diversen Nährstoffen kritisch werden, dazu gehören: Protein und aminosäureähnliche Substanzen wie Taurin, Kreatin, Omega-3-Fettsäuren (besonders EPA, DHA), Eisen, Selen, Zink, Jod, Kalzium sowie die Vitamine D, B_2 und B_{12}.

TIPP Fachgesellschaften raten von einer veganen Ernährung für Säuglinge, Kinder und Jugendliche ab. Auch Frauen während der Schwangerschaft und in der Stillzeit sowie ältere Menschen sollten sich gemäß Fachgesellschaften nicht vegan ernähren.

Um den Bedarf an Grundnährstoffen, Vitaminen und Mineralstoffen zu decken, sollten bei ungenügendem Nährstoffstatus geeignete Supplemente eingesetzt werden.

Low Carb, ketogene Diäten – alles nur Hype?

Kohlenhydrate können ungesund sein – nicht umsonst spricht man gelegentlich von »Carbotoxizität«. Gemeint sind schädliche Effekte von zu hohen Blutglukosespiegeln. Aber nicht nur Glukose ist im Übermaß schädlich, auch eine hohe Fruktose-(Fruchtzucker-)Zufuhr schadet unter anderem der Leber.

Wenn die Menge der zugeführten Kohlenhydrate dem Umfang körperlicher Aktivität und der Körperzusammensetzung angepasst wird (bei viel körperlicher Aktivität und hoher Muskelmasse mehr Kohlenhydrate, bei wenig körperlicher Aktivität resp. hohem Körperfettanteil weniger Kohlenhydrate), führt dies zu metabolischen Veränderungen, von denen das Herz-Kreislauf-System profitiert, und reduziert die Häufigkeit von anderen nicht übertragbaren Krankheiten wie Diabetes, Bluthochdruck, Übergewicht.

Von einer kohlenhydratreduzierten (und somit fettreichen) Ernährung unterschieden werden muss die ketogene Diät. Hier sind nur noch minimale Mengen an Kohlenhydraten in der Nahrung enthalten (oft weniger als 50 g Kohlenhydrate), sodass Nahrungsfette bis zu 70 % der Kalorien liefern.

Low-Carb-Diäten

Es scheint, dass Nahrungsfette nicht so schädlich sind wie bisher behauptet – vor allem reguläre, gesättigte Fettsäuren und Cholesterin werden zunehmend »rehabilitiert«. Der zu hohe Kohlenhydratkonsum wird hingegen für Leberverfettung, chronische Entzündungsprozesse und das endemische Übergewicht verantwortlich gemacht. Somit spricht prinzipiell wenig dagegen, die Zuckerzufuhr zu reduzieren und stattdessen den Fettanteil der Nahrung über wenig verarbeitete Lebensmittel zu erhöhen. Wenn Fett mehr als 40% der Nahrungskalorien liefert, spricht man von Low-Carb-Diäten. Die berühmteste dieser Diäten ist wohl die Atkins-Diät. Kohlenhydrate nicht im Übermaß aufzunehmen wirkt sich positiv auf die Herzgesundheit, die Blutfette, die Blutzuckerkontrolle und auch den Gewichtsverlauf aus.

Die ketogene Diät

Bei der ketogenen Diät liefern die Nahrungsfette über 70% der gesamten Kalorien. Entwickelt wurde die ketogene Diät vor über 100 Jahren – vor der Entdeckung des Insulins war sie eine der wenigen therapeutischen Optionen bei Typ-I-Diabetes und wurde auch bei gewissen Formen der Epilepsie eingesetzt.

In neuerer Zeit ist die ketogene Ernährung wieder in den Fokus der Ernährungsfachleute gerückt, aufgrund der positiven Stoffwechselveränderungen auch bei Nicht-Diabetikern. Durch eine extrem kohlenhydratarme und sehr fettreiche Diät mit exakt/knapp bedarfsdeckendem Proteingehalt wird quasi ein Glukosemangel ausgelöst. Dadurch kann der Stoffwechsel so angeregt werden, dass die Mitochondrien in den Leberzellen aus den Fettsäuren Ketonkörper bilden. Die Bildung der Ketonkörper (z.B. Acetoacetat, beta-Hydroxybutyrat) ist durch Hormone und Transkriptionsfaktoren streng reguliert.

Die gebildeten Ketonkörper werden in den Kreislauf abgegeben. Man spricht von einer Ketose. Acetoacetat und beta-Hydroxybutyrat können als Energieträger z.B. vom Herzmuskel und vielen Nervenzellen verwertet werden, welche in einer normalen Stoffwechselsituation (d.h. bei ausreichender Glukosezufuhr) Zucker verbrennen würden. Die Anwesenheit von Ketonkörpern verbessert auch die Mitochondrienfunktion und wirkt sich generell positiv auf viele Gesundheitsparameter aus. So gaukelt eine ketogene Diät ein Stück weit dem Körper vor, dass ein Hungerzustand herrscht, obwohl die Kalorienzufuhr ausreichend ist. So profitiert der Mensch von metabolischen Effekten, die er sonst nur mit einer langanhaltenden Kalori-

Therapeutisches Potenzial von Ketonkörpern bei Herz-Kreislauf-Erkrankungen.

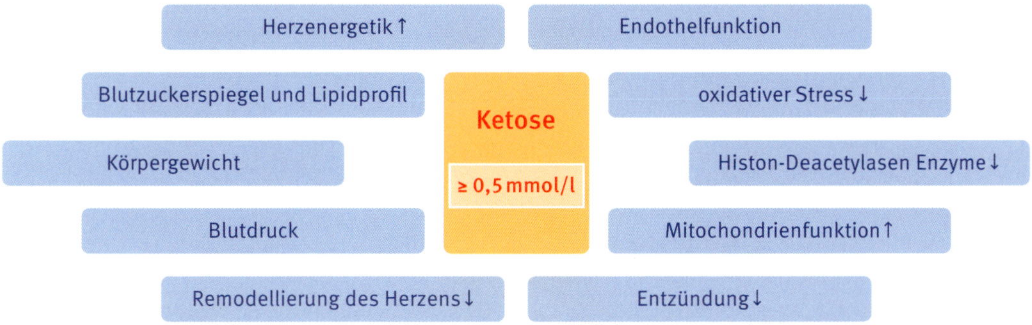

Yurista SR et al. J Am Coll Cardiol. 2021 Apr 6;77(13):1660–1669.

enrestriktion resp. Fasten erreichen würde. Die Zukunft wird zeigen, wie/ob in Zukunft auch Vorstufen von Ketonkörpern in der normalen Ernährung eingesetzt werden, um die positiven Effekte auch ohne die Umstellung auf eine komplett andere Zusammensetzung der Ernährung zu erreichen. So ganz ohne Nebenwirkung ist die sehr fettreiche Ernährung nicht – oft wird über Magen-Darm-Probleme berichtet, was die längerfristige Durchführbarkeit derartiger Diätformen erschweren dürfte. Dennoch wird die ketogene Diät zunehmend populärer.

Was ist von Makrobiotik etc. zu halten?

Es gibt viele weitere alternative Ernährungsformen. Eine Auswahl davon, ihre wichtigsten Merkmale und ihre ernährungsphysiologische Bewertung sind in der folgenden Tab. zusammengestellt.

Diäten – wie nimmt man langfristig ab?

Im allgemeinen Sprachgebrauch wird »Diät halten« oft mit »abnehmen« gleichgesetzt. Ernährungswissenschaftlich versteht man unter einer Diät allgemein eine kurzfristige Veränderung der Ernährungsform. Diese kann sowohl zum Abnehmen (z. B. Reduktionsdiät) als auch zum Zunehmen (z. B. bei Essstörungen) dienen. Eine längerfristige bis dauerhafte Diät kann aber auch zur unterstützenden Behandlung einer Krankheit eingesetzt werden (z. B. bei Nahrungsmittel-Unverträglichkeiten oder -Allergien).

Auswahl alternativer Ernährungsformen: Merkmale und ernährungsphysiologische Bewertung

Kostform	Merkmale	Ernährungsphysiologische Bewertung
Hay'sche Trennkost	• überwiegend lacto-vegetabile Ernährung • Ziel: Trennung von Proteinen und Kohlenhydraten zur Verbesserung des Säure-Basen-Gleichgewichts • Nach Hay'scher Theorie können Kohlenhydrate und Proteine nicht gleichzeitig optimal verdaut werden.	• Die Trennung von Proteinen und Kohlenhydraten ist wissenschaftlich nicht begründbar. • Deckung des Nährstoffbedarfs grundsätzlich möglich. • als Dauerernährung bei ausgewogener Lebensmittelauswahl geeignet • kritisch bei Risikogruppen wie Kindern, Schwangeren und Stillenden
Makrobiotik (ursprüngliche Form nach Ohsawa)	• rein vegane Kost mit hohem Anteil von Naturreis • wenig gekochtes Gemüse, Hülsenfrüchte, Meeresalgen, viel Kochsalz • Minimum an Flüssigkeit • Ziel: »Ausgewogenheit zwischen Yin und Yang, Einklang mit dem Kosmos, Gesundheit als Grundlage von Glück, Freiheit, Wohlbefinden«	• extrem einseitige, protein- und vitaminarme Ernährungsweise • als Dauerkost ungeeignet

Kostform	Merkmale	Ernährungsphysiologische Bewertung
anthroposophisch orientierte Ernährungslehre	• vorwiegend lacto-vegetabil, hoher Anteil von Vollkorngetreide (v. a. Hirse), Lebensmittel aus biologisch-dynamischer Landwirtschaft • keine Nachtschattengewächse, Fertigprodukte, stark verarbeitete Lebensmittel • kein Alkohol • Ziel: »bewusstes Leben mit der Natur, Gesunderhaltung und Heilung«	• Vorteile: vergleichbar mit anderen lacto-vegetabilen Ernährungsformen • als Dauerernährung bei ausgewogener Lebensmittelauswahl geeignet • verdünnte Rohmilch als Muttermilchersatz nicht zu empfehlen
Vollwertkost (nach Bruker)	• vorwiegend ovo-lacto-vegetarisch, hoher Anteil von Vollkornprodukten und Rohkost • Meiden aller industriell verarbeiteten Nahrungsmittel (Mehle, Zucker etc.) • Ziel: »Erhaltung der Gesundheit, Prävention und Heilung verschiedener Krankheiten«	• wissenschaftlich nicht haltbare Heilversprechen (»Krebs lässt sich bis zu einem gewissen Grad durch Vollwertkost verhüten und heilen« etc.) • trotzdem für Erwachsene eine bedarfsgerechte Ernährung möglich (bei ausgewogener Lebensmittelauswahl) • bedenklich und ungeeignet für Säuglinge und Kleinkinder (Frischkornmilch)
Glyx-Diät	• Es werden nur Lebensmittel mit einem niedrigen glykämischen Index verzehrt, empfehlenswerte Kohlenhydratträger sind Vollkornprodukte, Hülsenfrüchte, fast alle Gemüsearten, Soja, verschiedene Früchte, Beeren • Lebensmittel mit einem hohen glykämischen Index, wie z. B. Weißmehlprodukte, Cornflakes, Trauben, Rosinen und Ananas, werden gemieden.	• Der glykämische Index ist schwierig zu berechnen und hängt von vielen Faktoren ab (Kochgrad bei Nudeln). Besser wäre die Mitberücksichtigung der glykämischen Last (Menge an Kohlenhydraten pro Portion eines Lebensmittels). • Die meisten Empfehlungen decken sich mit dem Konzept der vollwertigen Ernährung, die empfohlenen Kohlenhydratträger sättigen sehr gut.
Metabolic Balance®	• Ernährungskonzept, das auf den individuellen Stoffwechsel abgestimmt ist • Auf der Basis von 36 ermittelten Blutwerten und persönlichen Angaben zu Vorlieben, Abneigungen, Krankheiten und Unverträglichkeiten erstellt ein PC-Programm einen individuellen Ernährungsplan. • Die empfohlenen Lebensmittel sollen dazu beitragen, den individuellen Hormonhaushalt und den Stoffwechsel wieder zu harmonisieren.	• Dieses Ernährungskonzept ist recht teuer: ca. 400 Euro für die Blutuntersuchungen und den Ernährungsplan. • Ernährungsregeln sind fragwürdig, die Lebensmittelzuweisungen sind nicht nachvollziehbar. • Insgesamt ist die Kost wenig abwechslungsreich und deshalb als Dauerernährung wenig geeignet.

Reduktionsdiäten

Reduktionsdiäten sind Ernährungsformen, die in unterschiedlichem Ausmaß die Kalorienzufuhr einschränken. Sie führen zu einer Reduktion des Körpergewichtes und des Körperfettanteils. In erster Linie sollte aber bei übergewichtigen Personen oder Personen mit einem hohen Anteil von Körperfett vor allem das tief im Bauchraum übermäßig eingelagerte Körperfett reduziert werden. Es gilt als Risikofaktor für verschiedene Stoffwechselstörungen (z. B. Diabetes Typ 2, ungünstige Cholesterinspiegel, stille Entzündungen). Dieses Vorgehen ist nicht nur bei übergewichtigen Personen, sondern auch bei eigentlich normalgewichtigen Personen mit einem trotz sonst schlanker Figur zu hohen Anteil von Bauchfett (normal weight obesity) und bestehenden Stoffwechselstörungen angezeigt. Eine Reduktion des Körperfettes ist möglich, wenn sowohl die Ernährung als auch der Lebensstil nachhaltig verändert werden. Besonders wichtig sind dabei eine Erhöhung der körperlichen Aktivität sowie eine Verbesserung von Schlafdauer und -qualität. Was die Lebensmittelauswahl betrifft, gibt es eine Vielzahl von Diätvarianten, die einen schnellen und starken Gewichtsverlust versprechen (siehe Tab.). Allen Reduktionsdiäten gemeinsam ist eine Reduktion der Kalorienzufuhr, normalerweise deutlich unter den täglichen Bedarf, damit der Körper auf eigene Energiereserven (vor allem Körperfett) zurückgreifen muss.

Fasten, intermittierendes Fasten

Fasten im klassischen Sinne ist der freiwillige, zeitlich begrenzte Verzicht auf feste Nahrung und Genussmittel, während sich die tägliche Energiezufuhr durch nährstoffhaltige Getränke im Bereich von 200 bis 500 Kilokalorien bewegt. Durch die zusätzliche Aufnahme einer geringen Menge an Protein können der Proteinverbrauch des Körpers und der Verlust von Muskeln stark reduziert werden. Unter Anleitung einer Fachperson ist die Durchführung einer Fastenkur von 5 bis 10 Tagen für gesunde Menschen problemlos. Wird eine Fastenkur zur Gewichtsreduktion eingesetzt, muss für den langfristigen Erfolg jedoch auch eine nachhaltige Lebensstil- und Ernährungsmodifikation erfolgen. Eine besondere Form des Fastens ist das »Intermittent Fasting«, auch Intervallfasten genannt. In der Regel wird an 2–3 aufeinanderfolgenden Tagen pro Woche oder jeden zweiten Tag gefastet. Außerdem etabliert sich zunehmend eine weitere Fastenvariante, welche die Nahrungsaufnahme über den Tag auf ein Zeitfenster von ca. 8–10 Stunden limitiert (Tagesrhythmus-Fasten). Alle drei Fastenarten können mithelfen, Körperfett im Bauchbereich zu verlieren sowie Stoffwechsel und Körpergewicht zu stabilisieren. Langfristig sind alle Fastenvarianten allerdings nur empfehlenswert, wenn während der Nahrungsaufnahme qualitativ hochwertige, wenig verarbeitete Lebensmittel ausgewählt werden, der Lebensstil angepasst und auf eine ausreichende Zufuhr von Mikronährstoffen geachtet wird, um das Risiko einer Mangelernährung zu reduzieren.

Formula-Diäten

Bei hohem Körpergewicht und hohem Anteil von Körperfett können – durch Fachpersonen begleitet – sogenannte Formula-Diäten eingesetzt werden, um die Gewichtsreduktion in einer ersten Phase zu beschleunigen. Damit werden, abgestimmt auf die Zielsetzungen, 1–3 Haupt- und Zwischenmahlzeiten pro Tag mit fixen Formula-Mahlzeiten ersetzt. Formula-Mahlzeiten sind Fertigmischungen, z. T. trinkfertig oder auch zum Anrühren als Shake, Suppe oder Creme. Pro Tag müssen Formula-Diäten zwischen 800 und 1200 kcal enthalten und ihre Zusammensetzung (Anteil von Protein, Kohlenhydraten, Fett, Ballaststoffen, Vitaminen, Mineralstoffen und Spurenelementen) ist gesetzlich geregelt. Eine nicht durch Fachpersonen begleitete, langfristige Anwendung von Formula-Diäten ist nicht empfehlenswert, weil die Betroffenen dabei nicht lernen, ihre Ernährung dauerhaft umzustellen (Lerneffekt). Der Einsatz von Formula-Diäten ist nur sinnvoll, wenn ein begleitetes Therapiekonzept existiert, welches als Ziel hat, auch das Ess- und Bewegungsverhalten dauerhaft zu verändern. Formula-Diäten sind außerdem ungeeignet für den Einsatz bei

- Kindern und Jugendlichen
- Essstörungen (Magersucht, Bulimie, Esssucht)
- Schwangeren und Stillenden
- Schwerkranken sowie Patienten mit Herzrhythmusstörungen und frischem Herzinfarkt

Radikaldiät, Crash-Diäten

Von nicht durch Fachpersonen begleiteten, mehrwöchigen Radikaldiäten (»Crash-Diäten«) sowie Diäten mit sehr einseitiger Nährstoffzusammensetzung ist aus medizinischer Sicht abzuraten (siehe Tab.). Meist sind sie ungeeignet für eine effiziente Therapie von Übergewicht oder gar Fettleibigkeit (Adipositas), führen nicht zu wichtigen Veränderungen im Essverhalten und im Lebensstil (Lerneffekt) und bergen langfristig auch gesundheitliche Risiken. Crash-Diäten führen oft zu einem schnellen Erfolgserlebnis, nämlich einer kurzzeitigen Gewichtsreduktion. Allerdings besteht das verlorene Gewicht vor allem aus Wasser, Muskeln, Darminhalt und nur in geringem Ausmaß aus Körperfett. Das verlorene Gewicht wird zudem meist schnell wieder zugenommen (Jo-Jo-Effekt). Werden Crash-Diäten nicht durch erfahrene Fachpersonen begleitet, besteht das Risiko, dass die dabei eintretenden starken Gewichtsschwankungen die Betroffenen demotivieren und den langfristigen Behandlungserfolg gefährden.

TIPP **Denken Sie daran, dass der Bedarf an Proteinen, essenziellen und mehrfach ungesättigten Fettsäuren sowie Mikronährstoffen (Vitaminen, Mineralstoffen und Spurenelementen) auch bei einer reduzierten Energiezufuhr ausreichend gedeckt werden muss. Nehmen Sie daher v.a. während ausgeprägter Reduktionsdiäten geeignete Nahrungsmittelsupplemente ein.**

Lebensstil anpassen, Ernährung umstellen und mehr bewegen

Für das Erreichen eines gesunden, längerfristig stabilen Körpergewichtes und eines reduzierten Anteils von Bauchfett eignet sich eine am besten durch eine Fachperson begleitete Diätform mit folgenden Schwerpunkten:

- Reduktion der Kalorienzufuhr
- breite Auswahl qualitativ hochwertiger, wenig verarbeiteter Lebensmittel
- an den Energieverbrauch angepasste Zufuhr von kohlenhydrathaltigen Lebensmitteln mit hohem Nahrungsfaseranteil (Vollkorn etc.)
- bedarfsdeckende Zufuhr von Nahrungsfasern und Protein

Kombiniert mit:

- einer Erhöhung der körperlichen Aktivität (minimal ca. 5 Stunden pro Woche)
- Verlängerung der Schlafdauer und Verbesserung der Schlafqualität

Ausgewählte Diäten und Diätprogramme zur Gewichtsreduktion

Diät, Methode	Merkmale	ernährungsphysiologische Bewertung
Diäten mit extremer Nährstoffverteilung		
Mayo-Diät (»Eier-Diät«)	• hohe Aufnahme von Eiern (25 pro Woche), magerem Fleisch, Fisch, Salat und Gemüse, kaum Kohlenhydrate • 1 000–1 500 kcal pro Tag	• sehr hohe Protein-, niedrige Kohlenhydratzufuhr • Mineralstoffe und Vitamine ausreichend • einseitig – für dauerhafte Anwendung und längerfristige Gewichtsreduktion ungeeignet
Radikaldiäten (Crash-Diäten) und Fastenkuren		
Ananas-Diät Apfel-Diät Traubenkur etc.	• häufig Diäten, bei denen nur ein oder wenige Lebensmittel erlaubt sind (Monodiäten)	• extrem einseitige Auswahl mit ungenügender Zufuhr von Nährstoffen, Mikronährstoffen • kein Lernerfolg • kurzfristige Anwendung (Obsttag) unbedenklich • ungeeignet für längerfristige Anwendung und dauerhafte Gewichtsreduktion
ausgewählte Diätprogramme		
Brigitte-Diät	• bevorzugter Konsum von Obst, Gemüse und Vollkornprodukten • Meiden von fettem Fleisch und Wurst 1 000–1 500 kcal/Tag	• ausgewogene Nährstoff- und Mikronährstoffzufuhr, kontinuierlicher Gewichtsverlust • Lerneffekt und -erfolg
Weight Watchers	• Vier-Säulen-Programm: Ernährung, Verhalten, Bewegung, Gruppentreffen • drei Phasen: Abnehmphase, Erhaltungsphase und aktive Nachsorge • farbliche Einteilung der Lebensmittel in fettfrei, fettarm und fettreich • bevorzugt: Obst, Gemüse, Vollkornprodukte 1 200–1 700 kcal/Tag	• ausgewogene Nährstoff- und Mikronährstoffzufuhr • Lerneffekt und -erfolg • kontinuierlicher Gewichtsverlust • Bewegungsprogramm verstärkt den Erfolg • Einsatz von zahlreichen z. T. stark verarbeiteten Fertigprodukten der Eigenmarke

Außerdem kann eine zusätzliche, weiterführende Behandlung (z. B. Verhaltenstherapie) in vielen Fällen nötig und sinnvoll sein.

Je nach Ausmaß des Übergewichtes und der Bauchfetteinlagerungen führt eine Reduktionsdiät von 1 000–1 500 kcal pro Tag, kombiniert mit gezieltem Training (Ausdauer- und Krafttraining), zu einem wöchentlichen Gewichtsverlust von 0,5–1 kg.

Jede Art der energiereduzierten Diät sollte mit einer Erhöhung der körperlichen Aktivität (Ausdauer und Kraft) verbunden werden, damit der Körper möglichst wenig Muskelmasse und möglichst viel Körperfett (v. a. Bauch) verliert oder sogar zusätzlich Muskulatur aufgebaut werden kann. Ein Verlust von Muskelmasse sollte unbedingt vermieden werden, da damit der Grundumsatz (Energiebedarf) reduziert, ungünstige Stoffwechselfunktionen hervorgerufen und der langfristige Erfolg einer Reduktionsdiät gefährdet würde. Um die Muskelmasse bei eingeschränkter Energiezufuhr erhalten zu können, ist wichtig, dass die Proteinzufuhr in der Diätphase ausreichend hoch ist (ca. 1,5 g Protein pro Kilogramm Körpergewicht). Besondere Aufmerksamkeit sollte während einer Reduktionsdiät den wichtigen (essenziellen) Nährstoffen und Mikronährstoffen gelten – eine reduzierte Energiezufuhr führt oft zu ungenügender Aufnahme von Mikronährstoffen und erhöht das Risiko für Mangelernährung.

Literatur

Barnard ND, Leroy F. Children and adults should avoid consuming animal products to reduce the risk for chronic disease: Debate Consensus. Am J Clin Nutr 2020;112(4):937–40.

Bundesministerium für Ernährung, Landwirtschaft und Verbraucherschutz: Kompass Ernährung – Diäten im Test 2010; 1.

Di Francesco A, Di Germanio C, Bernier M et al. A time to fast. Science 2018;362:770–75.

Ge L, Sadeghirad B, Ball GDC et al. Comparison of dietary macronutrient patterns of 14 popular named dietary programmes for weight and cardiovascular risk factor reduction in adults: systematic review and network meta-analysis of randomised trials. BMJ 2020;369:m696.

Johnston BC, Kanters S, Bandayrel K et al. Comparison of weight loss among named diet programs in overweight and obese adults: a meta-analysis. JAMA 2014;312(9):923–93.

Kroemer G et al. Carbotoxicity-Noxious Effects of Carbohydrates. Cell. 2018 Oct 18;175(3):605–614.

Ludwig DS et al. Dietary fat: From foe to friend? Science. 2018 Nov 16;362(6416):764–770.

O'Neill B, Raggi P. The ketogenic diet: Pros and cons. Atherosclerosis. 2020 Jan;292:119–126.

Schweizerische Gesellschaft für Ernährung. Merkblatt »Vegetarische Ernährung (ovo-lacto-vegetarische Ernährung)«. Mai 2021.

Schweizerische Gesellschaft für Ernährung. Merkblatt »Vegane Ernährung«. Mai 2021.

Yurista SR et al. Therapeutic Potential of Ketone Bodies for Patients With Cardiovascular Disease: JACC State-of-the-Art Review. J Am Coll Cardiol. 2021 Apr 6;77(13):1660–1669.

Nahrungsmittel-Unverträglichkeiten

Wenn Menschen nach dem Konsum bestimmter Lebensmittel an unterschiedlichsten unerwünschten Reaktionen und Beschwerden leiden, spricht man von einer Nahrungsmittel-Unverträglichkeit. Eine häufige Unverträglichkeit ist beispielsweise die Laktose-Intoleranz, bei welcher der Verzehr von Milchzucker zu Blähungen und Durchfall führen kann.

Welche Unverträglichkeiten gibt es?

Die verschiedenen Formen von Nahrungsmittel-Unverträglichkeiten lassen sich aufteilen in:

- Reaktionen mit Beteiligung des Immunsystems
- Reaktionen ohne Beteiligung des Immunsystems
- toxische Reaktionen

Je nach Ausprägung und Lebensmittel können v.a. allergisch bedingte Reaktionen (Nahrungsmittelallergien) sehr schwere (bis lebensbedrohliche) Reaktionen hervorrufen. Diese kommen aber glücklicherweise nur selten vor.

Was sind Nahrungsmittelallergien?

Eine klassische Allergie gegen Nahrungsmittel ist relativ selten (4–8% bei Kindern und 1–2% bei Erwachsenen) und liegt nur vor, wenn die Symptome durch eine Immunantwort hervorgerufen werden. Je nach den zugrundeliegenden immunologischen Mechanismen und der Dauer bis zum Auftreten der klinischen Symptome können Nahrungsmittelallergien vereinfacht in vier verschiedene Typen eingeteilt werden (siehe Tab.). IgE, IgG und IgM sind verschiedene Typen von Antikörpern. Antikörper sind von unserem Immunsystem gebildete Proteinmoleküle, welche im Blut, in Zellen oder auf Zelloberflächen für den Körper fremde Strukturen und Moleküle (Antigene) erkennen, diese markieren und so spezialisierte Abwehrzellen aktivieren können. Lymphozyten sind beispielsweise spezialisierte weiße Blutzellen/Abwehrzellen, die markierte Allergene erkennen und sie zerstören. Bei Erwachsenen kommt die durch IgE-vermittelte Sofortreaktion mit Ab-

Unterteilung der Nahrungsmittel-Unverträglichkeiten

Typ	Beschreibung	Beispiele für Auslöser
Immunologisch		
klassische Allergie: Typ I–IV Allergien	Typ I (Soforttyp): am häufigsten bei Nahrungsmitteln	Kuhmilch, Eier, Erdnüsse, Nüsse, Weizen, Soja, Fisch
Kreuzallergien (Pollen/Nahrungsmittel)	Heuschnupfen (Pollenallergien) kann kombiniert mit Allergien gegen Nahrungsmittel auftreten, deren allergener Bestandteil jenem der Pollen ähnelt.	Birken-, Erlen-, Haselpollen und Äpfel, Kiwi, Haselnuss Latex und Kiwi, Banane, Avocado
autoimmunologisch	Zöliakie (Gluten-Unverträglichkeit)	Gluten
nicht immunologisch		
»Pseudoallergien«	gleichen in ihrer Symptomatik stark einer allergischen Reaktion, genaue Ursachen und die Beteiligung des Immunsystems oft unbekannt	Nahrungsmittelzusatzstoffe (Konservierungsmittel, Farbstoffe, Emulgatoren)
Enzymdefekte, erhöhte Vergärungsprozesse	mangelhafter Abbau von bestimmten Molekülen im Darm oder im Organismus durch Mangel an entsprechenden Enzymen, zu hohe Zufuhr und/oder schnellen Abbau durch Darmbakterien	vergärbare Kohlenhydrate (s. FODMAP): Galaktane, Fruktane, Laktose (Milchzucker), Fruktose (Fruchtzucker), Polyole (z. B. Sorbit) Histamin
Malabsorption	Störung des Transports vom Darm in den Kreislauf	Fruchtzucker (Fruktose-Malabsorption)
toxikologisch		
Lebensmittelvergiftung	durch generelle Giftigkeit einzelner Nahrungsmittelbestandteile für den Körper	Verzehr von giftigen Pilzen

Klassifizierung der Nahrungsmittelallergien

Typ	Auslöser Immunreaktion	Zeit bis zum Auftreten der Symptome
I	IgE	sofort
II	IgG, IgM	unterschiedlich
III	IgG, IgM	6–8 Stunden
IV	T-Lymphozyten	12–48 Stunden

stand am häufigsten vor, bei Kindern finden sich häufiger verzögerte Reaktionen (III und IV). Für das Auftreten der klinischen Reaktion genügen in vielen Fällen bereits Spuren des entsprechenden Nahrungsmittels.

Symptome bei Nahrungsmittelallergien

Häufige Symptome und betroffene Organe bei Nahrungsmittelallergien sind:

- Magen-Darm-Trakt:
  - Übelkeit, Erbrechen
  - Durchfall, Verstopfung
  - Bauchweh
  - Blähungen
  - Reflux

- Haut:
  - Ekzeme, Nesselfieber, Wassereinlagerungen, Hautrötungen
  - Juckreiz
- Atemwege:
  - Atemnot durch Bronchialasthma, Kehlkopfschwellung (kann lebensbedrohlich sein)
  - gereizte, juckende, geschwollene Schleimhäute (Nase, Augen)
  - Husten
- sonstige:
  - Kopfweh
  - Fieber
  - schockartige Symptome mit Blutdruckabfall, hoher Herzfrequenz

Auslöser von Nahrungsmittelallergien

Grundsätzlich kann jedes Nahrungsmittel bzw. einer seiner Inhaltsstoffe eine Allergie auslösen. Häufig sind Allergene Proteine aus pflanzlichen Nahrungsmitteln, aber auch Milch, Milchprodukte, Hühnereier und Meerestiere (Fische, Krustentiere) enthalten bekannte Allergene. Häufigste Auslöser von Lebensmittelallergien sind:

- bei Kindern:
  - Erdnuss
  - Haselnuss
  - Milch
  - Hühnerei
  - Fisch
  - Walnuss
- bei Erwachsenen:
  - Weizen
  - Haselnuss
  - Soja
  - Sellerie
  - Erdnuss
  - Schalen-, Krustentiere

Die Diagnostik von Nahrungsmittelallergien

Der Verdacht auf eine Nahrungsmittelallergie wird zuerst durch eine detaillierte Krankengeschichte (inklusive möglicher Auslöser, der Symptome, des Schweregrads, des zeitlichen Verlaufs etc.) und vor allem mithilfe eines Ernährungs-/Symptomtagebuches untermauert. Bei entsprechenden Verdachtsmomenten führt man einen Hauttest und/oder eine gezielte Antikörperbestimmung aus dem Blut durch. Oft wird der Verdacht auch durch einen Provokationstest bestätigt (effektive, vorsichtige Gabe von kleinen Mengen des allergieauslösenden Nahrungsmittels in Anwesenheit einer Ärztin, eines Arztes). Bei Verdacht auf eine mit Pollen assoziierte Nahrungsmittelallergie (Kreuzallergie) wird empfohlen, zuerst eine Hauttestung mit Pollen durchzuführen.

Die Therapie von Nahrungsmittelallergien

Je nach Schweregrad einer Allergie wird entschieden, ob Notfallmedikamente mitgeführt werden müssen und das Allergen strikt gemieden werden muss, ob geringe Mengen tolerabel sind oder sogar therapeutisch genutzt werden können (Reduktion der Sensibilität, Hyposensibilisierung).

TIPP **Wenn Sie Notfallmedikamente mitführen und/oder Nahrungsmittel strikt meiden müssen (Ausschlussdiät), verzichten Sie auch auf verarbeitete Lebensmittel, die Spuren des Allergens enthalten könnten (z. B. Schokolade, Backwaren und Nüsse). Bei starken Allergenen haben die Lebensmittel eine entsprechende Aufschrift, z. B.: »Kann Spuren von Nüssen enthalten«.**

Was sind Nahrungsmittel-Intoleranzen?

Der größte Teil von Unverträglichkeitsreaktionen auf Nahrungsmittel kann nicht den Nahrungsmittelallergien zugeordnet werden und wird als Nahrungsmittel-Intoleranz bezeichnet. Etwa 20% aller Erwachsenen in Industrienationen klagen über Nahrungsmittel-Intoleranzen. Das Auftreten von Nahrungsmittel-Intoleranzen kann verschiedene Gründe haben:

- Enzymmangel (z.B. Laktose-Intoleranz, Fruktose-Intoleranz)
- Mangel an Transportproteinen in der Darmwand (z.B. Fruktose-Malabsorption)
- direkte Reaktionen auf eine hohe Konzentration von bestimmten Nahrungsmittelbestandteilen, z.B. Histamin (hohe Zufuhr oder verzögerter Abbau), Laktose, Fruchtzucker, Amylase-/Trypsin-Inhibitoren (ATIs) etc.
- hohe Zufuhr von stark verarbeiteten Lebensmitteln (ultra-processed food), z.B. wegen eines hohen Gehalts an Zusatzstoffen, Verpackungsrückständen
- unbekannte Mechanismen (Pseudoallergien?)

Viele Nahrungsmittel-Intoleranzen, wie z.B. Histamin-Intoleranz, Glutensensitivität, Pseudoallergien, können aber oft ähnliche Symptome hervorrufen wie klassische Allergien und sind daher ohne detaillierte Diagnose (Hauttest, Laborbestimmungen) in vielen Fällen schwierig von diesen oder anderen Krankheiten zu unterscheiden.

Milchzucker-Unverträglichkeit (Laktose-Intoleranz)

Unter Laktose-Intoleranz versteht man eine mangelnde Verdauung von Milchzucker, die zu Verdauungsbeschwerden führt. Sehr weit verbreitet (50–100%) ist die Milchzucker-Unverträglichkeit in afrikanischen und asiatischen Populationen. In Europa besteht ein Nord-Süd-Gefälle: Während Nordeuropäer Milchzucker sehr gut vertragen, ist in südeuropäischen Ländern die Laktose-Intoleranz viel häufiger anzutreffen (60–85%). In Mitteleuropa liegt die Häufigkeit schätzungsweise bei 10–20%.

Milchzucker muss zur Verdauung mittels eines speziellen Enzyms, der Laktase, gespalten werden. Erst die dabei entstehenden Einzelzucker Glukose und Galaktose können über die Darmschleimhaut aufgenommen werden. Haben wir zu wenig Laktase oder ist unsere Laktase zu wenig aktiv, bleibt ein Teil des Milchzuckers unverdaut im Darm zurück und gelangt in den Dickdarm, wo er von den Darmbakterien vergoren wird. Die im Darm zurückbleibende Laktose wirkt abführend und ihre bakteriellen Abbauprodukte können zu Völlegefühl, Blähungen und krampfartigen Bauchschmerzen führen. Die Ausprägung der Symptome variiert individuell sehr stark, da je nach Ausmaß des Enzymmangels unterschiedliche Mengen an Milchzucker ohne Probleme verdaut und vertragen werden können.

Diagnose: Milchzucker-Unverträglichkeit kann entweder mittels eines spezifischen Atemtests oder mittels eines Laktosetoleranztests im Blut festgestellt werden.

Therapie: Bei Laktose-Intoleranz sollte man die Ernährung dahingehend anpassen, dass sie nur noch verträgliche Mengen an Laktose enthält. Diese Grenzen müssen individuell »ausgetestet« werden. Vorschläge zur Ernährung bei Laktose-Intoleranz:

- Möglichst laktosefreie Lebensmittel verzehren.
- Laktosehaltige Lebensmittel immer gemeinsam mit anderen Lebensmitteln und über den Tag verteilt konsumieren.
- Hartkäse enthält im Gegensatz zu Weichkäse kaum mehr Laktose und wird daher meist gut vertragen.
- In vielen Fällen werden Sauermilchprodukte und Joghurt ebenfalls gut toleriert.
- Probiotika können die Laktoseverträglichkeit verbessern.
- Auf laktosearme Milchprodukte zurückgreifen.
- Beim Verzicht auf Milchprodukte eine gezielte und ausreichende Kalziumzufuhr (z. B. mittels Supplementen) sicherstellen.
- In Situationen von nicht vermeidbarer oder unbeabsichtigter Laktosezufuhr (z. B. Restaurantbesuche) in Rücksprache mit Fachpersonen auf geeignete Laktose abbauende Enzymprodukte zurückgreifen.

Fruktose-Malabsorption

Die Aufnahme von Fruchtzucker ist beim Menschen grundsätzlich limitiert. Meist werden die Grenzen der Fruktoseaufnahme aber erst bei einer hohen Zufuhr von Fruchtzucker (z. B. in Form von Softdrinks, Früchten oder Fruchtsäften) spürbar. Bei manchen Menschen scheint die Transportkapazität der Fruktose-Transportproteine aber zusätzlich reduziert zu sein, und bereits kleinere Mengen Fruktose führen zu Beschwerden – sie leiden an einer »Fruktose-Malabsorption«. Diese führt zu Beschwerden wie Völlegefühl, Blähungen, krampfartige Bauchschmerzen und Durchfall infolge der hohen Fruchtzucker-Konzentration im Darm sowie der beim bakteriellen Abbau von Fruktose im Dickdarm entstehenden Gärungsprodukte.

Diagnose: Zur einfachen Diagnose der Fruktose-Malabsorption kann ein Atemgastest (Bestimmung der Wasserstoff-Konzentration) durchgeführt werden.

Therapie: Von Vorteil ist eine Kost, mit der nur geringe, verträgliche Mengen an Fruktose auf einmal zugeführt werden und diese individuell verträglichen Mengen an fruchtzuckerhaltigen Lebensmitteln über den Tag zu verteilen. Eine völlig fruktosefreie Ernährung ist aber nicht sinnvoll, weil der Körper bei vollständigem Verzicht auf Fruchtzucker die Herstellung von Fruktosetransportern im Darm einstellt. Dies hat zur Folge, dass auch geringe Mengen, die früher noch toleriert wurden, nun bereits zu Symptomen führen. Eventuell kann auch eine FODMAP-arme Ernährung hilfreich sein. FODMAP steht für »vergärbare Mehrfach-, Zweifach-, Einfachzucker und mehrwertige Alkohole«. Diese Diät wird häufig bei Patienten mit Reizdarmsyndrom eingesetzt. Sie sollte jedoch nur unter Anleitung einer erfahrenen Fachperson durchgeführt werden.

Histamin-Intoleranz

Bei der Histamin-Intoleranz wird angenommen, dass eine Störung des Histaminabbaus vorliegt, verursacht durch einen Mangel an dem Histamin-abbauenden Enzym Diaminoxidase (DAO). Meist wird die Erkrankung im Laufe des Lebens erworben. In Mitteleuropa sind ca. 3 % der Bevölkerung betroffen. Davon sind bis zu 80 % Frauen ab 40 Jahren.

Histamin ist ein sehr wichtiger, körpereigener Botenstoff, der zahlreiche Funktionen steuert und normalerweise sehr schnell abgebaut wird. In Lebensmitteln entsteht Histamin durch Bakterien vor allem bei Reifungsprozessen. Dabei bauen bakterielle Enzyme in der Nahrung enthaltene Aminosäuren zu Histamin um. Daher steigt mit zunehmender Lagerungsdauer der Histamingehalt an. Gereifte Lebensmittel wie Käse und Wein sind häufige Auslöser von Histamin-Intoleranzen und führen bei empfindlichen Personen zu hohen Histaminspiegeln im Blut. Aber auch eine Vielzahl häufig eingesetzter Medikamente (z.B. Schmerzmittel) führen über einen reduzierten Histaminabbau (Hemmung der Diaminoxidase) zu erhöhten Histaminspiegeln. Hohe Histaminspiegel werden mit Symptomen wie Bauchschmerzen, Blähungen, Durchfall, Verstopfung, Ekzemen, Juckreiz, tiefem Blutdruck, Asthma, Kopfschmerzen in Verbindung gebracht. Ähnliche Symptome treten aber auch bei Erkrankungen wie z.B. Allergien, Reizdarm, entzündlichen Darmerkrankungen, bakteriellen Fehlbesiedelungen (z.B. SIBO, Small Intestinal Bacterial Overgrowth) auf. Aus diesem Grund soll eine Histamin-Intoleranz nur durch eine versierte Fachperson unter Ausschluss von Erkrankungen mit ähnlichen Symptomen diagnostiziert werden.

Diagnose: Die Diagnose über die Bestimmung der Diaminoxidase bzw. von Histamin im Blut oder Stuhlgang im Labor ist zwar prinzipiell möglich, kann aber nicht in allen Fällen eine Histamin-Intoleranz erkennen. Deshalb ist es sinnvoll, dass derartige Messungen von einer Fachperson begleitet werden und unbedingt mit einem Ernährungs-/Symptomtagebuch kombiniert werden.

Therapie: Überprüfung der regelmäßig eingenommenen Medikamente, histaminarme Ernährung, therapeutischer Einsatz von Medikamenten (Antihistaminika, Diaminoxidase etc.).

TIPP Ausführliche und verlässliche Informationen gibt es bei der Schweiz. Gesellschaft für Histamin-Intoleranz SIGHI sowie auch bei der Selbsthilfegruppe Histaminintoleranz (siehe Empfehlungskasten, Seite 789).

Zöliakie, Glutensensitivität und Weizenallergie

Zöliakie Die Zöliakie ist eine lebenslange, genetisch bedingte Überempfindlichkeit gegen das in vielen Getreidesorten (Weizen, Roggen, Gerste etc.) vorkommende Kleberprotein Gluten. Es handelt sich nicht um eine Allergie, sondern um eine Autoimmunerkrankung, bei der sich das Immunsystem fälschlicherweise gegen Abbauprodukte des Glutens »wehrt«. In Europa und in den USA ist etwa 1 % der Bevölkerung von Zöliakie betroffen, Frauen häufiger als Männer.

Schon kleine Mengen glutenhaltiger Nahrungsmittel schädigen die Dünndarmschleimhaut von Zöliakiebetroffenen schwer und irreversibel. So finden sich bei einem Zöliakiepatienten typische Antikörper gegen körpereigene Strukturen wie z.B. gegen die Gewebstransglutaminase Typ 2. Die durch die Autoimmunreaktion hervorgerufenen Dünndarmschädigungen führen zu einer verminderten Aufnahme von Nährstoffen und damit zu Nährstoffmängeln (z.B. Eisen, Kalzium, Vitamin B_{12}) mit entsprechenden Folgeschäden. Dazu gehören Entwicklungsstörungen bei Kindern und Jugendlichen, Gewichtsverlust, Osteoporose, Blutarmut, eingeschränkte Immunfunktion, erhöhtes Risiko für bestimmte Krebserkrankungen. Zudem sind verschiedene weitere Krankheiten mit autoimmunem Hintergrund oft mit Zöliakie assoziiert (z.B. Diabetes Typ 1).

Die Ursache von Zöliakie ist nicht bekannt. Neben der erblichen Veranlagung scheinen auch Faktoren wie die Ernährung im Säuglingsalter (abruptes Einführen von glutenhaltigen Nahrungsmitteln) oder Virusinfekte im Säuglingsalter eine Rolle zu spielen.

Nicht jede Getreide-Unverträglichkeit ist auf eine Zöliakie zurückzuführen. Es kann auch eine Weizenallergie oder eine Glutensensitivität vorliegen.

Weizenallergie Eine Weizenallergie ist eine Immunglobulin-E-vermittelte Reaktion, bei der neben dem Weizenkleber (Gluten) auch andere Weizeninhaltsstoffe (z. B. Amylase-/Trypsin-Inhibitoren, ATIs) als Auslöser für die Reaktion vermutet werden. Bei Personen mit Weizenallergie treten innerhalb von Minuten bis Stunden nach dem Verzehr oder Kontakt mit Weizen Allergie-Symptome auf. Kann eindeutig eine Weizenallergie nachgewiesen werden, muss Weizen gemieden werden. Alle anderen Getreidesorten können weiterhin verzehrt werden.

Zusatzinfo glutenfreie Ernährung

Von einer glutenfreien Ernährung aufgrund einer »Selbstdiagnose« ist dringend abzuraten. Eine glutenfreie Ernährung sollte nur nach eindeutiger Diagnose und unter Anleitung einer Fachperson erfolgen. Wegen der großen Gefahr von Nährstoffmängeln ist der Einsatz eines ausgewogenen Multivitamin-Mineralstoff-Präparats bei Zöliakie-Betroffenen sehr zu empfehlen. Weiterführende Links siehe Empfehlungskasten (Seite 789).

Nicht zöliakiebedingte Glutensensitivität Bei der nicht zöliakiebedingten Glutensensitivität (NCGS) ähneln zwar die Symptome nach dem Genuss glutenhaltiger Lebensmittel denjenigen einer Zöliakie, leider aber auch den Symptomen einer Vielzahl weiterer Erkrankungen (z. B. Reizdarm, Laktose-Intoleranz, Fruktose-Malabsorption etc.). Eine NCGS sollte deshalb unbedingt durch ein erfahrenes Team von Fachpersonen diagnostiziert und behandelt werden. Im Gegensatz zur Zöliakie kommt es bei einer NCGS nach dem Konsum glutenhaltiger Lebensmittel weder zum Auftreten typischer Autoantikörper noch zu einer Schädigung der Darmschleimhaut. Es wird postuliert, dass neben Gluten auch andere Getreidebestandteile (z. B. Amylase-/Trypsin-Inhibitoren, Fruktane, Galaktane etc.) als Auslöser für die nicht zöliakiebedingte Glutensensitivität mitverantwortlich sein könnten.

Diagnose: Mittels spezifischer Laboruntersuchungen werden die Antikörper gegen Glutenabbauprodukte festgestellt. Zur Bestätigung des Verdachts auf eine Zöliakie muss die Diagnose aber in jedem Fall durch eine endoskopische Entnahme einer Gewebeprobe aus dem unteren Zwölffingerdarm gesichert werden. Der eindeutige Nachweis einer Weizenallergie wird durch einen Allergologen mittels verschiedener Haut- und Blutuntersuchungen (Prick, IgE) und diätetischer Verfahren erbracht. Da für die Diagnose einer zöliakiebedingten Glutensensitivität nach wie vor keine verlässlichen Laborparameter verfügbar sind, basiert die Diagnose auf einem Ausschluss von Krankheiten mit ähnlichen Symptomen wie z. B. Zöliakie, Weizenallergie, Unverträglichkeiten, Darmerkrankungen.

Therapie: Bis jetzt kann Zöliakie leider noch nicht geheilt oder medikamentös behandelt werden. Betroffene können aber beschwerdefrei und gesund leben, solange sie eine konsequente, total glutenfreie Ernährung einhalten. Das bedeutet den Verzicht auf alle Nahrungsmittel, die in irgendeiner Form glutenhaltige Getreide enthalten.

Unverträglichkeit gegenüber schnell fermentierbaren Kohlenhydraten (FODMAP)

Als schnell fermentierbare (vergärbare) Kohlenhydrate werden gewisse Oligosaccharide bezeichnet, also mittellange Ketten von Galaktose (Galaktane) oder Fruktose (Fruktane), Disaccharide (Laktose), Monosaccharide (Fruchtzucker) und Polyole (Zuckeralkohole wie z. B. Sorbit), und mit FODMAP abgekürzt (**F**ermentable **O**ligo-/**D**i-/**M**onosaccharides **A**nd **P**olyols). Konsumieren empfindliche Personen viele Lebensmittel mit einem hohen Gehalt an derartigen FODMAPs (siehe Tab.), werden diese Substanzen durch die Bakterienflora im Dickdarm schnell verstoffwechselt. Die dadurch entstehende bakterielle Überaktivität im Dickdarm kann zu Entzündungen, Veränderung der Darmdurchlässigkeit und Ansammlungen von Gasen führen, die von Symptomen wie Blähungen, Völlegefühl, Bauchschmerzen, Verstopfung, Durchfall begleitet werden. Da diese Symptome unspezifisch sind und jenen von Darmerkrankungen und anderen Unverträglichkeiten ähneln, sollten FODMAP-Diäten erst durchgeführt werden, wenn andere Krankheiten mit ähnlichen Symptomen ausgeschlossen werden können. Eine durch Fachpersonen begleitete Elimination von Lebensmitteln mit einem hohen Anteil von FODMAPs (siehe Tab.) führt bei Personen mit Magen-Darm-Problemen oft zu einer deutlichen Abnahme der Symptome. Zur Vermeidung eventueller Folgeerscheinungen (z. B. Änderungen der Darmflora oder eine unzureichende Mikronährstoffzufuhr aufgrund der eingeschränkten Lebensmittelauswahl) sollten diese Diäten nur ganz gezielt über Wochen durchgeführt und danach sollte versucht werden, einzelne Lebensmittel schrittweise wieder einzuführen.

TIPP **Eine Elimination von Lebensmitteln mit hohem Gehalt an FODMAP und die gezielte, stufenweise Wiedereinführung von einzelnen gut verträglichen Lebensmitteln erfordern ein fundiertes Wissen (z. B. Ausschluss von Erkrankungen mit ähnlichen Symptomen) und viel Erfahrung und sollen deshalb nur von auf FODMAP spezialisierten Fachpersonen durchgeführt werden.**

Die Tabelle auf der folgenden Seite gibt Ihnen eine Übersicht über Nahrungsmittel, die FODMAPs enthalten, sowie geeignete Alternativen.

Fazit Nahrungsmittel-Unverträglichkeiten

Die Häufigkeit von Lebensmittel-Unverträglichkeiten und Lebensmittelallergien nimmt vor allem in den Industrieländern zu. Gründe sind beispielsweise die globale Vernetzung (Einfuhr von Lebensmitteln aus anderen Kulturkreisen und damit Kontakt mit neuen, potenziellen Allergenen), der zunehmende Einsatz von neuen Technologien und der Verarbeitungsgrad von Lebensmitteln (ultra-processed food, Zusatzstoffe etc.).

Wer bei der Wahl seiner Lebensmittel möglichst auf frische, saisonale, regionale und wenig verarbeitete Produkte zurückgreift, kann das Risiko für die Entwicklung einer Lebensmittel-Unverträglichkeit deutlich senken.

FODMAP-haltige Nahrungsmittel und geeignete Alternativen

Produkttyp	Nahrungsmittel mit hohem FODMAP-Gehalt	Mögliche Alternativen
Mehle und andere Produkte aus Getreide und Hülsenfrüchten	Bulgur, Couscous, Erbsmehl, Gerste, Hartweizen, Kichererbsenmehl, Khorasan-Weizen (Kamut), Linsenmehl, Mehlmischungen, Roggen, Sojamehl, Triticale, Weizengrieß, Weizenkeime, Weizenkleie, Weizenmehl	Buchweizenmehl, glutenfreies Brot und Cerealien, glutenfreie Mehlmischungen, Haferkleie, Hafermehl, Kartoffelmehl, Klebreis, Maisgrieß, Maismehl, Maisstärke, Malz, Pfeilwurzel, Polenta, Puffmais, Quinoa, Reis (weiß und braun), Reisgrieß, Reiskleie, Reismehl, Rispenhirse, Sago, Sorghumhirse, Tapioka, Wildreis
Frühstückscerealien	alle Müsli(mischungen) und Frühstückscerealien mit hohem Weizenanteil	Müsli(mischungen) und Frühstückscerealien ohne Weizen, Buchweizengrütze, Haferbrei, Reisbrei
Nudeln, Pasta	Nudeln, Spätzle, Gnocchi (aus Weizen)	Buchweizennudeln (Soba), Glasnudeln, Reisnudeln, glutenfreie Pasta
Brot, Kuchen, Gebäck	alle aus Weizen und/oder Roggen hergestellten Brote (auch Sauerteig), Gebäck, Paniermehl	glutenfreies Brot, glutenfreies Kleingebäck, glutenfreier Kuchen, Cracker aus Reis oder Mais, Maischips, Maistortillas, Maiswaffeln, Reiswaffeln
Milchprodukte und Milchalternativen, Milchersatzprodukte	Joghurt, Quark (mehr als ½ Tasse), Speiseeis, Vollmilch	laktosefreie Milch, fast alle laktosefreien Joghurts und Kefire, laktosefreies Speiseeis; mit Kalzium angereicherte Soja-, Reis-, Hafer- und Quinoa-Milch (-Drinks); Butter, Margarine, gereifte Hart- und Weichkäse (z. B. Brie oder Camembert); Eis und Sorbets aus geeigneten Früchten und Süßungsmitteln, eine kleine Portion süße Sahne
Fleisch und vegetarische Proteinquellen	bestimmte Würste (achten Sie auf Zwiebeln und Gemüsepulver)	Eier; Fisch, Geflügel, rotes Fleisch; Schinken, Tofu, Tempeh
Nüsse und Samen	Pistazien, Cashewkerne	alle anderen Nüsse und Samen (z. B. Sonnenblumen- oder Kürbiskerne, auch Pinienkerne), aber nicht mehr als eine Handvoll auf einmal; Brotaufstriche aus geeigneten Nüssen und Samen (nicht mehr als 2 Esslöffel)
Gemüse	Artischocken, Blumenkohl, Knoblauch, Lauch, Lauchzwiebeln (weißer Teil), Pilze, Schalotten, Spargel, Zwiebeln (auch Zwiebelpulver), Zuckererbsen	Alfalfasprossen, Aubergine, Avocado, Bambussprossen, Blattsalat (Kopfsalat, Romana-, Eisbergsalat), Bleichsellerie (1 Stange), Bohnensprossen, Brokkoli, Brunnenkresse, Chayote (Stachelgurke), Chinakohl, Endivie, Erbsen (⅓ Tasse), Fenchel (½ Tasse), Gemüsepaprika, grüne Bohnen, Gurke, Karotten, Kartoffeln, Kürbis (alle von uns getesteten Sorten – Ausnahme Butternut-Kürbis), Lauchzwiebeln (grüner Teil), Mairüben, Mais (½ Kolben), Mangold, Oliven, Pak Choi, Pastinaken, Rosenkohl (½ Tasse), Rote Bete (4 Scheiben), Speiserüben, Spinat, Steckrüben, Süßkartoffel (½ Tasse), Taro, Tomate, Yams, Zucchini

Produkttyp	Nahrungsmittel mit hohem FODMAP-Gehalt	Mögliche Alternativen
Obst	Äpfel, Aprikosen, Birnen, Boysenbeeren, Brombeeren, Feigen, Kaki, Kirschen, Mangos, Nashi-Birnen, Nektarinen, Pfirsiche (gelb- und weißfleischig), Pflaumen, Tamarillos, Wassermelonen, Zwetschgen	Bananen, Blaubeeren, Clementinen, Cranberrys, Durian, Erdbeeren, Granatapfel, Grapefruit, Heidelbeeren, Himbeeren, Honigmelonen, Kiwi, Limetten, Longan-Frucht (10 Stück), Litschis, Mandarinen, Orangen, Papayas, Passionsfrüchte, Sternfrucht (Karambole), Tangelos, Tomaten, Trauben, Zitronen, Zuckermelonen
Aufstriche, Würzen, Würzsoßen, Eingelegtes	Honig; die meisten fertigen Chutneys und Relishes; Soßen, Suppen, Brühwürfel, Dressings, Würzsoßen mit Zwiebel(pulver)	Marmelade, Konfitüre, Essig, Chilisauce ohne Knoblauch, Mayonnaise, Senf, Sojasauce, Tamarindensauce
Süßungsmittel	Agavendicksaft, Fruchtsaftkonzentrat, Fruktose, Honig, Maissirup (Glukose-Fruktose-Sirup, HFCS), Sorbit(ol), Mannit(ol), Maltit(ol), Xylit(ol)	Haushaltszucker/Rohr- bzw. Rübenzucker (Saccharose), brauner Zucker, Glukose (Traubenzucker); Ahornsirup, Zuckerrübensirup, Rübenkraut, Melasse, Reissirup; künstliche Süßstoffe ohne die Endung »-it« oder »-ol«
Getränke	Apfel-, Birnen-, Mangosaft, andere Fruchtsäfte in Mengen über 125 ml; mit Glukose-Fruktose-Sirup (HFCS) gesüßte Softdrinks; Kaffee-Ersatz mit Zichorienwurzel	Wasser, mit Zucker (Saccharose) gesüßte Softdrinks, Tonic Water; Fruchtsaft aus geeigneten Früchten, bestimmte Tees, Kaffees, alkoholische Getränke
Fette und Öle	Apfelmus als Ersatz für Fett beim fettarmen Backen	Butter, Ghee, Margarine, Schmalz, Speck, Knoblauchöl als Ersatz für Zwiebeln und Knoblauch, pflanzliche Öle
Sonstiges		Backpulver, Gelatine, Kakao, Kokosnuss, Natron, Salz, Xanthan, Kräuter (außer Zwiebel und Knoblauch), Ingwer

aus: Shepherd/Gibson. FODMAP-Diät – das Kochbuch, TRIAS 2021, S. 48/49

Literatur

Geisslitz S, Shewry P, Brouns F et al. Wheat ATIs: Characteristics and Role in Human Disease. Front. Nutr. 2021;8:667370.

Gibson PR, Halmos EP, Muir JG. Review article: FODMAPS, prebiotics and gut health-the FODMAP hypothesis revisited. Aliment Pharmacol Ther 2020;52(2):233–46.

Mumolo MG, Rettura F, Melissari S et al. Is Gluten the Only Culprit for Non-Celiac Gluten/Wheat Sensitivity? Nutrients 2020;12(12):3785.

Reese I, Ballmer-Weber B, Beyer K et al. German guideline for the management of adverse reactions to ingested histamine: Guideline of the German Society for Allergology and Clinical Immunology (DGAKI), the German Society for Pediatric Allergology and Environmental Medicine (GPA), the German Association of Allergologists (AeDA), and the Swiss Society for Allergology and Immunology (SGAI). Allergo Journal International 2017;26(2):72–9.

Reese I, Schäfer C, Kleine-Tebbe J et al. Non-celiac gluten/wheat sensitivity (NCGS)—a currently undefined disorder without validated diagnostic criteria and of unknown prevalence. Allergo Journal International 2018;27(5):147–51.

Wang XJ, Camilleri M, Vanner S et al. Review article: Biological mechanisms for symptom causation by individual FODMAP subgroups – the case for a more personalised approach to dietary restriction. Aliment Pharmacol Ther 2019;50(5):517–29.

Worm et al. Leitlinie zum Management IgE-vermittelter Nahrungsmittelallergien. Allergo J Int 2015;24:256.

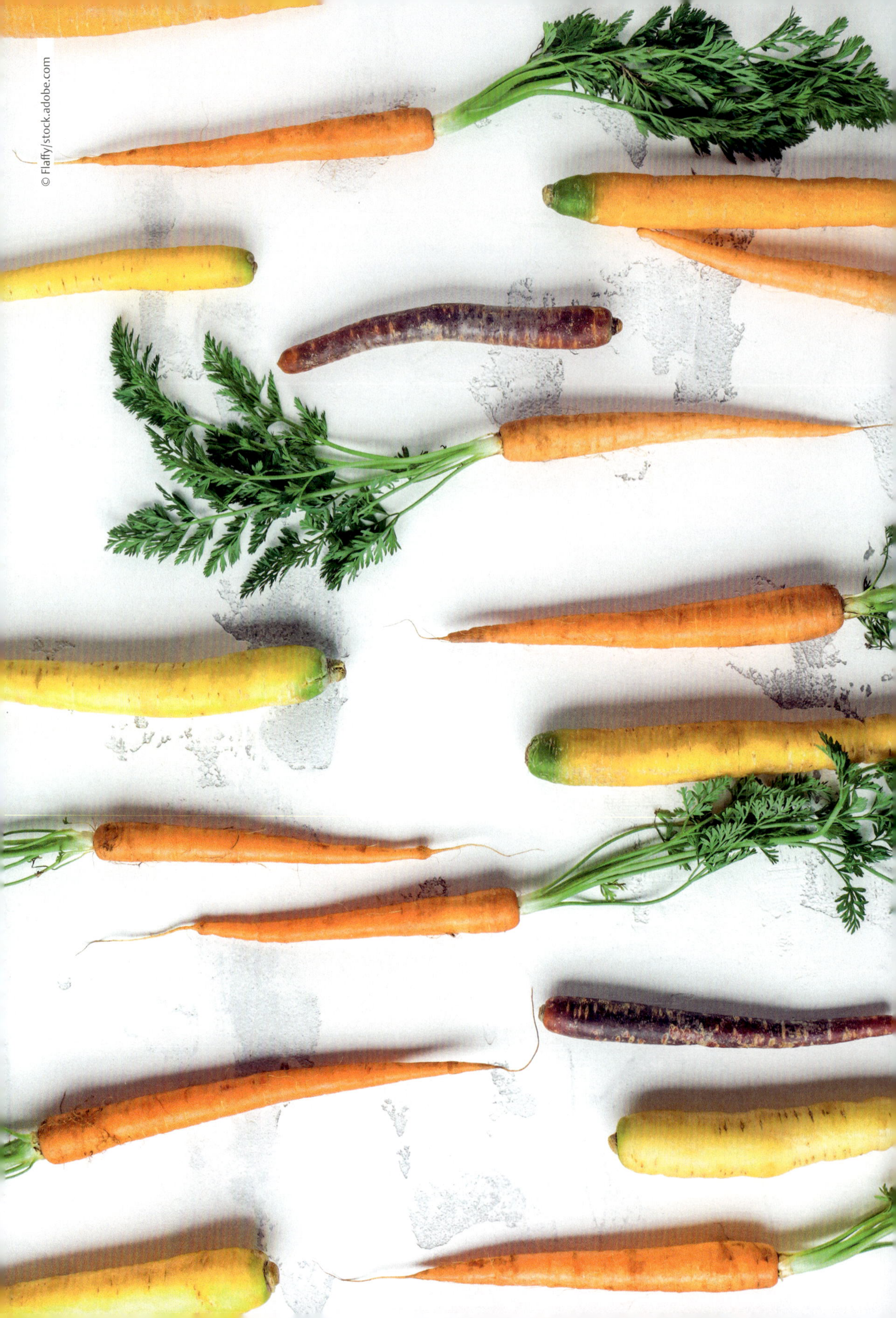

Die Nährstoff-Supplemente

In diesem Kapitel werden alle wichtigen Nährstoffe vorgestellt. Damit die Informationen gut auffindbar sind, sind diese Kapitel immer gleich aufgebaut:

- Allgemeine Informationen
- Biochemische Funktionen und Eigenschaften
- Mögliche Ursachen für eine Störung des entsprechenden Nährstoffhaushalts bzw. für einen Mangel
- Mögliche Folgen
- Zufuhr- und Dosierungsempfehlungen
- Anwendungsgebiete
- Besondere Hinweise
- Unerwünschte Nebenwirkungen / Überdosierungen
- Verwendete Literatur

Was Sie über Supplemente wissen sollten

Beim Kauf eines Mikronährstoff-Präparates steht der Wunsch nach der »Natürlichkeit« bei den vielen Konsumenten im Vordergrund. »Natürlich« muss aber nicht immer »gut« und »unproblematisch« bedeuten.

Die Präparate sollten sinnvoll, nützlich und physiologisch sein

Sinnvoll, nützlich, physiologisch – das hört sich gut an. Doch was bedeutet das? Wenn man sich beispielsweise vorstellt, dass ein Mineralstoff-Präparat aus Gesteinsmehl der Dolomiten hergestellt wird, klingt das erst einmal positiv und sehr natürlich. Leider ist hier »natürlich« aber nicht mit »gesund« gleichzusetzen, denn das Gesteinsmehl liefert nicht nur das erwünschte Kalzium und Magnesium – sondern auch natürlicherweise im Dolomitgestein enthaltenes Blei und Aluminium. Diese natürlichen toxischen Elemente möchte sicherlich kein Konsument in seinem Nährstoff-Supplement haben. Auch Alkohol, Tabak, Drogen sind natürlich. Offenbar reicht also das Kriterium »natürlich« nicht aus, um die Qualität von Mikronährstoff-Präparaten optimal zu beschreiben. Sie soll ja möglichst der Physiologie unseres Körpers entsprechen.

Beim Kauf von Mikronährstoff-Präparaten sollte man unten stehende Qualitätskriterien beachten:

- Die in einem Produkt enthaltenen Aktivstoffe sollten nur Substanzen sein, die normalerweise in unserem Körper vorhanden sind und die auch für unsere Gesundheit erforderlich sind.
- Auf nicht physiologische, vom Körper resorbierbare Hilfsstoffe wird wo immer möglich verzichtet. Es sollten nur solche Hilfsstoffe verwendet werden, die man auch in einem Grundnahrungsmittel erwarten würde. Gemieden werden sollten beispielsweise künstliche Farbstoffe, Konservierungsmittel oder körperfremde Süßungsmittel.
- Die Wirkstoffe sollen ein hohes Maß an biologischer Verfügbarkeit aufweisen, d. h., sie sollen vom Körper optimal verwertet werden können.
- Die Wirkstoffe müssen so dosiert sein, dass damit je nach Zielsetzung ein wissenschaftlich begründeter, präventiver oder therapeutischer Effekt zu erzielen ist.

Es ist nicht immer egal, welche Verbindungen gewählt werden

Bei vielen Mikronährstoffen ist es wichtig, auf die Herkunft und Art der Verbindung zu achten. Es kann sein, dass ein synthetisch hergestelltes Vitamin in seiner chemischen Struktur physiologisch und biochemisch nicht dem entspricht, was der Körper bevorzugt verstoffwechselt (z. B. Vitamin E). Es gibt aber auch Beispiele synthetisch hergestellter Vitamine, die man problemlos verwenden kann, da sie in der chemischen Struktur nicht von einem natürlich hergestellten Vitamin unterschieden werden können (z. B. Vitamin C).

Vitamin E: Wo es sinnvoll ist und wo die entsprechenden Rohstoffe zur Verfügung stehen, werden zur Herstellung von möglichst physiologischen Präparaten auch natürliche Quellen genutzt. So zum Beispiel bei Vitamin E, wobei sich das sogenannte natürliche Vitamin E, das d-α-Tocopherol bzw. Mischtocopherole und Tocotrienole vom synthetisch hergestellten Vitamin E, dl-α-Tocopherol, strukturchemisch und inhaltlich deutlich unterscheiden. Nur das d-α-Tocopherol bzw. die Mischtocopherole und Tocotrienole können als »orthomolekular« bzw. physiologisch bezeichnet werden. Sie werden vom Körper deutlich besser verwertet und bevorzugt verstoffwechselt. Dieses Vitamin E enthält also keine körperfremden Isomeren (strukturchemisch verschiedene Verbindungen).

Carotinoide: Bei Carotinoiden ist es wichtig, dass kein isoliertes, synthetisch hergestelltes β-Carotin (sog. all-trans-β-Carotin) eingesetzt wird, sondern dass verschiedene Carotinoide, wie sie auch in Lebensmitteln oder Lebensmittelextrakten (z. B. aus Karottenextrakt, aus der Meeresalge Dunaliella salina usw.) vorkommen, verwendet werden. Natürliche Carotinoide zeigen im Vergleich meist eine bessere Wirkung.

Vitamin C: Bei Vitamin C hingegen gibt es grundsätzlich keinen chemischen Unterschied zwischen dem aus natürlichen Stoffen (z. B. Acerolakirsche, Hagebutte) isolierten Vitamin C und dem auf biochemischem, industriellem Weg gewonnenen. Beide Male handelt es sich chemisch gesehen um L-Ascorbinsäure. L-Ascorbinsäure ist orthomolekular und physiologisch, da es genau die Substanz ist, die in den Stoffwechsel passt. Vitamin C, egal ob aus natürlicher oder synthetischer Herkunft, wird vom Körper gut verwertet. Acerolafruchtpulver (ca. 17 % Vitamin C) oder Hagebuttenextrakt (ca. 1–2 % Vitamin C) liefern nebst Vitamin C noch gewisse Pflanzenstoffe, welche die Wirkung noch modifizieren können (z. B. längere Verweilzeit, Synergie bei der antioxidativen Kapazität). Wenn man aus diesen Quellen z. B. eine Tagesdosierung von 500 mg Vitamin C erhalten möchte, benötigt man z. B. 25–50 g Hagebuttenextrakt pro Tag – eine Menge, die man kaum mehr einnehmen könnte, die teuer ist und die nicht mehr in eine Tablette passen würde.

Folsäure, Folate: Nicht immer sind »natürliche« Vitamine besser verwertbar als die synthetische Verbindung. So ist etwa die für Mikronährstoffpräparate allgemein eingesetzte Folsäure besser bioverfügbar als die in den Lebensmitteln vorkommenden Nahrungsfolate. Diese müssen im Stoffwechsel erst zur Folsäure abgebaut werden, was nicht ganz quantitativ verläuft.

Mineralstoffe und Spurenelemente: Mineralstoffe und Spurenelemente sind ursprünglich natürlicher Herkunft. Damit sie als Arzneistoffe oder in Nahrungsergänzungsmitteln eingesetzt werden dürfen, müssen sie von möglichen Verunreinigungen (siehe Beispiel Dolomit-Gesteinspulver) befreit werden und in reiner Form (z.B. Arzneibuchqualität) vorliegen. Man teilt Mineralstoffe und Spurenelemente nach ihrer Bindungsart in drei verschiedene Gruppen ein:

- anorganische Verbindungen (z.B. Sulfate, Carbonate, Oxide, Phosphate, Chloride)
- organische Verbindungen (z.B. Citrate, Glukonate, Laktate, Fumarate, Orotate)
- proteingebundene bzw. an Aminosäuren gekoppelte Substanzen (z.B. Chelate, Bisglycinate, Aspartate)

Organische Verbindungen werden in der Regel aus anorganischen Mineralstoffverbindungen und organischen Säuren (z.B. Aminosäuren, Milchsäure, Zitronensäure, Orotsäure, Glukonsäure) hergestellt. Der Begriff »anorganische« und »organische« Mineralstoffe und Spurenelemente hat also nichts mit »natürlich«, »biologisch« usw. zu tun. Damit wird lediglich beschrieben, dass die Verbindung chemisch von einer anorganischen oder organischen Säure abstammt.

Meist sind die organischen und die an Aminosäuren gebundenen Mineralstoffe und Spurenelemente besser Magen-Darm-verträglich (z.B. bei Eisen, Zink, Magnesium) und können vom Körper besser verwertet werden. Die Unterschiede sind aber nicht immer relevant. Die organischen und aminosäuregebundenen Mineralstoffe können noch den Vorteil haben, dass sie nicht nur die Eigenschaften und Wirkungen des Mineralstoffes mitbringen, sondern dass auch die entsprechende Aminosäure das Wirkungsspektrum noch erweitern kann. Beispiele hierfür sind Bisglycinate oder Aspartate, wo die Aminosäuren Glycin und Asparaginsäure ihre Wirkungen zusätzlich ausspielen können.

Hinweis zu veganen Mikronährstoffen:
Es ist nicht so, dass Mikronährstoffe, die als vegan deklariert werden, stets als »natürlich«, »orthomolekular« oder »physiologisch« betrachtet werden können. Synthetisch hergestellte Rohstoffe sind fast immer vegan.

Möglichst wenige Hilfsstoffe – möglichst optimale Haltbarkeit

Die Verwendung von »Reinsubstanzen« (z.B. Arzneibuchqualität) ist für seriöse Hersteller selbstverständlich und kein spezielles Qualitätskriterium. Bei der Herstellung von orthomolekularen, physiologischen Nährstoff-Supplementen wird der Einsatz von körperfremden Hilfsstoffen, wo immer möglich, vermieden. Dies ist nicht nur für Allergiker von Bedeutung. Diese sollten sich stets darüber informieren, ob ihr Nährstoffpräparat frei von entsprechenden Allergenen ist. Viele Nährstoffpräparate enthalten einen unnötig hohen Hilfsstoffanteil, der dem Produkt Volumen und Aroma verleihen soll. So kann beispielsweise der Wirkstoffanteil einer Brausetablette, die 3–5 g wiegt, lediglich einige Milligramm betragen. Der restliche Anteil von über 95 % besteht aus Zucker, Zuckeraustauschstoffen, Säuerungsmittel, Aromastoffen usw.

Einige Hersteller versuchen aktiv unter dem Begriff »Clean Label« möglichst wenige Hilfsstoffe auf ihrer Verpackung bzw. dem Produktetikett aufführen zu müssen und eliminieren mehr und mehr unnötige Hilfsstoffe aus ihren Rezepturen – ein positiver Trend. Grundsätzlich benötigen Kapseln und Tabletten die wenigsten Hilfsstoffe, sie werden daher von vielen Firmen als Darreichungsform bevorzugt. Für flüssige Darreichungsformen, Brausetabletten und Kautabletten werden dagegen mehr Additive gebraucht.

Geht es denn nicht ganz ohne Hilfsstoffe? Gerade Vitamine, aber auch Fettsäuren und Pflanzenstoffe reagieren sehr empfindlich auf Luftsauerstoff, Feuchtigkeit, Licht oder Wärme und büßen ohne einen entsprechenden Schutz recht schnell an Wirkstoffgehalt ein. Tabletten haben hier den Vorteil, dass die Wirkstoffe in dieser kompaktierten Form nur eine kleine Angriffsfläche bieten. Bei Pulvermischungen oder bei Steckkapseln mit ihrer großen Pulveroberfläche hingegen sind die Wirkstoffe gegenüber den Einflussfaktoren, die die Haltbarkeit verkürzen, sehr exponiert.

Zudem muss eine pulverförmige Nährstoffmischung beim Herstellungsprozess stets gut und gleichförmig rieselfähig sein, damit immer eine gleichbleibende Pulvermenge in einer Tablette, einer Kapsel, in einem Pulverbeutel oder in einer Dose enthalten sind. Nährstoffmischungen sind aber oft nicht gut rieselfähig und benötigen dann sogenannte Fließregulatoren. Solche Hilfsstoffe sind meist neutral und physiologisch (z. B. Zellulose).

Welche Dosierung ist die richtige?

Moderat dosierte Multivitamin-Multimineral-Supplemente sind für die tägliche, langfristige Nahrungsergänzung bei gesunden Personen oft ausreichend und nützlich (siehe Kapitel »Multivitamin-Präparate«, Seite 173).

Um in Zeiten eines erhöhten Bedarfes, bei einem bestehenden Mangel, bei einem Stoffwechselungleichgewicht oder begleitend bei einer Krankheit unterstützend einzugreifen, bedarf es einer gezielten, höher dosierten Gabe eines einzelnen oder mehrerer Nährstoffe. Dabei kann die zusätzliche Verordnung eines Multivitamin-Mineral-Basispräparates dazu dienen, mögliche Wechselwirkungen einer hochdosierten Monotherapie zu balancieren. Die jeweils benötigten Nährstoffdosierungen können den einzelnen Kapiteln im Buch entnommen werden. Für die Zufuhrempfehlungen werden die untenstehenden Referenzen benützt.

Weitere Kriterien für die Beurteilung von Mikronährstoffpräparaten

- Gibt es für die im betreffenden Produkt enthaltenen Mikronährstoffe – für die gewünschte Zielsetzung – eine wissenschaftliche Evidenz?
- Gibt es für die Dosierung der im vorliegenden Produkt enthaltenen Mikronährstoffe – für die gewünschte Zielsetzung – eine wissenschaftliche Evidenz?

Dieses Buch gibt in den Kapiteln »Die Nährstoff-Supplemente« (Seite 87) und »Prävention und Therapie« (Seite 433) ausführliche Informationen zur wissenschaftlichen Evidenz von Mikronährstoffen. Damit können die Zusammensetzung und Dosierung – und somit auch der Nutzen – eines Mikronährstoff-Präparats beurteilt werden. Nur wenn diese Kriterien erfüllt sind, lässt ein Präparat für die ausgewählte Zielsetzung ein Benefit erwarten.

Einnahme mehrerer Mikronährstoffpräparate gleichzeitig

Bei einem diagnostizierten Mangel an einem Vitamin, einem Mineralstoff, einem Spurenelement oder einer Amino- oder Fettsäure ist es klar, dass in der Regel ein einziges Präparat zum Einsatz kommen wird.

Bei den meisten Krankheitsbildern liegen aber Störungen verschiedener biochemischer Prozesse vor – z. B. Entzündungen, oxidativer

Stress, Störungen diverser Mikronährstoffhaushalte usw. Zudem leiden viele Patienten an verschiedenen Beschwerden. Dies bedeutet, dass eine Supplementierung oft nicht mit einem einzigen Präparat vorgenommen wird, sondern es kommen zumindest zwei oder mehrere verschiedene Supplemente zum Einsatz. Die parallele Einnahme von verschiedenen Supplementen ist in der Regel gut möglich. Allerdings sollte man sich hier auch fachlich beraten lassen, damit es zu einer sinnvollen Ergänzung, nicht aber zu einer unerwünscht hohen Dosierung einzelner Mikronährstoffe kommt.

Zur Erleichterung des Einnahmekomforts gibt es mittlerweile auch individuelle Mikronährstoffmischungen (z.B. in Form von Mischungen einzelner Mikronährstoff-Granulate). Dabei werden die verschiedenen vom Patienten benötigten Mikronährstoffe in Art und Dosierung von einer Fachperson genau auf die persönlichen Bedürfnisse des Patienten abgestimmt. Die vorliegenden gesundheitlichen Probleme, die Beurteilung von Laborwerten, die Berücksichtigung möglicher Wechselwirkungen von Medikamenten, das persönliche Umfeld (z.B. Stresssituationen) usw. dienen zur Erstellung einer Mischung, die vom Patienten leicht eingenommen werden kann (z.B. Burgerstein microcare, www.microcare.ch).

Muss man mit Nebenwirkungen rechnen?

Bei Mikronährstoff-Präparaten handelt es sich um Produkte mit lebensnotwendigen, körperfreundlichen Wirkstoffen. Das Verhältnis von Nutzen zu Risiko ist bei Mikronährstoff-Präparaten daher gut.

Aber auch bei den Mikronährstoffen gilt der Satz von Paracelsus: »Alle Dinge sind Gift und nichts ist ohne Gift; allein die Dosis macht, dass ein Ding kein Gift ist.« Erstes Ziel bei der Anwendung von Mikronährstoffen ist in der Regel das Erhalten und Wiederherstellen des Stoffwechselgleichgewichtes. Dies kann nur mit einer optimal angepassten Dosierung, die also nicht zu gering, aber auch nicht zu hoch ist, erreicht werden. Die entsprechenden wissenschaftlichen Grundlagen (welche Nährstoffe bzw. Nährstoffkombinationen, welche Dosierungen, welche Zeitdauer) liegen für die Mikronährstoffe vor und bilden auch den Hintergrund dieses Buches.

Bei gewissen Anwendungen können auch Mikronährstoffe in therapeutischen oder pharmakologischen Dosierungen – wie bei Arzneistoffen üblich – Nebenwirkungen haben. Diese sind in der Regel von leichter Natur. Oft handelt es sich um gastrointestinale Nebenerscheinungen wie z.B. laxative Effekte, vorübergehende Übelkeit usw. Die bekannten Nebenwirkungen von Mikronährstoffen werden in diesem Buch auch beschrieben (Kapitel »Die Nährstoff-Supplemente«, Seite 87). Nutzen und Risiko sind dabei stets abzuwägen.

Geprägt von den Erfahrungen mit Tabletten und Kapseln aus dem normalen medizinischen Alltag, haben viele Konsumenten gegenüber Tabletten und Kapseln, die Vitamine, Mineralstoffe und Spurenelemente enthalten, Vorbehalte hinsichtlich möglicher Nebenwirkungen. Es ist allerdings wichtig zu wissen, dass Tabletten und Kapseln nicht »von Haus aus schädlich« sind. Nicht die Darreichungsform, sondern die enthaltenen Wirkstoffe entscheiden über die Wirkungen und Nebenwirkungen.

Welche Fragen sollte man vorab klären?

Ein bestehender Nährstoffmangel kann in der Regel nicht allein mit der täglichen Nahrung kompensiert werden, weil die Nährstoff-Konzentration in den Lebensmitteln zu gering ist. Zudem würden einseitige Ernährungsempfehlungen (z.B. eine Austern-Diät bei Zinkmangel) neue Nährstoff-Ungleichgewichte hervorrufen. Selbstverständlich sollten jedoch stets parallel zur Nährstoffergänzung etwaige Fehler in der Ernährung oder andere äußere Einflussfaktoren korrigiert werden, die zum Mangel geführt haben könnten.

Vor jeder Mikronährstoff-Empfehlung sollte man sich die Frage stellen:

Welches Ziel will ich erreichen?

- Geht es um eine Prävention, um die Korrektur eines Mangels oder um einen begleitenden therapeutischen Einsatz?
- Welches Krankheitsbild will ich behandeln?

Wie erreiche ich das Ziel?

- **Welche Mikronährstoffe** stehen nach dem Stand der Wissenschaft im Vordergrund?
- **Welche Dosierung** führt bei dieser Problemstellung zum Erfolg?
- **Wie lange** muss supplementiert werden, um zu signifikanten Resultaten zu kommen?
- Welche Laboranalysen stehen ggf. für eine Statuskontrolle zur Verfügung? In diesem Buch werden im Kapitel »Prävention und Therapie« bei jedem Krankheitsbild sinnvolle Laboranalysen vorgeschlagen.

Die Wirkung von Mikronährstoffen ist gut belegt

Die Erfolge einer Prävention oder Therapie mit Mikronährstoffen sind gut – insbesondere, wenn sie möglichst dem individuellen Bedarf angepasst wird. Ein Nachteil ist, dass man Mikronährstoffpräparate meist selbst bezahlen muss.

Es gibt keine einfache Regel dafür, wie lange ein Mikronährstoffpräparat eingenommen werden sollte. Bei langfristig gesteckten, präventiven Zielen (z.B. gutes Gedächtnis im Alter) oder bei therapeutischem Einsatz bei chronisch degenerativen Erkrankungen muss die Supplementierung (zusammen mit allem, was man als »Lebensstil« bezeichnet) langfristig über Jahre gehen. Um mit Mikronährstoffen (z.B. mit Vitamin C oder Multivitamin-Präparaten) signifikante immunologische Verbesserungen zu erreichen, sind gemäß der Literatur wenigstens einige Monate erforderlich. Bei akuten, akzentuierten Einsätzen von Mikronährstoffen (z.B. bei akuten Erkältungskrankheiten oder Fieberblasen [Herpes simplex labialis]) tritt die Wirkung (v.a. L-Lysin) sofort – innerhalb von wenigen Tagen – ein.

Bei einem durchschnittlichen Mangelzustand wird es einige Wochen bis Monate dauern, bis die leeren Pools wieder aufgefüllt sind. Bei chronischen Belastungen mit toxischen Substanzen kann deren Eliminierung mit einer gezielten Gabe von Mikronährstoffen Monate bis Jahre dauern. Die Dauer der Zufuhr hängt also nicht nur von der Zielsetzung, sondern auch immer von den entsprechenden Begleitumständen (Resorptionsfähigkeit, Entgiftungskapazitäten, Ursache entdeckt und behoben? usw.) ab.

Zu welchem Zeitpunkt sollen die Nährstoffe genommen werden?

Bei der Beschreibung der Nährstoff-Supplemente sowie bei der Besprechung der einzelnen Krankheiten finden Sie ausführliche Empfehlungen zur optimalen Einnahmezeit und Einnahmeart der einzelnen Nährstoffe. Allerdings halten wir es für wichtiger, dass ein Patient bei langfristiger Supplementation von Nährstoffen die Einnahme seinem Tagesablauf anpasst, auch wenn so manchmal einige Prozent Bioverfügbarkeit verloren gehen. Denn es kommt auch auf seine regelmäßige Mitarbeit (Compliance) an.

Keine Kompromisse sollte man bei fettlöslichen Vitaminen und anderen fettlöslichen Verbindungen (z. B. Fettsäuren) eingehen. Diese Präparate müssen, damit sie gut verwertet werden, während oder nach einer normal fetthaltigen Mahlzeit genommen werden.

Man sollte auch nicht Mineralstoffe und Spurenelemente zusammen mit Kaffee oder anderen gerbstoffhaltigen Getränken (Schwarztee, Grüntee) einnehmen oder mit phytathaltigen Getreideflocken, z. B. frischen Haferflocken. Dies kann die Verwertbarkeit von Mineralstoffen und Spurenelementen stark beeinträchtigen. Ein zeitlicher Abstand von wenigstens 2 Stunden ist hilfreich.

Literatur

Biesalski HK et al. Multivitamin/mineral supplements: rationale and safety – a systematic review. Nutrition 2017;33:76–82.

EFSA (European Food Safety Authority), online-Zugriff auf die aktuellen Empfehlungen der Nährstoffaufnahme-Referenzwerte DRV (AI, AR, PRI, UL): www.efsa.europa.eu/de/topics/topic/dietary-reference-values (Zugriff 10/2022)

National Institute of Health (NIH), USA, online Zugriff auf die aktuellen Empfehlungen DRI (RDA, AI, UL): ods.od.nih.gov/HealthInformation/Dietary_Reference_Intakes.aspx (Zugriff 10/2022)

Hinweise zu den Zufuhrempfehlungen bei den einzelnen Nährstoffen

In diesem Buch werden – wo immer möglich – konkrete Angaben zu den Dosierungen und zur Zeitdauer der Einnahme gemacht. Diese Angaben halten sich an die in den vorliegenden Studien gemachten Erfahrungen. Wenn einzelne Dosierungsangaben im Kapitel »Die Nährstoff-Supplemente« fehlen, wird empfohlen, diese im Kapitel »Prävention und Therapie« in der jeweiligen Tabelle »Nährstoff-Empfehlungen« bei der betroffenen Anwendung bzw. Krankheitsbild nachzuschlagen.

Wird bei einer Dosierungsempfehlung auf den Laborstatus verwiesen, können bei Fehlen eines solchen die Angaben bei den Zufuhrempfehlungen in den einzelnen Nährstoff-Kapiteln konsultiert werden.

Im folgenden Kapitel werden bei den einzelnen Nährstoffen tabellarisch Zufuhrempfehlungen gemacht. Dabei werden folgende Abkürzungen verwendet:

- EFSA: European Food Safety Authority, Europäische Lebensmittel-Sicherheitsbehörde
- IOM: Institute of Medicine, USA
- UL: Tolerable Upper Intake Level. Der UL beschreibt die maximale tägliche Gesamtzufuhrmenge eines Nährstoffs, bei der für eine gesunde Bevölkerungsgruppe auch bei langfristiger Einnahme keine unerwünschten Nebenwirkungen erwartet werden.

Vitamine

Vitamine werden nach ihren chemischen Eigenschaften in fettlösliche sowie wasserlösliche Vitamine eingeteilt. Zu den fettlöslichen Vitaminen werden die Vitamine A, D, E und K gezählt. Zu den wasserlöslichen Vitaminen gehören Vitamin C sowie die B-Vitamine. Wir behandeln zunächst die fettlöslichen Vitamine.

Vitamin A

Unter dem Begriff »Vitamin A« werden verschiedene organische Verbindungen mit einer Vitamin-A-Wirkung zusammengefasst: Retinol und die aktiven Metaboliten Retinal und Retinsäure. Vitamin A (in Form von Retinol) kommt nur in tierischen Lebensmitteln wie Milch, Fleisch und Eiern vor und ist darin an Fett gebunden. So kommt Retinol zum Beispiel vorwiegend im Rahm der Milch vor, sodass Vitamin A verloren geht, wenn die Milch teilentrahmt ist. Magermilch enthält daher nur wenig Vitamin A.

Bei der Aufnahme über den Magen-Darm-Trakt wird Retinol vom Fett abgespalten, ca. 70% davon werden in der Leber als Retinylester gespeichert. Ein Zinkmangel und übermäßiger Alkoholkonsum können die Vitamin-A-Aufnahme beeinträchtigen. Bei Bedarf kann der Leberspeicher mobilisiert werden. Das freigesetzte Retinol wird dann in die Blutbahn abgegeben, wo es an ein Transportprotein, das Retinol-Bindungsprotein (RBP), welches in der Leber synthetisiert wird, gebunden wird.

Das Retinol-Bindungsprotein ist zinkabhängig. Störungen des Zinkstoffwechsels haben zur Folge, dass Vitamin A nicht ausreichend aus der Leber freigesetzt werden kann. Störungen des Vitamin-A-Haushaltes beruhen oft auf Zinkdefiziten. Zudem können hohe Mengen an Corticosteroiden die Vitamin-A-Speicher in der Leber entleeren.

Die pflanzlichen Vorstufen von Vitamin A nennt man Carotinoide. Gewisse Carotinoide, wie α-, β-Carotin und Lutein usw., kann der Körper bei Bedarf in Vitamin A umwandeln oder als Antioxidanzien verwenden. Besitzt das Carotinoid allerdings in seiner chemischen Struktur einen sogenannten offenen Ionon-Ring, wie beispielsweise das Lycopin, so ist keine Umwandlung in Vitamin A möglich. Man weiß mittlerweile, dass aufgrund von unterschiedlichen genetischen Voraussetzungen (sog. Polymorphismen) nicht alle Menschen Carotinoide gleich gut in Vitamin A umwandeln können. Dasselbe gilt für Diabetiker, Menschen mit einer Schilddrüsenunterfunktion oder mit einem Down-Syndrom (Trisomie 21). Mit 15 mg β-Carotin kann man normalerweise den täglichen Bedarf an Vitamin A decken.

ß-Carotin und andere Carotinoide → Enzyme → Vitamin A

Aufgrund genetischer Unterschiede können nicht alle Menschen die Carotinoide gleich gut enzymatisch in Vitamin A umwandeln.

Es gibt verschiedene Möglichkeiten, die Menge an Vitamin A in Lebensmitteln und Supplementen anzugeben: in Internationalen Einheiten (IE), in mg bzw. µg Retinol oder Carotin oder mit dem Retinol-Aktivitätsvergleichswert (Retinolaktivitätsäquivalent = RAE): 3,33 IE Vitamin A = 1 µg Vitamin A (Retinol) = 12 µg all-trans-β-Carotin = 24 µg andere Provitamin A-Carotinoide = 1 µg Retinolaktivitätsäquivalent (RAE).

Funktionen

Augen, Sehfunktion: Vitamin A spielt im Auge die zentrale Rolle bei der Umwandlung von Licht in Nervenimpulse, die das Gehirn dann verarbeitet. Die Pigmentmoleküle der Netzhaut (»Sehpurpur«) enthalten viel Retinal. Wenn Licht ins Auge dringt, nimmt das Retinalmolekül die Energie auf und verändert seine Struktur. Dadurch wird der Nervenimpuls ausgelöst, der zum Gehirn geleitet wird. Während dieses Prozesses wird das Retinalmolekül aufgebrochen. Jeder Lichtstrahl, der das Auge trifft, verzehrt etwas von einem »Sehpurpur«, das zu seiner Regeneration wieder Vitamin A benötigt. Schon bei einem geringen Mangel an Vitamin A kann man bei Tag zwar noch normal sehen, hat aber nachts zunehmend Mühe, sich rasch an die Dunkelheit zu gewöhnen. Das Licht von entgegenkommenden Autos blendet zum Beispiel stärker als bei ausreichender Vitamin-A-Versorgung. Bei größerem Vitamin-A-Mangel können die Augen rasch ermüden und man sieht bei Nacht so schlecht, dass man nicht mehr Auto fahren kann. Sehr helles Licht und Dämmerlicht erfordern viel mehr Vitamin A als normales Tageslicht.

Bauchspeicheldrüse (Pankreas): Ausreichend hohe pankreatische Vitamin-A-Spiegel sind wichtig für die Funktion der Inselzellen und eine normale Glukosekontrolle durch die Bauchspeicheldrüse.

Blutbildung: Vitamin A agiert beim Aufbau von neuen roten Blutkörperchen (Erythrozyten) synergistisch mit Eisen. Es ist ein Cofaktor bei der Hämoglobinsynthese.

Proteinstoffwechsel: Vitamin A ist ein Cofaktor bei der Synthese von Protein und im Fettstoffwechsel in der Leber. Eine proteinreiche Nahrung kann zu Vitamin-A-Mangel führen. Da in Stresssituationen der Proteinbedarf steigt, erhöht sich automatisch auch der Bedarf an Vitamin A. Folglich ist der Vitamin-A-Bedarf bei schweren Krankheiten, wie zum Beispiel bei rheumatischer Arthritis, AIDS oder Krebs, erhöht.

Fertilität: Vitamin A wird für die körpereigene Synthese der Geschlechtshormone Testosteron und Östrogen benötigt. Die richtige Menge und Form der Spermien beim Mann sind u. a. von einem optimalen Vitamin-A-Haushalt abhängig. Bei Frauen wird Vitamin-A-Mangel mit Unfruchtbarkeit und Fehlgeburten in Zusammenhang gebracht.

Haut und Schleimhaut, Zellwachstum, Zelldifferenzierung: Vitamin A ist für eine intakte Haut und Schleimhaut wichtig. Es erhöht die Kollagenbildung und die Quervernetzung von neu gebildetem Kollagen. Vitamin

A ist auch für die Wundheilung und für Reparaturprozesse der Haut von Bedeutung. Es stimuliert das epitheliale Wachstum, die Fibroblasten und das Granulationsgewebe. Vitamin A ermöglicht eine normale Struktur der Haut und der Gewebe des Atem-, Verdauungs-, Harn- und Genitaltraktes. Vitamin A antagonisiert die hemmende Wirkung von Glukokortikoiden auf die Zellmembranen.

Immunsystem: Vitamin A ist mitverantwortlich für die Intaktheit von Haut und Schleimhaut, die eine wirkungsvolle Barriere gegenüber Bakterien, Viren und Parasiten bilden, und trägt so zu einem guten Immunsystem bei. β-Carotin und Vitamin A fördern die Produktion von Antikörpern und erhöhen die Zahl und die Wirksamkeit der weißen Blutkörperchen (Leukozyten) gegen Infektionen.

Insulin: Vitamin A ist über die Kalziumhomöostase in der Zelle an der Sekretion des Insulins beteiligt.

Knochen: Vitamin A ist am Aufbau von Knochen und an der Osteoblastendifferenzierung beteiligt und wird besonders während des Wachstums und beim Heilungsprozess von Knochenbrüchen benötigt.

Nervensystem: Vitamin A erhält gesunde Nervenzellen im Gehirn, im Rückenmark und in den peripheren Nervenbahnen.

Schilddrüse: Vitamin A ist ein Cofaktor für die Schilddrüsenhormonsynthese.

Wachstum, Entwicklung, Zelldifferenzierung (Retinsäure): Vitamin A unterstützt und reguliert das Wachstum und die Entwicklung von Zellen und ist am Aufbau von vielen Geweben und Strukturen im Körper (z. B. Augen, Schleimhaut, Haut, Haare, Lymphgefäße, Geschlechtszellen, Neuralrohr, Zähne und Knochen) mitbeteiligt. Kinder mit ausgeprägtem Vitamin-A-Mangel können Wachstums- und Entwicklungsstörungen zeigen.

Vorkommen in der Nahrung

Vitamin-A-reiche Nahrungsmittel	Menge	IE Vitamin A
Rinderleber	100 g	30000
Lebertran	10 g	9000
Eier	1 mittelgroßes	400
Butter	10 g	200
Vollmilch	0,1 l	100
Nahrungsmittel, die reich an β-Carotin (oder anderen Carotinoiden) sind	**Menge**	**IE Vitamin A**
süße Kartoffeln	1 große	10000
Karotten	1 große	9200
Honigmelonen	½	2550
Spinat	100 g	2250
Aprikosen	3	1100
Pfirsiche	1 großer	660

Störungen des Vitamin-A-Haushalts: mögliche Ursachen

Alkoholkonsum: Regelmäßiger (mäßiger oder hoher) Konsum von Alkohol beeinträchtigt die Aufnahme, Speicherung und Mobilisierung von Vitamin A.

Computer, Fernsehen, Lesen und Schreiben auf weißem Papier: Erhöhen den Vitamin-A-Bedarf.

Magen-Darm-Erkrankungen: Chronisch-entzündliche Magen-Darm-Erkrankungen sowie chronische Durchfälle führen bei Kleinkindern zu einem starken Vitamin-A-Verlust. Dies wird vor allem in Entwicklungsländern beobachtet.

Enzymaktivität: Aufgrund von genetischen Unterschieden (Polymorphismen) kann die Aktivität des Enzyms Dioxygenase reduziert sein. Dieses Enzym sorgt dafür, dass aus gewissen Carotinoiden Vitamin A gebildet wird.

Fettresorptionsstörungen, Leber-Galle-Erkrankungen: Bei Problemen mit der Leber, der Bauchspeicheldrüse oder der Gallenblase werden Fette und fettlösliche Vitamine eher schlecht verwertet (z. B. auch bei der zystischen Fibrose).

Medikamente: Die Einnahme gewisser Medikamente (z. B. Orlistat, Cholesterinsenker, Abführmittel) verschlechtert den Vitamin-A-Status, denn diese verringern die Aufnahme von Vitamin A bzw. erhöhen dessen Ausscheidung. Hohe Mengen an Corticosteroiden können die Vitamin-A-Speicher in der Leber entleeren.

Rauchen: Das Zigarettenrauchen oder ständige Einatmen von verschmutzter Luft erhöht den Vitamin-A-Bedarf. Das im Tabakrauch enthaltene Schwermetall Cadmium kann den Abbau von Vitamin A beschleunigen.

Sonnenlicht, UV-Exposition: Setzt man sich wiederholt und ausgedehnt hellem Sonnenlicht aus (Meer, Schnee), wird besonders bei hellhäutigen Personen β-Carotin und Retinol im Auge und in der Haut abgebaut, wodurch ein Vitamin-A-Mangel entstehen kann.

Stress, Infekte, Entzündungen, Operationen, Verletzungen, Verbrennungen: Die oben genannten Stresssituationen können zu niedrigen Spiegeln von Vitamin A sowie von retinolbindendem Protein (RBP) führen.

Zinkstoffwechsel, gestörter: Störungen des Zinkstoffwechsels haben zur Folge, dass Vitamin A nicht ausreichend aus der Leber freigesetzt werden kann.

Zufuhrmangel: Eine unzureichende Vitamin-A-Versorgung ist ein weit verbreitetes Problem in Entwicklungsländern. Risikogruppen für einen Vitamin-A-Mangel sind Senioren, Vegetarier, Veganer, Schwangere und Stillende sowie Kinder mit häufigen Infektionen. Diese Kinder besitzen nur geringe körpereigene Speicher und haben wegen ihres Wachstums einen erhöhten Bedarf.

Störungen des Vitamin-A-Haushalts: mögliche Folgen

- Asthma: Niedrigere Vitamin-A-Spiegel korrelieren mit der Schwere der Symptome.
- Augen: trockene, rote Augen, schlechtes Sehen bei Nacht, Verlust der Sehkraft, Xerophthalmie (Bitot-Flecke)

- Eisenstoffwechsel: Ein Vitamin-A-Mangel kann eine durch einen Eisenmangel hervorgerufene Blutarmut verschlechtern.
- Ermüdung
- Fertilitätsstörungen (Mann und Frau), Fehlgeburten
- Geruchssinn, Tastsinn und Appetit verringert
- Haare: trocken
- Haut: Hyperkeratose (Verdickung der Hornschicht der Haut) mit eingeschränkter Schweiß- und Talgdrüsensekretion; erhöhtes Hautkrebsrisiko
- Infektanfälligkeit: erhöht, auch das Risiko für Autoimmunerkrankungen ist erhöht; schon leichter Vitamin-A-Mangel erhöht das Risiko für eine Infektion um das 2- bis 3-Fache.
- kognitive Störungen (negative Beeinflussung der synaptischen Plastizität)
- koronare Herzerkrankungen, erhöhtes Risiko
- Nägel: spröde
- Nierensteine, erhöhtes Risiko, zurückzuführen auf erhöhte Kalziumausscheidung
- Schilddrüse: reduzierte Jodaufnahme, verminderte Schilddrüsenhormonsynthese, Hypertrophie der Schilddrüse
- Wachstumsstörungen bei Kindern
- Wundheilungsstörungen

Anwendungsgebiete

Augenkrankheiten: Vitamin A kann Nachtblindheit, verschwommene Sicht und Augenentzündungen (Konjunktivitis) verbessern. Behandlung der Xerophthalmie (v.a. in Entwicklungsländern).

Eisenmangelanämie: Bei erniedrigtem Vitamin-A-Spiegel kann eine alleinige Vitamin-A-Supplementierung das Anämierisiko um ca. 26% reduzieren. Dabei werden der Ferritinspiegel und die Hämoglobin-Konzentration gesteigert. Eine kombinierte Gabe von Eisen und Vitamin A scheint wirksamer zu sein als Eisen allein.

Gastrointestinale Erkrankungen: Vitamin A ist wichtig für die Magenschleimhautbildung und schützt dadurch die Magenzellwände vor den sauren Magensäften. Eine orale Vitamin-A-Supplementierung (25 000 IE während 2 Monaten) kann bei Colitis ulcerosa Heilungsprozesse an der Darmschleimhaut verbessern.

Haut- und Kopfhauterkrankungen: Entzündungen von Haut und Schleimhaut, trockene Haut, Schuppen, vorzeitiges Altern der Haut, Ekzeme, Akne, Schuppenflechte, trockenes, brüchiges Haar.

Zufuhrempfehlungen

Empfohlene tägliche Vitamin-A-Zufuhr (mg RE/IE)

	Nutritive Empfehlungen EFSA	UL (Tolerable Upper Intake Level)		therapeutischer Dosierungsbereich
		EFSA (Europa)	IOM (USA)	
Männer	0,75 mg RE*/2500 IE	3 mg RE*/10 000 IE	3 mg RE*/10 000 IE	3–30 mg RE*/ 10 000–100 000 IE
Frauen*	0,65 mg RE*/2166 IE			

* mit Ausnahme von schwangeren und stillenden Frauen
Frauen mit Kinderwunsch und Schwangere (in den ersten drei Monaten) sollten ihre tägliche Gesamtzufuhr auf 10 000 IE/Tag beschränken.
* RE = Retinol Equivalent. 1 Retinoläquivalent = 1 µg Retinol sowie 12 µg Beta-Carotin bzw. 24 µg anderer Provitamin-A-Carotinoide. 1 mg RE = 3333 IE Retinol.

Immunsystem, Infekte, Impfungen: Die Dauer der Infektion wird verkürzt und der Verlauf gemildert. In Entwicklungsländern wird Vitamin A zur Behandlung von Masern eingesetzt. An zwei aufeinanderfolgenden Tagen werden altersabhängig jeweils 100 000–200 000 IE Vitamin A gegeben. Dies kann die Mortalität um 50 % verringern.

Vitamin A moduliert eine normale Immunantwort – auch bei Autoimmunerkrankungen – und sollte bei diesen Anwendungen begleitend mitberücksichtigt werden. Vitamin A verbessert auch die Immunantwort (T-Zell-Antwort) nach einer Impfung.

Kardiovaskuläre Erkrankungen: Ein Vitamin-A-Mangel wird mit vermehrter Arteriosklerose in Zusammenhang gebracht. Eine optimale Vitamin-A-Zufuhr kann das Schlaganfall- und Herzinfarktrisiko herabsetzen.

Schutz vor Umweltgiften, Strahlungen und krebserregenden Stoffen: Carotinoide und Vitamin A sind wichtige physiologische, krebsprotektive Substanzen, besonders für die Haut und die Schleimhaut. Eine ausreichende Zufuhr von Vitamin A über die Ernährung vermindert evtl. das Risiko von Brust-, Gebärmutter-, Zervix-, Lungen-, Blasen-, Prostata-, Kehlkopf-, Speiseröhren- und Magenkrebs.

Wundheilung: Begleitende orale Vitamin-A-Gabe zur Wundheilung bei nachgewiesenem Vitamin-A-Mangel, bei Patienten unter länger dauernder Glukokortikoid-Therapie, bei diabetischen Wunden, bei Hautschädigungen nach Bestrahlungen, bei Patienten mit Frakturen, Verbrennungen – stets unter Kontrolle des Vitamin-A-Status.

Überdosierung

Der Körper absorbiert und speichert Vitamin A aus Lebensmitteln sogar, wenn der Bedarf vollständig gedeckt ist. Chronische Vergiftungen sind aber nur dann ein Problem, wenn hohe Tagesdosen von mehr als 50 000–100 000 IE über eine längere Zeit eingenommen werden. Anzeichen für toxische Reaktionen auf Vitamin A:

- erhöhter Kalziumgehalt des Blutes (Hyperkalzämie)

Vitamin A in der Schwangerschaft und bei Kinderwunsch

Vitamin A ist in den ersten drei Monaten einer Schwangerschaft teratogen (kann beim Kind Fehlbildungen bewirken). Deshalb sollte die tägliche Vitamin-A-Zufuhr durch Supplementierung und Ernährung (Schwangere sollten in den ersten 3 Schwangerschaftsmonaten keine Leber essen) in dieser Phase – auch bei Kinderwunsch – 10 000 IE nicht überschreiten. Carotinoide sind nicht teratogen.
Eine ausreichende Versorgung mit Vitamin A (auch z. B. durch Beta-Carotin) ist in der Schwangerschaft allerdings wichtig für die gesunde Entwicklung des Kindes (Organe, Skelett, Augen, Immunsystem usw.) wie auch für die Mutter (erhöhter Bedarf). Ein Vitamin-A-Mangel kann zu Schwangerschaftskomplikationen führen, sodass in dieser Phase eine kontrollierte Vitamin-A-Zufuhr im Bereich von 2000–5000 IE gewährleistet sein muss.

- Haarausfall, trockene Haut und trockene Lippen, Erytheme
- Kopfschmerzen und verschleierte Sicht
- schmerzende Knochen und geschwollene Gelenke, erhöhtes Knochenfrakturrisiko
- Schwindel, Erbrechen und Durchfall
- Vergrößerung von Leber und Milz
- verringerte Schilddrüsentätigkeit

Retinoide (synthetische Vitamin-A-Säure-Derivate z. B. zur Aknebehandlung) erhöhen das Risiko einer Hypervitaminose A, wenn sie in Kombination mit Vitamin-A-Supplementen genommen werden.

Literatur

Allen S et al. Association between antioxidant vitamins and asthma outcome measures: systematic review and meta-analysis. Thorax 2009;64:610–619.

Bastos Maia S et al. Vitamin A and pregnancy: a narrative review. Nutrients. 2019;11:681.

Da Cunha MSB et al. Effect of vitamin A supplementation on iron status in humans: A systematic review and meta-analysis. Crit Rev Food Sci Nutr. 2019;59:1767–1781.

Lewis MJ. Alcoholism and nutrition: a review of vitamin supplementation and treatment. Curr Opin Clin Nutr Metabol Care. 2020;23(2):138–144.

Lien EL et al. Nutritional influences on visual development and function. Prog Retin Eye Res 2011;30:188–203.

Linday LA. Cod liver oil, young children, and upper respiratory tract infections. J Am Coll Nutr. 2010;29:559–562.

Ross AC et al. Our current dietary reference intakes for vitamin A – now 20 years old. Develop Nutr. 2020;4(10):nzaa096.

Roy S et al. Vitamin A and the Immune System. In: Mahmoudi M., Rezaei N. (eds) Nutrition and Immunity. 2019;53–73. Springer, Cham.

Shirazi KM et al. Vitamin A supplementation decreases disease activity index in patients with ulcerative colitis: A randomized controlled clinical trial. Compl Ther Med. 2018;41 215–219.

Yee, MMF et al. Vitamin A and bone health: a review on current evidence. Molecules 2021;26:1757.

Zinder R et al. Vitamin A and wound healing. Nutr Clin Pract. 2019;34(6):839–849.

Vitamin D

Vitamin D ist im eigentlichen Sinne kein typisches Vitamin, das über die Nahrung aufgenommen werden muss. Es ist das einzige Vitamin, bei dem die biologisch aktive Form ein Hormon ist. Vitamin D_3, Cholecalciferol genannt, ist die Vitamin-D-Form, die durch Sonneneinstrahlung in unserer Haut aus einer Cholesterinverbindung (7-Dehydro-Cholesterol) synthetisiert wird. Für die Synthese einer ausreichenden Menge an Vitamin D genügte bei den meisten Menschen im Sommer (nicht jedoch im Winterhalbjahr) die Besonnung von Händen, Gesicht und Armen während 10–15 Minuten an mehreren Tagen der Woche. Die Aktivierung von Vitamin D zu 25-OH-Vitamin D erfolgt in der Leber, die weitere Umwandlung in das 1,25-$(OH)_2$-Vitamin D (Calcitriol), die biologisch aktive Form, geschieht in den Nieren.

Eine weitere Form ist das Vitamin D_2, auch Ergocalciferol genannt, das in Pflanzen und bestimmten Pilzen gebildet wird. Mehrere Studien haben gezeigt, dass Vitamin D_3 für den Menschen besser bioverfügbar und wirksam ist; verglichen mit Vitamin D_2 führt es zu fast doppelt so hohen Serumspiegeln von 25-OH-Vitamin D.

Funktionen

Autophagie und Apoptose: Vitamin D fördert die Autophagie (Seite 408) und die Apoptose (kontrollierter, durch Gene gesteuerter Zelltod). Über diese Prozesse eliminiert der Stoffwechsel überflüssige, beschädigte oder gealterte Zellen, Zellbestandteile und Zellorganellen. Das optimale Funktionieren dieser Prozesse ist für die Gesundheit und Langlebigkeit von großer Bedeutung.

DNA: Vitamin D ist wichtig für DNA-Reparaturprozesse.

Genetik, Genregulation, Polymorphismen, Zellentwicklung: Die Wirkung des aktiven Vitamin D (1,25-$(OH)_2$-Vitamin D, Calcitriol) erfolgt über Vitamin-D-Rezeptoren. Diese können beinahe in allen Zellen gefunden werden, was die hohe Wichtigkeit von Vitamin D im Stoffwechsel verdeutlicht. Die Vitamin-D-Rezeptoren regulieren als Transkriptionsfaktoren nicht weniger als 3% der Gene im menschlichen Genom. Dies ist wichtig für die Regulation der Bildung von Proteinen, Enzymen und Botenstoffen im Körper. Vitamin D ist auch an der Entwicklung von Zellen in den verschiedensten Geweben, an der Zelldifferenzierung und an der gesunden Zellreifung beteiligt. Vitamin D hemmt die Telomeraseaktivität und sorgt damit für eine Verlangsamung der Verkürzung der Telomere (Chromosomen-Enden, Marker für die Zellalterung).

Beim Menschen sind zahlreiche genetische Polymorphismen des Vitamin-D-Rezeptors bekannt – auch innerhalb einzelner ethnischer Gruppen. Diese Unterschiede gehen mit unterschiedlichen Risiken für verschiedene Krankheiten (z.B. Osteoporose, Autoimmunerkrankungen [z.B. Typ-1-Diabetes], Schilddrüsenüberfunktion, Alzheimer-Krankheit, Morbus Behçet, Harnsteinrisiko und viele andere mehr) einher. Daneben sind aber auch individuell unterschiedliche Wirkungen einer Vitamin-D-Gabe bei Menschen verschiedener ethnischer Herkunft bekannt. Daher ist es in den meisten Fällen sinnvoll, eine Vitamin-D-Prophylaxe oder -Therapie möglichst individuell – auch unter Kontrolle des Vitamin-D-Laborstatus – anzugehen.

Gefäße: Vitamin D trägt zum Endothelschutz (Gefäßinnenwand) bei.

Haut: Differenzierung und Reifung der Hautzellen.

Immunsystem, Entzündungen, Autoimmunreaktionen: Vitamin D hat eine außerordentlich hohe Bedeutung für die Modulation des Immunsystems. Vitamin D hemmt die Bildung von TNF-α. Dies ist ein Signalstoff des Immunsystems (Zytokin), der an vielen Entzündungsprozessen beteiligt ist. Vitamin D reduziert auch klassische Entzündungsparameter wie C-reaktives Protein (CRP), Interleukin-6 (IL-6) sowie NF-κB und wird für die Bildung der natürlichen Killerzellen (nK-Zellen) benötigt. Vitamin D trägt zur Regulation der Antigen-Präsentation durch die Zelle bei. Als Immunmodulator fördert Vitamin D eine ausreichende Immunantwort, hemmt aber auch Reaktionen des Immunsystems auf körpereigene Strukturen (Autoimmunreaktionen). Dabei hemmt Vitamin D u.a. das Zytokin IL-17 A, das bei Autoimmunreaktionen übermäßig gebildet wird.

Insulin: Vitamin D trägt zur Insulinsekretion bei.

Kalziumhaushalt, Knochen und Zähne: Zusammen mit dem Parathormon reguliert Vitamin D (als Calcitriol) den Kalziumhaushalt. Vitamin D ist unentbehrlich für den normalen Knochenaufbau. Es steuert und fördert die Aufnahme von Kalzium aus der Nahrung und erhöht die Menge des im Körper gespeicherten Kalziums. Es vermehrt auch die Ablagerung von Mineralien in den Knochen. Vitamin D beeinflusst die Bildung der Zähne und die Mineraleinlagerung in den Zähnen in analoger Weise. Ein Mangel äußert sich in einer Mobilisierung von Kalzium aus dem Knochen sowie einem dünnen, unregelmäßigen, schlecht ausgebildeten Zahnschmelz, der anfällig für Karies ist.

Muskulatur: Vitamin D beeinflusst die Kalziumaufnahme in die Muskelzellen und damit auch die Muskelkontraktion.

Myelin: Vitamin D besitzt eine wichtige Funktion für die Reparatur des Myelins. Dabei scheint das Vitamin-D-Rezeptorprotein an das sogenannte – auch in die Myelinbildung involvierte – RXR-gamma-Rezeptorprotein zu koppeln. Man hat beobachtet, dass sich die Produktion von Myelin-bildenden Zellen um 80% erhöht, wenn man Vitamin D zu Stammzellen gibt.

Nervenstoffwechsel: Vitamin D scheint die Nervenreizübertragung und die Plastizität an den Synapsen zu beeinflussen. Es besitzt eine neurotrophe und neuroprotektive Funktion.

Vorkommen in der Nahrung

Nahrungsmittel	Menge	µg Vitamin D
Lachs	100 g	16,0
Thunfisch	100 g	5,0
Hühnerei	1 mittelgroßes	1,0
Kalbsleber	100 g	1,0

Störungen des Vitamin-D-Haushalts: mögliche Ursachen

Vitamin-D-Mängel und Störungen des Vitamin-D-Haushaltes kommen bei der Mehrheit der gesunden Bevölkerung vor. Dabei spielt aber die Vitamin-D-Zufuhr über die Nahrung nur eine untergeordnete Rolle, sodass es kaum möglich ist, den Tagesbedarf über die Ernährung zu decken.

Alter: Ältere Menschen, die ans Haus oder an ein Pflegeheim gebunden und ungenügend mit Nährstoffen und Sonnenlicht versorgt sind, sind einem erhöhten Risiko für einen Vitamin-D-Mangel ausgesetzt. Im Alter ist die Bildung von Vitamin D in der Haut zudem deutlich weniger effizient und die Nieren älterer Menschen verlieren immer mehr ihre Fähigkeit, Vitamin D in seine aktive Form umzuwandeln.

Jahreszeiten und Breitengrad, Sonnenschutzmittel: Da die Sonnenintensität und die Dauer der Sonneneinstrahlung in den nördlicheren Breiten im Winterhalbjahr reduziert sind, besteht ein hohes Risiko für die Entwicklung eines Vitamin-D-Mangels. Die Halbwertszeit für 25(OH)-Vitamin D beträgt ca. 2–3 Wochen. Dies bedeutet, dass die Vitamin-D-Blutspiegel ab Oktober innerhalb von 1–2 Monaten meist unter die noch wünschenswerten 75 nmol/l fallen.

Sonnenschutzmittel mit einem Schutzfaktor > 8 reduzieren die Synthese von Vitamin D in der Haut. Bevor im Sommerhalbjahr Sonnenschutzmittel auf die Haut aufgetragen werden, sollte daher der Haut 15–20 Minuten Zeit für eine Sonnenexposition gegeben werden (Ausnahme bei empfindlicher Haut – z.B. hellhäutige Personen). Während dieser Zeit kann dann Vitamin D in der Haut gebildet werden. Danach ist es richtig und wichtig, die Haut entsprechend den Empfehlungen der Dermatologen zu schützen.

Lebensstil: Unsere Gewohnheiten bringen es häufig mit sich, dass wir uns zu wenig an der frischen Luft aufhalten und somit die Haut zu wenig der UV-Bestrahlung aussetzen.

Leber- und Nierenleiden: Bei Menschen mit Störungen der Leberfunktion und bei Nierenerkrankungen ist die Umwandlung von Vitamin D in seine aktive Formen 25(OH)-D und Calcitriol (1,25$(OH)_2$-Vitamin D) beeinträchtigt.

Magnesiummangel: Bei der Aktivierung von Vitamin D in der Leber und in den Nieren zum 25(OH)-D und zum 1,25$(OH)_2$-D spielen magnesiumabhängige Hydroxylasen eine zentrale Rolle. Bei einem Magnesiummangel sind diese Enzyme nicht ausreichend aktiv. Eine Vitamin-D_3-Supplementierung führt dann oft nicht zu den erwarteten Verbesserungen des 25(OH)-D-Laborstatus.

Medikamente: Diverse Arzneimittel führen zu einem erhöhten Bedarf bzw. zu einem Mangel an Vitamin D. Dazu gehören systemisch applizierte Corticosteroide, Antiepileptika, hochaktive antiretrovirale Therapie beim HIV-Patienten, Immunsuppressiva und Fettresorptionshemmer (z. B. Orlistat).

Polymorphismen (Neugeborene, Erwachsene): Ein Vitamin-D-Rezeptor-Polymorphismus kann bereits bei Neugeborenen für ein erhöhtes Risiko für Erkrankungen im Erwachsenenalter prädisponieren: dazu gehören Herz-Kreislauf-Erkrankungen, Diabetes, Autoimmunerkrankungen (2-faches Risiko, siehe »Besondere Hinweise« [Seite 110]: Coimbra-Protokoll), Schilddrüsenüberfunktion, Osteoporose, Alzheimer-Krankheit, Schizophrenien, Krebserkrankungen usw.

Magnesiummangel und toxische Metalle (Aluminium, Schwermetalle) hemmen die Aktivierung und somit den Stoffwechsel von Vitamin D.

Schwermetall-Belastungen, Aluminium-Belastungen: Aus der toxikologischen Literatur ist bekannt, dass die häufig vorkommenden chronischen Belastungen mit toxischen Me-

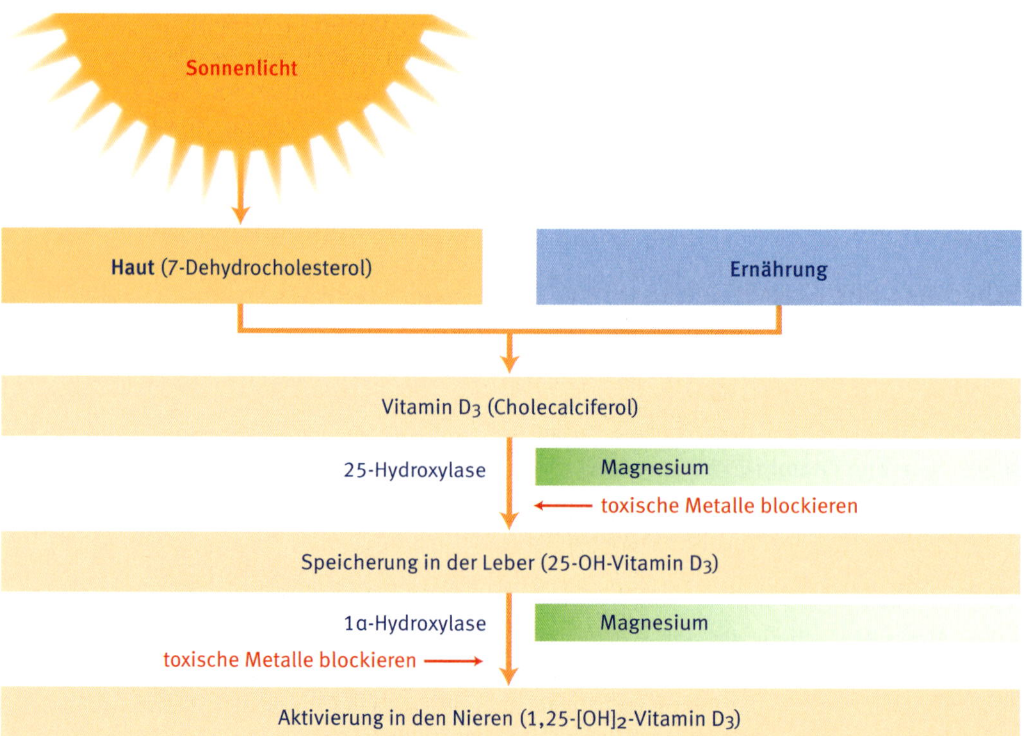

tallen die Vitamin-D-Aktivierung blockieren können.

Übergewicht: Übergewichtige Menschen benötigen im Vergleich zu Normalgewichtigen eine bis zu doppelt so hohe Vitamin-D_3-Zufuhr, um normale 25(OH)-D-Spiegel zu erreichen.

Verdauungs- bzw. Verwertungsstörungen: Chronische Leber- und Gallenblasenerkrankungen sowie andere Störungen des Verdauungstraktes, bei denen Fette schlecht absorbiert werden, reduzieren auch die Aufnahme und Speicherung von Vitamin D. Dazu gehören entzündliche Darmerkrankungen, Zöliakie, Laktose-Intoleranzen, bariatrische Eingriffe (z. B. Magen-Bybass), zystische Fibrose.

Störungen des Vitamin-D-Haushalts: mögliche Folgen

Bei diesen Krankheitsbildern zeigen sich im Vergleich zu gesunden Personen erniedrigte Vitamin-D-Blutspiegel (v. a. basierend auf Meta-Analysen).

Bereich	Folgen
Atemwegserkrankungen	akute Atemwegserkrankungen, rezidivierende Mandelentzündungen (Tonsillitis), Lungenentzündungen, COPD/Lungenfunktion, Asthma, bronchopulmonale Dysplasie (v. a. bei Frühgeburten)
Autoimmunerkrankungen	Vitamin-D-Mangel ist bei Autoimmunerkrankungen häufiger als in der Normalbevölkerung. Beispiele: Multiple Sklerose, Diabetes Typ 1, Hashimoto-Thyreoiditis, Alopecia areata (kreisrunder Haarausfall), Psoriasis, Lupus erythematosus, rheumatoide Arthritis
Bewegungsapparat (Knochen, Muskeln)	Osteoporose, Knochenfrakturen, Rachitis, Muskelkraft (uneinheitliche Datenlage), Gehgeschwindigkeit (Senioren), Arthrose (Zytokine, Knochenverlust), Arthritis, Gicht (erhöhte Harnsäure-Blutspiegel)
Diabetes	erhöhtes Risiko, glykämische Kontrolle, Mortalität, Retinopathie, Nephropathie, periphere Neuropathie
Fertilität	ungewollte Kinderlosigkeit (m, f), erektile Dysfunktion, niedriges Testosteron, Schwierigkeiten bei In-vitro-Fertilisation
Fibromyalgie	erniedrigte Vitamin-D-Spiegel
Gedächtnis	Gedächtnis (Cognitive Impairment), Demenzen
Geriatrie	Gebrechlichkeit (erhöhtes Risiko)
Gynäkologie	unregelmäßige Menstruationszyklen, Endometriose, polyzystisches Ovarialsyndrom, bakterielle Vaginosen, höhere Erfolgsquote bei Fertilisierungen
Harnwege	Harnweginfekte, Harnsteine
Haut, Haare	Akne, Neurodermitis, Psoriasis, kreisrunder Haarausfall, Urticaria, Vitiligo
Herz-Kreislauf	Herz-Kreislauf-Ereignisse (Datenlage uneinheitlich), erhöhtes Blutdruckrisiko (Datenlage uneinheitlich), erhöhtes Schlaganfallrisiko, Hemmung der Gefäß-Kalzifizierung, häufigeres Auftreten orthostatischer Hypotonie bei Älteren, chronische Herzinsuffizienz. Bei bestehenden kardiovaskulären Erkrankungen: reduzierte Gesamtmortalität und reduzierte Sterblichkeit aus anderen Gründen.

Bereich	Folgen
Immunsystem	Infektanfälligkeit, Tuberkulose, HIV/AIDS. Siehe Bemerkungen zu Vitamin D_3 und COVID-19 bei »Besondere Hinweise« (Seite 110).
Krebserkrankungen	Deutsche Daten zeigen bei einem 25(OH)-D-Blutspiegel von < 30 nmol/l ein um 42 % erhöhtes Risiko, an Krebs zu sterben, gegenüber einem 25(OH)-D-Spiegel von > 50 nmol/l; erhöhte Häufigkeit diverser Krebsformen (z. B. Brust, Magen)
Leber	nicht alkoholische Fettleber, Leberzirrhose (Häufigkeit, erhöhtes Mortalitätsrisiko), Hepatitis-B-Verlauf
Magen-Darm	chron.-entzündliche Darmerkrankungen, Reizdarm, Helicobacter pylori bzw. Magengeschwür (Risikominderung, Verbesserung der Eradikationsbehandlung)
Mortalität	Gesamtmortalität, Mortalität im Krankenhaus (Critical Illness), Sepsis, Telomerlänge
Neurologie	Parkinsonsche Krankheit (erhöhtes Risiko), Restless-Legs-Syndrom
Nieren, Harnwege	Nierensteine (erhöhtes Risiko), Bettnässen
Psyche	Depressionen, ADHS, Autismus, Psychosen, Schizophrenie, Reizbarkeit
Schlafen	Schlafqualität, Schlafapnoe
Schmerzen	Schmerzzustände, häufigere
Schwangerschaft	epigenetische Weichenstellungen für das werdende Kind, kindliche Entwicklungsstörungen (»small for gestational age«), Schwangerschaftskomplikationen (Präeklampsie), Frühgeburten, Schwangerschaftsdiabetes, bakterielle Vaginosen, prä- und postnatale Depressionen, beim Neugeborenen (mit niedrigem Vitamin-D-Status der Schwangeren): kognitive Entwicklung, ADHS, Autismus. Weniger Allergien und Asthma beim Kind bei ausreichender Vitamin-D-Supplementierung in der Schwangerschaft.
Sinnesorgane	trockene Augen, Hörschwäche
Zähne, Zahnfleisch, Mundschleimhaut	Aphthen (wiederkehrende), Parodontose, Zahnstruktur, Zahnfleischentzündungen, Zahnschäden

Zufuhrempfehlungen

Empfohlene tägliche Vitamin-D-Zufuhr (µg)

	Nutritive Empfehlungen EFSA	UL (Tolerable Upper Intake Level)		therapeutischer Dosierungsbereich
		EFSA (Europa)	IOM (USA)	
Männer	15	100	100	25–100*
Frauen	15			

(1 µg = 40 IE Vitamin D_3, 1 IE = 0,025 µg)
* siehe Dosierungen, Einzelgaben, Bolusgaben (Seite 107).

Beurteilung des Vitamin-D-Status bzw. des 25-OH-Vitamin-D-Blutspiegels

	nmol/l	ng/ml
Schwerer Mangel	< 30	< 12
Moderater Mangel	< 50	< 20
Suboptimaler Bereich	50–75	20–30
Optimaler Bereich	75–100	30–40
Mögliche Überversorgung	> 125	> 50

Einnahmezeit, Darreichungsform: Vitamin D ist ein fettlösliches Vitamin. Für eine gute Bioverfügbarkeit sollte daher stets die Einnahme mit einer Hauptmahlzeit empfohlen werden. Diese enthält idealerweise ca. 10–15 g Fett für die optimale Resorption der fettlöslichen Substanzen (Stimulierung der Fettverdauung und der intestinalen Mizellenbildung). Eine Einnahme im nüchternen Zustand kann die Resorption markant beeinträchtigen. Die Darreichungsform (z. B. Tropfen, Tabletten, Kapseln) spielt für die Wirkung von Vitamin D keine signifikante Rolle.

Dosierungen, Einzelgaben, Bolusgaben: Um den 25-OH-Vitamin-D-Blutspiegel konstant über einem Wert von 75 nmol/l zu halten, sind bei Erwachsenen mit normalem Körperfettanteil durchschnittlich 1500–2000 IE Vitamin D_3/Tag nötig (Holick et al.). Bei adipösen Personen oder bei Personen unter gewissen Medikationen (z. B. Cortisontherapie) sind in der Regel doppelt so hohe Vitamin-D_3-Gaben zu planen.

Bei ausgeprägt tiefen Vitamin-D-Laborwerten kann der Arzt höhere tägliche Dosierungen (oder in speziellen Fällen auch hochdosierte Bolusgaben) verordnen. Dabei sollte der Vitamin-D-Status regelmäßig kontrolliert werden, damit ggf. die Dosierung angepasst werden kann. Bei sehr hohen Dosierungen sollten auch das Parathormon, die Nierenfunktion sowie der Kalzium- und Phosphatstatus kontrolliert werden.

Zur Compliance-Verbesserung werden gelegentlich höhere wöchentliche oder monatliche Vitamin-D-Gaben empfohlen. Es scheint, dass tägliche und allenfalls wöchentliche Gaben zu vergleichbaren positiven Ergebnissen führen. Höhere Bolusgaben und längere Applikations-Intervalle (Monat, Quartal, Semester) haben sich (außerhalb der Anwendung von Vitamin D für den Knochenstoffwechsel) zumeist als weniger wirksam (z. B. Atemwegsinfekte) bzw. als nicht sinnvoll erwiesen. Einerseits, weil Vitamin D_3 aus Bolusgaben nicht linear und in konstanten Mengen freigesetzt wird. Andererseits, weil freies Vitamin D mittels täglicher Vitamin-D-Gaben den Zellen und Vitamin D-Rezeptoren jederzeit für alle nicht kalziumbezogenen Wirkungen (z. B. Immunmodulation, neurologische Funktionen usw.) zur Verfügung stehen muss (sog. parakriner Weg).

Wird Vitamin D_3 nur in längeren Intervallen gegeben, steht den Zellen und den Vitamin-D-Rezeptoren – wegen der kurzen Halbwertszeit von Vitamin D im Blut – kein freies Vitamin D zur Verfügung, sondern nur das über die Leber in das 25(OH)-D umgewandelte Vitamin D. Dieses wird dann vor allem an das DBP gebunden. In dieser gebundenen Form – DBP+25(OH)D – kann Vitamin D aber nicht in die Zellen diffundieren (sog. autokriner Weg, Wirkung als 25(OH)-D und als 1,25-$(OH)_2$-D für alle kalziumbezogenen Effekte von Vitamin D).

Ethnische Unterschiede: Dunkelhäutige Menschen zeigen wegen der Filterfunktion ihrer Haut niedrigere 25-OH-Vitamin-D-Blutspiegel als hellhäutige. Dies scheint jedoch wegen der geringeren Bindung an das Vitamin-D_3-Bindungsprotein kein Problem zu sein, da die Verfügbarkeit von freiem Vitamin D höher ist. Ob für diese Menschen grundsätzlich andere Referenzwerte für 25-OH-Vitamin-D_3 festgelegt werden sollten, ist noch unklar. Es wird allerdings generell diskutiert, ob die Bestimmung des frei bioverfügbaren Vitamin D wegen der vorliegenden genetischen Unterschiede (nicht nur bei dunkelhäutigen Menschen) relevanter sein könnte als die Auswertung des 25-OH-Vitamin-D-Blutspiegels.

TIPP **Mit täglicher Bewegung an der frischen Luft und in der Sonne sichern Sie sich Ihre tägliche Ration Vitamin D! Also auch einmal das Auto stehen lassen und zu Fuß gehen!**

Anwendungsgebiete

Indikation	Beschreibung der Vitamin-D-Wirkung
Akne	Bei Vitamin-D-Mangel kann eine Supplementierung hilfreich sein.
Arthrose Arthritis, rheumatoide	Verbesserung des Schmerzscores (WOMAC) und der Gelenkfunktionalität bei Dosierungen › 2000 IE/Tag.
Asthma	deutliche Reduktion der Asthma-Attacken mit Cortison-Bedarf, Verbesserung des DAS28 (Disease Activity Score 28)
Atemwege, Erkältungen, Influenza	Reduktion von akuten Infekten (inkl. Influenza) bei täglichen (1000–4000 IE/Tag) oder wöchentlichen Gaben, bei Bolus-Gaben sind die Ergebnisse weniger gut. Günstig bei COPD (chronic obstructive pulmonary disease) zur Reduktion der Anfallshäufigkeit. Siehe Bemerkungen zu Vitamin D und COVID-19 bei »Besondere Hinweise« (Seite 110).
Autismus	Besserung der autistischen Symptome (300 IE/kg/Tag – max. 5000 IE/Tag, 4 Monate)

Indikation	Beschreibung der Vitamin-D-Wirkung
Autoimmunerkrankungen	Vitamin D hat eine immunsuppressive, immunmodulierende, entzündungshemmende Wirkung. Ausreichend hohe 25-OH-Vitamin-D-Blutspiegel reduzieren das Risiko für Autoimmunerkrankungen und können den Verlauf verbessern. Daten liegen z. B. vor für die Autoimmunthyreoiditis der Schilddrüse, Multiple Sklerose, Sjögren-Syndrom, Vitiligo, Psoriasis, Morbus Crohn, SLE (Systemischer Lupus Erythematodes), Diabetes Typ 1 usw. Eine über 5 Jahre durchgeführte große, placebokontrollierte Doppelblindstudie (N=25 871, Durchschnittsalter 67 Jahre, VITAL-Studie) ergab mit der Kombination von 2000 IE Vitamin D_3 und 1000 mg Omega-3-Fettsäuren (EPA 460 mg, DHA 380 mg)/Tag eine Reduktion neu aufgetretener Autoimmunerkrankungen (rheumatoide Arthritis, Polymyalgia rheumatica, autoimmune Schilddrüsenerkrankungen, Psoriasis usw.) um 32 %. Damit war die Kombination erfolgreicher als die Einzelsubstanzen. Nach dem sogenannten Coimbra-Protokoll (siehe Empfehlungskasten, Seite 789) wird bei Autoimmunerkrankungen hochdosiertes Vitamin D_3 (häufig im Bereich von 30 000–100 000 IE/Tag, nur von diesbezüglich erfahrenen Ärzten, mit regelmäßigen ausführlichen Laborkontrollen) verordnet. Weitere Bemerkungen: Siehe auch bei »Besondere Hinweise« (Seite 110).
Depressionen	Die alleinige Vitamin-D_3-Gabe besitzt bei Major Depression eine gute Effektstärke (0,58). Verbessert die Wirkung von Antidepressiva.
Diabetes	Bei Diabetikern Verbesserung der glykämischen Kontrolle: HbA_{1c}, Nüchternglukose, HOMA-IR, Insulin und Verbesserung der niederschwelligen Entzündung (Silent Inflammation), v. a. bei Vorliegen eines markanten Vitamin-D-Mangels. Kann eventuell zur Erhaltung der Funktion der Betazellen in der Bauchspeicheldrüse beitragen. Vitamin D scheint auch die glykämische Kontrolle bei Prädiabetes zu verbessern. 5000 IE Vitamin D/Tag, 2 Monate, scheinen bei der diabetischen Neuropathie additiv hilfreich zu sein (Schmerzen, Stimmung).
Entzündungen (Silent Inflammation)	Reduktion des Entzündungsmarkers hs-CRP
Erektile Dysfunktion	innerhalb eines Jahres Verbesserung der Symptomatik und der Testosteronspiegel, 600 000 IE pro 2 oder 3 Monate je nach 25-OH-D-Status
Fertilität, Mann	Verbesserung des Testosteronstatus und der Spermienqualität
Gynäkologie	Verbesserung der Menstruationsfrequenz, Oestradiol- und Progesteron-Status, polyzystisches Ovarialsyndrom.
Harnwegsinfekte	deutliche Reduktion der Harnwegsinfekte (20 000 IE/Woche, 5 Jahre)
HIV/AIDS	Verbesserung der CD4-Immunzellen (4000–7000 IE, tägliche Gabe, › 10 Monate)
Krebserkrankungen, allgemein	Eine adäquate Vitamin-D-Supplementierung reduziert in der Allgemeinbevölkerung das Risiko, an Krebs zu sterben, um 15 %. Vermutlich wird das durch Vitamin D beeinflussbare Krebsrisiko auch durch gewisse genetische Voraussetzungen (Polymorphismen) modifiziert. Die vorliegenden Daten zeigen eine statistische Verbesserung der Lebensqualität von Krebspatienten mit einer adäquaten Vitamin-D-Supplementierung. Ebenso deuten Studien darauf hin, dass Vitamin D auch die progressionsfreie Überlebenszeit verlängern kann (Daten v. a. bei Darm- und Brustkrebs).

Indikation	Beschreibung der Vitamin-D-Wirkung
Krebserkrankungen, Brust	Verbesserung der Prognose (disease free survival) bei paralleler Chemotherapie bei Patientinnen mit HER2+ (5 Jahre)
Medikamente	Reduktion unerwünschter muskulärer Nebenwirkungen von Statinen
Menstruationskrämpfe	Reduktion der Schmerzintensität und des Schmerzmittelbedarfs (50 000 IE/Woche, 8 Wochen) bei gleichzeitigem Vitamin-D-Mangel
Migräne	Reduziert die Anzahl von Migränetagen, die Häufigkeit von Migräneanfällen und die Schmerzintensität. Einnahmedauer 3 Monate 2000 IE/Tag.
Morbus Alzheimer	Möglicherweise langsameres Fortschreiten der Krankheit. Uneinheitliche Datenlage.
Müdigkeit	Verbesserung bei gleichzeitigem Vitamin-D-Mangel (100 000 IE als Einmaldosis)
Muskeln (Muskelstärke, Muskelmasse)	Verbesserung der Muskelkraft (4 000 IE/Tag – 60 000 IE/Woche; 4 Wochen – 6 Monate) in jedem Alter, Sarkopenie (Vitamin D_3 nur zusammen mit ausreichend Protein und körperlicher Aktivität hilfreich).
Neurodermitis	relevante Verbesserung des klinischen Bildes (1 600 IE/Tag, 1–2 Monate)
Osteoporose	Bei alleiniger Vitamin-D_3-Gabe zeigt sich in der Regel keine signifikante Beeinflussung der Knochendichte, der Frakturhäufigkeit und der Sturzhäufigkeit. Bei gemeinsamer Anwendung von Vitamin D_3 (400–800 IE/Tag) mit Kalzium (1000–1200 mg/Tag) zeigt sich eine Reduktion der Hüftfrakturen um 16 %, die Gesamtfrakturhäufigkeit nimmt um ca. 6 % ab.
Prämenstruelles Syndrom (PMS)	Reduktion der Stimmungsschwankungen (zu Beginn 1 × 200 000 IE, dann 25 000 IE/alle 2 Wochen, 4 Monate)
Restless Legs	Besserung der Symptome
Schlaf	Verbesserung der Schlafqualität
Schmerzen	Besserung von unspezifischen Schmerzzuständen (inkl. Fibromyalgie)
Schwangerschaft	Reduktion von Schwangerschaftskomplikationen wie z. B. niedrigem Geburtsgewicht, frühzeitiger Wehentätigkeit (–57 %), Frühgeburten (–62 %), Präeklampsie (auch zusammen mit Kalzium), angeborenen Anomalien, Schwangerschaftsdiabetes (verbesserte glykämische Kontrolle).
Stillzeit	Mit 6 400 IE Vitamin D_3/Tag gibt die Stillende über die Muttermilch die empfohlenen 400 IE Vitamin D_3/Tag an den Säugling weiter.
Sturzhäufigkeit	Alleinige Vitamin-D_3-Gabe (oder Kombination mit Kalzium): Reduktion der Sturzhäufigkeit bei älteren Menschen (700–1 000 IE/Tag); Studien mit hochdosierten Bolus-Gaben (Dosierungsintervall > 1 Monat) waren nicht erfolgreich. Dosierungen zwischen 1000 und 4000 IE/Tag schienen das Risiko für einen ersten Sturz zu erhöhen.

Besondere Hinweise

- Coimbra-Protokoll: Im Zusammenhang mit dem sogenannten »Coimbra-Protokoll« wird auf eine genetisch geprägte »Resistenz« bei Autoimmunerkrankungen (z.B. Multiple Sklerose, Psoriasis, Vitiligo, Lupus, Morbus Crohn usw.) gegenüber der immunmodulatorischen Wirkung des 1,25-$(OH)_2$-D-Hormons (trotz hoher Blutspiegel) hingewiesen. Dabei wird Vitamin D_3 in individuell – v. a. dem Parathormonspiegel angepassten – hohen täglichen

Dosen von ca. 1000 IE/kg Körpergewicht gegeben. Dieses Vorgehen ist Ärzten vorbehalten, die dann auch diverse Labor-Kontrolluntersuchungen vornehmen. Dazu gehören Parathormon, Kalzium (Urin, Blut), 25-OH-D, Kreatinin, Albumin, Serumphosphat, Phosphaturie, TSH, fT_4, Vitamin B_{12}, Ferritin, Knochendichte. Die Patienten befolgen zudem eine kalziumarme Ernährung und im Rahmen des Möglichen auch ein Bewegungstraining zur Prävention von Knochendichteverlusten. Die gemachten Erfahrungen scheinen positiv.

- Vitamin D und COVID-19 (Stand März 2022):
  - Beobachtungsstudien deuten darauf hin, dass ein Vitamin-D-Mangel bzw. ein unzureichender Vitamin-D-Blutspiegel, 25(OH)-D, mit einem um über 40% erhöhten Risiko für eine COVID-19-Infektion, mit einem schwereren Krankheitsverlauf, mit mehr und längeren Spitalaufenthalten sowie mit einer erhöhten Mortalität korreliert. COVID-19-positive Probanden zeigen niedrigere 25(OH)-D-Blutspiegel als COVID-19-negative Personen (Liu et al., Petrelli et al., Szarpak et al.). Diese Daten sind vielversprechend. Allerdings fehlen noch größere Interventionsstudien.
  - Aufgrund erster Daten scheint eine ausreichende Supplementierung mit Vitamin D_3 zu weniger häufigen Eintritten in die Intensivpflege, markant weniger Bedarf an künstlicher Beatmung und zu weniger Todesfällen zu führen (Hariyanto et al., Pal et al.)
  - 1,25$(OH)_2$-Vitamin D bewirkt ein Herunterregulieren der sog. ACE2-Expression (vermittelt Zelleintritt von COVID-19).
  - Die Datenlage ist aufgrund der noch kurzen Erfahrungszeit noch nicht sehr umfassend. Allerdings sollte mit diesen positiven Erfahrungen sowohl die Erlangung bzw. Erhaltung eines optimalen 25(OH)-D-Blutspiegels (75–100 nmol/l) als auch eine präventive, begleitende Vitamin-D_3-Supplementierung im Bereich von 2000 IE/Tag allgemein empfohlen werden. Umso mehr, als mit den zur Diskussion stehenden Vitamin-D_3-Dosierungen keine unerwünschten Nebenwirkungen zu erwarten sind und diese auch nur mit äußerst geringen Tageskosten verbunden sind.
  - Für eine fixe Kombination von Vitamin D_3 und Vitamin K_2 (z. B. zur Vermeidung einer potenziellen Gefäßverkalkung bei alleiniger Vitamin-D_3-Gabe), wie sie von verschiedenen Kreisen in Bezug auf Präparate gefordert wird, gibt es kaum eine wissenschaftliche Evidenz. Die Indikationen für Vitamin D_3 benötigen – außer die Anwendung im Bereich des Knochenstoffwechsels – keine zwingende Vitamin-K_2-Gabe. Viel wichtiger ist es, die beiden Vitamine bei Bedarf möglichst individuell dosieren zu können.

Überdosierung

Bei Erwachsenen liegen die chronisch toxischen Dosierungen bei 25–75 µg (1000–3000 IE) Vitamin D_3/kg Körpergewicht/Tag, also deutlich über den normalerweise therapeutisch eingesetzten Mengen. Die langfristige Einnahme von > 100 µg (4000 IE) Vitamin D_3/Tag kann bei Kindern zu hohen Kalziumspiegeln im Blut (Hyperkalzämie) führen. Erhöhte Vitamin-D-Spiegel finden sich auch bei einer Überfunktion der Nebenschilddrüse und bei einer tumorbedingten Hyperkalzämie. Eine Vitamin-D-bedingte Hyperkalzämie ist erst ab 25-OH-Vitamin D-Spiegeln > 200 nmol/l zu erwarten.

In den Nieren hemmt das aktivierte 1,25-Vitamin D die eigene Aktivierung aus dem 25-OH-D. Es stimuliert stattdessen das inaktive 24,25-$(OH)_2$-Vitamin D. Damit wird eine Überversorgung mit Vitamin D und Kalzium erschwert.

Literatur

Barry EL et al. Genetic variants in CYP2R1, CYP24A1, and VDR modify the efficacy of vitamin D3 supplementation for increasing serum 25-hydroxyvitamin D levels in a randomized controlled trial J Clin Endocrinol Metab. 2014;99:2133–2137.

Bi WG et al. Association between vitamin D supplementation during pregnancy and offspring growth, morbidity, and mortality. A systematic review and meta-analysis. JAMA Pediatrics. 2018 ;172(7) :635–645.

Bischoff-Ferrari HA. Rolle von Vitamin D als Präventionsmaßnahme in der COVID-19 Pandemie. Osteologie.2022;31(1):26–30.

Bischoff-Ferrari H et al. Fall prevention with supplemental and active forms of vitamin D: a meta-analysis of randomised controlled trials. Brit Med J 2009;339:b3692.

Bouillon R et al. Vitamin D binding protein: a historic overview. Front Endocrinol. 2020;10:910.

Canguven O et al. Vitamin D and male erectile function: an updated review. World J Mens Health. 2021;39(1):31–37.

Chaves M et al. Treatment with vitamin D and slowing of progression to severe stage of Alzheimer's disease. Vertex 2014;25(114):85–91.

Chen N et al. Effect of vitamin D supplementation on the level of circulating high-sensitivity C-reactive protein: a meta-analysis of randomized controlled trials. Nutrients 2014;6(6):2206–2216.

Cheng YC et al. The effect of vitamin D supplement on negative emotions: A systematic review and metaanalysis. Depression and Anxiety. 2020;37(6):549–564.

Chiang M et al. Vitamin D in schizophrenia: a clinical review. Evid Based Mental Health. 2016;19(1):6–9.

De-Regil LM et al. Vitamin D supplementation for women during pregnancy. Cochrane Database Syst Rev 2016; Jan 14;(1):CD008873.

Fang F et al. Effect of vitamin D supplementation on polycystic ovary syndrome: A systematic review and meta-analysis of randomized controlled trials. Compl Ther Clin Pract. 2017;26:53–60.

Fogacci S et al. Vitamin D supplementation and incident preeclampsia: A systematic review and meta-analysis of randomized clinical trials. Clin Nutr. 2020;39(6):1742–1752.

Gaksch M et al. Vitamin D and mortality: Individual participant data meta-analysis of standardized 25-hydroxyvitamin D in 26916 individuals from a European consortium. PLOS one 2017;12(2), DOI: 10.1371.

Gao XR et al. The effect of vitamin D supplementation on knee osteoarthritis: A meta-analysis of randomized controlled trials. Int J Surg. 2017;46:14–20.

Garcia-Serna AM et al. Neurodevelopmental effects of prenatal vitamin D in humans: systematic review and meta-analysis. 2020;25:2468–2481.

Gkekas NK et al. The effect of vitamin D supplementation on sarcopenia indices: a systematic review and meta-analysis of randomized controlled trials. Endocr Abstr. 2019 ;63:P98.

Guan Y et al. The effect of vitamin D supplementation on rheumatoid arthritis patients: a systematic review and meta-analysis. Front Med. 2020;7:596007.

Hahn J et al. Vitamin D and marine omega 3 fatty acid supplementation and incident autoimmune disease: VITAL randomized controlled trial. In: BMJ, online 26.01.2022, DOI: 10.1136/nmj-2021-066452.

Hariyanto TI et al. Vitamin D supplementation and Covid19 outcomes: A systematic review, meta-analysis and meta-regression. Rev Med Virol. 2021;e2269.

Hattangdi-Haridas SR et al. Vitamin D deficiency and effects of vitamin D supplementation on disease severity in patients with atopic dermatitis : a systematic review and meta-analysis in adults and children. Nutrients. 2019;11(8):1854.

Holick MF et al. Evaluation, treatment, and prevention of vitamin D deficiency: an endocrine society clinical practice guideline. J Clin Endocrin Metabol 2011;96(7):1911–1930.

Hollis BW et al. Maternal versus infant vitamin D supplementation during lactation: a randomized controlled trial. Pediatrics 2015;136(4):625–634.

Hollis BW et al. Clinical review: The role of the parent compound vitamin D with respect to metabolism and function: Why clinical dose intervals can affect clinical outcomes. J Clin Endocrinol Metab 2013;98(12)4619–4628.

Hu Z et al. Efficacy of vitamin D supplementation on glycemic control in type 2 diabetes patients. Medicine. 2019;98(14):e14970.

Joliffe DA et al. Vitamin D supplementation to prevent acute respiratory infections: a systematic review and meta-analysis of aggregate data from randomised controlled trials. Lancet Diabetes & Endocrinology. 2021;9(5):276–292.

Joliffe DA et al. Vitamin D supplementation to prevent asthma exacerbations: a systematic review and meta-analysis of individual participant data, Lancet Respiratory Medicine. 2017;5(11):881–890.

Joliffe DA et al. Vitamin D to prevent exacerbations of COPD: systematic review and meta-analysis of individual participant data from randomised controlled trials. Thorax. 2019;74:337–345.

Jorde R et al. Prevention of urinary tract infections with vitamin D supplementation 20'000 IU per week for five years. Results from an RCT including 511 subjects. Infect Dis (Lond) 2016;48(11–12):823–828.

Keum N et al Vitamin D supplementation and total cancer incidence and mortality: a meta-analysis of randomized controlled trials. Ann Oncol. 2019;30(5):733–743.

Khayznikov et al. Statin intolerance because of myalgia, myositis, myopathy, or myonecrosis can in most cases be safely resolved by vitamin D supplementation. N Am J Med Sci 2015;7(3):86–93.

Kim MJ et al. Vitamin D status and efficacy of vitamin D supplementation in atopic dermatitis: a systematic review and meta-analysis. Nutrients 2016;8(12):789.

Kisters K et al. Increased serum vitamin D concentration under oral magnesium Magnes Res. 2020 Nov 1;33(4):131–132.

Lee S et al. Increased prevalence of vitamin D deficiency in patients with alopecia areata: a systematic review and meta-analysis. J Eur Acad Dermatol Venerol. 2018;32(7):1214 Arab A et al. The association between vitamin D and premenstrual syndrome: a systematic review and meta-analysis of current literature. J Am Coll Nutr. 2019;38(7):648–656.

Li C et al. Association of 25-hydroxyvitamin D level with survival outcomes in female breast cancer patients: A meta-analysis. J Steroid Biochem Mol Biol. 2021;212:105947.

Li J et al. Efficacy of vitamin D in treatment of inflammatory bowel disease. Medicine. 2018;97:46.

Liu N et al. Low vitamin D status is associated with coronavirus disease 2019 outcomes: a systematic review and meta-analysis. Int J Infect Dis. 2021;104:58–64.

Martineau AR et al. Vitamin D for the management of asthma. Cochrane Database of Systematic Reviews 2016, Issue 9. Art. No.: CD011511.

Martineau AR et al. Vitamin D supplementation to prevent acute respiratory tract infections: systematic review and meta-analysis of individual participant data. Brit Med J 2017;356:i6583.

Milajerdi A et al. Maternal vitamin D status and risk of gestational diabetes mellitus: A systematic review and meta-analysis of prospective cohort studies. Clin Nutr. 2021;40:2576–2586.

Moini A et al. The effect of vitamin D on primary dysmenorrhea with vitamin D deficiency: a randomized double-blind controlled clinical trial. Gynecol Endocrinol 2016;32(6):502–505.

Mokry LE et al. Vitamin D and risk of multiple sclerosis: a Mendelian randomization study. PLOS Journal, 25 Aug. 2015. DOI: 10.1371/journal.pmed.1001866.

Mousa A et al. Vitamin D supplementation for improvement of chronic low-grade inflammation in patients with type 2 diabetes: a systematic review and meta-analysis of randomized controlled trials. Nutr Rev. 2018;76(5):380–394.

Nowak A et al. Effect of vitamin D3 on self-perceived fatigue: a double-blind randomized placebo-controlled trial. Medicine (Baltimore). 2016;95(52):e5353. DOI: 10.1097.

Ojo O et al. The effect of vitamin D supplementation on glycaemic control in women with gestational diabetes mellitus: a systematic review and meta-analysis of randomised controlled trials. Int J Environ Res PublHealth. 2019;16:1716.

Pal R et al. Vitamin D supplementation and clinical outcomes in COVID-19: a systematic review and meta-analysis. J Endocrinol Invest. 2021;1–16.

Petrelli F et al. Therapeutic and prognostic role of vitamin D for COVID-19 infection: A systematic review and meta-analysis of 43 observational studies. J Steroid Biochem Mol Biol. 2021;211:105883.

Pittas AG et al. Vitamin D supplementation and prevention of type 2 diabetes.

Powe CE et al. Vitamin D-binding protein and vitamin D status of black Americans and white Americans. New Engl J Med 2013;369:1991–2000; und: Weintraub SJ Correspondence: New Engl J Med 2014;370:9–12.

Sluyter JD et al. Vitamin D and clinical cancer outcomes: a review of meta-analyses. JBMR plus. 2021;5(1):e10420.

Szarpak L et al. A systematic review and meta-analysis of effect of vitamin D levels on the incidence of COVID-19. Cardiol J. 2021;28(5):647–654.

Tartagni M et al. Vitamin D supplementation for premenstrual syndrome-related mood disorders in adolescents with severe hypovitaminosis D. J Pediatr Adolesc Gynecol 2016;29(4):357–361.

Tomlinson PB et al. Effects of vitamin D supplementation on upper and lower body muscle strength levels in healthy individuals. A systematic review with meta-analysis. J Sci Med Sport 2015;18(5):575–580.

Uwitonze AM et al. Role of magnesium in vitamin D activation and function. J Am Osteopath Ass. 2018;118(3):1–10.

Valdivielso JM et al. Vitamin D receptor polymorphisms and diseases. Clin Chim Acta. 2006 Sep;371(1–2):1–12.

Vellekkatt F et al. Efficacy of vitamin D supplementation in major depression: A meta-analysis of randomized controlled trials. J Postgrad Med. 2019;65(2):74–80.

Wali S et al. The effect of vitamin D supplements on the severity of restless legs syndrome. Sleep Breath 2015;19(2):579–583.

Wang MM et al. Vitamin D status and efficacy of vitamin D supplementation in acne patients: a systematic review and meta-analysis. J Cosmet Dermatol. 2021; DOI: 10.1111/jocd.14057

Wang Z et al. Association of vitamin D deficiency with COVID-19 infection severity: systematic review and meta-analysis. Clin Endocrin. 2022;96(3):281–287.

Wessels I et al. Micronutrients in autoimmune diseases: possible therapeutic benefits of zinc and vitamin D. J Nutr Biochem. 2020;77:108240.

Yang L et al. Effect of vitamin D on Helicobacter Pylori infection and eradication: a meta-analysis. Helicobacter. 2019;24(5):e12655.

Yao P et al. Vitamin D and calcium for the prevention of fracture. A systematic review and meta-analysis. JAMA Network Open. 2019;2(12):e1917789.

Yong WC et al. Effect of vitamin D supplementation in chronic widespread pain: a systematic review and meta-analysis. Clin Rheumatol. 2017;36:2825–2833.

Zeichner SB et al. Improved clinical outcomes associated with vitamin D supplementation during adjuvant chemotherapy in patients with HER2+ nonmetastatic breast cancer. 2015;15(1):e1–11.

Zhang Y et al. The efficacy of vitamin D3 supplementation for migraine: a meta-analysis of randomized controlled studies. Clin Neuropharmacol. 2021;44(1):5–8.

Zhao ZX et al. Does vitamin D improve symptomatic and structural outcomes in knee osteoarthritis? A systematic review and meta-analysis. Aging clin Exp Res. 2021; DOI: 10.1007/s40520-020-01778-8.

Zheng YT et al. A meta-analysis of high dose, intermittent vitamin D supplementation among older adults. Plos One 2015;10(1):e01158500.

Zhou Z et al. The association between vitamin D status, vitamin D supplementation, sunlight exposure, and Parkinson's disease: A systematic review and meta-analysis. Med Sci Monit. 2019;25:666–674.

Zhu Z et al. Association between vitamin D and influenza: meta-analysis and systematic review of randomized controlled trials. Front Nutr. 2022;8:799709.

Vitamin E

Als Vitamin E bezeichnet man eine Gruppe von 8 verschiedenen Verbindungen. Dazu gehören 4 Tocopherole (α-Tocopherol, β-Tocopherol, γ-Tocopherol und δ-Tocopherol) sowie 4 Tocotrienole (α-Tocotrienol, β-Tocotrienol, γ-Tocotrienol und δ-Tocotrienol). Die einzelnen Vitamin-E-Verbindungen besitzen alle eine unterschiedlich hohe Vitamin-E-Aktivität und auch unterschiedliche biochemische Eigenschaften. Sie kommen alle in unserer Nahrung vor.

Die bekannteste aller Vitamin-E-Verbindungen ist α-Tocopherol. Sie wird weltweit auch am meisten in Präparaten und Studien eingesetzt. Beim α-Tocopherol ist es wichtig, zwischen der natürlichen (d-α-Tocopherol) und synthetischen (dl-α-Tocopherol) Form zu unterscheiden. Beim d-α-Tocopherol – auch als RRR-α-Tocopherol bezeichnet – handelt es sich um eine einzige, klar definierte Verbindung und nur diese findet sich in der Natur. Auch der menschliche Körper kann diese Form am besten speichern und verstoffwechseln. Beim synthetisch hergestellten dl-α-Tocopherol erhält man ein Gemisch von 8 verschiedenen Substanzen und nur eine davon ist d-α-Tocopherol. Die anderen 7 Verbindungen kommen nicht natürlich vor und haben ein anderes Wirkungs- und Nebenwirkungsspektrum. Daher muss man auch davon ausgehen, dass Studien, bei denen das synthetische dl-α-Tocopherol zum Einsatz gekommen ist, andere Ergebnisse liefern können als Untersuchungen mit dem natürlichen d-α-Tocopherol.

Die biologische Aktivität der natürlichen Form von Vitamin E (d-α-Tocopherol) ist etwa um die Hälfte höher als die von synthetischem Vitamin E (dl-α-Tocopherol). Dies

kommt zum Ausdruck, wenn man die beiden Verbindungen mit ihrer Maßeinheit IE (= Internationale Einheiten) vergleicht, welche ein Maß für die biologische Aktivität ist.
1 mg d-α-Tocopherol = 1,49 IE
1 mg dl-α-Tocopherol = 1 IE

Die einzelnen Tocopherol- und Tocotrienolverbindungen haben unterschiedliche biologische Aktivitäten:

Relative biologische Aktivität der unterschiedlichen Vitamin-E-Formen

α-Tocopherol	100 %
β-Tocopherol	50 %
γ-Tocopherol	25 %
δ-Tocopherol	1 %
α-Tocotrienol	30 %

Man würde aber den verschiedenen natürlicherweise in unserer Nahrung vorkommenden Tocopherolen und Tocotrienolen nicht gerecht werden, wenn man sie nur aufgrund ihrer biologischen Aktivität beurteilte. Sie haben alle unterschiedliche biochemische Eigenschaften.

Das α-Tocopherol besitzt in höheren Dosierungen beispielsweise eine sehr ausgeprägte analgetische und entzündungshemmende Wirkung. Und zwar hemmt es die gleichen Entzündungsmoleküle, auf die auch die klassischen nichtsteroidalen Entzündungshemmer bzw. Antirheumatika (NSAR) einwirken – wie z. B. COX (Cyclooxygenasen). Darüber hinaus hemmen sie weitere entzündungsvermittelnde Enzyme wie LOX (Lipoxygenasen) und Phospholipasen. Gegenüber klassischen Antirheumatika hat Vitamin E (α-Tocopherol) den Vorteil, dass es keine unerwünschten Nebenwirkungen auf die Magen- und Darmschleimhaut zeigt.

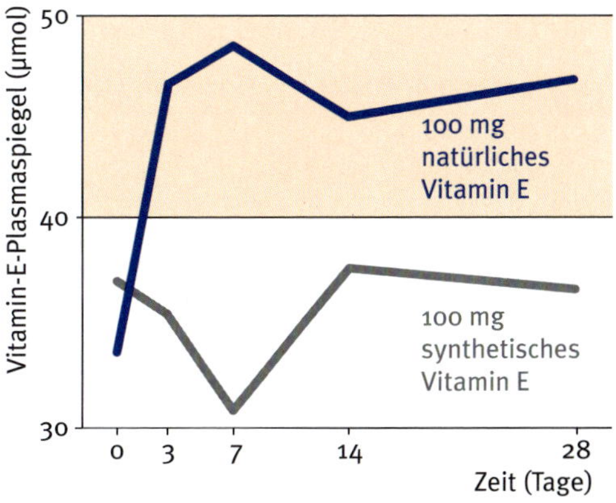

Natürliches Vitamin E besitzt eine höhere Bioverfügbarkeit als synthetisches Vitamin E (basiert auf Kiyose et al. 1997).

Das γ-Tocopherol wiederum kann beispielsweise das bei der Verstoffwechslung von α-Tocopherol entstehende Peroxynitrit auffangen. Auch dies zeigt, dass Mikronährstoffe biochemisch idealerweise als Team funktionieren.

Auch die verschiedenen Tocotrienole zeigen ein eigenständiges Wirkungsspektrum. Dabei stehen antioxidative und entzündungshemmende Eigenschaften im Vordergrund (siehe Tabelle Seite 116). Die wichtigsten Quellen für Tocotrienole sind Palmöl, Reiskleie und Annattosamenöl, wobei das Verhältnis zwischen den Tocopherol- und Tocotrienolanteilen in Palmöl (50:50), Reiskleie (24:75) und Annattosamenöl (1:99) unterschiedlich ist.

Momentan werden Wirkung und klinische Bedeutung der Tocotrienole bei diversen Krankheitsbildern näher untersucht: Entzündungen, Herz-Kreislauf-Erkrankungen, Diabetes, Osteoporose, neurodegenerativen Erkrankungen und Krebserkrankungen. Moderne Nahrungsergänzungs-Präparate soll-

Die biochemischen Wirkungen der Tocotrienole

Biochemische Wirkungen	α-Tocotrienol	β-Tocotrienol	γ-Tocotrienol	δ -Tocotrienol
antioxidativ, neuroprotektiv (Hemmung der 12-Lipoxygenase)	x	x	xx	xx
Entzündungshemmung (NF-kB, COX-2)	x		x	xx
Hemmung der HMG-CoA-Reduktase	x		xx	xx
aktiver Ligand des Östrogenrezeptors β (Erβ)			xx	xx
Induktion von Apoptose in diversen Tumorzelltypen			xx	xx
Trigger für Ca^{2+}-Freisetzung aus dem endoplasmatischen Retikulum			x	x

ten die Synergien der verschiedenen Tocopherole und Tocotrienole nutzen.

Bei der nachfolgenden Besprechung der Funktionen, Ursachen und Folgen von Störungen des Vitamin-E-Haushalts, Anwendungsgebiete usw. steht wiederum das α-Tocopherol im Vordergrund.

Funktionen

Antioxidans: Die unter der Bezeichnung »Vitamin E« beschriebenen Verbindungen sind wichtige fettlösliche Antioxidanzien. Sie agieren entsprechend im fettlöslichen Milieu. Sie schützen oxidationsempfindliche Stoffe und Strukturen im Körper, wie z. B. die fettähnlichen Strukturen der Zellmembranen, mehrfach ungesättigte Fettsäuren, Hormone der Hirnanhangdrüse (Hypophyse), der Nebennieren und der Geschlechtsdrüsen (Gonaden) sowie verschiedene Nährstoffe (z. B. Vitamin A und einzelne B-Vitamine) vor dem Einfluss von Radikalen. Die antioxidative Wirkung von Vitamin E kommt auch in einer allgemeinen Verringerung des Sauerstoffbedarfs im Gewebe zum Ausdruck. Vitamin E (γ-Tocopherol) kann auch nitrosativen Stress regulieren und den zellulären Signaltransport modifizieren.

Hemmung der Thrombozytenaggregation: Vitamin E verlangsamt die Wirkung des Blutgerinnungsproteins und verringert die Tendenz der Blutplättchen, in den Adern zu verklumpen.

Immunmodulierende Eigenschaften: Vitamin hat immunmodulierende und antiallergische Eigenschaften. Biochemisch wirkt Vitamin E auf die verschiedenen Immunzellen wie folgt:

Membranfluidität: Vitamin E hat einen positiven Einfluss auf die Membranfluidität.

Einfluss von Vitamin E auf das Immunsystem

Zelltypen	biochemischer Einfluss
Makrophagen	Prostaglandin E_2 ↓ COX-2-Aktivität ↓ NO ↓
Dendritische Zellen	Klotho (in den Antiaging-Prozess involviertes Gen) ↑ IL-12 ↓
T-Zellen	Vermehrung Synapsenbildung ↑ IL-2 ↑, IL-4 ↓ Aktivierung der Apoptose ↓
NK-Zellen	NK-Aktivität ↑

Vorkommen in der Nahrung

Nahrungsmittel	Menge	mg Vitamin E
Sonnenblumenkerne	100 g	21
Weizenkeime	100 g	12
Süßkartoffeln	1 mittelgroße	7
Lachs	100 g	2

Störungen des Vitamin-E-Haushalts: mögliche Ursachen

Fettaufnahme, gestört: Menschen, die Fette schlecht absorbieren, weil Leber, Bauchspeicheldrüse oder Gallenblase mangelhaft arbeiten, können auch Vitamin E nicht gut aufnehmen.

Leberstoffwechsel, gestört: Kann zu niedrigen Vitamin-E-Blutspiegeln führen, da Vitamin E aus den Leberspeichern nicht ausreichend freigesetzt wird.

Medikamente: Arzneimittel, welche die Fettresorption hemmen (z. B. Orlistat), hemmen auch die Aufnahme von Vitamin E, der anderen fettlöslichen Vitamine und weiterer lipidähnlicher Nährstoffe (z. B. Fettsäuren).

Oxidativer Stress: Oxidativer Stress, wenn also freie Radikale überhandnehmen, was beispielsweise bei Rauchern und bei übermäßigem Alkoholgenuss der Fall sein kann, kann zu niedrigen Vitamin-E-Blutspiegeln führen. Der Bedarf an Vitamin E steigt auch durch die oxidativen Einflüsse von Luft- und Wasserverschmutzung, durch Pestizidbelastung, durch Strahlungen (UV und andere), chronische Belastungen mit toxischen Metallen und mit vielen anderen umweltbedingten Stressfaktoren.

Stresssituationen: Verbrennungen, Traumen, Operationen.

Unzureichende Zufuhr, erhöhter Bedarf: Viele Menschen nehmen nicht genügend Vitamin E mit der Nahrung zu sich. Vitamin E wird in vielen Lebensmitteln durch die Prozessierung zerstört. Zum Beispiel geht fast das gesamte Vitamin E verloren, wenn Vollkorn zu Weißmehl verarbeitet wird. Der Bedarf des Körpers an Vitamin E nimmt mit dem Verzehr von mehrfach ungesättigten Fettsäuren zu.

Störungen des Vitamin-E-Haushalts: mögliche Folgen

- Autoimmunerkrankungen: Es gibt eine Korrelation zwischen erniedrigten Vitamin-E-Serumspiegeln und der Häufigkeit des Auftretens von Autoimmunerkrankungen.
- Erythrozyten: Eine verringerte Zellwandstärke führt zur Zerstörung der roten Blutkörperchen und zu Blutarmut (Anämie).
- Fertilitätsprobleme
- Haut: Ablagerung von Alterspigmenten
- Herzmuskelzellen, Schädigung
- Infektanfälligkeit ist bei Vitamin-E-Mangel erhöht.

- Muskelschwund, Muskelschwäche, Myopathien
- Neuropathien
- Risiko erhöht für gewisse Krebsformen, Arteriosklerose (Schlaganfall und Herzinfarkt), Rheuma, Osteoporose, frühzeitige Alterung und Katarakt.

Zufuhrempfehlungen

Empfohlene tägliche Vitamin-E (alpha-Tocopherol)-Zufuhr (mg)

	Nutritive Empfehlungen EFSA	UL (Tolerable Upper Intake Level)		therapeutischer Dosierungsbereich
		EFSA (Europa)	IOM (USA)	
Männer	13	300	1000	200–1000(–2000)
Frauen	11			

1 mg d-α-Tocopherol = 1,49 IE; 1 mg dl-α-Tocopherol = 1 IE

Anwendungsgebiete

Alzheimer-Krankheit: Vitamin E kann zusammen mit Vitamin C bei Risikopatienten die Erkrankungshäufigkeit senken. In zwei Langzeitstudien (2 bis 5 Jahre) konnten 2000 IE Vitamin E/Tag (auch begleitend mit Memantin) das Fortschreiten der Krankheit verzögern. Allerdings ist die Datenlage noch schmal.

Augen: Katarakt (grauer Star), Glaukom: Vitamin E kann – bei langfristiger Anwendung – durch oxidativen und nitrosativen Stress entstandene Trübungen in den Augenlinsen ggf. verringern sowie das Risiko von Katarakt und Alterssehschwäche senken. Neuere Daten zeigen einen möglichen günstigen Einfluss von Vitamin E auch beim Glaukom.

Autoimmunerkrankungen: Die Datenlage für die Anwendung von Vitamin E bei Autoimmunerkrankungen ist schmal. Eine begleitende Vitamin-E-Gabe (400–800 IE/Tag) kann aber durchaus die Entzündungsreaktionen (Zytokine) und die Lipidperoxidation positiv beeinflussen. Bei der Sklerodermie und beim systemischen Lupus erythematosus gibt es vereinzelte Erfahrungen mit Vitamin E in therapeutischer Dosierung.

Brustschmerzen, zyklusabhängige (Mastalgie): Vitamin E kann in einer Dosierung von 400 IE/Tag, 2 Monate, erfolgreich bei der zyklusabhängigen Mastalgie eingesetzt werden. Die Schmerzscores (Cardiff Breast Pain Score) konnten damit deutlich reduziert werden.

Diabetes mellitus: Vitamin E sollte jedem Diabetiker zur Verbesserung der Glukoseparameter und zur Senkung des Risikos von Spätfolgen (Augenerkrankungen, Gefäßverschluss, Neuropathien) – auch zusammen mit anderen Antioxidanzien – langfristig präventiv gegeben werden. Vitamin E (300–800 IE/Tag, in Zeitperioden von 4–12 Wochen) bewirkt eine relevante Verbesserung der Nüchternglukosespiegel um ca. 0,8 mmol/l und eine Senkung des HbA_{1c} um 0,47 %. Zudem verbessert es die antioxidative Kapazität. Erste Hinweise gibt es dafür, dass Tocotrienole, 2 × 200 mg/Tag, 12 Monate, die Nervenreizleitung bei Typ 2-Diabetikern verbessern könnten.

Entzündliche Erkrankungen (Arthritis, Arthrose, chron. Darmentzündungen): Vitamin E wirkt entzündungshemmend und analgetisch. Vitamin E zeigte sich in mehreren Studien bei degenerativen und entzündlichen rheumatischen Erkrankungen gegenüber dem Entzündungshemmer Diclofenac nicht unterlegen. Dabei wurden Dosierungen von ein- bis dreimal täglich 500 IE Vitamin E gegenüber täglich 50 bis 150 mg Diclofenac miteinander verglichen. Ein nicht zu unterschätzender Vorteil von Vitamin E ist zudem, dass im Unterschied zu den Antirheumatika keine Protonenpumpenhemmer verschrieben und eingenommen werden müssen, da die typischen Nebenwirkungen der Antirheumatika auf die Magen- und Darmschleimhaut fehlen. Protonenpumpenhemmer sind bekannt für zahlreiche unerwünschte Wechselwirkungen mit dem Mikronährstoffhaushalt (Vitamin B_{12}, Vitamin C, Ca, Mg, Fe, Zn usw.).

Bei einer parallelen Einnahme von Antirheumatika und Vitamin E über 4–8 Wochen kann die Dosierung von nichtsteroidalen Antirheumatika in der Regel allmählich reduziert werden. Vitamin E kann auch bei aktivierten Arthrosen begleitend gegeben werden.

Hauterkrankungen, Hautpflege: Wendet man Vitamin E bei Verletzungen und Verbrennungen vor allem lokal wie auch innerlich an, wird die Vernarbung verringert und der Heilungsprozess durch Reduktion des oxidativen Stresses beschleunigt. Auch das Auftreten von Schwangerschaftsstreifen (Striae distensae) kann durch die Einnahme und lokale Anwendung von Vitamin E oft reduziert werden.

Herz-Kreislauf-Erkrankungen: Bei der Frage, ob Vitamin E generell das kardiovaskuläre Risiko beeinflusst oder nicht, sind die Daten uneinheitlich. Es gibt einen Zusammenhang zwischen der Vitamin-E-Zufuhr über die Nahrung, d.h., eine höhere diätetische Vitamin-E-Zufuhr senkt das Risiko für einen Schlaganfall. Bei arteriellen Verschlusskrankheiten wie Koronarsklerose (Angina pectoris und Herzinfarkt), Zerebralsklerose, Claudicatio intermittens (Schmerzen in der Wade beim Gehen, die durch Arteriosklerose der Beinarterien verursacht werden, die sogenannte »Schaufenster-Krankheit«) und Thrombosen hat therapeutisch dosiertes Vitamin E eine antithrombotische Wirkung.

Vitamin E reduziert die Oxidation von LDL und damit die Plaque-Ablagerung in den Arterien. Vitamin E erhöht das HDL-Cholesterin, senkt das Lipoprotein(a) und wirkt in den Gefäßen entzündungshemmend (Silent Inflammation). Es kann auch erfolgreich zusammen mit Omega-3-Fettsäuren (EPA, DHA) gegeben werden – dies auch insbesondere bei Patienten mit dem metabolischen Syndrom. Hier werden LDL und Triglyzeride gesenkt.

Immunsystem, Atemwege: Vitamin E kann die Immunantwort verbessern. Es regt die Produktion von Antikörpern durch die weißen Blutkörperchen an und unterstützt auch deren Fähigkeit, Bakterien zu zerstören. Vitamin E (50 mg/Tag) scheint bei sehr langfristiger Supplementierung – gerade auch bei Senioren – die Häufigkeit von Lungenentzündungen zu reduzieren.

Krebserkrankungen: Eine ausreichende Zufuhr von Vitamin E über die Nahrung scheint das Risiko von Brust-, Lungen- und Prostatakrebs zu verringern. Eine begleitende Gabe von Vitamin E kann zudem unerwünschte Nebenwirkungen von Bestrahlungen oder von gewissen Chemotherapeutika (z.B. cis-Platin) reduzieren. Dazu gehört auch die Prävention der oralen Mukositis (200–400 mg, 2 × tgl.), die insbesondere bei Behandlungen im Kopf- und Nackenbereich auftreten kann. Es hat sich als vorteilhaft erwiesen, das Vitamin E zunächst einige Zeit in Kontakt mit der Mundschleimhaut zu halten, bevor man es schluckt.

Vitamin E (600 mg/Tag, von Beginn der Chemotherapie bis 3 Monate nach Beendigung, unter Absprache mit dem Onkologen) kann auch adjuvant zur Prävention gegen chemotherapiebedingte periphere Neuropathien eingesetzt werden.

Lebererkrankungen: Fettleber, nichtalkoholische (NAFLD), entzündliche Leberverfettung (NASH), Hepatitis B: Vitamin E kann bei der nichtalkoholischen Fettleber (NAFLD) und bei der entzündlichen Leberverfettung (NASH) eigenständig eingesetzt werden. Diverse Meta-Analysen zeigen, dass die alleinige Gabe von Vitamin E, 400–800 IE/Tag, während 24–96 Monaten zu einer Verbesserung der biochemischen (Leberenzyme ALAT, AST bzw. GOT), der Fettakkumulation in den Leberzellen, von Entzündungsprozessen, der Größe von »aufgeblasenen« Leberzellen – speziell auch bei Patienten mit nichtalkoholischer Steatohepatitis – führen kann. Verbessert wird auch die Leberfibrose. Bei Kindern mit NAFLD ist die Anwendung nicht zu empfehlen.

Mit Vitamin E (200–600 IE/Tag, 6–12 Monate) konnte bei Kindern mit einer Hepatitis B deutlich öfter eine sogenannte Serokonversion bewirkt werden, d.h., ein zuvor negativer Antikörpernachweis wird durch die Reaktion des Immunsystems positiv.

Magengeschwüre (Helicobacter pylori): Vitamin E (200–400 mg/Tag) kann zusammen mit Vitamin C (500–1000 mg/Tag) die Wirkung einer Eradikationstherapie verbessern (Anwendungsdauer: 2 Wochen).

Menstruationsschmerzen: Bei einer regelmäßigen täglichen Einnahme von 400 IE Vitamin E während 4 Monaten gehen die Intensität, die Dauer der Menstruationsschmerzen sowie auch die Blutverluste auf ein niedriges Maß zurück. Vitamin E wirkt, anders als ein herkömmliches Schmerzmittel, nicht sofort und sollte mind. 4 Monate lang genommen werden – ist dann aber in seiner Wirkung zuverlässig. Eine Kombination mit einem Fischölpräparat (EPA, DHA) scheint die Effekte der Einzelsubstanzen eventuell noch zu übertreffen.

Mukoviszidose (zystische Fibrose): Die meisten Patienten mit Mukoviszidose können sämtliche fettlöslichen Vitamine (A, D, E, K) nur schlecht aufnehmen und müssen diese deshalb oft supplementieren. Niedrige Vitamin-A- und -E-Serumspiegel gehen oft mit einer schlechteren Lungenfunktion und mit längeren Klinikaufenthalten einher.

Neurologische Störungen (Morbus Parkinson): Der Verlust von Hirnzellen bei der Parkinson-Krankheit kann durch Oxidationsschäden an den Nerven verursacht werden. Da Vitamin E eine antioxidative Wirkung hat, kann es eventuell den Krankheitsverlauf verlangsamen. Schmale Datenlage. Die Kombination (400 IE/Tag) mit Omega-3-Fettsäuren (EPA, DHA, 1000 mg/Tag) oder weiteren Antioxidanzien ist allenfalls hilfreich.

Schwangerschaft und Asthma: Eine ausreichende Vitamin-E-Versorgung der Mutter während der Schwangerschaft scheint das Asthma-Risiko beim Kind zu verringern.

Umweltgifte, oxidativer Stress: Vitamin E vermag die Lungen gegen von Umweltgiften produzierten oxidativen Stress zu schützen. Vitamin E kann (auch in Kombination mit weiteren Antioxidanzien) zudem zum Zellschutz bei Strahlungsbelastungen und bei toxischen Einflüssen, wie z.B. bei Schwermetall-Belastungen, eingesetzt werden. Außerdem kann Vitamin E vor unerwünschten Nebenwirkungen gewisser Medikamente wie z.B. Paracetamol (in Schmerz- und Fiebermitteln) schützen.

Überdosierung, unerwünschte Nebenwirkungen

Vitamin E besitzt als fettlösliches Vitamin eine relativ große therapeutische Breite. Der Dosierungsspielraum bis zum Eintritt unerwünscher Nebenwirkungen ist also relativ groß.

Menschen, die blutverdünnende Medikamente einnehmen, sollten beachten, dass Vitamin-E-Mengen über 800 IE/Tag die Thrombozytenaggregation hemmen und so die Blutungszeit verlängern können.

Bei langfristig hoher therapeutischer Dosierung von Vitamin E kann es sinnvoll sein, dieses mit Vitamin C (rezykliert oxidiertes Vitamin E) oder mit γ-Tocopherol (neutralisiert das aus dem Abbau von Vitamin E entstehende starke freie Radikal Peroxinitrit) zu kombinieren.

Vitamin E scheint auch bei Dosierungen bis 5500 IE/Tag die Gesamtmortalität nicht zu erhöhen.

Literatur

Abner EL et al. Vitamin E and all-cause mortality: a meta-analysis. Curr Aging Sci 2011;4(2):158–170.

Asbaghi O et al. Effect of Omega-3 and vitamin E co-supplementation on serum lipids concentrations in overweight patients with metabolic disorders: A systematic review and meta-analysis of randomized controlled trials.Diabetes Metabol Syndrome: Clin Res Rev. 2019;13:2525–2531.

Balbi ME et al. Antioxidant efects of vitamins in type 2 diabetes: a meta-analysis of randomized controlled trials. Diabetol Metab Syndr. 2018;10:18.

Boccardi V et al. Vitamin E family: role in the pathogenesis and treatment of Alzheimer's disease. Alzheimer's & Dementia 2016;2:182–191.

Browne D et al. Vitamin E and Alzheimer's disease: what do we know so far?. Clin Intervent Aging 2019;14:1303.

Chaitanya NC et al. Role of vitamin E and vitamin A in oral mucositis induced by cancer chemo/radiotherapy – a meta-analysis.

Cheng P et al. Vitamin E intake and risk of stroke: a meta-analysis. Brit J Nutr. 2018;120:1181–1188.

Comitato R et al. Tocotrienols : a family of molecules with specific biological activities. Antioxidants. 2017;6:93.

Cordero Z et al. Vitamin E and risk of cardiovascular diseases: a review of epidemiologic and clinical trial studies. Crit Rev Food Sci Nutr 2010; 50:420–440.

Fiorino S et al. Vitamin E for the treatment of children with hepatitis B e antigen-positive chronic hepatitis: a systematic review and meta-analysis. World J Hepatol. 2017;9(6):333–342.

Hemilä H. Vitamin E administration may decrease the incidence of pneumonia in elderly males. Clin Intervent Aging. 2016;11:1379.

Kosari P et al. Vitamin E and allergic contact dermatitis. Dermatitis 2010;21:148–153.

Lee GY et al. The role of vitamin E in immunity- Niutrients. 2018;10;1614.

Li XI et al. Vitamin E slows down the progression of osteoarthritis. Exp Ther Med. 2016;12(1):18–22.

Loffredo L et al. Supplementation with vitamin E alone is associated with reduced myocardial infarction: a meta-analysis. Nutr Metab Cardiovasc Dis 2015;25:354–363.

Masaki H. Role of antioxidants in the skin: anti-aging effects. J Dermatol Sci 2010;58:85–90.

Mathur P et al. Tocopherols in the prevention and treatment of atherosclerosis and related cardiovascular disease. Clin Cardiol 2015;38(9):570–576.

Miao H et al. Protective Effects of Vitamin E on Chemotherapy-Induced Peripheral Neuropathy: A Meta-Analysis of Randomized Controlled Trials. Ann Nutr Metabol. 2021;77:127–137.

Mishra RP et al. Role of vitamin E in improving pain severity in cyclical mastalgia in adolescent women: A prospective study. J Dental Med Sci. 2016;15(4):29–33.

Muller DP. Vitamin E and neurological function. Mol Nutr Food Res 2010;54:710–718.

Okebukola PO et al. Vitamin E supplementation in people with cystic fibrosis. Cochrane Database of Systematic Reviews 2020, Issue 9. Art. No.: CD009422.

Peh HY et al. Vitamin E therapy beyond cancer: Tocopherol versus tocotrienol. Pharmacol Ther 2016;162:152–169.

Sadeghi N et al. Vitamin E and fish oil, separately or in combination, on treatment of primary dysmenorrhea: a double-blind, randomized clinical trial. Gynecol Endocrinol 2018 Mar 15:1–5. DOI: 10.1080/09513590.2018.1450377.

Ullah H et al. Vegetable extracts and nutrients useful in the recovery from Helicobacter pylori infection: a systematic review on clinical trials. Molecules. 2021;26:2272.

Vadarlis A et al. Systematic review with meta-analysis: The effect of vitamin E supplementation in adult patients with non-alcoholic fatty liver disease. J Gastroenterol Hepatol. 2021;36(2):311–319.

Wang T et al. Circulating vitamin E levels and risk of coronary artery disease and myocardial infarction: a Mendelian randomization study. Nutrients. 2019;11:2153.

Wei Z et al. Oxidative Stress in Parkinson's Disease: A Systematic Review and Meta-Analysis. Front Mol Neurosci. 2018;11:236.

Wu H et al. Does vitamin E prevent asthma or wheeze in children: A systematic review and meta-analysis.Paed Resp Rev. 2018;27:60–68.

Xu R et al. Association between vitamin E and non-alcoholic steatohepatitis : a meta-analysis. Int J Clin Exp Med. 2015;8(3):3924–3934.

Zhang Y et al. Vitamin E and risk of age-related cataract: a meta-analysis. Pub Health Nutr 2015;18(15):2804–2814.

Ziaei S et al. A randomised controlled trial of vitamin E in the treatment of primary dysmenorrhoea. BJOG 2005;112:466–469.

Vitamin K

Vitamin K ist allen bekannt als ein Vitamin, das für die Blutgerinnung unerlässlich ist. Die Forschungsarbeiten der letzten Jahre machten jedoch deutlich, dass dieses fettlösliche Vitamin noch weitere interessante Eigenschaften besitzt. Es ist mittlerweile auch klargeworden, dass man zwischen verschiedenen Vitamin-K-Verbindungen unterscheiden muss: Vitamin K_1 (Phyllochinon) und Vitamin K_2 (Menachinon). Vitamin K_1 findet man vor allem in grünem Blattgemüse (Kohlarten, Spinat, Hülsenfrüchte). Es hat im Körper nur eine kurze Verweilzeit (wie Vitamin C) von etwa 1–2 Stunden. Zur Gruppe von Vitamin K_2 zählt man diverse Verbindungen. Von wissenschaftlichem Interesse ist zur Zeit MK-4 (Menachinon-4) und v. a. das MK-7 (Menachinon-7), das ausschließlich von Bakterien gebildet wird. MK-7 besitzt eine deutlich längere Halbwertszeit (2–3 Tage) als Vitamin K_1.

Funktionen

Die Hauptfunktion von Vitamin K ist die Aktivierung (Carboxylierung) der sogenannten Gla-Proteine im Stoffwechsel. Nach der Carboxylierung sind diese Gla-Proteine in der Lage, Kalzium-Ionen komplex zu binden. Bisher sind 17 Gla-Proteine bekannt, wovon 7 an der Blutgerinnung mitbeteiligt sind. Zu den weiteren wichtigen Gla-Proteinen zählen das Osteocalcin und das Matrix-Gla-Protein.

Antioxidans: Vitamin K ist ein starkes fettlösliches Antioxidans, das auch Vitamin E regenerieren kann.

Autophagie: Vitamin K_2 scheint eine Cofaktor-Rolle bei der Autophagie zu spielen

(»Müllabfuhr« von defekten Zellbestandteilen, Proteinen usw.).

Blutgerinnung: Eine optimale Blutgerinnung ist überlebenswichtig. Beim gesunden Menschen sind die hierfür verantwortlichen Vitamin-K-abhängigen Gla-Proteine immer zu 100 % aktiviert (carboxyliert). Die stetige Verfügbarkeit von Vitamin K für die Blutgerinnung wird sogar durch einen eigenen Recyclingprozess im Körper abgesichert. Eine zusätzliche Zufuhr von Vitamin K_1 und K_2 über dieses Maß hinaus verändert aber den Gerinnungsstatus von gesunden Menschen nicht.

Entzündungen: Vitamin K_2 scheint eine Rolle bei der Hemmung von entzündungsfördernden Molekülen zu spielen. Dazu gehört vor allem NF-kappaB, aber auch IL-6 und das CRP.

Knochenstoffwechsel, Osteocalcin: Das Gla-Protein Osteocalcin fördert den Einbau von Kalzium ins Knochengewebe und hemmt gleichzeitig den Knochenabbau. Die normale Vitamin-K-Zufuhr über die Nahrung aktiviert im Unterschied zur Blutgerinnung nur etwa 20–30 % des Osteocalcins. Den Anteil des sog. untercarboxylierten Osteocalcins im Blut kann man im Labor messen. Er gilt als Marker für einen Vitamin-K-Mangel sowie für mögliche Knochenmassen-Verluste und ein erhöhtes Knochenfrakturrisiko. Vermutlich kann Osteocalcin auch die Insulinsensitivität des Körpers beeinflussen.

Schutz vor Gewebe- und Gefäß-Kalzifizierung: Die Aktivierung des Matrix-Gla-Proteins scheint eine wichtige Rolle beim Schutz vor Kalzifizierungsprozessen im Gewebe (z. B. Organe, Muskeln, Knorpel) und in den Gefäßen zu spielen. Auch das Matrix-Gla-Protein ist normalerweise nur zu 20–30 % aktiviert. Bei einer möglichst vollständigen Aktivierung kann das im Körper vorhandene Kalzium ggf. besser gebunden werden und sich so weniger in Gewebe und Gefäßen ablagern.

Vitamin K_2 wird im Unterschied zu Vitamin K_1 von Bakterien in Lebensmitteln ge-

Carboxylierte GLA-Proteine als Teamplayer mit Kalzium

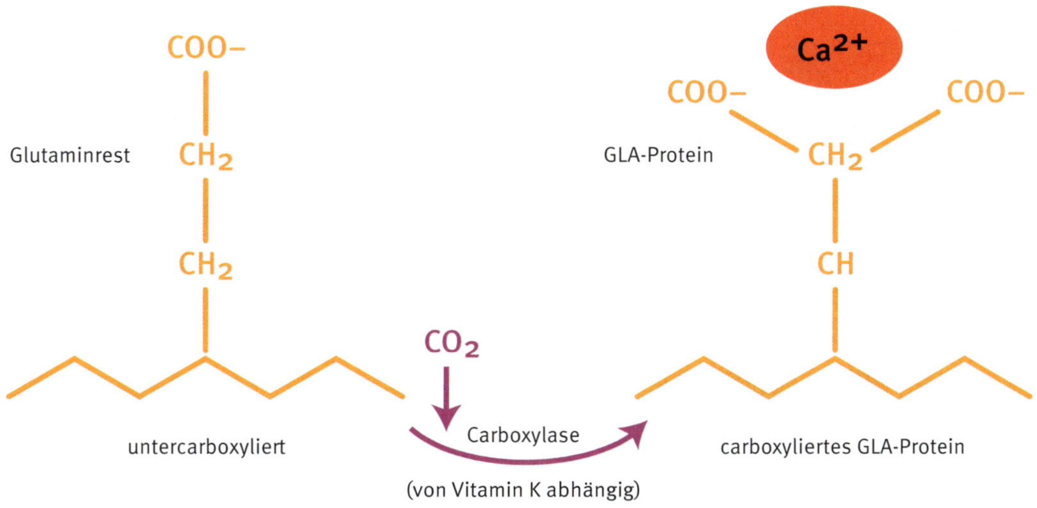

bildet. Reich an Vitamin K_2 sind u.a. fermentierte Lebensmittel wie Natto (fermentierte Sojabohnen, 40–50 g Natto = ca. 400–500 µg Vitamin K_2), gereifte Käsesorten, Joghurt, Quark, Butter, Fleisch. Es könnte sein, dass die Vitamin-K_2-Versorgung früher besser war, als Lebensmittel unter noch nicht so perfekten Bedingungen (z.B. Kühlschränke) aufbewahrt werden konnten und in einem vielleicht eher »bakteriell fortgeschrittenen« Stadium konsumiert wurden.

Vitamin K_2 wird auch von Darmbakterien im Dickdarm gebildet. Ob das hier gebildete Vitamin K_2 – eigentlich wird von außen zugeführtes Vitamin K_2 bereits im Dünndarm resorbiert – für den Menschen eine wichtige Rolle spielt, ist noch Gegenstand aktueller Forschungsarbeiten.

Vorkommen von Vitamin K_1 in der Nahrung

Nahrungsmittel	Menge	µg Vitamin K_1
Sauerkraut, Rosenkohl	100 g	1500
Spinat	100 g	415
Brokkoli	100 g	175
Grünkohl	100 g	125
Möhren	100 g	65

Störungen des Vitamin-K-Haushalts: mögliche Ursachen

Leber, Gallenblase, Bauchspeicheldrüse, chron. Darmerkrankungen, bariatrische Eingriffe: Liegt ein Leberschaden vor oder arbeitet die Leber nicht richtig (z.B. auch durch

Wirkungen von Vitamin K_2

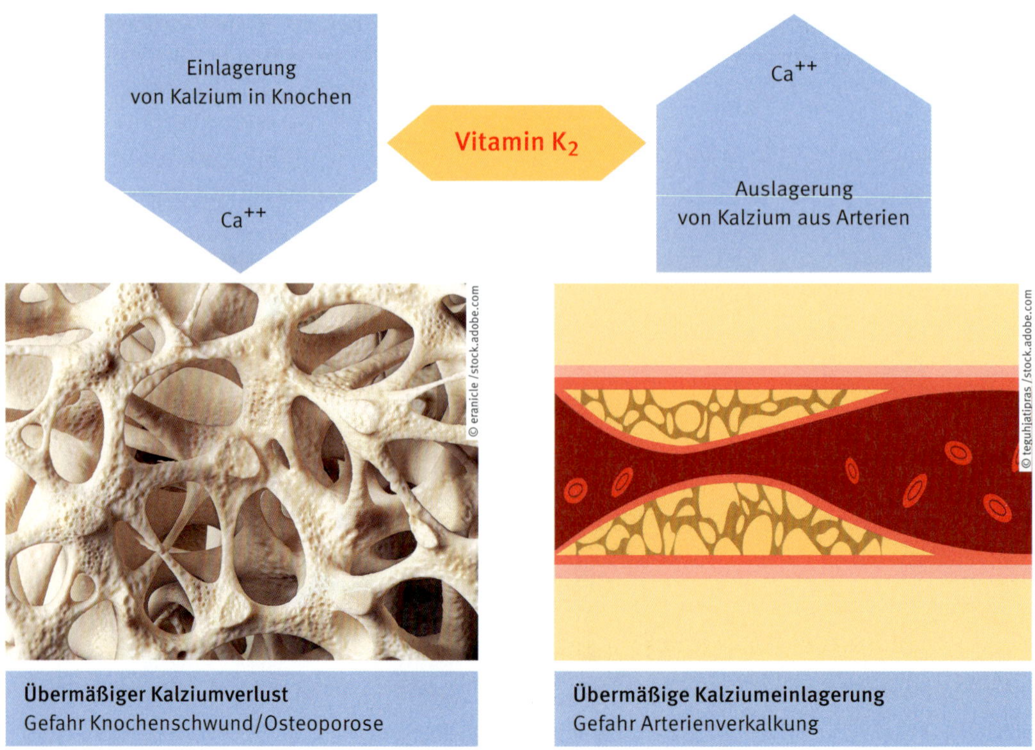

einen hohen Alkoholkonsum), ist das Recycling von Vitamin K erschwert, woraus ein Mangel resultieren kann. Funktionsstörungen von Bauchspeicheldrüse, Gallenblase bzw. Fettverdauungsstörungen können einen negativen Einfluss auf die Aufnahme von Vitamin K haben. Chronische Darmerkrankungen hemmen die körpereigene Bildung von Vitamin K_2. Auch nach bariatrischen Eingriffen (z. B. Magen-Bypass) ist die Aufnahme von Vitamin K gestört.

Medikamente: Antikoagulantien vom Cumarin-Typ (gilt nicht für Antikoagulantien der neuen Generation) führen zu Vitamin-K-Mangel und daher zu einer unzureichenden Aktivierung der Gla-Proteine. Dies erhöht u. a. das Knochenfrakturrisiko dieser Patienten. Bei ihnen können auch koronare Kalzifizierungsprozesse deutlich häufiger beobachtet werden. Nutritive Mengen im Bereich von 100–200 µg Vitamin K_1/Tag können die Vitamin-K-Blutspiegel aber einigermaßen stabil halten, ohne die Blutgerinnung zu beeinträchtigen. Fettresorptionshemmer (z. B. Orlistat), die zur Gewichtsabnahme eingesetzt werden, verhindern eine Vitamin-K-Resorption über den Dünndarm.

Unzureichende Synthese beim Neugeborenen: Neugeborene kommen mit einem sterilen, unbesiedelten Darm zur Welt, d. h., bakterielles Vitamin K_2 kann noch nicht selbst gebildet werden und auch die Muttermilch enthält kaum Vitamin K. Zudem bildet die Leber noch zu wenig Gla-Proteine. Zum Schutz vor einem Vitamin-K-Mangel und als Folge möglicher Blutungen erhalten viele Babys bei der Geburt daher Vitamin K_1 oral oder intramuskulär verabreicht.

Störungen des Vitamin-K-Haushalts: mögliche Folgen

- Störungen der Blutgerinnung (Spontanblutungen)
- Zu wenig aktiviertes Osteocalcin führt zu erhöhtem Risiko für Knochenfrakturen.
- vermehrte Kalzifizierungsprozesse in den Gefäßen, Geweben und Gelenken
- Störungen des Zuckerstoffwechsels (Insulinsensitivität)

Zufuhrempfehlungen

Die behördlichen Zufuhrempfehlungen unterscheiden trotz der sehr unterschiedlichen Halbwertszeiten nicht zwischen Vitamin K_1 und Vitamin K_2. Vitamin K_2 in Form von Menachinon-7 aktiviert Osteocalcin und das Matrix-Gla-Protein jedoch deutlich wirksamer als das Vitamin K_1 (Phyllochinon). Vitamin K_1 wird therapeutisch daher eher im Milligrammbereich, Vitamin K_2 im Mikrogrammbereich (100–1 000 µg/Tag) dosiert. Vitamin-K-haltige Präparate werden am besten zusammen mit einer (fetthaltigen) Hauptmahlzeit genommen.

Empfohlene tägliche Vitamin-K-Zufuhr (µg)

	Nutritive Empfehlungen EFSA	UL (Tolerable Upper Intake Level)		therapeutischer Dosierungsbereich (Vitamin K_2)
		EFSA (Europa)	IOM (USA)	
Männer	70	kein UL definiert	kein UL definiert	100–1000
Frauen	70			

Das Ziel einer Vitamin-K-Supplementierung ist also eine vermehrte Aktivierung des für die Carboxylierung der Gla-Proteine benötigten Enzyms (γ-Glutamylcarboxylase). Ein voll aktives Gla-Protein (Matrix-Gla, Osteocalcin) sorgt dafür, dass Kalzium dahin kommt, wohin es gehört, und auch da bleibt – nämlich im Knochen.

Dass da bei diesen beiden Gla-Proteinen noch präventives und therapeutisches Potenzial vorhanden ist, lässt sich daran abschätzen, dass sie im Durchschnitt – wie bereits oben erwähnt – nur jeweils zu etwa 20–30 % aktiviert sind.

Anwendungsgebiete

Blutgerinnung: Vitamin K_1 wird vom Arzt bei Blutungsgefahr (bei Mangel an den Blutgerinnungsfaktoren II, VII, IX und X), unter anderem bedingt durch Überdosierung von Antikoagulantien auf Cumarinbasis, verordnet. Kindern, die gestillt werden sollen, sollte gleich nach der Geburt zum Schutz vor einem Vitamin-K-Mangel eine Dosis von 1–2 mg Vitamin K oral oder intramuskulär verabreicht werden.

Kalzifizierungsprozesse (Gefäße, Gewebe, Organe, Gelenke): Vitamin K_1 und K_2 aktivieren das Matrix-Gla-Protein. Dadurch wird Kalzium vermehrt im Knochen gebunden und entsprechend weniger in anderen Geweben, Organen, Gefäßen und Gelenken abgelagert. Es scheint, dass eine ausreichende Zufuhr von Vitamin K_2 aus der Nahrung das kardiovaskuläre Risiko reduzieren kann. Dabei ist Vitamin K_2 (schon bei ca. 30 µg/Tag) diesbezüglich wirksamer als Vitamin K_1. Erhöhte Blutspiegel des uncarboxylierten Matrix-Gla-Proteins (Modulation mit 180–360 µg Vitamin K_2/Tag) korrelierten als Vitamin-K-Mangel-Parameter mit einem deutlich erhöhten Gesamtmortalitätsrisiko und mit einer ebenfalls erheblich erhöhten kardiovaskulären Sterblichkeit. Der Aktivierungsgrad des Osteocalcins zeigte keinen statistischen Zusammenhang mit der Mortalität bzw. mit Herz-Kreislauf-Erkrankungen.

Eine Supplementierung mit Vitamin K_2 (Maastricht-Studie: 180 µg/Tag, 3 Jahre) kann begleitend zur Verbesserung der Gefäßelastizität (z. B. bei erhöhtem Blutdruck, Diabetes) eingesetzt werden. Im Tierversuch konnte Vitamin K_2 den Kalziumgehalt der Blutgefäße sogar wieder senken. Die arterielle Gefäßsteifheit ist mit der Häufigkeit von kardiovaskulären Ereignissen assoziiert.

Die tägliche Gabe von 0,5 mg Vitamin K_1 während 3 Jahren verlangsamte das Fortschreiten einer bestehenden kardiovaskulären Kalzifizierung. Neue Daten mit 10 mg Vitamin K_1/Tag, während 3 Monaten, zeigten eine vorbeugende Wirkung gegenüber neuen kalzifizierenden Läsionen in der Aorta und in den koronaren Arterien von Diabetikern.

Mukoviszidose (zystische Fibrose): Malabsorption von fettlöslichen Vitaminen, Vitamin K eingeschlossen, kann auftreten und subklinische Mängel verursachen, die die Blutgerinnung und Knochenbildung nachteilig beeinflussen. Eine Supplementierung kann die Vitamin-K-Blutspiegel verbessern.

Neuropathie, diabetische: In einer kleinen placebokontrollierten Studie konnte mit Vitamin K_2 (100 µg, 2 × tgl.) nach 12 Wochen eine ausgeprägte antinozizeptive (schmerzreduzierende) Wirkung festgestellt werden.

Nierenerkrankungen: Patienten mit chronischen Nierenerkrankungen leiden häufig an subklinischem Vitamin-K-Mangel. Nieren-Patienten (Dialyse) zeigen in der Regel starke Gefäß-Kalzifizierungen. Bei diesen Patienten werden oft hohe Vitamin-K_2-Dosierungen (bis zu 1080 µg/Tag) zur Reduktion der inaktiven Matrix-Gla-Proteine gegeben. Dabei kann eine Verbesserung des Aktivierungsstatus erzielt werden.

Osteoporose, Knochenfrakturen: Die langfristig gute Zufuhr von Vitamin K_1 über die Ernährung korreliert mit einem moderat niedrigeren Knochenfrakturrisiko. Vitamin K_2 reduziert die Menge an untercarboxyliertem (nicht aktiviertem) Osteocalcin. Wird Vitamin K_2 in täglichen Mengen von ca. 100–360 µg (als MK-7) oder von 45 mg/Tag (als MK-4) über mind. 6–12 Monate (Meta-Analyse, Huang et al.) gegeben, scheint dadurch die Häufigkeit von Knochenfrakturen bei Frauen nach den Wechseljahren um bis zu 50 % reduziert zu werden (mehr als bei Vitamin D_3). Zudem kam eine neuere Meta-Analyse (Hu et al.) zu dem Schluss, dass Vitamin K_1 und K_2 zusammen mit Kalzium zu einer Verbesserung der Knochendichte im Lendenbereich führt.

In Japan und anderen Teilen Asiens ist MK-4 in einer Dosierung von 45 mg/Tag als Arzneimittel bei Osteoporose im Handel.

TIPP **Die Analyse des untercarboxylierten Osteocalcins im Blut eignet sich gut zur Bestimmung des Vitamin-K-Status und wird von vielen Labors angeboten.**

Besondere Hinweise

- Für eine fixe Kombination von Vitamin K_2 und Vitamin D (z. B. zur Vermeidung einer potenziellen Gefäßverkalkung bei alleiniger Vitamin-D-Gabe), wie sie von verschiedenen Kreisen in Bezug auf Präparate gefordert wird, gibt es kaum eine wissenschaftliche Evidenz. Die Indikationen für Vitamin D_3 benötigen – außer der Anwendung im Bereich des Knochenstoffwechsels – keine zwingende Vitamin-K_2-Gabe. Viel wichtiger ist es, die beiden Vitamine bei Bedarf einzeln möglichst individuell dosieren zu können.
- Es gibt keine Hinweise darauf, dass Vitamin K_1 und Vitamin K_2 bei gesunden Menschen die Blutgerinnung im Sinne einer Überaktivierung negativ beeinflussen.
- Wie bereits erwähnt, haben nutritive Vitamin-K_1-Mengen (ca. 100–200 µg/Tag) bei antikoagulierten Patienten (Vitamin-K-Antagonisten/Cumarin-Derivate) keinen negativen Einfluss auf den Gerinnungsstatus. Ein Verzehr von Vitamin-K_1-haltigen Lebensmitteln (z. B. Kohlarten) in normalen Mengen kann daher auch diesen Patienten empfohlen werden. Eine Vitamin-K_1-Zufuhr in nutritiven Mengen (auch von entsprechend dosierten Vitamin-K_1-haltigen Multivitaminpräparaten) ist sogar empfehlenswert, da Antikoagulantien vom Cumarin-Typ als Vitamin-K-Antagonisten zu einer unzureichenden Aktivierung der Gla-Proteine führen. Damit sind ein Vitamin-K-Mangel und ein erhöhtes Risiko für eine Osteoporose und vermehrte Kalzifizierungsprozesse verbunden.
- Vitamin K_2 kann hingegen schon in geringen Mengen (≥ 30 µg/Tag) die Einstellung der Blutgerinnung mit Antikoagulantien vom Cumarin-Typ stören. Daher sollte Vitamin K_2 bei diesen Patienten nur unter ärztlicher Kontrolle und engmaschiger Überwachung der Blutgerinnungsparameter angewendet werden. Diese Wechselwirkung ist bei Antikoagulantien der neuen Generation nicht relevant.

- Vitamin K_2 ist stark lichtempfindlich. Hersteller von Vitamin-K_2-haltigen Präparaten müssen daher bei allen Produktionsschritten darauf achten, dass das Produkt unter Lichtschutz gefertigt wird. Analysen von Vitamin-K_2-Präparaten in den USA haben häufig zu niedrige K_2-Gehalte ergeben. Auch ein Umkarton bei der Fertigpackung schützt das Produkt vor einem frühzeitigen Gehaltsverlust. Der Kunde sollte das Produkt auch zu Hause dunkel aufbewahren (z. B. in einem Schrank).
- Es gibt Hinweise darauf, dass mit Vitamin K_2 Entzündungsprozesse und auch der Stoffwechsel bei Typ-2-Diabetikern günstig beeinflusst werden könnten.
- Es wird über eine mögliche begleitende Rolle von Vitamin K_2 bei Alzheimer-Demenzen diskutiert. Dabei könnten der Einfluss von Vitamin K_2 auf die Neuroinflammation, die Mitochondrien, Kalzifizierungsprozesse (intrazelluläres Kalzium) usw. von Bedeutung sein. Klinische Studien fehlen noch.

Überdosierung

Vitamin K scheint bei peroraler Einnahme auch in höheren Dosierungen frei von toxischen Effekten zu sein.

Literatur

Akbulut AC et al. Vitamin K_2 needs an RDI separate from vitamin K_1. Nutrients. 2020;12:1852.

Bellinge JW et al. The effect of vitamin K_1 on arterial calcification activity in subjects with diabetes mellitus: A post hoc analysis of a double-blind, randomized, placebo-controlled trial. Am J Clin Nutr. 2022 ;115(1).

Caluwé R et al. Vitamin K2 supplementation in hemodialysis patients: a randomized dose-finding study. Nephrol Dial Transplant 2014;29:1385–1390.

Chen HG et al. Association of vitamin K with cardiovascular events and all-cause mortality: a systematic review and meta-analysis. Eur J Nutr. 2019;58:2191–2205.

Cozzolino M et al. Vitamin K in chronic kidney disease. Nutrients. 2019;11:168.

Dash NR et al. Metagenomic analysis of the gut microbiome reveals enrichment of menaquinones (vitamin K_2) pathway in diabetes mellitus. Diabetes Metab J. 2021;45:77–85.

Gebuis EP et al. Vitamin K1 supplementation to improve the stability of anticoagulation therapy with vitamin K antagonists: a dose-finding study. Haematologica 2011;96(4):583–589.

Hao G et al. Vitamin K intake and the risk of fractures. Medicine. 2017;96:17(e6725).

Hu L et al. The combined effect of vitamin K and calcium on bone mineral density in humans: a meta-analysis of randomized controlled trials. J Orthopaed Surg Res. 2021;16:592.

Huang ZB et al. Does vitamin K_2 play a role in the prevention and treatment of osteoporosis for postmenopausal women: a meta-analysis of randomized controlled trials. Osteoporosis Int 2015;26(3):1175–1186.

Jakubowski P et al. Current view on vitamin K_2 role in diseases based on clinical trials. Farmacia. 2019;67(4):551–556.

Knapen MH et al. Menaquinone-7 supplementation improves arterial stiffness in healthy postmenopausal women. A double-blind randomised clinical trial. Thromb Haemost 2015;113(5):1135–1144.

Lees JS et al. Vitamin K status, supplementation and vascular disease: a systematic review and meta-analysis. Heart 2019;105:938–945.

Lin X et al. Undercarboxylated Osteocalcin: Experimental and human evidence for a role in glucose homeostasis and muscle regulation of insulin sensitivity. Nutrients. 2018;10:847.

Mehta DS et al. Randomized, placebo-controlled, double-blind pilot study of the antinociceptive effect of menaquinone-7 (vitamin MK-7) in patients with peripheral neuropathy. EC Neurology 13.9 (2021): 112–124.

Namazi N et al. Vitamin K and the immune system. In Nutrition and Immunity. Springer, Cham. 2019:75–79.

Ren R et al. Vitamin K_2 (Menaquinone-7) supplementation does not affect vitamin K-dependent coagulation factors activity in healthy individuals. Medicine. 2021;100(23):e26221.

Sato T et al. MK-7 ad its effects on bone quality and strength. Nutrients. 2020;12:965.

Theuwissen E et al. Effect of low dose supplements of menaquinone-7 on the stability of oral anticoagulant treatment : dose-response relationship in healthy volunteers. J Thromb Haemost. 2013;11(6):1085–1092.

Vissers LE et al. The relationship between vitamin K and peripheral arterial disease. Atherosclerosis 2016;252:15–20.

Vitamin B_1

Der Körper hat nur eine geringe Speicherkapazität für Vitamin B_1 (Thiamin), etwa 30 mg, sodass eine regelmäßige, tägliche Zufuhr dieses Vitamins nötig ist, um Mangelerscheinungen zu vermeiden. Vitamin B_1 wird auch von den körpereigenen Darmbakterien gebildet. Ob dies für die Vitamin-B_1-Versorgung relevant ist, ist unklar.

Funktionen

Energiestoffwechsel: In seiner aktiven Form TPP (Thiaminpyrophosphat; die Aktivierung ist magnesiumabhängig) ist Thiamin (Vitamin B_1) ein lebenswichtiges Coenzym für die Energieproduktion.

Kollagensynthese: Thiamin ist Cofaktor bei der Synthese von Kollagen.

Nervensystem, Gehirn: Thiamin befindet sich in den Zellwänden der Nervenstränge und nimmt so an der Übermittlung von Nervenimpulsen ans Gehirn und an die peripheren Nervenzellen teil. Es ist außerdem für den Stoffwechsel wichtiger Neurotransmitter (einschließlich Acetylcholin und Serotonin) im Gehirn von Bedeutung.

Transketolase: Die Transketolase ist ein Vitamin-B_1-abhängiges Enzym. Es trägt zur Bildung von $NADPH_2$ für die Fett- und Cholesterinsynthese sowie von Pentosephosphat für die Nukleinsäuresynthese bei.

Vorkommen in der Nahrung

Nahrungsmittel	Menge	mg Vitamin B_1
Bierhefe	10 g	1,20
Schinken	100 g	0,80
Hafermehl	100 g	0,65
Sonnenblumenkerne	30 g	0,60
Weizenkeime	30 g	0,45
grüne Erbsen	100 g	0,32
Kartoffeln	1 mittelgroße	0,24

Störungen des Vitamin-B_1-Haushalts: mögliche Ursachen

Alkohol: Hoher Alkoholkonsum kann die Resorption und Rückresorption (in den Nieren) von Thiamin verringern und seine Umwandlung in aktive Formen beeinträchtigen.

Bariatrische Eingriffe: Bariatrische Eingriffe wie z. B. Magen-Bypass-Operationen führen zu einer geringeren Zufuhr und zu einer geringeren Resorption von Vitamin B_1 (nebst vielen anderen Nährstoffen).

Vollkornprodukte sind reich an Vitamin B_1

Das Vitamin B_1 befindet sich im Getreide v. a. im Keim, sodass beim Ausmahlen der größte Teil verloren geht. Geschälter weißer Reis hat z. B. nur ein Hundertstel des Thiamingehalts von Vollkornreis! Hohe Temperaturen und/oder lange Kochzeiten zerstören das Vitamin. Da es wasserlöslich ist, geht mit dem Kochwasser ein bedeutender Teil verloren. Auch Sulfite, die zur Konservierung von Lebensmitteln (z. B. getrockneten Früchten) gebraucht werden, Natron zum Backen und andere alkalische Lebensmittelzusätze zerstören Thiamin.

Erhöhter Bedarf: Der Körper besitzt keine umfangreichen Thiaminspeicher; deshalb kann ein Mangelzustand entstehen, wenn der Bedarf an Thiamin bei intensiver körperlicher Aktivität, bei Fieber, Stress, Verbrennungen, Schilddrüsenüberfunktion, Lebererkrankungen, Schwangerschaft, Stillen oder Wachstum erhöht ist.

Erhöhte Verluste: Durchfälle, Hämodialyse, Schwangerschaftserbrechen, gewisse Medikamente wie das Schleifendiuretikum Furosemid oder orale Kontrazeptiva können zu einem Vitamin-B_1-Mangel führen.

Niedrige Zufuhrmengen aus der Nahrung: Thiamin kommt nur in wenigen Lebensmitteln in großen Mengen vor und fehlt in vielen Lebensmitteln gänzlich (wie z. B. Industriezucker, Weißmehl und geschältem Reis, Ölen, Fetten und Alkohol). Außerdem zerstören Sulfite und ein hoher Kaffee- und Teekonsum (Chlorogensäure, Phenole, Gerbstoffe) das Thiamin. Erfahrungsgemäß führen Personen über 65 Jahre über ihre Ernährung häufig zu wenig Vitamin B_1 zu. Dies gilt auch für Patienten mit Essstörungen.

Störungen des Vitamin-B_1-Haushalts: mögliche Folgen

- **Beriberi:** Meist nur in Entwicklungsländern vorkommend. Sensorische und motorische Formen der peripheren Neuropathie; Störungen des Zentralnervensystems (veränderte Kognition und Aufmerksamkeit). Bei Alkoholabusus tritt die enzephalopathische Form von Beriberi auf, das Wernicke-Korsakow-Syndrom. Bei Kleinkindern ist Herzversagen ein dominantes Problem bei Vitamin-B_1-Mangel.
- **Diabetes:** Thiamin-Mangel kann zu einem erhöhten Komplikationsrisiko (Nieren, Nerven) sowie zu erhöhten Laktatwerten bei Diabetikern führen.
- **Haut, Schleimhaut:** Haut- und Schleimhautveränderungen, Glossitis (Entzündung der Zunge), Störungen der Wundheilung
- **Herz-Kreislauf-System:** Vitamin-B_1-Mangel ist bei Patienten mit Herzinsuffizienz ca. 2,5-mal häufiger, Herzklopfen (Tachykardien), Ödeme, Herzvergrößerung, Kurzatmigkeit.
- **Immunsystem:** verringerte Produktion von Antikörpern bei Infektionen
- **Metabolismus:** gestörte Energieproduktion und Müdigkeit (reduzierte ATP-Synthese), oxidativer Stress, gestörte Protein-(Kollagen-)Synthese mit der Folge schlechter Wundheilung, erhöhte Leberwerte
- **Muskeln:** schwache Muskulatur (besonders in den Waden), Schwächezustand, Ataxie
- **Neurologische Symptome, Gehirn, Psyche:** fehlende Energiezufuhr zu den Neuronen, exzitatorische Zustände, Verwirrtheit, Reizbarkeit, Lern- und Gedächtnisstörungen, Depressionen, schwankender Gang, abnormale, unkontrollierte Augenbewegungen, häufige Kopfschmerzen, verminderte Reflexe und Beweglichkeit der Extremitäten, Tinnitus.

Zufuhrempfehlungen

Empfohlene tägliche Vitamin-B_1-Zufuhr (mg)

	Nutritive Empfehlungen EFSA	UL (Tolerable Upper Intake Level)		therapeutischer Dosierungsbereich
		EFSA (Europa)	IOM (USA)	
Männer	0,1/MJ = 0,4 mg/1000 kcal	kein UL definiert	kein UL definiert	10–300
Frauen	0,1/MJ = 0,4 mg/1000 kcal			

Anwendungsgebiete

Alkoholkonsum: Bei regelmäßigem, starkem Alkoholkonsum wird Vitamin B_1 wie alle B-Vitamine vermehrt ausgeschieden und muss entsprechend substituiert werden. Typische, mit Alkoholkonsum verbundene Mangelerscheinungen: Enzephalopathien (Störungen des Hirnstoffwechsels).

Demenzen, Alzheimer: Eine kontrollierte Phase-IIa-Studie mit Benfotiamin (2 × 300 mg/Tag, 12 Monate) ergab bei Patienten mit milden Demenzsymptomen bzw. mit einem »Mild Cognitive Impairment« (MCI) deutliche Verbesserungen der kognitiven Fähigkeiten.

Diabetes mellitus: Kleinere Studien lassen vermuten, dass Vitamin B_1 (300 mg/Tag, während mind. 6 Wochen) auch die postprandialen Glukosewerte zu senken vermag. Eventuell schützt Vitamin B_1 auch vor gewissen Spätfolgen des Diabetes. Benfotiamin (siehe weitere Hinweise, Seite 132) hemmt die Bildung von Advanced Glycation End Products (AGEs), die für die Progression arteriosklerotischer Prozesse mitverantwortlich sind. Benfotiamin hemmt zudem die inflammatorischen Moleküle COX, LOX und NF-kB und aktiviert die Transketolase und das VEGFR2 (Wachstumsfaktor für das Gefäßendothel), was für die Mikrozirkulation beim Diabetiker wichtig ist.

Herzinsuffizienz: Die Vitamin-B_1-Supplementierung kann bei einem B_1-Mangel sinnvoll sein. Die Gabe von 100–300 mg Vitamin B_1 oder Benfotiamin/Tag während 1–4 Wochen kann die Herzpumpleistung signifikant verbessern. Die durch Schleifendiuretika (z.B. Furosemid) verursachten B_1-Mängel sollten stets kompensiert werden.

Mückenrepellent: Vitamin B_1 wurde – vermutlich wegen seines Schwefelgehalts – in hohen oralen Dosierungen (über 1 g/Tag) immer wieder als Mückenrepellent propagiert. Die Wirkung hat sich als unzuverlässig erwiesen. Neuere Versuche mit einer lokalen, äußeren Anwendung mit Vitamin-B_1-Hydrogels zeigen bessere Ergebnisse.

Neuralgien, Neuropathien, chronische Schmerzen: Da Thiaminmangel die Schmerzgrenze herabsetzen kann, vermögen höhere Thiamingaben begleitend chronische Schmerzen zu lindern. Vitamin B_1 kann bei Nervenentzündungen (z.B. Trigeminusneuralgie oder eingeklemmten Rückennerven) begleitend (v.a. zusammen mit Vitamin B_6, B_{12}) eingesetzt werden. Eine Behandlung mit Benfotiamin (400 mg/Tag) korreliert mit signifikanten Symptomverbesserungen bei peripheren und diabetischen Neuropathien. 100 mg Vitamin B_1 (während 3 Monaten) können auch bei Menstruationsschmerzen begleitend hilfreich sein.

Septischer Schock: Vitamin B_1 (100–400 mg, oral oder parenteral) scheint die Mortalitätsrate bei Patienten mit einem septischen Schock leicht reduzieren zu können.

Weitere Hinweise/Überdosierung

- Benfotiamin: Als fettlösliche Vorstufe von Vitamin B_1 hat Benfotiamin gewisse Vorteile: gute passive Diffusion durch die Zellmembranen und ausgezeichnete Bioverfügbarkeit.
- Thiamin besitzt eine große therapeutische Breite, d.h. einen weiten, sicheren Dosierungsbereich. Mengen von > 200 mg/Tag können bei einigen Menschen Schwindel, Kopfschmerzen und Muskelschwäche verursachen. Man hat in wenigen Fällen schwere allergische Reaktionen festgestellt, wenn Thiamin intravenös (> 400 mg) verabreicht wurde.

Literatur

Beltramo E et al. Thiamine and diabetes: back to the future? Acta Diabetol. 2021;58:1433–1439.

Butterworth RF. Thiamine deficiency-related brain dysfunction in chronic liver failure. Metab Brain Dis 2009;24:189–196.

El Halawny M et al. The potential of a site-specific delivery of thiamine hydrochloride as a novel insect repellent exerting long-term protection on human skin: In-vitro, ex-vivo study and clinical assessment. J Pharm Sci. 2021 ;110(11) :3659–3669.

Gibson G et al. Benfotiamine and cognitive decline in Alzheimer's disease: results of a randomized placebo-controlled phase IIa clinical trial. J Alzheimer's Dis. 2020;78(3):989–1010.

Kanchanasurakit S et al. Effectiveness of thiamine therapy in mortality rate in patients with septic shock: a systematic review and meta-analysis. Int J Crit Illn Inj Sci. 2021;11(2):86–94.

Kattoor AJ et al. Thiamine therapy for heart failure: a promise or fiction? Cardiovascular Drugs and Therapy. 2018;32:313–317.

Liu D et al. Thiamine Deficiency and Neurodegeneration: The Interplay among Oxidative Stress, Endoplasmic Reticulum Stress and Autophagy. Mol Neurobiol. 2017;54(7):5440–5448.

Raj V et al. Therapeutic potential of benfotiamine and its molecular targets. Eur Rev Med Pharmacol Sci. 2018;22:3261–3273.

Shahmiri FA et al. High-dose thiamine supplementation improves glucose tolerance in hyperglycemic individuals: a randomized, double-blind cross-over trial, Eur J Nutr 2013;52(7):1821–1824.

Smith TJ et al. Thiamine deficiency disorders: a clinical perspective. Ann New York Acad Sci. 2021;1498:9–28.

Stein J et al. Association between neuropathy and B-vitamins: A systematic review and meta-analysis. Eur J Neurol. 2021;28:2054–2064.

Ter Borg S et al. Micronutrient intakes and potential inadequacies of community-dwelling older adults: a systematic review. Brit J Nutr. 2015;113:1195–1206.

Vitamin B_2

Vitamin B_2 (Riboflavin) gehört zu den Coenzymen (Flavine), die eine wichtige Rolle innerhalb des Kohlenhydrat-, Fettsäuren- und Proteinstoffwechsels und damit bei der Energiegewinnung spielen.

Funktionen

Aktivierung von B-Vitaminen: Vitamin B_2 wird als Cofaktor für die Aktivierung von Vitamin B_6 zum Pyridoxal-5'-Phosphat benötigt. Ebenfalls ist Vitamin B_2 nötig für die Umwandlung von Tryptophan in Niacin.

Antioxidative Eigenschaften: Riboflavin ist als Antioxidans an der Rezyklierung von oxidiertem Glutathion (über das Enzym Glutathionreduktase) beteiligt. Es schützt vor Lipidperoxidation.

Energieproduktion: Riboflavin ist als Vorläufer von zwei wichtigen Redox-Cofaktoren (Flavin-Adenin-Dinukleotid und Flavinmononukleotid) für die Energieproduktion in den Mitochondrien wichtig: Es baut Zucker und Fette ab, sodass diese als Zellenergiequellen genutzt werden können.

Entgiftung: Das Vitamin-B_2-Enzym Flavoprotein-Monooxygenase ist über das Cytochrom-P450-Monooxygenase-System an der Entgiftung von körperfremden Substanzen beteiligt.

Entzündungshemmung: In Tiermodellen zeigte Vitamin B_2 eine hemmende Wirkung auf die Entzündungsmoleküle TNF-α, IL-1, IL-1β und IL-6, MCP-1 und MCP-2.

Homocystein: In Form von Flavindinucleotid agiert Vitamin B_2 als Cofaktor für das Enzym Methyltetrahydrofolsäurereduktase (MTHFR). MTHFR sorgt für die Folsäureverstoffwechselung beim Recycling von Homocystein zu Methionin.

Wachstum: Riboflavin ist für das Wachstum und den Unterhalt der Gewebe notwendig.

Störungen des Vitamin-B_2-Haushalts: mögliche Ursachen

Der Vitamin-B_2-Status wird in der Praxis wenig gemessen. Man sollte dies häufiger tun, Vitamin B_2 wird nämlich von jüngeren und älteren Menschen – auch in den Industrieländern – über die Ernährung oft in zu geringen Mengen zugeführt.

Bedarf, erhöhter: Da während Wachstumsphasen der Bedarf an Riboflavin erhöht ist, können Mangelerscheinungen in der Kindheit und Jugend beobachtet werden. Auch in der Schwangerschaft und Stillzeit ist der Vitamin-B_2-Bedarf erhöht.

Vorkommen in der Nahrung

Nahrungsmittel	Menge	mg Vitamin B_2
Kalbsleber	50 g	1,10
Champignons	100 g	0,45
Bierhefe	10 g	0,40
Spinat	100 g	0,20
Joghurt	100 g	0,18
Vollmilch	0,1 l	0,18
Hühnerei	1 mittelgroßes	0,17
Käse, Cheddar	30 g	0,15

Chronische Krankheiten (z.B. Lebererkrankungen), Fieber, Krebserkrankungen, starke Verletzungen, Traumen und Verbrennungen erhöhen ebenfalls den Bedarf an Riboflavin. Dies gilt auch für das Rauchen und für intensive körperliche Betätigung.

Medikamente: Orale Kontrazeptiva, Betablocker, trizyklische Antidepressiva und Antibiotika können den Vitamin-B_2-Status verschlechtern und so die Gefahr eines Mangelzustandes erhöhen.

Magen-Darm-Trakt: Alkohol, Durchfall und Reizdarm (Colon irritabile) beeinträchtigen die Aufnahme von Riboflavin bzw. führen zu Vitamin-B_2-Verlusten. Noch ist unklar, ob Darmbakterien wesentlich zur Zufuhr von Vitamin B_2 beitragen können.

TIPP **Riboflavin ist relativ unempfindlich gegen Hitze, beim Kochen wird es also nicht zerstört; allerdings geht es als wasserlösliches Vitamin ins Kochwasser über. Außerdem wird es durch Licht abgebaut – lagern Sie riboflavinreiche Lebensmittel dunkel.**

Störungen des Vitamin-B_2-Haushalts: mögliche Folgen

- **Augen:** Rötung, vermehrtes Tränen, Lichtempfindlichkeit, chronischer Mangel erhöht die Gefahr der Kataraktbildung.
- **Blut:** Anämie durch verminderte Produktion von roten Blutkörperchen
- **Haut:** gerötete, schuppige, fettige, schmerzhafte und juckende Stellen auf der Haut (besonders rund um Nase, Mund, Ohren und Genitalien)
- **Mundhöhle und Lippen:** Schmerzhafte Spalten und Risse bilden sich an der Mundschleimhaut, an den Mundwinkeln und auf den Lippen (Cheilosis). Die Zunge ist glatt, violett gefärbt, entzündet.
- **Psyche:** Lustlosigkeit, Depression, Persönlichkeitsveränderungen (können sogar eintreten, wenn Veränderungen der Haut und Schleimhaut nicht sichtbar sind)
- **Schwangerschaft:** Schwangere mit einem Vitamin-B_2-Mangel haben ein etwa 4-fach erhöhtes Risiko einer Präeklampsie.

Zufuhrempfehlungen

Empfohlene tägliche Vitamin-B_2-Zufuhr (mg)

	Nutritive Empfehlungen EFSA	UL (Tolerable Upper Intake Level)		therapeutischer Dosierungsbereich
		EFSA (Europa)	IOM (USA)	
Männer	1,6	kein UL definiert	kein UL definiert	10–400
Frauen*	1,6			

* mit Ausnahme von schwangeren und stillenden Frauen

Anwendungsgebiete

Entgiftung: Riboflavin unterstützt die Leber bei der Entgiftung von Chemikalien, Pestiziden und anderen Umweltgiften.

Hautpflege: Die Riboflavinzufuhr trägt dazu bei, Haut und Schleimhaut gesund zu erhalten.

Katarakt: Vitamin B_2 (hohe Dosen, 400 mg) scheint (über die Glutathionperoxidase) das Kataraktrisiko senken zu können. Schmale Datenlage.

Migräne, Anfallsprophylaxe: 400 mg Vitamin B_2/Tag zeigen sich in einer Meta-Analyse gegenüber Placebo als wirksam. Reduktion von Häufigkeit, Dauer und Schmerzintensität von Migräneanfällen. Einnahmedauer: 3–4 Monate.

Morbus Parkinson: Vitamin B_2 kann dazu beitragen, die Motorik (90 mg Vitamin B_2/Tag; während 6 Monaten) zu verbessern.

MTHFR-Polymorphismus, genetische Prädisposition: Weltweit wurde bei gut 30% der Menschen ein Polymorphismus (unterschiedliche genetische Voraussetzung) bezüglich des Enzyms MTHFR festgestellt. Dieser sogenannte MTHFR 677TT-Genotyp wird mit einem erhöhten kardiovaskulären Risiko und auch mit erhöhtem Blutdruck in Verbindung gebracht. Eine individuelle Vitamin-B_2-Supplementierung könnte daher in diesen Fällen für die gezielte Vorbeugung und Behandlung von kardiovaskulären Erkrankungen und erhöhtem Blutdruck von Bedeutung sein.

Weitere Hinweise

- Für die Bestimmung des Vitamin-B_2-Status gilt der Glutathionreduktase-Aktivierungskoeffizient (Erythrozyten) als Labormethode der Wahl.
- Da Riboflavin für die Aktivierung von Vitamin B_6 und die Umwandlung von Tryptophan in Niacin wichtig ist, kann Riboflavinmangel auch zu Störungen des Vitamin-B_6-und Niacinstoffwechsels beitragen.

Überdosierung

Es gibt keine Berichte über toxische Reaktionen. Riboflavin färbt den Urin stark gelb, was aber völlig normal und unbedenklich ist.

Literatur

Ashoori M et al. Riboflavin (vitamin B_2) and oxidative stress: a review. Brit J Nutr. 2014;111:1985–1991.

Balasubramaniam S et al. Disorders of riboflavin metabolism. J Inher Metabol Dis. 2019;42(4):608–619,

Chen YS et al. Effect of vitamin B_2 supplementation on migraine prophylaxis: a systematic review and meta-analysis. Nutr Neurosci. 2021; DOI: 10.1080/1028415X.2021.1904542

Henriques BJ et al. Riboflavin (vitamin B_2) and mitochondrial energy. (edit.) Patel VB. In Molecular Nutrition. Academic Press. 2020:Chapter 12:225–244.

Hoey L et al. Studies of biomarker responses to intervention with riboflavin: a systematic review. Am J Clin Nutr 2009;89:1960–1980.

Jacques PF. The potential preventive effects of vitamins for cataract and age related macular degeneration, Int J Vitam Res 1999;69(3):198–205.

Jungert A et al. Riboflavin is an important determinant of vitamin B-6 status in healthy adults. J Nutr. 2020;150(10):2699–2706.

Marashly ET et al. Riboflavin Has Neuroprotective Potential: Focus on Parkinson's Disease and Migraine. Front Neurol. 2017;8:333.

McAuley E et al. Riboflavin status, MTHFR genotype and blood pressure: current evidence and implications for personalised nutrition. Proceed Nutr Soc. 2016;75: 405–414.

Suwannasom N et al. Riboflavin: The health benefits of a forgotten natural vitamin. Int J Mol Sci. 2020;21:950.

Ter Borg S et al. Micronutrient intakes and potential inadequacies of community-dwelling older adults: a systematic review. Brit J Nutr. 2015;113:1195–1206.

Niacin

Niacin (Vitamin B_3) kommt in Lebensmitteln und in Supplementen in drei Formen vor: Nikotinsäure, Niacinamid und Niacinamid-Ribosid. Diese können vom Körper in die metabolisch aktiven Formen NAD^+ und NADP umgewandelt werden. Niacin ist insofern einzigartig unter den Vitaminen, als der Niacinbedarf durch die Einnahme von Tryptophan (eine Aminosäure) gedeckt werden kann, das in der Leber in Niacin umgewandelt wird. Da 60 mg Tryptophan in 1 mg Niacin verstoffwechselt werden können, kann man den Bedarf an Niacin aus der Nahrung als Niacin-Äquivalente (NE) beschreiben:
1 mg Niacin = 60 mg Tryptophan = 1 NE.

Funktionen

Antioxidative und entzündungshemmende Wirkung: Niacin spielt als Antioxidans besonders in der Leber eine bedeutende Rolle.

Energiestoffwechsel: Das Paar NAD^+/NADH ist ein Coenzym für viele verschiedene stoffwechselaktive Enzyme. Es ist stark an der Energieproduktion beteiligt.

Genvermehrung und -erneuerung: Niacin ist unerlässlich bei der Synthese bestimmter Proteine, die man in Zellkernen in einer Verbindung mit der DNA findet. Diese sogenannten Histone sind wichtig für die Reparatur der DNA.

Makronährstoffe: Niacin ist für die Verstoffwechslung von Kohlenhydraten, Protein und Fett wichtig. Dabei spielen die Coenzyme NAD und NADP als Wasserstoffüberträger eine zentrale Rolle.

Sirtuine: NAD^+ ist für die Funktion von Sirtuinen (Seite 421) unerlässlich.

Vorkommen in der Nahrung

Nahrungsmittel	Menge	mg Niacin-Äquivalente
Kalbsleber	100 g	14,0
Erdnüsse	100 g	14,0
Thunfisch	100 g	10,5
Huhn, Brust	100 g	10,5
Champignons	100 g	4,7

Störungen des Niacinhaushalts: mögliche Ursachen

Alkoholkonsum, hoher: Zu viel Alkohol beeinträchtigt den Niacinstatus und erhöht die Gefahr eines Mangelzustandes erheblich.

> **Niacin ist hitzestabil**
>
> Niacin in Lebensmitteln ist relativ stabil gegen Hitze und während der Lagerung, wird aber beim Kochvorgang ins Wasser ausgewaschen. Verwenden Sie also nur wenig Kochwasser, wenn es nicht mitverzehrt wird (Sauce, Suppe). Ein großer Teil des Niacins in Getreideprodukten ist für den Körper nicht verwertbar, da Niacin an bestimmte Kohlenhydrate und Proteine gebunden ist.

Alter: Die NAD^+-Konzentrationen nehmen während des Alterungsprozesses ab. Man vermutet, dass die Wiederherstellung des NAD^+-Spiegels die Zeitspanne, innerhalb derer ein Mensch während seines Lebens gesund ist, wie auch die Lebensdauer verlängern kann. Veränderungen im NAD^+-Spiegel können bei den meisten altersbezogenen Erkrankungen gefunden werden.

Einnahme von Medikamenten: Gewisse Medikamente (z. B. Isoniazid, ein Tuberkulostatikum; 5-Fluorouracil, Zytostatikum) können einen Mangel an Niacin verursachen.

Krankheit: Der Proteinabbau bei Krankheit, Fieber, Krebs, starken Verletzungen und Verbrennungen erhöht den Niacinbedarf. Bei chronischen Durchfällen.

Mangel an B-Vitaminen: Ein Mangel an Vitamin B_2, B_6 beeinträchtigt die Umwandlung von Tryptophan in Niacin und kann so den Niacinstatus verschlechtern.

Zufuhrmangel: Bei sehr einseitiger Ernährung mit Mais und Hirse (Pellagra, in den Industrieländern sehr selten). Anzeichen eines Mangelzustandes können sich innerhalb von 2–4 Wochen entwickeln. Wenn auch zu wenig tryptophanhaltige Proteine zur Verfügung stehen (z. B. bei proteinarmer Ernährung oder Fruktose-Intoleranz), erhöht sich das Risiko eines Mangelzustandes weiter. Niacinmangel ist bei uns nicht sehr häufig. Bei einer unzureichenden Niacinzufuhr in der Schwangerschaft wurden vermehrt Fehlbildungen beim neugeborenen Kind festgestellt.

Störungen des Niacinhaushalts: mögliche Folgen

- **Haut:** gerötete, rissige, schuppige, verhärtete Körperstellen, die dem Sonnenlicht ausgesetzt sind, wie Ellenbogen, Knie, Nacken, Handrücken und Unterarmen, Hyperpigmentierung
- **Mund und Lippen:** entzündete, schmerzhaft geschwollene Zunge, gesprungene Lippen
- **Nervensystem:** Angstzustände, Müdigkeit, Gereiztheit, Kopfschmerzen, Schlaflosigkeit, Stimmungsschwankungen, Depressionen, Konfusion und Orientierungsschwierigkeiten, Delirium, Psychose: Halluzinationen, Paranoia, Schizophrenie
- **Verdauungssystem:** verminderte Abgabe von Verdauungssäften, Appetitverlust, Magenerweiterung und -schwellung, Blähungen, Gastritis, Erbrechen und Durchfall

Zufuhrempfehlungen

Empfohlene tägliche Niacin-Zufuhr (mg)

	Nutritive Empfehlungen EFSA	UL (Tolerable Upper Intake Level)		therapeutischer Dosierungsbereich
		EFSA (Europa)	IOM (USA)	
Männer	1,6 NE*/MJ = 6,6 NE/1000 kcal	Niacinamid: 900 Nikotinsäure: 10	35	300–6000
Frauen	1,6 NE*/MJ = 6,6 NE/1000 kcal			

* NE = Niacin Equivalent.
1 mg Niacin = 1 Niacin Equivalent = 60 mg Nahrungstryptophan

Anwendungsgebiete

Arthrose: Niacinamid (2000–4000 mg/Tag) kann bei Arthrose die Gelenkbeweglichkeit verbessern.

Kardiovaskuläre Erkrankungen: Retardierte Nikotinsäure (nicht Niacinamid) kann die Blutfette verbessern. Die Triglyzeride (um ca. 25%), das LDL-Cholesterin (um ca. 10%) sowie das Lipoprotein(a) werden gesenkt und das HDL-Cholesterin wird um 20–30% erhöht. Sie vermag auch die Blutgefäße zu erweitern und den Blutdruck zu senken. Dadurch kann das Risiko eines Herzinfarktes und Schlaganfalls herabgesetzt werden. Dazu tragen v. a auch die Reduktion des atherogenen Lipoproteins (um ca. 35%) und die Verbesserung der Funktion des Endothels (Gefäßinnenwand, die aktiv an der Erhaltung der Intaktheit der Arterieninnenwand beteiligt ist) bei. Die Mortalität von Herz-Kreislauf-Patienten wird von Niacin nicht beeinflusst.

Niacinmangel, Pellagra: Pellagra ist die klassische Niacinmangelerscheinung. Sie ist geprägt durch die 3 D: Demenz, Diarrhö, Dermatitis. Sie wurde vor allem in Gebieten beobachtet, wo die Ernährung überwiegend aus Mais bzw. Hirse besteht.

Psychiatrie: Eine Langzeitgabe von hochdosiertem Niacinamid kann bei Depressionen, Schizophrenie und Angst – allein oder in Verbindung mit einer traditionellen medizinischen Behandlung und weiteren gezielten Nährstoffgaben – hilfreich sein.

Besondere Hinweise

Nicotinamid-Ribosid: Bei Tieren zeigte Nicotinamid-Ribosid interessante Wirkungen. Dazu gehören: Reduktion von DNA-Schäden, Neuroinflammation, Verbesserung von kognitiven Fähigkeiten, Glaukom, Reduktion von Amyloid-Beta-Bildung im Hirn, Schutz der Blut-Hirn-Schranke. Untersuchungen beim Menschen befinden sich zumeist noch in der präklinischen Phase. Nicotinamid-Ribosid scheint besser bioverfügbar zu sein als Niacinamid.

Überdosierung

Therapeutische Dosen (0,5–3 g) Nikotinsäure (nicht aber Niacinamid) können eine Reihe von Nebenwirkungen haben: Erweiterung der Kapillargefäße, was Kribbeln und Rötung der Haut verursacht (Flush), Senkung des Blutdrucks, verbunden mit Schwindel, Erhöhung der Harnsäure im Blut, Funktionsstörungen der Leber, Erhöhung des Risikos für ein Geschwür im Verdauungstrakt und Erhöhung des Blutzuckerspiegels. Diese Nebenwirkungen (v. a. der Flush) können mit der parallelen Einnahme von Inositol bzw. als Inositol-Hexaniacinat abgeschwächt werden und nehmen im Allgemeinen mit der Gewöhnung des Körpers an Nikotinsäure ab. Sie lassen sich rückgängig machen, wenn die Einnahme gestoppt wird. Auch mit retardierten Nikotinsäurepräparaten hat man versucht, diese Nebenwirkungen zu reduzieren. Wenn Nikotinsäure auf leeren Magen eingenommen wird, sind die Nebeneffekte größer. Nach neueren Untersuchungen kann Niacin in hohen Dosierungen zwischen 1 und 3 g/Tag den Homocysteinspiegel erhöhen. Niacindosierungen im Grammbereich sollten deshalb stets unter fachmännischer Kontrolle erfolgen und zusammen mit einem Vitamin-B-Komplex genommen werden.

Literatur

Braidy N et al. Can nicotinamide riboside protect against cognitive impairment? Curr Opinion Clin Nutr Metabol Care. 2020;23(6):413–420.

D'Andrea E et al. Assessment of the role of niacin in managing cardiovascular disease outcomes: a systematic review and meta-analysis. JAMA Netw Open. 2019;2(4):e192224.

Hoffer A et al. Light on schizophrenia. 2020. The International Society for Orthomolecular Medicine. ISBN 978–0-2288–3556–1.

Hoffer A. Treatment of arthritis by nicotinic acid and nicotinamide. Can Med Assoc J 1959;81:235.

Kaufman W. The Common Form of Joint Dysfunction: Its Incidence and Treatment. Brattleboro, VT: E. L. Hildreth Co.; 1949.

Palawaththa S et al. Effect of maternal dietary niacin intake on congenital anomalies: a systematic review and meta-analysis. Eur J Nutr. 2021; DOI: 10.1007/s00394-021-02731-9.

Sahebkar A et al. Effect of extended-release niacin on plasma lipoprotein(a) levels: A systematic review and meta-analysis of randomized placebo-controlled trials. Metabolism. 2016;65(11):1664–1678.

Siniawski D et al. Niacin is still beneficial. Implications from an updated meta-regression analysis. Acta Cardiol 2016;71(4):463–472.

Xiang D et al. Effectiveness of niacin supplementation for patients with type 2 diabetes. A meta-analysis of randomized controlled trials. Medicine. 2020;99(29):e21235.

Xu XJ et al. Niacin-respondent subset of schizophrenia – a therapeutic review. Eur Rev Med Pharmacol Sci 2015;19:988–997.

Vitamin B_6

Vitamin B_6 besteht aus einer Gruppe von 6 wasserlöslichen Verbindungen. Dazu gehören Pyridoxal, Pyridoxamin, Pyridoxin und ihre jeweiligen 5'-phosphate. Diese werden bei der Aufnahme im Darm durch Phosphatasen dephosphoryliert und dann in der Leber wieder zur aktiven Form – Pyridoxal-5'-phosphat (PLP) – rephosphoryliert. Die Aktivierung von Vitamin B_6 verlangt einen angemessenen Zink- und Vitamin-B_2-Status. PLP ist die häufigste Form von Vitamin B_6 in der Blutbahn und wirkt als Coenzym bei mehr als 150 metabolischen Prozessen im Körper. Die Vitamin-B_6-Speicher im gesamten Körper sind nicht sehr umfangreich (nur ca. 150 mg), sodass eine regelmäßige Zufuhr von Vitamin B_6 unumgänglich ist, wenn man Mangelerscheinungen vermeiden möchte.

Funktionen

Aminosäurestoffwechsel, Proteine, Kollagen: Fast alle Aminosäuren benötigen ein von PLP abhängiges Enzym in ihrem Stoffwechsel (z. B. Transaminierungen, Decarboxylierungen).

Bildung von Niacin: Vitamin B_6 ist unerlässlich für die Umwandlung von Tryptophan in Niacin.

Blutbildung: PLP ist ein wichtiger Cofaktor für die Bildung von Hämoglobin und für den Sauerstofftransport durch die roten Blutkörperchen.

Entzündungen: Nebst dem C-reaktiven Protein reduziert Vitamin B_6 die Bildung des proinflammatorischen Zytokins IL-1β (Interleukin-1β) über die Hemmung der NLRP3-Inflammasom-Aktivierung. Inflammasome sind Bestandteil der unspezifischen Abwehrfunktion. Sie werden durch Bakterien oder durch andere Pathogene stimuliert.

Erhaltung eines normalen Blutzuckerspiegels: Vitamin B_6 ist als Coenzym der Glykogenphosphorylase notwendig für die Umwandlung von Protein- und Kohlenhydratspeichern in Glukose, die für die Aufrechterhaltung eines normalen Blutzuckerspiegels zwischen den Mahlzeiten sorgt.

Fettstoffwechsel: Vitamin B_6 spielt eine wichtige Rolle im Fettstoffwechsel. Es ist wichtig für die Synthese von Fetten, die die Markscheide (Myelinscheide) für den Schutz des Nervenmarks bilden. Ausreichend Vitamin B_6 wird ebenfalls für die Aktivierung des Enzyms δ-6-Desaturase benötigt, ohne das kein EPA und DHA aus α-Linolensäure sowie keine γ-Linolensäure aus der cis-Linolsäure gebildet werden kann.

Gefäße, Blutkreislauf: PLP reguliert die Aggregation der Blutplättchen und trägt zur Intaktheit des Gefäßendothels bei.

Homocystein: Vitamin B_6 trägt – neben Vitamin B_2, Vitamin B_{12} und Folsäure – zur Regulation des Homocysteinstoffwechsels bei. Es sorgt für die Umwandlung von Homocystein in Cystathionin und weiter in Cystein.

Hormone, Steroidhormone: PLP moduliert die Wirkung von Steroidhormonen (Beeinflussung der steroidinduzierten Genexpression), aber auch von Östrogenen und Androgenen.

Immunsystem: Vitamin B_6 spielt eine Rolle bei der Produktion von T-Lymphozyten und Antikörpern.

Neurotransmittersynthese: PLP ist als Coenzym an der Bildung diverser Neurotransmitter beteiligt. Dazu gehören Gamma-Aminobuttersäure (GABA) aus Glutamat, Serotonin aus L-Tryptophan, Dopamin aus L-Dopa sowie Histamin aus Histidin.

Renin-Angiotensin-Aldosteron-System: Vitamin B_6 bzw. das PLP beeinflussen das Renin-Angiotensin-Aldosteron-System.

Vorkommen in der Nahrung

Nahrungsmittel	Menge	mg Vitamin B_6
Kalbsleber	100 g	0,90
Kartoffeln	1 mittelgroße	0,70
Banane	1 mittelgroße	0,60
Linsen	100 g	0,60
Bierhefe	100 g	0,44
Forelle	100 g	0,35
Spinat	100 g	0,20

Störungen des Vitamin-B_6-Haushalts: mögliche Ursachen

Alter: Ältere Menschen neigen zu einer Vitamin-B_6-armen Ernährung. Außerdem verwerten sie Vitamin B_6 schlechter als jüngere Menschen.

Aufnahme von Protein in großen Mengen: Eine hohe Proteinzufuhr (Fleisch, Milchprodukte usw.) erhöht den Bedarf an Vitamin B_6.

Chronische Entzündungen: Menschen mit chronischen Entzündungen haben öfter niedrige PLP-Blutspiegel.

Chronische Erkrankungen: Ein Vitamin-B_6-Mangel tritt oft als Begleiterscheinung von vielen chronischen Krankheiten wie Asthma, Herz-Kreislauf-Erkrankungen, Diabetes, Nierenversagen oder rheumatischer Arthritis auf.

Ernährung: Bei Mangelernährung (Malnutrition) – vor allem in Entwicklungsländern oder bei älteren Menschen.

Medikamente: Die Einnahme vieler weit verbreiteter Medikamente, wie oraler Kontrazeptiva, Theophyllin (ein Asthmamittel), Penicillamin, Isoniazid, Cycloserin (ein Tuberkulose-Antibiotikum), Antiepileptika (Phenytoin, Phenobarbital) usw. kann den Vitamin-B_6-Status verschlechtern und Mangelerscheinungen verursachen.

Rauchen, Alkoholkonsum: Ein übermäßiger Konsum von Alkohol kann zu Vitamin-B_6-Mangel führen. Rauchen hemmt die Aktivierung des Vitamin B_6.

Verdauungsstörungen: Vitamin B_6 wird von Menschen mit Verdauungsstörungen (Durchfall, Leberschäden oder Darmreizungen) schlecht absorbiert.

Vitamin-B-Komplex, Netzwerk: Ein Vitamin-B_6-Mangel kommt oft in Verbindung mit einem Mangel an anderen B-Vitaminen vor, besonders Niacin und Vitamin B_2. Vitamin B_2 wird z. B. als Cofaktor für die Aktivierung von Vitamin B_6 zum Pyridoxal-5'-Phosphat benötigt.

Wachstum, Schwangerschaft, Stillzeit: Während der Schwangerschaft und Stillzeit, in der Kindheit und bei Jugendlichen ist der Bedarf an Vitamin B_6 erhöht.

Licht und Hitze zerstören Vitamin B_6

Vitamin B_6 ist anfällig für Hitze und Licht. Auch geht es während des Kochvorganges im Wasser verloren.

Störungen des Vitamin-B_6-Haushalts: mögliche Folgen

- **Allergien:** Vitamin-B_6-Mangel stört das immunologische Th1-Th2-Gleichgewicht – zugunsten einer exzessiven Th2-Reaktion. Dies kann zu vermehrten Allergien führen.
- **Arthritis:** Niedrige PLP-Blutspiegel sind bei Arthritis-Patienten gut dokumentiert – sie korrelieren mit dem CRP, der Schmerzintensität und der Morgensteifheit. Für eine Vitamin-B_6-Gabe konnte allerdings bis jetzt kein klinischer Nutzen nachgewiesen werden.
- **Blut:** Störungen der Hämoglobinsynthese, hypochrome Anämie
- **Dickdarmkrebs:** Eine geringe Vitamin-B_6-Einnahme und eine geringe Zirkulationsmenge seiner aktiven Form, Pyridoxal-5-phosphat, werden in Zusammenhang mit einem erhöhten Risiko für die Entwicklung von Dickdarmkrebs gebracht.
- **Gedächtnis, Kognition:** vergleichsweise stärkerer kognitiver Abbau bei älteren Menschen
- **Haut:** gerötete, schuppige, fettige, schmerzhafte und juckende Flecken auf der Haut (besonders um Nase, Mund, Ohren und Genitalien), seborrhoische Dermatitis
- **Homocystein:** Vitamin-B_6-Mangel kann zu erhöhten Homocysteinspiegeln führen.
- **Immunsystem:** eingeschränkte Reaktion der weißen Blutkörperchen auf Entzündungen, verminderte Produktion von Serumantikörpern
- **kardiovaskuläre Erkrankungen:** niedrige PLP-Blutspiegel korrelieren mit einem erhöhten Risiko für Atherosklerose, Thrombosen und Schlaganfälle
- **Mund und Rachen:** schmerzhafte Risse und Spalten an den Mundwinkeln und Lippen; glatte, violette, schmerzende Zunge, geschwollener, entzündeter Rachenraum
- **Nieren:** Hyperoxalurie mit Steinbildung der ableitenden Harnwege
- **Nervensystem, peripheres:** Brennen und Kribbeln in Händen und Füßen, Nervenentzündungen, Beeinträchtigung des Ganges
- **Schizophrenie:** bei Schizophreniepatienten sind die Pyridoxal-Serumspiegel deutlich erniedrigt
- **Schwangerschaft:** Mangel kann zu erhöhtem Risiko für einen Schwangerschaftsdiabetes führen
- **Zentralnervensystem:** abnormale Hirnströme, Muskelzuckungen, Krämpfe, Depressionen, Reizbarkeit, Angstzustände, Verwirrung, Kopfschmerzen, Schlaflosigkeit

Zufuhrempfehlungen

Empfohlene tägliche Vitamin-B_6-Zufuhr (mg)

	Nutritive Empfehlungen EFSA	UL (Tolerable Upper Intake Level)		therapeutischer Dosierungsbereich
		EFSA (Europa)	IOM (USA)	
Männer	1,7	25	100	50–100(–300)
Frauen*	1,6			

* mit Ausnahme von schwangeren und stillenden Frauen

Anwendungsgebiete

Anämie (Blutarmut): Vitamin B_6 (mind. 200 mg/Tag, ärztliche Kontrolle) kann bestimmte Formen der Anämie (sog. sideroblastische Anämie) mildern, entweder allein oder zusammen mit Eisen und Vitamin A.

Arteriosklerose: Vitamin B_6 hat einen positiven Einfluss bei der Prävention und Behandlung von Koronarsklerose und Zerebralsklerose: Es vermindert die Tendenz der Blutplättchen zu aggregieren, senkt das LDL- und erhöht das HDL-Cholesterin. Zudem reduziert es v. a. zusammen mit Folsäure und Vitamin B_{12} einen erhöhten Homocysteinspiegel, der als Arteriosklerose-Risikofaktor gilt.

Orale Vitamin-B_6-Supplementierung: nach der Darmpassage sind alle Vitamin-B_6-Verbindungen gleich (IP = Intestinale Phosphatasen, PK = Pyridoxalkinase, PNPO = Pyridox(am)in-Phosphatkinase, TNS-AP = alkalische Phosphatase, nicht gewebsspezifische).

Epilepsie: Bei der seltenen pyridoxinabhängigen Epilepsie (eine autosomal-rezessive Enzephalopathie) bei Säuglingen und Kindern kann Vitamin B_6 (100–300 mg/Tag) eine Besserung bringen.

Hyperaktivität, ADHS, Autismus: Eine kombinierte Gabe von Magnesium und Vitamin B_6 kann (z. B. bei erhöhten Kryptopyrrolspiegeln im Urin; siehe Kapitel »Verhaltensauffälligkeiten, ADHS, Laboruntersuchungen«, Seite 635) – nebst weiteren Nährstoffen – bei Autismus oder Hyperaktivität bzw. ADHS hilfreich sein.

Nierensteine: Eine höhere Vitamin-B_6-Zufuhr reduziert die renale Oxalatausscheidung. Die Bildung von Kalziumoxalatsteinen in der Niere könnte daher grundsätzlich vermindert werden. Die Datenlage ist allerdings nicht eindeutig.

Prämenstruelles Syndrom: Vitamin B_6 (50–100 mg/Tag, während 3 Monatszyklen) kann Symptome des PMS wie Stimmungsschwan-

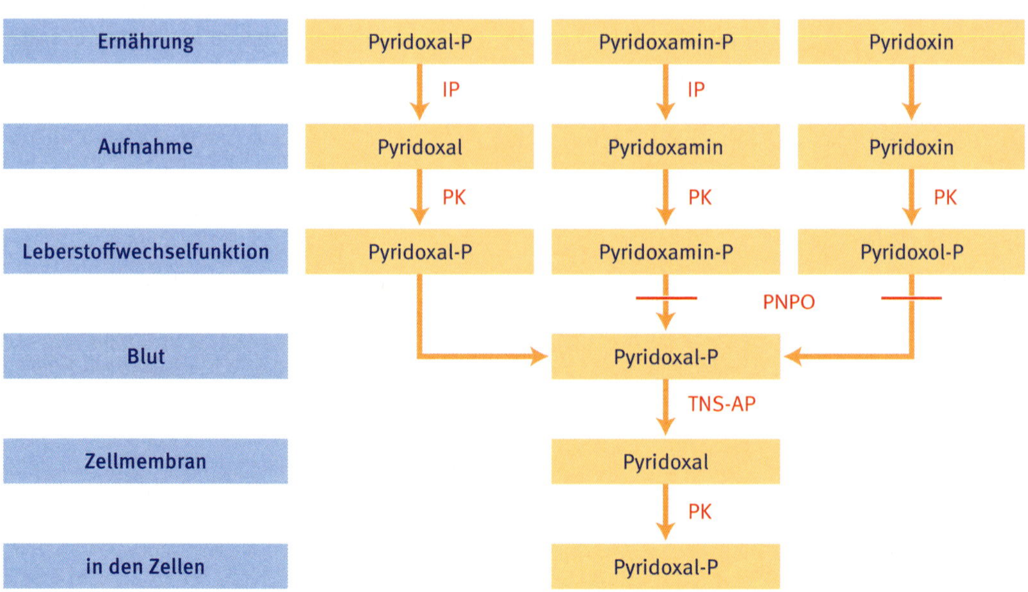

kungen, Depressionen, Ödeme, Brustschmerzen (Mastalgie), Menstruationskrämpfe, Heißhunger, Akne mildern. Vitamin B_6 agiert dabei als Cofaktor für die vermehrte Bereitstellung der Neurotransmitter Serotonin und Dopamin sowie über die Beeinflussung des Renin-Angiotensin-Aldosteron-Systems. Daneben steigert Vitamin B_6 den Abbau der Östrogene über die Leber.

Schizophrenie: Bestimmte Formen der Schizophrenie (bei erhöhten Urin-Kryptopyrrolspiegeln und auch bei sogenanntem Carbonylstress) können begleitend mit Vitamin B_6 und Zink behandelt werden.

Schwangerschaftsbeschwerden: Vitamin B_6 wird (oft in Kombination mit Meclozin) gegen Übelkeit und Erbrechen während der Schwangerschaft eingesetzt. Vitamin B_6 verhindert durch die Aktivierung des Proteinabbaus eine Anhäufung von bestimmten stickstoffhaltigen Stoffwechsel-Zwischenprodukten, die für das Auftreten von Übelkeit und Erbrechen verantwortlich sind.

Vitamin-B_6-Mangel: Vitamin-B_6-Mangel aufgrund der Einnahme oraler Kontrazeptiva: ca. 40 mg Vitamin B_6/Tag, bei ausgeprägten Mangelsymptomen ca. 100–200 mg/Tag (> 100 mg/Tag unter ärztlicher Kontrolle).

Besondere Hinweise

- Alle Vitamin-B_6-Verbindungen (inkl. der 5-phosphate) werden im Darmtrakt zuerst durch Phosphatasen dephosphoryliert und erst später in der Leber aktiviert bzw. wieder phosphoryliert. Daher sind orale Supplemente mit dem sogenannten »aktivierten« Pyridoxal-5'phosphat nicht wirksamer als Pyridoxin-haltige Präparate. Vorteile von PLP-haltigen Produkten sind nur mit parenteralen Darreichungsformen zu erreichen (siehe Abbildung Seite 142).
- Therapeutisch dosierte Vitamin-B_6-Präparate (> 25 mg/Tag) reduzieren die Wirkung von L-Dopa.
- Das Aufrechterhalten von langfristig ausreichend hohen Vitamin B_6-Serum-Blutspiegeln (Pyridoxal 5'-Phosphat, PLP) scheint mit einer niedrigeren Sterblichkeit in der Allgemeinbevölkerung zu korrelieren:
  - Mangel: PLP < 20 nmol/l
  - unzureichend: PLP ≥ 20,0 und <30,0 nmol/l
  - ausreichend: PLP ≥ 30,0 nmol/l

Überdosierung

Die Einnahme von hohen therapeutischen Vitamin-B_6-Dosen (> 300 mg/Tag) kann neurologische Störungen hervorrufen (Gefühllosigkeit in Fingern und Zehen; sensorische periphere Neuropathie). Datenlage: Durchschnittliche Dosierungen von 200 mg Vitamin B_6/Tag während 5 Jahren zeigten keine Evidenz für diese peripheren Neuropathien. Man nimmt an, dass diese Nebenwirkung auftreten kann, weil Vitamin B_6 länger im Körper verweilt als andere B-Vitamine und weil eventuell die Signalübertragung des Neurotransmitters Gamma-Aminobuttersäure (GABA) in den sensorischen Neuronen gestört ist. Deshalb sollten solche hohen therapeutischen Dosierungen dem Arzt vorbehalten bleiben.

Literatur

Agostinho Pena I et al. Current knowledge for pyridoxine-dependent epilepsy: a 2016 update, Expert Review of Endocrinology & Metabolism, 2017;12(1): 5–20,

Ebrahimi E et al. Effects of Magnesium and Vitamin B_6 on the severity of premenstrual syndrome symptoms. J Caring Sci. 2012;1(4):183–189.

Ferraro PM et al. Vitamin B_6 intake and the risk of incident kidney stones. Urolithiasis. 2018;46(3):265–270.

Hadtstein F et al. Vitamin B-6-induced neuropathy: exploring the mechanisms of pyridoxine toxicity. Adv Nutr. 2021;12:1911–1929.

Jungert A et al. Riboflavin is an important determinant of vitamin B-6 status in healthy adults. J Nutr. 2020;150(10):2699–2706.

Lee ASD. The role of vitamin B_6 in women's health. Nurs Clin N Am. 2021;56:23–32.

Mousain-Bosc M et al. Magnesium, hyperactivity and autism in children. In: Magnesium in the Central Nervous System. University of Adelaide Press, Adelaide (AU); 2011. PMID: 29920003.

Niebyl JR. Clinical practice. Nausea and vomiting in pregnancy. N Engl J Med 2010;363:1544–1550.

Rainforest J et al. Clinical significance and importance of elevated urinary kryptopyrroles (UKP): self-reported observations and experience of Australian clinicians using UKP testing. Adv Integr Med. 2021;8(3):159–166.

Sande JS et al. Vitamin B_6 status correlates with disease activity in rheumatoid arthritis patients during treatment with TNF-α inhibitors.J Nutr. 2019;149:770–775.

Stach K et al. Vitamin B_6 in health and disease. Nutrients. 2021;13:3229.

Tomioka Y et al. Decreased serum pyridoxal levels in schizophrenia: meta-analysis and Mendelian randomization analysis. J Psych Neurosci. 2018;43(3):194–200.

Vermeulen EGJ et al. Effect of homocysteine-lowering treatment with folic acid plus vitamin B_6 on progression of subclinical atherosclerosis: a randomized, placebo-controlled trial, Lancet 2000;355:517–522.

Yang D et al. Association of serum vitamin B_6 with all-cause and cause-specific mortality in a prospective study. Nutrients. 2021;13(9):2977.

Folat, Folsäure

Folat ist der Überbegriff für dieses B-Vitamin, das in verschiedenen Formen an vielen Stoffwechselvorgängen im Körper beteiligt ist. Die in der Nahrung enthaltenen Folate sind, chemisch gesehen, Polyglutamate. Damit sie im Darm resorbierbar sind, muss der Körper sie zunächst zu Monoglutamaten abbauen. Folsäure ist die Bezeichnung für die synthetische Form, welche z. B. in Vitaminpräparaten enthalten ist. Sie ist besser bioverfügbar als die Folate aus den Lebensmitteln (laut DACH 100 % vs. 50 %), da es sich bei der Folsäure bereits um ein Monoglutamat handelt. Die Bioverfügbarkeit aus natürlichen Quellen muss also – entgegen einem verbreiteten Vorurteil – nicht immer besser sein.

Normalerweise speichert der Körper nur kleine Mengen an Folaten (ca. 5–10 mg), die zur Hälfte in der Leber eingelagert werden. Eine an Folaten arme Ernährung kann innerhalb weniger Wochen Mangelsymptome hervorrufen. Der größte Teil der Nahrungsfolate wird im Körper in die bioaktiven Formen Tetrahydrofolat und in 5-Methyltetrahydrofolat (5-MTHF) umgewandelt. In Europa können allerdings 5–20 % der Menschen aufgrund eines Gendefekts nicht ausreichend 5-MTHF bilden. In diesen Fällen kann der direkte Einsatz von 5-MTHF oder auch des noch stabileren und besser bioverfügbaren Glucosaminsalzes der Methyltetrahydrofolsäure sinnvoll sein.

Funktionen

Blutbildung: Folsäure ist für die Neubildung von Blutzellen im Knochenmark unerlässlich.

Entwicklung des Fötus: Folsäure spielt eine entscheidende Rolle bei der normalen Entwicklung des Fötus, besonders bei der Bildung des Zentralnervensystems.

Homocystein-Stoffwechsel: Folsäure trägt nebst Vitamin B_2, B_6 und B_{12} zu einem normalen Homocystein-Stoffwechsel bei.

Immunsystem: Folsäure trägt – nebst vielen anderen Mikronährstoffen – zu einer normalen Funktion des Immunsystems bei.

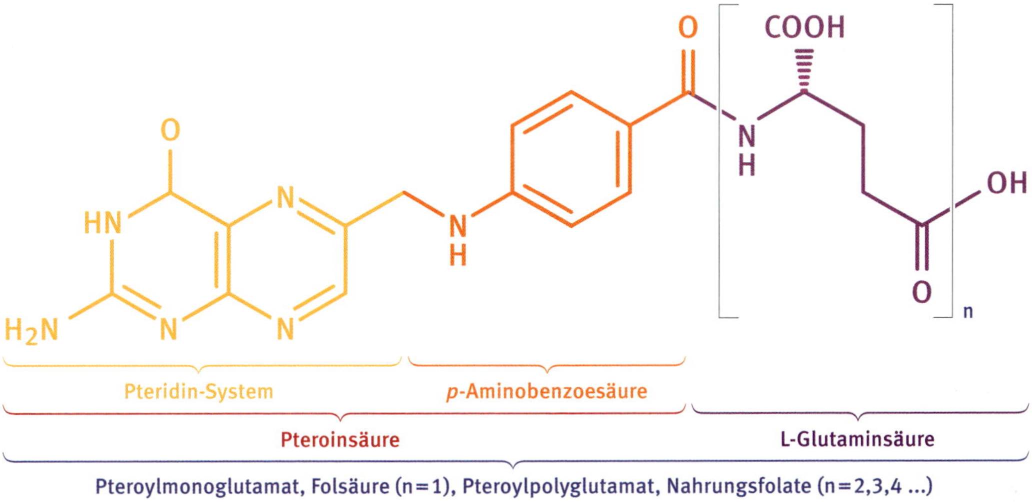

Die Strukturformeln von Folsäure und Nahrungsfolaten

Methylierungsprozesse, Epigenetik: Als 5-MTHF liefert Folsäure die Methylgruppe, die für die Umwandlung von Homocystein in Methionin sorgt. Daraus entsteht S-Adenosylmethionin (SAMe), das der wichtigste Methyl-Lieferant im Körper ist und auch die DNA methyliert. DNA-Methylierungen ermöglichen der Zelle eine selektive Nutzung bestimmter DNA-Bereiche und gehören zu den wichtigsten epigenetischen Veränderungen. Auch Vitamin B_{12} wird durch die Folsäure methyliert und damit das Methylcobalamin gebildet. Dieses wiederum ist notwendig für die Umwandlung von Folsäure in seine aktive Form Methylfolat.

Nukleinsäuren RNA, DNA: Folsäure ist an der Synthese und an der Reparatur von RNA und DNA beteiligt. Folsäure agiert als Coenzym bzw. Co-Substrat bei der Übertragung von Methylgruppen bei der Synthese von DNA und RNA.

Proteinmetabolismus: Folsäurehaltige Coenzyme spielen eine zentrale Rolle bei der Synthese von Struktur- und Funktionsproteinen.

Zellteilung: Folsäure wird für jede Zellteilung und für die Neubildung von Zellen benötigt. Deshalb sind besonders Zellen, die schnell zerfallen und sich erneuern, wie Darmwand-, Lungen- und Blutzellen, auf eine gute Versorgung mit Folsäure angewiesen.

Vorkommen in der Nahrung

Nahrungsmittel	Menge	µg Folsäure
Weizenkeime	100 g	270
rote Bohnen	100 g	250
Spinat	100 g	134
Kalbsleber	100 g	108
Brokkoli	100 g	105
Hühnerei	1 mittelgroßes	100

Störungen des Folsäurehaushalts: mögliche Ursachen

Alkoholkonsum, hoher: Hoher Alkoholkonsum beeinträchtigt die Aufnahme und die Umwandlung von Folsäure in ihre biochemisch aktive Form und vergrößert die Gefahr eines Mangelzustandes.

Chronische Krankheiten: Der Bedarf an Folsäure wird durch viele chronische Krankheiten wie Psoriasis (Schuppenflechte), Anämie, Zöliakie, chronische Entzündungen des Verdauungstraktes und der Atemwege sowie Krebserkrankungen erhöht.

Magenerkrankungen: Verminderte Magensäuresekretion, atrophische Gastritis, Magenoperationen und bariatrische Eingriffe können die Folsäureresorption vermindern und zu Mängeln führen.

Medikamente: Viele verbreitete Medikamente wie Azetylsalizylsäure, Methotrexat (bei Arthritis), Sulfasalazin, nichtsteroidale Antirheumatika, magensäurebindende und -blockierende Medikamente, Antiepileptika (Phenytoin, Carbamazepin, Valproat) oder orale Kontrazeptiva beeinflussen den Folsäurestatus negativ.

Rauchen: Rauchen senkt den Folsäure-Blutspiegel.

Wachstum, Zellteilung, Reparaturprozesse: Da Folsäure für jede Zellteilung benötigt wird, ist auch während einer Schwangerschaft, in der Kindheit und bei Jugendlichen der Bedarf erhöht. Ein hoher Folsäurebedarf besteht auch bei Verletzungen und Reparaturprozessen.

Zufuhrmangel: Einseitige Ernährung und Malabsorption (inkl. entzündlicher Darmerkrankungen, Zöliakie usw.) führen zu häufigen Folsäure-Mängeln. Auch Vitamin-C- und Vitamin-B_{12}-Mangel beeinflusst den Folsäurehaushalt negativ. Ein isolierter Folsäuremangel ist eher selten. Meist kommt er in Verbindung mit anderen Mängeln vor.

Störungen des Folsäurehaushalts: mögliche Folgen

- **Autismus:** eine nicht ausreichende Folsäure-Supplementierung der werdenden Mutter rund um die Konzeption scheint das Risiko für Autismus beim Kind zu erhöhen. Auch eine deutlich zu hohe Folsäurebelastung in dieser Zeit wird mit einem vermehrten Auftreten von Autismus in Zusammenhang gebracht.
- **Blut:** megaloblastäre Anämie (größere Erythrozyten mit mehr Hämoglobin) in Verbindung mit schneller Ermüdung, Schwäche, Kurzatmigkeit, verminderter Konzentrationsfähigkeit. Gestörte Bildung weißer Blutkörperchen schwächt die Reaktion des Immunsystems. Verminderte Produktion von Blutplättchen kann die Gefahr von Blutungen erhöhen.
- **Entwicklung und Wachstum des Fötus, Schwangerschaft:** gestörte Entwicklung, besonders des Zentralnervensystems, Geburtsfehler (offener Rücken, Lippen- und Gaumenspalten). Vermehrte Frühgeburten, retardiertes Wachstum beim Fötus,

Verluste bei der Zubereitung vermeiden

Der Folsäuregehalt sinkt während der industriellen Verarbeitung, der Lagerung und der Zubereitung der Lebensmittel. Bei längerem Kochen können bei vielen Gemüsesorten 50–90 % der Folsäure zerstört werden. Da Folsäure wasserlöslich ist, kann sie auch im Kochwasser verloren gehen.

niedriges Geburtsgewicht. Erhöhtes Präeklampsierisiko.

- **Fertilitätsstörungen (Mann):** mangelhafte Spermienqualität
- **Haut, Haare, Nägel:** Pigmentierungsstörungen
- **Homocystein:** erhöhte Blutspiegel
- **Magen-Darm-Trakt:** vermehrte Entzündungen im Mundbereich und im gesamten Verdauungssystem, was zur Reduktion der Aufnahme von Nährstoffen, zu Durchfall, Appetitlosigkeit (Anorexie) und Gewichtsverlust führen kann.
- **Migräne:** Migränepatienten nehmen im Vergleich zu Personen ohne Migräne weniger Folat über die Nahrung auf. Vor allem bei Menschen mit spezifischen Mutationen im MTHFR-Gen kann dies öfter zu Migräne und Kopfschmerzen führen.
- **Mundbereich:** leichte Ulzerationen im Bereich der Zunge und der Mundschleimhaut
- **Zentralnervensystem:** Depression, Reizbarkeit, Aggressivität, Gedächtnisschwäche, Hörschwäche, Angstzustände, Polyneuropathien

Zufuhrempfehlungen

Empfohlene tägliche Folsäure-Zufuhr (mg)

	Nutritive Empfehlungen EFSA	UL (Tolerable Upper Intake Level)		therapeutischer Dosierungsbereich
		EFSA (Europa)	IOM (USA)	
Männer	0,33 DFE**	1	1	0,4–2 (-5–15)
Frauen*	0,33 DFE**			

* mit Ausnahme von schwangeren und stillenden Frauen
** DFE=Dietary Folate Equivalents. Steht für die kombinierte Einnahme von Nahrungsfolat und Folsäure. Es gilt: mg DFE = mg Nahrungsfolat + (1,7 × mg Folsäure).

Die Symptome eines Folsäure- und Vitamin-B_{12}-Mangel sind sich sehr ähnlich. Wenn ein Folsäuremangel vermutet wird, sollte daher auch der Vitamin-B_{12}-Status überprüft werden. Im Zweifelsfalle sollte ein Folsäure-Supplement stets durch ein Vitamin-B_{12}-haltiges Präparat ergänzt werden.

Anwendungsgebiete

Anämie: Folsäuremangel ist eine häufige Ursache für Blutarmut (Anämie), besonders während der Schwangerschaft. Supplemente können diese mütterliche Anämie und die negativen Konsequenzen für Mutter und Kind vermeiden helfen. Bei megaloblastärer Anämie muss vorher ein Vitamin-B_{12}-Mangel ausgeschlossen werden.

Depression, psychische Störungen: Folsäure-Mängel sind bei Depressionen häufig. Folsäure (0,5–2 mg/Tag) vermag die Wirkung von Antidepressiva (z. B. Serotonin-Wiederaufnahmehemmer, SSRI) usw. zu erhöhen. Folsäure wirkt neuroprotektiv. Bei niedrigem Histaminspiegel verbessert Folsäure das klinische Bild von Psychiatriepatienten (inkl. Schizophrenie).

Fertilität (Mann): Folsäure-Supplementierung (5 mg/Tag, 3–6 Monate) verbessert die

Spermienqualität. Wegen der hohen Dosierung nur unter ärztlicher Kontrolle.

Gedächtnis, Cognitive Impairment, Demenzen: Langfristig hohe Homocystein-Blutspiegel scheinen ein Risikofaktor für eine Hirnatrophie im Alter (»Brain Shrinking«), für Gedächtnisstörungen und für Alzheimer-Demenzen zu sein. Die Supplementierung mit B-Vitaminen (inkl. Folsäure) hat sich dann erfolgversprechend gezeigt, wenn gleichzeitig ein ausreichend hoher Blutspiegel an Omega-3-Fettsäuren (v. a. DHA) vorgelegen hatte.

Gicht: Hochdosiert (5–15 mg/Tag, nur unter ärztlicher Kontrolle) kann Folsäure dank ihrer Xanthinoxidase-hemmenden Wirkung zur verminderten Harnsäurebildung beitragen.

Homocysteinspiegel, erhöhter: Ein erhöhter Homocysteinspiegel im Blut ist ein Risikofaktor für Herz-Kreislauf-Erkrankungen – aber auch für osteoporotische Frakturen, Hörschwäche und Demenzen im Alter. Folsäure spielt eine zentrale Rolle bei der Senkung erhöhter Homocysteinspiegel. Deshalb sollten Folsäure-Supplemente (allenfalls zusammen mit Vitamin B_6 und B_{12}) bei der Primärprävention dieser Krankheiten, besonders bei Menschen mit hohen Homocysteinwerten, beachtet werden.

Hypertonie: Eine Folsäure-Supplementierung (0,6–0,8 mg/Tag) bei Hypertoniepatienten zeigte in einer Meta-Analyse eine synergistische Wirkung mit den Blutdruckmedikamenten. Zudem konnte auch die Häufigkeit von kardiovaskulären und zerebrovaskulären Ereignissen reduziert werden.

Müdigkeit: Folsäure trägt zur Verringerung von Müdigkeit und Ermüdung bei.

Prävention gegen Geburtsfehler und Frühgeburten: Die Einnahme von Folsäure (0,4–0,8 mg/Tag) in den Wochen vor der Befruchtung und in der ersten Phase der Schwangerschaft kann die Gefahr von Frühgeburten und Geburtsfehlern reduzieren, besonders von Fehlbildungen des Rückenmarks (Neuralrohrdefekte). Dabei hat sich die Verwendung eines Folsäure- bzw. Methylfolat-haltigen Multivitamin-Präparates besser bewährt als ein hochdosiertes Folsäure-Monopräparat.

Schlaganfälle, Prävention: Die Supplementierung von Folsäure (0,5–2,5 mg/Tag) – allein oder in Kombination mit anderen B-Vitaminen – reduziert das Schlaganfallrisiko, speziell bei Personen mit einem niedrigen Folsäurestatus.

Vitaminpräparate, Folsäure vs. 5-Methyl-THF: Folsäure kommt in Multivitamin-Präparaten, in Vitamin-B-Komplex-Supplementen sowie auch als Monopräparat vor. Für einige Personen hat die Supplementierung mit dem aktivierten 5-Methyl-THF gegenüber der normalen Folsäure Vorteile, da sie das 5-Methyl-THF aufgrund eines Enzymdefektes nicht ausreichend selbst bilden können. Die größte Bedeutung besitzt der Einsatz von 5-Methyl-THF allerdings für Frauen im gebärfähigen Alter. Da der Neuralrohrschluss nach eingetretener Schwangerschaft beim Fötus bereits zu einem sehr frühen Zeitpunkt (ca. Tag 20–25) erfolgt, ist es besonders wichtig, möglichst früh und schnell auf die vor Neuralrohrdefekten (offener Rücken bzw. Spina bifida, Lippen- und Gaumenspalten) schützenden ausreichend hohen 5-Methyl-THF-Blutspiegel zu kommen. Die Anwendung von 5-Methyl-THF bereits vor einer möglichen Schwangerschaft ist daher so bedeutsam, weil man gerade in dieser wichtigen Entwicklungsphase oft noch nicht weiß, dass man schwanger ist. Mit 5-Methyl-THF erreicht man die idealen Blutspiegel etwas schneller als mit der klassischen Folsäure. Für alle anderen Folsäure-Anwendungsgebiete ist bisher noch kein klarer klinischer Mehrnutzen von 5-Methyl-THF gegenüber der klassischen Folsäure nachgewiesen worden – auch nicht bei der Senkung des Homocysteinspiegels.

Besondere Hinweise

- Bevor Folate ins Blut gelangen, werden sie vom Enzym Dehydrofolsäurereduktase in Tetrahydrofolsäure (THF) umgewandelt. Dann wird die THF weiter zu Methyl-THF konvertiert. Die Hauptform im Blut ist 5-Methyl-THF. Wenn die enzymatische Kapazität der Dehydrofolatreduktase überschritten wird, können im Blut erhöhte Spiegel unmetabolisierter Folsäure gefunden werden. Deren Bedeutung ist wissenschaftlich noch nicht geklärt. Die langfristige Supplementierung von Folsäure von bis zu 1 mg/Tag gilt aber als sicher, auch im Hinblick auf unerwünschte Zellbildungen.
- Folsäure kann von Darmbakterien gebildet werden. Der Beitrag dieser Quelle zum gesamten Folatstatus ist noch nicht geklärt.
- Der Homocystein-Blutspiegel ist kein spezifischer Marker für einen Folsäuremangel, da Homocystein durch zahlreiche weitere Faktoren beeinflusst wird.
- Hohe Folsäuremengen (im Bereich von 5 mg/Tag) können die Auswirkungen eines Vitamin-B_{12}-Mangels (perniziöse Anämie) maskieren. Normalerweise führt eine Folsäuredosierung bis 1 mg/Tag nicht zur Maskierung einer perniziösen Anämie. Diese Zusammenhänge führten zur Festlegung des UL (Upper Intake Level) von Folsäure von 1 mg/Tag.

Überdosierung

Folsäure besitzt eine geringe Toxizität. Allerdings sollte die Dosierung von Folsäure nicht ohne klare Indikationsstellung wesentlich über 1 mg/Tag festgelegt werden. Diese Menge wird heute als langfristig sicher angesehen, auch im Hinblick auf mögliche unerwünschte Zellteilungen oder die Maskierung eines Vitamin-B_{12}-Mangels.

Literatur

Bender A et al. The association of folate and depression: a meta-analysis. J Psych Res. Dec 2017;95:9–18.

Bulloch RE et al. Maternal folic acid supplementation for the prevention of preeclampsia: A systematic review and meta-analysis. Paed Perinat Epidemoiol. 2018;32(4):346–357.

Burr NE et al. Folic acid supplementation may reduce colorectal cancer risk in patients with inflammatory bowel disease: a systematic review and meta-analysis. J Clin Gastroenterol. 2017;51(3):247–253.

Cordero AM et al. Optimal serum and red blood cell folate concentrations in women of reproductive age for prevention of neural tube defects: World Health Organization guidelines. Morbidity and Mortality Weekly Report (MMWR) 2015:64(15):421–423.

Fatahi S et al. Effects of folic acid supplementation on C-reactive protein: A systematic review and meta-analysis of randomized controlled trials. Nutr Metabol Cardiovasc Dis. 2019;29(5):432–439.

Froese DS et al. Vitamin B_{12}, folate, and the methionine remethylation cycle—biochemistry, pathways, and regulation. J Inherited Metabol Dis. 2019;42(4):673–685.

Henderson AM et al. l-5-Methyltetrahydrofolate supplementation increases blood folate concentrations to a greater extent than folic acid supplementation in Malaysian women. J Nutr. 2018;148(6):885–890.

Hoek J et al. Paternal folate status and sperm quality, pregnancy outcomes, and epigenetics: a systematic review and meta-analysis. Mol Nutr Food Res. 2020;64:1900696.

Hou H et al. Epigenetic factors in atherosclerosis: DNA methylation, folic acid metabolism, and intestinal microbiota. Clin Chim Acta. 2021;512:7–11.

Li B et al. Folic acid and risk of preterm birth: a meta-analysis. Front Neurosci. 2019;13:1284.

Li M et al. Effect of folic acid combined with docosahexaenoic acid intervention on mild cognitive impairment in elderly: a randomized double-blind, placebo-controlled trlal. Eur J Nutr. 2021 ;60 :1795–1808.

Li Y et al. Folic acid supplementation and the risk of cardiovascular diseases: a meta-analysis of randomized controlled trials. J Am Heart Assoc 2016;5(8). pii: e003768. DOI: 10.1161/JAHA.116.003768

Oulhaj A et al. Omega-3 fatty acid status enhances the prevention of cognitive decline by B vitamins in mild cognitive impairment. J Alzheimer's Dis. 2015;50(2):547–557.

Sakuma K et al. Folic acid/methylfolate for the treatment of psychopathology in schizophrenia: a systematic review and meta-analysis. Psychopharmacol. 2018;235:2303–2314.

Shen L et al. Associations between homocysteine, folic acid, vitamin B_{12} and Alzheimer Disease: insights from meta-analyses. J Alzheimer's Dis 2015;46(3):777–790.

Van Gool JD et al. Folic acid and primary prevention of neural tube defects: a review. Reprod Toxicol. 2018;80:73–84.

Vollset SE et al. Effects of folic acid supplementation on overall and site-specific cancer incidence during the randomised trials: meta-analyses of data on 50 000 individuals. Lancet 2013;381:1029–1036.

Wang M et al. The association between maternal use of folic acid supplements during pregnancy and risk of autism spectrum disorders in children: a meta-analysis. Mol Autism. 2017;8:51.

Wang WW et al. A meta-analysis of folic acid in combination with anti-hypertension drugs in patients with hypertension and hyperhomocysteinemia. Front Pharmacol. 2017;8:585.

Wang Y et al. The effect of folic acid in patients with cardiovascular disease. Medicine. 2019;98:37.

Yang J et al. Homocysteine level and risk of fracture: a meta-analysis and systematic review. Bone 2012;51(3):376–382.

Vitamin B_{12}

Als Vitamin B_{12} bezeichnet man eine Gruppe von Cobalaminverbindungen mit einem zentralen Kobaltatom. Die in Präparaten eingesetzten Vitamin-B_{12}-Formen sind Cyanocobalamin, Hydroxycobalamin, Methylcobalamin und Adenosylcobalamin. Sie werden im Körper in Methylcobalamin und 5-Deoxyadenosylcobalamin umgewandelt, die aktiv am Metabolismus beteiligt sind. Ein Protein (Intrinsic-Faktor), das in der Magenschleimhaut gebildet wird, ist für die aktive Resorption des Vitamin B_{12} notwendig (siehe Abbildung Vitamin-B_{12}-Mangel, Seite 152). Vitamin B_{12} kann nur von Bakterien gebildet werden (bei Tieren von der Bakterienflora im Verdauungstrakt). Unser Körper speichert Vitamin B_{12} (ca. 2–5 mg) hauptsächlich in der Leber sowie in der Skelettmuskulatur.

Funktionen

Aminosäure- und Fettsäurestoffwechsel: Vitamin B_{12} ist als Cofaktor am Stoffwechsel und Abbau von Aminosäuren (Methionin, Threonin, Valin) beteiligt. B_{12} wirkt auch bei der Verstoffwechslung von Fettsäuren und somit auch bei der zellulären Energiegewinnung mit.

Blutbildung: Vitamin B_{12} ist an der Bildung von roten Blutkörperchen (Erythrozyten) im Knochenmark beteiligt und sorgt auch für den Einbau von Eisen in die Erythrozyten. Bei Vitamin-B_{12}-Mangel kommt es zu einer speziellen Form der Blutarmut, der sog. megaloblastären Anämie (größere Erythrozyten mit mehr Hämoglobin).

Energiestoffwechsel: Vitamin B_{12} ist ein wichtiger Cofaktor im Stoffwechsel der Mitochondrien (hier findet in der Zelle die Energieproduktion statt).

Folsäurestoffwechsel: Vitamin B_{12} trägt zur Aufnahme von Folsäure in die Erythrozyten bei. Methylcobalamin agiert als Coenzym der Methioninsynthase, welche die Bildung von Methionin aus Homocystein katalysiert. Dabei dient 5-Methyl-Tetrahydrofolat als Methyldonator.

Vitamin-B_{12}-Mangel feststellen

Fehlt Vitamin B_{12}, funktionieren viele Methylierungsprozesse nicht richtig. So kann z. B. Methylmalonyl-CoA im Citratzyklus nicht in Succinyl-CoA umgewandelt werden und es entsteht vermehrt Methylmalonsäure. Ein früher Marker für einen Vitamin-B_{12}-Mangel – früher als ein messbarer erniedrigter Vitamin-B_{12}-Blutspiegel – sind daher erhöhte Methylmalonsäurewerte im Urin. Die Bestimmung des Vitamin-B_{12}-Spiegels im Blut ist nur aussagekräftig bei Messwerten > 400 ng B_{12}/l. Am frühesten erkennt man einen B_{12}-Mangel mit der Analyse des Holotranscobalamins (Vitamin B_{12} an Transcobalamin gebunden). Der Homocystein-Blutspiegel wird nicht nur von Vitamin B_{12} beeinflusst, sondern auch von Vitamin B_6 und Folsäure. Er ist daher für die Bestimmung eines Vitamin-B_{12}-Mangels nicht sehr spezifisch.

Methylgruppentransfer: Vitamin B_{12} schleust Methylgruppen in den Stoffwechsel ein. Diese werden im Stoffwechsel beispielsweise zur Rezyklierung von Homocystein (Arteriosklerose-Risikofaktor), zur Bildung von Nervenüberträgersubstanzen oder zur Methylierung von Histamin benötigt. Bei fehlendem Vitamin B_{12} können viele dieser Methylierungsprozesse nicht zufriedenstellend ablaufen.

Nervenzellen, Myelinsynthese: Vitamin B_{12} ist wichtig für die Reifung und Regeneration von Nervenzellen. Zudem wird B_{12} für die Synthese von Myelin benötigt, der schützenden Schicht für viele periphere Nervenstränge des Rückenmarks und des Gehirns.

Zellentwicklung: Zusammen mit Folsäure ist Vitamin B_{12} notwendig für die DNA-Synthese. Somit hängt die Zellteilung auch von einer ausreichenden Vitamin-B_{12}-Versorgung ab.

Vorkommen von Vitamin B_{12} in der Nahrung

Nahrungsmittel	Menge	µg Vitamin-B_{12}
Kalbsleber	100 g	60,0
Lachs	100 g	3,0
Rindfleisch, Filet	100 g	2,0
Hühnerei	1 mittelgroßes	1,0
Emmentaler Käse	30 g	0,6
Vollmilch	0,1 l	0,4

Störungen des Vitamin-B_{12}-Haushalts: mögliche Ursachen

Alkoholkonsum: Übermäßiger Alkoholkonsum erhöht das Risiko eines Vitamin-B_{12}-Mangels. Der Abbau des Alkohols benötigt viel Vitamin B_{12}. Zudem verändert Alkohol die Struktur der Magenschleimhaut und die Leberfunktion, was die Verwertung und Speicherung von Vitamin B_{12} beeinträchtigt.

Alter: Ungefähr 50% aller Menschen über 65 Jahre entwickeln eine Zellschwäche an der Magenwand, die die Sekretion und Funktion des Magens beeinträchtigt. Die dadurch verminderte Sekretion des Intrinsic-Faktors wiederum verschlechtert die Bioverfügbarkeit von Vitamin B_{12} erheblich und führt bei vielen Älteren zu einem Mangel oder zu einer knappen Versorgung. Zudem nehmen die medikamentenbedingten Einflüsse auf den B_{12}-Haushalt zu.

Erkrankungen und Operationen des Magen-Darm-Traktes: Gastrointestinale Störungen, wie z.B. atrophische Gastritis, Autoimmungastritis (Autoantikörperbildung gegen den Intrinsic-Faktor), Helicobacter-pylori-Infektion, Achlorhydrie (fehlende Magensäurebildung), Morbus Crohn, Colitis ulcerosa, Zöliakie, Pankreasinsuffizienz, chronische Enteritis und Diarrhö (wie sie auch bei AIDS vorkommt), reduzieren die Resorption von Vitamin B_{12}. Dasselbe gilt für einen Magen-Bypass und andere bariatrische Eingriffe.

Vitamin-B_{12}-Mangel ist oft die Folge einer gestörten Resorption.

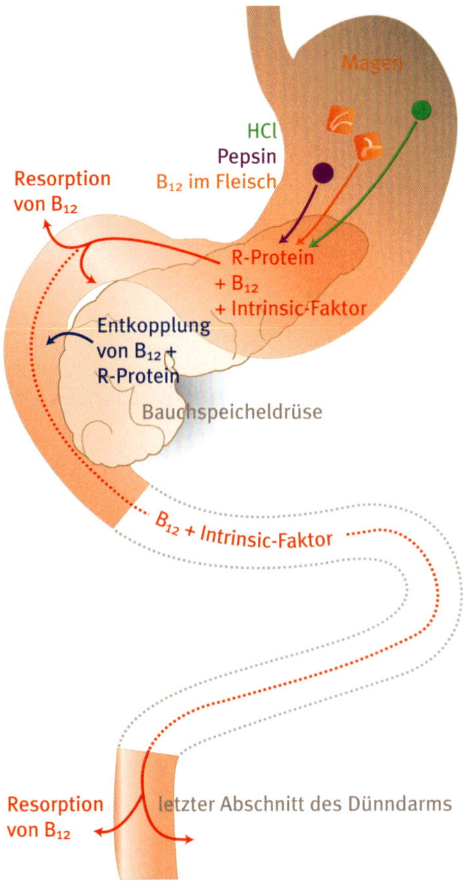

Lebererkrankungen: Vitamin B_{12} wird in der Leber gespeichert. Lebererkrankungen können den Vitamin-B_{12}-Status beeinträchtigen.

Medikamente: Der Einsatz von östrogenhaltigen Verhütungsmitteln (v.a. der älteren Generation) und Hormonpräparaten, Magensäureblockern (Protonenpumpenhemmer, H_2-Antagonisten), oralen Diabetesmedikamenten (Metformin), blutdrucksenkenden Medikamenten (ACE-Hemmer), Azetylsalizylsäure (gestörte Resorption durch gastrointestinale Schäden) usw. führt oft zu einem Vitamin-B_{12}-Mangel. Empfehlung: regelmäßige Kontrolle des Vitamin-B_{12}-Status und entsprechende Supplementierung.

Nitrosativer Stress: Nitrostress kann zu Vitamin-B_{12}-Defiziten führen.

Schwangerschaft und Stillzeit: In Schwangerschaft und Stillzeit ist der Bedarf an Vitamin B_{12} um ein Drittel erhöht. Wenn eine Mutter nur geringe B_{12}-Mengen über die Nahrung aufnimmt, kann auch das (ungeborene) Kind einen Vitamin-B_{12}-Mangel entwickeln. Säuglinge und Kleinkinder von Stillenden, die sich vegan ernähren, können – unbehandelt – massive B_{12}-Mängel mit neurologischen Schäden entwickeln.

Sport: Erhöhter Bedarf an Vitamin B_{12} für den Energiestoffwechsel und die Regeneration. Auch beim Ausdauersport.

Vegetarische und vegane Ernährung: Pflanzliche Lebensmittel enthalten im besten Fall nur Spuren von Vitamin B_{12} (z. B. aus der bakteriellen Gärung im Sauerkraut). In Algen sind Substanzen enthalten, die dem Vitamin B_{12} ähnlich sind. Sie scheinen jedoch nicht bioverfügbar zu sein und die Vitamin-B_{12}-Rezeptoren sogar eher zu blockieren. Obwohl unsere Darmbakterien kleine Mengen von Vitamin-B_{12}-ähnlichen Verbindungen synthetisieren, können diese den Bedarf nicht annähernd decken. Deshalb sind tierische Nahrungsmittel die einzigen signifikanten Quellen für Vitamin B_{12}: Fleisch, Meeresfrüchte, Eier und Milchprodukte. Vegetarier/Veganer sollten regelmäßig den Vitamin-B_{12}-Status im Labor überprüfen lassen. Bei ihnen ist das Risiko hoch, früher oder später einen Vitamin-B_{12}-Mangel zu entwickeln.

Störungen des Vitamin-B_{12}-Haushalts: mögliche Folgen

- Wegen der normalerweise beachtlichen Vitamin-B_{12}-Speicher im Körper kann es lange dauern, bis ein Vitamin-B_{12}-Mangel manifest wird.
- **Allgemeines:** Schwächung des Antioxidans-Schutzsystems, weil weniger reduziertes Glutathion gespeichert wird. Funktioneller Folsäuremangel
- **Blutbild:** Störungen des Blutbilds (megaloblastäre Anämie)
- **Depressionen:** Bei älteren Personen ist bei einem Vitamin-B_{12}-Mangel das Risiko für eine Depression erhöht.
- **Homocysteinspiegel:** erhöhter Homocysteinspiegel, allenfalls auch unter dem Einfluss gleichzeitiger Folsäure- und B_6-Mängel
- **Immunsystem:** Ein Vitamin-B_{12}-Mangel korreliert mit einer Reduktion der natürlichen Killerzellen (NK), von CD8+-Lymphozyten (Suppressorzellen) und einer erhöhten Synthese von TNF-α und IL-6 durch Makrophagen.
- **Knochen:** Ein inadäquater Vitamin-B_{12}-Status scheint das Knochenfrakturrisiko negativ zu beeinflussen. Vitamin B_{12} fördert über den sogenannten Insulin-like Growth Factor 1 (IGF-1) die Osteoblastentätigkeit und die Kollagensynthese.
- **Krebserkrankungen:** erhöhtes Risiko für Gebärmutterhalskrebs
- **Mitochondrien:** Ein Vitamin-B_{12}-Mangel kann zu einer verminderten mitochondrialen Aktivität (Energiestoffwechsel) mit Müdigkeit, Schwäche, Konzentrationsstörungen und allenfalls Migräne führen.
- **Nervensystem, peripheres:** Taubheit und Kribbeln an Händen und Füßen, Verlust des Tastsinnes, unsicherer Gang, schlechte Koordination der Muskulatur
- **Nervensystem, zentrales:** Gereiztheit, Aggressivität, Erregungszustände, Gedächtnisstörungen, Hirnatrophie (Senioren), Verwirrung, Psychosen, Müdigkeit
- **Schwangerschaft:** Schwangere mit niedrigen Vitamin-B_{12}-Spiegeln haben ein erhöhtes Präeklampsierisiko. Auch Schwangerschaftsdiabetes und Frühgeburten sind häufiger.
- **Sinnesorgane:** Blinde Flecken und verminderte Sehkraft, Geruchs- und Geschmacksstörungen
- **Verdauungssystem:** Epitheliale Veränderungen der Mund- und Darmschleimhaut, raue Zunge, geringere Resorption von Nährstoffen, Dyspepsie, Durchfall, Appetitlosigkeit und Gewichtsverlust
- **Zunge:** häufigere Entzündungen (Glossitis)

Zufuhrempfehlungen

Empfohlene tägliche Vitamin-B_{12}-Zufuhr (µg)

	Nutritive Empfehlungen EFSA	UL (Tolerable Upper Intake Level)		therapeutischer Dosierungsbereich
		EFSA (Europa)	IOM (USA)	
Männer	4	kein UL definiert	kein UL definiert	alimentär bedingter Mangel: 10–100 ausgeprägte Mängel, Malabsorption: 500–2000
Frauen*	4			

* mit Ausnahme von schwangeren und stillenden Frauen

Zufuhrmöglichkeiten für Vitamin B_{12}: Eine typische westliche Ernährungsweise liefert ca. 4–6 µg Vitamin B_{12}/Tag. Davon werden etwa 1,5–2 µg über den Intrinsic-Faktor (=aktiver Transport) resorbiert. Dasselbe gilt für die meist in Multivitamin- oder B-Komplex-Präparaten enthaltenen nutritiven B_{12}-Mengen. Eine höher dosierte B_{12}-Supplementierung kann in verschiedenen Darreichungsformen erfolgen: parenterale Applikation (intramuskulär, subkutan, Infusion), perorale oder sublinguale Gaben (Aufnahme durch passive Diffusion im Darm, Resorptionsquote dosisabhängig 1–2%), Nasengel oder -spray (Aufnahme über die Nasenschleimhaut, Resorptionsquote vermutlich ähnlich wie bei der passiven Diffusion im Darm).

Zur Behebung eines Vitamin-B_{12}-Mangels gelten die perorale und parenterale Gabe als gleich wirksam. Zur Erreichung gewisser pharmakologischer Wirkungen (z.B. bei Mitochondriopathien, neurodegenerativen Erkrankungen) dürfte die parenterale Gabe Vorteile besitzen.

Ein durchschnittlicher Vitamin-B_{12}-Mangel kann mit höher dosierten Vitamin-B_{12}-Präparaten in der Regel innerhalb von etwa 2

Wirkung der peroral verabreichten Vitamin-B_{12}-Verbindungen

Die in Präparaten eingesetzten Vitamin-B_{12}-Formen sind Cyanocobalamin, Hydroxycobalamin, Methylcobalamin und Adenosylcobalamin. Immer wieder wird – sei es im Internet oder von Herstellerfirmen – auf die Vorteile der »aktivierten« B_{12}-Verbindungen Methylcobalamin und Adenosycobalamin hingewiesen. Dies entbehrt jeglicher wissenschaftlichen Grundlage. Bei peroraler Anwendung wird im Dünndarm nur Cobalamin resorbiert. Die »Anhängsel« der B_{12}-Verbindungen, Cyano-, Hydroxo-, Methyl- und Adenosyl-, werden im Darm abgespalten und nützen für die Aktivierung des B_{12} in dieser Phase nichts. Die Aktivierung des Vitamin B_{12} findet erst später in der Zelle statt – nämlich im Zytosol (Methylcobalamin) und in den Mitochondrien (Adenosylcobalamin). Der klinische Nutzen ist also bei allen Vitamin-B_{12}-Verbindungen gleich. Anders ist dies bei parenteraler Anwendung. Hier kommt z. B. Methylcobalamin direkt in den Blutkreislauf und kann seine Methylierungskapazitäten direkt liefern.

Das Märchen von der »Giftigkeit« von Cyanocobalamin

Cyanocobalamin ist die weltweit in Arzneimitteln wie auch in Nahrungsergänzungsmitteln am meisten verwendete Vitamin-B_{12}-Verbindung. Im Internet kursieren viele Blogs und Chats, in denen darüber diskutiert wird, dass man Cyanocobalamin-haltige Präparate wegen ihres Cyano-Anteils (CN) auf keinen Fall brauchen sollte – und nur die »guten und aktivierten« Methylcobalamin enthaltenden Produkte kaufen soll. Tatsache ist, dass das CN im Cyanocobalamin gerade einmal 1,9 % ausmacht. Dies bedeutet, dass in einem hochdosierten Vitamin-B_{12}-Produkt mit 500 µg B_{12}/Tablette lediglich 10 µg (= 10 Millionstel Gramm) CN enthalten sind. Vergleicht man dies mit einer Portion von 20 g gesundem geschrotetem Leinsamen (natürlicherweise CN-haltig), den man ins Müsli mischt, enthält der Leinsamen 400- bis 500-mal mehr CN. Unser Körper kann CN im Stoffwechsel problemlos neutralisieren. Cyanocobalamin ist also genauso sicher wie alle anderen Vitamin-B_{12}-Verbindungen. In Multivitamin-Präparaten ist Cyanocobalamin in der Regel stabiler als andere B_{12}-Verbindungen. Seine Wirkung und seine Unbedenklichkeit sind seit vielen Jahrzehnten bekannt.

Monaten korrigiert werden. Es wird empfohlen, Vitamin B_{12} nüchtern einzunehmen, um ggf. eine Bindung an gewisse Lebensmittelkomponenten zu verhindern.

Anwendungsgebiete

Autismus: Vitamin B_{12}, insbesondere subkutan verabreichtes Methylcobalamin, verbessert zahlreiche klinische Symptome und Laborparameter (z. B. Glutathion).

Depressionen: Eine frühzeitige Gabe von Vitamin B_{12} kann – bei erniedrigten Vitamin-B_{12}-Spiegeln – den Beginn einer Depression verzögern oder den Effekt von Antidepressiva optimieren.

Herpes zoster/Gürtelrose: Eine begleitende Vitamin-B_{12}-Gabe (auch parenteral) kann bei Patienten mit postherpetischer Neuralgie die Lebensqualität verbessern und den Medikamentenbedarf reduzieren.

Homocysteinspiegel, erhöhter: Vitamin B_{12} senkt zusammen mit Folsäure, Vitamin B_6 und Vitamin B_2 erhöhte Homocysteinspiegel im Blut.

Medikamente: Sie finden im Abschnitt »Störungen des Vitamin-B12-Haushaltes: mögliche Ursachen« (Seite 151) die Medikamente, die Einfluss auf den Vitamin-B_{12}-Haushalt haben. Monitoring des Vitamin-B_{12}-Status und bei Bedarf Vitamin-B_{12}-Supplementierung.

Mitochondriopathien (inkl. nitrosativen Stresses), Müdigkeit, Energielosigkeit: Der Energiestoffwechsel (bei Müdigkeit, Erschöpfung) kann mit Vitamin-B_{12}-Präparaten verbessert werden; dies besonders bei einem Vitamin-B_{12}-Mangel, bei erhöhtem Stress durch chronische Erkrankungen oder bei Rekonvaleszenz nach erlittenem Trauma (z. B. Schleudertrauma) oder Operationen. Bei ausgeprägten Mitochondriopathien werden teilweise auch Dosierungen > 1 mg Vitamin B_{12}/Tag eingesetzt.

Mundschleimhaut, Aphthen: 1 mg Vitamin B12/Tag (sublingual, oral) während 6 Monaten kann die Häufigkeit und die Schmerzintensität von rezidivierenden Aphthen vermindern.

Nervenerkrankungen, Neuropathien: Vitamin B_{12} kann Schmerzen und Symptome von Nervenerkrankungen (Neuropathien) mildern. Begleitend bei Multipler Sklerose sowie nach traumatischen Nervenverletzungen für den Aufbau des Myelins. Vitamin B_{12} kann bei Diabetikern mit gestörtem Tastsinn versucht werden.

Psychische Störungen, Konzentration, Gedächtnis: Vitamin B_{12} kann bei vorliegendem Mangel vor allem auch bei älteren Menschen bei Müdigkeit, Antriebslosigkeit, Konzentrations- und Gedächtnisstörungen (Vitamin B_{12} 500 µg, zusammen mit Folsäure, B_6 und Omega-3-Fettsäuren [DHA]), Depressionen, Irritierbarkeit eingesetzt werden.

Überdosierung

Vitamin B_{12} gilt als untoxisch. Eine neuere Studie weist allerdings auf ein statistisch erhöhtes Lungentumorrisiko bei einer jahrelangen hochdosierten Vitamin-B_{12}-Supplementierung (> 55 µg/Tag) hin – insbesondere bei männlichen Rauchern. Kurzfristige und zeitlich begrenzte hochdosierte Vitamin-B_{12}-Gaben scheinen aber unbedenklich. Intravenöse Injektionen werden in seltenen Fällen mit allergischen Reaktionen in Zusammenhang gebracht, die vor allem auf Hilfsstoffe in der Injektionslösung zurückzuführen sind.

Literatur

Didangelos T et al. Vitamin B_{12} supplementation in diabetic neuropathy: a 1-Year, randomized, double-blind, placebo-controlled trial. Nutrients. 2021;13:395.

Froese DS et al. Vitamin B_{12}, folate, and the methionine remethylation cycle—biochemistry, pathways, and regulation. J Inherited Metabol Dis. 2019;42(4):673–685.

Julian T et al. B_{12} as a treatment for peripheral neuropathic pain: a systematic review. Nutrients. 2020;12(8):2221.

Kouroglu E et al. Vitamin B_{12} insufficiency is associated with increased risk of gestational diabetes mellitus: a systematic review and meta-analysis.Endocrine. 2019;66:149–156.

Mardali F et al. Association between abnormal maternal serum levels of vitamin B_{12} and preeclampsia: a systematic review and meta-analysis. Nutr Rev. 2021;79(5):518–528.

Markun S et al. Effects of vitamin B_{12} supplementation on cognitive function, depressive symptoms, and fatigue: a systematic review, meta-analysis, and meta-regression. Nutrients. 2021;13:923.

Mikkelsen K et al. Vitamin B_{12} and the Immune System. In: Mahmoudi M., Rezaei N. (eds) Nutrition and Immunity. 2019;103–115. Springer, Cham.

Miller JW. Proton pump inhibitors, H_2-receptor antagonists, metformin, and vitamin B-12 deficiency: clinical implications. Adv Nutr. 2018;9(4):511–518.

Paul C et al. B_{12} Supplements and B_{12}-related genetic polymorphisms. Integr Med 2017:16(1);42–49.

Pawlak R. Vitamin B_{12} status is a risk factor for bone fractures among vegans. Med Hypotheses. 2021;153:110625.

Pawlak R. Vitamin B_{12} in vegan pregnant and lactating women and young children. Int J Birth Parent Educ. 2020;Supplement October. 1–7.

Pawlak R et al. How prevalent is vitamin B_{12} deficiency among vegetarians? Nutr Rev 2013;71(2):110–117.

Rossignol DA et al. The effectiveness of cobalamin (B12) treatment for autism spectrum disorder: a systematic review and meta-analysis. J Pers Med. 2021;11(8):784.

Sangle P et al. Vitamin B_{12} supplementation: preventing onset and improving prognosis of depression. Cureus. 2020;12(10):e11169.

Sanz-Cuesta T et al. Oral versus intramuscular administration of vitamin B_{12} for vitamin B_{12} deficiency in primary care: a pragmatic, randomised, non-inferiority clinical trial (OB12). BMJ Open. 2020;10:e033687.

Sobczynska-Malefora et al. Vitamin B_{12} status in health and disease: a critical review. Diagnosis of deficiency and insufficiency – clinical and laboratory pitfalls. Crit Rev Clin Lab Sci. 2021;58(6):399–429.

Taleb R et al. Vitamin B_{12} in treating recurrent aphthous stomatitia: a review. Int J Vitamin Nutr Res. 2020; DOI: 10.1024/0300-9831/a000684.

Walker JG et al. Oral folic and vitamin B_{12} supplementation to prevent cognitive decline in community-dwelling older adults with depressive symptoms – the Beyond Ageing Project: a randomized controlled trial. Am J Clin Nutr 2012;95:194–203.

Wang H et al. Oral vitamin B(12) versus intramuscular vitamin B(12) for vitamin B(12) deficiency. Cochrane Database Syst Rev 2018;3:CD004655.

Wang JY et al. Vitamin B_{12} for herpetic neuralgia: A meta-analysis of randomised controlled trial. Compl Ther Med. 2018;41:277–282.

Yang W et al. Associations between metformin use and vitamin B_{12} levels, anemia, and neuropathy in patients with diabetes: a meta-analysis. J Diabetes. 2019;11(9):729–743.

Pantothensäure

Pantothensäure spielt als Teil des Coenzyms A (CoA) eine zentrale Rolle im Energiestoffwechsel in der Zelle (Citratzyklus). Sie ist an über 100 Reaktionen beteiligt, die den Abbau von Kohlenhydraten und Fetten und damit den Aufbau von Zellenergie mitbeeinflussen. Pantothensäure wird in Supplementen aus Stabilitätsgründen meist als Kalziumpantothenat eingesetzt. Gelegentlich kommt auch die aktivierte Verbindung Pantethin zum Einsatz (Verbesserung von Triglyzeriden, LDL, HDL). Es wird auch als Pantothenol angeboten – ein Alkohol, der vom Körper schnell in Pantothensäure umgewandelt wird. Pantothensäure wird auch von Darmbakterien produziert. Die so gebildete Menge und die Bioverfügbarkeit sind aber noch nicht bekannt.

Funktionen

Energieproduktion: Pantothensäure transportiert kleine Moleküle, die beim Abbau von Fettsäuren und Zucker entstehen, an die Stellen, wo die Energie produziert wird.

Häm-Synthese: Pantothensäure ist in Form des Succinyl-Coenzym A in die Hämsynthese involviert. Daraus hervorgehende Hämoproteine sind das Hämoglobin, Myoglobin und Cytochrome der mitochondrialen Atmungskette, Cytochrom P450 (wichtig für den Abbau körperfremder Substanzen, z. B. von Medikamenten).

Hormonstoffwechsel, Cholesterin, Vitamin D: Die Pantothensäure ist an der körpereigenen Bildung von Steroidhormonen (Cortisol, Geschlechtshormone) sowie auch von Melatonin, Cholesterin und Vitamin D beteiligt.

Neurotransmittersynthese: Coenzym A spielt bei der Neurotransmittersynthese eine Rolle – so z. B. bei Acetylcholin.

Protein- und Fettsynthese: Pantothenat spielt eine bedeutende Rolle bei der Synthese verschiedener Aminosäuren und Proteine (inkl. Hämoglobin, das den Sauerstoff im Blut transportiert). Pantothenat wird auch bei der Synthese von Myelin, Phospholipiden und Fettsäuren und bei ihrer Einbindung in die Zellmembranen gebraucht.

Vorkommen in der Nahrung

Nahrungsmittel	Menge	mg Pantothensäure
Kalbsleber	100 g	7,5
Erdnüsse	100 g	2,6
Sojabohnen	100 g	1,9
Naturreis	100 g	1,7
Wassermelone	100 g	1,6
Brokkoli	100 g	1,3
Hühnerei	1 mittelgroßes	0,9
Bierhefe	10 g	0,7

Störungen des Pantothensäurehaushalts: mögliche Ursachen

- Schwere Mangelzustände kommen eher selten vor.
- Leichte Mangelerscheinungen können (oft zusammen mit anderen Arten von Vitamin-B-Mangel) bei Personen mit chronischen Lebererkrankungen auftreten, während radikaler Diätkuren oder bei Malnutrition (ältere Personen), nach bariatrischen Eingriffen (z.B. Magen-Bypass) und bei hohem Alkoholkonsum.
- Stresssituationen können den Pantothensäurebedarf erhöhen.
- Auch genetische Ursachen sind bekannt (Mutation des Pantothenatkinase-2-Gens, PANK2, sehr selten). Eine entsprechend reduzierte Aktivität dieses Enzyms reduziert die Umwandlung von Pantothensäure in das stoffwechselaktive Coenzym A. Eine PANK2-Mutation kann auch zu einer Neurodegeneration führen (Eisenakkumulation im Gehirn).

Störungen des Pantothensäurehaushalts: mögliche Folgen

- Anämie
- Anorexie, mit gastrointestinalen Störungen
- Ausbleichen der Haarfarbe
- depressive Verstimmungen
- Erbrechen, Übelkeit und Magenschmerzen
- Immunantwort, reduziert: herabgesetzte Bildung von Antikörpern
- Insulinsensitivität erhöht
- Kopfschmerzen
- Müdigkeit, leichte Ermüdbarkeit
- Muskelschmerzen, Muskelkrämpfe
- neurodegenerative Erkrankungen (Morbus Alzheimer, M. Huntington, M. Parkinson): niedrige Pantothensäurespiegel in den Hirnregionen
- Schlafstörungen
- Taubheit und Brennen in den Extremitäten, Fußgelenkschmerzen

Anwendungsgebiete

Akne: Tägliche Gaben von Pantothensäure (> 2 g, während 2–3 Monaten) vermögen die Anzahl Akne-bedingter Gesichtsläsionen (inkl. entzündlicher Stellen) signifikant zu reduzieren. Pantothensäure reguliert über die Bildung von CoA die Barrierefunktion der Epidermis und die Differenzierung der keratinbildenden Zellen.

Stresssituationen: Kann in Stresssituationen – oft zusammen mit Vitamin C, Zink, Magnesium und anderen B-Vitaminen – zum Einsatz kommen.

Wundheilung: Pantothensäure kann evtl. die Wundheilung verbessern. Schmale Datenlage.

Zufuhrempfehlungen

Empfohlene tägliche Pantothensäure-Zufuhr (mg)

	Nutritive Empfehlungen EFSA	UL (Tolerable Upper Intake Level)		therapeutischer Dosierungsbereich
		EFSA (Europa)	IOM (USA)	
Männer	5	kein UL definiert	kein UL definiert	50–2000(–10 000)
Frauen*	5			

* mit Ausnahme von stillenden Frauen

Überdosierung

Hohe Dosen von oral verabreichtem Kalziumpantothenat sind nachheutigem Wissen für Menschen nicht toxisch. Mengen von bis zu 10 g täglich sind bei Aknepatienten über mehrere Monate gegeben worden, ohne dass sich – außer einzelnen milden laxativen Effekten – unerwünschte Reaktionen zeigten.

Literatur

Evans M et al. Pantethine, a derivative of vitamin B_5, favorably alters total, LDL and non-HDL cholesterol in low to moderate cardiovascular risk subjects eligible for statin therapy: a triple-blinded placebo and diet-controlled investigation. Vasc Health Risk Manag. 2014;10:89–100.

Kelly GS, Pantothenic acid, Alt Med Rev, 2011;16(3):2634.

Miller JW et al. Pantothenic acid in: Present Knowledge in Nutrition, 9th edition, section V: Water-soluble vitamins and related nutrients. Academic Press. 2020: 273–287.

Scholefield M et al. Substantively lowered levels of pantothenic acid (Vitamin B_5) in several regions of the human brain in Parkinson's disease dementia. Metabolites. 2021;11:569.

Yang M et al. A randomized, double-blind, placebo-controlled study of a novel pantothenic acid-based dietary supplement in subjects with mild to moderate facial acne. Dermatol Ther (Heidelb) 2014;4:93–101.

Biotin

Biotin – inoffiziell auch Vitamin B_8 – ist ein unerlässlicher Bestandteil von Enzymen (sog. Carboxylasen), die für den Zucker-, Fett- und Aminosäure-Stoffwechsel wichtig sind. Die größte Menge an Biotin kommt aus der Nahrung, aber kleinere Mengen werden von Bakterien im Darmtrakt synthetisiert und ergänzen die Zufuhr aus der Nahrung. Ein Biotinmangel ist relativ selten.

Funktionen

DNA: Biotin trägt zur Stimulation der DNA-Synthese bei.

Glukosesynthese (Glukoneogenese): Der erste wichtige Schritt bei der Bildung von Glukose im Körper hängt von einem Enzym ab, das Biotin enthält. Die Synthese von Glukose ist notwendig, um den Blutzuckerspiegel konstant zu halten und Hypoglykämie (niedrige Blutzuckerspiegel) zu verhindern.

Haut, Haare, Nägel, Zelldifferenzierung: Biotin ist wichtig für das Wachstum und für die Differenzierung von epidermalen Zellen und somit auch für die Bildung und für die Reparatur von Haut, Haaren und Nägeln.

Mitochondrien: Biotin ist an der Einschleusung von Propionat in den Zitratzyklus beteiligt. Propionat ist in den Ab- und Umbau von gewissen Aminosäuren (z. B. Methionin, verzweigtkettige Aminosäuren) involviert. Das daraus entstehende Methylmalonyl-Coenzym A spielt eine Rolle für die Energieproduktion in den Mitochondrien.

Regulation der Genexpression, Zellkommunikation: Biotin beeinflusst die Aktivität diverser genetischer Informationen (z. B. sog. Transkriptionsfaktoren, welche die Insulinsekretion beeinflussen) sowie auch die Zellkommunikation.

Verstoffwechslung von Glukose, Fettsäuren und Aminosäuren: Biotin ist ein Cofaktor für fünf verschiedene Carboxylasen. Diese katalysieren wichtige Schritte bei der Verstoffwechslung von Glukose, Fett- und Aminosäuren.

Zellteilung, Zellwachstum: Biotin trägt zur Zellteilung und zum Zellwachstum bei.

Vorkommen in der Nahrung

Nahrungsmittel	Menge	µg Biotin
Kalbsleber	100 g	75
Sojabohnen	100 g	60
Bierhefe	30 g	30
Haferflocken	100 g	20
Champignons	100 g	16
Hühnerei	1 mittelgroßes	12
Avocado	100 g	10

Störungen des Biotinhaushalts: mögliche Ursachen

Ernährung: Beim Konsum von rohen Eiern kann das darin enthaltene Avidin mit Biotin einen biologisch unwirksamen Komplex bilden.

Genetik: Biotinidasemangel. Es handelt sich hier um eine seltene autosomal-rezessive, genetisch bedingte Störung bei Neugeborenen und Säuglingen. Das Enzym Biotinidase setzt Biotin aus Proteinen frei. Dieses Enzym ist für das im Körper stattfindende Recycling des Biotins wichtig, aber auch bei dessen Aufnahme aus der Nahrung.

Medikamente: Antiepileptika (Phenytoin, Barbiturate, Primidon und Carbamazepin) reduzieren die Resorption und erhöhen den Abbau sowie die Ausscheidung von Biotin über den Urin.

Zufuhrmangel: Mangelerscheinungen können bei einseitiger Ernährung bei chronisch Kranken auftreten, nach bariatrischen Eingriffen, chronischen Magen-Darm-Erkrankungen, bei Rauchern und Alkoholikern.

Störungen des Biotinhaushalts: mögliche Folgen

- Augen: Bindehautentzündung (Konjunktivitis)
- Erbrechen und Magenschmerzen
- Depressionen, Angstzustände
- Haare: dünnes Haar, oft mit Verlust der Haarfarbe, Haarausfall und Glatzenbildung
- Haut: schuppige, gerötete Hautstellen, besonders um Mund und Nase, seborrhoische und ekzematöse Haut (Säugling)
- Müdigkeit
- Muskelschmerzen
- Nagelbrüchigkeit
- Taubheit und Kribbeln in den Extremitäten
- Wachstum: vermindert, verlangsamte körperliche und geistige Entwicklung

Zufuhrempfehlungen

Empfohlene tägliche Biotin-Zufuhr (µg)

	Nutritive Empfehlungen EFSA	UL (Tolerable Upper Intake Level)		therapeutischer Dosierungsbereich
		EFSA (Europa)	IOM (USA)	
Männer	40	kein UL definiert	kein UL definiert	1–10(–300) mg
Frauen*	40			

* mit Ausnahme von stillenden Frauen

Anwendungsgebiete

Biotinmangel: Biotinmangel sollte über eine Urinanalyse festgestellt werden (erhöhte Biotin-Urinwerte). Die Biotin-Blutwerte sinken bei einer Biotin-Mangelernährung nicht ab und sind daher nicht aussagekräftig.

Diabetes mellitus: Therapeutische Biotin-Dosierungen scheinen bei Diabetes Typ 1 und 2 erhöhte Blutzucker-Werte, die Glukosetoleranz und die Insulinsensitivität zu verbessern (schmale Datenlage).

Haut-, Haar- und Nagelerkrankungen: Menschen mit trockener, schuppiger Haut, Ekzem, Haarausfall und brüchigen Fingernägeln vermögen evtl. von einem im Milligrammbereich dosierten Biotinpräparat zu profitieren (schwache Datenlage). Seborrhoische Dermatitis bei Säuglingen.

Multiple Sklerose: Eine hochdosierte Biotin-Therapie (3 × 100 mg/Tag) ergab in einigen wenigen Studien positive Ergebnisse hinsichtlich der Progression der Krankheit (Verbesserung der Myelin-Bildung?). In anderen Studien konnten diese Resultate hingegen nicht bestätigt werden.

Besondere Hinweise

Biotin-Präparate (≥ 150 µg/Tag) können diverse Laboranalysen stören (Streptavidin-Biotin-Methodik) und sollten 1–2 Tage vor der Messung abgesetzt werden. Zu diesen Laborbestimmungen gehören z. B.: Schilddrüsenhormone, Troponin I (kardialer Biomarker, Herzinfarktpatienten), Erythropoietin, Gastrin, Vitamin D.

Überdosierung

Sogar bei regelmäßig verabreichten Dosen von > 60 mg/Tag wurden bisher keine toxischen Wirkungen von Biotin festgestellt.

Literatur

De la Vega-Monroy et al. Effects of biotin supplementation in the diet on insulin secretion, islet gene expression, glucose homeostasis and beta-cell proportion. J Nutr Biochem 2013;24:169–177.

Lipner SR et al. Biotin for the treatment of nail disease: what is the evidence? J Dermatol Treat. 2018;29(4): 411–414.

Mock DM. Biotin: From Nutrition to therapeutics. J Nutr. 2017;147:1487–1492.

Patel DP et al. A review of the use of biotin for hair loss. Skin Appendage Disord. 2017;3:166–169.

Piraccini BM et al. Biotin: overview of the treatment of diseases of cutaneous appendages and of hyperseborrhea. Giornaleltal Dermatol Venereol. 2019;154(5): 557–566.

Vitamin C

Einige Primatenarten, darunter der Mensch, und das Meerschweinchen können Vitamin C (Ascorbinsäure) nicht synthetisieren. Man nimmt an, dass vor 60 Millionen Jahren ein »Vorgänger der Primaten« durch Genmutation die Fähigkeit verloren hat, das Enzym Gulonolacton-Oxydase herzustellen, welches in der Leber zur Produktion von Vitamin C benötigt wird. Der angeborene Vitamin-C-Mangel des Menschen ist also ursprünglich kein Ernährungsmangel, sondern eine Enzymmangelkrankheit, die – entwicklungsphysiologisch betrachtet – nicht allein durch das in der Nahrung vorhandene Vitamin C ausgeglichen werden kann. Ohne diesen Erbschaden könnte der Mensch vermutlich täglich selbst mehrere Gramm Vitamin C in seinem Körper bilden. Ohne zusätzliche Vitamin-C-Einnahme entsteht ein

Zustand, der auch subklinischer Skorbut genannt wird. Eine langfristig ausreichende Vitamin-C-Versorgung wirkt lebensverlängernd bzw. reduziert die Mortalität.

Funktionen

Antioxidans, Prooxidans: Vitamin C kommt im Stoffwechsel als L-Ascorbinsäure und als Dehydroascorbinsäure vor. Es zeigt antioxidative oder prooxidative Eigenschaften – abhängig vom Redoxpotenzial des umgebenden Milieus. Es kommt im Blut, in Körperflüssigkeiten und in allen Zellen vor, wo es selbst leicht oxidiert, um die Zellen und zahlreiche körpereigene Substanzen und Strukturen (z.B. Vitamin E, Folsäure, Glutathion, DNA, RNA) vor der Oxidation zu schützen bzw. aus den oxidierten Formen zu rezyklieren. Es ist auch wichtig für die Umwandlung von Kupfer in eine Form, in der es als Bestandteil von vielen antioxidativen Enzymsystemen gebraucht wird, wie z.B. bei der Superoxiddismutase (Cu/Zn-SOD).

Carnitinsynthese: Ascorbinsäure ist zusammen mit Lysin, Methionin, Eisen, Niacin und Vitamin B_6 notwendig für die körpereigene Synthese von L-Carnitin.

Cholesterinabbau: Der erste große Schritt für den Abbau von Cholesterin zu Gallensäuren hängt von Vitamin C ab.

Eisenstoffwechsel: Vitamin C begünstigt die Resorption von Eisen aus der Nahrung und aus Supplementen erheblich. Es bildet im Darm aus Fe^{3+} gut resorbierbares Fe^{2+} und hemmt zudem die Bildung von nicht verwertbaren Eisen-Gerbstoff- und Eisen-Phytat-Komplexen, die bei gleichzeitiger Einnahme von Eisen und Getreide bzw. Grün- oder Schwarztee entstehen können. Vitamin C beeinflusst auch den Eisentransport und die Eisenspeicherung.

Elimination von körperfremden Substanzen, Cytochrom P450, Nitrosamin: Vitamin C ist an zahlreichen Hydroxylierungsreaktionen beteiligt und aktiviert die Bildung von Cytochrom P450, das im Stoffwechsel für die Elimination von körperfremden Substanzen wie z.B. Medikamenten, Pestiziden oder Schwermetallen benötigt wird. Vitamin C hemmt im Magensaft auch die Bildung von Nitrosamin aus Nitrit und sekundären Aminen.

Genetik: Vitamin C ist ein wichtiger epigenetischer Regulator. Es kann eine epigenetische Reprogrammierung vornehmen (Entfernung von Methylgruppen von der DNA und von Histonen). Vitamin C ist zudem als Cofaktor von Hydroxylgruppen übertragenden Enzymsystemen in die Regulation der Gentranskription und in epigenetische Mechanismen involviert. Bei Plasmaspiegeln von > 50 µmol/l schützt Vitamin C vor DNA-Schäden.

HIF-1α (Hypoxia-inducible factor 1α): Vitamin C hydroxyliert auch den sog. Hypoxia-inducible factor 1α (HIF-1α), einen Transkriptionsfaktor, der die zelluläre Antwort bei sauerstoffarmen Gewebebedingungen hervorruft.

Histaminabbau, Diaminoxidase (DAO): Vitamin C ist ein wichtiger Cofaktor des Histamin abbauenden Enzyms Diaminoxydase (DAO).

Immunsystem: Vitamin C trägt zu einer normalen Funktion des Immunsystems bei. Es führt zu einer Hochregulierung der natürlichen Killer-Zellen (nK-Zellen), fördert die Bildung, Differenzierung und Funktion von Leukozyten (weiße Blutkörperchen), speziell von T- und B-Lymphozyten (Abwehrzellen), Phagozyten und Neutrophilen sowie von Zytokinen und Immunglobulinen (als Reaktion auf einen Infekt). Vitamin C erhöht die Interferonproduktion in vitro. Es besitzt antivirale und antibakterielle Eigenschaften.

Knochen: Stimuliert die Osteoblastenaktivität, hemmt die Osteoklastenaktivität.

Kollagenproduktion: Vitamin C ist (zusammen mit Eisen) ein Cofaktor für die Synthese von Kollagen. Vitamin C bereitet zwei Aminosäuren, Lysin und Prolin, für die Einlagerung in kollagenen Fasern vor und bindet einzelne Fasern zu Bindegewebe.

Neurotransmittersynthese: Ascorbinsäure agiert als Cofaktor für die Produktion von Neurotransmittern (Überträgersubstanzen von Nervenimpulsen) im Gehirn: Adrenalin, Noradrenalin und Serotonin.

Opioidpeptide: Vitamin C scheint als Cofaktor auch an der Bildung von Opioidpeptiden beteiligt zu sein (analgetische Eigenschaften).

Vasopressor-Synthese, Vasopressin, Norepinephrin: Vitamin C ist ein unerlässlicher Faktor für die körpereigene Synthese von Vasopressoren. Dazu gehören z.B. Vasopressin und Norepinephrin. Diese haben eine wichtige Bedeutung für die Stützung des Blutdrucks.

Vitamin C wird für die Verkettung von Kollagenmolekülen benötigt. Erst durch diese Verkettung erhält das Bindegewebe seine Stabilität und Festigkeit.

Vorkommen in der Nahrung

Nahrungsmittel	Menge	mg Vitamin C
Acerolakirsche	100 g	1500–2000
Papaya	1 mittelgroße	195
Brokkoli	100 g	115
Kiwi	100 g	80
Orange	1 mittelgroße	70
Erdbeeren	100 g	65
Paprika, grün	1 mittelgroße	65
Kartoffeln	1 mittelgroße	28

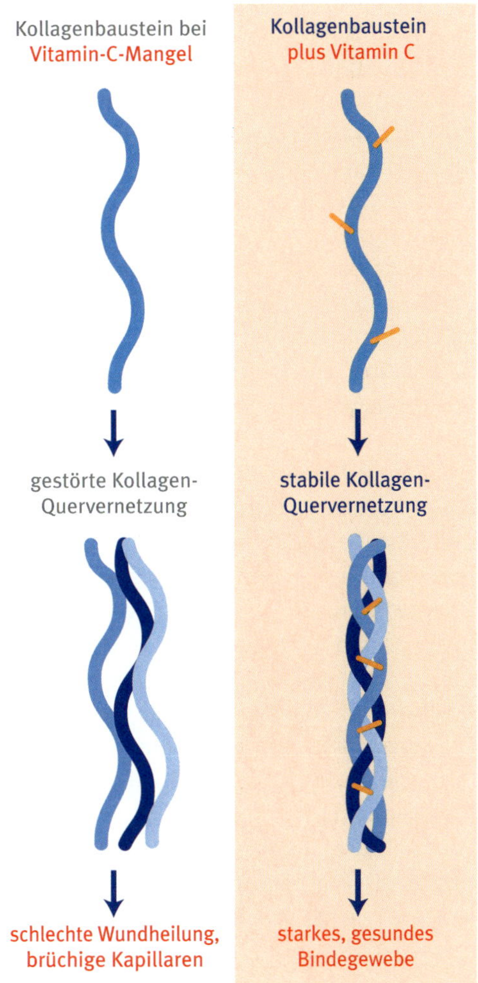

Störungen des Vitamin-C-Haushalts: mögliche Ursachen

Alter: Ältere Menschen zeigen nicht selten einen Vitamin-C-Mangel, besonders bei chronischen Erkrankungen.

Bedarf erhöht: Wachstum, Schwangerschaft, Stillzeit: Im Wachstum sowie während der Schwangerschaft und Stillzeit erhöht sich der Vitamin-C-Bedarf.

Chronische Erkrankungen, Entzündungen: Infektionen, Fieber, Muskel- und Knochentraumata sowie Krebserkrankungen erhöhen den Vitamin-C-Bedarf. Besonders hoch ist der Vitamin-C-Bedarf auch bei chronisch-entzündlichen Erkrankungen wie bei Arthritis, Gastritis, Darmentzündungen, Diabetes, Übergewicht, Bronchitis, COPD, neurodegenerativen Erkrankungen, chronischem Nierenversagen, bei »Critical Illness«, aber auch bei den Low-grade-Entzündungen (nicht schmerzende, chronische Entzündungen in den Gefäßen und Geweben, Silent Inflammation) im kardiovaskulären Bereich sowie bei hohem Alkoholkonsum.

Ernährung: Unzureichender Verzehr von Vitamin-C-reichen Lebensmitteln wie Gemüse und Obst. Bei Menschen mit schlecht gefülltem Vitamin-C-Speicher führt eine Vitamin-C-arme Ernährung in nur 1–2 Wochen zu einem Vitamin-C-Mangel.

Medikamente, körperfremde Substanzen: Die regelmäßige Einnahme von Medikamenten wie Azetylsalizylsäure, Barbituraten, östrogenhaltigen Präparaten (Verhütung, Wechseljahre), Cortisonpräparaten, Indomethacin, Protonenpumpenhemmern, Antazida, Thiaziddiuretika usw. kann den Vitamin-C-Status verschlechtern. Körperfremde Chemikalien und chronische Schwermetallbelastungen können das Risiko eines Vitamin-C-Mangels erhöhen.

Rauchen: Rauchen und Passivrauchen bewirken einen erhöhten Abbau und eine gesteigerte Ausscheidung von Vitamin C, wodurch der Vitamin-C-Bedarf des Körpers mehr als verdoppelt werden kann.

Stresssituationen, chirurgische Eingriffe, Verbrennungen, Verletzungen: Körperliche (z. B. Sport) und psychische Belastungen sowie auch chirurgische Eingriffe, Verletzungen und Verbrennungen führen zu erniedrigten Vitamin-C-Spiegeln. Dazu gehören auch längere Aufenthalte in extremer Kälte.

Störungen des Vitamin-C-Haushalts: mögliche Folgen

- Appetitmangel
- Bindegewebesynthese, unzureichend: entzündetes und blutendes Zahnfleisch; verminderte Wundheilung, Kapillarbrüchigkeit
- Carnitinmangel: Ein Mangel an Ascorbinsäure vermag den Carnitinspiegel zu senken, was zu Müdigkeit und Muskelschwäche führen kann.
- Depressionen; Veränderungen der Persönlichkeit (auf unzureichende Synthese von Neurotransmittern zurückzuführen)
- Gefäße: fehlende Elastizität, vermehrte Kapillarfragilität. Die zur Verhinderung eines Skorbuts nötigen Vitamin-C-Tagesmengen reichen für die Prävention von Kapillarblutungen (z. B. Zahnfleischentzündungen).
- Hämorrhagien unter der Haut
- Haut: fehlende Elastizität, Hyperkeratosen, raue Haut
- Histaminspiegel erhöht, verminderte Aktivität der Diaminoxidase (DAO)

Täglich frisches Obst essen

Früchte und Gemüse enthalten große Mengen an Vitamin C; bei täglichem Verzehr von Obst wird der nutritive, Skorbut verhindernde – nicht jedoch der präventive und therapeutische – Bedarf also mühelos gedeckt. Beim Kochen wird der Gehalt stark verringert, da Vitamin C wasserlöslich ist und leicht oxidiert. Getreide, Fleisch (mit Ausnahme von Wurstwaren, wo das Vitamin C als Antioxidans enthalten ist) und Milchprodukte enthalten nur wenig Vitamin C.

- Immunsystem: herabgesetzte Immunantwort, erhöhte Infektanfälligkeit, erhöhter Schweregrad von Infektionen
- Leber: Störungen des Leberstoffwechsels
- Moeller-Barlow'sche Krankheit: Skorbut-Manifestation bei Säuglingen
- Müdigkeit, Schwäche, Abgespanntheit
- Muskel- und Gelenkschmerzen
- Oxidationsschutz vermindert: kann unter anderem das Risiko von kardiovaskulären Erkrankungen, Katarakt und Krebserkrankungen erhöhen
- Schwangerschaft: erhöhtes Risiko für Präeklampsie und für frühzeitigen Blasensprung
- Skorbut, klassischer Vitamin-C-Mangel: Zahnfleischbluten, Zahnverlust, verzögerte Wundheilung, Infektanfälligkeit, Blutungen unterhalb der Knochenhaut, Kapillarbrüchigkeit und punktförmige Blutungen in die Haut oder die Schleimhäute, zu wenig Leukozyten und Thrombozyten
- Wundheilung, verzögert
- Zahnfleischentzündungen und -blutungen

Zufuhrempfehlungen

Empfohlene tägliche Vitamin-C-Zufuhr (mg)

	Nutritive Empfehlungen EFSA	UL (Tolerable Upper Intake Level)		therapeutischer Dosierungsbereich
		EFSA (Europa)	IOM (USA)	
Männer	110	kein UL definiert	2000	peroral: 200–3000 parenteral**: 5–100 g
Frauen*	95			

* mit Ausnahme von schwangeren und stillenden Frauen
** Die aufgeführten parenteral applizierten hohen Dosierungen kommen z. B. bei schweren Infektionen, Krebserkrankungen, Sepsis usw. zum Einsatz.

Der Körper nimmt von einer Dosis Vitamin C bis zu 300 mg über 90% auf. Bei 1500 mg beträgt die Resorption weniger als 30%. Daher wird eine maximale Aufnahme eher durch die Verteilung mehrerer Dosen über den Tag erreicht als durch eine einzige Dosis. Der Körper kann aber bei höherer Zufuhr die Speicherkapazität erheblich steigern; z. B. erhöht die tägliche Zufuhrmenge von 200 mg Vitamin C die gespeicherte Menge auf 5000 mg.

Der Bedarf an Vitamin C ist nach der biochemischen Individualität von Mensch zu Mensch sehr verschieden und kann in Stresssituationen stark erhöht sein. Präventive Vitamin-C-Plasmaspiegel von mindestens

50 µmol/l (0,9 mg/dl) zur Verringerung des Arteriosklerose- und Krebsrisikos scheinen laut der Deutschen Gesellschaft für Ernährung sinnvoll. Chronisch-entzündliche Erkrankungen korrelieren mit Vitamin-C-Blutwerten < 30 µmol/l (0,54 mg/dl).

Vitamin C kann als kristallines Pulver »Ascorbinsäure«, als säuregepuffertes Pulver (Natriumascorbat oder Kalziumascorbat), in sogenannten Retardkapseln (verzögerte Freisetzung) oder auch aus pflanzlichen Konzentraten/Extrakten (z.B. Acerola-Kirsche, Camu-Camu, Hagebutte usw.) eingenommen werden. Bei Retardpräparaten wird das Vitamin C um den Faktor 2 besser aufgenommen. Die Bioverfügbarkeit von synthetischem Vitamin C und Vitamin C aus Lebensmitteln zeigt interessanterweise keine signifikanten Unterschiede. Mit liposomalem Vitamin C können etwas höhere Blutspiegel erreicht werden. Aber ob dieses auch einen höheren Wirkungsgrad erzielt, ist bis jetzt noch nicht belegt.

TIPP **Sie sollten nicht vergessen, den Mund zu spülen, nachdem Sie Ascorbinsäurepulver in Wasser oder in Fruchtsaft gelöst oder als Lutsch- bzw. Kautabletten eingenommen haben, da die Ascorbinsäure den Zahnschmelz angreifen kann.**

Vitamin-C-Hochdosis-Gabe bei Krebspatienten

Vitamin C kann bei Krebspatienten begleitend in sehr hohen Dosierungen parenteral (Infusionen, Injektionen) gegeben werden. Bei diesen hohen Vitamin-C-Gaben bildet sich stark prooxidativ wirksames Wasserstoffperoxid. Dieses bewirkt eine selektiv hemmende Wirkung auf die Krebszellen. Diese Intervention soll aber nur in Begleitung mit anderen Maßnahmen, von erfahrenen Ärzten und unter Berücksichtigung eines Zielwertes (Vitamin-C-Blutspiegel › 1000–5000–(13 000) µmol/l) durchgeführt werden.

Anwendungsgebiete

Allergien: Dank seiner Antihistaminwirkung kann Vitamin C bei Asthma, Lebensmittelallergien, Heuschnupfen (allergische Rhinitis) und anderen Allergien eingesetzt werden. Dosierungen von ca. 2–3 g Vitamin C/Tag (peroral, Wirkung innerhalb weniger Tage) bzw. 7,5 g (parenteral, 2–3 Infusionen/Woche, sofortige Wirkung) vermögen den Histamin-Blutspiegel deutlich zu reduzieren.

Asthma, Leistungsasthma: Vitamin C besitzt eine immunmodulierende und antihistaminische Wirkung. Viele Asthmatiker (Erwachsene und Kinder) haben niedrige Vitamin-C-Spiegel. Häufigkeit und Schweregrad von Asthma (auch erkältungsbedingtem) sowie die Bronchoreaktivität können begleitend durch Vitamin C reduziert werden. Die Gabe von 0,5–2 g Vitamin C ca. 1 Stunde vor einer sportlichen Leistung kann auch eine leistungsbedingte Bronchokonstriktion um ca. 50 % reduzieren.

Blutdruck, erhöhter: Je höher der Vitamin-C-Blutspiegel, desto niedriger der Blutdruck. Eine Vitamin-C-Supplementierung (0,5–1 g/Tag, > 6 Wochen) kann sowohl den systolischen (ca. 5 mmHg) wie auch den diastolischen Blutdruck (ca. 2–3 mmHg) senken. Bei parenteraler Anwendung höherer Vitamin-

C-Dosierungen (> 30 g) scheint der Blutdruck noch ausgeprägter zu sinken. Als Wirkmechanismus wird der antioxidative Effekt diskutiert. Daneben aber auch die Bedeutung von Vitamin C bei der körpereigenen Synthese von Vasopressin und Norepinephrin.

Chirurgische Eingriffe (Herzoperationen): Die begleitende Gabe von Vitamin C (2 g am Abend vor dem Eingriff, dann 2 × 1 g/Tag bis zum 5. Tag nach der Operation) bei Herzoperationen ergibt mehrere Benefits: besseren Schutz vor einem Vorhofflimmern, geringere Beatmungszeit, kürzeren Aufenthalt in der Intensivstation und kürzere Hospitalisationsdauer.

Diabetes mellitus: Ein hoher Blutzuckerspiegel scheint den Transport von Vitamin C in die Zellen wegen der strukturchemischen Verwandtschaft von Vitamin C mit der Glukose zu stören. Vitamin C hemmt Glykierungsprozesse. Interventionsstudien mit 0,5–2 g Vitamin C/Tag, 4 Monate, zeigten eine Senkung der Nüchternglukosespiegel um ca. 0,4 mmol sowie eine Senkung des Nüchterninsulinspiegels um ca. 14 pmol/l. Ausgeprägt ist der Effekt auf den postprandialen Glukosespiegel (1,1 mmol/l). Die postprandiale Gesamtglukosebelastung sinkt unter Vitamin C sogar um 36 %. Der HbA_{1c}-Wert korreliert mit dem Vitamin-C-Blutspiegel.

Die Kombination von Metformin und Vitamin C (500 mg, 12 Monate) zeigte in einer Multizenterstudie eine doppelt so hohe Wahrscheinlichkeit, den HbA_{1c} zu reduzieren, als Metformin allein. Dieselbe Kombination zeigte eine um einen Faktor 10 höhere Wahrscheinlichkeit, die Risikofaktoren (Albumin-Creatinin-Verhältnis, glomeruläre Filtrationsrate, Lipidprofil, Rauchen, erhöhter Blutdruck, HbA_{1c}), die zu Spätfolgen beim Diabetes führen, zu reduzieren, als eine Kombination von Metformin und Aspirin.

Die Einnahme von Vitamin-C-Supplementen kann bei der Behandlung von Zahnfleischentzündungen und langsam heilenden Wunden – Komplikationen, die bei vielen Diabetikern auftreten können – hilfreich sein.

TIPP **Eine zusätzliche Vitamin-C-Einnahme erhöht die Aufnahme von Eisen sowohl aus Lebensmitteln als auch aus Eisenpräparaten und optimiert so die Behandlung von Eisenmangel.**

Entzündungen: CRP, hs-CRP: Vitamin C kann zur Senkung der Entzündungsmarker CRP (C-Reaktives Protein) und hs-CRP (high-sensitive-CRP, Indikator für Entzündungsprozesse – auch stille – z. B. in den Blutgefäßen) führen.

Erinnerungsvermögen, Gemütslage, Depressionen: Vitamin-C-Supplemente können das Erinnerungsvermögen und die Gemütslage (inkl. Stresstoleranz) bei Gesunden, aber auch bei hospitalisierten Personen deutlich verbessern. In einer kleinen Studie zeigte Vitamin C eine additive Wirkung zusammen mit Antidepressiva (Fluoxetin).

Gallensteine: Eine Vitamin-C-Supplementierung (2 g/Tag) scheint die Gefahr einer Gallensteinbildung zu reduzieren. Der Körper benötigt Vitamin C, um Cholesterin zu Gallensäuren abzubauen. Wenn Vitamin C fehlt, kann die Cholesterin-Konzentration in der Gallenflüssigkeit steigen. Vitamin C verlängert die Kristallisationszeit von Cholesterin in der Galle.

Gicht: Vitamin-C-Supplementierung (meist 0,5–4 g/Tag, 1–3 Monate) kann die zirkulierende Harnsäure-Konzentration und damit das relative Risiko für Gicht um 15–45% senken.

Herz-Kreislauf-Erkrankungen, Gefäße, Endothelfunktion, Silent Inflammation: Ausreichend hohe Vitamin-C-Blutspiegel sowie eine gute Vitamin-C-Zufuhr über die Nahrung senken das Schlaganfallrisiko.

Vitamin C erhöht den Abbau von Cholesterin und schützt das LDL-Cholesterin im Körper vor Oxidation. Es kann die Triglyzeride senken und gleichzeitig das HDL erhöhen.

Hohe Vitamin-C-Dosen können das Verklumpen von Blutplättchen vermindern und so die Gefahr von Blutgerinnseln reduzieren (antithrombotische Eigenschaften).

Mit einer regelmäßigen Gabe von > 0,5 g Vitamin C/Tag kann die Funktion des Gefäßendothels verbessert werden. Mechanismen: Reduktion der Entzündungsparameter Interleukin (IL-6), CRP und hs-CRP, Reduktion des T-PA-Antigens (Marker für eine Endotheldysfunktion), Verbesserung der endothelabhängigen Stickstoffmonoxid-Bildung (NO) und damit auch der Gefäßerweiterung und des Blutdrucks, Unterstützung der Kollagensynthese. In einigen Studien konnte eine Reduktion der arteriellen Steifheit beobachtet werden.

Vitamin C schützt die Patienten bei einer Koronarangiografie in klinisch relevanter Weise vor kontrastmittelbedingten Nierenschäden (3 g vor dem Eingriff, 2 g jeweils an den beiden Tagen danach).

Infektabwehr, Immunsystem: Vitamin C kann bei körperlich stark belasteten Menschen – und bei extremen klimatischen Bedingungen – die Anzahl von Erkältungen um etwa die Hälfte reduzieren. Vitamin C scheint allerdings im Normalfall die Häufigkeit von Infekten nicht zu vermindern.

Bei einer frühzeitigen und regelmäßigen Prävention kann Vitamin C hingegen die Erkältungsdauer bei Erwachsenen und Kindern zuverlässig verkürzen. Hierfür sollte die Dosierung im Bereich von 1 g/Tag liegen. Es gibt Hinweise darauf, dass höhere Dosierungen (3 × 2 g Vitamin C/Tag während 30 Tagen) allenfalls auch die Häufigkeit von Erkältungen reduzieren könnten.

Bei den in der Vergangenheit auch häufig ergebnislos verlaufenen Studien zur Infektprophylaxe wurde oft eine zu geringe Vitamin-C-Dosierung und eine zu kurze Anwendungsdauer (sollte einige Monate betragen) gewählt. Nur wenn diese Rahmenbedingungen erfüllt sind, kann mit positiven Resultaten von Vitamin C bei der Infektprophylaxe gerechnet werden. In zahlreichen Publikationen wurden aber auch die durchaus positiven Ergebnisse zur Wirkung von Vitamin C bei Erkältungen/Infektionen verzerrt oder falsch dargestellt (»Bias«). Siehe hierzu die weiterführende, sehr ausführliche und differenzierte Darstellung von Hemilä et al. (2022).

Vitamin C verbessert die endotheliale Durchlässigkeit. Dies ist bei infektiösen Störungen (z.B. Sepsis) von Bedeutung. Die intravenöse Gabe von Vitamin C scheint das Risiko eines Zytokin-Sturmes im Spätstadium einer COVID-19-Infektion zu reduzieren.

Eine ausreichende Vitamin-C-Versorgung kann das Risiko für Harnwegsinfekte in der Schwangerschaft reduzieren.

Krebserkrankungen: Vitamin C spielt eine Rolle bei Oxidationsprozessen, in der Verteidigung des Immunsystems gegen Krebs, beim Schutz vor karzinogenen (krebserregenden) Zusatzstoffen in Lebensmitteln (z.B. Nitrate, Pestizide oder andere Chemikalien) und Schwermetallen. Auf diesem Weg senkt v.a. das in der Nahrung enthaltene Vitamin C das Risiko von Krebserkrankungen des Verdauungstraktes sowie von Uterus und Lunge. Für die vorwiegend parenterale Anwendung von begleitenden hohen Vitamin-C-Dosen bei Krebserkrankungen gibt es zahlreiche wissenschaftliche Daten. Vitamin C scheint die Lebensqualität, die Überlebenszeit (z.B. bei Brustkrebs) sowie auch die Verträglichkeit von gewissen Chemotherapeutika (z.B. Paclitaxel) zu verbessern.

Wirkmechanismen von Vitamin C gegenüber Krebszellen:

- In den bei Krebserkrankungen hohen Dosierungen funktioniert Vitamin C nicht mehr als antioxidatives Vitamin, sondern wirkt über die vermehrte Bildung von H_2O_2 prooxidativ, was die Krebszellen selektiv schädigt und die Toxizität der Chemotherapie reduzieren soll.
- Zudem bewirkt Vitamin C offenbar eine epigenetische Reprogrammierung der DNA über die Aktivierung der sogenannten Ten-Eleven-Translocation-Enzyme (TET). Diese sind verantwortlich für die Demethylierung der DNA. Durch Demethylierung versucht man, die im Entstehen begriffenen bzw. auch schon existierende Tumore wieder der Zellzykluskontrolle zu unterwerfen.
- Vitamin C stimuliert die gegen die Krebszellen gerichtete Immunantwort.
- Eine weitere Wirkung von Vitamin C ist die Senkung des sogenannten Hypoxie Inducible Factor 1 alpha (HIF-1α), eines Moleküls, das die Adaptation von Zellen an Sauerstoffmangelbedingungen kontrolliert. Das Hochregulieren von HIF-1α könnte einer der Mechanismen sein, durch die Krebszellen eine Resistenz gegen Chemo- und Immuntherapien entwickeln.

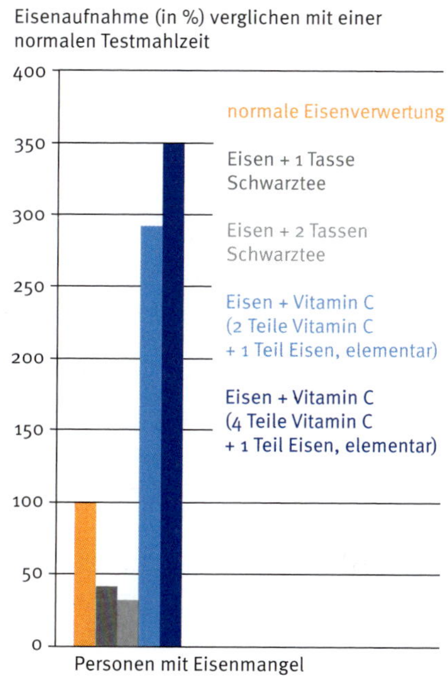

Vitamin C verbessert die Verwertung von Eisen; Schwarztee verschlechtert dagegen die Aufnahme (basiert auf Thankachan et al. 2008).

Die begleitende therapeutische Anwendung in der Onkologie ist dem Arzt vorbehalten.

Lebererkrankungen: Vitamin C schützt die Leber vor toxischen Einflüssen von Arzneimitteln, Schwermetallen und anderen chemischen Substanzen über die Bildung von Cytochrom P450 (siehe Funktionen, Seite 162) und aufgrund der antioxidativen

Eigenschaften (auch in der Synergie mit Vitamin E).

Magenulkus, Helicobacter pylori, Gastritis: Bei Patienten mit einem Magenulkus finden sich oft niedrige Vitamin-C-Konzentrationen in der Magenschleimhaut. 0,5–2 g Vitamin C/Tag können dazu beitragen, die Intaktheit der Magenschleimhaut zu erhalten oder wiederherzustellen. Vitamin C (500–1000 mg/Tag) kann – evtl. zusammen mit Vitamin E (200–400 mg/Tag) – die Wirkung einer Eradikationstherapie verbessern (Anwendungsdauer: 2 Wochen). Die Datenlage ist nicht einheitlich.

Eine interessante Studie zeigt, dass Vitamin C die Nebenwirkungen von Aspirin auf die Magenschleimhaut (Mikroblutungen, oxidative Prozesse) deutlich reduzieren kann.

Osteoporose, Knochenstoffwechsel: Eine höhere Vitamin-C-Einnahme über die Nahrung senkt das Risiko einer Hüftfraktur um 26 %. Ebenfalls wird das Osteoporoserisiko um 33 % gesenkt. Die Knochendichte (Schenkelhals, Lendenwirbel) wird erhöht. Eine langfristige Vitamin-C-Supplementierung von 0,5–1 g/Tag scheint die Knochendichte zu verbessern.

Rauchen, Alkoholkonsum: Raucher benötigen mehr Vitamin C. Vitamin C vermag die Leber vor Schäden und Fetteinlagerungen als Folge von Alkoholismus zu schützen.

Schmerzen, Schmerzen nach einer OP, CRPS (Complex Regional Pain Syndrome, Morbus Sudeck), Herpes-Neuralgien: Die analgetischen Eigenschaften von Vitamin C werden durch seine antioxidativen, neuroprotektiven und neuromodulatorischen Effekten hervorgerufen. Dazu kommt, dass Vitamin C als Cofaktor auch an der Bildung von Opioidpeptiden beteiligt sein dürfte.

Die präventive Gabe von Vitamin C (0,5–2 g/Tag, 50 Tage) bei Traumen und Operationen von Frakturen der äußeren Extremitäten senkt das Risiko für das CRPS beträchtlich. Auch neuralgische Schmerzen (bei akutem Herpes und postherpetisch) können durch Vitamin C (parenteral, meist 5–15 g/Tag, 10–14 Tage) markant reduziert werden. Die sehr hoch dosierte Gabe von Vitamin C (parenteral 5–10 g/Tag) kann unmittelbar postoperativ (1–2 Stunden und 24 Stunden nach einer OP) die Schmerzintensität und auch den Morphinbedarf deutlich reduzieren. Dies konnte auch bei Krebspatienten beobachtet werden.

Schwere Erkrankungen (Critical Illness), Aufenthalt auf Intensivstationen: Vitamin-C-Gaben im Bereich von 1–6 g/Tag (peroral oder intravenös) können die Beatmungszeit von »Critical ill«-Patienten um 25 % reduzieren. Vitamin C (1–3 g/Tag, oral) kann auch die Dauer des Aufenthalts von Patienten auf Intensivstationen um ca. 8 % verkürzen. Diese Patienten benötigen jeweils mehrere Gramm Vitamin C pro Tag, um ihren Vitamin-C-Blutspiegel konstant zu halten.

Schwermetallbelastungen, Umweltgifte: Vitamin C (1000 mg/Tag) kann zur beschleunigten Ausscheidung von nur sehr langsam abbaubaren Umweltgiften (z. B. PCB, DDT, Dioxine usw.) beitragen. Vitamin C spielt eine wichtige Rolle beim Schutz des Körpers vor chronischen Schwermetallbelastungen. Es reduziert ihre oxidativen Schäden, vermindert die intestinale Resorption und beschleunigt die Entgiftung und die renale Ausscheidung (über die Nieren).

Sehstörungen: Hohe Vitamin-C-Dosierungen können begleitend bei erhöhtem Augeninnendruck (Glaukom) gegeben werden. Ob Vitamin C langfristig das Risiko für einen grauen Star reduzieren kann, ist unklar.

Spermienqualität: Vitamin C scheint sowohl die Spermienanzahl wie auch die Spermienbeweglichkeit positiv beeinflussen zu können.

Stimmungsschwankungen: Vitamin C hat über die Modulierung von monoaminergen und glutaminergen Neurotransmittern einen stimmungsaufhellenden Effekt.

Stress: Vitamin C reduziert die Stressreaktion des Körpers. Dadurch wird in Stresssituationen weniger Cortison ausgeschüttet.

Wundheilung: Vitamin C fördert die Kollagenbildung und kann somit zur besseren Heilung von Wunden und Knochenfrakturen beitragen. Es kann begleitend auch bei Verbrennungen, Traumen und in der Rekonvaleszenz nach Operationen eingesetzt werden. Vitamin C (500 mg Vitamin C, retardiert, 8 Wochen) scheint Fußulzera deutlich zu verbessern.

Zahnfleischentzündungen: Vitamin C reduziert (nebst Coenzym Q_{10}) Zahnfleischentzündungen und -blutungen und fördert ihre Heilung. Eine ausreichende Zufuhr von Vitamin C vermag die Anfälligkeit für Zahnfleischerkrankungen herabzusetzen.

Überdosierung, Anwendungseinschränkungen

Hohe Vitamin-C-Mengen können Übelkeit, Blähungen und Durchfall hervorrufen. Hohe und langfristige Vitamin-C-Dosierungen scheinen das Risiko für oxalathaltige Nierensteine zu erhöhen. Die Datenlage ist aber nicht eindeutig. Die aktuellen Erkenntnisse beruhen lediglich auf Kohorten-, aber nicht auf randomisierten Interventionsstudien. Personen mit einer Prädisposition zu Oxalat-Nierensteinen sollten aber auf eine hochdosierte Vitamin-C-Supplementierung verzichten. Bei Personen mit einer Hämochromatose soll Vitamin C nicht eingesetzt werden.

Literatur

Abiri B et al. Vitamin C and Cancer: The Role of Vitamin C in Disease Progression and Quality of Life in Cancer Patients. Nutr Cancer. 2021;73(8):1282–1292.

Adikwu E et al. Hepatoprotective effect of vitamin C (ascorbic acid). Pharmacol Pharm 2013;4:84–92.

Aditi A et al. Vitamin C, gastritis, and gastritis disease: a historical review and update. Dig Dis Sci 2012;57(1):2504–2515.

Ashor AW et al. Effects of vitamin C supplementation on glycaemic control: a systematic review and meta-analysis of randomised controlled trials. Eur J Nutr. 2017;71:1371–1380.

Bedhiafi T et al. The potential role of vitamin C in empowering cancer immunotherapy. Biomed Pharmacother. 2022;146:112553.

Berretta M et al. Multiple effects of ascorbic acid against chronic diseases: updated evidence from preclinical and clinical studies. Antioxidants. 2020;9:1182.

Brzezinska O et al. Role of vitamin C in prophylaxis and treatment of gout—a literature review. Nutrients. 2021;13:701.

Carr AC et al. Vitamin C and immune function. Nutrients. 2017;9:1211.

Carr AC et al. The role of vitamin C in the treatment of pain: new insights. J Transl Med 2017;15(1):77.

Carr AC et al. Synthetic or food-derived vitamin C – are they equally bioavailable? Nutrients 2013;5:4284–4304.

Chen GC et al. Vitamin C intake, circulating vitamin C and risk of stroke: a meta-analysis of prospective studies. J Am Heart Ass 2013;2(6): e000329.

Gillani SW,; Sulaiman SAS, Abdul MIM, Baig MR. Combined effect of metformin with ascorbic acid versus acetyl salicylic acid on diabetes-related cardiovascular complication; a 12-month single blind multicenter randomized control trial. Cardiovasc. Diabetol. 2017;16:103.

Giustra F et al. Vitamin C could prevent complex regional pain syndrome type I in trauma and orthopedic care? A systematic review of the literature and current findings. Sisli Etfal Hastan Tip Bul. 2021;55(2):139–145.

Grzebyk E et al. Inhibitory actions of selected natural substances on formation of advanced glycation endproducts and advanced oxidation protein products. BMC Compl Alt Med. 2016;16(1):381.

Guan Y et al. Effects of vitamin C supplementation on essential hypertension. A systematic review and meta-analysis. Medicine. 2020;99:8.

Gunton JE et al. Vitamin C improves healing of foot ulcers: A randomised, double-blind, placebo-controlled trial. Br J Nut. 2021;126(10):1451–1458.

Guo W et al. Vitamin C intervention may lower the levels of persistent organic pollutants in blood of healthy women – a pilot study. Food Chem Tox 2016;92:197–204.

Hemilä H et al. Bias against vitamin C in mainstream medicine: examples from trials of vitamin C for infections. Life 2022;12:62.

Hemilä H et al. Vitamin C may reduce the duration of mechanical ventilation in critically ill patients: a meta-regression analysis. J Intensive Care. 2020;8:15.

Hemilä H, Chalker E. Vitamin C can shorten the length of stay in the ICU: a meta-analysis. Nutrients 2019;11:E708.

Hemilä H. Vitamin C may alleviate exercise-induced bronchoconstriction: a meta-analysis. BMJ open 2013 Jun 20;3(6). pii: e002416.

Hill A et al. Effects of vitamin C on organ function in cardiac surgery patients: a systematic review and meta-analysis. Nutrients. 2019;11:2103.

Hujoel PP et al. Bleeding tendency and ascorbic acid requirements: Systematic review and metaanalysis of clinical trials. Nutr Rev. 2021;79(9):964–975.

Hung KC et al. The effect of perioperative vitamin C on postoperative analgesic consumption: a meta-analysis of randomized controlled trials. Nutrients. 2020;12:3109.

Jafarnejad S et al. A Meta-analysis of randomized control trials: the impact of vitamin C supplementation on serum CRP and serum hs-CRP concentrations. Curr Pharm Des. 2018;24(30):3520–3528(9).

Kim TK et al. Vitamin C supplementation reduces the odds of developing a common cold in Republic of Korea Army recruits: randomised controlled trial. BMJ Military Health. 05 March 2020. DOI: 10.1136/bmjmilitary-2019-001384.

Liu XX et al. Association between oral vitamin C supplementation and serum uric acid: a meta-analysis of randomized controlled trials. Compl Ther Med. 2021;60:102761.

Malmir H et al. Vitamin C intake in relation to bone mineral density and risk of hip fracture and osteoporosis: a systematic review and meta-analysis of observational studies. Brit J Nutr. 2018;119:847–858.

Moritz B et al. The role of vitamin C in stress-related disorders. J Nutr Biochem. 2020:108459.

Rondanelli M et al. Evidence of a positive link between consumption and supplementation of ascorbic acid and bone mineral density. Nutrients. 2021;13:1012.

Sadat U et al. Does ascorbic acid protect against contrast-induced acute kidney injury in patients undergoing coronary angiography. A systematic review with meta-analysis of randomized, controlled trials. J Am Coll Cardiol 2013;62:2167–2175.

Shi R et al. Sole and combined vitamin C supplementation can prevent postoperative atrial fibrillation after cardiac surgery: a systematic review and meta-analysis of randomized controlled trials. Clin Cardiol 2018;41:871–878.

Tada A et al. The relationship between vitamin C and periodontal diseases: a systematic review. Int J Environ Res Publ Health. 2019;16:2472.

Travica N et al. The Effects of Surgery on Plasma/Serum Vitamin C Concentrations: A Systematic Review and Meta-Analysis. Brit J Nutr. DOI: 10.1017/S0007114520004353.

Ullah H et al. Vegetable extracts and nutrients useful in the recovery from Helicobacter pylori infection: a systematic review on clinical trials. Molecules. 2021;26:2272.

Walcher T et al. Vitamin C supplement use may protect against gallstones: an observational study on a randomly selected population. BMC Gastroenterology. 2009;9:74.

Wang Y et al. Effects of vitamin C and D administration on mood and distress in acutely hospitalized patients. Am J Clin Nutr 2013;98:705–711.

Multivitamin-Präparate

Multivitamin-Präparate gehören zu den am meisten verkauften Mikronährstoff-Präparaten. Sie enthalten oft alle – oder zumindest die wichtigsten – Vitamine, oft aber auch die Mineralstoffe Kalzium und Magnesium sowie die lebensnotwendigen Spurenelemente. Die Dosierungen dieser Präparate befinden sich zumeist im nutritiven Bereich, also in den Mengen, wie man sie auch über die Ernährung aufnehmen könnte.

Vor- und Nachteile von Multivitamin-Präparaten

Vorteile:

- Mikronährstoffe können als Team bzw. als biochemisches Netzwerk funktionieren.
- In vielen Lebenssituationen und bei vielen Krankheitsbildern ist nicht nur eine knappe Versorgung mit einzelnen Mikronährstoffen zu beobachten, sondern oft auch eine in der Breite unzureichende Versorgung mit vielen Mikronährstoffen. In solchen Fällen gewährleisten Multivitamin-Präparate eine sichere, einfache und übersichtliche Zufuhr.
- Multivitamin-Präparate sind wegen ihrer nutritiven Dosierungen auch bei jahrelanger Einnahme als sicher zu bezeichnen.
  - Die Dosierungen liegen meist deutlich unterhalb des UL (Upper Intake Level).
  - Daten aus breit angelegten Langzeitstudien (z. B. Physicians Health Study, Nurses Health Study) mit Beobachtungszeiten > 5–10 Jahre.

Nachteile:

- oft zu niedrige Dosierung für gewisse Zielsetzungen

Anwendungsmöglichkeiten für Multivitamin-Präparate

Die nachfolgende alphabetische Aufzählung verschiedener Anwendungen von Multivitaminpräparaten entstand aus einer ausführlichen Literaturrecherche. Es werden nur Anwendungen aufgezählt, deren statistische Auswertungen (Meta-Analysen, systematische Reviews) einen wissenschaftlich objektivierbaren Nutzen ergeben hat oder die von den Arzneimittelbehörden für registrierte Multivitamin- bzw. Multivitamin-Mineral-Präparate zugelassen wurden:

Bedarf erhöht:

- Schwangerschaft, Stillzeit
- Wachstum
- begleitend bei akuten und chronischen Erkrankungen
- während und nach einer Therapie mit Antibiotika

Fertilitätsstörungen, ovulatorische

- 20% der Fälle mit ovulatorischer Infertiliät bei Frauen könnten durch eine regelmäßige Einnahme von 3 Multivitamin-Tagesrationen/Woche vermieden werden.
- Die Einnahme eines Multivitamin-Präparates kann die Wahrscheinlichkeit erhöhen, schwanger zu werden.

Haut, Haare, Nägel

- Unspezifische Beeinträchtigungen der Qualität von Haut, Haaren und Nägeln können von diversen Mikronährstoffdefiziten herrühren. Einzelne Mikronährstoffmängel sind in diesen Fällen oft schwierig zu definieren. Die Einnahme eines Multivitamin-Mineral-Präparates kann hilfreich sein.

Herzinsuffizienz, begleitend

- Die regelmäßige, begleitende Supplementierung mit einem Multimikronährstoff-Präparat verbessert die Symptomatik, die Auswurffraktion der linken Herzkammer (LVEF) und die Leistungsfähigkeit von Herzinsuffizienz-Patienten.

Immunsystem

- Es gibt kaum einen Mikronährstoff, der nicht eine biochemisch wichtige Funktion für das Immunsystem hat. Diese immunologischen Eigenschaften einzelner Mikronährstoffe lassen sich nicht immer direkt mit klinisch relevanten Ergebnissen (z.B. Infekthäufigkeit, Infektdauer) dokumentieren; wenn alle diese Substanzen gemeinsam ausreichend vorliegen, trägt dies gleichwohl zu einer guten Immunantwort bei und macht den Körper weniger anfällig für Erkrankungen des Immunsystems.

Katarakt, altersbedingter

- Multivitamin-Mineral-Präparate scheinen bei regelmäßiger, langfristiger Einnahme das Risiko für eine altersbedingte Katarakt reduzieren zu können.

Kinderwunsch

- Die Einnahme eines Multivitamin-Präparates bereits vor einer Schwangerschaft kann das Risiko für Frühgeburten reduzieren.

Knochenstoffwechsel, Osteoporose, Hüftfrakturen

- Die regelmäßige Einnahme von Multivitamin-Mineral-Präparaten korreliert mit einem deutlich niedrigeren Risiko von Hüftfrakturen.

Konzentration, Gedächtnis, Kognition

- Bereits geringe Mängel können die Hirnleistung beeinträchtigen. Die Supplementierung von Multivitamin-Präparaten kann dazu beitragen, kognitive Funktionen bei Kindern und Erwachsenen zu verbessern.

Krebserkrankungen, Primärprävention

- Reduktion des Gesamtrisikos für Krebserkrankungen um 8% (Physicians' Health Study II)

Krebserkrankungen, Sekundärprävention

- Bei Männern mit einer Krebsvorgeschichte betrug die placebokontrollierte Risikoreduktion sogar 27% (Physicians' Health Study II).

Medikamente, Einflüsse auf den Mikronährstoffhaushalt

- Viele Medikamente haben gut untersuchte Wechselwirkungen mit dem Mikronährstoffhaushalt (siehe Kapitel »Wechselwirkungen zwischen Medikamenten und Mikronährstoffen«, Seite 748). Dabei ist oft nur ein einziger Mikronährstoff betroffen (z.B. Metformin und Vitamin B_{12}). Es gibt aber auch Arzneimittel, die mit einer Vielzahl von Mikronährstoffen interagieren. Dazu gehören z.B. östrogenhaltige Arzneimittel (Kontrazeptiva, Menopause) oder Protonenpumpenhemmer. Bei Interaktionen von Arzneimitteln ist aber auch zu bedenken, dass Patienten oft mehrere Arzneimittel einnehmen müssen, was zu multiplen Störungen des Mikronährstoffhaushalts führen kann. In all diesen Fällen ist es oft sinnvoll – auch aus Compliancegründen – anstelle mehrerer Einzelnährstoff-Präparate begleitend ein Multivitamin-Mineral-Präparat zu empfehlen.

Nahrungsergänzung, klassische

- einseitige Ernährung, Reduktionsdiäten, Alkoholismus
- Malnutrition, Magersucht
- ältere Menschen, Altersheimbewohner
- Prävention

Neuralrohrdefekte, Prävention sowie Prävention weiterer angeborenen Missbildungen

- Multivitamin-Präparate mit 0,4–0,8 mg Folsäure zeigen sich für die Prävention von Neuralrohrdefekten wirksamer als die alleinige Gabe hochdosierter Folsäure. Frauen mit Kinderwunsch sollten frühzeitig ein möglichst ausgewogenes und komplettes Multivitamin-Spurenelement-Präparat einnehmen.

Rekonvaleszenz

- Die Supplementierung zur Rekonvaleszenz nach einer Krankheit oder Operation gehört zu den klassischen Einsatzgebieten eines ausgewogenen Multivitamin-Mineral-Präparats.

Resorptionsstörungen

- bariatrische Patienten: Mängel an Vitaminen, Mineralstoffen und Spurenelementen gehören zu den Risiken, die mit einem bariatrischen Eingriff verbunden sind. Diesen Patienten wird eine regelmäßige, lebenslange Supplementierung mit einem Multivitamin-Mineral-Präparat empfohlen, das auf diese speziellen Bedürfnisse zugeschnitten ist. Es konnte gezeigt werden, dass diese Patienten von der Supplementierung profitieren und deutlich weniger Mängel haben.
- Malabsorptionssyndrom, unterschiedliche Ursachen
- Darmentzündungen, chronische: Chronische Darmentzündungen und die damit verbundene reduzierte Resorptionsleistung der Darmschleimhaut sowie reduzierte Nahrungsaufnahme, intestinale Verluste, Entzündungen u.a. können zu breitflächigen Mikronährstoffdefiziten führen.

Sport

- als Nahrungsergänzung zur Vermeidung von Mängeln
- begleitend bei einer gezielten Gewichtsabnahme

Stresssituationen, längerdauernde

- Die vielfältigen Wechselwirkungen auf den Mikronährstoffhaushalt rechtfertigen eine breitgefächerte, begleitende Supplementierung von Mikronährstoffen (Appetitstörungen, Verdauungsstörungen, erhöhter Bedarf usw.) und können die Stimmung verbessern.

Worauf sollte man bei der Zusammensetzung achten?

Die unzähligen Multivitamin-Präparate können sehr unterschiedlich zusammengesetzt sein – auch wenn man als Laie meinen könnte, dass alle Produkte ungefähr gleich sind und man im Drogeriemarkt oder im Supermarkt irgendein gerade günstig angebotenes Produkt kaufen kann.

Hier einige wichtige Unterschiede:

Charakter des Präparats:

- Multivitamin-Präparate: Sie enthalten nur Vitamine, jedoch keine Mineralstoffe und Spurenelemente. Ein solches Präparat ist geeignet, wenn nur Vitamine ergänzt werden sollen. Das kann z. B. bei Störungen der Fettverdauung der Fall sein, wenn fettlösliche Vitamine ungenügend aufgenommen werden.
- Multivitamin-Mineral-Präparate: enthalten Vitamine, Mineralstoffe und Spurenelemente.
- Multivitamin-Mineral-Präparate können weitere Zutaten wie Pflanzenstoffe oder andere Nährstoffe wie Coenzym Q_{10}, L-Carnitin und Lutein enthalten. Damit kann der Charakter eines Produktes in eine bestimmte Richtung verschoben werden – z. B. Ginseng (Stressadaptogen), Hirseextrakt (Wachstum Haare, Nägel), Coenzym Q_{10} (Herz-Kreislauf) usw.

Komplettheit der Mikronährstoff-Rezeptur:

- In vielen Fällen ist es wichtig, ein möglichst komplett zusammengesetztes Multivitamin-Mineral-Präparat auszuwählen. Dann nämlich, wenn durch eine einseitige Ernährung, Resorptionsstörungen oder einen generell erhöhten Bedarf (z. B. Schwangerschaft) Vitamine, Mineralstoffe und Spurenelemente in ihrer ganzen Breite ergänzt werden sollten. Das Fehlen von wichtigen Mikronährstoffen wie z. B. Zink, Selen, Jod kann zu erheblichen Problemen führen (z. B. kann ein markanter Jodmangel in der Schwangerschaft zu geistiger Retardierung bzw. zu kognitiven Störungen beim Kind führen).
- Es kann aber auch sein, dass in einer Multivitamin-Mineralpräparat-Rezeptur bewusst einzelne Mikronährstoffe weggelassen sind. Dies ist z. B. für Eisen, Kupfer oder Jod der Fall. So benötigen ältere Menschen nicht mehr gleich viel Eisen wie in jungen Jahren (v. a. Frauen). Auch bieten diese Präparate Menschen mit bereits erhöhtem Kupferspiegel oder Vorbehalten gegenüber Jod eine Option.
- Es gibt Produkte, die nur einzelne – auch sehr niedrig dosierte – Vitamine enthalten (z. B. Gummibärchen für Kinder). Hier ist oft das Marketing wichtiger als der Nutzen.

Dosierungen:

- Für ein ausgewogenes Multivitamin- bzw. Multivitamin-Mineral-Präparat, das die Nahrung wirksam ergänzen kann, ist eine nutritive Dosierung im Bereich von 100 % der von den Lebensmittelbehörden/Ernährungsgesellschaften (z. B. DACH) empfohlenen Tagesdosierung oft sinnvoll.
- Bei Mikronährstoffen, die in gewissen Phasen besonders wichtig sein können, sind auch höhere Tagesdosierungen – z. B. 300 % der Tagesdosierung – richtig und sinnvoll. Dies gilt beispielsweise für die Folsäure bei Kinderwunsch oder in der Schwangerschaft.
- Oft sind in Multivitamin-Mineral-Präparaten nicht 100 % der täglich empfohlenen

Zufuhrmenge von Kalzium und Magnesium enthalten. Dies hat vor allem damit zu tun, dass Kalzium und Magnesium in bedeutend höheren Mengen – mehrere 100 mg bis > 1 g/Tag – benötigt werden als z. B. die meisten Vitamine oder die Spurenelemente. Diese Dosierungen würden in einem Präparat ein entsprechend höheres Volumen benötigen, sodass die Einnahme nicht mehr bequem und einfach möglich wäre (zu viele Tabletten oder Kapseln, zu hohes Pulvervolumen usw.). Daher empfiehlt es sich – bei höherem Bedarf – ein gut dosiertes Kalzium- und/oder Magnesium-Präparat separat einzunehmen.

- Man sollte vor der Wahl eines Präparates stets die Nährwertdeklaration mit den entsprechenden Dosierungen beachten. Sie sollten für die gewählte Anwendung wissenschaftlich sinnvoll und wirksam sein. Bei vielen Multivitamin-Produkten sind oft nur unzureichende und wissenschaftlich nicht relevante Mengen an Nähr- und Pflanzenstoffen enthalten. Dies gilt oft auch gerade für eher teure Zutaten wie Coenzym Q_{10}, Lutein, L-Carnitin oder gewisse Pflanzenstoffe. Auch hier stehen vielfach niedrige Herstellungskosten und das Marketing im Vordergrund – ein relevanter Nutzen für den Anwender fehlt häufig.

Qualität der Hilfsstoffe und Wirkstoffe:

- siehe Kapitel »Was Sie über Supplemente wissen sollten« (Seite 88)

Weitere Hinweise: Kunden wünschen oft ein »All-in-one«-Multivitamin-Mineral-Präparat in einer einzigen Tablette, Kapsel oder mit sehr kleinem Pulver- oder Granulatvolumen. Es ist angenehm einzunehmen. So ein Produkt deutet aber oft darauf hin, dass

- das Produkt keine komplette Zusammensetzung hat und ggf. wichtige Mikronährstoffe fehlen;
- das Produkt zu niedrig dosiert ist und die Zutaten deshalb alle in einer einzigen Tablette oder Kapsel Platz haben;
- die verwendeten Mineralstoffe und Spurenelemente mehrheitlich aus anorganischen Verbindungen (z. B. Sulfate, Chloride, Phosphate usw.) bestehen. Oft sind die besser bioverfügbaren und besser verträglichen Mineralstoffe und Spurenelemente organische Verbindungen. Dazu gehören Citrate, Bisglycinate, Lactate, Gluconate, Fumarate, Aspartate usw. Sie haben im Unterschied zu anorganischen Verbindungen ein deutlich höheres Molekulargewicht. Deshalb beanspruchen diese Verbindungen auch deutlich mehr Volumen in einer Darreichungsform. Damit steigt folglich auch die für eine Tagesration benötigte Menge an Tabletten, Kapsel oder Pulvervolumen.

Fazit

Auch bei einem scheinbar »einfachen Multivitamin-Präparat« ist es sinnvoll, sich von einer Fachperson beraten zu lassen. Diese ist aufgrund ihrer Ausbildung in der Lage, das für die jeweilige Situation und Zielsetzung richtige Präparat auszuwählen, die richtige Einnahmeempfehlung (während oder nach einer Hauptmahlzeit) sowie die richtige Dosierung und Einnahmedauer vorzugeben. All dies sind unerlässliche Faktoren, die über Wirkung oder Nichtwirkung eines Multivitamin- bzw. Multivitamin-Mineral-Präparats mitentscheiden können.

Literatur

Abioye AI et al. Effect of micronutrient supplements on influenza and other respiratory tract infections among adults: a systematic review and meta-analysis. BMJ Global Health. 2021;6(1):e003176.

Allen LH et al. Provision of multiple rather than two or fewer micronutrients more effectively improves growth and other outcomes in micronutrient-deficient children and adults. J Nutr 2009;139:1022–1030.

Barringer TA. Et al. Effect of a multivitamin and mineral supplement on infection and quality of life. Ann Intern Med 2003 ; 138 :365–371.

Beeram I et al. Multivitamins and risk of fragility hip fracture: a systematic review and meta-analysis. Arch Osteoporosis. 2021;16:29.

Chavarro JE et al. Use of multivitamins, intake of B vitamins and risk of ovulatory infertility. Fertil Steril. 2008;89(3):668–676.

Czeizel AE. The primary prevention of birth defects : Multivitamins or folic acid ? Int J Sci. 2004;1(1):50–61.

DiBaise M et al. Hair, nails, and skin: differentiating cutaneous manifestations of micronutrient deficiency. Nutr Clin Pract. 2019;34(4):490–503.

Dragan S et al. Benefits of multiple micronutrient supplementation in heart failure: A comprehensive review. Crit Rev Food Sci Nutr. 2019;59(6):965–981.

Gaziano JM et al. The Physicians Health Study II randomized controlled trial. Multivitamins in the prevention of cancer. JAMA. 2012;308(18):1871–1880.

Gröber U et al. Brain nutrients: cerebral metabolism and micronutrients. Trace Elements and Electrolytes 2021;38(4):161.

Hardy ML et al. Multivitamin/multimineral supplements for cancer prevention: implications for primary care practice. Postgrad Med. 2015;127(1):107–116.

Julian T et al. Alcohol-related peripheral neuropathy: a systematic review and meta-analysis. J Neurol. 2019;266(12)12:2907–2919

Lochs H et al. Basics in clinical nutrition: nutritional support in inflammatory bowel disease. e-SPEN Eur eJ Clin Nutr Metabol. 2010;5:e100–e103.

Lopresti AL. The effects of psychological and environmental stress on micronutrient concentrations in the body: a review of the evidence. Adv Nutr. 2020;11(1):103–112.

Louis GMB et al. Lifestyle and pregnancy loss in a contemporary cohort of women recruited before conception: The LIFE Study. Fertil Steril. 2016;106(1):180–188.

Mohn ES et al. Evidence of drug–nutrient interactions with chronic use of commonly prescribed medications: an update. Pharmaceutics. 2018;10:36.

Schijns W et al. Do specialized bariatric multivitamins lower deficiencies after RYGB?. Surgery Obesity Rel Dis. 2018; 14(7):1005–1012.

Ter Borg S et al. Micronutrient intakes and potential inadequacies of community-dwelling older adults: a systematic review. Brit J Nutr. 2015;113(8):1195–1206.

Young LM et al. A systematic review and meta-analysis of B vitamin supplementation on depressive symptoms, anxiety, and stress: Effects on healthy and 'at-risk'individuals. Nutrients. 2019;11(9):2232.

Zajac D. Mineral Micronutrients in Asthma. Nutrients. 2021;13(11):4001.

Zhao LQ et al. The effect of multivitamin/mineral supplements on age-related cataracts: a systematic review and meta-analysis. Nutrients. 2014;6:931–949.

Die B-Vitamine – Einsatz als Team?

Die B-Vitamine haben zahlreiche gemeinsame biochemische Eigenschaften. Sie kommen daher oft als Vitamin B-Komplex oder in speziellen, festen Kombinationen zum Einsatz.

Die acht B-Vitamine haben sehr spezifische Funktionen, Eigenschaften und Wirkungen. Bei einer Störung des Stoffwechsels eines dieser B-Vitamine oder bei einem konkreten Mangelzustand werden sie einzeln und gezielt eingesetzt. Dies gilt auch für eine klare pharmakologische Anwendung eines ausgewählten B-Vitamins – wie z. B. die hochdosierte Gabe von Vitamin B_2 zur Prävention gegen Migräneattacken.

Einsatzgebiete der B-Vitamine

Vitamin B_1	Vitamin B_2	Niacin	Pantothensäure	Vitamin B_6	Biotin	Folsäure	Vitamin B_{12}
Energiestoffwechsel	Energiestoffwechsel	Energiestoffwechsel	Energiestoffwechsel	Energiestoffwechsel	Energiestoffwechsel		Energiestoffwechsel
	Müdigkeit, Ermüdung	Müdigkeit, Ermüdung	Müdigkeit, Ermüdung	Müdigkeit, Ermüdung		Müdigkeit, Ermüdung	Müdigkeit, Ermüdung
Nervensystem	Nervensystem	Nervensystem		Nervensystem	Nervensystem		Nervensystem
psychische Funktion		psychische Funktion		psychische Funktion	psychische Funktion	psychische Funktion	psychische Funktion
	Haut	Haut			Haut		
	Schleimhäute	Schleimhäute			Schleimhäute		
						Zellteilung	Zellteilung
	Erythrozyten			Erythrozyten		Blutbildung	Erythrozyten
				Homocystein		Homocystein	Homocystein

entsprechend den Health Claims der Schweiz. Lebensmittelbehörde für Nahrungsergänzungsmittel und Lebensmittel, BLV

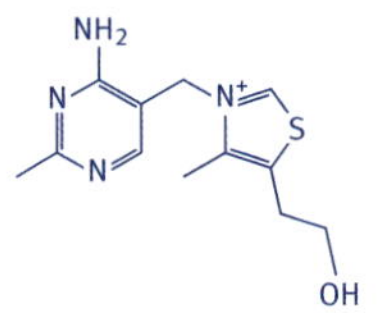

Vitamin B1 (Thiamin)

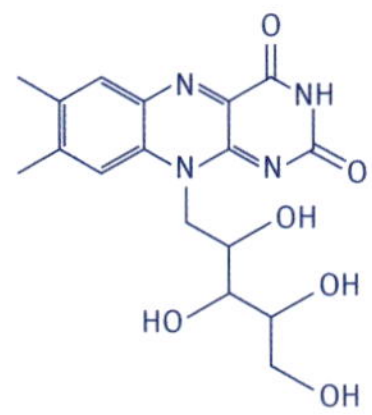

Vitamin B2 (Riboflavin)

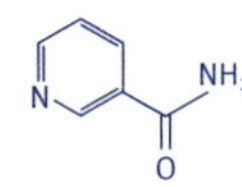

Niacin, Niacinamid

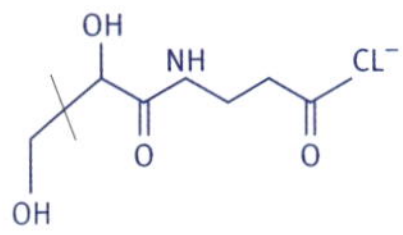

Pantothensäure

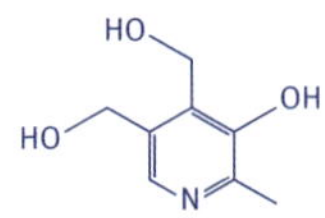

Vitamin B6 (Pyridoxin)

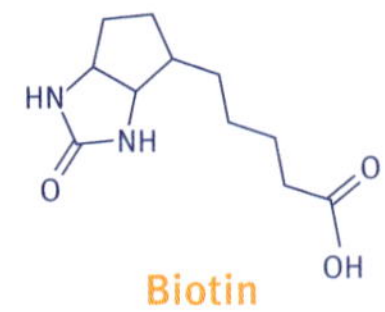

Biotin

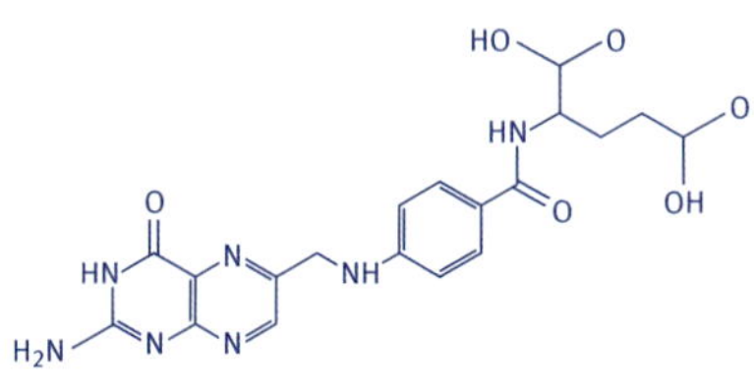

Folsäure

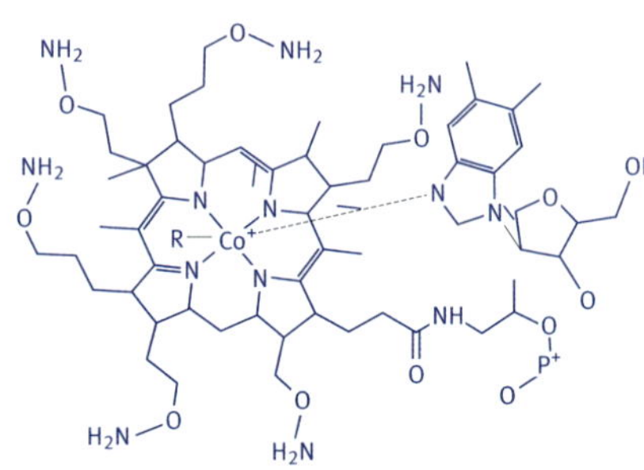

Vitamin B12 (Cobalamin)

Die Strukturen der acht B-Vitamine

Da die Vitamine des B-Komplexes aber biochemisch teilweise sehr eng miteinander vernetzt sind und synergistisch funktionieren, ist in vielen Fällen die Gabe eines Vitamin-B-Komplexes sinnvoll.

Anwendungsmöglichkeiten für Vitamin-B-Komplex-Präparate

Die nachfolgende alphabetische Aufzählung verschiedener Anwendungen von B-Komplex-Präparaten entstand aus einer ausführlichen Literaturrecherche. Es werden nur Anwendungen aufgezählt, deren statistische Auswertung (Meta-Analysen, systematische Reviews) einen wissenschaftlich objektivierbaren Nutzen ergeben hat oder die von den Arzneimittelbehörden für registrierte Vitamin B-Komplex-Präparate zugelassen wurden:

Bedarf erhöht bei:

- Alkoholismus
- Antibiotikatherapie
- Darmerkrankungen
- Entfernung des Magens (Gastrektomie)
- Infektionskrankheiten
- körperlichen und nervlichen Belastungen

begleitend bei:

- Alkoholismus (Alkoholneuritiden, Kardiomyopathie)
- Lebererkrankungen
- Neuralgien, Neuritiden, Polyneuritiden

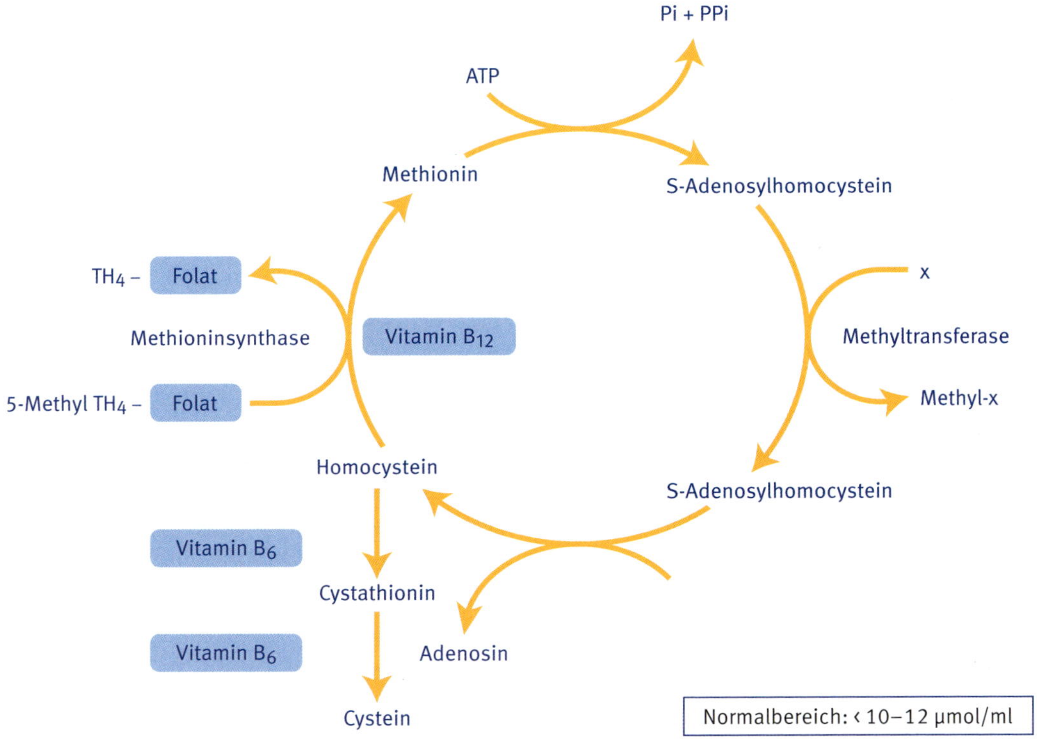

Beispiel eines B-Vitamin-Netzwerks: der Homocystein-Stoffwechsel

Energiestoffwechsel, Müdigkeit, Ermüdung:

- Alle B-Vitamine – mit Ausnahme der Folsäure – sind mindestens in einen, oft sogar in mehrere der verschiedenen Stoffwechselschritte bei der zellulären Energieproduktion involviert. Damit diese optimal funktioniert, muss also die Zufuhr jedes einzelnen dieser B-Vitamine gewährleistet sein – anderenfalls kann dies Folgen für die Energiebereitstellung (Müdigkeit, schnellere Ermüdung) haben.

Mangel:

- Appetitmangel
- bei einseitiger Ernährung
- Haut, Mund/Mundschleimhaut: schuppende, gerötete Haut um Gesicht, Nase, Ohren, Mundwinkelrhagaden, Entzündungen der Mundschleimhaut und der Zunge, Stomatitiden
- Vorbeugung und Behandlung eines Mangels an B-Vitaminen

Medikamente, Wechselwirkungen mit dem den B-Vitamin-Haushalt:

- bei Verabreichung von Vitamin-Antagonisten (Antiinfektiva, Antikonvulsiva)

Nervensystem, Psyche, Stress

- Die Supplementierung von B-Vitaminen – entweder als B-Komplex oder in Form eines Multivitamin-Präparats – kann bei Personen in Stresssituationen hilfreich sein.

Spezielle Kombinationen von B-Vitaminen

Hochdosiertes Vitamin B_1, B_6 und B_{12} verkürzt die Behandlungsdauer bei akuten Rückenschmerzen:

- Die Kombination von hochdosierten B-Vitaminen (Vitamin B_1, 50–150 mg/Tag, Vitamin B_6, 50–150 mg /Tag, Vitamin B_{12}, 0,25–1 mg/Tag) potenziert die Wirkung des klassischen Rheumamittels Diclofenac. Bei akuten Rückenschmerzen (Low Back Pain) konnte dabei die Behandlungsdauer gegenüber einer alleinigen Anwendung von Diclofenac (25–150 mg/Tag) um 50% reduziert werden. Auch bei Nervenschmerzen einsetzbar.

Senkung von erhöhten Homocystein-Blutspiegeln durch Vitamin B_2, B_6, B_{12} und Folsäure:

- Erhöhte Homocysteinspiegel werden dann gefunden, wenn die Vitamine B_2, B_6, B_{12}, Folsäure sowie ggf. auch Betain nicht in ausreichender Menge vorliegen, um das Homocystein zu verstoffwechseln. Oft werden zur Senkung erhöhter Homocysteinspiegel folgende Dosierungen verwendet: Folsäure 0,5–2 mg/Tag, Vitamin B_6 25 mg/Tag, Vitamin B_{12} 0,5 mg/Tag.

Worauf sollte man bei der Zusammensetzung achten?

Bei der Anwendung von B-Komplex-Präparaten (mit Ausnahme der Anwendungen mit speziellen Vitamin-B-Kombinationen) scheint es in der Regel sinnvoll, dass alle acht B-Vitamine – inkl. Folsäure – im Produkt enthalten sind.

Gewisse Vitamin-B-Komplex-Präparate enthalten zusätzlich Vitamin C, Zink oder Magnesium. Dies kann für einige Anwendungen wie Stresssituationen, Alkoholismus, einseitige Ernährung usw. gerechtfertigt sein.

Bei oraler Gabe sind die sogenannten »aktivierten« B-Vitamine wie Pyridoxal-5'phosphat, Methylcobalamin usw. – anders als in der Werbung oft suggeriert – ohne Vorteil. Die Aktivierung erfolgt erst später im Stoffwechsel.

Für die Auswahl des für die jeweilige Situation und Zielsetzung richtigen Präparats ist es sinnvoll, sich von einer Fachperson beraten zu lassen. Sie kann auch die richtige Einnahmeempfehlung (ca. ½ Std. vor einer Mahlzeit) sowie die richtige Dosierung und Einnahmedauer vorgeben. All dies sind Faktoren, die über den Nutzen eines B-Komplex-Präparats mitentscheiden können.

Literatur

Calderon-Ospina CA et al. Effect of combined diclofenac and B vitamins (thiamine, pyridoxine, and cyanocobalamin) for low back pain management: systematic review and meta-analysis. Pain Med. 2020;21(4):766–781.

Julian T et al. Alcohol-related peripheral neuropathy: a systematic review and meta-analysis. J Neurol. 2019;266(12)12:2907–2919.

Kataria N et al. Effect of vitamin B_6, B_9, and B_{12} supplementation on homocysteine level and cardiovascular outcomes in stroke patients: a meta-analysis of randomized controlled trials. Cureus. 2021;13(5):e14958.

Lewis MJ et al. Alcoholism and nutrition: a review of vitamin supplementation and treatment. Curr Opinion Clin Nutr Metabol Care. 2020;23(2):138–144.

Tardy AL et al. Vitamins and minerals for energy, fatigue and cognition: a narrative review of the biochemical and clinical evidence. Nutrients. 2020; 12.1 (2020):228.

Young LM et al. A systematic review and meta-analysis of B vitamin supplementation on depressive symptoms, anxiety, and stress: Effects on healthy and 'at-risk'individuals. Nutrients. 2019;11(9):2232.

Mineralstoffe

Zu den wichtigen Mineralstoffen im Körper gehören Kalzium, Magnesium, Kalium und Natrium. Dabei ist Kalzium das Schwergewicht – sein Gehalt beträgt allein in den Knochen des Menschen etwa 1 kg. Der Gehalt der anderen Mineralstoffe ist wesentlich geringer, doch sie sind keinesfalls weniger relevant. Ohne Kalium und Natrium beispielsweise würden unsere Nerven nicht funktionieren.

Kalium

Mit 5 % des Gesamtmineralstoffanteils ist Kalium nach Kalzium, Phosphor und Schwefel das vierthäufigste Element des Körpers. 98 % des gesamten Kaliums befinden sich im Zellinneren. Kalium wird mittels der Natrium-Kalium-Pumpe durch die Zellmembran ins Zellinnere befördert – während Natrium aus der Zelle herausgepumpt wird. Die Natrium-Kalium-Pumpe sorgt für die Aufrechterhaltung des Membranpotenzials.

Funktionen

Als Gegenspieler (Antagonist) von Natrium reguliert Kalium

- den osmotischen Druck und den Wasserhaushalt
- das Säure-Basen-Gleichgewicht
- die Weiterleitung von Nervenreizen
- den Herzrhythmus
- den Blutdruck
- die Muskelkontraktion

weitere Funktionen von Kalium:

- Cofaktor für die Proteinsynthese
- Cofaktor bei der Glykolyse
- trägt zur Freisetzung von Insulin aus den Beta-Zellen bei
- trägt zum Auf- und Abbau von energiereichen Phosphatverbindungen (ATP) bei
- trägt zum Schutz der endothelialen Gefäßfunktion bei

Störungen des Kaliumhaushalts: mögliche Ursachen

- Alkoholkonsum, übermäßiger
- Diabetes: Polyurie
- Ernährung, einseitige, unzureichende Zufuhr, Essstörungen
- Kochsalzzufuhr, übermäßige
- Lebererkrankungen
- Magnesiummangel
- Medikamente: Missbrauch von Abführmitteln (Kaliummangel), kaliumsparende Diuretika (Medikamente zur Entwässerung) und ACE-Hemmer (Blutdrucksenker) können zu einer Hyperkaliämie führen.
- Nierenerkrankungen: Eine schwere Niereninsuffizienz kann eine Hyperkaliämie zur Folge haben.
- Stress

- Verbrennungen, Verletzungen
- Verluste durch massives Erbrechen, schwere Durchfälle, Schwitzen (Sport)
- Verluste bei der Nahrungszubereitung (Kochen, Waschen)

Vorkommen in der Nahrung

Nahrungsmittel	Menge	mg Kalium
Sojamehl	100 g	1 870
Weiße Bohnen	100 g	1 310
Linsen	100 g	810
Bananen	200 g	790
Spinat	100 g	635
Weizen- und Roggenvollkorn	100 g	500
Kartoffeln	100 g	440
Obstsäfte	0,3 l	300–525
Gemüse	200 g	400–600
Fleisch	100 g	280–350

Störungen des Kaliumhaushalts: mögliche Folgen

Oft sind die äußerlich erkennbaren Anzeichen einer Störung des Kaliumhaushalts unspezifisch:

- Appetitlosigkeit
- Atemlosigkeit
- Azidose, metabolische
- Blutzucker, erniedrigt
- Herzrhythmusstörungen (Arrhythmien oder gesteigerte Herzfrequenz), bei schwerem Kaliummangel
- Müdigkeit, verminderte Reflexe
- Muskelschwäche, Muskelkrämpfe, neuromuskuläre Symptome
- Schwindel, Verwirrung
- Verstopfung

Zufuhrempfehlungen

Die aktuelle Empfehlung für eine adäquate Zufuhrmenge für Kalium (insbesondere zur Reduktion des kardiovaskulären Risikos und von erhöhtem Blutdruck) lautet 3,5 g = 90 mmol/Tag (EFSA, WHO), die Ernährungsfachgesellschaften der DACH-Region empfehlen 4 g pro Tag für Kinder ab 15 Jahren und Erwachsene. Die durchschnittliche Zufuhrmenge in der Bevölkerung liegt ungefähr zwischen 3 und 4 g/Tag. Eine ausreichende Versorgung mit Kalium kann also in aller Regel bei einer vollwertigen Ernährungsweise mit einem hohen Anteil von Frischkost erreicht werden. Während die Deutsche Gesellschaft für Ernährung (DGE) von einer ausreichenden Kaliumzufuhr in Deutschland ausgeht, erreicht in der Schweiz im Durchschnitt keine Altersgruppe die empfohlene Zufuhrmenge.

Bei schwach oder moderat erniedrigten Kalium-Blutspiegeln kann eine perorale Kalium-Supplementierung erwogen werden. Bei schweren Kaliummängeln wird Kalium intravenös gegeben. Siehe Kapitel »Anwendungseinschränkungen, Überdosierungen, unerwünschte Nebenwirkungen« (Seite 186).

Anwendungsgebiete

Bluthochdruck: Die Supplementierung von Kalium – meist werden 30–80 mmol (= 1,2–3,1 g Kalium/Tag während 4–12 Wochen) gegeben – senkt bei Hypertonikern in der Regel einen erhöhten Blutdruck. Bei Blutdruckpatienten (ohne blutdrucksenkende Medikamente) wird der systolische Blutdruck um durchschnittlich ca. 4–7 mmHg, der diastolische um ca. 2,5–5 mmHg gesenkt. Der blutdrucksenkende Effekt von Kalium ist höher bei Patienten mit einem hohen Salzkonsum und bei einem niedrigen Kaliumstatus zu Beginn der Kaliumgabe.

Allerdings kann eine Kalium-Supplementierung unterschiedliche Effekte auf den Blutdruck haben, je nach Höhe der renalen Kaliumausscheidung. Bei Hypertonikern (vor allem diejenigen mit einer antihypertensiven Medikation) kann eine Kaliumgabe ab einer Kalium-Konzentration im Urin von > 90–120 mmol/l auch zu einer Erhöhung des Blutdrucks führen.

Durchfall, Erbrechen, Verbrennungen: Bei länger dauerndem Durchfall, Erbrechen und bei großflächigen Verbrennungen sollte der Kaliumverlust, insbesondere bei Säuglingen und Kleinkindern, rechtzeitig unter ärztlicher Überwachung kompensiert werden.

Herzrhythmusstörungen, Schlaganfall: Ein Kaliummangel kann auch bei normalen Serumwerten (d.h. extrazellulär gemessen) vorliegen und kann zu Arrhythmien (unregelmäßigem Herzrhythmus) führen. Bestimmt man hingegen das Kalium intrazellulär (z.B. in den roten Blutkörperchen), so lassen sich bei vielen der Patienten mit Rhythmusstörungen erniedrigte Kaliumwerte nachweisen. Diese Werte sowie auch das EKG können mit der Behandlung mit Kalium unter ärztlicher Kontrolle normalisiert werden. Hinweis: Der häufigste Grund für Rhythmusstörungen sind Durchblutungsstörungen im AV-Knoten. Diese werden durch Kalium nicht behoben.

Gleichzeitig mit Kalium sollte stets auch auf eine gute Magnesiumversorgung geachtet werden. Magnesium wird für die Aufrechterhaltung eines normalen zellulären Kaliumspiegels benötigt. Kalium wirkt zudem hemmend auf die Thrombozytenaggregation. Das Schlaganfallrisiko ist bei hoher Natriumzufuhr und einem hohen Natrium-Kalium-Verhältnis erhöht.

Ödeme (Ansammlung von Wasser): Durch die Bevorzugung kaliumreicher Kost (und eventuell durch die Einnahme von Kaliumpräparaten), durch die Reduktion der Natriumzufuhr sowie durch eine harnmengenbezogene Einschränkung der Trinkmenge wird eine Verbesserung des Natrium-Kalium-Verhältnisses und der Flüssigkeitsbilanz angestrebt.

Osteoporose: Basische Kaliumverbindungen (z.B. Kaliumcitrat, Kaliumbicarbonat) können dank der reduzierten renalen Kalziumverluste und der verringerten Säurebelastung den Knochenbildungsmarker Osteocalcin sowie die Knochendichte positiv beeinflussen.

Sport, Muskel- und Kreislaufschwäche, Krämpfe: Kaliummangel kann zu Muskelschwäche, eventuell auch zu Muskelkrämpfen führen. Dies ist wichtig für Leistungssportler, da sie über den Schweiß teilweise beträchtliche Mengen Kalium verlieren – bei intensivem Training und bei Wettkämpfen bis zu 10 g täglich.

Stimmungsschwankungen, Müdigkeit: Kaliummangel ist oft mit Stimmungsschwankungen und Müdigkeit verbunden. Die Mobilisierung der Glykogenreserven (Speicherform des Traubenzuckers) ist beeinträchtigt. Es treten Ermüdungs- und Erschöpfungszustände ein, da der Blutzuckerspiegel absinkt und es zu den Symptomen einer Hypoglykämie (Unterzuckerung) kommen kann.

Verstopfung, Obstipation: Wer längere Zeit Abführmittel verwendet (auch pflanzliche), gerät womöglich in einen Teufelskreis. Durch das Abführen verliert der Körper Kalium. Der Kaliummangel seinerseits bewirkt eine zunehmende Darmträgheit, die aber durch weitere Abführmittel nur verschlimmert wird.

TIPP **Ballaststoffreiche Kost, ausreichende Flüssigkeitszufuhr, allmähliches Reduzieren der Abführmittel, körperliche Aktivität, Stressreduktion und Kaliumzufuhr können aus dem Teufelskreis der Verstopfung wieder hinausführen.**

Besondere Hinweise

- Zur Diagnose eines Kaliummangels sollten der Kalium-Blutspiegel, die Kaliumausscheidung über den Urin (24-h-Urin oder im Spot-Urin das Kalium-Kreatinin-Verhältnis) sowie der Säure-Basen-Status bestimmt werden.
- Es gibt eine Reihe von Synergien zwischen Kalium und Magnesium. So ist z. B. Magnesium für die Aufrechterhaltung eines normalen zellulären Kaliumgehaltes notwendig.

Anwendungseinschränkungen, Überdosierung, unerwünschte Nebenwirkungen

Kontraindikationen von Kaliumpräparaten: Hyperkaliämie, Nieren- und Nebenniereninsuffizienz, Oligurie, Behandlung mit kaliumsparenden Diuretika oder ACE-Hemmern, schwere Verbrennungen, Magen-Darm-Geschwüre. Ein Kaliumüberschuss kann zu Herzrhythmusstörungen (in sehr schweren Fällen Herzstillstand), Muskelschwäche, Schwäche- und Angstzuständen, Blutdruckabfall, Verwirrung sowie zu einer Gefühllosigkeit der Hände und Füße führen. Personen mit Nieren- oder Herzerkrankungen sollten Kaliumpräparate nur unter ärztlicher Aufsicht einnehmen.

Nach einer adäquaten Einnahme von Kaliumpräparaten kann es in seltenen Fällen zu Durchfällen und Erbrechen kommen.

Literatur

Binia A et al. Daily potassium intake and sodium-to-potassium ratio in the reduction of blood pressure: a meta-analysis of randomized controlled trials. J Hypertension 2015;33(8):1509–1520.

Filippini T et al. Potassium intake and blood pressure: a dose-response meta-analysis of randomized controlled trials. J Am Heart Ass. 2020;9(12):e015719.

Gijsbers L et al. Potassium supplementation and the heart rate: a meta-analysis of randomized controlled trials. Nutr Metabol Cardiovasc Dis 2016;26:674–682.

Han Y et al. Effect of acid or base interventions on bone health: a systematic review, meta-analysis, and meta-regression. Adv Nutr. 2021;12(4):1540–1557.

Hoppe LK et al. Association of abnormal serum potassium levels with arrhythmias and cardiovascular mortality: a systematic review and meta-analysis of observational studies. Cardiovasc Drugs Ther. 2018;32(2):197–212.

Jayedi A et al. Dietary sodium, sodium-to-potassium ratio, and risk of stroke: a systematic review and nonlinear dose-response meta-analysis. Clin Nutr. 2019;38(3):1092–1100.

Kardalas E et al. Hypokalemia: a clinical update. Endocrine Connect. 2018;7(4):R135–R146.

Poorolajal J et al. Oral potassium supplementation for management of essential hypertension: a meta-analysis of randomized controlled trials. PLoS One. 2017;12(4):e0174967.

Waefler M et al.Wie gut ist die Bevölkerung der Schweiz mit Mikronährstoffen versorgt? Schweizer Ernährungsbulletin. 2021:111–129. DOI: 10.24444/blv-2021-0111

Kalzium

Das Skelett des Erwachsenen enthält etwa 1 kg Kalzium. Im gesunden Körper befindet sich nur 1 % des gesamten Kalziums außerhalb der Knochen und der Stoffwechsel versucht alles, um die Kalzium-Konzentration in den Zellen möglichst niedrig zu halten. Bei Knochenmasseverlusten wird ein Teil des Kalziums über die Nieren ausgeschieden. Ebenso wird aber auch der extrazelluläre Raum mit Kalzium überflutet, dann steigen auch allmählich die intrazellulären Spiegel. Erhöhte intrazelluläre Kalzium-Konzentrationen werden z. B. bei der Alzheimer- und bei der Parkinsonkrankheit, aber auch bei der amyotrophen Lateralsklerose gesehen. Vitamin K_2, Vitamin D_3, Magnesium und Taurin können dazu beitragen, Kalzium da zu halten, wohin es gehört: im Knochen.

Funktionen

Blutgerinnung: Kalzium ist ein wichtiger Cofaktor zur Aktivierung der Blutgerinnungskaskade.

Insulin: Kalzium trägt zur Ausschüttung von Insulin in der Bauchspeicheldrüse bei.

Knochen, Zähne: 99 % des im Körper enthaltenen Kalziums befinden sich in den Knochen. Hier fungiert es in Form von Hydroxylapatit als wichtiges Strukturelement. Kalzium trägt auch zum Aufbau, zum Erhalt und zur Festigkeit der Zähne bei.

Muskulatur: Kalzium beeinflusst die Erregbarkeit von Muskelzellen. Sowohl der Skelett- als auch der Herzmuskel funktionieren nur dann normal, wenn sich Kalzium (Muskelkontraktion) und Magnesium (Muskelentspannung) in einem Gleichgewicht befinden.

Nervenzelle, Neurotransmitter: Kalzium ist an der Erregbarkeit von Nervenzellen (Reizweiterleitung) beteiligt. Kalzium ist zudem wichtig für die Freisetzung der Neurotransmitter Noradrenalin, Dopamin, Serotonin und GABA.

Zellen, intrazelluläre Signalwege und Zellteilung: Intrazellulär ist Kalzium an vielen Signalkaskaden (z. B. in der Zellmembran) mitbeteiligt und beeinflusst auch die Aktivität diverser Enzyme. Zudem spielt es eine Rolle in der Zellteilung und -differenzierung sowie der Apoptose.

Störungen des Kalziumhaushalts: mögliche Ursachen

Alter: Ungefähr ab dem 30. Altersjahr nimmt die Knochenmasse allmählich ab.

Ernährung: Die Kalziumzufuhr ist vor allem bei Kindern, Jugendlichen und älteren Menschen ungenügend (Ernährungsbericht 2014 der dt. Gesellschaft für Ernährung). Auch in der Schweiz erreicht keine Altersgruppe die Zufuhrempfehlungen. Eine langfristig geringe Zufuhr von Kalzium mit der täglichen Nahrung – z. B. wegen Laktose-Intoleranz oder Milchproteinallergie – führt häufig zu einer Unterversorgung des Körpers. Dieser versucht, dieses Defizit wettzumachen, indem er Kalzium aus den Knochendepots mobilisiert und somit die Struktur und Stabilität des Knochens unterhöhlt. Es ist jedoch zu beachten, dass zum Beispiel bei asiatischen Völkern – die ja kaum Milchprodukte zu sich nehmen – Osteoporose weniger häufig ist, was auf weitere Regulationsmechanismen schließen lässt.

Bedarf, erhöht: Der Bedarf an Kalzium ist im Wachstum sowie auch in der Schwangerschaft und Stillzeit erhöht.

Medikamente: Die Langzeiteinnahme von Corticosteroiden erhöht Kalzium- und Knochenmassenverluste, Protonenpumpenhemmer blockieren die Magensäurebildung und hemmen damit wie andere Antazida (Mittel gegen Magenübersäuerung) die Kalziumresorption, Abführmittel und Diuretika erhöhen Kalziumverluste.

Proteinanteil der Nahrung: Bei einem zu hohen Proteinanteil der Nahrung steigen die Kalziumverluste über die Niere.

Toxische Metalle: Aluminium und Blei führen zu einer verminderten intestinalen Aufnahme von Kalzium sowie zu Störungen des Kalziumstoffwechsels.

Verdauungsstörungen: Störungen der symbiotischen Darmbakterien, Darmerkrankungen (z.B. Zöliakie, Colitis ulcerosa), Gallensekretionsstörungen können die Kalziumresorption im Darm verringern

Weitere Ursachen: Vitamin-D-Mangel, zu wenig körperliche Aktivität, mangelnde Magensäureproduktion, Überschuss an Phosphor (durch den übermäßigen Verzehr von Wurstwaren, Käse, Cola-Getränken usw.) und Magnesium, übermäßiger Kaffeekonsum, Phytinsäure (Komplexbildung), bariatrische Eingriffe (z.B. Magen-Bypass), Unterfunktion der Nebenschilddrüse, Stress, Nierenschwäche sowie die veränderte hormonelle Situation nach der Menopause.

Der Gehalt an Mineralstoffen und Spurenelementen im Körper.

Kalzium	1200 g
Phosphor	700 g
Schwefel	200 g
Kalium	140 g
Natrium	100 g
Chlor	100 g
Magnesium	30 g
Eisen	4 g
Zink	2 g
Kupfer	0,1 g
Jod	0,03 g
Mangan	0,02 g
Selen	0,015 g
Molybdän	0,009 g
Chrom	0,006 g

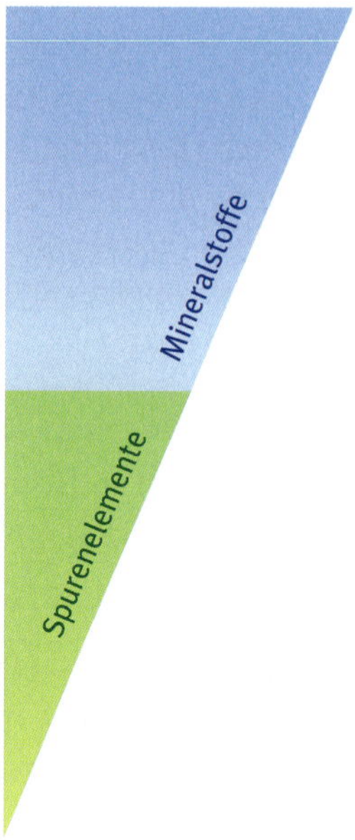

Störungen des Kalziumhaushalts: mögliche Folgen

- Blutgerinnung: erhöhte Blutungsneigung
- Kinder: Wachstums- und Entwicklungsstörungen, Störungen der Knochenstruktur
- Knochen: Osteopenie, Osteoporose
- Metabolisches Syndrom: erhöhtes Risiko
- Muskulatur: Muskelzuckungen, Muskelkrämpfe, Krampfneigung, Tetanie (Muskulatur der Mittelhand und des Mittelfußes)
- Nervensystem: erhöhte Erregbarkeit des Nervensystems
- Zähne: schlechte Zahnqualität, Karies, Parodontose

Die Kalziumaufnahme aus Nahrungsmitteln

Beim Zubereiten der Nahrungsmittel in der Küche können – in Abhängigkeit von der Bearbeitungsart und dem Nahrungsmittel – beträchtliche Mengen an Kalzium verloren gehen (Kochwasser): Kochverluste bei Karotten 11–23%, bei Kartoffeln 36%. Lässt man Mangold (Krautstiel) 1 Stunde im Wasser stehen, gehen 50% des Kalziums verloren.

Die Kalziumbilanz und die Kalziumverwertung aus der Nahrung sowie aus Nährstoffpräparaten können von verschiedenen Faktoren negativ beeinflusst werden:

- Proteinanteil von über 20 % der Gesamtkalorienzufuhr
- Phytinsäure (in Frischgetreide)
- Oxalsäure (in Spinat, Rhabarber, Kakao)
- hohe Phosphor- bzw. Phosphatzufuhr (Backwaren, Wurstwaren, Limonade mit Cola!)
- Kaffee (> 4 Tassen/Tag; aber kein erhöhtes Frakturrisiko)
- Alkohol

Die Rate der Kalziumresorption aus Milchprodukten und Mineralwässern beträgt 25–35 %. Kalzium aus pflanzlichen Lebensmitteln – mit Ausnahme von Sojaprodukten – wird generell meist schlechter verwertet. Bei streng vegetarischen Ernährungsformen oder bei Milch-Unverträglichkeit werden Sojaprodukte nebst Gemüse (insbesondere Kohlarten) sowie kalziumhaltige Mineralwässer zu wichtigen Kalziumlieferanten. Die Kalziumverwertung kann durch körperliche Aktivität und sportliche Betätigung verbessert werden. Ausreichende Vitamin-D-Spiegel sind für eine gute Kalziumresorption ebenfalls unerlässlich.

Bei einer langfristigen alleinigen Kalziumgabe – z. B. für den Knochenstoffwechsel – ist auf die Erhaltung des Kalzium-Magnesium-Phosphor-Gleichgewichtes zu achten. Da Phosphor bei der heutigen Ernährungsweise eher in schon zu hohen Mengen zugeführt wird, sollten Kalzium und Magnesium etwa in einem Verhältnis von etwa 3:1 zugeführt werden (plus Vitamin D). Dies spiegelt sich in der von Ernährungsfachgesellschaften empfohlenen Tageszufuhr von total 1000 mg Kalzium und 300–400 mg Magnesium wider.

Vorkommen in der Nahrung

Nahrungsmittel	Menge	mg Kalzium
Tilsiter, 30 % Fett i.Tr.	100 g	830
Ölsardinen	100 g	354
Sojabohnen, getrocknet	100 g	260
Grünkohl	100 g	212
Joghurt, natur, 1,5 % Fett	180 g	205
Vollmilch	0,1 l	120
Fenchel	100 g	109
Brokkoli	100 g	105

Zufuhrempfehlungen

Empfohlene tägliche Kalzium-Zufuhr (mg)

	Nutritive Empfehlungen EFSA	UL (Tolerable Upper Intake Level)		therapeutischer Dosierungsbereich
		EFSA (Europa)	IOM (USA)	
Männer	18–24 J: 1000 › 25 J: 950	2500	19–70 J: 2500, › 70 J: 2000	500–1200
Frauen*	18–24 J: 1000 › 25 J: 950			

* mit Ausnahme von schwangeren und stillenden Frauen

Anwendungsgebiete

Allergien, allergische Rhinitis: Kalzium (1000 mg/Tag) besitzt eine antiallergische Wirkung und kann begleitend z. B. bei allergischer Rhinitis eingenommen werden. Möglicherweise stabilisiert es die Zellmembran. Schmale Datenlage.

Bleibelastungen: Eine adäquate Kalziumversorgung schützt vor den unerwünschten Folgen chronischer Bleibelastungen und kann erhöhte Bleispiegel in Blut und Haaren reduzieren.

Krebserkrankungen: Je höher die Kalziumzufuhr (gilt auch für Magnesium) mit der täglichen Nahrung, desto niedriger scheint das Risiko zu sein, an Dickdarmkrebs zu erkranken. Diese Beobachtung wird damit erklärt, dass das Nahrungskalzium im Dickdarm Kalziumseifen bildet, wodurch die Wirkung der darmreizenden Gallen- und Fettsäuren neutralisiert wird. Eine ausreichende Kalziumzufuhr, zusammen mit Vitamin D, ist zudem mit einem verminderten Brustkrebsrisiko assoziiert.

Hyperaktivität, Verhaltensstörungen, ADHS: Hyperaktive Menschen haben oftmals signifikant niedrigere Kalzium- und Magnesiumspiegel (und dadurch eventuell eine verminderte körpereigene Bildung von Dopamin). Die Zufuhr von Kalzium, Magnesium und Zink führt innerhalb weniger Wochen zu Verbesserungen. Schmale Datenlage.

Neurodermitis: Kalzium (500–1000 mg) kann bei Neurodermitis (zusammen mit Magnesium, Zink und Vitamin D) versucht werden.

Osteoporose: Kalzium ist essenziell für den Aufbau einer optimalen Knochenstruktur. Beachte: Kalzium ist lediglich einer der vielen Cofaktoren bei der Vorbeugung und Behandlung der Osteoporose (Seite 561), aber bei weitem nicht der einzige. Kalziumgaben allein führen nur zu einer minimalen Erhöhung der Knochendichte. Die Zugabe von Vitamin D_3 (1000–1200 mg Ca/Tag, 400–800 IE Vitamin D/Tag) führt nach der Auswertung von Meta-Analysen zu einer Erhöhung der Knochendichte und zu einer Verminderung der Gesamtfrakturrate um ca. 6–15 %, die Zahl der Hüftfrakturen können um ca. 15–30 % gesenkt werden. Die Frage nach der idealen Dosierung für Kalzium, Vitamin D – und vor allem nach der Mitberücksichtigung aller anderen in den Knochenstoffwechsel involvierten Mikronährstoffe – bleibt bestehen. Aktuelle Studien zeigen, dass zusätzlich zur Nahrung ca. 500 mg Ca/Tag ideal sind. Dies in Kombination mit Vitamin D_3 und ev. weiteren Mikronährstoffen.

TIPP **Kalzium, Vitamin C, D und Zink sollten bei systemischen Cortisontherapien stets begleitend gegeben werden, um das damit verbundene erhöhte Osteoporoserisiko zu senken.**

Parodontose, Zähne: Eine Kalziumzufuhr (auch zusammen mit Vitamin D) kann den Verlauf einer Parodontose (Zahnfleischentzündung) verbessern. Kalzium kann eventuell den Knochen, in dem die Zähne verankert sind, stärken. Schmale Datenlage.

Prämenstruelles Syndrom (PMS): Die Einnahme von Kalzium (500–1200 mg/Tag, auch zusammen mit Magnesium, Vitamin D und B_6) führt zu klinisch relevanten Verbesserungen von emotionalen Schwankungen, Konzentrationsstörungen, Schmerzen und von Ödemen (Ansammlung von Wasser).

Sodbrennen, Antazida: Kalziumcarbonat ist von der amerikanischen FDA (Food and Drug Administration) für den Einsatz als Antazidum bei Sodbrennen anerkannt.

Schwangerschaftskomplikationen: Eine Kalzium-Supplementierung von 0,6–1,2 g Ca/Tag – auch inkl. Vitamin D – während der

Schwangerschaft kann das Risiko von Präeklampsie (inkl. erhöhten Blutdrucks) deutlich reduzieren und das Geburtsgewicht verbessern.

Besondere Hinweise

Wegen homöostatischer Regulationsmechanismen ist der Blutkalziumspiegel nicht zur Bestimmung eines Kalziummangels geeignet. Bei einem Abfall des Kalziumspiegels wird Parathormon aus der Nebenschilddrüse sezerniert. Dadurch wird Kalzium vermehrt aus der Knochensubstanz freigesetzt und die Rückresorption von Kalzium in der Niere gefördert. Zusätzlich wird durch das Parathormon vermehrt Vitamin D aktiviert, was die Kalziumresorption im Dünndarm erhöht.

Anwendungseinschränkungen, unerwünschte Nebenwirkungen

Kalzium sollte bei Nebenschilddrüsenüberfunktionen und bei Hypervitaminose D nicht genommen werden. Die Resorption von Tetracyclin- bzw. Doxycyclin-Präparaten kann durch die gleichzeitige Einnahme von Kalzium beeinträchtigt werden. Tetracycline sollten daher mindestens 2 Stunden vor bzw. 4 bis 6 Stunden nach der oralen Einnahme von Kalzium verabreicht werden.

Es gibt Hinweise dafür, dass eine alleinige Kalzium-Supplementierung im Bereich von 1000 mg Ca/Tag und mehr Kalzifizierungsprozesse in den Gefäßen steigern und das kardiovaskuläre Risiko erhöhen. Aufgrund dieser Daten ist gerade bei langfristigen Anwendungen von Mono-Kalziumpräparaten – z. B. bei Störungen des Knochenstoffwechsels – zu bedenken, dass ein begleitender Einsatz von biochemisch wichtigen Synergisten des Kalziumstoffwechsels sinnvoll ist. Dazu gehören Magnesium, Vitamin D und Vitamin K. Sehr hohe Kalziumgaben von > 2,5 g können die Aufnahme von gleichzeitig gegebenem Eisen stören.

Nierensteine, oxalathaltige: Eine ausreichende Kalziumzufuhr (zusammen mit Magnesium) bindet die über die Nahrung aufgenommene Oxalsäure im Darm. Das so im Magen-Darm-Trakt gebildete, unlösliche Kalziumoxalat wird nicht aufgenommen, sondern direkt über den Stuhl ausgeschieden, was das Risiko für Oxalatsteine in der Niere klar reduziert. So zeigten einige epidemiologische Studien, dass der Zusammenhang zwischen einer hohen Kalziumzufuhr und einem erhöhten Nierensteinrisiko (für die häufigsten Oxalatsteine) nicht existiert.

Literatur

Abdi F et al. A systematic review of the role of vitamin D and calcium in premenstrual syndrome. Obstet Gynecol Sci. 2019;62(2):73–86.

Bhardwaj P et al. Effect of lead toxicity on bone calcium content and morphometric parameters. Int J Res Med Sci 2016;4:177–80.

Bodzenta-Łukaszyk A et al. Comment on »Calcium preparations do not inhibit allergic reactions: a randomized controlled trial«. Polish Arch Intern Med. 2017;127(9):577–578.

Bolland MJ et al. Calcium supplements with or without vitamin D and risk of cardiovascular events: reanalysis of the Women's Health Initiative limited access dataset and meta-analysis. BMJ 2011;342:d2040.

Capozzi A et al. Calcium, vitamin D, vitamin K_2, and magnesium supplementation and skeletal health. Maturitas. 2020;140:55–63.

Chung M et al. Calcium intake and cardiovascular disease risk: An updated systematic review and meta-analysis. Ann Intern Med. 2016;165(12):856–866.

Cormick G et al. Calcium supplementation for prevention of primary hypertension. Cochrane Database Syst Rev. 2015 Jun 30;(6):CD010037.

Eleni A et al. A systematic review and meta-analysis of vitamin D and calcium in preventing osteoporotic fractures. Clin Rheumatol. 2020;39:3571–3579.

Fernandez-Lazaro CI et al. Dietary calcium, vitamin D, and breast cancer risk in women: findings from the SUN cohort. Eur J Nutr. (2021);60:3783–3797.

Garcia MN et al. One-year effects of vitamin D and calcium supplementation on chronic periodontitis. J Periodontol 2011:82(1):25–32.

Hofmeyr GJ et al. Calcium supplementation during pregnancy for preventing hypertensive disorders and related problems. Cochrane Database Syst Rev 2014:CD001059.

Hu ZC et al. Comparison of fracture risk using different supplemental doses of vitamin D, calcium or their combination: a network meta-analysis of randomised controlled trials. BMJ open. 2019;9(10):e024595.

Khaing W et al. Calcium and vitamin D supplementation for prevention of preeclampsia: a systematic review and network meta-analysis. Nutrients. 2017;9(10):1141.

Meng Y et al. Dietary intakes of calcium, iron, magnesium, and potassium elements and the risk of colorectal cancer: a meta-analysis. Biol Trace Elem Res. 2019;189(2):325–335.

Myung SK et al. Calcium supplements and risk of cardiovascular disease: A meta-analysis of clinical trials. Nutrients. 2021;13(2)368.

Shkembi B et al. Calcium absorption from food products: food matrix effects. Nutrients. 2022;14(1) :180.

Shobeiri F et al. Effect of calcium on premenstrual syndrome: A double-blind randomized clinical trial. Obstet Gynecol Sci. 2017;60(1):100–105.

Sun X et al. The association between calcium supplement and preeclampsia and gestational hypertension: a systematic review and meta-analysis of randomized trials. Hypertens Pregnancy. 2019;38(2):129–139.

Tai V et al. Calcium intake and bone mineral density: systematic review and meta-analysis. BMJ 2015;351:h4183.

Takashima-Uebelhoer BB et al. In Hollins-Martin C et al. (eds), Handbook of diet and nutrition in the menstrual cycle, periconception and fertility, Kapitel 6. Calcium intake and premenstrual syndrome. Human Health Handbooks, Wageningen Academic Publishers 2014;95–108.

Waefler M et al. Wie gut ist die Bevölkerung der Schweiz mit Mikronährstoffen versorgt? Schweizer Ernährungsbulletin. 2021:111–129. DOI: 10.24444/blv-2021-0111

Yao P et al. Vitamin D and calcium for the prevention of fracture: a systematic review and meta-analysis. JAMA Network open. 2019;2(12):e1917789–e1917789.

Magnesium

Magnesium ist das zweithäufigste intrazelluläre Kation (positiv geladenes Teilchen) im menschlichen Körper. Rund 60 % der insgesamt etwa 20–30 g Magnesium in unserem Körper findet man in den Knochen, weitere 30 % in Leber und Muskulatur. In vielen Geweben, in denen Kalzium eine physiologische Rolle spielt, ist auch Magnesium zu finden. An Kalziumkanälen der Zellmembranen schützt Magnesium die Zellen vor einer intrazellulären Kalziumüberladung. Es ist aber auch als Cofaktor für etwa 600 Enzymreaktionen unerlässlich. Daher manifestieren sich Störungen des Magnesiumhaushalts mit äußerst vielseitigen Symptomen. In Deutschland nehmen über 25 % der Menschen weniger als die empfohlene Magnesiummenge zu sich. In den USA sind es gemäß aktuellen Zahlen über 50 % der Erwachsenen. Bei den Senioren über 70 Jahre sind es 78 %. Das muss stoffwechselmäßig als sehr unbefriedigend bezeichnet werden.

Daher sollte in der Beratungspraxis sehr auf eine ausreichende Magnesiumzufuhr geachtet werden.

Funktionen

Energiestoffwechsel, Mitochondrien: Magnesium ist an allen Reaktionen im Stoffwechsel beteiligt, bei denen phosphorylierte Substrate (ATP, ADP) eine Rolle spielen. Es bildet mit ATP (Speicherform für Energie in den Zellen) einen stabilen Komplex. Eine niedrige intrazelluläre Magnesium-Konzentration bedeutet daher eine Verlangsamung der Energiebereitstellung und aller ATP-abhängigen Enzymreaktionen (Glykolyse, Proteinstoffwechsel, freie Fettsäuren).

Entzündungen: Magnesium trägt zur Regulation von Entzündungsmolekülen bei. Dazu gehören das CRP (C-reaktives Protein) und das Interleukin-1 und -6 (IL-1, IL-6).

Enzyme: Einige wichtige Enzyme, die von Magnesium abhängen: ATPasen (Mg^{2+}, Ca^{2+}, Na^+/K^+, H^+), Pyruvatdehydrogenase (Energiegewinnung Kohlenhydrate), Hexokinase, Propionyl-CoA-Carboxylase (Amino- und Fettsäurestoffwechsel), Adenylatcyclase (Signalkaskaden), Nukleinsäurepolymerasen (DNA- und RNA-Synthese), Hydroxylasen (Vitamin-D-Aktivierung) usw.

Herz-Kreislauf, Blutgefäße: Regulation der Herzfunktion (Herzrhythmus, Energie), des Kaliumeinstroms in die Herzmuskelzellen, multiple Funktionen am Gefäßendothel. Dazu gehören Gefäßerweiterung durch Bildung von NO (Stickstoffmonoxid), Reduktion der Thrombozytenaggregation, Entspannung der Gefäßmuskelzellen bzw. des Gefäßtonus.

Hormone, Insulin: Magnesium reguliert die Freisetzung und die Signalweiterleitung von Hormonen (z. B. Insulin).

Immunsystem: Magnesium ist an der Regulation der zytotoxischen Funktionen von natürlichen Killerzellen (nK) und CD8+-T-Lymphozyten beteiligt.

Kalzium-Antagonist, Muskelfunktion: Magnesium ist ein physiologischer Kalzium-Antagonist und reguliert den Kalziumeinstrom an der Zellmembran. Damit wird die Kontraktionsfähigkeit (z. B. Herz, Skelettmuskeln, Gefäße) kontrolliert. Auch für den eigentlichen Kontraktionsvorgang der Actin-Myosin-Filamente in den Muskeln ist Magnesium essenziell.

Knochen und Zähne: Die Knochen bilden den Hauptpool für unsere Magnesiumvorräte. Magnesium ist ebenso wie Kalzium und Phosphor am Aufbau von Knochen und Zähnen beteiligt. Zudem ist Magnesium nötig für die Aktivierung von Vitamin D.

Membranstabilisierung: Magnesium ist ein Cofaktor für die Natrium-Kalium-Pumpe und regelt daher die Durchlässigkeit der Zellmembran und den Natrium-Kalium-Transport in die Zelle hinein und aus der Zelle hinaus.

Nervensystem: Magnesium reguliert das Elektropotential der Nervenzellen, die Erregung und Polarisierung neuromuskulärer Membranen sowie die vasomotorischen Reflexe. Wichtig für die Stressabschirmung und die Neuroprotektion.

Neurotransmitter: Magnesium hemmt die Freisetzung der Neurotransmitter Adrenalin und Noradrenalin. Magnesium ist zudem ein Cofaktor für die körpereigene Synthese von Serotonin und Dopamin.

pH-Regulation: Magnesium trägt als Puffer zur Regulation des Säure-Basen-Haushalts bei.

Zuckerstoffwechsel: Magnesium ist wichtig für die Glukoseverwertung in den Zellen und scheint auch ein wesentlicher Cofaktor für die Insulin-Sekretion aus den Beta-Zellen der Bauchspeicheldrüse zu sein.

Störungen des Magnesiumhaushalts: mögliche Ursachen

- Alkoholkonsum, regelmäßiger hoher
- Arzneimittelwechselwirkungen: Diuretika (Entwässerungsmittel) wie Thiazide, Schleifendiuretika; Salbutamol und Theo-

Vorkommen in der Nahrung

Nahrungsmittel	Menge	mg Magnesium
Sojamehl	100 g	245
Gerste, Reis (unpoliert)	100 g	160
Weizenkleie	25 g	145–150
Sonnenblumenkerne	25 g	105
Weizenvollkornbrot	100 g	90
Walnüsse, Haselnüsse, Mandeln, Erdnüsse	50 g	65–90
magnesiumreiche Mineralwässer	0,2 l	80–120

phyllin (bei Asthma), Cortison, Abführmittel, Bisphosphonate (Osteoporose), Immunsuppressiva (Cyclosporin, Tacrolimus), Protonenpumpenhemmer, Antidiabetika: Metformin, Insulin; Digoxin (Herzglykosid, Mg-Mangel erhöht die Toxizität), Östrogene

- Bedarf erhöht: Wachstum, Schwangerschaft, Stillzeit
- Chemotherapie: Platinverbindungen führen zu Magnesiummangel durch Schädigung der Nierentubuli und damit zur Beeinträchtigung der Rückresorption von Magnesium
- Ernährung: einseitige Ernährung, Malnutrition
- Gastrointestinale Ursachen: Resorptionsstörungen, bariatrische Eingriffe (z. B. Magen-Bypass), chronische Durchfälle
- Genetik: genetische Prädispositionen; dank der Identifikation von neuen Genen, die in den Transport oder auch in die tubuläre Rückresorption (Niere) von Magnesiumionen involviert sind, kann man heute auch unterschiedliche Gründe für einen (familiären) Magnesiummangel definieren.
- Nährstoffe, Wechselwirkungen: Mangel an B-Vitaminen, Vitamin-D-Mangel, erhöhte Kalzium- und Proteinzufuhr
- Sichelzellanämie
- Sport: Verluste über den Schweiß, Mehrbedarf durch erhöhte Muskelarbeit und dem dadurch gesteigerten Energiestoffwechsel
- Stress: psychischer und physischer Stress, Traumen, obstruktive Schlafapnoe
- Toxische Belastungen: chronische Belastung mit Aluminium, Blei
- Verluste: z. B. über die Nieren durch Polyurie bei Diabetikern, Nierenerkrankungen, Schilddrüsenüberfunktion
- Zufuhr: unzureichende Zufuhr mit der täglichen Nahrung

Störungen des Magnesiumhaushalts: mögliche Folgen

- Elektrolytverschiebungen: Hypokaliämie, Hypokalzämie
- Entzündungen, auch Silent Inflammation (Gefäße, Knochen usw.): erhöhtes CRP, hs-CRP. Vermehrte Zytokinbildung (TNF-α, IL-6)
- Gallensteine: Eine geringe Magnesiumaufnahme geht mit einem höheren Risiko für Gallensteine einher.
- Gefäße: vaskuläre Spasmen, arteriosklerotische Prozesse, Vergrößerung der Intima-media-Dicke (Arteriengefäßwand), gestörte Endothelfunktion, Durchblutungsstörungen
- Gynäkologie: erhöhtes Risiko für polyzystisches Ovarialsyndrom (bei übergewichtigen Frauen), schmerzhafte Menstruation
- Herz-Kreislauf: Herzrhythmusstörungen, Hypertonie (erhöhter Gefäßtonus), verminderte Herzpumpleistung, erhöhtes Risiko für koronare Arterienerkrankungen (evtl. vermehrte Kalzifizierungsprozesse) und Schlaganfälle

- Immunsystem: Störungen der Immunantwort; ein schlechter Magnesiumstatus könnte für schwerere klinische Manifestationen von Infekten mitverantwortlich sein (Hypothese).
- Knochenstoffwechsel: verminderte Vitamin-D-Aktivierung, niedrige Parathormonspiegel, Veränderung der Hydroxylapatit-Kristallstruktur, Knochensubstanzverlust (auch durch Silent Inflammation und oxidativen Stress, Osteoblasten, reduziert/Osteoklasten, erhöht), Osteoporose, Knochenfragilität
- Kognition: Konzentrations- und Gedächtnisstörungen, Erhöhung des Demenzrisikos
- Müdigkeit, Erschöpfung, Mitochondriopathien
- Muskelkrämpfe, Muskelzittern
- Nerven: Übererregbarkeit, reduzierte Stresstoleranz, Schlafstörungen, Epilepsie
- Psyche: Depressionen, ADHS (hohe renale Mg-Verluste), Angstzustände, Psychosen
- Schmerzen: erhöhte Schmerzempfindlichkeit (antagonistische Wirkung von Magnesium auf den N-Methyl-D-Aspartat-Rezeptor [NMDA]). NMDA hat einen Einfluss auf die Schmerzüberempfindlichkeit
- Schwangerschaft: erhöhtes Präeklampsierisiko, frühzeitige Wehentätigkeit, häufigere Frühgeburten
- Stress
- Stress, oxidativer
- Übelkeit
- Vitamin D: verminderte Aktivierung von Vitamin D zu 25-OH- und 1,25-$(OH)_2$-Vitamin D
- Wechselwirkungen mit Nährstoffen: Störungen des Kalzium-Magnesium-Phosphor-Verhältnisses mit den entsprechenden Symptomen (Knochen, Muskeln, Gefäße, Nerven)
- Zuckerstoffwechsel: erhöhtes Diabetesrisiko, erhöhte Insulinresistenz, verminderte Glukosetoleranz

Zufuhrempfehlungen

Empfohlene tägliche Magnesium-Zufuhr (mg)

	Nutritive Empfehlungen EFSA	UL (Tolerable Upper Intake Level)		therapeutischer Dosierungsbereich
		EFSA (Europa)	IOM (USA)	
Männer	350	250	350	200–800(–1500)
Frauen	300			

Anwendungsgebiete

Angstzustände: Kann bei Angstzuständen begleitend versucht werden (evtl. zusammen mit Vitamin B_6).

COPD, chronisch-obstruktive Lungenerkrankungen: Magnesium (v.a. intravenöse Anwendung) zeigt zusammen mit den bei COPD häufig eingesetzten Medikamenten (Beta-Agonisten wie z.B. Salbutamol, Indacaterol) eine additive Wirkung und kann tachykarde Nebenwirkungen verhindern.

Depressionen: Eine höhere Magnesiumzufuhr über die Nahrung korreliert mit einem niedrigen Risiko für Depressionen. Magnesium (500 mg/Tag, mind. 8 Wochen) führt zu Verbesserungen des Depressionszustands. Schmale Datenlage.

Diabetes mellitus: Eine ausreichende Magnesiumzufuhr reduziert das Risiko für einen Typ-2-Diabetes und steigert die Insulinsensivität auch bei Personen mit einem hohen Diabetesrisiko. Bei Diabetikern liegt häufig ein Magnesiummangel vor – bei schlecht eingestellten Diabetikern auch durch Magnesiumverluste durch die Polyurie. Magnesium (200–500 mg/Tag) verbessert die Blutzuckerkontrolle bei Diabetes-Patienten: Senkung des Nüchternglukosespiegels (ca. –0,56 mmol/l, bei Magnesiummangel noch stärkerer Effekt), Verbesserung der HbA_{1c}-(0,3–0,4%) und HOMA-IR-Werte (Senkung von 5 auf 3,8). Magnesiummangel sollte bei Diabetikern stets überprüft und ausgeglichen werden, da sonst auch unerwünschte Auswirkungen auf den arteriellen Blutdruck, die Blutfette und auch diabetische Spätfolgen wie Netzhauterkrankungen oder Nierenfunktionsverluste möglich sind. Magnesium verbessert bei Diabetikern auch die Funktion des Gefäßendothels und senkt das Schlaganfallrisiko. Magnesium (> 300 mg/Tag, > 12 Wochen) führt bei Diabetikern auch zu einer Senkung des Blutdrucks (Systole: –5,8 mmHg, Diastole: –2,5 mmHg).

Epilepsie: Magnesiummangel kann das Risiko für epileptische Anfälle erhöhen – Epileptiker haben oft niedrige Magnesiumspiegel (Blut, Zerebrospinalflüssigkeit, Haare). Im epileptischen Anfall (v.a. während der Schwangerschaft) kann es intravenös gegeben werden. Eine ausreichend hohe diätetische Magnesiumzufuhr reduziert das Epilepsierisiko. Die Wirkung ist evtl. durch seine entzündungshemmenden Eigenschaften und durch seine Cofaktor-Rolle bei diversen Stoffwechselfunktionen (GABA– Gamma-Aminobuttersäure, BDNF – Brain derived neurotrophic factor, NMDA – N-methyl-D-aspartat) zu erklären.

Harnsteine: Bei Kalziumoxalat-Harnsteinen besitzt Magnesium eine vorbeugende, die Harnsteinbildung unterdrückende Wirkung. Magnesium geht mit Oxalsäure eine gut lösliche Verbindung (Magnesiumoxalat) ein, die leicht über die Nieren ausgeschieden wird.

Herz-Kreislauf-Erkrankungen:
Herzinsuffizienz: Magnesium senkt den Labormarker für Herzinsuffizienz NT-proBNP. Eine begleitende Magnesiumgabe (12 Monate) erhöht die Überlebensrate und die Belastbarkeit von Herzinsuffizienzpatienten.

Herzrhythmusstörungen: Magnesium ist zur Prävention von postoperativem Kammerflimmern etabliert (Guidelines, European Heart Association, 2020). Magnesium kann über die Regulierung des zellulären Kaliumgehaltes antiarrhythmisch wirken. Es wirkt auch den bei einer Digitalistherapie auftretenden Rhythmusstörungen entgegen und erhöht gleichzeitig ihre Wirksamkeit.

Hypertonie: Magnesium (300–450 mg/Tag, während mind. 1,5–4 Monaten) kann den Blutdruck bei Hypertonikern (> 155 µmol/l, unter Einnahme von Blutdrucksenkern) klinisch relevant senken (Systole: –19 mmHg, Diastole: –11 mmHg). Als Wirkmechanismen werden die relaxierende Wirkung auf die Gefäßmuskulatur und die Senkung der intrazellulären Kalzium-Konzentration und -aktivität diskutiert. Bei allgemeinen Studienpopulationen waren die Ergebnisse weniger spektakulär (Abnahmen: Systole 2–4 mmHg, Diastole 2 mmHg). Neuere Daten zeigen, dass bei unbehandelten Hypertonikern für eine wirksame Blutdrucksenkung Magnesiumdosierungen von > 600 mg/Tag genommen werden müssen. Bei unkontrollierten Hypertonikern wirken offenbar bereits Dosierungen im Bereich von 240 bis ca. 600 mg/Tag blutdrucksenkend.

Herzinfarkt, Prävention: Magnesium kann aufgrund seiner diversen kardioprotektiven Eigenschaften – inkl. entzündungshemmender Effekte in den Gefäßen – begleitend zur Prävention von kardiovaskulären Ereignissen genommen werden.

Hyperaktivität, kindliche Verhaltensstörungen: Hyperaktive und verhaltensauffällige Personen haben signifikant niedrigere Magnesium- und Kalziumspiegel (Haarmineralanalyse ist hilfreich). Die Supplementierung von Kalzium und Magnesium (Cofaktoren für die endogene Dopamin-Bildung) kann innerhalb weniger Wochen zu deutlichen Verbesserungen führen.

Immunsystem: Bei einem Magnesiummangel sollte Magnesium für eine möglichst optimale Immunantwort supplementiert werden.

Knochenstoffwechsel, Osteoporose: Magnesium erhöht die Knochendichte. Eine ausreichend hohe Magnesiumzufuhr (Ernährung, Supplementierung) reduziert bei Frauen das Frakturrisiko um 27 % (Veronese et al.). Magnesium scheint in dieser Hinsicht dem stets ohne Magnesium verordneten Kalzium überlegen. Magnesium sollte daher stets zusammen mit Kalzium und anderen Mikronährstoffen zur Prävention und Therapie der Osteoporose gegeben werden.

Krämpfe, nächtliche Beinkrämpfe: Magnesium (300 mg Mg/Tag, 6 Wochen) kann nächtliche Beinkrämpfe verbessern.

Magnesiummangel: Ein Magnesiummangel (siehe Kapitel »Störungen des Magnesiumhaushalts: mögliche Folgen«, Seite 194) ist stets mit einem Magnesiumsupplement (meist im Bereich von 300–450 mg/Tag, mehrere Wochen) zu korrigieren.

Migräne: Magnesiummangel ist bei Migränepatienten häufig. Magnesiumsulfat-Infusionen können begleitend bei akuten Migräneattacken eingesetzt werden. Eine Wirkung wurde innerhalb von 15–45 Minuten festgestellt. Perorale Magnesiumgaben dienen zur Senkung der Häufigkeit von Migräneattacken (600 mg/Tag, mind. 3 Monate). Reduktion der Anfälle um 22–43 %; Verbesserung des mitochondrialen Stoffwechsels, gefäßrelaxierend, beeinflusst die Biosynthese und Freisetzung von Serotonin und Dopamin. Hilfreich auch, wenn die Migräne in Zusammenhang mit der Menstruation oder mit einer Schwangerschaft auftritt (evtl. mit 25–50 mg Vitamin B_6 kombinieren). Es gibt auch positive Erfahrungen bei der Regulierung der initialen Gefäßkrämpfe.

Neurodegenerative Erkrankungen:
Demenzen: Alzheimer-Patienten zeigen niedrigere Magnesiumspiegel in der Zerebrospinalflüssigkeit. Magnesium sorgt für die Aufrechterhaltung von niedrigen intrazellulären Kalziumspiegeln (bei Alzheimer sind diese oft hoch), wirkt neuroprotektiv und beruhigend auf exzitatorische Neurotransmitter. Magnesiummangel führt auch zu oxidativem Stress.

Epilepsie: Magnesiummangel kann epileptische Anfälle verursachen. Epileptiker haben oft niedrige Magnesiumspiegel (Blut, Zerebrospinalflüssigkeit, Haare). Im epileptischen Anfall (v. a. während der Schwangerschaft) kann es intravenös gegeben werden.

Eine ausreichend hohe diätetische Magnesiumzufuhr reduziert das Epilepsierisiko. Die Wirkung ist evtl. durch seine entzündungshemmenden Eigenschaften und durch seine Cofaktor-Rolle bei diversen Stoffwechselfunktionen (GABA – Gamma-Aminobuttersäure, BDNF – Brain derived neurotrophic factor, NMDA – N-methyl-D-aspartat) zu erklären. Eine ausreichende Mg-Versorgung ist eine wichtige Voraussetzung für das Vermeiden von erhöhten intrazellulären Kalziumspiegeln – einem wichtigen Triggerfaktor für epileptische Anfälle.

Prämenstruelles Syndrom: Eine Supplementierung mit Magnesium (200–500 mg/Tag, auch in Kombination mit Vitamin B_6, oder auch Kalzium und Vitamin D) ist bei den Hauptsymptomen des prämenstruellen Syndroms hilfreich. Dazu gehören Spannungszustände, emotionelle Schwankungen, Menstruationsschmerzen, Ödeme.

Schmerzen, Neuropathien, Neuralgien: Wegen seines hemmenden Einflusses auf NMDA (siehe Kapitel »Störungen des Magnesiumhaushalts: mögliche Folgen«, Seite 194) kann Magnesium bei verschiedenen Schmerzzuständen – peroral oder parenteral – begleitend eingesetzt werden. Dazu gehören Neuropathien, Neuralgien, Fibromyalgie, Menstruationsschmerzen, Spannungskopfschmerzen, Migräne, Rückenschmerzen sowie auch ein Einsatz vor, während und nach einer Operation.

Schwangerschaftskomplikationen, diverse: Bei verschiedenen Problemen während des Schwangerschaftsverlaufes kann Magnesium (ca. 300 mg/Tag) zusätzlich zu einem magnesiumhaltigen Multivitaminpräparat hilfreich sein. Dazu gehören ein »harter Bauch«, Präeklampsie (v.a. bei Risikopatientinnen), erhöhter Blutdruck, Schwangerschaftsdiabetes, erhöhte Gefäßreaktivität, Übelkeit und Erbrechen, vorzeitige Wehentätigkeit (normale Wehen werden durch oral zugeführtes Magnesium nicht beeinflusst), weniger Wadenkrämpfe, Frühgeburten und Spontanaborte, vorzeitige Reife der Zervix (Gebärmutterhals).

Sport: Die Magnesium-Supplementierung hat im Sport eine hohe Bedeutung bei der Vorbeugung und Behandlung von muskulären Problemen – obwohl die Datenlage hierzu überraschend schmal ist. Eine der primären Zielsetzungen sollte für den Sportler die Deckung des Magnesiummehrbedarfs und die Kompensation der Magnesiumverluste sein. Mit einem guten Magnesiumstatus ist ein optimales Ausschöpfen der eigenen Leistungskapazität am besten gewährleistet.

Stress, Schlafstörungen: Bei körperlichem und psychischem Stress besteht ein erhöhter Magnesiumbedarf. Magnesium gilt als beruhigend und kann (300–500 mg/Tag, 8 Wochen) bei Schlafstörungen (v.a. auch ältere Menschen) versucht werden.

Vitamin D: Eine begleitende Magnesiumgabe von 400 mg/Tag führt zu einer Verbesserung des Vitamin-D-Status.

Besondere Hinweise

- Es gibt eine Reihe von Synergien zwischen Kalium und Magnesium. So ist z.B. Magnesium für die Aufrechterhaltung eines normalen zellulären Kaliumgehaltes notwendig.
- Die Bioverfügbarkeit von organischen Magnesiumverbindungen (Mg-Citrat, Mg-Aspartat, Mg-Bisglycinat, Mg-Glukonat) scheint besser als diejenige von anorganischen Magnesiumverbindungen (z.B.

Mg-sulfat, Mg-Oxid, Mg-Carbonat). Für eine Wirkung ist allerdings die richtige Magnesiumdosierung wichtiger als die Bioverfügbarkeit.

- Laxative Effekte sind nach der Einnahme von anorganischen Magnesiumverbindungen deutlich häufiger als nach organischen Verbindungen. Dies hat direkt auch etwas mit der Bioverfügbarkeit zu tun. Je höher die Menge an Mg^{2+}-Ionen im Darm ist, desto stärker ist der osmotische Effekt – d.h., der Körper führt zum Mg-Konzentrationsausgleich Flüssigkeit ins Darminnere. Es entstehen weiche bis breiige Stühle. Dies kann bei einer funktionellen Obstipation (Verstopfung) erwünscht sein – z.B. Kuren mit Magnesiumsulfat-haltigen Mineralwässern.
- Für eine möglichst hohe Bioverfügbarkeit und für möglichst wenig laxative Effekte ist es sinnvoll, Magnesiumdosierungen im therapeutischen Bereich auf mehrere Tagesgaben aufzuteilen.
- Laxative Effekte sind bei der Einnahme von Magnesiumpräparaten nicht immer nur magnesiumbedingt. Vor allem Magnesiumpräparate als Brause- oder Kautabletten, Sachets oder Sticks enthalten oft Hilfsstoffe mit potenziell laxativen Nebenwirkungen. Dazu gehören z.B. Zuckeraustauschstoffe wie Sorbit. Es lohnt sich hier also auch, die Zutatenliste zu studieren.
- Können Kalzium und Magnesium im selben Präparat vom Körper überhaupt aufgenommen werden? Ja, das ist möglich. Magnesium gilt als »Gegenspieler« von Kalzium, als »Kalzium-Antagonist« – aber eben nur, was die Funktion betrifft. Man sollte biochemisch eher von einem partnerschaftlichen Wechselspiel zwischen Kalzium und Magnesium sprechen – so wie es sich auch z.B. bei der Muskelfunktion zeigt. Für eine optimale Funktion braucht es also beide Partner im richtigen physiologischen Verhältnis. Zudem sind für die Aufnahme im Darm verschiedene Transportsysteme verantwortlich. Bei eher therapeutischen Mengen von gleichzeitig eingenommenem Kalzium und Magnesium empfiehlt sich wiederum eine Aufteilung auf mehrere Tagesdosen.
- Eine möglichst gute Zufuhr von Magnesium über die tägliche Ernährung reduziert die Gesamtsterblichkeit und auch die Krebsmortalität.
- Magnesiummängel können auch bei unauffälligen Magnesiumspiegeln im Blut vorliegen. Bei Hämolyse können falsch hohe Magnesiumserumspiegel beobachtet werden.

Überdosierung, Anwendungseinschränkungen

Ein Magnesiumüberschuss ist äußerst selten anzutreffen. Hohe Magnesiumdosierungen haben eine abführende Wirkung (v.a. anorganische Magnesiumverbindungen). Magnesium nicht in hohen Dosen oder parenteral bei Niereninsuffizienz oder AV-Block verabreichen.

Literatur

Alzaid H et al. Magnesium administration for COPD exacerbation: a systematic review and meta-analysis. J Med, Law & Public Health. 2021;1(3):38–46.

Asadi-Pooya AA et al. Clinical trials of vitamin-mineral supplementations in people with epilepsy: A systematic review. Clin Nutr. 2021;40(5):3045–3051.

Bagheri A et al. Total, dietary, and supplemental magnesium intakes and risk of all-cause, cardiovascular, and cancer mortality: a systematic review and dose–response meta-analysis of prospective cohort studies. Adv Nutr. 2021;12(4):1196–1210.

Barbagallo M et al. Magnesium in aging, health and diseases. Nutrients. 2021;13(2):463.

Chiu HY et al. Effects of intravenous and oral magnesium on reducing migraine: a meta-analysis of randomized controlled trials. Pain Physician. 2016;19:E97–E112.

Dao CT. The influence on mitochondrial energy (ATP), lactate-pyruvate-and muscularity-metabolism (CK): cellular magnesium level and magnesium supplementation in elite sports. Int J Human Movem Sports Sci. 2021;9(5):876–883.

Dupont C et al. Magnesium sulfate-rich mineral waters in the treatment of functional constipation – a review. Nutrients. 2020;12(7):2052.

ELDerawi WA et al. The effects of oral magnesium supplementation on glycemic response among type 2 diabetes patients. Nutrients. 2019:11(1):44.

Faa G et al. Association between hypomagnesemia, COVID-19, respiratory tract and lung disease. Open Resp Med J. 2021;15(2021):43.

Fang X et al. Dietary magnesium intake and the risk of cardiovascular disease, type 2 diabetes, and all-cause mortality: a dose-response meta-analysis of prospective cohort studies. BMC Med.2016;14:210–222.

Fanni D et al. The role of magnesium in pregnancy and in fetal programming of adult diseases. Biol Trace Elem Res. 2021;199(10):3647–3657.

Groenendijk I et al. Impact of magnesium on bone health in older adults: a systematic review and meta-analysis. Bone. 2022;154:116233.

Kisters K et al. Magnesium verbessert Vitamin-D-Konzentration bei älteren Hypertonikern. Zeitschr Orthomol Med. 2021;19(1):26–28.

Kunutsor SK et al. Low serum magnesium levels are associated with increased risk of fractures: a long-term prospective cohort study. Eur J Epidemiol 2017;32:593–603.

Liu M et al. Magnesium, oxidative stress, inflammation, and cardiovascular disease. Antioxidants. 2020;9(10):907.

Luckner A et al. Magnesium in migraine prophylaxis – is there an evidence-based rationale? A systematic review. Headache. 2018;58(2):199–209.

Micke O et al. Magnesium: Bedeutung für die hausärztliche Praxis – Positionspapier der Gesellschaft für Magnesium-Forschung e.V. Dtsch Med Wochenschr. 2020;145;1628–1634.

Mousain-Bosc M et al. Improvement of neurobehavioral disorders in children supplemented with magnesium-vitamin B_6. I Attention deficit hyperactivity disorders. Magnes Res. 2006 ;19 :46–52.

Pickering G et al. Magnesium status and stress: the vicious circle concept revisited. Nutrients. 2020;12(12):3672.

Rajizadeh A et al. Effect of magnesium supplementation on depression status in depressed patients with magnesium deficiency: a randomized, double-blind, placebo-controlled trial. Nutrition. 2017;35:56–60.

Rosanoff A et al. Effectively prescribing oral magnesium therapy for hypertension: A categorized systematic review of 49 clinical trials. Nutrients. 13(1):195.

Rosanoff A et al. Oral magnesium supplements decrease high blood pressure (SBP›155 mmHG) in hypertensive subjects on anti-hypertensive medications: a targeted meta-analysis. Magnesium Res. 2013;26(3):93–99.

Salaminia et al. Evaluating the effect of magnesium supplementation and cardiac arrhythmias after acute coronary syndrome : a systematic review and meta-analysis. BMC Cardiovasc Disorders. 2018;18:129.

Shin HJ et al. Magnesium and pain. Nutrients. 2020;12:2184.

Skalny A et al. Magnesium status in children with attention-deficit/hyperactivity disorder and/or autism spectrum disorder. J Korean Acad Child Adolesc Psych. 2020;31(1):41.

Stute P. et al. Interdisciplinary consensus on management of premenstrual disorders in Switzerland, Gynecol Endocrinol. 2017;33(5):342–348.

Veronese N et al. Magnesium and health outcomes: An umbrella review of systematic reviews and meta-analyses of observational and intervention studies. Eur Journal Nutrition. 2020;59(1):263–272.

Veronese N et al. Dietary magnesium intake and fracture risk: data from a large prospective study. Br J Nutr. 2017;117:1570–1576.

Yuan J et al. Oral magnesium supplementation for the prevention of preeclampsia: a meta-analysis or randomized controlled trials. Biol Trace Elem Res. 2021. DOI: 10.1007/s12011-021-02976-9.

Zhang X et al. Effects of magnesium supplementation on blood pressure: A meta-analysis of randomized double-blind placebo-controlled trials. Hypertension. 2016;68(2):324–333.

Natrium

Blättert man in Geschichtsbüchern, so kann man nachlesen, dass Salz (Natriumchlorid) früher ein begehrter, knapper Rohstoff war. Im alten Abessinien wurde Salz als Währung verwendet. Karawanen trugen Salz über lange Distanzen. Manchmal wurde Salz sogar gegen Gold eingetauscht. Salz war auch so wertvoll, dass römische Soldaten teilweise mit Salz entlohnt wurden. Das Wort »Sa-

Vorkommen in der Nahrung

Natriumgehalt (mg/100 g)	Nahrungsmittel
‹ 10	Weizenmehle, Roggenmehle, Weizenvollkorn, Weizenkeime, Weizenkleie, Haferflocken, Reis, Grieß, Stärke, Pflanzenöle, ungesalzene Butter, Kartoffeln, die meisten Frischgemüse, Linsen, weiße Bohnen, Sojabohnen, Obst, Obstkonserven, Obstsäfte, das meiste Trockenobst, ungesalzene Nüsse, Sonnenblumenkerne
10–20	Eierteigwaren, Kakaopulver, Weißkohl, Blumenkohl, Rettich, Radieschen
20–50	Speisequark, Vollmilch, Diätmargarine, gelbe Erbsen, Kohlrabi, Grünkohl, Petersilie, Trockendattel, Trockenfeige, »streng natriumarme« Diäterzeugnisse
50–100	Rindfleisch, Schweinefleisch, Kalbfleisch, Leber (Schwein, Kalb), Huhn, Truthahn, Fisch (die meisten Arten), Standardmargarine, Karotten, Rote Bete, Spinat, Endivie, weiße Rübe, Sellerieknolle, Mangold, Milchschokolade, natriumreiches Mineralwasser
100–400	»natriumarme« Lebensmittel, »natriumreduzierte« oder »Kochsalz-verminderte« Fertiggerichte, Dosengemüse, Fischkonserven, Frischkäse
› 400	Brot (die meisten Sorten), Kartoffelchips, Suppen und Gemüse in Dosen
› 800	Käse (die meisten Sorten), gesalzene Butter, Fleisch- und Wurstwaren, Cornflakes, Suppe in Dosen, Pickles, Oliven, gesalzene Nüsse, Würzsoßen (Ketchup, Sojasoßen)

lär« als Gehalt (Einkommen) deutet noch auf diese Verwendung hin. Heute ist dies anders. Salz steht im Überfluss zur Verfügung und gehört zu den billigsten Rohstoffen. Dementsprechend übermäßig ist der Kochsalzkonsum, dessen mögliche Folgen von den Fachleuten intensiv diskutiert werden.

Funktionen

Natrium-Kalium-Pumpe: Natrium wird mittels der Natrium-Kalium-Pumpe durch die Zellmembran aus der Zelle herausgepumpt, während Kalium in die Zelle hineinbefördert wird.

Nerven- und Muskelfunktionen: Natrium ist wichtig für die Übertragung und Weiterleitung von Nervenreizen und die Muskelentspannung.

Resorption und Transport von Nährstoffen: Natrium ist unerlässlich für die Glukoseresorption und den Transport anderer Nährstoffe.

Säure-Basen-Gleichgewicht: Natrium ist einer der Hauptfaktoren für die Aufrechterhaltung des Säure-Basen-Gleichgewichtes.

Wasserhaushalt: Natrium ist der häufigste und verbreitetste Elektrolyt im extrazellulären Raum. Zusammen mit Kalium, das vor allem im intrazellulären Raum anzutreffen ist, reguliert Natrium den Wasserhaushalt und den osmotischen Druck im Körper.

Störungen des Natriumhaushalts: mögliche Ursachen

- Addison-Syndrom
- Durchfall und Erbrechen (v.a. bei Säuglingen sorgfältig überwachen)
- Fisteln im Magen-Darm-Bereich
- Krebserkrankungen
- Leber- oder Nierenerkrankungen

- Quecksilbervergiftung
- Verbrennungen
- Wasserhaushalt: alleinige Wasserzufuhr bei starkem Schwitzen

Mögliche Folgen eines Mangels

- Blutdruck erniedrigt
- Krampfanfälle
- Orientierungsschwierigkeiten
- Schwindel
- Verwirrung

Mögliche Folgen einer erhöhten Zufuhr

- Zu viel Natrium fördert das Zurückhalten von Flüssigkeit im Blutkreislauf, was die Gefäße sowie das Herz belastet und das kardiovaskuläre Risiko erhöht. Das Risiko nimmt mit jedem Gramm Natriumzufuhr über die Ernährung um 6% zu.
- Das Schlaganfallrisiko ist bei hoher Natriumzufuhr und einem hohen Natrium-Kalium-Verhältnis erhöht.
- Nicht alle Menschen reagieren gleich auf eine hohe Kochsalzzufuhr. Es gibt sogenannte »salzsensitive« Personen (ca. 30–50% der Menschen mit erhöhtem Blutdruck, 10–20% der Menschen mit normalem Blutdruck). Diese können den Natriumhaushalt via Niere nicht mehr gut regulieren und reagieren mit Blutdruckveränderungen auf eine reduzierte oder erhöhte Kochsalzzufuhr. Im Gegensatz hierzu reagiert der Blutdruck von nicht salzsensitiven Personen nicht stark auf eine veränderte Kochsalzzufuhr (weil die Regulationsmechanismen der Niere intakt sind). Dabei gibt es eine erhöhte Sensitivität bei gewissen Ethnien (Afrikaner, Afroamerikaner) und bei älteren Menschen. Auch Übergewichtige sind empfindlicher.

Zufuhrempfehlungen

Die WHO-Empfehlungen liegen bei maximal 2000 mg Natrium (86 mmol)/Tag – bei mindestens 3510 mg Kalium (90 mmol). Die Deutsche Gesellschaft für Ernährung (DGE) empfiehlt Erwachsenen eine tägliche Kochsalzzufuhr von 6 g (entspricht 2400 mg Natrium). Der durchschnittliche Kochsalzkonsum – in erster Linie über verarbeitete Lebensmittel – liegt derzeit in Deutschland, Österreich und der Schweiz etwa doppelt so hoch. Von Zufuhrmengen über 10 g wird eher abgeraten. Über mögliche negative Effekte einer zu hohen Salzaufnahme siehe die beiden Kapitel »Bluthochdruck« (Seite 504) und »Osteoporose« (Seite 561).

Neuere Daten zeigen, dass eine Reduktion der Kochsalzzufuhr auf ca. 2 g Natrium (ca. 5 g Kochsalz)/Tag – so wie es die WHO und die DGE empfehlen – den Blutdruck senkt. Mit jedem Gramm weniger Natrium/Tag ließ sich der Blutdruck linear um ca. 2,4 mmHg (Systole) und ca. 1 mmHg (Diastole) senken. Dennoch mehren sich die Stimmen, dass es noch zu wenig wissenschaftliche Evidenz gebe, um einfach eine allgemeine Reduktion der Natriumzufuhr zu empfehlen.

Tatsächlich zeigen die Daten, dass auch die Erhöhung der Kaliumzufuhr und die Reduktion des Natrium-Kalium-Verhältnisses mit einem niedrigen Risiko für Bluthochdruck und kardiovaskulären Erkrankungen einhergeht. Und es ist vor allem auch gezeigt worden, dass eine Natriumzufuhr von 3–5 g/Tag mit der geringsten Sterblichkeit korreliert – und nicht etwa die von der WHO und DGE empfohlenen niedrigeren Mengen. Sowohl bei einer Natriumzufuhr von < 3 g/Tag wie auch bei einer solchen von > 5 g/Tag steigt also die Mortalität.

Die wissenschaftliche Diskussion über die richtige Zufuhrmenge an Natrium bzw. Kochsalz ist also noch längst nicht zu Ende.

Literatur

Ellison DH et al. Insights into salt handling and blood pressure. N Engl J Med. 2021;385(21):1981–1993.

Gonçalves C et al. Sodium and potassium intake and cardiovascular disease in older people: a systematic review. Nutrients. 2020;12(11):3447.

Jayedi A et al. Dietary sodium, sodium-to-potassium ratio, and risk of stroke: a systematic review and nonlinear dose-response meta-analysis. Clin Nutr. 2019;38(3):1092–1100.

Mente A et al. Sodium intake and health: What should we recommend based on the current evidence?. Nutrients. 2021;13(9):3232.

Messerli FH et al. Sodium intake, life expectancy, and all-cause mortality. Eur Heart J. 2021; 42(21):2103–2112.

O'Donnell M et al. Salt and cardiovascular disease: insufficient evidence to recommend low sodium intake. Eur Heart J. 2020;41(35):3363–3373.

Wang YJ et al. Dietary sodium intake and risk of cardiovascular disease: a systematic review and dose-response meta-analysis. Nutrients. 2020:12(10):2934.

Essenzielle Spurenelemente

Spurenelemente sind essenziell, also für den Organismus lebensnotwendig – obwohl sie im Körper nur in kleinsten Mengen vorkommen und vom Organismus nur in Spuren benötigt werden.

Chrom

Chrom scheint vor allem im Zuckerstoffwechsel eine bedeutende Rolle zu spielen. Bereits 1929 war die insulinaktivierende Wirkung von chromreichem Hefepresssaft bekannt. 1975 konnten erstmals Chrommangelerscheinungen nachgewiesen und durch eine gezielte Chromzufuhr wieder behoben werden. In den 80er-Jahren wurde der sogenannte »Glukosetoleranzfaktor« (GTF) als Chrom-haltige Verbindung entdeckt und diskutiert. Die genaue Struktur des GTF (»Chromodulin«) ist allerdings bis heute nicht bekannt. Man vermutete eine Bindung des Chroms an Niacin, Glycin, Cystein und Asparaginsäure.

Funktionen

Antioxidans: Chrom agiert als Antioxidans, indem es die Spiegel von reduziertem Glutathion sowie die Aktivität der SOD (Superoxiddismutase) und der Katalase erhöht.

Herz-Kreislauf-Erkrankungen, Biomarker: Die Zufuhr von Chrom scheint zwei proinflammatorische Biomarker zu beeinflussen: hs-CRP, TNF-α. Beide Marker gelten u.a. als Risikofaktoren bei kardiovaskulären Erkrankungen.

Lipidstoffwechsel: Es gibt Hinweise darauf, dass Chrom positive Effekte im Lipidstoffwechsel hat (Senkung des Gesamtcholesterins, der Triglyzeride und von VLDL).

Proteinstoffwechsel: Chrom spielt eine Rolle beim Einbau der Aminosäuren Glycin, Serin, Methionin und α-Aminobuttersäure ins Herzgewebe.

Zellteilung: Chrom steigert dosisabhängig die Bildung der Ribonukleinsäure (RNA), während DNA-Synthese und Proteinsynthese kaum beeinflusst werden.

Zuckerstoffwechsel: Die Mechanismen der Potenzierung der Insulinwirkung durch Chrom sind im Detail nicht bekannt. Chrom scheint jedoch die Bindungsreaktion von Insulin und seinem spezifischen Rezeptor zu katalysieren. Es gibt Hinweise darauf, dass Chromzufuhr bei Glukose-Intoleranz die Aufnahme von Glukose in die Zellen steigert.

Vorkommen in der Nahrung

Nahrungsmittel	Menge	µg Chrom
Schweineschnitzel	100 g	70
Vollkornbrot	100 g	49
schwarze Melasse (Süßungsmittel aus Zuckerrohr)	2 EL (= 30 g)	36
Hühnerfleisch	100 g	26
Bierhefe	10 g	20

Störungen des Chromhaushalts: mögliche Ursachen

Alter: Mit zunehmendem Alter wird anorganisches Chrom schlechter verwertet.

Stress, Infektionen, intensiver Sport: Stress, Infekte und Sport scheinen zu einer erhöhten Chromausscheidung mit dem Urin führen zu können. Möglicherweise wird in Stesssituationen mehr Cortison freigesetzt, was wiederum den Glukoseverbrauch und parallel dazu die Insulin- und Chrom-Mobilisierung anregt. Wird Chrom mobilisiert, wird es nicht wieder rückresorbiert, sondern geht mit dem Urin verloren. Langanhaltender Stress führt u.a. zu Störungen im Zuckerstoffwechsel (z.B. Insulinresistenz) und könnte auch den Chrombedarf erhöhen.

Zufuhrmangel: Die industrielle Verarbeitung von Nahrungsmitteln mindert den Gehalt an diversen Spurenelementen, darunter Chrom. So enthält weißer Kristallzucker weniger als 10% der Chrom-Konzentration der Melasse. Ähnliches gilt für Getreideprodukte: Ganzer Weizen enthält über zehnmal mehr Chrom als Weißbrot. Ein hoher Anteil raffinierter Kohlenhydrate in der Nahrung, ein hoher Fettkonsum und Proteinüberladung können u.a. zu einer knappen Versorgung mit Chrom beitragen.

Störungen des Chromhaushalts: mögliche Folgen

- Glukosetoleranz, gestört: erhöhter Blutzucker nach dem Essen, verminderte Insulinwirkung, erhöhtes Risiko für Diabetes mellitus Typ 2
- Hypoglykämie und deren Symptome: Energielosigkeit, Müdigkeit, Kopfschmerzen, Konzentrationsstörungen
- Nervenstörungen (Neuropathien)

Zufuhrempfehlungen

Empfohlene tägliche Chrom-Zufuhr (µg)

	Nutritive Empfehlungen EFSA	UL (Tolerable Upper Intake Level)		therapeutischer Dosierungsbereich
		EFSA (Europa)	IOM (USA)	
Männer	nicht definiert	kein UL definiert	kein UL definiert	200–1 000
Frauen	nicht definiert			

Die Bioverfügbarkeit von Chrom aus der Nahrung sowie auch aus vielen Nährstoffsupplementen ist bescheiden. Insbesondere anorganische Chromverbindungen (z.B. Chromchlorid) sind nur zu etwa 1% bioverfügbar und sollten nicht mehr in Nahrungsergänzungspräparaten eingesetzt werden. Wird Chrom in organischer Form (z.B. als Chrompicolinat) zugeführt, kann mit einer Aufnahmerate von etwa 10–20% gerechnet werden. Die Chromverwertung kann bei gleichzeitiger Gabe von Vitamin C deutlich verbessert werden.

Verschiedenen Untersuchungen zufolge beträgt die durchschnittliche tägliche Chromaufnahme 25–40 µg. Der Bedarf an Chrom wird auf etwa 50 µg/Tag geschätzt.

Anwendungsgebiete

Adipositas: Zur Gewichtsreduktion ist eine Änderung des Lebensstils und der Ernährung notwendig; eine Chrom-Supplementierung kann hilfreich sein, um Heißhungerattacken bei Essstörungen (sog. »Binge Eating«) zu vermindern und Übergewicht begleitend moderat zu reduzieren. Lust auf Süßigkeiten bei »Frustessern« wurde durch Chromgaben (600 µg/Tag, 2 Monate) reduziert. Als positive Nebenwirkung einer höheren Chromzufuhr kann eine moderate Abnahme des Körperfettes festgestellt werden. Ob dies von klinischer Relevanz ist, bleibt unklar.

Arteriosklerose, Glykierung: Herzinfarkt- und Angina-pectoris-Patienten weisen im Durchschnitt etwa 5- bis 8-mal niedrigere Blutchromwerte auf als Patienten ohne erkennbare arteriosklerotische Erscheinungen. Chrom reduziert die Bildung von Glykierungsprodukten (sogenannte AGEs). Bei AGEs handelt es sich um Reaktionsprodukte aus Zuckern mit Proteinen und/oder Fetten, welche als Risikofaktoren für Arteriosklerose gelten.

Diabetes mellitus: Eine neuere Meta-Analyse von 28 randomisierten, kontrollierten Studien hat untersucht, ob eine Supplementierung mit Chrom die klassischen Blutzuckerparameter bei Typ-2-Diabetes positiv beeinflussen kann. In den dabei berücksichtigten Studien wurden Chromdosierungen von 50–1000 µg/Tag eingesetzt. Die Anwendungsdauer lag bei 4–25 Wochen. Die Nüchternglukose reduzierte sich im Durchschnitt um 1,1 mmol/l, das Insulin um 12,35 pmol/l, das HbA_{1c} um 0,71 %, das HOMA-IR um 1,53 %. Die Autoren der Meta-Analyse untersuchten außerdem, ob und wie sich die Höhe der Dosierung (weniger oder mehr als 200 µg Chrom/Tag) und die Zeitdauer der Chromgaben (mehr oder weniger als 12 Wochen) auf das glykämische Profil der Patienten auswirkten. Es zeigten sich klinisch relevante Ergebnisse einer Chromgabe mit > 200 µg/Tag für > 12 Wochen (s. Tabelle Seite 207).

Die Gabe von 9 g einer chromhaltigen Hefe während 3 Monaten (Sharma, 2011) führte zu einer Reduktion der Nüchternglukose um ca. 5 mmol/l, des HbA_{1c} um ca. 2,5 % und konnte Glukosetoleranz und Insulinwirkung verbessern. Allerdings konnten diese Ergebnisse bisher nur mit einem einzigen Hefeprodukt gezeigt werden.

Lipidstoffwechsel (bei Diabetikern): Eine Chrom-Supplementierung (> 200 µg/Tag) kann bei Typ-2-Diabetikern zu einer Senkung von Triglyzeriden, des Gesamtcholesterins und zu einer Erhöhung des HDL von bis zu 2,2 mg/dl beitragen. LDL-Spiegel scheinen nicht beeinflusst zu werden.

Polyzystisches Ovarialsyndrom: Bei Patientinnen mit polyzystischem Ovarialsyndrom sind diverse Stoffwechselstörungen – insbesondere auch Störungen des Glukose-, Lipid- und Hormonstoffwechsels – häufig. Die Gabe von Chrom vermochte das HOMA-IR (–1,7), das Nüchterninsulin (–0,86 ml U/ml), den BMI (2,4 kg/m²) und das freie Testosteron zu senken. Die Nüchternglukose, das Gesamttestosteron, DHEA, FSH und LH wur-

Chrom besitzt eine klinisch relevante Wirkung beim Diabetes Typ 2 (Asbaghi et al.)

Messparameter	Dosierung und Interventionsdauer	Anzahl Studien	Gesamteffekt, WMD (Weighted Mean Difference, 95 % CI)
Nüchternglukose	≤ 200 µg Chrom/Tag	9	−1,47 (−1,56, −1,38) mmol/l
	› 200 µg Chrom/Tag	17	**−2,26** (−2,30, −2,22) mmol/l
	≥ 12 Wochen	23	**−3,26** (−3,31, −3,21) mmol/l
	‹ 12 Wochen	3	−0,10 (−0,16, −0,03) mmol/l
Insulin	≤ 200 µg Chrom/Tag	5	−22,94 (−23,56, −22,32) pmol/l
	› 200 µg Chrom/Tag	13	**−27,23** (−28,29, −26,17) pmol/l
	≥ 12 Wochen	16	**−24,09** (−24,63, −23,56) pmol/l
	‹ 12 Wochen	2	8,99 (−3,50, 21,49) pmol/l
HbA_{1c}	≤ 200 µg Chrom/Tag	5	−1,13 (−1,20, −1,06) %
	› 200 µg Chrom/Tag	17	**−1,88** (−1,92, −1,84) %
	≥ 12 Wochen	21	**−1,70** (−1,73, −1,66) %
HOMA-IR	≤ 200 µg Chrom/Tag	4	−0,94 (−1,21, −0,66) %
	› 200 µg Chrom/Tag	5	**−2,16** (−2,44, −1,88) %
	≥ 12 Wochen	8	**−1,53** (−1,73, −1,34) %

den durch die Supplementierung mit Chrom nicht beeinflusst. Die klinische Relevanz dieser Effekte ist unklar.

Leber (NAFLD, nichtalkoholische Fettleber): 400 µg Chrom/Tag, 12 Wochen, führte bei Patienten mit einer nichtalkoholischen Fettleber zu einer Verbesserung von Leptin, Adiponectin und Körpergewicht und der Werte für oxidativen Stress (außer Glutathionperoxidase). Die Werte für die Leberenzyme blieben unverändert.

Schwangerschaft: Während der Schwangerschaft besteht ein erhöhter Chrombedarf. Der Fötus reichert Chrom durch plazentaren Transport in seinem Gewebe an. Daher sollte ein Multivitamin-Spurenelement-Präparat für die Schwangerschaft auch Chrom enthalten.

Sport, Leistungsfähigkeit: Die Chromverluste nach sportlichen Leistungen können mehr als das Doppelte betragen. Schwankungen im Zuckerstoffwechsel sind beim Sportler im Hinblick auf eine optimale Konzentration und mentale Leistungsbereitschaft unerwünscht.

Überdosierung, Toxizität

Es wurde festgestellt, dass dreiwertiges Chrom, welches in physiologischen Dosierungen als unproblematisch gilt, in sehr hohen Dosierungen zu einer Aggregation der DNA führen kann. Monatelange Chromgaben von 1000 µg/Tag bei Diabetikern wurden bei gutem therapeutischem Erfolg ohne Nebenwirkungen vertragen.

Sechswertige Chromverbindungen (z.B. Bleichromat), die in der Medizin keine Verwendung finden, gelten als krebserregend. Nebst beruflichen Expositionen (metallverarbeitende Industrie, Gerberei, Tiefätzdruck, Farbpigmente, Zahnzement usw.) kommen als Gründe für solche Chrombelastungen auch metallische Implantate wie Hüftgelenkprothesen infrage.

Literatur

Aghdassi E et al. In patients with HIV-infection, chromium supplementation improves insulin resistance and other metabolic abnormalities: a randomized, double-blind, placebo controlled trial. Curr HIV Res 2010;8:113–120.

Anton SD et al. Effects of chromium picolinate on food intake and satiety. Diabetes Technol Ther 2008;10:405–412.

Asbaghi O et al. Effects of chromium supplementation on glycemic control in patients with type 2 diabetes: a systematic review and meta-analysis of randomized controlled trials. Pharmacol Res 2020;161:105098.

Asbaghi O et al. Effects of chromium supplementation on lipid profile in patients with type 2 diabetes: A systematic review and dose-response meta-analysis of randomized controlled trials. J Trace Elem Med Biol. 2021;66:126741.

Brownley KA et al. A double-blind, randomized pilot trial of chromium picolinate for binge eating disorder : results of the binge eating and chromium (BEACh) study. J Psychosom Res 2013;75(1):36–42.

Docherty JP et al. A double-blind, placebo-controlled, exploratory trial of chromium picolinate in atypical depression: effect on carbohydrate craving. J Psychiatr Practice 2005;11:302–314.

Heshmati J et al. The effects of supplementation with chromium on insulin resistance indices in women with polycystic ovarian syndrome: a systematic review and meta-analysis of randomized clinical trials. Horm Metab Res. 2018;50(03):193–200.

Kooshki F et al. Chromium picolinate balances the metabolic and clinical markers in nonalcoholic fatty liver disease: a randomized, double-blind, placebo-controlled trial. European Journal of Gastroenterology & Hepatology, 2020;33(10):1298–1306.

Marmett B et al. Effects of chromium picolinate supplementation on control of metabolic variables: a systematic review. J Food Nutr Res. 2016;4(10):633–639.

Sharma S et al. Beneficial effect of chromium supplementation on glucose, HbA_{1c} and lipid variables in individuals with newly onset type 2 diabetes. J Trace Elem Med Biol. 2011;25(3):149–153.

Tarrahi MJ et al. The effects of chromium supplementation on lipidprofile in humans: A systematic review and meta-analysis ofrandomized controlled trials. Pharmacol Res. 2021;164:105308.

Tsang C et al. A meta-analysis of the effect of chromium supplementation on anthropometric indices of subjects with overweight or obesity. Clin Obesity. 2019;9(4):e12313.

Zhang X et al. Effect of chromium supplementation on hs-CRP, TNF-α and IL-6 as risk factor for cardiovascular diseases: A meta-analysis of randomized-controlled trials. Compl Ther Clin Pract. 2021;42:101291.

Eisen

Eisen ist eines der Spurenelemente, die schon lange zum Repertoire jedes Arztes gehören. Die Eigenschaften und Wirkungen des Eisens werden an allen medizinischen Fakultäten seit Jahrzehnten gelehrt.

Funktionen

Energiestoffwechsel, Redoxprozesse: Eisen ist Bestandteil von wichtigen Enzymgruppen wie Cytochromen, Oxidasen (z.B. Cytochrom-C-Oxidase, Atmungskette) und Katalasen und somit in den Energiestoffwechsel (Mitochondrien), in die Regulierung von Sauerstoff-Radikalen und Peroxiden involviert. Eisen besitzt sowohl prooxidative als auch antioxidative Eigenschaften.

Entgiftung: Von Eisen abhängige Enzyme (Oxidoreduktasen) tragen zum metabolischen Abbau von körperfremden Substanzen im Stoffwechsel bei.

Entwicklung, körperliche und neurologische: Eisen ist für die körperliche und neurologische Entwicklung unerlässlich.

Immunsystem: Eisen ist ein wichtiger Modulator von angeborenen wie auch von adaptierten Immunantworten (T-Zell-abhängige und unabhängige antigenspezifische Antikörperreaktionen, Bildung von B-Lymphozyten).

Kollagensynthese, Knochenstoffwechsel, Haut: Eisen katalysiert einige Enzyme, die in die Bildung des Typ-1-Kollagens involviert sind.

Lipidstoffwechsel, Entzündungen: Eisen ist als Bestandteil von Lipoxygenasen und Desaturasen in den Fettsäurestoffwechsel involviert. Es trägt in dieser Funktion zur Bildung von einfach ungesättigten Fettsäuren und zur Modulation von Entzündungen bei.

Neurotransmittersynthese, Noradrenalin, Dopamin, Serotonin: Eisen ist in das optimale Funktionieren der Enzyme involviert, die für die Synthese und für den Abbau von Noradrenalin, Dopamin und Serotonin benötigt werden.

Sauerstoffhaushalt, Hämoglobin: Eisen ist als essenzieller Bestandteil des Hämoglobins mit dem Sauerstofftransport im Blut bzw. mit dessen Speicherung (Myoglobin) beschäftigt. Eisen wird als Transferrin, ein Eisen-Protein-Komplex, zum Knochenmark transportiert, wo es in neugebildete Hämoglobinmoleküle inkorporiert wird. Hämoglobin ist der Blutfarbstoff in den roten Blutkörperchen. Daneben kann Eisen als Ferritin (ebenfalls ein Eisen-Protein-Komplex) oder als Hämosiderin in der Leber, in der Milz oder im Knochenmark gespeichert und bereitgehalten werden.

Zellwachstum, Zelldifferenzierung, DNA-Synthese: Eisen spielt eine Cofaktor-Rolle beim Zellwachstum, bei der Zelldifferenzierung und bei der DNA-Synthese.

Vorkommen in der Nahrung

Nahrungsmittel	Menge	mg Eisen
Austern	100 g	13
Sojamehl, Hirse	100 g	9
Leber (Kalb, Rind)	100 g	7–8
Linsen	100 g	7
weiße Bohnen	100 g	6
Haferflocken, Roggen	100 g	5
unpolierter Reis, Trockenobst (Feigen, Aprikosen), Weizenmehl	100 g	3–4
Fleisch (Kalb, Rind, Schwein, Huhn), Eier, Eierteigwaren, Weizenvollkornbrot, Karotten, Zucchini, Trockenobst (Datteln, Pflaumen)	100 g	2

Störungen des Eisenhaushalts: mögliche Ursachen

Früheren Berichten zufolge waren 10–25 % der Bevölkerung in Industrienationen von Eisenmangel betroffen. Damit gehörte der Eisenmangel zu den häufigeren Nährstoffmängeln. Heute ist ein ernährungsbedingter Eisenmangel seltener. Dennoch sollte insbesondere bei Kindern, Jugendlichen, Frauen im fortpflanzungsfähigen Alter (v.a. auch in der Schwangerschaft), bei Vegetariern und Veganern und bei Sportlern (v.a. bei Ausdauersport und bei Athletinnen) auf die Deckung des Eisenbedarfs geachtet werden.

Es gibt zahlreiche Gründe für einen gestörten Eisenhaushalt:

- Alkoholkonsum, übermäßiger
- Bedarf erhöht: bei Wachstum, in Schwangerschaft und Stillzeit
- Eisenaufnahme, Störungen: durch hohe Zufuhr von Faktoren, die die Eisenresorption hemmen, zum Beispiel Gerbstoffe (Po-

lyphenole in Tees, Kaffee, Wein) und Phytinsäure (in Getreiden)
- gleichzeitige Einnahme therapeutischer Mengen an Zink oder Kalzium
- Eisenverluste durch Blutverlust: Menstruation, Blutungen durch Verletzungen, Blutspenden, Leistungssport (v.a. Läuferinnen, Mikroblutungen), Mikroblutungen Magen-Darm-Trakt (z.B. wegen Medikamenten, blutendes Magengeschwür)
- Entzündungen, chronische: z.B. chronische Darmentzündungen, rheumatoide Arthritis; führen zur Hochregulierung des Hepcidins und damit zu einer verminderten Eisenaufnahme. Dies gilt auch für die vom viszeralen Bauchfett produzierten latenten Entzündungen (Silent Inflammation).
- Ernährung: unzureichende Zufuhr mit der täglichen Nahrung (unausgewogene Nahrungsmittelwahl, Weglassen ganzer Nahrungsmittelgruppen, z.B. bei veganer Ernährung)
- Malabsorption: z.B. bariatrische Eingriffe (z.B. Magen-Bypass), Zöliakie
- Protonenpumpenhemmer (»Magenschoner«): reduzieren die Resorption diverser Nährstoffe (z.B. Eisen, Kalzium, Magnesium, Kupfer, Vitamin B_{12})
- Nierenerkrankungen
- Schweiß: Eisenverlust durch Schwitzen; individuell sehr unterschiedlich, nur bei hohem Schweißverlust relevant
- toxische Metalle, chronische Belastungen: z.B. Blei, Aluminium, Cadmium.

Aufgrund der heutigen Konsumgewohnheiten sind Brot, rotes Fleisch und Gemüse unsere wichtigsten Eisenlieferanten. Aus Getreide und Gemüse (Non-Häm-Eisen) werden allerdings nur 5–10% des zugeführten Eisens vom Körper aufgenommen. Aus Fleisch (Häm-Eisen) sind es etwa 30%, aus Sojabohnen 20% und aus Fisch etwa 15%.

Laut der Nationalen Verzehrsstudie II Deutschland beträgt die durchschnittliche tägliche Eisenzufuhr bei Frauen 11,8 mg, bei Männern 14,4 mg. Bei den Frauen erreichen demnach 58% die täglich empfohlene Eisenzufuhr nicht, bei den Frauen unter 50 Jahren sogar 75%.

Da Symptome bei knapper Eisenversorgung relativ unspezifisch sind, sollte vor allem vor einer hochdosierten Eisentherapie der Eisenversorgungszustand mittels Messung des Ferritins (Speicherform des Eisens) im Blut analysiert werden. Zu beachten ist dabei, dass bei Entzündungen (CRP messen!) und Infekten das Ferritin erhöht sein kann. In diesen Fällen gibt es weitere geeignete Laborparameter, wie beispielsweise das Transferrin, die Transferrin-Sättigung, den löslichen Transferrinrezeptor (sTfR), den Ferritin-Index (Quotient aus sTfR/log Ferritin, Maß für die Speichereisenreserve).

Die Referenzwerte für das Ferritin bei Erwachsenen liegen bei den meisten Labors in einem weiten Bereich von etwa 30–300 µg/l.

TIPP **Vitamin C kann die Eisenaufnahme optimieren. Nehmen Sie bei Verdacht auf einen Eisenmangel zunächst einmal lediglich etwas mehr Vitamin C und Vitamin-C-haltige Nahrungsmittel ein. Oft reicht dies aus, um eine knappe Eisenversorgung zu verbessern.**

Störungen des Eisenhaushalts: mögliche Folgen

- Appetitlosigkeit
- Aufmerksamkeits- und Kognitionsstörungen
- Eisenmangelanämie, Blutarmut

- Entzündungen (Zunge, Speiseröhre)
- Haut, Haare: blasse, raue, spröde Haut, brüchiges Haar, Haarausfall
- Herz-Kreislauf-Erkrankungen: erhöhtes Risiko, mehr Todesfälle. Etwa 60% der Menschen mit einer koronaren Herzerkrankung haben einen Eisenmangel und ca. 17% eine Eisenmangelanämie.
- Infektanfälligkeit, gestörte Immunantwort
- Kinder: Störungen in der körperlichen, mentalen und motorischen Entwicklung
- Knochenstoffwechsel, Störungen: blockierte Synthese des Kollagens vom Typ 1
- Müdigkeit, rasche Ermüdbarkeit, verminderte Leistungsfähigkeit, Kurzatmigkeit
- Mundbereich: Risse in den Mundwinkeln, Aphthen
- Nägel: Rillen in den Fingernägeln, löffelartig geformte Nägel
- Nerven, Neurologie: Kopfschmerzen, Nervosität, Reizbarkeit, Wetterfühligkeit
- Restless-Legs-Syndrom
- Schwangerschaft: erhöhter Anteil von Frühgeburten, durchschnittlich niedrigeres Geburtsgewicht des Neugeborenen
- Sportler: reduzierte Leistungsfähigkeit
- Wärmeregulation, gestörte

Zufuhrempfehlungen

Empfohlene tägliche Eisen-Zufuhr (mg)

	Nutritive Empfehlungen EFSA	UL (Tolerable Upper Intake Level)		therapeutischer Dosierungsbereich
		EFSA (Europa)	IOM (USA)	
Männer	11	kein UL definiert	45	15–300*
Frauen	> 18 J, prämenopausal: 16 postmenopausal: 11			

* Die Dosierung von parenteralen Eisengaben wird individuell je nach Eisen- bzw. Hämoglobinstatus und abhängig vom Körpergewicht definiert.

Die perorale Gabe von Eisen gehört zu den am häufigsten empfohlenen Mikronährstoff-Supplementierungen. Bei höheren Eisendosierungen (> 30 mg Eisen/Einzeldosis) kennt man gastrointestinale Nebenwirkungen wie Übelkeit und Verstopfung.

Lange galt intravenös verabreichtes Eisen als heikel. Neuere Formulierungen mit an Kohlenhydraten gebundenem Eisen zeigen nun eine – verglichen mit Placebo – ebenbürtige Sicherheit und eine geringere Toxizität als sehr hoch dosierte, perorale Eisengaben. Die parenterale Verabreichung von Eisen ist angezeigt bei Patienten, bei denen eine orale Eisengabe ungenügend wirksam oder nicht durchführbar ist. Nebst der Verbesserung des Eisen- bzw. Hämoglobinstatus bei ungenügender Wirksamkeit peroraler Eisen-Supplementierung gehören folgende Indikationen zu den wichtigsten Anwendungsgebieten für parenteral verabreichtes Eisen: Herzinsuffizienz, entzündliche Darmerkrankungen, chronische Nierenerkrankungen, Schwangerschaft (inkl. der pränatalen Zeitperiode), nach bariatrischen Eingriffen, anomale Uterusblutungen.

Es ist dennoch zu beachten, dass auch bei der intravenösen Applikation eine korrekte

Verstoffwechselung von Eisen nicht garantiert ist. Parenterale Eisengaben können die normale Eisentransportkapazität des Organismus überfordern und es kann zumindest vorübergehend zu erhöhtem oxidativem Stress kommen (freies Eisen ist prooxidativ).

TIPP **Tägliche perorale Einzelgaben von Eisen (> 60 mg/Tag) erhöhen den Serumspiegel von Hepcidin. Dieses in der Leber produzierte Protein kontrolliert die Eisenaufnahme aus der Darmzelle ins Blut. Durch den Anstieg des Hepcidins wird die weitere Eisenaufnahme für über 24 Stunden gehemmt. Daher sollten hochdosierte Eisenpräparate nur jeden zweiten Tag, am besten zum Frühstück, eingenommen werden. Die Hepcidinsynthese wird auch von verschiedenen weiteren Faktoren beeinflusst bzw. gefördert. Dazu gehören z. B. Infektionen, Entzündungen oder auch intensive körperliche Belastung.**

Anwendungsgebiete

Anämie: Eisenmangel gilt als der häufigste Grund für Störungen der Blutbildung und spricht gut auf eine Supplementierung an. Die gleichzeitige Gabe von Vitamin C, Vitamin B_2, B_6, B_{12} und Folsäure scheint insbesondere auch bei Schwangerschaftsanämien den Anstieg des Hämoglobinspiegels noch besser zu fördern als eine alleinige Eisenzufuhr. Ein Vitamin-A-Mangel kann eine Eisenmangel-bedingte Anämie verschlechtern. Eine kombinierte Gabe von Eisen und Vitamin A (Dosierungen außerhalb des nutritiven Bereiches unter ärztlicher Kontrolle) kann den Effekt von Eisenpräparaten verbessern.

Herzinsuffizienz, chronische: Eine Eisen-Supplementierung kann bei Patienten mit Herzinsuffizienz und gleichzeitigem Eisenmangel die Leistungsfähigkeit verbessern (angepasst an den Bedarf).

Impfantwort, Verbesserung: Ein Eisenmangel korreliert mit einer schlechteren Impfantwort bei vielen Impfungen (z. B. Diphtherie-, Keuchhusten-, Pneumokokken- und auch SARS-Covid-Impfungen). Kinder, die zum Zeitpunkt der Masernimpfung Eisen verabreicht bekamen, zeigten eine bessere Impfantwort als die nicht supplementierten Kinder.

Infekte, Entzündungen: Eisenmangel kann das Immunsystem schwächen und das Risiko von Infektionen erhöhen. Umgekehrt steigt der Eisenbedarf während Entzündungen und Infekten, da auch Mikroorganismen für ihre Funktionalität Eisen benötigen.

Menorrhagie (starke Menstruationsblutung): Patientinnen mit einer starken Menstruationsblutung weisen einen deutlich erhöhten Eisenbedarf auf, da die monatlichen Verluste durch die Menstruation oft nicht über das Eisen in der Nahrung gedeckt werden.

Müdigkeit, Konzentrationsschwäche: Es sollte nur dann Eisen in mehr als nutritiven Mengen zugeführt werden, wenn ein Eisenmangel laboranalytisch festgestellt wurde. Das Symptom »Müdigkeit« ist sehr unspezifisch und kann auch viele andere Ursachen haben. Dazu gehören z. B. Störungen des Zuckerstoffwechsels, zu wenig Schlaf, niedriger Blutdruck, Schilddrüsenunterfunktion, Depressionen usw. Die Behebung einer knappen Eisenversorgung bis hin zum Eisenmangel mit oder ohne Anämie können kognitive Funktion, Gedächtnisleistung und die Konzentration verbessern.

Restless-Legs-Syndrom: Der Eisenmangel gehört zu den wichtigsten Mikronährstoffdefiziten bei diesem Krankheitsbild. Die Behebung eines Eisenmangels mittels Eisensupplementen kann die Symptome verbessern.

Schilddrüsenunterfunktion, Kropf: Eisenmangel kann die Jodaufnahme hemmen. Bei Jodmangel, Kropf und Schilddrüsenunterfunktion (Hypothyreose) sollte der Eisenhaushalt überprüft werden.

Schwangerschaft: Eine Eisenzufuhr (meist im Rahmen eines speziell auf die Bedürfnisse der Schwangerschaft zugeschnittenen Multivitamin-Mineral-Präparates) im Bereich von 30–40 mg Eisen/Tag kann eine Eisenmangelanämie in den allermeisten Fällen verhindern.

Sport: Der Eisenstatus sollte bei Leistungssportlern regelmäßig kontrolliert werden, dies gilt insbesondere für Athletinnen (Menstruation), Ausdauersportler sowie Sportler, die sich vegan ernähren.

Verhaltensauffälligkeiten, ADHS: Eine Eisenmangelanämie kann in der kindlichen Entwicklung (v.a. auch bei Frühgeburten) zu einem erhöhten Auftreten von kognitiven Störungen und Aufmerksamkeitsdefiziten führen. Erste Studienergebnisse lassen vermuten, dass Eisen (zusammen mit Zink) die Symptomatik von ADHS verbessern könnte.

Überdosierung, Eisenoverload

Können wir zu viel Eisen ein- und aufnehmen bzw. können unsere Eisenspiegel auch zu hoch sein? Genetisch bedingte Eisenstoffwechselstörungen wie die Hämochromatose führen zu einer schädlichen Eisen-»Überladung« des Organismus, Man schätzt, dass etwa eine von 300–400 Personen von diesem Syndrom betroffen ist. Bei diesen Menschen fehlt die normalerweise vorhandene Eisenaufnahmesperre, und Eisen lagert sich an vielen Stellen des Körpers ab. Hier sind Eisenpräparate kontraindiziert.

Eine amerikanische und eine finnische Studie kamen zu dem Ergebnis, dass bei einer hohen Eisensättigung des Eisentransporters im Blut, des Transferrins, arteriosklerotische Prozesse und Darmkrebs häufiger auftreten.

Eisen ist grundsätzlich kein unproblematisches Element, weil es v.a. in freier Form ausgeprägte prooxidative Eigenschaften besitzt. Eisenionen unterstützen z.B. die sog. Fenton-Reaktion in den Mitochondrien der Zellen. Bei einer unzureichenden Eisenverstoffwechselung können äußerst schädliche Hydroxyl-Radikale gebildet werden, mit entsprechenden möglichen Schäden an der DNA und der Atmungskette.

Im Hirngewebe von Alzheimer-Patienten konnten erhöhte Eisen-Konzentrationen gemessen werden (Aggregate mit dem Amyloid-Beta).

Eisen ist, wie bereits erwähnt, ein wichtiger Cofaktor bei der Kollagensynthese. Eine Überladung mit Eisen bewirkt aber in den Knochen genau das Gegenteil: Es wird kollagene Knochenmatrix abgebaut und das Osteoporoserisiko steigt.

Mit einem Eisenoverload korrelieren auch erhöhte Risiken für Kardiomyopathien, Myokardinfarkte, Multiple Sklerose (Entzündungen, oxidativer Stress), Typ-2-Diabetes (Apoptose der Beta-Zellen, Störung der Insulinsekretion) sowie für Knorpelschäden.

Einer der Gründe für die Entwicklung einer Eisenüberversorgung könnte eine unzureichende Hepcidinsynthese sein. Hepcidin, welches die übermäßige Aufnahme von Eisen verhindert, wird in der Leber gebildet. Daher ist es nicht überraschend, dass Patienten mit einer eingeschränkten Leberfunktion wegen einer möglicherweise reduzierten Hepcidinsynthese ein erhöhtes Risiko für Eisenstoffwechselstörungen und eine Eisenüberladung aufweisen.

Hohe Mengen nicht resorbiertes Eisen können das Mikrobiom ungünstig beeinflussen (Wachstumsförderung einzelner Bakterienstämme, z. B. E. coli).

Literatur

Abbaspour N et al. Review on iron and its importance for human health. J Res Med Sci 2014;19:164–174.

Auerbach M et al. Intravenous iron: a framework for changing the management of iron deficiency. Lancet Haematol. 2020;7:e342–350.

Che J et al. The effect of abnormal iron metabolism on osteoporosis. Biol Trace Elem Res. 2020;195:353–365.

Clénin G et al. Iron deficiency in sports – definition, influence on performance and therapy. Swiss Med Wkly. 2015;145:w14196.

Damian MT et al. Anemia in sports: a narrative review. Life. 2021;11:987.

DeLoughery TG. Safety of oral and intravenous iron. Acta Haematol. 2019;142:8–12.

Granero R et al. The role of iron and zinc in the treatment of ADHD among children and adolescents: a systematic review of randomized clinical trials. Nutrients. 2021;13(11):4059.

Haider LM et al. The effect of vegetarian diets on iron status in adults: A systematic review and meta-analysis. Crit Rev Food Sci Nutr. 2018;58(8):1359–1374.

Han M et al. Dietary iron intake and risk of death due to cardiovascular diseases: A systematic review and dose-response meta-analysis of prospective cohort studies. Asia Pacific J Cl,in Nutr. 2020;29(2):309–321.

Heffernan A et al. The Regulation of Dietary Iron Bioavailability by Vitamin C: A Systematic Review and Meta-Analysis. Proc Nutr Soc. 2017;76(OCE4), E182.

Hurrell R, Egli I. Iron bioavailability and dietary reference values. Am J Clin Nutr 2010;91(suppl): 1461S–1467S.

Katsarou A et al. Hepcidin therapeutics. Pharmaceuticals. 2018;11:127.

Lozoff B. Early iron deficiency has brain and behavior effects consistent with dopaminergic dysfunction. J Nutr 2011;141:740–746.

Moretti D et al. Oral iron supplements increase hepcidin and decrease iron absorption from daily or twice-daily doses in iron-depleted young women. Blood 2015;126(17):1981–1989.

Nairz M et al. Iron in infection and immunity. Mol Aspects Med. 2020;75:100864.

Schrage B et al. Association of iron deficiency with incident cardiovascular diseases and mortality in the general population. ESC Heart failure. 2021;8(6):4584–4592.

Schrier S. So you know how to treat iron deficiency anemia. Blood 2015;126:1971.

Silber MH et al. The management of restless legs syndrome: an updated algorhythm. Mayo Clin Proc. 2021;96(7):1921–1937.

Stoffel NU et al. Iron deficiency anemia at time of vaccination predicts decreased vaccine response and iron supplementation at time of vaccination increases humoral vaccine response: a birth cohort study and a randomized trial follow-up study in Kenyan infants. Front. Immunol. 2020;11:1313.

Wang X et al. Genetic support of a causal relationship between iron status and type 2 diabetes: a Mendelian randomization study. J Clin Endocrin Metabol. 2021;106;11:e4641–4651.

Yiannikourides A et al. A short review of iron metabolism and pathophysiology of iron disorders. Medicines. 2019;6:85.

Yilmaz B et al. Gut microbiota and iron: the crucial actors in health and disease. Pharmaceuticals. 2018;11:98.

Zhang S et al. Efficacy and safety of iron supplementation in patients with heart failure and iron deficiency: a meta-analysis. Br J Nutr. 2019;121:841–848.

Jod

Jodmangel stellt ein weltweites Problem dar. Allerdings hat sich die Situation in den letzten 20 Jahren deutlich verbessert. Während im Jahr 2003 erst 67 Länder eine adäquate Jodversorgung aufwiesen, waren dies im

Jahr 2020 bereits 118 Länder. In 21 Ländern ist die Jodzufuhr in der Bevölkerung immer noch unzureichend. Dazu gehören Madagaskar, Vietnam, Kambodscha, aber auch Norwegen, Deutschland und Finnland, wo jodiertes Kochsalz nicht überall zur Verfügung steht.

Funktionen

Antioxidans: Jod fungiert als Antioxidans und als »Fänger« von freien Radikalen. Im Zusammenhang mit seinem Einfluss auf den Abbau von freien Radikalen hat Jod aktivierende Wirkungen auf gewisse Immunfunktionen, positive Effekte auf den Fettstoffwechsel und auf entzündlich-degenerative Erkrankungen (jodhaltige Bäder und Mineralwässer).

Schilddrüsenhormonsynthese: Jod ist essenziell für die Bildung der Schilddrüsenhormone Trijodthyronin (T_3) und Thyroxin (T_4). Die Schilddrüse befindet sich im unteren Bereich des Halses und erzeugt Hormone, die wichtige Körperfunktionen im ganzen Stoffwechsel steuern. Dazu gehören der Energiestoffwechsel (Mitochondrien), der Kohlenhydrat-, Fett- und Proteinstoffwechsel, der Hormonstoffwechsel, das Immunsystem, der Hirnstoffwechsel, Herz-Kreislauf, Muskulatur sowie auch die Verdauungsorgane.

Vorkommen in der Nahrung

Nahrungsmittel	Menge	µg Jod
Krustentiere, Scholle, Seelachs	100 g	200–250
Kabeljau, Dorsch	100 g	120
Makrele, Heilbutt, Hering, Thunfisch	100 g	50–75
jodiertes Speisesalz	1 g	15–40
Milch	0,1 l	ca. 10

Störungen des Jodhaushalts: mögliche Ursachen

Hauptgrund des im mitteleuropäischen Raum vorhandenen Jodmangels ist der niedrige Jodgehalt der inländischen pflanzlichen und tierischen Lebensmittel. Da die Böden infolge von Auswaschungen während der Eiszeit an Jod verarmt sind, ist der Jodgehalt in der pflanzlichen Nahrung und auch im Tierfutter vermindert. Das hat zur Folge, dass auch die Jodaufnahme der Nutztiere erniedrigt ist und zu einem niedrigen Jodgehalt von tierischen Nahrungsmitteln (z. B. Milch, Käse, Fleisch) führt. Die Folgen eines ernährungsbedingten Jodmangels können während einer Schwangerschaft wegen des erhöhten Bedarfs noch weiter verstärkt werden. Veganer und Vegetarier sollten ihren Jodhaushalt regelmäßig überprüfen lassen, da mit dem Weglassen von Fisch, Fleisch und ggf. auch Milchprodukten Jodmängel sehr häufig sind.

Die Lebensmittelindustrie verwendet tendenziell immer weniger jodhaltiges Salz, da dieses separat deklariert werden muss. Dieser Trend muss im Auge behalten werden. Zudem werden immer mehr Lebensmittel (v. a. Fertiglebensmittel und prozessierte Lebensmittel) aus dem Ausland importiert, wo oft nicht jodiertes Kochsalz verwendet wird.

Störungen des Jodhaushalts: mögliche Folgen

In den Alpenländern ist selbst bei einer Ernährungsweise, die die meisten übrigen Nährstoffbedürfnisse größtenteils abzudecken vermag, die notwendige Jodzufuhr nur schwierig zu erreichen. Deshalb ist die Verwendung von jodiertem Speisesalz oder von jodhaltigen Nahrungsergänzungen (z. B. aus Meeresalgen wie Kelp) dringend zu empfehlen.

Wird über die Nahrung zu wenig Jod zugeführt, so können daraus ein Schilddrüsenhormonmangel und eine Vergrößerung der Schilddrüse (Kropf) resultieren. Bei einem länger bestehenden Kropf können sich auch funktionell autonome Schilddrüsenzellen bilden, welche sich als Schilddrüsenüberfunktionssymptome (z.B. Herzprobleme bei älteren Patienten) zeigen. Im Laufe der Zeit können zystische Umbauprozesse und krebsartige Veränderungen in der Schilddrüse erfolgen.

Ein Mangel an Schilddrüsenhormonen kann bei Erwachsenen zu unterschiedlichen gesundheitlichen Problemen führen; dazu gehören Antriebslosigkeit, verminderte körperliche und mentale Leistungsfähigkeit, Gewichtszunahme, trockene Haut sowie eine reduzierte Fertilität (Frauen).

Als besondere Risikogruppen für Jodmangel gelten Schwangere, das werdende Kind (erhöhtes Risiko von Aborten, Totgeburten, angeborenen Fehlbildungen, erhöhter perinataler Mortalität), Neugeborene (erhöhte Mortalität, Kretinismus), Kinder und Jugendliche (langsame geistige und körperliche Entwicklung, unterdurchschnittlicher IQ, eingeschränkte Selbständigkeit) sowie Vegetarier und vor allem Veganer. Jodmangel kann das LDL-Cholesterin erhöhen.

Zufuhrempfehlungen

Empfohlene tägliche Jod-Zufuhr (µg)

	Nutritive Empfehlungen EFSA	UL (Tolerable Upper Intake Level)		therapeutischer Dosierungsbereich
		EFSA (Europa)	IOM (USA)	
Männer	150	kein UL definiert	kein UL definiert	100–1 000
Frauen*	150	600	1 100	

* mit Ausnahme von schwangeren und stillenden Frauen

Anwendungsgebiete

Arteriosklerose, Blutfette: Jod könnte als antioxidativer Cofaktor einen positiven Einfluss auf arteriosklerotische Vorgänge haben. Einerseits wird eine direkte antioxidative Wirkung auf Lipide diskutiert, andererseits ist auch eine indirekte Wirkung durch Aktivitätserhöhung von antioxidativen Enzymsystemen oder über die Schilddrüsenfunktion möglich.

Fibrozystische Brustkrankheit: Jodsupplemente können Schmerzen und Schwellungen bei der sog. fibrozystischen Mastopathie vermindern.

Jodmangel: Eine Jod-Supplementierung ist bei Jodmangel (Schilddrüsenunterfunktion) angezeigt. Ein Jodmangel wird normalerweise im Urin bestimmt.

Jodprophylaxe: Man unterscheidet zwischen freiwilliger und obligatorischer Jodprophylaxe.

- freiwillige Jodprophylaxe (privat):
  - Einsatz von jodiertem Kochsalz zu Hause oder in Restaurantbetrieben
  - Jodzufuhr durch Verzehr von Meeresfischen
  - Verabreichung von jodiertem Öl

- Nahrungsergänzung durch jodhaltige Präparate
- obligatorische Jodprophylaxe (staatlich):
  - allgemeine Anreicherung von Grundnahrungsmitteln wie Kochsalz, des Trinkwassers oder Mehl mit Jod
  - Jodierung des Viehfutters (führt zu höherem Jodgehalt der daraus gewonnenen Lebensmittel)

Kognitive und motorische Funktion bei Kindern: Auch milder Jodmangel, ohne Folgen wie Schilddrüsenunterfunktion oder Kropf, kann bei Kindern die Kognition und die Feinmotorik sowie das Lernen in der Schule beeinträchtigen.

Schwangerschaft: Der Jodbedarf ist in der Schwangerschaft erhöht. Gründe hierfür: erhöhte Schilddrüsenhormonsynthese, um den Bedarf des Fötus sicherzustellen, und erhöhter Jodtransfer zum Fötus sowie größere renale Jodverluste. Generell wird vor oder so rasch wie möglich während einer Schwangerschaft eine tägliche Jod-Supplementierung in der Höhe von 250 µg empfohlen (WHO). In der Regel wird diese Jodmenge über ein gut ausgewogenes Schwangerschafts-Multivitaminpräparat gegeben. Zu beachten ist dabei, dass nicht alle Multivitamin-Präparate für die Schwangerschaft Jod enthalten.

TIPP **Eisenmangel kann die Jodaufnahme hemmen. Bei Jodmangel, Kropf und Schilddrüsenunterfunktion (Hypothyreose) sollte man den Eisenhaushalt überprüfen!**

Überdosierungen, Toxizität

Eine zu hohe Jodzufuhr kann zu folgenden Symptomen führen: Schilddrüsenüberfunktion, Schilddrüsenunterfunktion (Jodid-Myxödem), Kropf sowie Autoimmunerkrankungen der Schilddrüse. Mögliche Ursachen hierfür können z.B. sein: eine (zu) hohe Zufuhr gewisser Algenarten oder iodhaltiger Supplemente. Hochdosierte Jodgaben sollte bei Akne-Patienten vermieden werden, da sie zu einer Verschlimmerung der Akne (Jod-Akne) führen können. Ein Jodüberangebot kann vor allem bei älteren Patienten mit einer autonom funktionierenden Schilddrüse zu einer akuten Schilddrüsenüberfunktion führen. Der Gebrauch von iodhaltigen Kontrastmitteln wurde mit einer reduzierten Fertilität von Frauen in Verbindung gebracht.

Literatur

Bertinato J. Iodine nutrition: disorders, monitoring and policies. Adv Food Nutr Res. Academic Press. 2021:96:365–415.

Farebrother J et al. Excess iodine intake: sources, assessment, and effects on thyroid function. Ann New York Acad Sci. 2019;1446:44–65.

Herter-Aeberli I et al. Iodine supplementation decreases hypercholesterolemia in iodine-deficient, overweight women: a randomized controlled trial. J Nutr. 2015;145(9):2067–2075.

Mathews DM et al. Iodine and fertility: do we know enough? Human Reprod. 2021;36(2):265–274.

Velasco I et al. Iodine as essential nutrient during the first 1000 days of life. Nutrients. 2018;10:290.

Zhao W et al. Iodine nutrition during pregnancy: past, present, and future. Biol Trace Elem Res. 2019;188(21):196–207.

Zimmermann MB et al. Global endocrinology: Global perspectives in endocrinology: coverage of iodized salt programs and iodine status in 2020. Eur J Endrocrinol. 2020;185(1):R13–R21.

Zimmermann MB. Iodine and the iodine deficiency disorders. Present knowledge in nutrition. Academic Press, 2020. 429–441.

Kupfer

Kupfer ist ein für den Organismus notwendiges Spurenelement, das vor allem in vielen Enzymen und Proteinen eine wichtige biologische Rolle spielt und in der Leber gespeichert wird.

Funktionen

Antioxidans, Redoxprozesse: Bestandteil des kupferhaltigen Enzyms Superoxiddismutase (SOD). SOD neutralisiert Superoxidradikale.

Eisenstoffwechsel, Blutbildung: Kupfer ist zwar kein Bestandteil des Hämoglobins, ist aber für dessen Bildung nötig. Kupfer ist im Plasma zu 95 % an Caeruloplasmin gebunden. Dieses Protein dient nicht nur als Kupferspeicher, sondern hat eine zentrale Funktion bei der Mobilisierung von Eisen aus Zellen.

Energiestoffwechsel: Als Bestandteil der Enzyme Cytochrom-c-Oxidase und Ferrooxidase II wichtig für die Energiegewinnung (ATP) in den Mitochondrien.

Harnsäure: Das kupferhaltige Enzym Uratoxidase fördert den Abbau von Harnsäure.

Immunsystem: Kupfer ist an der zellvermittelten Immunantwort mitbeteiligt. Kupfermangel ist mit einer reduzierten Immunantwort verbunden.

Neurotransmitterstoffwechsel: Cofaktor der Diaminoxidase (DAO)/Aminoxidase, die am Abbau von Histamin beteiligt sind. Andererseits tragen sie zur Synthese von Adrenalin und Noradrenalin bei.

Pigmentstoffwechsel, Melanin: Ohne Kupfer ist keine Melaninbildung möglich. Melanin ist ein Farbpigment, das für die Pigmentierung der Augen, aber auch der Haut und der Haare eine Bedeutung hat.

Skelett, Bindegewebe, Kollagen, Keratin: Kupfer ist als Bestandteil des Enzyms Lysyloxidase an der Verflechtung der beiden hauptsächlichen Bindegewebsproteine Kollagen und Elastin beteiligt. Diese sind auch für die Struktur und die Elastizität von Knochen, Bändern, Knorpel, Bindegewebe und Blutgefäßen verantwortlich. Das ebenfalls kupferabhängige Enzym Thioloxidase trägt zur Bildung von Disulfidbrücken bei, die z. B. wichtig für die Stabilität von Keratin sind.

Zentralnervensystem, Myelin: Kupfer hilft, Phospholipide in den Myelinschichten rund um die Nervenfasern zu bilden.

Vorkommen in der Nahrung

Nahrungsmittel	Menge	mg Kupfer
Leber (Rind, Kalb, Schwein)	100 g	3,6–5,5
Portwein, Sherry, Wermut	50 ml	bis 10
Austern	100 g	2,5
Linsen, Erbsen Bohnen	100 g	0,7–0,8
Sonnenblumenkerne	25 g	0,7
Haselnüsse, Walnüsse, Mandeln	50 g	0,4–0,6
Emmentaler, Edamer	50 g	0,4–0,6
Aprikosen, Pflaumen, Pfirsiche (getrocknet)	50 g	0,2–0,4

Störungen des Kupferhaushalts, Kupfermangel: mögliche Ursachen

- Bariatrische Eingriffe zur Gewichtsreduktion (z. B. Magen-Bypass)
- Ernährung: einseitige und unausgewogene Ernährung

- Homocystein: erhöhte Homocystein-Blutspiegel scheinen auch zu Kupfermängeln zu führen.
- Nierenfunktionsstörungen
- Resorptionsstörungen, insbesondere bei älteren Personen, bei Durchfällen, Zöliakie, bei einem hohen Anteil von gesättigten Fetten und Fruktose.
- Steroidtherapie
- Vitamin-C-Mangel: kann eine Störung der Kupferaufnahme und des Kupfertransportes bewirken. Kupfermangel kann auch skorbutähnliche (Vitamin-C-Mangel-)Symptome hervorbringen.
- Zink: hochdosierte (> ca. 45 mg Zink/Tag), längerfristige Zinktherapie (Verdrängung von Kupfer durch Zink, verminderte intestinale Resorption)

Störungen des Kupferhaushalts, Kupfermangel: mögliche Folgen

- Anämie (Blutarmut)
- Appetit- und Gewichtsverlust
- Arteriosklerose
- Cholesterin: erhöhtes LDL, erhöhte Triglyzeride, erniedrigtes HDL. Kupfermangel führt zu einer vermehrten Anfälligkeit des LDL für oxidative Veränderungen. Zudem erhöht es das Enzym HMG-CoA-Reduktase – ein Schlüsselenzym für die Cholesterinsynthese (Statine = HMG-CoA-Reduktase-Hemmer).
- Entzündungen: Kupfermangel führt zu entzündlichen Reaktionen (Neutrophile, Endothelzellen)
- Fertilitätsstörungen
- Glykierungsreaktionen, vermehrte
- Haare und Haut: Strukturstörungen, Pigmentierungsstörungen (Vitiligo)
- Hypertonie
- Infektanfälligkeit, erhöhte
- kardiovaskuläre Erkrankungen: Ein Kupfermangel kann zu einer reduzierten Energiezufuhr im Herzen (ischämische Herzkrankheit), Herzinsuffizienz und Kardiomyopathie führen; ebenso kann eine vermehrte Thrombozytenaggregation festgestellt werden.
- Knochen, Skelett: Strukturstörungen, Knochendichte (Osteoporoserisiko erhöht)
- Leberstoffwechsel, gestört: Fettleber, Eisenüberladung
- Neurologische Symptome: Störungen des Sehnervs, Myelopathien (Ataxie, Hyperreflexe)
- Schlafstörungen
- Trauma
- Wachstumsstörungen

Zufuhrempfehlungen

Empfohlene tägliche Kupfer-Zufuhr (mg)

	Nutritive Empfehlungen EFSA	UL (Tolerable Upper Intake Level)		therapeutischer Dosierungsbereich
		EFSA (Europa)	IOM (USA)	
Männer	1,6	5	10	3–6
Frauen*	1,3			

* mit Ausnahme von schwangeren und stillenden Frauen

Anwendungsgebiete

Anämie (Blutarmut): Eine gemeinsame Gabe von Kupfer und Eisen kann zur Besserung von Blutarmut führen. Eine suboptimale Kupferzufuhr kann Anämien verursachen, die durch eine verminderte Hämoglobinsynthese bedingt sind.

Knochenstoffwechsel: Kupfer trägt als Bestandteil des Enzyms Lysyloxidase zu einem gesunden Knochenstoffwechsel bei. Es sollte in entsprechenden Multivitamin-Spurenelement-Präparaten (1–3 mg/Tag) stets enthalten sein.

Schmerzen: Es gibt Hinweise darauf, dass eine mangelhafte Kupferversorgung die Schmerzempfindlichkeit erhöhen könnte. Kupfermangel reduziert die Enkephalinspiegel. Enkephaline sind vom Körper gebildete Substanzen, welche die Schmerzempfindung regulieren. Schmale Datenlage.

Zinktherapie Interaktion, hochdosierte, langdauernde: Eine hochdosierte, langdauernde Zinktherapie (50 mg/Tag, >10 Wochen, Institute of Medicine) kann den Kupfer-Blutspiegel senken. Daher sollte in diesen Fällen Kupfer (auch innerhalb eines Multivitaminpräparates) parallel gegeben werden. Für diese Anwendung genügt in der Regel eine Kupfer-Supplementierung im Bereich von 1–3 mg/Tag.

Chronische Kupferbelastungen

Kupferbelastungen scheinen im Alltag häufiger als Kupfermängel zu sein. Eine Supplementierung mit einem Kupfermonopräparat sollte daher auf Situationen mit einem Kupfermangel oder bei knapper Kupferversorgung beschränkt werden.

Ursachen: Wie bei allen chronischen Metallintoxikationen wird eine schleichende Kupferbelastung oft übersehen und die Symptome werden nicht der eigentlichen Ursache zugeordnet. Für eine chronische Kupferbelastung sind zahlreiche Ursachen bekannt.

- Farbpigmente
- Fungizide, Pestizide wie Kupfervitriol im Obst- und Weinbau
- Kupfergefäße
- Kupferverarbeitende Industrie
- Morbus Wilson (seltener genetischer Defekt; Kupfer kann nicht ausreichend ausgeschieden werden; Leberschäden, Bewegungsstörungen), Therapie mit Chelatbildner und sekundär auch mit Zink (verminderte Kupferresorption im Darm).
- Orale Kontrazeptiva können das Zink-Kupfer-Verhältnis in Richtung höhere Kupferspiegel verschieben.
- Trinkwasser: Kupfer ist neben Kunststoff und Edelstahl das beliebteste Material für Wasserleitungen. Je saurer das Wasser, je geringer die Wasserhärte und je neuer die Leitungen sind, desto mehr Kupfer kann sich aus den Trinkwasserleitungen lösen und desto mehr Kupfer kann mit dem Wasser zugeführt werden. Achtung: Säuglinge sind besonders empfindlich.
- Zigarettenrauch

Symptome und Folgen: Eine Überlastung des Organismus mit Kupfer beschleunigt u. a. die Entstehung freier Radikale, welche Zellschädigungen verursachen können. Damit verbunden werden z. B. folgende Störungen und Erkrankungen:

- Alzheimer-Krankheit (erhöhte Serum- und Plasmaspiegel, genetische Polymorphismen)
- Asthma (erhöhte Kupferspiegel)
- Autismus, Hyperaktivität

- Depressionen (auch Wochenbettdepressionen)
- emotionale Labilität, Nervosität, Schizophrenie
- entzündliche Prozesse (Darm, Nebenhöhlen, Gelenke, Atemwege, Prostata usw.)
- Epilepsie
- gastrointestinale Symptome (Trinkwasser)
- Hypertonie, erhöhtes Herzinfarktrisiko
- Leberstörungen (selten)
- Migräne
- Müdigkeit, Konzentrations- und Schlafstörungen
- Neurotoxizität
- Schizophrenie: Eine neuere Meta-Analyse zeigt bei Schizophreniepatienten erniedrigte Mangan-, Zink- und Eisen-Blutspiegel – nebst erhöhten Kupferwerten. Dies bestätigt frühere Arbeiten von Dr. Carl C. Pfeiffer aus den 70er-Jahren (»The Schizophrenias Yours and Mine«).
- Zinkmangel (-symptome)

Maßnahmen: Neben den Maßnahmen für die Expositionsprophylaxe können Kupferbelastungen mit speziellen Nährstoffkombinationen therapiert werden. Eine Kombination von Zink, Magnesium, Mangan und Vitamin B_6 ergab die höchsten Raten für die Kupferausscheidung mit dem Urin. Zusätzlich werden α-Liponsäure, schwefelhaltige Aminosäuren (Methionin, Cystein) empfohlen.

Literatur

Altarelli M et al. Copper deficiency: causes, manifestations, and treatment. Nutr Clin Pract. 2019;34(4):504–513.

De Romaña DL et al. Risks and benefits of copper in light of new insights of copper homeostasis. J Trace Elem Med Biol 2011;25:3–13.

DiNicolantonio JJ et al. Copper deficiency may be a leading cause of ischaemic heart disease. Open Heart 2018;5:e000784.

Di Silvestro RA et al. A pilot study of copper supplementation effects on plasma F2alpha isoprostanes and urinary collagen crosslinks in young adult women. J Trace Elem Med Biol 2010;24:165–168.

Heinitz M. Kupfer in der Rheumatologie. Erfahrungsheilkunde 1991;11:833.

Jaiser SR et al. Copper deficiency myelopathy. J Neurol 2010;257:869–881.

Liu Y et al. An emerging role of defective copper metabolism in heart disease. Nutrients. 2022;14(3):700.

Meyer Mikalsen S et al. patients before and 12 months after Roux-en-Y gastric bypass surgery: Copper, manganese, selenium and zinc. J Trace Elem Med Biol. 2020;62:126650.

Myint ZW et al. Copper deficiency anemia: review article. Ann Hematol. 2018;97:1527–1534.

Ni M et al. Copper in depressive disorder: A systematic review and meta-analysis of observational studies. Psych Res. 2018;267:506–515.

Rondanelli M et al. Copper as a dietary supplement for bone metabolism: a review. Nutrients. 2021;13(7):2246.

Saghazadeh A et al. Trace elements in schizophrenia: a systematic review and meta-analysis of 39 studies (N=5151 participants). Nutr Rev. 2019;78(4):278–303.

Squitti R et al. Copper Imbalance in Alzheimer's disease: meta-analysis of serum, plasma, and brain specimens, and replication study evaluating ATP7B gene variants. Biomolecules. 2021;11:1960.

Wazir SM et al. Copper deficiency, a new triad: anemia, leucopenia, and myeloneuropathy. J Comm Hosp Intern Med Persp. 2017 ;7(4) :265–268.

Zetta P et al. Copper deficiency and neurological disorders in man and animals. Brain Res Rev 2007;54:19–33.

Mangan

Mangan gehört zu den Spurenelementen, die man in Multivitamin-Multimineral-Präparaten regelmäßig antrifft, von denen man aber oft nicht genau weiß, wofür sie gut sind und ob man sie gezielt einsetzen kann. Mangan ist zwar ein lebenswichtiges Spurenelement, die Datenlage der vorliegenden Studien zum Einsatz von Mangan als Supplement ist aber nicht sehr breit. Es scheint daher v.a. wichtig zu sein, dass der Bedarf gedeckt ist. Der Manganbestand im Menschen wird auf lediglich 10–40 mg geschätzt.

Funktionen

Antioxidative Wirkung: Das Enzym Mangan-Superoxiddismutase (MnSOD) ist ein wichtiges Antioxidans und bildet vor allem auch in den Mitochondrien einen Schutz gegen freie Radikale.

Blut: Cofaktor bei der Blutbildung. Zusammen mit Vitamin K unterstützt Mangan die Bildung von Prothrombin, einem Protein, das für die Blutgerinnung von Bedeutung ist.

Enzyme, essenzieller Bestandteil: Mangan ist Cofaktor diverser weiterer Enzyme. Dazu gehören die Arginase (spaltet Harnstoff aus Arginin ab und regeneriert dabei Ornithin) und die Glutaminsynthetase (überträgt Ammonium auf Glutamat; dabei entsteht unter ATP-Verbrauch Glutamin).

Glukose- und Fettstoffwechsel, Cholesterin, Sexualhormone: Manganhaltige Enzyme spielen eine Rolle beim Kohlenhydrat- und Fettstoffwechsel sowie bei der Bildung und Sekretion von Insulin. Auch die Bildung von Cholesterin und Geschlechtshormonen sind von manganhaltigen Enzymen abhängig. Daher trägt Mangan – zusammen mit anderen Antioxidanzien – zur Fertilität von Mann und Frau bei.

Histaminabbau: Manganhaltige Enzyme sind essenziell für den Histaminabbau.

Immunsystem: Mangan trägt zu einer guten Immunantwort bei.

Knochenstoffwechsel, Knorpel: Mangan wird für die Biosynthese von Proteoglykanen im Knochen und im Knorpelgewebe benötigt.

Kollagenbildung, Wundheilung: Manganenzyme unterstützen den Aufbau von Kollagen (Gewebeprotein). Manganhaltige Enzyme sorgen auch für die Bildung der Glykosaminoglykane, die für die Wundheilung benötigt werden.

Neurotransmitter: Mangan moduliert die Aktivität von Neurotransmittern.

Vorkommen in der Nahrung

Nahrungsmittel	Menge	mg Mangan
Haferflocken	100 g	4,9
Sojamehl, vollfett	100 g	4,0
Weizenvollkorn	100 g	3,4
Haselnüsse	50 g	2,9
Weizenkeime	25 g	2,3
weiße Bohnen	100 g	2,0
Reis, unpoliert	100 g	1,1
Walnüsse, Mandeln	50 g	1,0

Störungen des Manganhaushalts, Manganmangel: mögliche Ursachen

- Alkoholkonsum, hoher
- Enzymdefekte, angeborene (Phenylketonurie usw.)
- Kalziumzufuhr, hochdosiert, einseitig
- Medikamente: Langzeitmedikation mit östrogenhaltigen Medikamenten, Reserpin (Antihypertensivum), gewissen Psychopharmaka (Phenothiazine wie Chlorpromazin), welche Mangan komplex binden können, sowie auch Antazida
- Phytinsäure im frischen Getreide kann die Bioverfügbarkeit von Mangan reduzieren.
- Schwermetalle, Langzeitbelastungen

- Zufuhr, knappe: Hoher Anteil von hoch verarbeiteten – z.B. weißmehl- und zuckerhaltigen – Nahrungsmitteln an der täglichen Nahrung (über 50% des Mangans gehen durch das Raffinieren verloren). Tierische Nahrungsmittel wie Fleisch, Milch und Eier liefern wenig Mangan. Die Bioverfügbarkeit von Mangan aus Lebensmitteln ist entsprechend dem Gehalt an resorptionsbehindernden Begleitstoffen wie Phytaten, Zellulose, Kalzium, Phosphaten sehr unterschiedlich und liegt zwischen 5 und 60%.

Störungen des Manganhaushalts, Manganmangel: mögliche Folgen

- Asthma, Allergien: Manganhaltige Enzyme sind Cofaktoren für den Histaminabbau. Untersuchungen bei Asthmatikern ergaben viermal niedrigere Manganwerte im Haar als bei gesunden Personen. Manganmangel könnte somit ein Cofaktor für die Entstehung von Asthma und Allergien sein.
- Blut: Absinken des HDL-Cholesterins; erhöhte Kalzium-, Phosphor- und Glukose-Blutwerte. Blutgerinnungsstörungen
- Demenzen: Alzheimer-Patienten zeigen niedrigere Manganserumspiegel als gesunde Kontrollpersonen
- Diabetes mellitus: die Manganspiegel bei Diabetikern sind um 50% niedriger als bei Gesunden. Ein Manganmangel kann zu einer gestörten Glukosetoleranz führen. Bei Manganmangel stehen weniger Träger für den Glukosetransport zur Verfügung.
- Endokrines System: reduzierte Produktion von Sexualhormonen, reduzierte Fertilität, Wachstumsverzögerung
- Haut, Knochen, Knorpel: Störungen der Gewebestruktur, Verlust der Haarpigmentierung
- Immunsystem: Immunschwäche, verminderte Antikörperbildung
- Mitochondriale Dysfunktionen
- Schwangerschaft, Kinder: Ein niedriger Manganspiegel der Mutter während der Schwangerschaft steht in Verbindung mit intrauteriner Wachstumsretardierung beim Fötus und einem niedrigeren Geburtsgewicht. Manganmangel kann bei Kindern Störungen des Wachstums und der Knochenstruktur hervorrufen. Niedrige Manganwerte in einer frühen Entwicklungsphase können zu einer schlechten Entwicklung des Innenohres führen, was für das Gleichgewicht von Bedeutung ist. Kleine Kinder, die schlecht laufen lernen, brauchen oft zusätzlich Mangan.
- Zentralnervensystem: Schizophrenie, Störungen der Neurotransmitterfunktion (Störungen der Nervenreizübertragungen auf die Muskelzelle).

Zufuhrempfehlungen

Empfohlene tägliche Mangan-Zufuhr (mg)

	Nutritive Empfehlungen EFSA	UL (Tolerable Upper Intake Level)		therapeutischer Dosierungsbereich
		EFSA (Europa)	IOM (USA)	
Männer	3	kein UL definiert	11	2–5(–50)
Frauen	3			

Anwendungsgebiete

Mangan kommt als Monopräparat nur selten zum Einsatz. Meist wird es in Multivitamin-Spurenelement-Präparaten, Multimineralprodukten, Antiox-Komplexen, Basenmischungen, in Supplementen für einen optimalen Knochen- und Knorpelstoffwechsel oder bei der Wundheilung verwendet.

Antiox-Präparate: Mangan kommt oft in Antiox-Komplexpräparaten als enzymatisches Antioxidans zum Einsatz.

Osteoporose, Arthrose: Ein Manganmangel führt zu degenerativen Knochenveränderungen. Bei der begleitenden Supplementierung zur Prävention und Therapie der Osteoporose wird Mangan, zusammen mit Kalzium, Zink, Kupfer und weiteren Mikronährstoffen, für eine optimale Knochenstruktur eingesetzt. Mangan hemmt bei Arthrose die knorpelzerstörenden Metalloproteasen. Damit ergänzt Mangan die Wirkung von Chondroitinsulfat und Glucosaminsulfat in idealer Weise.

Rücken- und Bandscheibenbeschwerden: Mangan unterstützt die Bildung von Knorpel- bzw. Bandscheibengewebe. In Bandscheiben sowie in Haaranalysen von Personen mit Rücken- und Bandscheibenbeschwerden findet man oft niedrige Mangan-Konzentrationen.

Schizophrenie: Eine neuere Meta-Analyse zeigt bei Schizophreniepatienten erniedrigte Mangan-, Zink- und Eisen-Blutspiegel – nebst erhöhten Kupferwerten. Dies bestätigt frühere Arbeiten von Dr. Carl C. Pfeiffer aus den 70er-Jahren (»The Schizophrenias Yours and Mine«). Therapeutisch dosierte Mangan- und Zinksupplemente können günstig wirken.

Schwangerschaft, Wachstumsstörungen Kleinkinder: Multivitamin-Spurenelement-Präparate sollten unbedingt auch Mangan enthalten.

Überdosierung

Über chronische Manganbelastungen ist vor allem in der metallverarbeitenden Industrie und im Bergbau berichtet worden, wo Arbeiter Manganoxidstaub ausgesetzt sind. Eine chronisch exzessive Langzeitexposition gegenüber Mangan kann das Demenzrisiko erhöhen. Auch über Blutdruckerhöhungen, Kopfschmerzen, Lernschwierigkeiten, ADHS und neurologische, parkinsonähnliche Störungen, Psychosen und Atemwegsbeschwerden ist bei chronischen Manganbelastungen berichtet worden. Säuglinge und Kinder sind besonders empfindlich gegen eine Manganexposition.

Da Mangan fast ausschließlich über die Galle ausgeschieden wird, sollte die Mangan-Supplementierung auch bei Erkrankungen der Gallenblase vorsichtiger gehandhabt werden. Bei therapeutischen Mangandosierungen (≥ 15–20 mg/Tag) ist auch auf etwaige Blutdruckerhöhungen zu achten.

Literatur

Du K et al. Association of circulating manganese levels with Parkinson's disease: a meta-analysis. Neurosci Letters. 2018;665:92–98.

Du K et al. Association of serum manganese levels with Alzheimer's disease and mild cognitive impairment: a systematic review and meta-analysis. Nutrients. 2017;9(3):231.

Fiebich B et al. Beitrag von Kupfer und Mangan zur antientzündlichen Wirkung von Nährstoffkombinationen mit Glucosamin und Chondroitinsulfat. Ernährung & Medizin 2007;22:75–79.

Gonzalez-Reyes RE et al. Manganese and epilepsy: a systematic review of the literature. Brain Res Rev 2007;53:332–336.

Kehl-Fie TE et al. Nutritional immunity beyond iron: a role for manganese and zinc. Curr Opin Chem Biol 2010;14:218–224.

Li L et al. The essential element manganese, oxidative stress, and metabolic diseases: links and interactions. Ox Med Cell Longevity. 2018:7580707.

Liu W et al. Biomarkers of environmental manganese exposure and associations with childhood neurodevelopment: a systematic review and meta-analysis. Environ Health. 2020;19:104.

Saghazadeh A et al. Trace elements in schizophrenia: a systematic review and meta-analysis of 39 studies (N=5151 participants). Nutr Rev. 2019;78(4):278–303.

Shih JH et al. Association between peripheral manganese levels and attention-deficit/hyperactivity disorder: a preliminary meta-analysis. Neuropsychiatr Dis Treat. 2018;14:1831–1842.

Volkmann PH. Endometriose, PMS und Infertilität. EHK 2005;54:668.

Wood RJ. Manganese and birth outcome. Nutr Rev 2009;67:416–420.

Molybdän

Der Gesamtbestand des Menschen an Molybdän beträgt ca. 10 mg. Davon befinden sich 60 % im Skelett sowie 20 % in der Leber, ferner findet es sich in den Zähnen, Nieren und in der Haut. Molybdän-Blutspiegel werden im menschlichen Körper sehr selten untersucht, daher sind Berichte über Störungen des Molybdänstoffwechsels ebenfalls rar.

Funktionen

Molybdän ist ein wichtiger struktureller Bestandteil von Molybdopterin. Diese Verbindung ist ein Cofaktor für diverse Enzyme. Dazu gehören Sulfitoxidase, Xanthinoxidase und Aldehydoxidase. Diese Enzyme verstoffwechseln im Körper schwefelhaltige Aminosäuren, Sulfite, Purine und Pyrimidine.

Antioxidative Wirkung, Harnsäure: Das molybdänhaltige Enzym Xanthinoxidase sorgt für den Aufbau von Harnsäure. Wenn der Harnsäurespiegel zu hoch ist, wird bekanntermaßen Gicht ausgelöst. Zu niedrig sollte er allerdings auch nicht sein, weil Harnsäure als Fänger von hochreaktiven freien Radikalen auch wichtige physiologische Funktionen ausübt. Ein optimaler Harnsäurespiegel ist essenziell für die Gesundheit und von einem normalen Molybdänhaushalt abhängig.

Eisenmetabolismus: Die molybdänhaltige Xanthinoxidase ist notwendig für den optimalen Transport von Eisen sowie für den Eisenvorrat.

Schwefelmetabolismus: Das molybdänhaltige Enzym Sulfitoxidase (kann in den Mitochondrien gefunden werden) ist für den Abbau von schwefelhaltigen Verbindungen (Cystein, Methionin, Taurin, Homocystein usw.) bzw. von toxischen Sulfiten zu Sulfaten verantwortlich.

Stickstoffmonoxid: Molybdänenzyme können Nitrit zu Stickstoffmonoxid (NO) reduzieren.

Vorkommen in der Nahrung

Nahrungsmittel	Menge	µg Molybdän
Sojamehl	100 g	180
Rotkohl	100 g	120
weiße Bohnen	100 g	100
Kartoffeln	100 g	5–85
Reis	100 g	80
Trockenerbsen	100 g	70
Spinat	100 g	50
Hühnerei	1 mittelgroßes	49
grüne Bohnen	100 g	43
Schweinefleisch	100 g	27

Störungen des Molybdänhaushalts: mögliche Ursachen

Darmerkrankungen: Entzündliche Darmerkrankungen können die Molybdänresorption vermindern und den Molybdänverlust stark erhöhen. Bei Morbus Crohn betragen die Molybdänverluste über den Magen-Darm-Trakt teilweise mehr als 400 µg/Tag.

Raffinierte Nahrungsmittel: Bei der industriellen Verarbeitung von Lebensmitteln geht ein großer Teil des Molybdäns verloren. Bei der Mehlherstellung werden über 40% des Molybdäns abgetrennt. Auch bei der Raffinierung von Zucker verbleibt Molybdän in der Melasse als »Abfall«. Einseitige Ernährung, Dosen- und Fertiggerichte usw. führen über Jahre hinweg zu Molybdänmangel. Durch die Trennung von Ackerbau und Viehzucht sowie durch Smog und sauren Regen ist es zu einer weitgehenden Reduzierung des Molybdängehaltes der Böden gekommen. Chronische Bleibelastungen können ebenfalls den Molybdänhaushalt stören.

Erhebungen über die tägliche Zufuhr von Molybdän mit der Nahrung ergaben Durchschnittswerte von 50–350 µg (Schweiz 220 µg, Deutschland 90–100 µg, USA 120–240 µg). Die Resorptionsquoten sollen 40–50% betragen. Niedrige Molybdänwerte in Haar- und Vollblutanalysen sind – wenn sie dann überhaupt je einmal gemessen werden – immer wieder zu beobachten.

Störungen des Molybdänhaushalts: mögliche Folgen

- Fertilitätsstörungen
- Haarausfall
- Harnsäureausscheidung: erniedrigt
- Karies
- Krebs: Ein niedriger Molybdängehalt des Trinkwassers korreliert mit einem erhöhten Risiko für Speiseröhrenkrebs.
- Müdigkeit
- Nierensteine (Xanthinsteine)
- Schwangerschaft: gestörte fetale Entwicklung
- Schwefelhaltige Nahrungsmittel und Aminosäuren (Cystein, Methionin usw.): Störungen des Abbaus
- Sulfitallergien
- Ein Mangel an dem molybdänhaltigen Enzym Sulfitoxidase gilt als seltene Erscheinung und kann zu schweren neurologischen Krankheitsbildern bei Kindern führen (Hirnschäden, Epilepsie, geistige Behinderung, Augenlinsenverschiebungen).

Zufuhrempfehlungen

Empfohlene tägliche Molybdän-Zufuhr (µg)

	Nutritive Empfehlungen EFSA	UL (Tolerable Upper Intake Level)		therapeutischer Dosierungsbereich
		EFSA (Europa)	IOM (USA)	
Männer	65	600	2000	100–1000
Frauen	65			

Anwendungsgebiete

Aufgrund der schmalen Datenlage sind die folgenden Informationen als Hinweise und nicht als klassische Anwendungsmöglichkeiten zu verstehen.

Darmdysbiosen: Molybdän wird auch eine stimulierende Wirkung auf Zellulose abbauende Mikroorganismen zugeschrieben. Dies könnte bei der unterstützenden Behandlung von Darmdysbiosen von Bedeutung sein.

Karies: In Gegenden mit höheren Molybdän-Konzentrationen in den Böden und im Trinkwasser findet man eine geringere Karieshäufigkeit. Es gibt Hinweise darauf, dass Molybdän die Resorption und Retention von Fluor erleichtert. Da der Einbau von Fluor Knochen und Dentin stärkt, könnte Molybdän indirekt eine modifizierende Wirkung auf Osteoporose und Karies ausüben.

Sulfitempfindlichkeit: Schwefeldioxid und andere Schwefelverbindungen aus Öl- oder Kohleheizungen, Autoabgasen und anderen Verbrennungsvorgängen belasten insbesondere bei nebligem Wetter (Smog) Personen, die wegen eines Molybdänmangels Schwefelverbindungen nicht normal abbauen können. Auch geschwefelte Nahrungsmittel (Wein, Dörrobst usw.) können bei diesen Menschen zu folgenden Symptomen führen:

- abdominale Krämpfe
- Atembeschwerden
- Benommenheit
- Durchfall, Übelkeit
- generalisierter Juckreiz
- niedriger Blutdruck
- Schwellungen an Händen und Füßen und um die Augen
- Stimmungsschwankungen

Überdosierung

Molybdänvergiftungen mittels Ernährung oder Nährstoffpräparaten sind bisher nicht bekannt. In einigen Gegenden Armeniens ist die Molybdänzufuhr mit 10–15 mg/Tag sehr hoch. Diese hohe Zufuhr soll zu gichtähnlichen Symptomen führen. Auch über leichte Beschwerden im Magen-Darm-Trakt mit Durchfällen wird berichtet. Zudem kann die renale Kupferausscheidung erhöht werden.

Molybdän wird als härtender Zusatz in rostfreiem Stahl in Legierungen für Panzerschränke verwendet und zudem auch in Schmiermitteln, Keramik, Glühlampenfäden, Farben (Pelze, Federn, Haare/v. a. blaue Pigmente), Düngemitteln und Katalysatoren eingesetzt. Bei der Herstellung dieser Artikel kann Molybdän freigesetzt werden und zu Belastungen oder Intoxikationen führen, die mittels Spurenelement-Untersuchungen im Haar oder im Vollblut gemessen werden können. Weitere mögliche Molybdän-Belastungsquellen können Bergbau, Asche, Klärschlamm und Kohleverbrennungsanlagen sein.

Literatur

Belaidi AA et al. Molybdenum Cofactor in Humans: Health, Disease, and Treatment. In: Molecular, Genetic, and Nutritional Aspects of Major and Trace Minerals. 2017:399–410.

Mayr SJ.Mendel et al. Molybdenum cofactor biology, evolution and deficiency. Biochimica et Biophysica Acta (BBA)-Molecular Cell Research, 2021;1868(1):118883.

Niks D et al. Molybdenum-containing enzymes. In: Hu Y. (eds) Metalloproteins. Methods in Molecular Biology, vol 1876. Humana Press, New York, NY. 2018:55–63.

Novotny JA et al. Molybdenum. Adv Nutr. 2018;9(3):272–273.

Shaik I et al. Functional role of inorganic trace elements on enamel and dentin formation: a review. JPharm Bioall Sci 2021;13:S952–S956.

Wang GQ et al. Effects of vitamin/mineral supplementation on the prevalence of histological dysplasia and early cancer of the esophagus and stomach: results from the General Population Trial in Linxian, China. Cancer Epidemiol Biomarkers Prev 1994;3:161–166.

Zhang Y et al. iTRAQ-based quantitative proteomic analysis of low molybdenum inducing thymus atrophy and participating in immune deficiency-related diseases. Ecotoxicol Environ Safety. 2021;216:112200.

Selen

Selen wurde bereits im Jahre 1817 entdeckt. Bekannt wurden zunächst Intoxikationen mit Selen in Gebieten mit äußerst hohen Konzentrationen in den Böden. Noch heute ist oft der Respekt vor der Toxizität von Selen größer als die Beachtung der wichtigen Funktionen in unserem Stoffwechsel. Nicht zuletzt dank der Verbesserung der Analysetechnik konnte in den letzten 30 Jahren das Wissen über die Eigenschaften und Wirkungen dieses wichtigen essenziellen Spurenelementes sehr vertieft werden.

Funktionen

Selen ist ein unerlässlicher Bestandteil von Selenoproteinen. Beim Menschen sind bisher 25 Selenproteine nachgewiesen worden. Viele Selenproteine sind als Enzyme in Redoxreaktionen involviert. Andere Selenproteine funktionieren aber auch enzymunabhängig. Zu den bekanntesten Selenproteinenzymen gehören die Glutathionperoxidasen, die Thioredoxinreduktasen und die Jodthyronindeiodasen.

Antioxidative Wirkung: Die Glutathionperoxidasen dienen als Zellschutzfaktor gegen aggressive, aktivierte Sauerstoffformen, welche durch äußere Einflüsse wie Umweltgifte, Strahlungen, Rauchen usw., aber auch normalerweise im Stoffwechsel selbst gebildet werden. Die Glutathionperoxidasen sind besonders in bestimmten Blutbestandteilen (rote Blutkörperchen, Thrombozyten, Phagozyten), in der Leber und in den Augen in hoher Konzentration zu finden.

Thioredoxinreduktasen spielen eine Rolle beim Vitamin-C-Recycling. Dabei wird Dehydroascorbinsäure zur Ascorbinsäure reduziert. Selen trägt als Enzymbestandteil auch zum Recycling von Coenzym Q_{10} (Ubichinon) zu Ubichinol und von Vitamin E bei.

Chemopräventive Eigenschaften: Dazu gehören: DNA-Reparaturprozesse, Histonmodifikationen, Hemmung der Gefäßneubildung (Angiogenese), Förderung des enzymatischen Abbaus von Umweltgiften, Hemmung von toxischen Effekten durch Metallbelastungen der Zellen.

DNA-Synthese: Selen ist auch an der DNA-Synthese mitbeteiligt.

Entgiftungsunktion: Selen fördert als Bestandteil zahlreicher Enzyme den Abbau von körperfremden Substanzen (Xenobiotika) und bildet mit Schwermetallen einen schwerlöslichen, biochemisch inerten Selenid-Proteinkomplex. Selen fördert die Bildung von körpereigenen Metallothioneinen, die nebst antioxidativen, entzündungshemmenden und antimikrobiellen Eigenschaften auch eine schwermetallausleitende Wirkung besitzen.

Immunsystem: Selen beeinflusst die zelluläre und die humorale Immunantwort. Es stimuliert die Bildung von zytotoxischen T-Lymphozyten und Makrophagen. Selen ist für das Th1-/Th2-Gleichgewicht (Th= T-Helferzellen) wichtig. Zudem konnte eine Anregung der Bildung von γ-Interferon (hemmt u.a. die virale Replikation) und des sogenannten Tumor-Nekrose-Faktors (TNF) durch Selen nachgewiesen werden. Selen kann auch die Aktivität der natürlichen Killerzellen, welche für unser Abwehrsystem von großer Bedeutung sind, erhöhen. Allerdings kann sich diese Wirkung bei überschüssigen Dosierungen auch umkehren.

Knochen: Selen fördert die Osteoblastenaktivität.

Schilddrüsenhormon-Metabolismus, Energiestoffwechsel: Die Funktion des Enzyms Typ-I-Jodthyronin-5-Dejodase ist von Selen abhängig. Dieses Enzym spielt eine wichtige Rolle bei der Umwandlung und Aktivierung der Schilddrüsenhormone. Selen ist ein Cofaktor bei der Abspaltung von Jodid aus dem L-Thyroxin (T_4), wodurch dieses zum aktiven Schilddrüsenhormon Triiodthyronin (T_3) umgewandelt wird. Dadurch kann ein Selenmangel zu einer Schilddrüsenunterfunktion führen. Durch die Beteiligung am Schilddrüsenhormonhaushalt ist Selen direkt mit dem Energiestoffwechsel verbunden.

Die Umwandlung von T_4 zu T_3 geschieht selenabhängig.

Vorkommen in der Nahrung

Nahrungsmittel	Menge	µg Selen
Hering	100 g	140
Paranüsse	2–4 Nüsse	50–100
Sardine	100 g	85
Sojabohnen	100 g	60
Weizenvollkornbrot	100 g	55
Rindfleisch	100 g	35
Schweinefleisch	100 g	31
Dorsch, Lachs, Seezunge	100 g	25

Störungen des Selenhaushalts: mögliche Ursachen

Bedarf erhöht: Schwangerschaft, Stillzeit, vegetarische und vegane Ernährungsweise, Hepatitis, rheumatische Entzündungen, Sepsis.

Chronische Erkrankungen: Entzündungen der Bauchspeicheldrüse, zystische Fibrose und Zöliakie sind im Zusammenhang mit der Entwicklung eines Selenmangels zu sehen.

Genussmittel: Erhöhter Alkoholkonsum und Rauchen korrelieren mit erniedrigten Selenspiegeln.

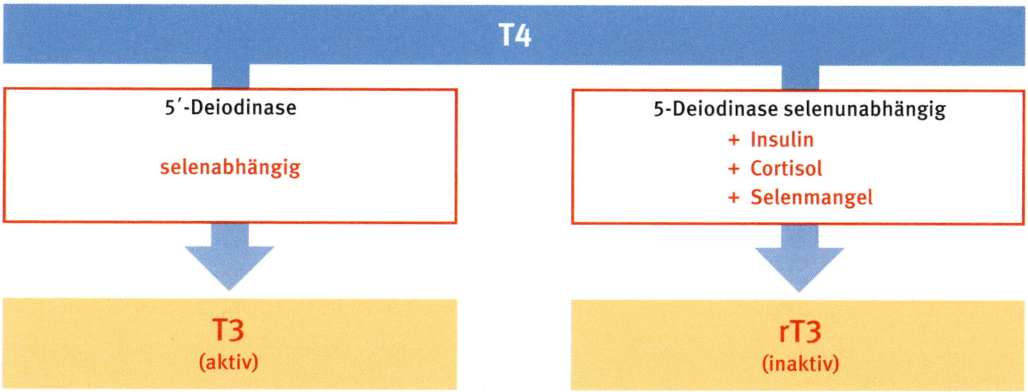

Magen-Darm-Erkrankungen: Bei anhaltenden Verdauungsproblemen – insbesondere auch bei Morbus Crohn sowie Colitis ulcerosa – kann die Selenaufnahme vermindert sein.

Medikamente: Eine Störung der Selenresorption ist bekannt durch Antazida und Abführmittel. Niedrige Selenserumspiegel werden bei der Behandlung mit Kortikoiden, Clozapin und Valproinsäure beobachtet. Auch Statine interagieren mit den Selenproteinen.

Schwermetall-Belastungen: Schwermetalle reduzieren die Selenaufnahme aus dem Magen-Darm-Trakt. Zudem können sie selenhaltige Enzyme blockieren und somit die selenabhängigen Stoffwechselaktivitäten vermindern.

Selenarme Böden, Zufuhrmangel: Die Selen-Konzentrationen in den Böden können von Region zu Region sehr stark schwanken. So finden wir beispielsweise in den USA und Kanada hohe Selenwerte, während die Böden in weiten Teilen Europas inkl. der Alpenländer eher als selenarm bezeichnet werden. Auch China, Neuseeland und Russland gelten als »Selenmangelländer«. Dementsprechend ist die Selen-Konzentration in den Nahrungsmitteln stark standortabhängig. Aus diesem Grund ist bei Selenstudien zu beachten, in welchen Ländern diese durchgeführt wurden. Bei Studien in Ländern, die eine gute Selenversorgung über die Böden haben, ist der Nutzen einer zusätzlichen Selen-Supplementierung – im Gegensatz zu Studien in Selenmangelgebieten – oft nicht mehr vorhanden.

Die tägliche Aufnahme von Selen schwankt in den verschiedenen Ländern zwischen 10 und 500 µg. In Deutschland ergaben Untersuchungen eine durchschnittliche Selenzufuhr von 55 µg/Tag mit einem Spektrum von ca. 25–85 µg.

Störungen des Selenhaushalts: mögliche Folgen

- Alterungsprozesse: Selen trägt zur Verlängerung der Telomere bei. 100-Jährige haben höhere Selenspiegel als andere Kontrollpersonen im Seniorenalter.
- Asthma: erhöhtes Risiko
- Augenerkrankungen: grauer Star (Katarakt)
- Demenzen, Alzheimer: Im Hirngewebe von Alzheimer-Patienten findet man erniedrigte Selenspiegel. Vermehrter kognitiver Abbau.
- Fertilitätsstörungen
- Haut, Haare, Nägel: Veränderungen der Haar- und Nagelstruktur, Aufhellung von Haut und Haaren, Neurodermitis, Psoriasis
- Herz: Herzvergrößerung (dilatative Kardiomyopathie), erhöhtes Risiko für Herzinfarkt, Schlaganfälle und Herzinsuffizienz (inkl. schlechterer Prognose)
- Hormone: gestörte Bildung und Sekretion des luteinisierenden und des follikelstimulierenden Hormons (spontane Aborte, sekundäre Amenorrhö), Präeklampsie, Schwangerschaftsdiabetes
- Immunsystem: Bei Selenmangel Erhöhung der Virulenz von RNA-Viren (z. B. Coxsackie- und Influenzaviren). Schwächung des Immunsystems, Infektanfälligkeit. Erhöhte Anfälligkeit für eine Influenza-bedingte Lungenpathologie. Erhöhter Schweregrad von Infekten. Niedrige Selen-Blutspiegel korrelieren mit einem erhöhten Risiko für COVID-19, mit schwereren Verläufen und mit mehr Todesfällen.
- Kashin-Beck-Krankheit: typische Selenmangelerkrankung in einem Selenmangelgebiet (endemisch im nordost- bis zentralasiatischen Raum); manifestiert sich im

Alter von 4–6 Jahren mit symmetrischen Deformierungen der Gelenke von Armen und Beinen, Minderwuchs und Blutungen

- Keshan-Krankheit: zeigt sich als Kardiomyopathie (seltenes Vorkommen). Endemisch in einigen ländlichen Gebieten Chinas mit selenarmen Böden. Betroffen sind vor allem junge Frauen und Kinder (siehe auch Info-Kasten auf Seite 234).
- Krebserkrankungen: erhöhtes Risiko (z.B. Prostata, kolorektal bei Frauen)
- Leber: beeinflusst die Aktivität einiger Leberenzyme und potenziert oxidativ oder chemisch induzierte Leberschäden
- Muskelschwäche, Myopathien
- Rheuma: rheumatisch-arthritische Beschwerden
- Schilddrüsenautoimmunerkrankungen, Kropf
- Schwangerschaft: gestörte Entwicklung des Fötus, erhöhtes Präeklampsierisiko
- Schwermetallbelastungen, chronische: Erhöhung der Toxizität von Schwermetallen wie Quecksilber oder Cadmium
- Selenproteine, z.B. Glutathionperoxidasen: erniedrigte Aktivität

Zufuhrempfehlungen

Empfohlene tägliche Selen-Zufuhr (µg)

	Nutritive Empfehlungen EFSA	UL (Tolerable Upper Intake Level)		therapeutischer Dosierungsbereich
		EFSA (Europa)	IOM (USA)	
Männer	70	300	400	200–300(–1000**)
Frauen*	70			

* mit Ausnahme von stillenden Frauen
** Onkologie

Die selenhaltigen Glutathionperoxidasen erreichen ihre maximale Aktivität bei Selenzufuhrmengen von 60–80 µg/Tag.

Anwendungsgebiete

Depressionen: Eine gezielte begleitende Supplementierung von 100–200 µg Selen/Tag scheint depressive Symptome bei diagnostizierten Patienten (inkl. Wochenbettdepression) zu verbessern.

Entzündungshemmende Wirkung: Selen senkt erhöhte CRP-Spiegel und hemmt die Aktivierung des entzündungsfördernden NF-kappaB und trägt zur Reduktion von virusinduzierten Entzündungen und Zellschädigungen bei.

Fertilitätsstörungen: Selensupplemente (200 µg/Tag) können die Spermienmenge und die Spermienqualität verbessern (wird in der Regel zusammen mit anderen Antioxidanzien gegeben).

Herz-Kreislauf-Erkrankungen, Cholesterin: Selengaben senken bei kardiovaskulären Erkrankungen den Entzündungsmarker CRP und erhöhen die Aktivität der antioxidativen Glutathionperoxidasen. Kardiomyopathien gehören zu den typischen Selenmangelerkrankungen. Eine Selenzufuhr bei Herzinfarktpatienten bewirkte eine signifikante Reduktion von Zweitinfarkten und Todesfällen.

Bei gesunden schwedischen Senioren bewirkte eine 4 Jahre dauernde Einnahme von Selen (Selenhefe 200 µg/Tag) zusammen mit Coenzym Q_{10} (200 mg/Tag) eine um beinahe die Hälfte verminderte Anzahl von kardiovaskulären Todesfällen. Diese erhebliche Reduktion der kardiovaskulären Mortalität blieb auch bei einer Untersuchung nach 8 Jahren (nach Absetzen der Supplementierung) bestehen. Dies galt auch für eine Subgruppen-Untersuchung bei Patienten mit Diabetes, erhöhtem Blutdruck oder ischämischer Herzkrankheit. In Kombination mit Antioxidanzien scheint Selen generell die Herz-Kreislauf-bedingten Todesfälle und die Gesamtsterblichkeit zu reduzieren. Eine Selen-Supplementierung kann die Serumspiegel der Triglyzeride und des VLDL-Cholesterins reduzieren.

HIV: Eine begleitende Einnahme von Selensupplementen (200 µg/Tag) hemmt die Progression von HIV-1-Viren und erhöht die CD4-Zahl (sog. Helferzellen).

Immunsystem: Ein ausgeglichener Selenhaushalt ist für ein optimal funktionierendes Immunsystem unerlässlich. Bei Selenmangel ist die Antikörper- und Lymphozytenbildung reduziert und die Anfälligkeit für Infekte erhöht. Besonders interessant ist die Erkenntnis, dass ein Selenmangel die Virulenz (Infektionskraft) von Influenza- und Coxsackie-Viren verstärkt. Eine Selen-Supplementierung scheint auch das Komplikationsrisiko von akuten Infekten und Erkältungen zu reduzieren (z. B. Superinfekte, Lungenentzündungen). Eine begleitende Selengabe sollte in diesen Fällen daher gerade bei niedrigem Selenstatus und auch bei eher schwächeren und älteren Personen empfohlen werden. Eine Selengabe bei niedrigem Selenstatus kann – zusammen mit anderen Nährstoffen wie Zink und Omega-3-Fettsäuren (EPA, DHA) – auch den Erfolg von Impfungen verbessern: Erhöhung der Antikörper gegen virale und bakterielle Pathogene sowie Reduktion von unerwünschten Nebenwirkungen.

Krebserkrankungen: Der protektive Effekt hängt von der Ausgangsversorgung mit Selen ab. Jede begleitende längerfristige und höherdosierte Selengabe sollte nur bei entsprechend niedrigem Selenstatus vorgenommen werden. Bei einem unzureichenden Selenplasmaspiegel vor der Selen-Supplementierung kann das Krebsrisiko reduziert werden. Der Laborwert sollte regelmäßig (z. B. quartalsweise) überprüft werden.

Primärprävention, adjuvante Supplementierung: Eine erhöhte Exposition gegenüber schädlichen Einflüssen, wie Oxidation, freien Radikalen, Aldehyden, UV-Strahlen, ionisierender Strahlung, Übergangsmetallen, Viren usw., führt nebst anderen Ursachen nach heutigem Wissen zu einem erhöhten Risiko, an einem Tumor zu erkranken. Die Selenproteine (z. B. Glutathionperoxidasen, Thioredoxinreduktasen) bieten nebst anderen neutralisierenden Enzymen (z. B. Superoxiddismutase) ein wichtiges »Auffangbecken« für solche Einflüsse. Eine gute diätetische Versorgung mit Selen bzw. ein optimaler Selenstatus ist deshalb eine wichtige Voraussetzung für die Schutzfunktion von Selenproteinen und führt bei diversen Krebsarten zu einer niedrigeren Tumorhäufigkeit und -mortalität.

In der Onkologie kommen bei Krebspatienten wegen ihrer direkten Wirkung v. a. Natriumselenit sowie Selen-Nanopartikel (bisher nur für Studienzwecke verfügbar) zum Einsatz. Selenomethionin wird in neueren Studien wegen seiner Wirksamkeit und Sicherheit zunehmend eingesetzt. Supplementierungen bei Krebspatienten sollten aber immer gezielt und durch Spezialisten erfolgen.

Es gibt verschiedene, gut belegte Optionen, Selen in der Onkologie einzusetzen. Siehe Kapitel »Krebserkrankungen« (Seite 571).

Neurodermitis: Dosierungen von 7,5 µg und 15 µg Selen/kg Körpergewicht/Tag (während jeweils 6 Wochen) bewirkten eine deutliche Besserung bei Kindern mit Neurodermitis. Als angenehme Nebenerscheinung wurde auch eine Reduktion der Asthmaanfälle beobachtet.

Rheumatische Erkrankungen: Rheumatische Erkrankungen gehen oft mit einem niedrigen Selenstatus einher. Dieser Mangel kommt jedoch selten isoliert vor. Bei Selen-Supplementierung konnten in der Regel wesentliche Verbesserungen des klinischen Bildes (Schmerzen, Schwellungen, Progression) erzielt werden. Allgemein erachtet man jedoch bei dieser Indikation die zusätzliche Gabe weiterer antioxidativer und entzündungshemmender Nährstoffe wie Zink, Vitamin C und E sowie auch von Omega-3-Fettsäuren als sinnvoll.

Schilddrüsenerkrankungen, Autoimmunerkrankungen: Selenmangel kann die Verstoffwechselung von T_4 zu T_3 beeinträchtigen. Es kann dann zu einer Unterfunktion der Schilddrüse kommen. Bei einer Autoimmunerkrankung der Schilddrüse werden Antikörper gegen die eigene Schilddrüse gebildet.

Hashimoto-Autoimmunthyreoiditis: Die häufigste Autoimmunerkrankung der Schilddrüse manifestiert sich mit einer chronischen Entzündung der Schilddrüse. Diese bildet sich zurück und produziert nicht mehr ausreichend Hormone. Bei Patienten mit einer autoimmunbedingten Unterfunktion der Schilddrüse ergab die Gabe von Selenmethionin (200 µg Selen/Tag) zusammen mit L-Thyroxin einen besseren Effekt auf die Schilddrüsen-Antikörperspiegel (TPO) als bei der alleinigen Gabe von L-Thyroxin. Der Krankheitsverlauf scheint durch Selen nicht wesentlich verändert zu werden. Selen sollte nur bei einem ungenügenden Selenstatus gegeben werden.

Morbus Basedow, Grave's Disease: Bei Menschen mit einer milden endokrinen Orbitopathie kann eine begleitende Selen-Supplementierung (meist 200 µg Selen/Tag, 3–9 Monate) zu einer Regulierung der Schilddrüsenüberfunktion führen, den Verlauf der hier typischen Augenerkrankung verlangsamen und deren Komplikationen reduzieren. Auch hier sollte Selen nur bei einem ungenügenden Selenstatus gegeben werden.

Schwermetall-Entgiftung: Bei chronischen Schwermetall-Belastungen (z. B. Quecksilber, Blei, Arsen usw.) können Selensupplemente (100–200 µg/Tag) deren Elimination beschleunigen (über die Bildung von Metallselenid-Proteinkomplexen und dank vermehrter endogener Bildung von sogenannten Metallothioneinen).

Selenmangel: Bei Erkrankungen oder Indikationen, die bekanntermaßen mit einem Selenmangel einhergehen, werden tägliche Mengen im Bereich von 100–300 µg verabreicht, bis zum Erreichen einer guten Versorgung. Hierzu zählen u. a. Pankreatitis, zystische Fibrose, Morbus Crohn, Colitis ulcerosa sowie die Hämodialyse. Bei therapeutischen Selengaben sollte der Selen-Vollblutspiegel regelmäßig überprüft werden.

Wochenbettdepression: Eine Nahrungsergänzung mit Selen (als Bestandteil eines schwangerschaftsspezifischen Multivitamin-Mineral-Präparats) während der Schwangerschaft kann die Symptome einer Wochenbettdepression vermeiden oder vermindern.

Besondere Hinweise

- Die verschiedenen Selenverbindungen (Natriumselenit, Natriumselenat, Selenhefe, Selenmethionin) zeigen alle eine gute Bioverfügbarkeit im Bereich von 70–80%. Organisch gebundenes Selen ist leicht besser bioverfügbar als anorganisches Selen. Alle diese Selenverbindungen werden im Stoffwechsel zu Selenid (H_2Se) abgebaut.
- In der Onkologie wurde bisher in erster Linie Natriumselenit (meist intravenös) zum Einsatz empfohlen. Dieses wird vom Stoffwechsel gezielt und schnell verwertet.
- Selenhefe, Selenmethionin und Selencystein werden zunächst in den Aminosäurestoffwechsel geleitet und kommen erst später in den Selenpool (deutlich längere Halbwertszeit). Diese Selenverbindungen eignen sich für die meisten Anwendungen – außer in der Akutmedizin (Sepsis, Critical Illness usw.). In neueren Studien wird Selenmethionin auch in der Onkologie mit evtl. guter Wirkung und Sicherheit empfohlen.
- Natriumselenat wird vor allem in Multivitamin-Spurenelement-Kombinationen eingesetzt. Es hat den Vorteil, dass es nicht wie Natriumselenit potenziell Interaktionen mit anderen Mikronährstoffen eingeht.
- Bei gleichzeitiger Gabe von Natriumselenit und Vitamin C könnte das Selen zu unwirksamem elementarem Selen reduziert werden. Werden gleichzeitig höhere Dosierungen von Natriumselenit und Vitamin C angewandt, sollte daher am besten ein zeitlicher Abstand von wenigen Stunden eingehalten werden.

Überdosierung

Selen besitzt eine relativ schmale therapeutische Breite. Als sicher und nebenwirkungsfrei gelten Langzeitdosierungen von bis zu 300 µg/Tag (EFSA) sowie Einmalgaben von max. 3,5 mg Selen. Eine längerfristig höhere Selenexposition scheint das Diabetes- und Krebsrisiko zu erhöhen. Daten zeigen, dass bei Langzeitdosierungen von mehr als 750 µg/Tag sich die Blutgerinnung verlängert

Keshan-Krankheit: Selenmangel führt zu Herzschwäche

Seit 1935, als in China die sogenannte Keshan-Krankheit ausbrach, ist der Zusammenhang zwischen einer ungenügenden Selenversorgung und Herzmuskelerkrankungen bekannt. Bei der Keshan-Krankheit handelt es sich um eine akute Herzinsuffizienz, welche mit Schwindel, Atemnot, Schmerzen im Brustbereich, Erbrechen und einem Blutdruckabfall verbunden ist. Bei ausgedehnten Präventionsmaßnahmen in China gelang es, mit 60 µg Selen/Tag das Auftreten der Keshan-Krankheit völlig zu verhindern. Bei Patienten mit Herzinsuffizienz sollte der Selen-Blutspiegel in der Praxis viel häufiger routinemäßig überprüft und bei niedrigen Laborwerten Selen gegeben werden.

sowie mehr weiße Blutkörperchen gebildet werden. Weitere Symptome einer chronischen Selenüberbelastung können Störungen der Haar- und Nagelstruktur, Alopezie, Hautrötungen und Hautschwellungen, Erbrechen, Durchfall, erhöhtes Prostatakrebsrisiko, erhöhte Mortalität, Gewichtsabnahme sowie ein knoblauchartiger Atem sein.

TIPP **Langfristige präventive Gaben von 100–200 µg/Tag sind in Gebieten mit selenarmen Böden (z.B. weite Teile Europas inkl. der Schweiz, Deutschlands, Österreichs) empfehlenswert. Der Selen-Vollblutspiegel sollte bei regelmäßiger Einnahme höherer Selenmengen routinemäßig überprüft werden. Ein optimaler Selenserumspiegel liegt im Bereich von ca. 120–135 µg/l. Bei diesem Wert sind das Krebsrisiko und die Gesamtmortalität reduziert.**

Literatur

Alahmar AT et al. Impact of coenzyme Q10 and selenium on seminal fluid parameters and antioxidant status in men with idiopathic infertility. Biol Trace Elem Res. 2021;199:1246–1252.

Alehagen U et al. Still reduced cardiovascular mortality 12 years after supplementation with selenium and coenzyme Q10 for four years: A validation of previous 10-year follow-up results of a prospective randomized double-blind placebocontrolled trial in elderly. PLoS ONE 13(4): e0193120.

Al-Mubarak AA et al. A clinical tool to predict low serum selenium in patients with worsening heart failure. Nutrients. 2020;12:2541.

Avery JC et al. Selenium, selenoproteins, and immunity. Nutrients. 2018;10:1203.

Bermano G et al. Selenium and viral infection: are there lessons for COVID-19 ? Brit J Nutr. 2021;125:618–627.

Block KI et al. Impact of antioxidant supplementation on chemotherapeutic toxicity: a systematic review of the evidence from randomized controlled trials. Int J Cancer. 2008;123(6):1227–39.

Du Laing G et al. Course and survival of COVID-19 patients with comorbidities in relation to the trace element status at hospital admission, Nutrients; 2021; DOI: 10.3390/nu13103304.

Evans SO et al. Optimising selenium for modulation of cancer treatments. Anticancer Res. 2017;37:6497–6509.

Fakhrolmobasheri et al. COVID-19 and selenium deficiency: a systematic review. Biol Trace Elem Res. 2021:1–12. DOI: 10.1007/s12011-021-02997-4.

Han HW et al. Sodium selenite alleviates breast cancer-related lymphedema independent of antioxidant defense system. Nutrients. 2019;11:1021.

Harris HR et al. Selenium intake and breast cancer mortality in a cohort of Swedish women. Breast Cancer Res Treat 2012;134(3):1269–1277.

Hasani M et al. Effect of selenium supplementation on lipid profile: a systematic review and meta-analysis. Horm Metab Res. 2018;50(10):715–727.

Jenkins DJA et al. Selenium, antioxidants, cardiovascular disease, and all-cause mortality: a systematic review and meta-analysis of randomized controlled trials. Am J Clin Nutr. 2020;112(6):1642–1652.

Ju W et al. The effect of selenium supplementation on coronary heart disease: A systematic review and meta-analysis of randomized controlled trials. J Trace Elem Med Biol. 2017;44:8–16.

Kachouei A et al. The effect of levothyroxine and selenium versus levothyroxine alone on reducing the level of anti-thyroid peroxidase antibody in autoimmune hypothyroid patients. Adv Biomed Res. 2018;7:1.

Kim J et al. Association between serum selenium level and the presence of diabetes mellitus: A meta-analysis of observational studies. Diabetes Metab J. 2019;43(4):447–460.

Liu Q et al. Selenium (Se) plays a key role in the biological effects of some viruses: implications for COVID-19. Environ Res. 2021;196:110984.

Mücke R et al. Selenium in radiation oncology—15 years of experiences in Germany. Nutrients. 2018;10:483.

Muzembo BA et al. Selenium supplementation in HIV-infected individuals: A systematic review of randomized controlled trials. Clin Nutr ESPEN. 2019;34:1–7.

Qamar N et al. Emerging role of selenium in treatment of rheumatoid arthritis: an insight on its antioxidant properties. J Trace Elem Med Biol. 2021;66:126737.

Radomska D et al. Selenium as a Bioactive Micronutrient in the Human Diet and Its Cancer Chemopreventive Activity. Nutrients. 2021;13:1649.

Rayman MP. Selenium intake, status, and health: a complex relationship. Hormones. 2020;19:9–14.

Sajjadi SS et al. The role of selenium in depression: a systematic review and meta-analysis of human observational and interventional studies. Sci Rep. 2022;12(1):1045.

Sayehmiri K et al. The association between selenium and prostate cancer: a systematic review and meta-analysis. Asian Pac J Cancer Prev. 2018;19(6):1431–1437.

Shu Y et al. Association of dietary selenium intake with telomere length in middle-aged and older adults. Clin Nutr. 2020;39(10):3086–3091.

Ströhle A et al. Selen – Präventiv wirksam oder toxisch? Eine Dosis-Wirkungs-Beziehung unter der Lupe. Ernährung im Fokus. 2019:22–29.

Varikasuvu SR et al. Brain selenium in Alzheimer's disease (BRAIN SEAD Study): a systematic review and meta-analysis. Biol Trace Elem Res. 2019;189:361–369.

Winther KH et al. Selenium in thyroid disorders — essential knowledge for clinicians. Nature Rev Endocrinol. 2020;16:165–176.

Zheng H et al. Effects of selenium supplementation on Graves' disease: a systematic review and meta-analysis. Evidence-Based Compl Altern Med. 2018;Art ID 3763565.

Zink

Zink ist ein »Multitalent« und ist v.a. als Bestandteil von über 300 Enzymen im gesamten Körper an zahlreichen Stoffwechselprozessen beteiligt. Man schätzt, dass etwa 17 % der Weltbevölkerung nicht genügend Zink zuführen. Damit gehört der Zinkmangel zu den häufigsten Nährstoffdefiziten weltweit.

Funktionen

Antioxidans: Zink ist Cofaktor von wichtigen antioxidativ agierenden Enzymen (z.B. Superoxiddismutase, Cu/Zn-SOD). Zink schützt die Zellen vor Schädigungen, die durch freie Radikale (z.B. Hydroxyl-, Sauerstoff- und Stickstoffradikale, Malondialdehyd) verursacht werden. Es trägt zur Aufrechterhaltung der Glutathionspiegel bei, erhöht die Aktivität der SOD sowie die gesamte antioxidative Kapazität. Gegenspieler diverser Schwermetalle.

Appetitregulation: Zink ist über verschiedene Mechanismen (Leptinbildung, Serotonin) an der Regulation des Appetits beteiligt.

Entzündungshemmende Eigenschaften: Zink moduliert die Bildung von entzündungsfördernden Molekülen wie TNF-α, IL-4, IL-6, Leukotrien B_4 und Prostaglandin E_2 und reduziert die Produktion von entzündungsfördernden Molekülen wie CRP (C-reaktives Protein) und NO (Stickstoffmonoxid). Zink ist wichtig für die Th1-Th2-Balance (Th = T-Helferzellen).

Enzymbestandteil: Für Zink ist bisher eine Beteiligung an über 300 Enzymen nachgewiesen worden. Zinkhaltige Enzyme können hemmend oder beschleunigend in Stoffwechselprozesse eingreifen. So wird beispielsweise die Freisetzung von Neurotransmittern von Zinkenzymen mitbestimmt. Zink spielt auch eine zentrale Rolle bei der Zellteilung. Der Auf- und Abbau von Nukleinsäuren (DNA, RNA) ist zinkabhängig. Zinkhaltige Enzyme sind unterschiedlich anfällig für eine mangelnde Zinkversorgung. So ist für die nachstehenden Enzymsysteme eine knappe Zinkversorgung mit einem klaren Aktivitätsabfall verbunden:

- **Alkoholdehydrogenase:** Dieses Enzym sorgt für den oxidativen Abbau des im Körper gebildeten, aber auch des von außen zugeführten Alkohols.
- **Angiotensin-Converting-Enzym 2 (ACE2):** Teil des Renin-Angiotensin-Systems. Agiert als Feedback-Kontrollsystem zur Regulation des Blutdrucks. ACE2 bildet das Portal zur Zelle für Viren wie SARS-CoV2, COVID-19. Bei einer viralen Belastung wird ACE2 stark herunterreguliert, was über

eine erhöhte Bildung von Angiotensin II zu Thrombosen, Entzündungen und einem »Zytokinsturm« führen kann.

- **Carboanhydrase:** Eine ungenügende Aktivität des Enzyms Carboanhydrase hat eine Störung des Säure-Basen-Haushaltes sowie eine vermehrte Natrium- und Wasserausscheidung zur Folge.
- **Carboxypeptidasen:** Diese Enzymsysteme spalten bei der Verdauung von Proteinen und kurzkettigen Peptiden die äußerste Aminosäure ab. Man findet sie im Zwölffingerdarm, in den Nieren oder in der Milz.
- **Delta-6-Desaturase:** Zink beeinflusst (neben Mg, Vitamin B_6) die Aktivität dieses Enzyms, das über die Ausbeute der Bildung der pharmakologisch wirksamen Fettsäuren EPA, DHA und GLA entscheidet.

Genetik: Zink wird für die DNA-Synthese, für die Transkription, für die mRNA-Translation zu Proteinen und für die Struktur und Stabilisierung von Proteinen benötigt.

Glykierungsprozesse, Bildung von AGEs: Zink kann die Bildung von AGEs (Advanced Glycation End Products) hemmen (siehe Kapitel »40+ oder das ABC des gesunden Älterwerdens«, Seite 406).

Haare, Nägel: Zink trägt zur gesunden Struktur von Haaren und Nägeln bei.

Hormonstoffwechsel: Zink ist äußerst bedeutsam für die Bildung der Geschlechtshormone (z. B. Testosteron, Gonadotropin, luteinisierendes Hormon), der Schilddrüsenhormone, der Wachstumshormone, des Insulins und der Prostaglandine.

» Weiße Flecken auf den Fingernägeln können auf einen Zinkmangel hinweisen.

Immunsystem: Zink ist wichtig für die Regulierung der Immunantwort. Es reguliert das Gleichgewicht zwischen Th1- und Th2-Zellen. Es besitzt antimikrobielle und auch tumorsuppressive Eigenschaften. Zink wirkt außerdem direkt antiviral bei Hepatitis-C-Viren, HI-Viren und Coronaviren.

Insulin: Zink spielt eine wichtige Rolle bei der Synthese, Speicherung und Sekretion von Insulin. Es ist auch wichtig für den Insulintransport und für die Bindung an seine Rezeptoren auf anderen Zellen. Zink beeinflusst auch die Insulinsensitivität, indem es die Signalübertragung auf die Zellen aktiviert.

Integrität von Haut und Schleimhaut: Zink spielt (mit Vit. A) eine wichtige Rolle für die Intaktheit von Haut und Schleimhaut über Barriere- und Immunmechanismen.

Knochenstoffwechsel: Stimuliert die Osteoblastentätigkeit und die dadurch gebildeten Wachstumsfaktoren Insulin-like-growth factors (IGF-1 und IGF-2) und die Mineralisierung. Hemmt die Osteoklastentätigkeit. Zink besitzt also eine natürliche anabole Funktion für den Knochenaufbau.

Neurotransmitter: Zink ist ein physiologischer Dopamin-Wiederaufnahmehemmer. Es zeigt eine hohe selektive Bindung an den

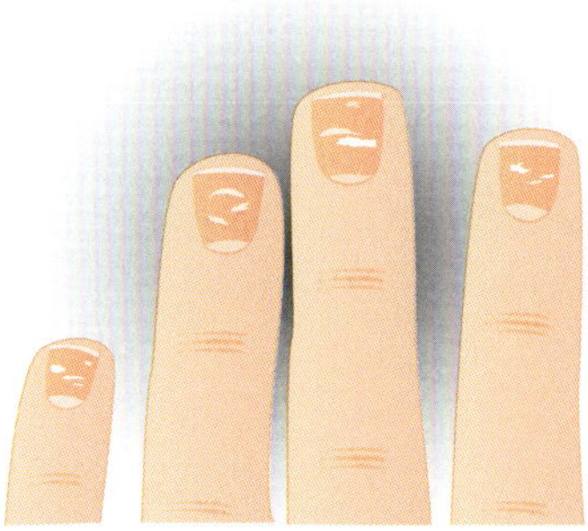

Dopamintransporter. Zink hemmt die Mastzellgranulation, was zu einer verminderten Histaminbildung führt.

Proteinsynthese: Zink ist wichtiger Cofaktor für die Proteinsynthese.

Reparaturprozesse: Zink fördert Reparaturprozesse über die Regulation von Enzymen (DNA- und RNA-Polymerasen, Ribonuklease).

Vitamin A: Zink ist in Form des Enzyms Alkoholdehydrogenase an der Konversion von Retinol in Retinal beteiligt. Zink ist zudem auch über das retinolbindende Protein (RBP) eng mit dem Vitamin-A-Haushalt verknüpft. Zinkmangel führt zu einer verminderten Mobilisierung von Vitamin A aus der Leber und zu niedrigen Vitamin-A-Blutspiegeln – bei eigentlich ausreichend gefüllten Vitamin A-Speichern in der Leber. Daher ähneln sich die Bilder eines Zinkmangels und die eines Vitamin-A-Mangels.

Zelle: Zellkommunikation, Zellneubildung, Zelldifferenzierung, Überleben der Zelle.

Vorkommen in der Nahrung

Nahrungsmittel	Menge	mg Zink
Leber (Schwein, Kalb)	100 g	6–8
Austern	100 g	› 7
Linsen	100 g	5,0
weiße Bohnen	100 g	3,0
Fleisch (Kalb, Rind)	100 g	3,0
Mais	100 g	2,5
Haferflocken	50 g	2,0
Weizenvollkornbrot	100 g	2,0

Störungen des Zinkhaushalts: mögliche Ursachen

- Alkoholkonsum, übermäßiger
- Alter
- Anämien (Blutarmut)
- Bedarf erhöht: im Wachstum, in Schwangerschaft und Stillzeit, bei Leistungssport, Stress, Traumen, schweren Verbrennungen, Operationen
- Diabetes mellitus: Bei eher schlecht eingestellten Diabetikern erfolgen Zinkverluste über häufiges Wasserlösen (Polyurie).
- Ernährung: vegane oder vegetarische Ernährungsweise (schlechtere Zinkbioverfügbarkeit, Phytate, Nahrungsfasern), hochdosierte Zufuhr von Kalzium, Phosphor
- Haut: Psoriasis (hohe Kupfer- und tiefe Zinkspiegel)
- Herz-Kreislauf-Erkrankungen: Herzinsuffizienz (reduzierte Nahrungszufuhr, Medikamente, verminderte Resorption usw.)
- Infektionen
- Krebserkrankungen
- Medikamente: ACE-Hemmer, Betablocker, Angiotensin-Rezeptorblocker (AT_1-Blocker, Sartane), Statine, Protonenpumpenhemmer, Antazida, Valproinsäure, Diuretika
- Nieren- oder Lebererkrankungen (auch durch hohen Alkoholkonsum)
- Resorptionsstörungen: bariatrische Eingriffe (z. B. Magen-Bypass), ungenügende Tätigkeit der Bauchspeicheldrüse; entzündliche Darmerkrankungen (Morbus Crohn, Colitis ulcerosa); Acrodermatitis enteropathica (klassische, genetisch bedingte Zinkmangelkrankheit)
- Schmerzzustände: entzündlich-rheumatische Erkrankungen
- Schwermetallbelastungen, chronische
- Übergewicht: tiefe Zinkspiegel
- Zufuhr unzureichend: bei Kleinkindern, Jugendlichen, Vegetariern und Veganern, Senioren sowie bei Reduktionsdiäten

Störungen des Zinkhaushalts: mögliche Folgen

- Allergien, Asthma, Atopien: Zinkmangel erhöht das Risiko markant. Ein Zinkdefizit führt zu einem Übergewicht von Th2-Zellen und zu vermehrter Bildung und Freisetzung von entzündungsfördernden Zytokinen wie IL-6, Leukotrien B_4 und Prostaglandin E_2.
- Fertilitätsstörungen (Unfruchtbarkeit), Schwangerschaft: Unterfunktion der Hoden bzw. der Eierstöcke, verminderte Spermienbildung
- Fingernägel: weiße Flecken
- Glykierungsprozesse: vermehrte Bildung von AGEs (Advanced Glycation End Products)
- Gynäkologie: Gebärmuttermyome und Zysten in der Brust, polyzystisches Ovarialsyndrom (tiefe Zinkspiegel)
- Haare: Haarausfall
- Haut: Ausschläge, Pusteln, Verhornungen, verzögerte Wundheilung, Neurodermitis
- Herz-Kreislauf-Erkrankungen: Herzinsuffizienz (niedrige Zinkspiegel, tiefes Zn/Cu-Verhältnis, niedrige Zn/Cu-SOD, oxidativer Stress)
- Immunsystem: Infektionsanfälligkeit, Hemmung der zellulären Abwehr, schwächere Impfantwort, reduzierte Aktivität der natürlichen Killerzellen (nK), Thymusfunktion, Verstärkung der Virusreplikation, niedrige Zink-Blutspiegel scheinen mit schwereren COVID-19-Verläufen und mit mehr Todesfällen zu korrelieren. Niedrige Zinkspiegel erhöhen das Risiko für Autoimmunerkrankungen.
- Insulin: Niedrige Zinkspiegel beeinträchtigen die Bildung und Ausschüttung von Insulin.
- Knochen: Zinkmangel führt zu verlangsamtem Knochenwachstum, tiefe Zinkspiegel bei Osteoporose.
- Leber: alkoholbedingte und nichtalkoholbedingte Lebererkrankungen (NAFLD)
- Lernschwächen
- Lethargie
- neurologische Erkrankungen: Morbus Alzheimer, Morbus Parkinson (tiefe Zinkspiegel)

Knappe Zinkversorgung ist keine Seltenheit

Eine knappe Zinkversorgung wird in der Praxis immer wieder festgestellt. Mit der täglichen Nahrung wird im deutschsprachigen Raum bei Frauen und Männern gemäß Untersuchung der DGE immer weniger Zink zugeführt. Dadurch besteht vermutlich für viele, auch gesunde Personen (v. a. auch Kinder) das Risiko einer ungenügenden Zinkversorgung. Je nach Nahrungsmittel werden lediglich 15–40 % des zugeführten Zinks aufgenommen. Zink ist wie Eisen aus tierischen Nahrungsmitteln besser verwertbar als aus pflanzlichen Quellen. Insbesondere machen die in frischen Getreideprodukten enthaltene Phytinsäure und ein hoher Anteil von Ballaststoffen Zink schlechter verwertbar. Die Deutsche Gesellschaft für Ernährung und auch die EFSA haben daher ihre Zufuhrempfehlungen für Zink nach oben angepasst. Je nach phytatreicher bzw. phytatarmer Ernährung sollen Frauen zwischen 7 und 12,7 mg Zink, Männer zwischen 9,4 und 16,3 mg Zink pro Tag aufnehmen.

- oxidativer Stress
- Psyche: Depressionen, Psychosen, Schizophrenie, Aggressivität, Hyperaktivität
- Schleimhaut: Durchfall, erhöhte Darmpermeabilität (Leaky Gut), gestörte Funktion
- Schwangerschaftskomplikationen, durch Zinkmangel: Wachstumsverzögerungen, Plazentaablösungen, Fehlgeburten, Frühgeburten, erhöhtes Missbildungsrisiko, Präeklampsie usw.
- Sinnesorgane: verminderte Geruchs- und Geschmacksempfindung, Nachtblindheit, Appetitlosigkeit
- Wachstum: Wachstumsstörungen, Wachstumsverzögerung, verspätete sexuelle Entwicklung

Zufuhrempfehlungen

Empfohlene tägliche Zink-Zufuhr (mg)

	Nutritive Empfehlungen EFSA	UL (Tolerable Upper Intake Level)		therapeutischer Dosierungsbereich
		EFSA (Europa)	IOM (USA)	
Männer	LPI** 300: 9,4 mg			
	LPI** 600: 11,7 mg			
	LPI** 900: 14,0 mg			
	LPI** 1200: 16,3 mg	25	40	20–100
Frauen	LPI** 300: 7,5 mg			
	LPI** 600: 9,3 mg			
	LPI** 900: 11,0 mg			
	LPI** 1200: 12,7 mg			

* mit Ausnahme von schwangeren und stillenden Frauen
** LPI = Level of Phytate Intake in mg/Tag

Anwendungsgebiete

Asthma: Zink wirkt immunmodulierend, antioxidativ, entzündungshemmend und mastzellstabilisierend. Eine Zink-Supplementierung kann präventiv bei Asthmaanfällen sinnvoll sein, um die Symptomatik zu verbessern und die Anfälle zu verkürzen. Dies konnte für Kinder gezeigt werden, für Erwachsene ist die Datenlage weniger klar.

Augenerkrankungen: Die höchste Zink-Konzentration im Körper findet man in der Netzhaut. Nachttiere wie Fuchs oder Marder besitzen interessanterweise über 100-mal höhere Zink-Konzentrationen in der Netzhaut als der Mensch. In mehreren Untersuchungen wurde Zinkmangel mit Netzhautfunktionsstörungen in Verbindung gebracht. Zwischen Vitamin A und Zink bestehen enge funktionelle Beziehungen. So ist die Bildung des Vitamin-A-Transportproteins RBP (= Retinol-Bindungsprotein) von einer ausreichenden Zinkversorgung abhängig. Ein Zinkmangel kann daher Vitamin-A-Mangel-Symptome wie die Nachtblindheit bzw. eine ungenügende Dunkeladaptation noch verstärken. Die meisten Studien schreiben Zink eine schützende Wirkung bei der altersbedingten Makuladegeneration zu. In der AREDS I-Studie wurden 80 mg Zink/Tag mit

Erfolg langfristig eingesetzt. Sinnvoll in Kombination mit anderen Antioxidanzien. Zink stimuliert den Prozess der Autophagie, der bei der Makuladegeneration reduziert ist.

Autoimmunerkrankungen: Zinkmangel verursacht eine erhöhte Bildung von entzündungsfördernden Zytokinen sowie oxidativen und nitrosativen Stress. Bei Autoimmunerkrankungen sollte daher auf einen guten Zinkstatus geachtet werden.

TIPP **Zink sollte vor und nach allen Operationen, bei Verbrennungen und Hautverletzungen zur Beschleunigung der Reparaturprozesse mitberücksichtigt werden (20–40 mg/Tag).**

Chirurgie, Verbrennungen, Verletzungen, Wundheilung, Frakturen: Seit langem kennt man die gute Wirkung von Zink in Form von Zinkverbänden und Zinkpflastern auf die Wundheilung. Eine ganze Reihe von Studien belegt nun auch die Zusammenhänge zwischen Zinkmangel und verzögerter Wundheilung (Diabetiker!). Eine zusätzliche Zinkzufuhr kann auch bei Wundliegen oder Unterschenkelgeschwüren versucht werden. Bei Verbrennungen kommt es oft zu einem Abfall des Plasmaspiegels mit typischen Zinkmangelsymptomen. Unter Zinkzufuhr kann eine beschleunigte Neubildung von im dritten Grad verbrannter Haut sowie eine raschere und komplikationsärmere Wundheilung von offenen und Operationswunden festgestellt werden. Zink ist begleitend nebst anderen Nährstoffen auch hilfreich nach Knochenfrakturen. Zink ist wichtig für den Heilungsprozess bei Magengeschwüren im Anfangsstadium.

Darmpermeabilität, erhöhte (Leaky Gut): Zink kann gezielt unterstützend zur Verbesserung der Intaktheit der Darmschleimhaut eingesetzt werden.

Depressionen: Zink kann als alleinige Intervention zum Einsatz kommen. Es gibt Hinweise auf eine Verbesserung der Wirkung von klassischen Antidepressiva (Clomipramin, Amitriptylin, Citalopram, Fluoxetin); 25–30 mg/Tag, 2–6 Monate. Wirkmechanismen: Cofaktor der PGE_1-Synthese, erhöht BDNF-Wirkung (Brain-Derived Neurotrophic Factor) usw. Der Zinkserumspiegel dient als Marker für den Krankheitsverlauf, für die Kontrolle des Therapieerfolgs und zum Erfassen von Patienten mit Therapieresistenz gegen Antidepressiva.

Diabetes mellitus: Zink ist essenziell für die Synthese, Speicherung und Sekretion von Insulin. Die Insulinwirkung, aber auch die Stabilität des Insulins gegenüber Oxidationsprozessen ist direkt von Zink abhängig. Begleitende Zinkgaben im Bereich von 20–30 mg/Tag (> 12 Wochen) können die Nüchternglukose klinisch relevant um ca. 0,8–1,1 mmol/l, die postprandiale Glukose um ca. 2 mmol/l, den HbA_{1c} um ca. 0,4–0,6 %, den HOMA-IR um ca. 0,7 verbessern. Außerdem schützt Zink die β-Zellen in der Bauchspeicheldrüse und kann die bei Diabetikern häufig vorkommenden Wundheilungsstörungen verbessern.

Durchfall (Kinder): Zahlreiche Studien in Entwicklungsländern belegen, dass eine Zink-Supplementierung bei schlecht ernährten Kindern mit akuten Durchfallerkrankungen die Schwere und Zeitdauer des Durchfalls reduzieren kann.

Fertilitätsstörungen: Zink ist ein Cofaktor für die körpereigene Produktion der Sexualhormone. Zinkmangel kann daher beim Mann und bei der Frau zu Fertilitätsstörungen führen.

Gynäkologie: Die Normalisierung des Zinkhaushaltes bei Gebärmuttermyomen und Zysten in der Brust scheint zu einer Verbesserung des Krankheitsbildes zu führen.

Haarausfall: Zink gehört zu den Mitteln der ersten Wahl bei mangelbedingtem Haarausfall. Die Therapieerfolge beim kreisrunden Haarausfall (Alopecia areata) werden mit immunregulierenden Wirkungen erklärt. Auch antagonistische Effekte von Zink auf mögliche Schwermetallbelastungen können eine Rolle spielen. Es muss bedacht werden, dass auch andere Nährstoffdefizite zum gleichen Symptom führen können (B-Vitamine, Kalzium, Silizium, Eisen, ungesättigte Fettsäuren).

Hauterkrankungen: In verschiedenen Arbeiten zeigte Zink bei der Acne vulgaris gegenüber Antibiotika (Tetrazykline) eine vergleichbare Wirksamkeit bei besserer Verträglichkeit. Zumeist wurden Zinkdosierungen im Bereich von 30–50 mg/Tag eingesetzt. Verschiedene Wirkungsmechanismen werden diskutiert: Entzündungshemmung, direkte antimikrobielle Wirkung, Hemmung der Bildung von Dihydrotestosteron (DHT) und damit Hemmung der Talgdrüsenaktivität.

Bei den folgenden Hauterkrankungen liegen Studienerfahrungen mit oralem Zink (therapeutische Dosierungen) vor: Warzen, Acne inversa (Hidradenitis suppurativa), Hautentzündungen, Ekzeme (auch Windelekzeme). Kann auch bei Aphthen und Neurodermitis (uneinheitliche Datenlage) versucht werden.

Hyperaktivität, ADHS: Zink-Supplementierung (Zink ist ein natürlicher Dopamin-Wiederaufnahmehemmer) kann bei Kindern, die an einer Aufmerksamkeitsdefizit-/Hyperaktivitätsstörung (ADHS) leiden, unterstützend eingesetzt werden.

Immunsystem, Erkältungen: Aus vielen Untersuchungen weiß man, dass ein Zinkmangel ein normales Funktionieren des Immunsystems und eine normale Immunantwort beeinträchtigen kann. Diese Ungleichgewichte innerhalb des Immunsystems manifestieren sich als Allergien, Autoimmunerkrankungen oder Infektanfälligkeit. Eine Zinktherapie ist bei Mittelohrentzündungen, Angina und Nebenhöhlenentzündungen angezeigt. Zink scheint auch eine schleimhautabschwellende Wirkung zu besitzen. Zink hemmt die Aktivität von Herpes und gewissen schnupfenverursachenden Viren (Rhinoviren). Bei akuten Infekten und Erkältungen führt die alleinige, akute Gabe von 75–90 mg Zink/Tag (v.a. gut untersucht bei Lutschtabletten mit Zinkacetat sowie auch mit Zinkglukonat) zu einer klinisch relevanten Reduktion der Infektdauer (minus 33%),

Bei Chelatverbindungen (z. B. Zinkbisglycinat) ist der Mineralstoff an Aminosäuren gebunden und somit vor Wechselwirkungen mit Lebensmitteln oder Medikamenten geschützt.

Beispiel einer Mineral-Chelat-Verbindung

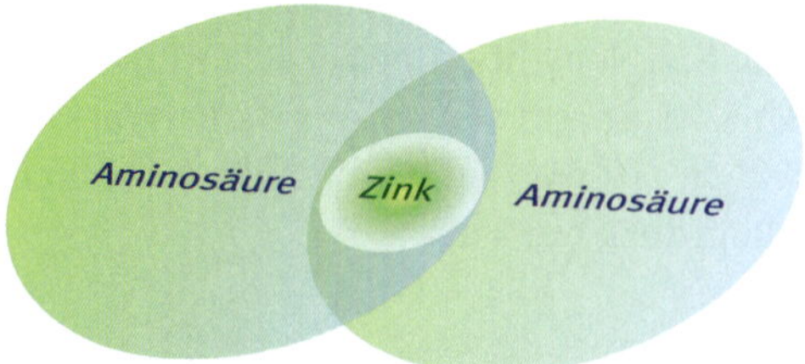

zu einer deutlichen Verminderung der Symptome und zu einem geringeren Antibiotikabedarf (Verträglichkeit testen/nicht Einmaldosis).

Kann die Dauer von schweren Lungenentzündungen (v.a. auch bei Kleinkindern) reduzieren. Zinkdosierungen von > 100 mg/Tag bringen keinen zusätzlichen Nutzen.

Ob eine Zink-Supplementierung bei COVID-19 das vom Virus benutzte und herunterregulierte ACE2 wieder normalisieren kann (inkl. Entzündungen und Zytokinsturm), ist momentan noch eine offene Frage.

Knochen, Osteoporose: Zink wird für einen optimalen Knochenaufbau als einer der zahlreichen Cofaktoren (zusammen mit Ca, Mg, Mn, Cu, Si, Vitamin C, D, K_2, Folsäure) benötigt. Eine moderate Zinkzufuhr – auch über die Nahrung – kann einige wichtige Parameter beeinflussen: Reduktion von Knochenmassenverlusten (N-Telopeptide), erhöhte Aktivität der alkalischen Phosphatase, erhöhte Bildung des aktivierten Osteocalcins. Zinkgaben können die Knochendichte des Schenkelhalses erhöhen.

Lebererkrankungen: Es ist nicht überraschend, dass Zink für die Gesundheit unserer Leber wichtig ist. Schließlich ist die Leber eine Art Enzym- oder Stoffwechselzentrale unseres Körpers. Und Zink ist an sehr vielen Enzymfunktionen beteiligt. Deshalb sollte bei allen Lebererkrankungen wie beispielsweise bei der alkohol- und nichtalkoholbedingten Leberzirrhose sowie bei Hepatitis B und C der Zinkstatus überprüft und bei einem Mangel entsprechend supplementiert werden. Therapeutische Zinkgaben hatten einen zusätzlichen Nutzen bei Patienten mit Leberzirrhose und bei der hepatischen Encephalopathie gegenüber der alleinigen Anwendung von Lactulose (30–90 g/Tag).

Psychiatrie, weitere Anwendungsmöglichkeiten (siehe Kapitel »Depressionen«, Seite 666): Zinkmangel ist oft mit Apathie, Lethargie, geistiger Retardierung, Irritierbarkeit, Depressionen, Psychosen oder Schizophrenie verbunden. Prämenstruelle Spannungszustände sowie Wochenbettdepressionen können durch hohe Kupferspiegel verursacht sein. Zink vermag Kupfer zu antagonisieren und dessen Ausscheidung zu beschleunigen.

Zink kann bei der Magersucht (Anorexia nervosa) begleitend eingesetzt werden. Die in den Studien angewendeten Zinkdosierungen lagen meist im Bereich von 15–30 mg/Tag und scheinen zur Normalisierung des Körpergewichts, des Appetits, des Geschmacksempfindens und der Depressionen beizutragen.

Rheumatische Erkrankungen: Die Knochenanalysen von Patienten mit chronischer Polyarthritis zeigen meist signifikant niedrige Konzentrationen der Elemente Magnesium, Eisen, Kupfer und Zink. Wird bei der Arthritis (auch bei der Arthritis von Psoriatikern) Zink gegeben, ist eine Besserung der Gelenkschwellungen, der Steifheit, der Gehleistung und des Allgemeinzustandes zu beobachten.

Schwangerschaft: Der erhöhte Zinkbedarf in der Schwangerschaft wird meist durch die speziell für diese Zeit konzipierten Multivitamin-Spurenelement-Kombinationspräparate abgedeckt. Zinkgaben können bei Schwangerschaftsdiabetes die Nüchternglukose, den Insulinspiegel und das HOMA-IR verbessern.

Schwermetall-Belastungen: Zink wird bei chronischen Intoxikationen mit Metallen wie

Blei, Cadmium, Quecksilber, Aluminium usw. eingesetzt. Zink verdrängt die Schwermetalle kompetitiv von den Bildungsstellen in Enzymen. Es wirkt als Antioxidans dem oxidativen Stress, der durch Schwermetalle gefördert werden kann, entgegen. Zudem kann Zink die Ausscheidung von Schwermetallen erhöhen, u. a. durch die Bildung von Metallothionein.

Tinnitus: Zink kann in einer Dosierung von 50 mg/Tag (während 2 Monaten, möglichst akut, zeitlich limitiert) Tinnitus reduzieren, wenn eine knappe Versorgung vorliegt. Schmale Datenlage.

Überdosierung, unerwünschte Nebenwirkungen

Bei Dosierungen von über 150 mg Zink/Tag während mehrerer Wochen werden Störungen der immunologischen Balance beschrieben.

Einzelgaben von > 15 mg Zink können bei empfindlichen Personen – insbesondere in nüchternem Magen – zu Übelkeit und Erbrechen führen. Diese unerwünschte Nebenwirkung ist bei anorganischen Zinkverbindungen (z. B. Zinksulfat) ausgeprägter als bei organischen Zinkverbindungen.

Bei täglichen Zinkdosierungen von > 50 mg während mehr als 10 Wochen (gemäß Food and Nutrition Board, Institute of Medicine) ist insbesondere auf die Wechselwirkungen mit Kupfer, Mangan, Kalzium und Eisen zu achten. In diesen Fällen kann ein Multivitamin-Mineral-Präparat, das die betreffenden Mineralstoffe und Spurenelemente enthält, zur Balancierung parallel mit supplementiert werden.

Literatur

Blasiak J et al. Zinc and autophagy in age related macular degeneration. Int J Mol Sci. 2020;21(14):4994.

Cervantes J et al. The role of zinc in the treatment of acne: a review of the literature. Dermatol Ther. 2018;31:e12576.

Ceylan MN et al. Is zinc an important trace element on bone-related diseases and complications? A meta-analysis and systematic review from serum level, Dietary intake, and supplementation aspects. Biol Trace Elem Res. 2021;199:535–549.

Chasapis CT et al. Recent aspects of the effects of zinc on human health. Arch Toxicol. 2020 ;94(5):1443–1460

Da Silva LEM et al. Zinc supplementation combined with antidepressant drugs for treatment of patients with depression: a systematic review and meta-analysis. Nutr Rev 2021;79(1):1–12.

Donig A et al. Zinc as an adjunct to antidepressant medication: a meta-analysis with subgroup analysis for different levels of treatment response to antidepressants. Nutr Neurosci. 2021;1–11.

Du Laing G et al. Course and survival of COVID-19 patients with comorbidities in relation to the trace element status at hospital admission, Nutrients. 2021; DOI: 10.3390/nu13103304.

Faghfouri AH et al. Clinical efficacy of zinc supplementation in improving antioxidant defense system: A comprehensive systematic review and time-response meta-analysis of controlled clinical trials. Eur J Pharmacol. 2021;907:174243.

Fallah A et al. Zinc is an essential element for male fertility: a review of Zn roles in men's health, germination, sperm quality, and fertilization. J Reprod Infertil. 2018;19(2):69–81.

Greenblatt JM et al. Zinc supplementation in anorexia nervosa. J Orthomol Med. 2018;33(1):1–14.

Grey NA et al. Zinc and atopic dermatitis: a systematic review and meta-analysis. J Eur Acad Dermatol Venerol. 2019;33(6):1042–1050.

Gupta M et al. Zinc therapy in dermatology: a review. Dermatol Res Pract 2014; DOI: 10.1155/2014/709152.

Gupta S et al. Zinc supplementation significantly improves neurophysiological and glycemic measures in patients with diabetic neuropathy. Int J Curr Res Acad Rev. 2017;5(7):61–69.

Hassan A et al. Role of zinc in mucosal health and disease: a review of physiological, biochemical, and molecular processes. Cureus. 2020;12(5):e8197.

Hemilä, H. (2017). Zinc lozenges and the common cold: a meta-analysis comparing zinc acetate and zinc gluconate, and the role of zinc dosage. JRSM open, 8(5), 2054270417694291.

Jafarnejad S et al. Meta-Analysis: Effects of Zinc Supplementation Alone or with Multi-Nutrients, on Glucose Control and Lipid Levels in Patients with Type 2 Diabetes. Prev Nutr Food Sci. 2019;24(1):8–23.

Joe P et al. Zinc in schizophrenia: a meta-analysis. General Hosp Psych. 2018;53:19–24.

Kaur K et al. Zinc : The metal of life. Comprehensive Reviews in Food Science and Food Safety. 2014;13:358–376.

Lassi ZS et al. Zinc supplementation for the prevention of pneumonia in children aged 2 months to 59 months. Cochrane Database Syst Rev.2016 Dec 4;12:CD005978.

Lin PH et al. Zinc in wound healing modulation. Nutrients. 2018;10:16.

Pompano LM et al. Effects of dose and duration of zinc interventions on risk factors for type 2 diabetes and cardiovascular disease: a systematic review and meta-analysis. Adv Nutr. 2021;12:141–160.

Salgo MP. COVID-19: Zinc and angiotensin-converting enzyme 2 (ACE2) deficiencies as determinants of risk and severity of disease: a narrative review. Infect Dis Ther. 2021;10:1215–1225.

Sanna A et al. Zinc status and autoimmunity: a systematic review and meta-analysis. Nutrients. 2018;10:68.

Santos HO et al. Dietary vs. pharmacological doses of zinc: A clinical review. Clin Nutr.2020;39(5):1345–1353.

Shen YC et al. Zinc supplementation in patients with cirrhosis and hepatic encephalopathy: a systematic review and meta-analysis. Nutr J. 2019;18:34.

Wang X et al. Zinc supplementation improves glycemic control for diabetes prevention and management: a systematic review and meta-analysis of randomized controlled trials. Am J Clin Nutr. 2019;110:76–90.

Wessels I et al. Micronutrients in autoimmune diseases: possible therapeutic benefits of zinc and vitamin D. J Nutr Biochem. 2020;77:108240.

Yu X et al. The relationship between serum zinc level and heart failure: a meta-analysis. BioMed Res Int. 2018; Article ID 2739014.

Zajac D. Mineral micronutrients in asthma. Nutrients. 2021;13:4001.

Potenziell essenzielle Spurenelemente

Bei einigen der bis heute nicht als essenziell anerkannten Spurenelemente wie Bor, Vanadium oder Silizium wird immer wieder diskutiert, ob sie nicht doch wichtige bzw. gar lebensnotwendige Funktionen im Stoffwechsel besitzen. Die Datenlage ist zwar teilweise noch schmal, es finden sich aber dennoch zahlreiche interessante und auch neue wissenschaftliche Erkenntnisse.

Bor

Bis 1981 wurde Bor als für die menschliche Ernährung unwichtig betrachtet – die Anwendung von Borwasser für die Augen war sogar verpönt, da immer wieder Borvergiftungen gemeldet wurden. Zunächst wurde herausgefunden, dass Bor für verschiedene Tiere ein lebensnotwendiges Element ist. Heute vermutet man, dass Bor auch für den Menschen essenziell sein könnte – der Beweis dafür steht jedoch noch aus.

Ist Bor lebensnotwendig?

Für zahlreiche Elemente des Periodensystems wurde eine Essenzialität bei gewissen Tierarten – aber noch nicht für den Menschen – nachgewiesen. Dies gilt unter anderem für Bor, Vanadium, Rubidium, Silizium, Strontium, Fluor, Aluminium. Doch sind diese Spurenelemente auch für den Menschen essenziell? Es wird schwierig werden, diese Fragen abschließend zu klären, da entsprechende Humanstudien von den Ethikkommissionen kaum mehr zugelassen werden.

Eigenschaften

Antioxidans: Bor steigert die Glutathionspiegel und scheint auch gewisse intrazelluläre freie Radikale und den Spiegel von unerwünschtem intrazellulärem Ca^{2+} zu reduzieren.

Boroester: Bor bildet mit verschiedenen Biomolekülen, die Ribose in ihrer Struktur besitzen, sogenannte Boroester. Dazu gehören S-Adenosylmethionin und NAD (Nicotinamid-Adenin-Dinukleotid) sowie auch Glykoproteine und Glykolipide. Diese Verbindungen scheinen unter anderem für die Membranintegrität, für den Signaltransport und für Alterungsprozesse wichtig zu sein.

Hormone: Möglicherweise könnte eine sehr borarme Ernährung einen Einfluss auf die Bildung gewisser Steroidhormone haben, denn Borsäure ($B(OH)_3$) ist ein »Lieferant« von Hydroxylgruppen (-OH), welche für die körpereigene Bildung von gewissen Steroidhormonen (Östrogen, Testosteron, $1{,}25(OH)_2$-Vitamin D) unerlässlich sind.

Kalzium, Magnesium: Bor scheint renale Verluste von Kalzium und Magnesium zu reduzieren.

Vorkommen in der Nahrung

Nahrungsmittel	Menge	mg Bor
Soja	100 g	2,8
Pflaumen	100 g	2,7
Avocado	100 g	1,4
Rotwein	0,1 l	0,85
Rosinen	25 g	0,6–0,7
Erdnüsse, Haselnüsse, Mandeln	25 g	0,4–0,6

Störungen des Borhaushalts: mögliche Ursachen

Es wird vermutet, dass Borverluste durch gechlortes Wasser, halogenierte Kohlenwasserstoffe (z. B. in Holzschutzmitteln), Schnaps und Liköre sowie durch chlorhaltige Antibiotika gefördert werden. Da Bor vorwiegend in Soja, Früchten, Gemüse und Nüssen enthalten ist, liegt der Schluss nahe, dass Vegetarier tendenziell mehr Bor über die Nahrung erhalten könnten. In der Natur kommt Bor meist in komplexen Verbindungen mit Zuckern, Vitamin B_2, B_6 und C vor.

Störungen des Borhaushalts: mögliche Folgen

Der Ausdruck »Mangelzustand« kann bei Bor nicht verwendet werden, weil nicht klar ist, ob unser Organismus auf die Zufuhr von Bor angewiesen ist und, wenn ja, wie viel wir davon brauchen. Dennoch ist es interessant zu beobachten, dass in Ländern, deren Böden wenig Bor enthalten (z. B. Jamaika, Mauritius), Arthritis signifikant häufiger auftritt und umgekehrt (Israel). Bei Personen mit einer borarmen Ernährung zeigten sich kognitive Beeinträchtigungen, Störungen des Kurzzeitgedächtnisses und der motorischen Geschicklichkeit.

Dosierungsempfehlungen

Da nicht klar ist, ob und wie viel Bor der Mensch braucht, gibt es keine offiziellen Zufuhrempfehlungen. Untersuchungen zufolge werden in Ländern mit einem hohen Arthritisvorkommen in der Bevölkerung nur 1–2 mg Bor mit der täglichen Nahrung zugeführt. In Gebieten mit einem geringen Arthritisvorkommen beträgt der durchschnittliche Borgehalt der Nahrung 5–10 mg/Tag. Der von der EFSA (European Food Safety Authority) festgelegte UL (Tolerable Upper Intake Level) liegt bei 10 mg/Tag, derjenige des US-amerikanischen IOM (Institute of Medicine) bei 20 mg/Tag. Diese Bormenge (aus allen Quellen) führt bei andauernder Zufuhr nicht zu gesundheitlichen Risiken. Für Kinder und Jugendliche gelten niedrigere Richtwerte.

Borhaltige Supplemente können folgende Borverbindungen enthalten: Natriumborat, Boraspartat, Borcitrat, Borascorbat, Borglycinat, Kalziumfructoborat. Letztere Verbindung ist die am weitesten untersuchte Borverbindung. Sie wird wegen ihrer entzündungshemmenden und kardioprotektiven Eigenschaften als Begleitsupplement bei Arthrose, Osteoporose und erhöhten Homocysteinspiegeln eingesetzt. Nahrungsergänzungsmittel mit Bor sind in vielen Ländern derzeit noch nicht zugelassen.

Anwendungsmöglichkeiten

Arthritis, Arthrose: Eine zeitlich begrenzte Borzufuhr von 5–10 mg/Tag könnte erwogen werden. Diese Empfehlung sollte aber durch weitere kontrollierte Langzeitstudien gestützt werden. Arthrosepatienten zeigten nach zweimonatiger Gabe von 6 mg Bor/Tag eine Reduktion der Gelenkschwellungen und eine verbesserte Gelenkbeweglichkeit.

Krebserkrankungen: Bortezomib ist eine komplexe Borverbindung, welche – als sogenannter Proteasom-Inhibitor – in der Chemotherapie gegen gewisse Krebsformen des Knochenmarks eingesetzt wird.

Osteoporose, Knochenstoffwechsel: Bor besitzt einen Kalzium- und Magnesium-»sparenden« Effekt. Die Gabe von 3 mg Bor/Tag an Frauen nach der Menopause bewirkte, dass 40 % weniger Kalzium, ein Drittel weniger Magnesium und etwas weniger Phosphor über den Urin verloren gingen als bei Vergleichspersonen, die kein Bor zuführten. Alle diese Elemente sind wichtig für den Aufbau und für die Struktur des Knochens.

Besondere Hinweise

Die aktuelle wissenschaftliche Forschung mit Bor zielt auf folgende Gebiete: Vorbeugung gegen oxidative Schäden durch verschiedene chemische und physikalische Einflüsse, Nachweis der zellulären Transportmechanismen für Bor, die Rolle von Bor im Knochenstoffwechsel sowie die Untersuchung der physiologischen Eigenschaften von Komplexen, die Bor mit Glykoproteinen und Glykolipiden bildet.

Überdosierung

Überschüssiges Bor hemmt viele wichtige Enzymaktivitäten. Es werden weitere Studien notwendig sein, um den Sicherheitsbereich von Borgaben genau definieren zu können. Die therapeutische Breite von Bor scheint im Vergleich mit anderen Spurenelementen eher gering. Daher sollte man bei Bordosierungen im Bereich des UL zurückhaltend sein.

Eine Dosis von 500 mg Borsäure (= 87 mg Bor)/Tag führte bei gesunden Probanden zu Störungen des Appetits und der Verdauung. Zudem sind negative Effekte auf die Reproduktion bekannt.

Literatur

Donoiu I et al. Effects of boron-containing compounds on cardiovascular disease risk factors – A review. J Trace Elem Med Biol. 2018;50:47–56.

Khalic H et al. The physiological role of boron on health. Biol Trace Elem Res. 2018;186(1):31–51.

Nielsen FH et al. Boron. Adv Nutr. 2020;11(2):461–462.

Rondanelli M et al. Pivotal role of boron supplementation on bone health : A narrative review. J Trace Elem Med Biol. 2020;62:126577.

Scorei RI et al. Boron-Containing Compounds as preventive and chemotherapeutic agents for cancer. Anti-Cancer Agents Med Chem 2010;10:346–351.

Fluor/Fluorid

Auch Fluor ist nicht allgemein als essenzielles Spurenelement anerkannt. Die Fachgesellschaften Deutschlands, Österreichs und der Schweiz (DACH), die gemeinsame Empfehlungen, Schätz- und Richtwerte für Nährstoffe festlegen, bezeichnen Fluor als »gesundheitlich notwendiges« Element. Fluor bzw. Fluoride finden aufgrund ihrer präventiven Wirkung gegen Zahnkaries breite Anwendung. In vielen Ländern werden das Trinkwasser oder das Kochsalz zur Kariesprophylaxe mit Fluorid angereichert (nicht in Deutschland, Österreich und der Schweiz). Die Erfahrungen zeigen, dass die Fluoridierung des Trinkwassers durchschnittlich zu einer Kariesreduktion zwischen 25 und 40% geführt hat.

Fluor besitzt eine sehr hohe Affinität zu Kalzium und wird daher im Körper oft in kalzifizierten Geweben wie Knochen und Zähnen gefunden. Fluor besitzt eine relativ schmale Spanne zwischen Nutzen und Toxizität.

Eigenschaften

Karies: Fluor ist von großer Bedeutung wegen seiner wichtigen Rolle bei der Verminderung der Zahnkaries.

Knochen, Zähne: Neben seiner antikariogenen Wirkung wird Fluor eine Funktion bei der Mineralisation von Knochen und Zähnen zugesprochen. Gemäß DACH führt sowohl zu wenig als auch zu viel Fluor zu Störungen der Mineralisierung von Zähnen und Knochen.

Der Fluorhaushalt

Da die Essenzialität von Fluor noch nicht endgültig nachgewiesen ist, kann auch nicht von eigentlichen Mangelzuständen gesprochen werden. Anders als bei Bor gibt es aber offizielle Zufuhrempfehlungen. Die Richtwerte für die Zufuhr orientieren sich an Beobachtungen aus Regionen, deren Trinkwasser 1 mg Fluorid/l enthält und damit einen optimalen Schutz gegen Karies bietet. Zufuhrempfehlungen sind daher von Fluoridgehalt im Trinkwasser abhängig. Bei niedriger Fluoridzufuhr steigt das Kariesrisiko. Neuere Beobachtungen belegen die Bedeutung von Fluor für das Wachstum im frühen Lebensalter.

Dosierungsempfehlungen

Empfohlene tägliche Fluorid-Zufuhr (mg)

	Nutritive Empfehlungen EFSA	UL (Tolerable Upper Intake Level)		Supplementierungs-Empfehlung*
		EFSA (Europa)	IOM (USA)	
7–11 Mon.	0–4	7	10	0–2 J.: 0,25
1–3 J.	0,6			>2 J. bis < 4 J.: 0,5
4–6 J.	1,0 (m)/0,9 (f)			>4 J. bis < 6 J.: 0,75
7–10 J.	1,5 (m)/1,4 (f)			>6 J.: 1,0
11–14 J.	2,2 (m)/2,3 (f)			
15–17 J.	3,2 (m)/2,8 (f)			
18–24 J.	3,4 (m)/2,9 (f)			
Männer	3,4			
Frauen	2,9			

* basiert auf BfR (Dt. Bundesamt für Risikobewertung), unter der Bedingung, dass keine weitere relevante Fluoridexposition besteht und der Fluoridgehalt im Trinkwasser weniger als 0,3 mg/l beträgt.

Fluorversorgung sicherstellen

Lebensmittel, die einen wesentlichen Beitrag zur Fluorversorgung liefern, sind Meeresfische, Fleisch, Eier und Schwarztee. Ebenso weisen einige Mineralwässer beachtliche Fluor-Konzentrationen auf. Angaben über den Fluoridgehalt in Mineralwässern siehe Links im Empfehlungskasten (Seite 789).

Anwendungsmöglichkeiten

Kariesprävention: Fluorid wird schon seit Jahrzehnten mit Erfolg zur Kariesprävention verwendet. Nebst der Zufuhr mittels Fluoridtabletten (0,25–1 mg), Kochsalz (250 mg Fluorid/kg) und mittels Trinkwasseranreicherung wird das Fluorid auch äußerlich mit Mundspüllösungen, Zahnpasten, Gelees usw. auf die Zahnoberfläche gebracht.

Überdosierung

Der sogenannte Tolerable Upper Intake Level, d.h. die laut den Behörden (EFSA) langfristig ohne bekannte Nebenwirkungen tolerierbare tägliche Zufuhrmenge, liegt für Erwachsene bei 7 mg Fluor (0,1 mg/kg Körpergewicht). Mögliche Nebenwirkungen oder Risiken einer zu hohen Fluoridexposition:

- Bei der Trinkwasserfluoridierung wird ein mögliches pränatales Risiko für eine Neurotoxizität diskutiert. Ob der Konsum von fluoridiertem Trinkwasser für Schwangere und Kinder tatsächlich ein Risiko darstellt, ist umstritten. Es bestehen Korrelationen zwischen der Fluoridexposition über das Trinkwasser und einer erhöhten Skelettfragilität bei Frauen nach den Wechseljahren (langfristig zu hohe Zufuhr).
- Bei einer längerfristigen Überdosierung von 2–4 mg/Tag können sich vor allem bei Kindern in den ersten 8 Lebensjahren Zahnschäden in Form von bleibenden Flecken im Zahnschmelz (Dentalfluorose) zeigen.
- Einige Autoren beschreiben eine Wechselwirkung von fluorhaltigen Zahnpflegemitteln mit Amalgamplomben (erhöhte Quecksilberdampf-Konzentrationen in der Mundhöhle).
- Bei einer heute kaum mehr gebräuchlichen hochdosierten Gabe von Natriumfluorid zur Osteoporosetherapie kann es zu Störungen des Blutbildes, der Skelettstruktur (Osteomalazie, erhöhte Knochenbrüchigkeit) sowie zu einer Kalzifizierung von Sehnen und Bändern kommen.

Literatur

Aoun A et al. The fluoride debate: the pros and cons of fluoridation. Prev Nutr Food Sci. 2018;23(3):171–180.

Delbem A et al. Fluoride agents and dental caries. In: Pediatric Restorative Dentistry. Springer, Cham, 2019: 57–73.

Grandjean P et al. A benchmark dose analysis for maternal pregnancy urine-fluoride and IQ in Children. Risk Analysis, 2020; DOI: 10.1111/risa.13767.

Guth S et al. Contribution to the ongoing discussion on fluoride toxicity. Arch Toxicol. 2021;95:2571–2587.

Helte E et al. Fluoride in drinking water, diet, and urine in relation to bone mineral density and fracture incidence in postmenopausal women. Environ Health Persp. 2021;129(4):047005

Marino R et al. Economic evaluations in water-fluoridation: a scoping review. BMC Oral Health. 2020;20:115.

Walsh T et al. Fluoride toothpastes of different concentrations for preventing dental caries. Cochrane Database of Systematic Reviews 2019. Issue 3. Art. No.: CD007868.

Silizium

Silizium ist mengenmäßig das zweithäufigste Element in der Erdkruste. Es kommt in der Natur vor allem als Quarz und in Form von Silikatverbindungen vor.

Eigenschaften

Aluminium, antagonistische Eigenschaften: Es gibt Hinweise auf die Funktion von Silizium als natürlicher Gegenspieler von Aluminium im Stoffwechsel.

Bindegewebe- und Skelettmetabolismus, Proteoglykane: Im Körper findet man Silizium in sehr vielen Geweben und Strukturen. Silizium wird für die Quervernetzung von Kollagen und den Proteoglykanen benötigt. Proteoglykane sind wichtige Bestandteile der extrazellulären Matrix, die als Stabilisator zwischen den Zellen fungiert. Sie bilden auch die Grundsubstanz von Knorpel und Sehnen. Silizium ist ein wichtiges Strukturelement für Haut, Knorpel, Sehnen und Bänder. Dies gilt auch für Organe wie Lungen, Nieren oder Leber, wo Silizium für die Stabilität des Bindegewebes sorgt.

Silizium spielt auch bei der Knochenkalzifikation eine wichtige Rolle. Silizium ist am Mineralisierungsprozess der Knochen beteiligt und sorgt für die normal gestreiften Muster der Knochenmatrix. Der Einfluss von Silizium auf die Knochenmineralisierung ist von Vitamin D unabhängig.

Störungen des Siliziumhaushalts: mögliche Ursachen

Mit dem Alter nimmt der Siliziumgehalt im Körper (Haut, Blutgefäße usw.) ab.

Da Silizium in verschiedenen Pflanzenteilen wie z. B. Stängeln und Blättern für die Festigkeit und Struktur verantwortlich ist, kommt es in vielen pflanzlichen Nahrungsmitteln vor. Allerdings sind die aus pflanzlichen Quellen stammenden Siliziumverbindungen nicht wasserlöslich und daher sehr schlecht bioverfügbar.

Vorkommen in der Nahrung

Kieselsäuregehalt* in mg/100 g Nahrungsmittel	
Hafer	595,0
Hirse	500,0
Gerste	233,0
Kartoffeln	200,0
Weizenkorn	158,0
Mais	18,9
Blumenkohl	8,7
Kürbis	7,0

* Kieselsäure ist eine siliziumreiche Verbindung. Sie besteht zu einem Drittel aus Silizium, das allerdings schlecht bioverfügbar ist.

Störungen des Siliziumhaushalts: mögliche Folgen

- **Nägel:** Nagelbrüchigkeit bei chronischen Erkrankungen
- **Knochenmineralisierung:** Bei Osteoporosepatienten konnten verminderte Siliziumwerte im Haar festgestellt werden. Bei Tieren äußert sich ein Siliziummangel unter anderem in einer geringeren Knochenelastizität und in Veränderungen des Knorpelgewebes.
- **Kollagensynthese, Störungen:** Siliziummangel führt generell zu einer verminderten Kollagenbildung. Die Elastizität von Haut und Gefäßwänden scheint vom Siliziumgehalt abhängig zu sein.

Dosierungsempfehlungen

Für Silizium gibt es keine offiziellen Zufuhrempfehlungen. Generell müssen bei Zufuhrempfehlungen für Silizium die sehr unterschiedlichen Bioverfügbarkeiten der einzelnen Siliziumquellen und Siliziumverbindungen berücksichtigt werden.

Die Aufnahme von Silizium aus pflanzlichen Nahrungsmitteln (z.B. Hafer, Hirse, Weizen) ist schlecht. Sehr viel besser ist die Bioverfügbarkeit von gelöstem Silizium in Getränken wie Wasser, Mineralwasser oder Bier (auch alkoholfreiem).

In Form von Kieselerde oder in kieselerdehaltigen Basenmischungen werden Siliziumverbindungen seit Langem als Supplement eingesetzt. Die darin enthaltene einfache, nichtstabilisierte Kieselsäure hat allerdings eine starke Tendenz zur Polymerisierung (Bildung von langen Ketten), was die Wasserlöslichkeit reduziert und zu einer sehr geringen Bioverfügbarkeit führt.

Als Verbindungen mit der besten Bioverfügbarkeit gelten die cholinstabilisierte Orthokieselsäure, die mit Maltodextrin stabilisierte Kieselsäure sowie Monomethylsilanetriol.

Als sinnvolle tägliche Dosierung bei der Supplementierung mit Silizium gelten je nach Verbindung und auch je nach Einsatzbereich 6–20 mg resorbiertes, also vom Körper aufgenommenes (nicht zugeführtes) Silizium.

Die Bioverfügbarkeit von verschiedenen Siliziumquellen

Siliziumquellen	Bioverfügbarkeit
Monomethylsilanetriol (flüssige Form)	64 %
in alkoholfreiem Bier gelöste Form	64 %
mit Maltodextrin stabilisierte Ortho-Kieselsäure (OSA)	43 %
cholinstabilisierte Ortho-Kieselsäure (ch-OSA)	17 %
Magnesiumtrisilikate (in bestimmten Säureblockern)	4 %
Schachtelhalm, Bambus	3 %
kolloidales Silizium	1 %

Anwendungsmöglichkeiten

Aluminiumbelastungen, chronische: Silizium gilt als natürlicher Aluminium-Antagonist. Eine orale Silizium-Supplementierung und eine ausreichende Zufuhr von siliziumreichen Lebensmitteln oder Getränken können die Aufnahme von Aluminium über den Magen-Darm-Trakt sowie die Aluminiumwerte (Haaranalyse) reduzieren. Dabei bilden sich möglicherweise schwer lösliche Aluminium-Silikat-Komplexe.

Haut, Haare, Nägel: Bei fehlender Hautelastizität, die durch eine ungenügende Siliziumversorgung mitbedingt ist. Inwieweit ein Einsatz von Siliziumpräparaten zur Prävention des Gewebealterungsprozesses sinnvoll ist, kann derzeit nicht gesagt werden. Verbesserung der Sprödigkeit von Haaren und Nägeln. Interventionsdauer jeweils 5 Monate, mit 2 × 5 mg Silizium/Tag als cholinstabilisierte Orthokieselsäure.

Knochenstoffwechsel, Osteoporose: Eine Begleit-Supplementierung von 6–12 mg Silizium/Tag (als Orthokieselsäure, parallel mit

Kalzium und Vitamin D) führte in Studien zu Verbesserungen der Knochendichte des Schenkelhalses.

Überdosierungen, Überbelastungen

Für das in Nahrungsergänzungsmitteln vorkommende Silizium gibt es keinen Upper Intake Level (UL). Es gibt aber vereinzelte Hinweise auf ein möglicherweise erhöhtes Risiko für siliziumhaltige Nierensteine. Silikate finden in der Medizin in Form von Antazida (gegen Magenbrennen) breite Anwendung. Obwohl die Bioverfügbarkeit solcher Verbindungen als gering beurteilt wird, sollten Langzeitgaben im Hinblick auf eine eventuell mögliche Harnsteinbildung oder Siliziumüberbelastung geprüft werden.

Die historisch bekannteste Siliziumintoxikation ist die Silikose. Sie kommt aber nicht durch die Einnahme von Silizium zustande, sondern tritt vor allem bei Bergleuten auf, die quarzhaltigen Feinstaub inhalieren, also einatmen. Dies führt zu ausgeprägten, krankhaften Veränderungen des Lungengewebes.

Literatur

Araujo LA et al. Use of silicon for skin and hair care: an approach of chemical forms available and efficacy. An Bras Dermatol 2016;91(3):331–335.

BfR (dt. Bundesamt für Risikobewertung). Höchstmengenvorschläge für Silizium in Lebensmitteln inklusive Nahrungsergänzungsmitteln. März 2021.

Ferreira AO et al. Anti-aging effects of monomethylsilanetriol and maltodextrin-stabilized orthosilicic acid on nails, skin and hair. Cosmetics.2018;5(3):41.

Goetz W et al. Effects of silicon compounds on biomineralization, osteogenesis, and hard tissue formation. Pharmaceutics. 2019;11:117.

Gonzalez-Munoz MJ et al. Role of beer as a possible protective factor in preventing Alzheimer's disease. Food and Chemical Toxicology. 2008;46(1):49–56.

Jones KL. Silicon in health: A beneficial element in reducing the body burden of aluminium. Keele University. 2018;1–325.

Jurkic LM et al. Biological and therapeutic effects of ortho-silicic acid and some ortho-silicic acid-releasing compounds: new perspectives for therapy. Nutrition & Metabolism. 2013;10:2.

Nielsen FH Update on the possible nutritional importance of silicon. J Trace Elem Med Biol 2014;28(4):379–382.

Oliveira Ferreira A et al. Anti-aging effects of monomethylsilanetriol and maltodextrin-stabilized orthosilicic acid on nails, Skin and Hair; Cosmetics 2018 5;41: 1–15.

Price CT et al. Silicon: A review of its potential role in the prevention and treatment of postmenopausal osteoporosis. Int J Endocrinol 2013. DOI: 10.1155/2013/316783.

Rondanelli M et al. Silicon: A neglected micronutrient essential for bone health. Exp Biol Med. 2021; 246(13):1500–1511.

Sadowska A et al. Sources, bioavailability, and safety of silicon derived from foods and other sources added for nutritional purposes in food supplements and functional foods. Appl Sci. 2020;10:6255.

Sripanyakorn S et al. The comparative absorption of silicon from different foods and food supplements. Brit J Nutr. 2009;102(6):825–834.

Wickett RR et al. Effect of oral intake of choline-stabilized orthosilicic acid on hair tensile strength and morphology in women with fine hair. Arch Dermatol Res 2007;299:499–505.

Omega-3-, -6- und -9-Fettsäuren

Unser Körper kann aus der Nahrung fast all die verschiedenen im Organismus benötigten Fettsäuren und Lipide (Speicher- und Polsterfett, Fett als Energielieferant, Fettsäuren in Zellmembranen, als Vorstufen von Hormonen und Botenstoffen usw.) selbst synthetisieren – zur Not sogar aus überschüssigem Zucker. Gesättigte Fettsäuren sind ein guter Energielieferant, gelten aber nicht als gesund. Auf die Wirkungen kurzkettiger Fettsäuren wird nicht eingegangen, einige »gesunde« einfach ungesättigte Omega-9-Fettsäuren wie die Ölsäure (z. B. aus Olivenöl) werden jedoch besprochen.

Basiswissen zu Omega-3- und Omega-6-Fettsäuren

Im Unterschied zu gesättigten Fettsäuren und den einfach gesättigten Fettsäuren, die der Körper selbst bilden kann, sind die beiden mehrfach ungesättigten Fettsäuren Linolsäure und Linolensäure die einzigen essenziellen Fettsäuren. Sie müssen als Moleküle aus der Nahrung bezogen werden. Linolsäure ist die essenzielle Omega-6-Fettsäure, Linolensäure die essenzielle Omega-3-Fettsäure.

Aus der Linolsäure und der Linolensäure werden dann die physiologisch und pharmakologisch wichtigen Omega-3-Fettsäuren (z. B. Eicosapentaensäure, EPA; Docosahexaensäure, DHA) und Omega-6-Fettsäuren (γ-Linolensäure, GLA; Arachidonsäure) gebildet. Besonders die EPA und die DHA stehen dabei seit einiger Zeit wegen ihren entzündungshemmenden, antioxidativen und antithrombotischen Eigenschaften im Mittelpunkt des Interesses.

Es ist wichtig zu bemerken, dass in der Diskussion um die Wirksamkeit von »Omega-3-Fettsäuren« explizit die beiden langkettigen, mehrfach ungesättigten Fettsäuren Eicosapentaensäure (EPA) und Docosahexaensäure (DHA) gemeint sind, und keine anderen Fettsäuren, wie z. B. die Linolensäure. Diese oft zitierten mehrfach ungesättigten Fettsäuren finden sich hauptsächlich in folgenden Lebensmitteln:

- Linolsäure: in Mais, Distel- und Sonnenblumensamen, Soja, Sesam und den entsprechenden Pflanzenölen
- Linolensäure: in Raps, Soja, Walnüssen, anderen Nüssen, Leinsamen, Weizenkeimen und den entsprechenden Pflanzenölen

- γ-Linolensäure (GLA): in Nachtkerzenöl, Borretschöl, Samenöl der Schwarzen Johannisbeere
- EPA und DHA: in fettem Fisch, Kaltwasserfischen, Krill, Muscheln, Algenölen

Funktionen

Essenzielle Fettsäuren haben wichtige Funktionen im Körper:

Bestandteile der Zellmembranen: Zellmembranen, die ausreichende Mengen an Linol- und Linolensäure (zusammen mit Lezithin und Cholin) enthalten, sind geschmeidig. Wenn aber zu viele gesättigte Fette (z. B. aus tierischen Lebensmitteln) im Körper vorhanden sind, werden diese anstelle von Linol- und Linolensäure in den Zellmembranen eingelagert, wodurch Geschmeidigkeit und Funktionalität abnehmen.

Bildung von Eicosanoiden: Eicosanoide sind hormonähnliche Substanzen, die aus mehrfach ungesättigten, langkettigen Fettsäuren

Herkunft und Wirkungen von mehrfach ungesättigten Fettsäuren.

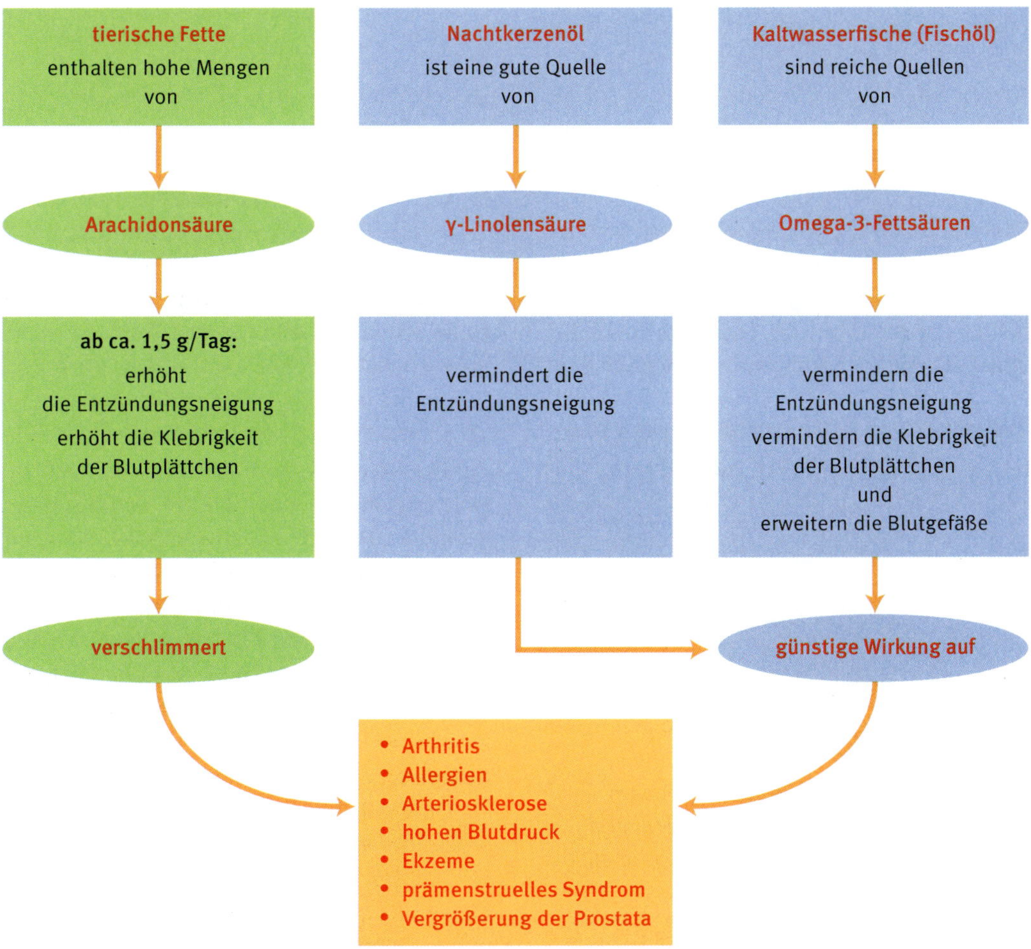

mit 20 Kohlenstoffatomen gebildet werden. Dazu gehören Prostaglandine (z.B. Prostaglandin E_2), Prostazyklin, Thromboxane und Leukotriene (z.B. Leukotrien B_4). Sie werden unter dem Einfluss von Enzymen wie Cyclooxygenasen (z.B. COX 2) und Lipoxygenasen (z.B. 5-LOX) aus Arachidonsäure und Eicosapentaensäure (EPA) gebildet. Sie werden von Geweben im gesamten Körper synthetisiert und haben ein breites Spektrum von Stoffwechselfunktionen. Als Botenstoffe regulieren sie Entzündungen und immunologische Prozesse (z.B. Immunantwort, Autoimmunreaktionen), die Blutfette, den Blutdruck, die Verklumpung der Blutplättchen, die Gefäßerweiterung und den Tonus glatter Muskeln (z.B. Darm, Gebärmutter). Außerdem sind sie wichtig für das Zellwachstum, für die Zellregeneration und auch für die Erhaltung von geistigen Funktionen.

Energiespeicher, Energiegewinnung: Je nach Bedarf werden auch essenzielle Fettsäuren in den Zellen zur Energiegewinnung verwendet. Hierfür werden die Fettsäuren mithilfe von L-Carnitin durch die Mitochondrienmembran transportiert, wo sie dann »verbrannt« (Beta-Oxidation) werden.

Regelmäßige Laborkontrolle

Die Kontrolle des Fettsäurestoffwechsels im Labor ist wichtig und mittlerweile recht einfach geworden. Jedermann sollte – auch in präventiver Hinsicht – in gewissen Abständen die wichtigen Fettsäuren EPA, DHA und GLA (γ-Linolensäure) im Blut bestimmen lassen. Von besonderer Bedeutung ist der Omega-3-Index, bei dem in den roten Blutkörperchen der Anteil von EPA und DHA – gemessen an allen Fettsäuren – analysiert wird.

Verhältnis Omega-6- zu Omega-3-Fettsäuren

Das Verhältnis der mehrfach ungesättigten Fettsäuren in der Ernährung sollte 5:1 (Omega-6- zu Omega-3-Fettsäuren) betragen. Tatsächlich ist dieses Verhältnis in den Industrieländern jedoch viel höher (10–20:1), sodass vor allem auf die Zufuhr von Omega-3-Fettsäuren durch die Nahrung und auch bei der Supplementierung geachtet werden sollte.

Besonders wertvolle Quellen für Omega-3-Fettsäuren sind pflanzliche Öle (z.B. Lein-, Raps-, Nuss-, Sesam-, Soja-Öl) sowie Hering, Sardinen, Lachs, Aal, Austern, Makrelen, die verhältnismäßig viel Omega-3-Fettsäuren gegenüber der im Übermaß eher unerwünschten – da entzündungsfördernden – Omega-6-Fettsäure Arachidonsäure enthalten. Alle Fleischarten (insbesondere Innereien), aber auch Milch, Käse und Eier enthalten hingegen reichlich Arachidonsäure. Die Daten zeigen allerdings, dass eine Zufuhr von Arachidonsäure über die tägliche Nahrung bis zu einer Menge von 1500 mg vermutlich keine negativen Auswirkungen auf Entzündungsmarker, auf die Thrombozytenaggregation, auf Blutgerinnsel oder auf die Immunfunktion hat. Hingegen scheinen kognitive und muskuläre Funktionen von adäquaten Arachidonsäuremengen begünstigt zu werden. In der letzten Zeit zeigt sich zunehmend, dass das Verhältnis von Omega-3- zu Omega-6-Fettsäuren wohl überbewertet wird. Viel wichtiger als ein ideales Verhältnis bei der Zufuhr scheint, dass sowohl von Omega-6- als auch von Omega-3-Fettsäuren ausreichende Mengen zugeführt und weiter zu γ-Linolensäure (GLA) und Eicosapentaensäure (EPA) sowie Docosahexaensäure (DHA) verstoffwechselt werden können.

TIPP **Essen Sie heute doch mal wieder Fisch – v.a. im fetten Fisch aus kalten Meeresgewässern sind nennenswerte Mengen der langkettigen mehrfach ungesättigten Omega-3-Fettsäuren EPA und DHA enthalten.**

Omega-3-Fettsäuren (α-Linolensäure, EPA, DHA)

Die α-Linolensäure ist eine für die menschliche Ernährung unerlässliche, essenzielle Fettsäure.

α-Linolensäure (ALA) – die Vorläufersubstanz für EPA und DHA

α-Linolensäure (ALA) ist die essenzielle Omega-3-Fettsäure im Körper. ALA besitzt ein eigenes Spektrum von Funktionen und Eigenschaften: ALA dient als Energiequelle, als Fettspeicher, als wichtiger Bestandteil von Zellmembranen, besitzt eigenständige entzündungshemmende, antioxidative, kardio- und neuroprotektive Effekte und ist auch an der Regulation der Darmflora mitbeteiligt. Eine langfristige und ausreichend hohe Zufuhr von ALA scheint die allgemeine Sterblichkeit sowie auch die kardiovaskuläre und koronare Mortalität zu reduzieren.

Gute Quellen von ALA in der Ernährung:

- pflanzliche Öle: Rapsöl, Nussöle, Hanföl, Leinöl, Chiaöl, Sojaöl
- Nüsse, Chiasamen, Leinsamen
- Milchprodukte: Produkte aus Bergregionen enthalten mehr ALA als solche aus dem Flachland
- Portulak

ALA-haltige Lebensmittel sollten daher möglichst schwergewichtig in der täglichen Ernährung verwendet werden, damit das empfohlene Verhältnis von Omega-6- zu Omega-3-Fettsäuren von 5:1 von mehr Menschen als bisher erreicht wird. Andererseits lassen sich mit ALA nicht die gleichen Wirkungen erzielen wie mit den beiden »verlängerten« (oder auch als langkettig bezeichneten) Omega-3-Fettsäuren EPA und DHA. ALA – z.B. in Form von Leinölkapseln – kann also nicht als pflanzlicher Ersatz für Fischölpräparate betrachtet und verwendet werden.

ALA kann im Körper in die Omega-3-Fettsäuren Eicosapentaensäure (EPA) und Docosahexaensäure (DHA) umgewandelt werden, so wie aus Linolsäure auch Arachidonsäure gebildet werden kann. Diese Umwandlungsprozesse sind beim Menschen jedoch nicht effizient und störanfällig.

Je nach Autor und Testmethode liegen die Raten der Umwandlung von ALA in EPA maximal zwischen 5 und 20%, der Umwandlung von ALA in DHA bei max. 0,5–4%. Bei Männern scheint diese Umwandlung noch weniger effizient zu sein als bei Frauen. Der Grund für die generell schlechte Ausbeute ist, dass die hierfür benötigten Enzyme, die Desaturasen, v.a. die Delta-6-Desaturase und Elongasen, sehr störungsanfällig sind. Deren Aktivität wird (gemäß Horrobin, 1993) durch zahlreiche Einflussfaktoren gehemmt:

- Mangel an Magnesium, Zink, Vitamin B_6
- Insulinresistenz
- Alkohol
- UV-Strahlen

- zunehmendes Alter
- Transfettsäuren, gesättigte Fettsäuren
- Viren

Eine moderate Nahrungsrestriktion steigert die Aktivität der Delta-6-Desaturase um 300%. Ebenso wird die Enzymaktivität gesteigert durch Melatonin und Vitamin C. Die Aktivität wird auch durch unterschiedliche genetische Voraussetzungen (Polymorphismen) beeinflusst. Versuche von Rösler et al. haben gezeigt, dass auch die Supplementierung eines Multivitamin-Spurenelemente-Präparates die Umwandlungsrate verbessern kann, da damit viele Cofaktoren der Desaturasen und Elongasen mitgeliefert und somit die entsprechenden Enzymaktivitäten erhöht werden.

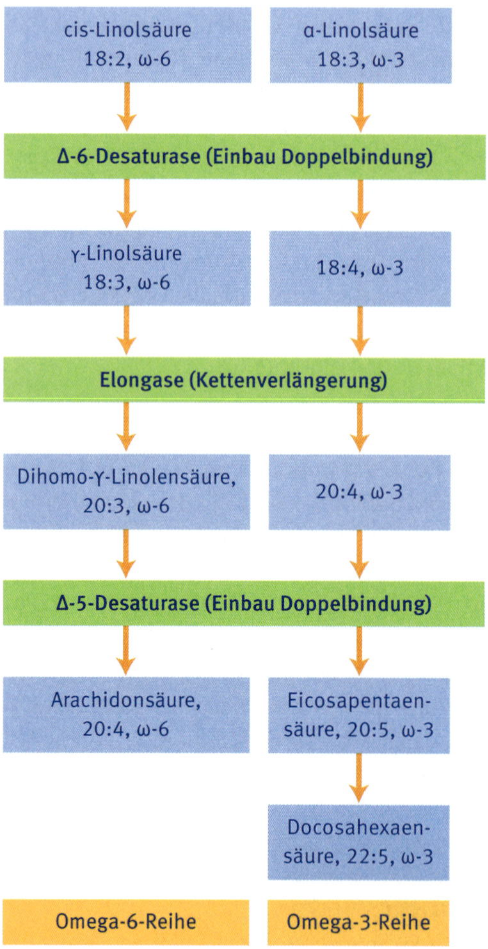

EPA und DHA – die beiden pharmakologisch wirksamen Omega-3-Fettsäuren

Der effektivste Weg, den Körper mit EPA und DHA zu versorgen, ist die direkte Zufuhr aus der Nahrung (über fette Fische, Kaltwasserfische) oder aus entsprechenden Supplementen. Die körpereigene Bildung dieser beiden langkettigen Omega-3-Fettsäuren aus der essenziellen ALA ist nur begrenzt möglich. Präparate, die EPA und DHA enthalten, werden in unterschiedlichen Konzentrationen und Qualitäten aus Fischöl hergestellt. Auch Präparate aus Krillöl und Algenöl enthalten EPA und DHA.

An Omega-3-Fettsäuren reiche Fische und Meeresfrüchte

Lebensmittel	EPA (mg/100 g)	DHA (mg/100 g)
Hering	2700	450
Thunfisch*	1070	2 280
Lachs	700	2 140
Makrele	690	1 300
Heilbutt	190	500
Bachforelle	150	335
Hummer	280	130
Garnele	215	150

* wegen der hohen Schwermetall-Belastung weniger empfehlenswert

« Umwandlung von cis-Linolsäure und α-Linolensäure in GLA, EPA, DHA mit Hilfe der störungsanfälligen Desaturasen und Elongasen

natürliches Triglycerid mit zwei gesättigten Fettsäuren (orange) in den Positionen 1 und 3 und einer ungesättigten Fettsäure (grün) in Position 2	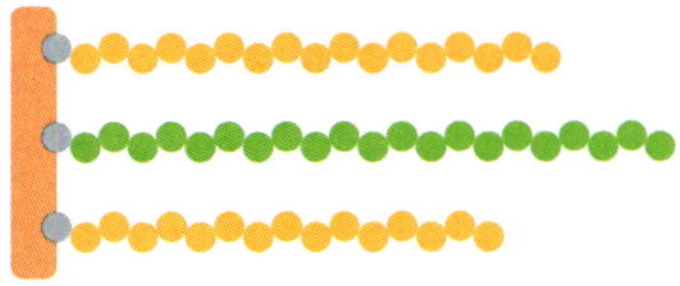	natives Fischöl
Triglycerid nach Konzentrationsprozess mit zwei ungesättigten Fettsäuren (grün) in den Positionen 1 und 3 und einer gesättigten Fettsäure (orange) in Position 2	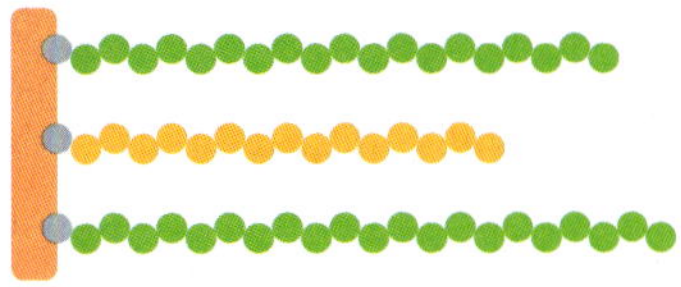	Präparate mit konzentriertem EPA- bzw. DHA-Anteil
Ethylester mit einer ungesättigten Fettsäure (grün) und einer gesättigten Fettsäure (orange) in gleichberechtigten Positionen	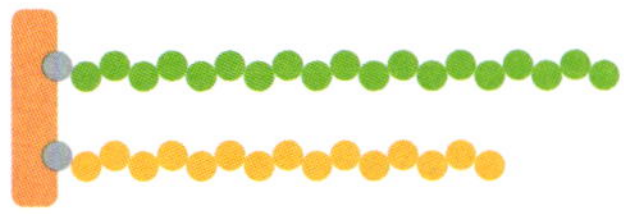	synthetisch veränderte Fettsäurestruktur
Phospholipid mit einem phosphathaltigen Rest in Position 1 und einer gesättigten Fettsäure (orange) in Position 3 sowie einer ungesättigten Fettsäure (grün) in Position 2	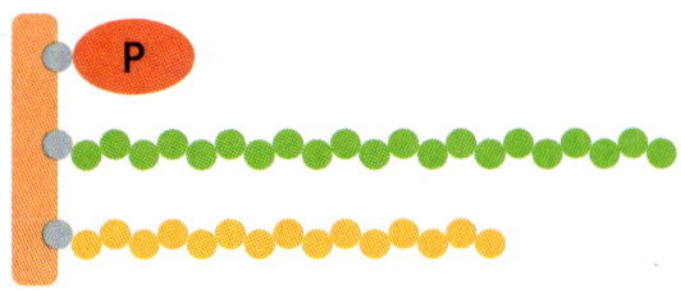	Krillöl
freie Fettsäure liegt ungebunden vor	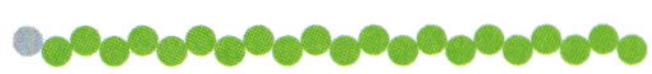	

Formen von Fischöl

Gegenüberstellung der Vorteile von nativem Fischöl und hochkonzentrierten EPA-DHA-Fischölpräparaten

	natives Fischöl	hochkonzentrierte EPA-DHA-Fischölpräparate
Gehalt an Omega-3-Fettsäuren	etwa 1/3; enthält neben EPA und DHA weitere Omega-3-Fettsäuren (z. B. Docosapentaensäure, DPA).	etwa 2/3; enthält ausschließlich EPA und DHA
Einnahmemenge	mehr Kapseln	weniger Kapseln
Weitere Informationen	Flüssiges natives Fischöl ist gut dosierbar und kann auch von Personen genommen werden, die keine Kapseln schlucken können oder wollen. Die Produkte sind in der Regel angenehm desodoriert und aromatisiert.	EPA-DHA-Kapseln sind geruchs- und geschmacksneutral und können leicht eingenommen werden.

Zufuhrempfehlungen

Die Dosierungen, die sich bei den einzelnen Anwendungsmöglichkeiten in Studien und Meta-Analysen als günstig erwiesen haben, werden bei den entsprechenden Themen aufgeführt.

Damit EPA- und DHA-haltige Präparate optimal funktionieren können, sollten folgende Punkte unbedingt beachtet werden:

- Damit EPA- und DHA-haltige Präparaten gut bioverfügbar sind, müssen die Fettsäuresupplemente zwingend mit oder nach

einer fetthaltigen Mahlzeit eingenommen werden. Das typische Frühstück im deutschsprachigen Raum ist hierfür nicht geeignet. Ohne ausreichend Fett ist die Aufnahme bis zu 13-mal schlechter (nach Schuchardt et al. und nach von Schacky). Es genügt jedoch eine normale Hauptmahlzeit, die ca. 10 g Fett enthält. Damit aktiviert der Körper seine eigene Fettverdauung und gewährleistet über die Bildung von Mizellen eine optimale Resorption. Bei der Einnahme zu/mit einer Hauptmahlzeit werden EPA- und DHA-haltige Präparate auch besser vertragen (weniger Aufstoßen).
- Bei der Resorption der EPA-DHA-Präparate gibt es zwischen den einzelnen Menschen teilweise große Unterschiede.
- Omega-3-Produkte müssen ausreichend lang eingenommen werden. Sie benötigen für ihre Wirkung stets etwas Zeit (meist mindestens 2 Monate), bis die entsprechenden Spiegel in den Zellmembranen erreicht sind.

Wenn einer oder mehrere dieser Punkte nicht beachtet wurden, hat dies in der Vergangenheit immer wieder zu heterogenen und negativen Studienergebnissen geführt.

Die Bedeutung des Omega-3-Index als Labormethode

- Damit eine Omega-3-EPA-DHA-Supplementierung die gewünschten Wirkungen erzielt, müssen nicht nur die richtige Dosierung und die richtigen Einnahmemodalitäten (Einnahmezeit, Zeitdauer der Intervention) beachtet werden, sondern auch der Omega-3-Status zu Beginn einer Supplementierung und auch zur Verlaufskontrolle bestimmt werden.
- Die Bestimmung der EPA- und DHA-Werte im Blutserum oder im Blutplasma ergibt keine relevanten Ergebnisse. Der Omega-3-Index ist die weltweit wohl am besten untersuchte und standardisierte Bestimmung des Omega-3-Status. Der Omega-3-Index gibt den prozentualen Anteil von EPA und DHA in den Erythrozyten an – in Bezug auf alle in den roten Blutkörperchen gemessenen Fettsäuren.
- Mittels des Omega-3-Index wird die langfristige Verfügbarkeit von EPA und DHA in der Erythrozytenmembran bestimmt. Ein nicht optimaler Omega-3-Index korreliert mit einer erhöhten Gesamtmortalität, mit einem erhöhten Risiko für einen plötzlichen Herztod, tödliche und nicht tödliche Myokardinfarkte, andere kardiovaskuläre Erkrankungen, kognitive Einschränkungen, Major Depression, Frühgeburten und weitere Gesundheitsprobleme. Hierfür gibt es eine breite Datenlage.
- Der Zielbereich für einen optimalen Omega-3-Index beträgt 8–11 %.
- Es gibt Hinweise darauf, dass sowohl ein zu niedriger als auch ein zu hoher Omega-3-Index ggf. nicht zu den erwarteten Therapieresultaten führen können. Dies bedeutet, dass es einen idealen Zielbereich gibt und höhere Werte nicht unbedingt immer besser sein müssen. Dies ist auch bei der Beurteilung von Studienergebnissen zu berücksichtigen.

Anwendungsgebiete

Omega-3-Fettsäuren (gemeint sind hier explizit die langkettigen Omega-3-Fettsäuren EPA und DHA) können sowohl zur Prävention als auch zur Therapie von vielen wichtigen Krankheiten eingesetzt werden. Es zeigte sich auch, dass sich die Eigenschaften und Funktionen der beiden wichtigsten Omega-3-Fettsäuren EPA und DHA teilweise unterscheiden – auch wenn die Wirkungsbereiche von EPA und DHA nicht immer klar voneinander abzugrenzen sind oder sich häufig überlappen. Heute sind Omega-3-Präparate verfügbar, bei denen eine der beiden Fettsäuren im Vordergrund steht – und die dementsprechend gezielt zur Vorbeugung oder Behandlung bestimmter Krankheitsbilder eingesetzt werden können. Es gibt auch Präparate, die nur EPA oder DHA enthalten.

- Bei den unten stehenden Anwendungsmöglichkeiten ist die Wirkung von Omega-3-EPA-DHA durch Meta-Analysen belegt:

Anwendungsmöglichkeiten für Omega-3-Fettsäuren

Anwendungsgebiet	Erfahrungen mit Omega-3-EPA-DHA-Präparaten
ADHS, Hyperaktivität	Die Wirkung von Omega-3-Fettsäuren zur Behandlung der ADHS-Symptome und der kognitiven Performance beim ADHS ist gut belegt. Die Effektstärke ist mit ca. 0,4 geringer als diejenige von Methylphenidat (ca. 0,8) oder von Atomoxetin (ca. 0,6). Für eine optimale Wirkung sollte beachtet werden: EPA-lastige Präparate verwenden. Ggf. kann die Dosierung der Stimulanzien reduziert werden. Dosierung: ausreichend hoch (je nach Alter 1–2 g EPA+DHA/Tag, 3 Monate), nach/mit dem Essen einnehmen, Omega-3-Index bestimmen.
Angstzustände	Hilfreich zur Reduktion von diagnostizierten Angstsymptomen (› 2 g EPA+DHA/Tag).
Arthritis, aktivierte Arthrosen, rheumatische Entzündungen	Reduziert Schmerzintensität – EPA-lastige Fischölpräparate (1,5–3 g EPA+DHA, › 3–4 Monate) zeigen dabei eine höhere Effektstärke, vermindern Morgensteifheit, die Anzahl schmerzender Gelenke sowie den Bedarf an Cortisonpräparaten und Antirheumatika (um mind. 30 %). Ideal bei gleichzeitiger antiinflammatorischer Ernährungsweise.
Asthma	Ein höherer Omega-3-Index (› 8) korreliert mit einer besseren Asthmakontrolle und einer niedrigeren Erhaltungsdosierung von Inhalations-Kortikoidpräparaten. Auch bei Leistungsasthma recht gut untersucht. EPA scheint wirkungsvoller als DHA (3 g EPA + DHA/Tag).
Augen, trockene (Dry-Eye-Syndrom)	1,5–2,5 g EPA+DHA/Tag (plus evtl. ca. 150 mg γ-Linolensäure) können eine Verbesserung bringen. Entzündungen an der Augenoberfläche scheinen beim trockenen Auge als Ursache eine Rolle zu spielen.
Autoimmunerkrankungen	Fischölpräparate sollten hier generell begleitend mitberücksichtigt werden. Entzündungshemmend; senkt den Zytokinspiegel (Interleukine, IL-1β, IL-6, TNF-α), hemmt die Zytokinfreisetzung; immunregulierend. Benötigt mehrere Monate zur Wirkungsentfaltung. 1000 mg Omega-3-Fettsauren (EPA 460 mg, DHA 380 mg)/Tag mit 2000 I. E. Vitamin D3/Tag reduzierten die Häufigkeit von neu aufgetretenen Autoimmunerkrankungen um 32 % (VITAL-Studie).
Blutdruck, erhöhter	Bei 2–3 g EPA+DHA/Tag ist bei Hypertonikern eine Senkung des Blutdrucks um durchschnittlich 5/3 mmHg zu erwarten.
Blutfettwerte, Triglyzeride, erhöhte	Gute Datenlage; EPA und DHA (2–4 g/Tag) führen dosisabhängig zu einer Senkung der Triglyzeride um 12–26 %, bei › 4 g EPA+DHA/Tag sogar um mehr als 30 % (damit ist auch eine Reduktion der Häufigkeit schwerer kardiovaskulärer Ereignisse um 25 % verbunden). EPA und DHA senken auch das Small-dense-LDL (wichtig bei Diabetikern). Die Kombination von Fischölpräparaten mit Statinen kann zu einer weiteren Verbesserung des Lipidprofils (außer LDL) führen.

Anwendungsgebiet	Erfahrungen mit Omega-3-EPA-DHA-Präparaten
Darmerkrankungen, entzündliche (Colitis ulcerosa, Morbus Crohn)	immunmodulatorische und entzündungshemmende Wirkung. Verminderte Krankheitsaktivität; weniger Bedarf an Corticosteroiden. 2 g EPA+DHA/Tag.
Demenzen	DHA (1,5–2 g DHA + EPA) beeinflusst den Hirnstoffwechsel positiv (fördert Neuroprotectin 1 – wichtig für den Schutz der Hirnzellen), EPA reduziert entzündliche Prozesse. Langfristige Einnahme. Klinische Benefits von Supplementen sind unklar – allenfalls moderate Effekte im Anfangsstadium der Krankheit. Die Verschiebung des Verhältnisses von Omega-3- zu Omega-6-Fettsäuren in der Ernährung scheint wichtig. Fischkonsum wichtig für die Primärprävention.
Depressionen	Die Supplementierung von Omega-3-Fettsäuren (≥ 2 g EPA/ DHA pro Tag) kann in klinisch relevanter Weise Depressionen (auch bei schwerer Depression) verbessern. Es hat sich gezeigt, dass die besten Ergebnisse erzielt werden, wenn das Präparat mindestens 60 % EPA enthält. Dabei scheinen verschiedene Wirkmechanismen ineinanderzugreifen: antiinflammatorische, immunmodulierende, neuroprotektive und antioxidative Wirkung, z. B. Hemmung von Prostaglandinen, IL-6, CRP, Förderung von Proresolvinen, Neuroprotektinen, Erhöhung der Glutathionspiegel. Entzündungsprozesse scheinen für die Entstehung von Depressionen wesentlich zu sein. Die Serotonin-Freigabe wird durch entzündungsfördernde Zytokine gehemmt. Verbesserung der Neuroplastizität, Modulation stressbedingter Veränderungen Vermehrung der Serotoninrezeptor-Dichte Die Kombination von Omega-3-Fettsäuren mit klassischen Antidepressiva (Serotoninwiederaufnahme-Hemmer) scheint wirksamer zu sein als die jeweilige Monotherapie.
Depressionen, Wochenbett	Die Gabe von EPA-lastigen Präparaten im Bereich von ca. 1–2 g EPA + DHA pro Tag zeigt eine gute Wirkung bei Depressionen vor oder nach der Geburt.
Entzündungen	Die Omega-3-Fettsäuren EPA und DHA können bei den meisten entzündlichen Erkrankungen begleitend eingesetzt werden. Sie beeinflussen dieselben Enzymsysteme wie klassische Entzündungshemmer: Cyclooxygenasen, Lipoxygenasen usw. Sie wirken auf die wichtigsten Entzündungsmarker wie CRP, Interleukin-6 (IL-6), Tumornekrose-Faktor-alpha (TNF-α), Adiponektin usw. – und sie können Entzündungen auch auflösen (über die Bildung sogenannter Specialized Proresolving Mediators SPM: dazu gehören Resolvine, Protectine und Maresine). EPA und DHA unterscheiden sich in ihrer entzündungshemmenden Wirkung nicht. Der regelmäßige begleitende Einsatz von EPA-DHA-Präparaten hat auch zum Ziel, die Dosierung und die Notwendigkeit von konventionellen entzündungshemmenden Medikamenten (Antirheumatika, Schmerzmittel, Kortikoide) zu reduzieren. Oft lässt sich dadurch der mitverordnete Protonenpumpenhemmer einsparen. Damit könnte auch die Verträglichkeit von entzündungs- und schmerzreduzierenden Maßnahmen verbessert werden.
Fertilitätsstörungen, Mann	Verbessert insbesondere die Spermienbeweglichkeit. Verbesserter antioxidativer Zustand der Samenflüssigkeit, weniger Schäden im Erbgut in den Spermien. 1–2 g EPA+DHA/Tag, 2–3 Monate.
Gedächtnis	Schützt auch ältere nicht demente Personen vor einem Gedächtnisabbau. Die Studien zeigen einen milden Benefit für DHA-lastige Präparate. Regelmäßige Dosierungen von 1–2 g DHA+EPA/Tag. Ebenfalls positive Ergebnisse für 2 Portionen

Anwendungsgebiet	Erfahrungen mit Omega-3-EPA-DHA-Präparaten
	Fisch/Woche. Bei gesunden jungen Probanden haben sich jedoch auch schon EPA-lastige Supplemente gegenüber DHA-lastigen Präparaten hinsichtlich der Verbesserung von kognitiven Funktionen überlegen gezeigt. Die Abgrenzungen zwischen EPA und DHA scheinen in diesem Anwendungsbereich fließend.
Herz-Kreislauf-Erkrankungen, Primärprävention, Sekundärprävention	Die Leitlinien wichtiger kardiologischer Fachgesellschaften empfehlen Omega-3-Fettsäuren zur kardiologischen Prävention inkl. Sekundärprävention. Ausreichend hohe EPA- und DHA-Spiegel (Omega-3-Index) korrelieren mit einer geringeren Gesamtmortalität (minus 35 %), selteneren plötzlichem Herztod, weniger Herzinfarkten, Schlaganfällen, Angina pectoris und anderen kardiovaskulären Erkrankungen. Lipidstoffwechselregulierend, antithrombotisch sowie entzündungshemmend (hs-CRP). Begleitend zu Statinen mit additiver Wirkung bezgl. der Plaquestabilisierung und der Reduktion kardiovaskulärer Ereignisse.
Herzinsuffizienz	Empfehlungen der European Society of Cardiology und der American Heart Association: Ein Omega-3-Präparat kann bei symptomatischer Herzinsuffizienz eingesetzt werden, um dem Risiko von Spitalaufenthalten und kardiovaskulären Todesfällen vorzubeugen. Verbessert die Auswurffraktion der Herzkammer. 2–4 g EPA+DHA/Tag, mind. 3 Monate.
Lebererkrankungen, NAFLD	EPA und DHA können bei der nichtalkoholischen Fettleber (NAFLD) die Fettanteile der Leber reduzieren, gewisse Leberenzyme normalisieren, den BMI reduzieren und die Blutfettwerte (Triglyzeride, HDL, Gesamtcholesterin) verbessern. Die Dosierungen lagen bei den vorliegenden Studien meist zwischen 2 und 5 g EPA+DHA/Tag (eher EPA-lastig). Interventionsdauer: meist 6–12 Monate. Eine regelmäßige Supplementierung mit EPA-/DHA-Präparaten ergab in einer Beobachtungsstudie ein um 44 % niedrigeres Leberkrebsrisiko.
Muskelschwund, Sarkopenie	Die Gabe von Fischölpräparaten (meist 2–3 g EPA+DHA/Tag, durchschnittlich ca. 2 Monate) ergab eine Steigerung des Körpergewichts, der Skelettmuskelmasse und der Quadrizepsmuskelkapazität. Bei längerer Einnahme (› 6 Monate) zeigte sich eine leichte Verbesserung der Gehgeschwindigkeit.
Osteoporose	Entzündungshemmend; niedriggradige chronische Entzündungen fördern den Knochenmassenverlust. Omega-3-Fettsäuren reduzieren Entzündungen und hemmen die Osteoklastenbildung. Der regelmäßige Verzehr von Omega-3-reichem Fisch und die Supplementierung von Fischölpräparaten (› 2 g EPA+DHA/Tag) scheinen sich günstig auf die Knochendichte und das Hüftfrakturrisiko auszuwirken.
Psoriasis (Schuppenflechte)	1,8–3,6 g EPA+DHA/Tag, eher EPA-lastig. Weniger Erytheme, Schuppung und Juckreiz; reduziert auch psoriatische Gelenkbeschwerden. Dabei dürfte die antiinflammatorische und immunmodulierende Wirkung im Vordergrund stehen. Beste Wirkung bei arachidonsäurearmer Ernährung.
Psychosen	EPA-lastige Präparate (ca. 1,5 g EPA+DHA, 3–6 Monate) ergaben funktionelle Verbesserungen bei Psychose-Hochrisikopatienten.
Schwangerschaft, Stillzeit	Trotz aller Empfehlungen von verschiedenen Behörden und Gremien weltweit führen 95 % aller Schwangeren und aller Frauen im gebärfähigen Alter nicht einmal die tägliche Minimalmenge von 250 mg EPA+DHA über ihre gewohnte Ernährung zu! Dies zeigte eine große statistische Erhebung in den USA (NHANES). Gerade in der Schwangerschaft sollte die Ernährung reich an Omega-3-Fettsäuren sein. Eine zusätzliche Supplementierung von DHA-lastigen Präparaten, 200 mg DHA/Tag,

Anwendungsgebiet	Erfahrungen mit Omega-3-EPA-DHA-Präparaten
	wird von allen wichtigen Gremien (z. B. WHO, DACH, EFSA) empfohlen. Sie führt zu weniger Frühgeburten, geringerer Säuglingssterblichkeit, besseren Hirnleistungen (Sehschärfe, Aufmerksamkeit, Motorik), weniger ADHS, Autismus, weniger Allergien und Ekzemen beim 1- bis 3-jährigen Kind. Das Asthmarisiko scheint bei Neugeborenen um ⅓ kleiner zu sein, wenn die Mutter ab der 24. Woche täglich ca. 2,5 g Omega-3-Fettsäuren supplementiert (bei sehr niedrigen Omega-3-Blutspiegeln vor der Supplementierung sogar um mehr als 50 %!). Nur etwa 15 % der Schwangeren in Deutschland supplementieren Omega-3-Fettsäuren.
Venöser Thromboembolismus (VTE)	Ein höherer Verzehr von Omega-3-Fettsäuren scheint vor allem bei Risikopatienten wiederholte VTE-Ereignisse zu reduzieren.
Zahnfleischentzündungen	Verbessert Blutungen nach dem objektiven Untersuchen des Zahnfleischs.

Besondere Hinweise

- Die Supplementierung von EPA führt zu einer Plasmaerhöhung von EPA und DHA. Dabei sind die EPA-Spiegel durch die Supplementierung durchschnittlich etwa viermal höher als die DHA-Spiegel.
- Der Körper kann DHA aus EPA bilden. Vermutlich gibt es aber – entgegen früheren Meinungen – keine Rückkonversion von DHA in EPA.
- Der Nutzen von Fischmahlzeiten ist aufgrund der unterschiedlichen Zusammensetzung nicht direkt vergleichbar mit der Supplementierung von Fischöl- oder anderen EPA- und DHA-haltigen Präparaten.
- Der Verzehr von Fisch mit hohem Omega-3-Fettsäure-Gehalt (2–4 Fischmahlzeiten/Woche) reduziert die Gesamtmortalität, die Mortalität durch koronare Herzerkrankungen, Schlaganfälle, Herzinfarkte, Herzinsuffizienz, das Risiko für verschiedene Krebsformen, Demenzen und Alzheimer-Erkrankungen. Positive Korrelationen wurden auch für Magen-Darm- und Augenerkrankungen gefunden. Beim Fischverzehr sollte stets auf Nachhaltigkeit (z. B. Art des Fischfangs, Fischarten) Wert gelegt werden. Auch die Art der Zubereitung des Fisches (Kochen ist besser als Frittieren) dürfte von Bedeutung sein.
- Omega-3-Fettsäuren EPA und DHA: Geht es auch ohne Fisch? Wer aus diversen Gründen keine Fische oder Supplemente aus Fischöl nehmen möchte, hat mit den Algenölen eine vegetabile Alternative. Ursprünglich war es nur möglich, rein

Welche Nahrungsmittel sind empfehlenswert?

Um mit den täglichen Mahlzeiten eine genügende Zufuhr von Omega-3-Fettsäuren zu erreichen, sollte man diese Empfehlungen befolgen:

- regelmäßiger Verzehr von Fisch (1–2 Mahlzeiten/Woche mit Fischen, die reich an Omega-3-Fettsäuren sind)
- Raps-, Soja-, Walnuss-, Leinsamen- und Weizenkeimöl bevorzugen
- mehr Gemüse und weniger Fleisch verzehren
- industriell verarbeitete Lebensmittel meiden; die meisten enthalten nur wenig Omega-3-Fettsäuren

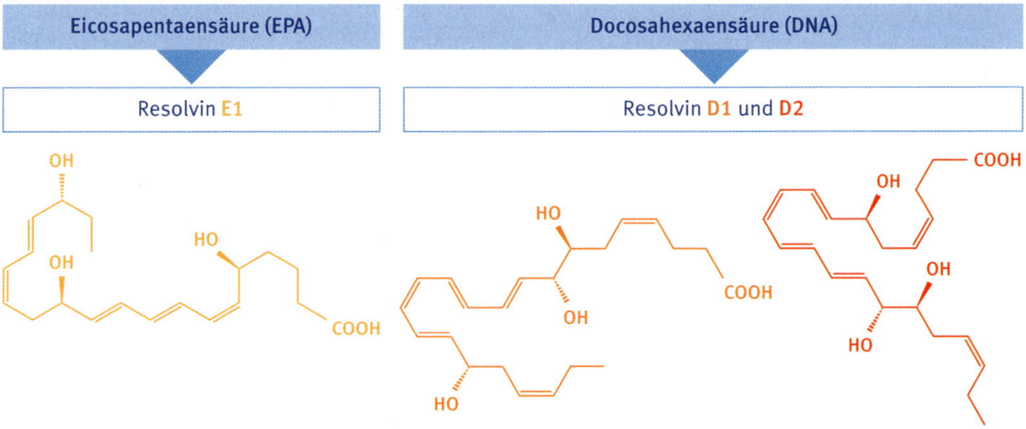

Die EPA- und DHA-Metabolite. Resolvine und Maresine können Entzündungen auflösen.

DHA-haltige Algenöle herzustellen. Nun gibt es auch Algenöle, die sowohl EPA als auch DHA enthalten. Aber auch diese sind DHA-lastig. Die für Fischölpräparate belegten Wirkungen können daher nicht direkt Algenölen zugesprochen werden. Algenöle sind deutlich teurer als Fischölpräparate.

- Eine weitere – wenn auch nicht vegetabile – Quelle für EPA und DHA ist Krillöl. Im Unterschied zum Fischöl enthält Krillöl die Omega-3-Fettsäuren in einer an Phospholipide gebundenen Form und zusätzlich das Carotinoid Astaxanthin. Die wissenschaftliche Datenlage zu Krillöl ist bei weitem nicht so umfangreich wie beim Fischöl. Ein direkter Vergleich von Krillöl und Fischöl zur Senkung von Blutfettwerten ergab keinen signifikanten Unterschied zwischen diesen beiden Quellen. Krillöl-Präparate sind oftmals teurer als Fischölpräparate.
- Um die Wirkung von höher dosierten Omega-3-Fettsäuren zu optimieren, ist es sinnvoll, diese mit Antioxidanzien – wie z.B. Tocopherolen – zu kombinieren. Damit können die ungesättigten Doppelbindungen der Fettsäuren vor der Oxidation geschützt werden, sowohl während der Aufbewahrung des Fischöls als auch evtl. während der Entfaltung der Wirkung im Körper.

Sicherheit, Nebenwirkungen

- Die EFSA (European Food Safety Authority) erachtet eine langfristige EPA/DHA-Supplementierung bis zu einer Dosierung von 5 g/Tag für nicht schwangere Erwachsene als bedenkenlos.
- Die Hemmung der Thrombozytenaggregation (Verklumpung der Blutplättchen) durch Omega-3-Supplemente hat keinen negativen Einfluss auf das Blutungsrisiko (untersucht bis zu einer Dosierung von 6,9 g EPA+DHA/Tag). Vielmehr scheinen Herz-Kreislauf-Risikopatienten von der Hemmung der Thrombozytenaggregation profitieren zu können.
- Bei Hochrisikopatienten wird ein erhöhtes Risiko für Vorhofflimmern nach Gabe von Omega-3-Fettsäuren diskutiert.
- Omega-3-Präparate sollten an den Tagen rund um eine Chemotherapie nicht gegeben werden. Im Mausmodell hat man bei einer gleichzeitigen Chemotherapie mit cis-Platin eine Chemoresistenz gefunden.

- Die in der Select-Studie ausgesprochene Vermutung, Omega-3-Fettsäuren würden das Risiko für Prostatakrebs erhöhen, wurde mittlerweile durch mehrere Meta-Analysen entkräftet.

Literatur

Alex A et al. Long-chain omega-3 polyunsaturated fatty acids and cognitive decline in non-demented adults: a systematic review and meta-analysis. Nutr Rev. 2020;78(7):563–578.

Alexander DD et al. A meta-analysis of randomized controlled trials and prospective cohort studies of eicosapentaenoic and docosahexaenoic long-chain omega-3 fatty acids and coronary heart disease risk. Mayo Clin Proc 2017;92(1):15–29.

Alexander DD et al. Meta-analysis of long-chain omega-3 polyunsaturated fatty acids (LCω-3PUFA) and prostate cancer. Nutr Cancer 2015;67(4):543–554.

Allaire J et al. Randomized, crossover, head-to-head comparison of EPA and DHA supplementation to reduce inflammation markers in men and women: the comparing EPA to DHA study. Am J Clin Nutr 2016;104(2):280–287.

Barragan E et al. Efficacy and safety of omega-3/6 fatty acids, methylphenidate, and a combined treatment in children with ADHD. J Attent Dis 2017;21(5):433–441.

Bhatt DL et al. Cardiovascular risk reduction with icosapent ethyl for hypertriglyceridemia. New Engl J Med.2019;380(1):11–22.

Bird JK et al. The effect of long chain omega-3 polyunsaturated fatty acids on muscle mass and function in sarcopenia: A scoping systematic review and meta-analysis. Clin Nutr ESPEN. 2021;46:73–86.

Canhada S et al. Omega-3 fatty acids' supplementation in Alzheimer's disease: A systematic review. Nutr Neurosci. 2018;21(8):529–538.

Chang JPC et al. Omega-3 polyunsaturated fatty acids in youths with attention deficit hyperactivity disorder: a systematic review and meta-analysis of clinical trials and biological studies. Neuropsychopharmacol. 2018;43(3):534–545.

Chi SC et al. Effects of polyunsaturated fatty acids on nonspecific typical dry eye disease: a systematic review and meta-analysis of randomized controlled trials. Nutrients. 2019;11:942.

Choi HD et al. Comparison of efficacy and safety of combination therapy with statins and omega-3 fatty acids versus statin monotherapy in patients with dyslipidemia A systematic review and meta-analysis. Medicine. 2018;97:50.

Clark CCT et al. Efficacy of omega-3 supplementation in patients with psoriasis: a meta-analysis of randomized controlled trials. Clin Rheumatol. 2019;38:977–988.

Del Gobbo LC et al. Ω-3 polyunsaturated fatty acid biomarkers and coronary heart disease. Pooling project of 19 cohort studies. JAMA Intern Med 2016;176:1155–1166.

Djuricic I et al. Beneficial outcomes of omega-6 and omega-3 polyunsaturated fatty acids on human health: an update for 2021. Nutrients.2021;13(7):2421.

Faszelnia F et al. Preventive and curative effect of omega-3 supplementation on bone mineral density in People Aged 60 Years and Older: A Systematic Review. Int Med Med Invest J. 2018;4(1):9–15.

Froyland L et al. Norwegian committee for food safety. Evaluation of negative and positive health effects of n-3 fatty acids as constituents of food supplements and fortified foods. 2011 Doc.Nr. 08–707-final; ISBN: 978–82–8082–365–6.

Gunaratne AW et al. Maternal prenatal and/or postnatal n-3 long chain polyunsaturated fatty acids (LCPUFA) supplementation for preventing allergies in early childhood. Cochrane Database Syst Rev. 2015;22;(7):CD010085. DOI: 10.1002/14651858.

Harris WS et al. Erythrocyte long-chain omega-3 fatty acid levels are inversely associated with mortality and with incident cardiovascular disease: The Framingham Heart Study. J Clin Lipidol. 2018;12(3):718–727.

Hosseini B et al. The effect of omega-3 fatty acids, EPA, and/or DHA on male infertility: a systematic review and meta-analysis. J Diet Suppl. 2019;16(2):245–256.

Jiang W et al. Relationship between fish oil use and incidence of primary liver cancer: findings from a population-based prospective cohort study. Front Nutr. 2021;8:771984.

Kim MG et al. Lipid-modifying effects of krill oil vs fish oil: a network meta-analysis. Nutr Rev. 2020;78(9):699–708.

Kruse AB et al. What is the impact of the adjunctive use of omega-3 fatty acids in the treatment of periodontitis? A systematic review and meta-analysis. Lipids Health Dis. 2020;19:100.

Lee CH et al. Effects of omega-3 polyunsaturated fatty acid supplementation on non-alcoholic fatty liver: A systematic review and meta-analysis. Nutrients. 2020;12(9):2769.

Li N et al. Fish consumption and multiple health outcomes: Umbrella review. Trends Food Sci Technol. 2020;99:273–283.

Li X et al. Therapeutic potential of ω-3 polyunsaturated fatty acids in human autoimmune diseases. Front Immunol. 2019;10:2241.

Lombardi M et al. Omega-3 fatty acids supplementation and risk of atrial fibrillation: an updated meta-analysis of randomized controlled trials. Eur Heart J. 2021;7:e69–e70.

Luo XD et al. High-dose omega-3 polyunsaturated fatty acid supplementation might be more superior than low-dose for major depressive disorder in early therapy period: a network meta-analysis. BMC Psych. 2020;20(1):1–8.

Mari NL et al. N-3 polyunsaturated fatty acids supplementation in psoriasis: a review. Nutrire 2017;42:5.

Marton LT et al. Omega fatty acids and inflammatory bowel diseases: an overview. Int J Mol Sci. 2019;20:4851; DOI: 10.3390/ijms20194851.

Metcalf RG et al. U-shaped relationship between tissue docosahexaenoic acid and atrial fibrillation following cardiac surgery. Eur J Clin Nutr. 2014;68(1):114–118.

Metherel AH et al. Compound-specific isotope analysis reveals no retroconversion of DHA to EPA but substantial conversion of EPA to DHA following supplementation: a randomized control trial. Am J Clin Nutr. 2019;110(4):823–831.

Miller PE et al. Long-chain omega-3 fatty acids eicosapentaenoic acid and dososahexaenoic acid and blood pressure : a meta-analysis of randomized controlled trials. Am J Hypertens 2014;27(7):885–896.

Naghshi S et al. Dietary intake and biomarkers of alpha linolenic acid and risk of all cause, cardiovascular, and cancer mortality: Systematic review and dose-response meta-analysis of cohort studies. BMJ. 2021;375:n2213.

Ponikowski P et al. The Task Force for the diagnosis and treatment of acute and chronic heart failure of the European Society of Cardiology (ESC). 2016 ESC Guidelines for the diagnosis and treatment of acute and chronic heart failure. Eur Heart. 2016;37:2129–2200.

Rösler D et al. Enzyminduktion der Delta-6-Desaturase zur Optimierung der EPA- und DHA- Konversion. OM & Ernährung. 2020;170;F46–F51.

Sadeghi O et al. Dietary intake of fish, n-3 polyunsaturated fatty acids and risk of hip fracture: A systematic review and meta-analysis on observational studies. Crit Rev Food Sci Nutr. 2019;59(8):1320–1333.

Schuchardt JP et al. Bioavailability of long-chain omega-3 fatty acids. Prostaglandins, Leukotriens and Essential Fatty Acids. 2013;89:1–8.

Senftleber NK et al. Marine oil supplements for arthritis pain: a systematic review and meta-analysis of randomized trials. Nutrients. 2017 Jan 6;9(1):42.

Siscovick DS et al. Omega-3 polyunsaturated fatty acid (fish oil) supplementation and the prevention of clinical cardiovascular disease: a science advisory from the American Heart Association. Circulation. 2017;135(15):e867–e884.

Skulas-Ray AC et al. Omega-3 fatty acids for the management of hypertriglyceridemia. A science advisory from the American Heart Association. Circulation. 2019;140(12):e673–e691.

Stoodley I et al. Higher omega-3 index is associated with better asthma control and lower medication dose: A cross-sectional study. Nutrients. 2020;12(1):74.

Su KP et al. Association of use of omega-3 polyunsaturated fatty acids with changes in severity of anxiety symptoms a systematic review and meta-analysis. JAMA Network Open. 2018;1(5):e182237.

Sublette ME et al. Meta-analysis: effects of eicosapentaenoic acid in clinical trials in depression. J Clin Psych 2011;72(12):1577–1584.

Susai SR et al. Omega-3 fatty acid in ultra-high-risk psychosis: a systematic review based on functional outcome. Early Intervent Psych. 2021. DOI: 10.1111/eip.13133.

Von Schacky C. Verwirrung um die Wirkung von Omega-3-Fettsäuren Betrachtung von Studiendaten unter Berücksichtigung des Omega-3-Index. Internist. 2019;60:1319–1327.

Vors C et al. Comparing the effects of docosahexaenoic and eicosapentaenoic acids on inflammation markers using pairwise and network meta-analyses of randomized controlled trials. Adv Nutr. 2021;12(1):128–140.

Wang H. et al. N-3 polyunsaturated fatty acids for prevention of postoperative atrial fibrillation: updated meta-analysis and systematic review. J Interv Card Electrophysiol 2018;51:105–115.

Wen YT et al. Effects of Omega-3 fatty acid on major cardiovascular events and mortality in patients with coronary heart disease: A meta-analysis of randomized controlled trials. Nutr Metabol Cardiovasc Dis 2014;24:470–475.

Yuan Q et al. The review of alpha-linolenic acid: sources, metabolism, and pharmacology. Phytother Res. 2021; DOI: 10.1002/ptr.7295.

Zhang MM et al. The efficacy and safety of omega-3 fatty acids on depressive symptoms in perinatal women: a meta-analysis of randomized placebo-controlled trials. Transl Psych. 2020;10(1):1–9.

Zhang Y et al. Associations of fish and omega-3 fatty acids consumption with the risk of venous thromboembolism. A meta-analysis of prospectivce cohort studies. Front Nutr. 2020;7:614687.

Zhang Z et al. Dietary intakes of EPA and DHA omega-3 fatty acids among US childbearing-age and pregnant women: an analysis of NHANES 2001–2014. Nutrients. 2018;10:416.

Omega-6-Fettsäuren (Gamma-Linolensäure)

Beim Menschen kann die essenzielle Omega-6-Fettsäure cis-Linolsäure (bestehend aus 18 C-Atomen) in Arachidonsäure (20 C-Atome) umgewandelt werden.

Aus der cis-Linolsäure werden aber auch die γ-Linolensäure (GLA) und die Di-Homo-γ-Linolensäure (DGLA) gebildet. GLA ist eine besondere Omega-6-Fettsäure: Während Omega-6-Fettsäuren in der Regel proinflammatorisch sind, besitzt GLA entzündungshemmende Eigenschaften. GLA seinerseits wird in ein äußerst wichtiges Eicosanoid umgewandelt, das Prostaglandin E_1 (PGE_1). Dieses trägt zur Regulation von Entzündungen bei und zeigt u.a. auch eine Mastzell-stabilisierende, antiallergische und antidepressive Wirkung.

Ein Mangel an GLA im Körper ist nicht selten, da die Ausbeute der Umwandlung von cis-Linolsäure in GLA sehr gering ist. Wie bei der Umwandlung der α-Linolensäure (Omega-3-Fettsäure) in EPA und DHA ist auch hier vor allem die Aktivität des Enzyms δ-6-Desaturase für die Bildung der GLA entscheidend. Seine Aktivität wird durch Nährstoffmängel (z.B. Mangel an Vitamin B_6, Zink, Eisen oder Magnesium), aber auch durch Insulinresistenz, Alkohol, UV-Strahlen und mit zunehmendem Alter gehemmt. Man schätzt, dass die Ausbeute von GLA bei dieser Umwandlung etwa im einstelligen Prozentbereich liegt und jedem Menschen sehr unterschiedlich ist. Daher haben GLA-haltige Supplemente – wie z.B. Nachtkerzenöl – nach wie vor ihre Berechtigung.

GLA-Blutspiegel sollten häufiger gemessen werden. Damit können die GLA-haltigen Präparate noch viel gezielter und erfolgreicher eingesetzt werden (siehe Beispiel Neurodermitis, atopisches Ekzem, Seite 443).

Die Arachidonsäure selbst kommt vor allem in tierischen Lebensmitteln – in Fleisch, Eiern und Käse – vor. Eine hohe Zufuhr von arachidonsäurehaltigen Lebensmitteln kann zu einer Erhöhung der Entzündungsneigung beim Menschen führen, da die meisten Omega-6-Fettsäuren im Stoffwechsel in proinflammatorische Eicosanoide umgewandelt werden.

Eine hohe Zufuhr von Arachidonsäure (wie in der typisch westlichen Diät üblich) kann auch die Rate der Umwandlung von cis-Linolsäure – via GLA – in Arachidonsäure reduzieren, da bereits ausreichend Arachidonsäure vorhanden ist.

Nachtkerzenöl: gute Quelle für γ-Linolensäure (GLA)

GLA kann direkt aus pflanzlichen Ölen, wie z.B. Nachtkerzenöl, Schwarze-Johannisbeere-Kernöl und Borretschöl gewonnen werden. Diese enthalten ganz unterschiedliche Mengen an GLA. Bei Borretschöl sind 15–20% GLA, beim Nachtkerzenöl 8–10% GLA enthalten. Da das Fettsäurespektrum des Nachtkerzenöls im Gesamten als optimaler beurteilt wird, werden Nachtkerzenöl-Präparate als GLA-Quellen weltweit am häufigsten eingesetzt.

Anwendungsgebiete von γ-Linolensäure (GLA)

1 Gramm Nachtkerzenöl enthält in der Regel ca. 90 mg GLA, 1 Gramm Borretschöl ca. 200 mg GLA. Es gibt wesentlich mehr Studien zu Nachtkerzenöl als zu Borretschöl.

Akne: Die Gabe von 400 mg γ-Linolensäure (GLA, als Nachtkerzen- oder Borretschöl während ca. 2–3 Monaten) stellt eine sinnvolle Ergänzung der lokalen und medikamentösen Aknetherapie dar. Sowohl entzündliche als auch nicht entzündliche Akne-Läsionen wurden gebessert. Auch in Kombination mit Fischölpräparaten.

Alkoholismus: Das Prostaglandin E_1 ist bei Personen mit übermäßigem Alkoholkonsum meist erniedrigt. Über die Bildung der Di-Homo-gamma-Linolensäure erhöht die Gabe von GLA die Prostaglandin-E_1-Spiegel. Damit vermindert Nachtkerzenöl die depressiven Phasen und hat einen stabilisierenden Einfluss auf die Psyche. So kann der Entzug erleichtert werden.

Atopisches Ekzem, Neurodermitis: Bei Neurodermitis bzw. atopischem Ekzem kann die Umwandlung von Linolsäure in GLA gestört sein, wodurch der Spiegel von GLA und ihres Folgeprodukts PGE_1 gesenkt wird. Nachtkerzenöl (4–6 g/Tag, ca. 3 Monate) kann bei Personen mit niedriger GLA (sollte mit einer Blutanalyse bestimmt werden) die Schuppenbildung, den Juckreiz sowie die Hautempfindlichkeit bessern und auch den Bedarf an Cortisonpräparaten reduzieren. Eine Cochrane-Analyse kommt zu keinen positiven Ergebnissen (allerdings wurden in diesen Studien nie die GLA-Spiegel vor einer Supplementierung bestimmt). Ergänzend kann Nachtkerzenöl auch direkt auf betroffene Hautpartien aufgetragen werden.

Verschiedene Einflussfaktoren verhindern eine ausreichende Umwandlung der in Pflanzenölen enthaltenen Omega-6-Fettsäuren.

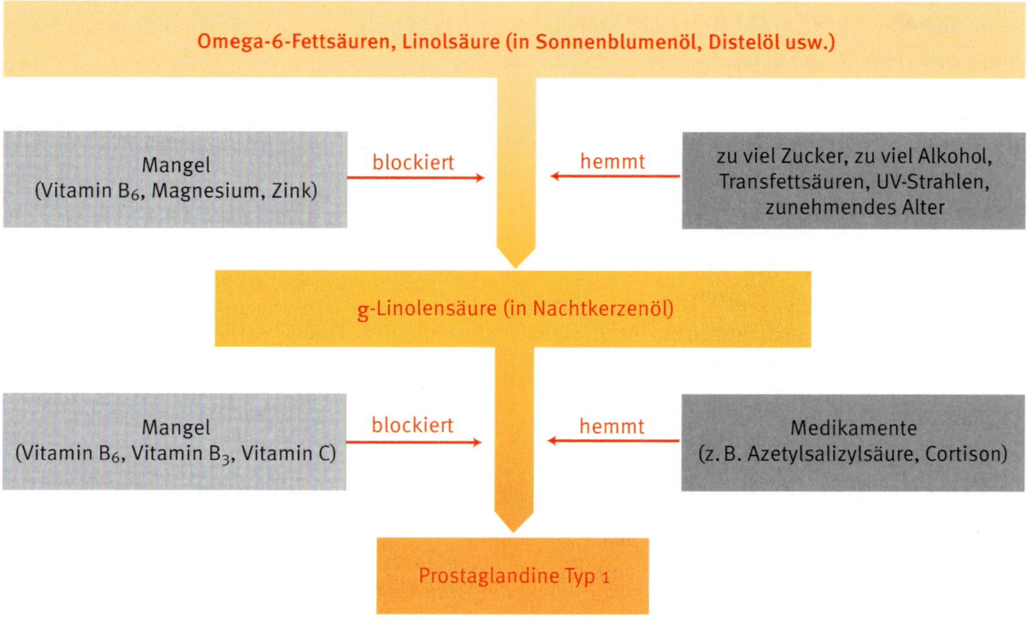

Cholesterinwerte, erhöhte: Eine neuere Meta-Analyse zeigt, dass die orale Gabe von ≤ 4 g Nachtkerzenöl/Tag bei Patienten mit erhöhten Blutfettwerten die Serum-Triglyzeride deutlich senkt und auch das HDL-Cholesterin erhöht. Die Probandenzahlen in den untersuchten Studien waren allerdings eher klein. GLA scheint die Triglyzeridbildung in der Leber zu hemmen und das Enzym Lipase zu aktivieren, das die Triglyzeride zu freien Fettsäuren und Glycerol abbaut.

Haut, trockene: Täglich 1,5 g Nachtkerzenöl (während 12 Wochen) führten gegenüber Placebo zu einer Verbesserung verschiedener Parameter: Feuchtigkeit, transepidermale Feuchtigkeitsverluste, Elastizität und Festigkeit.

Hyperaktivität, ADHS: Nachtkerzenöl kann sich – insbesondere bei erniedrigten GLA-Blutwerten (sollte stets im Labor gemessen werden) – positiv auf das Verhalten auswirken. Alternierend oder gemeinsam mit Omega-3-Präparaten einsetzen. Bei Kleinkindern kann anstelle der Kapseln reines Nachtkerzenöl auf dem Rücken einmassiert werden (schmale Datenlage).

Mastalgie, Brustschmerzen: Das First-line-Treatment für die vor allem bei Frauen zwischen 30 und 40 Jahren auftretenden Brustschmerzen besteht aus klassischen Schmerzmitteln (oral, topisch) sowie Hormonpräparaten. Danach kommen auch Tamoxifen und das Antigonadotropin Danazol (hemmt das follikelstimulierende Hormon FSH und das luteinisierende Hormon LH) zum Einsatz. Es hat sich gezeigt, dass die Gabe von Nachtkerzenöl (1–4 g/Tag, 2–12 Monate) gleich gut wirkt wie die topisch angewandten Schmerzmittel, das Danazol und das ebenfalls bei der Mastalgie wirksame Vitamin E.

Menopause: 3 g Nachtkerzenöl/Tag, während 2 Monaten, zur Reduktion der Intensität – nicht jedoch zur Reduktion der Häufigkeit von Hitzewallungen. Schmale Datenlage.

Prämenstruelles Syndrom: Nachtkerzenöl kann in Dosierungen zwischen 1,5 und 6 g/Tag, während 3 Monaten, den Schweregrad der PMS-Symptome günstig beeinflussen, besonders depressive Verstimmungen, Empfindlichkeit der Brüste und die Ödembildung. Viele der Studien sind älteren Datums.

Besondere Hinweise

Ausreichende γ-Linolensäure-Blutspiegel scheinen die Gesamtmortalität und auch die kardiovaskuläre Mortalität zu reduzieren.

Literatur

Adni LLA et al. A systematic review and meta-analysis of the efficacy of evening primrose oil for mastalgia treatment. Int J Environ Res Publ. Health. 2021;18:6295.

Bamford JT et al. Oral evening primrose oil and borage oil for eczema. Cochrane Database Syst Rev 2013, Issue 4. Art.No.CD004416.

Christelle K et al. The effects of evening-primrose oil on menopausal symptoms : A systematic review and meta-analysis of randomized controlled trials. Curr Women's Health Rev. 2020 ;16(4):265–276

Chung BY et al. Effect of evening primrose oil on Korean patients with mild atopic dermatitis. A randomized, double-blinded, placebo-controlled clinical study. Ann Dermatol 2018 ;30(4):409–416

Delgado GE et al. Omega-6 fatty acids: opposing associations with risk—the Ludwigshafen risk and cardiovascular health study. J Clin Lipidol. 2017;11(4):1082–1090.

Farzaneh F et al. The effect of oral evening primrose oil on menopausal hot flashes: a randomized clinical trial. Arch Gynecol Obstet 2013;288(5):1075–1079.

Jung JY et al. Effect of dietary supplementation with omega-3 fatty acid and gamma-linolenic acid on acne vulgaris: a randomised, double-blind, controlled trial. Acta Derm Venereol. 2014;94(5):521–525.

Khorshidi M et al. Effect of evening primrose oil supplementation on lipid profile: A systematic review and meta-analysis of randomized clinical trials. Phytother Res. 2020;1–11. DOI: 10.1002/ptr.6716.

Mahboubi M. Evening Primrose (Oenothera biennis) Oil in management of female ailments. J Menopausal Med. 2019;25;74–82.

Mehrpooya M et al. A comparative study on the effect of »black cohosh« and »evening primrose oil« on menopausal hot flashes. J Edu Health Promot. 2018;7:36.

Muggli R. Systemic evening primrose oil improves the biophysical skin parameters of healthy adults. Int J Cosmet Sci. 2005;27(4):243–249.

Pruthi S et al. Vitamin E and evening primrose oil for management of cyclical mastalgia: a randomized pilot study. Altern Med Rev 2010;15:59–67.

Puri BK et al. Which polyunsaturated fatty acids are active in children with attention-deficit hyperactivity disorder receiving PUFA supplementation ? A fatty acid validated meta-regression analysis of randomized controlled trials. Prostagl Leukotr Ess Fatty Acids 2014;90(5):179–189.

Sergeant S et al. Gamma-linolenic acid, dihomo-gamma linolenic, eicosanoids and inflammatory process. Eur J Pharmacol. 2016;785:77–86.

Simon D et al. Gamma-linolenic acid levels correlate with clinical efficacy of evening primrose oil in patients with atopic dermatitis. Adv Ther 2014;31:180–188.

Tomczyk M et al. Phytotherapy of alcoholism. Nat Prod Comm. 2012;7(2):273–280.

Omega-9-Fettsäuren

Omega-9-Fettsäuren gehören der Familie der einfach ungesättigten Fettsäuren an, die normalerweise exakt eine Doppelbindung am – vom Omega-Ende her gesehen – neunten C-Atom haben. Einige der Omega-9-Fettsäuren sind in tierischen Fetten und pflanzlichen Ölen enthalten. Die bekanntesten sind:

- Ölsäure (C18-Omega-9), Hauptbestandteil des Oliven- und Avocadoöls und anderer einfach ungesättigter Fette. Reduziert LDL, günstig für die Elastizität von Haut und Blutgefäßen, entzündungshemmend (daher ist Olivenöl nicht als Placebo in Studien geeignet), fördert Kommunikation der Nervenzellen.
- Erucasäure (C22-omega-9), in Rapssamen und Senfkörnern. Erucasäure ist in Rapsöl wegen seines Geschmacks und seiner Toxikologie unerwünscht. Heute wird Raps ohne oder mit nur wenig Erucasäure angebaut.
- Nervonsäure (C24-omega-9), in der Muttermilch enthalten (nicht jedoch in adaptierten Baby-Milchpulvern), wichtig für die Aktivität der Hirnnerven, trägt zur Biosynthese des Myelins (Schutzschicht der Nervenzellen) bei. Bei der MS sind niedrige Nervonsäure-Blutspiegel bekannt. Tiefe Nervonsäure-Konzentrationen in den roten Blutkörperchen scheinen ein Frühmarker für Hochrisikopatienten für Psychose zu sein.

Omega-9-Fettsäuren sind keine essenziellen, lebensnotwendigen Fettsäuren. Sie können im menschlichen Körper aus ungesättigten Fettsäuren gebildet werden. Da sie keine Omega-6- oder Omega-3-Doppelbindung haben, können aus ihnen keine Eicosanoide gebildet werden. Bei schwerem Mangel an essenziellen Fettsäuren (v. a. Arachidonsäure, z. B. bei Vegetariern) kann der Körper aus Ölsäure die Mead'sche Säure bilden. Sie hat offenbar entzündungshemmende Wirkungen. Sie dient auch als Indikator (hohe Blutspiegel) für einen Mangel an essenziellen Fettsäuren.

Anwendungsgebiete

Adipositas: Eine Ernährung, die reich an Ölsäure ist, führt zu einer Erhöhung der Fettoxidation nach dem Essen. Dies erhöht den nach einem Essen normalerweise gesteigerten Energieumsatz (erhöhte Körpertemperatur und Wärmeabgabe), was sich bei Übergewichtigen günstig auswirken könnte.

Arteriosklerose: Die Ölsäure kann das Blutfettprofil günstig beeinflussen. Zusätzlich zu dem hohen Gehalt an Ölsäure ist kaltgepresstes Olivenöl reich an phenolischen Verbindungen (z.B. Oleuropein, Hydroxytyrosol), welche die Oxidation des LDL-Cholesterins hemmen können.

Literatur

Kumar JB et al. A review on neuropharmacological role of erucic acid: an omega-9 fatty acid from edible oils. Nutr Neurosci. 2020;Oct 15:1–15.

Li Q et al. A mini review of nervonic acid: source, production, and biological functions. Food Chem. 2019;301:125286.

Petkoska AT et al. Health benefits of extra virgin olive oil. Olive Oil – New Perspectives and Applications. IntechOpen. 2021;10.5772/intechopen.96570.

Tutunchi H et al. The effects of diets enriched in monounsaturated oleic acid on the management and prevention of obesity: a systematic review of human intervention studies. Adv Nutr. 2020;11(4):864–877.

Aminosäuren und ähnliche Substanzen

Am besten bekannt sind Aminosäuren durch ihre zentrale Funktion als Bausteine der Proteine. So werden Aminosäuren für den Aufbau von allen Geweben, also von Knochen, Muskulatur, Haut, Blutgefäßen, Organen usw., benötigt. Sie sind für ein funktionierendes Immunsystem unerlässlich, sie sind Bestandteile von Enzymen, Hormonen und der DNA und sie agieren als Bausteine von Neurotransmittern auch einzeln als wichtige Signalstoffe des Gehirns.

Basiswissen über Aminosäuren

Einige Aminosäuren sind essenziell, können also wie Vitamine vom Körper nicht hergestellt, sondern müssen über die Ernährung zugeführt werden. Interesse erwecken Aminosäuren aber nicht nur als essenzielle Nahrungsbestandteile und Proteinbausteine, sondern auch als Substanzen, welche einzeln oder in Kombination gezielt eingesetzt werden können, um Stoffwechselvorgänge zu beeinflussen.

Generell sind bei Aminosäuren einige wichtige Punkte zu beachten:

- Von jeder Aminosäure (mit Ausnahme des Glycins) existieren zwei verschiedene Formen (L-Form, D-Form), die sich in der Anordnung ihrer Aminogruppe spiegelbildlich zueinander verhalten. Natürlicherweise kommen Aminosäuren immer in ihrer L-Form vor und sollten auch nur in dieser Form zum Einsatz kommen. Die D-Form sowie Mischungen aus L-und D-Form haben biologisch andere Wirkungen und können auch toxisch sein (z.B. D-Carnitin). Qualitativ minderwertige Präparate können mit der D-Form von Aminosäuren verunreinigt sein.
- Man unterscheidet bei den Aminosäuren proteinogene und nicht proteinogene Aminosäuren. Proteinogene Aminosäuren werden als Bausteine von natürlich vorkommenden Proteinen und Peptiden (aus Aminosäuren bestehende Verbindungen, aber kleiner als Proteine) bezeichnet. Sie werden direkt in diese eingebaut. Unter Einbezug von Selenocystein gibt es 21 proteinogene Aminosäuren.
- Durch Störungen des Stoffwechsels oder auch durch sehr einseitige Ernährung können Mängel an einzelnen (v.a. essenziellen) Aminosäuren entstehen, denn nicht in allen Nahrungsproteinen sind alle Ami-

nosäuren im gleichen Ausmaß vertreten. So kann beispielsweise eine einseitige, pflanzliche Ernährung zu einem Mangel an L-Lysin führen.

- Aminosäuren werden je nach Indikation nicht nur peroral, z.B. in Tabletten, sondern auch intravenös (i.v.) verabreicht (z.B. bei einer parenteralen Ernährung). Da bei einer i.v.-Verabreichung die normale Aufnahme über die Darmschleimhaut bewusst umgangen wird, haben sie unterschiedliche Reaktionen des Stoffwechsels (Blut-Konzentrationen) zur Folge. Diese beiden Anwendungsmethoden können nicht generell miteinander verglichen werden.
- Um die Verträglichkeit und Verwertbarkeit von Aminosäuren bei der peroralen Einnahme zu optimieren, sollten höhere Dosierungen (> 1 g), wenn möglich, auf mehrere Portionen über den Tag verteilt eingenommen werden.
- Am besten aufgenommen werden Aminosäuren in der Regel bei einer Einnahme auf leeren Magen, da dann keine Konkurrenz bei der Aufnahme durch die Nahrungsproteine entsteht.

L-Arginin, L-Ornithin, L-Citrullin

Die Aminosäuren L-Arginin, L-Ornithin und L-Citrullin sind über den Harnstoffzyklus und den NO-Zyklus biochemisch eng miteinander verbunden. Arginin ist die Vorstufe von Ornithin. Citrullin wird aus Ornithin gebildet. L-Arginin wird zu den halb oder bedingt essenziellen Aminosäuren gezählt, weil die körpereigene Synthese den Bedarf nicht immer decken kann. Dies ist vor allem während Wachstumsphasen, aber auch in der Schwangerschaft sowie bei schweren Verletzungen und Verbrennungen der Fall.

Funktionen

Entwicklung, Wachstum, Fertilität: L-Arginin ist nötig für Wachstum und Entwicklung sowie auch für die Fertilität (Spermienqualität).

Harnstoffsynthese, Ammoniakentgiftung: L-Arginin und L-Ornithin haben eine Schlüsselstellung bei der Harnstoffsynthese in der Leber. Die Bildung und Ausscheidung von Harnstoff dient dem Körper zur Entsorgung von überschüssigem Stickstoff und der Entgiftung von Ammoniak aus dem Proteinabbau. Außerdem ist Arginin wichtig für den Aufbau von körpereigenem Protein.

Hormon-Metabolismus: L-Arginin ist an der Freisetzung von verschiedenen Hormonen beteiligt, beispielsweise von Wachstumshormon aus der Hirnanhangsdrüse (Hypophyse), Insulin aus der Bauchspeicheldrüse (Pankreas), Noradrenalin aus der Nebenniere sowie des Insulin-like Growth Factor 1 (IGF-1, Knochen). Parenteral appliziertes Arginin wird in einem speziellen Test zur Überprüfung der Funktion der Hirnanhangdrüse (Freisetzung des Wachstumshormons) eingesetzt.

Immunsystem: L-Arginin spielt eine Rolle bei der Immunmodulation (Immunantwort, Entzündung). Insbesondere fördert L-Arginin die Bildung von CD4-T-Zellen (sog. T-Helferzellen).

Kreatinsynthese: L-Arginin ist ein wichtiger Baustein der Kreatinsynthese (Energiespeicher im Muskel).

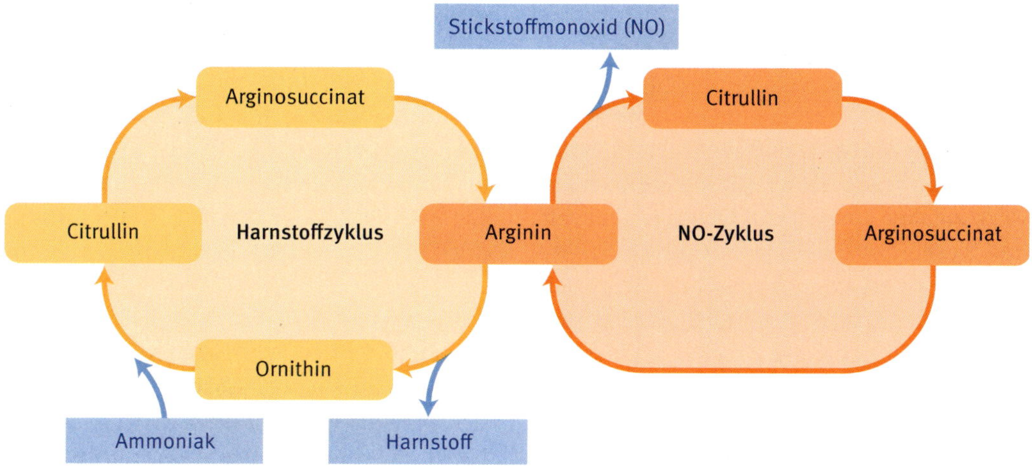

Der Stoffwechsel von Arginin, Ornithin und Citrullin

Kollagenbildung, Wundheilung: L-Arginin ist ein Substrat der Prolinbiosynthese und damit am Aufbau von Kollagen beteiligt. L-Arginin ist in diesem Zusammenhang wichtig für die Wundheilung und den Knochenstoffwechsel (IGF-1).

Polyaminsynthese: L-Arginin ist an der Synthese von Polyaminen beteiligt – dazu gehören Spermidin (Zellwachstum, Autophagie), Spermin und GABA (Neurotransmitter).

Stickstoffmonoxid (NO)-Synthese: L-Arginin ist das Substrat der NO-Synthase, welche für die Bildung von Stickstoffmonoxid (NO) sorgt, einem wichtigen Botenstoff im menschlichen Körper. So spielt NO eine zentrale Rolle bei der Regulierung des Gefäßtonus (wirkt gefäßerweiternd) sowie auch im zentralen Nervensystem und für die zelluläre Immunantwort (oxidativ bakterizide Wirkung von NO). NO ist auch einer der zentralen Faktoren für die Bildung und Aktivität von Mitochondrien und daher sehr wichtig für die Effizienz des Energiestoffwechsels.

Vorkommen in der Nahrung

Lebensmittel	g Arginin/ 100 g Nahrungsmittel
Erdnüsse	3,5
Garnele	1,2
Huhn, Brust	1,5
Haferflocken	0,9
Hühnerei	0,9

Zufuhrempfehlungen

Die durchschnittlich empfohlene tägliche Dosierung für Arginin- und Ornithinsupplemente beträgt 2–8 g. Vor allem bei enteraler/parenteraler Anwendung von L-Arginin kommen auch weit höhere Dosierungen zum Einsatz (bis 30 g/Tag) – beispielsweise zur Wundheilung und besseren Epithelisierung bei Verbrennungen.

Anwendungsgebiete

Diabetes mellitus: L-Arginin scheint in höheren Tagesdosierungen (2 × 3 g/Tag) einen regulierenden Einfluss auf die Insulinsensitivität zu haben. Derzeit gibt es erst einige wenige Daten zur Prävention (nicht zur Therapie) von Diabetes Typ 2 mit L-Arginin.

Herz-Kreislauf-Erkrankungen, Gefäße: Über die Bildung von Stickstoffmonoxid (NO) kann L-Arginin wegen seiner gefäßerweiternden Wirkung bei koronaren Herzerkrankungen und Bluthochdruck eingesetzt werden. L-Arginin reduziert den systolischen Blutdruck um durchschnittlich 5,4 mmHg, den diastolischen Blutdruck um 2,7 mmHg und ist zudem in die Regulation der endothelialen Funktion (Endothel = Gefäßinnenwand) involviert. Die Kombination von L-Arginin mit B-Vitaminen (Vitamin B_6, B_{12} und Folsäure) scheint die endotheliale Funktion und den Blutdruck bei Patienten mit milder bis moderater Hypertonie zu verbessern.

Ein erhöhter ADMA-Blutspiegel (asymmetrisches Dimethyl-Arginin) hemmt die NO-Synthese und erhöht das kardiovaskuläre Risiko. Er kommt bei Menschen mit erhöhten Blutfett- und Homocysteinwerten, bei eingeschränkter Nierenfunktion, bei Diabetikern und Rauchern vermehrt vor. Die alleinige Gabe von L-Arginin vermochte die ADMA-Spiegel jedoch nach der derzeitigen Datenlage nicht zu beeinflussen.

Immunsystem: Eine ausreichende Versorgung mit L-Arginin ist wichtig für das Funktionieren des Immunsystems. L-Arginin kann die Komplikationsrate von Infekten deutlich reduzieren. Die Aminosäure ist auch Bestandteil von »Immunonutrition« (Nährstofflösungen und -mischungen, welche diverse immunmodulierende Substanzen enthalten). Enterale Gaben von L-Arginin können bei Operationspatienten die Infektrate und die Aufenthaltsdauer in der Klinik reduzieren.

Infertilität, erektile Dysfunktion: L-Arginin und L-Ornithin werden eingesetzt, um die Spermienqualität zu erhöhen (Zahl, Stabilität, Beweglichkeit). Hierfür ist die Datenlage aber schmal. Wegen seiner gefäßerweiternden Wirkung findet L-Arginin (ca. 1,5–5 g/Tag während ca. 6 Wochen) auch Anwendung bei der erektilen Dysfunktion.

Schwangerschaft, Präeklampsie: Eine begleitende Supplementierung von L-Arginin (meist 3–6 g/Tag, 2–5 Wochen) wird auch bei der Präeklampsie diskutiert. Arginin kann dabei den systolischen (–2,5 mmHg) wie auch den diastolischen Blutdruck (–1 mmHg) reduzieren. Dies ist allerdings klinisch nicht relevant.

Sport: Die Verstoffwechslung von L-Arginin ist mit der Bildung von Stickstoffmonoxid (NO) verbunden. NO bewirkt eine Gefäßerweiterung und dementsprechend eine bessere Durchblutung. Der Effekt von L-Arginin auf die Leistung hängt von den Einnahmemodalitäten ab. Für einen sofortigen Effekt sollten 0,15 g/kg Körpergewicht 60–90 Minuten vor der Leistung gegeben werden. Bei einer regelmäßigen L-Arginin-Supplementierung werden 1,5–2 g/Tag während 4–7 Wochen zur Verbesserung der aeroben Leistungsfähigkeit empfohlen – 10–12 g/Tag während 8 Wochen für die anaerobe Leistungsfähigkeit. Für die NO-bedingte Gefäßerweiterung werden momentan jedoch häufiger Randensaft/Nitrate oder Citrullin eingesetzt. Der Athlet kann davon u. a. wie folgt profitieren:

- reduzierter Sauerstoffverbrauch und längere Ausdauer bei submaximaler Belastung
- verbesserte Leistung bei Ausdauer- oder Intervallbelastungen sowie in Teamsportarten (wiederholte Sprintbelastungen)
- verbesserte Leistung beim VO_2-max-Test

Wundheilung: L-Arginin-Dosierungen im Bereich von 4,5–9 g/Tag, während 3–12 Wochen, zusammen mit einem Proteinsupplement (ca. 10–35 g/Tag) und weiteren Mikronährstoffen (meist Vitamin C, E und Zink) können die Wundheilung günstig beeinflussen.

Besondere Hinweise

- L-Citrullin: L-Citrullin ist eine nicht essenzielle Aminosäure (Vorkommen z. B. in Wassermelonen). Sie wird im Harnstoffzyklus aus Ornithin gebildet und wird dann in Arginin umgewandelt.
- In der Labormedizin ist Citrullin einer der Marker (wird im Urin gemessen) für den nitrosativen Stress – dieser spiegelt die endogene Belastung mit Stickstoffmonoxid (NO) und seinen Folgeprodukten Peroxynitrit, Nitrotyrosin und Nitrophenylessigsäure wider. Im Übermaß kann NO bzw. nitrosativer Stress zu markanten Stoffwechselproblemen (z. B. Mitochondriopathien) führen (Oxidativer Stress und Nitrostress, Seite 542).
- L-Citrullin wird für folgende Anwendungen eingesetzt: Erhöhung der Nitrat- und Arginin-Konzentrationen im Blut. L-Citrullin zeigt eine günstige Wirkung auf die Leistungsfähigkeit von Sportlern. Auch bei Senioren kann es – zusammen mit einem Intervalltraining mit hoher Intensität – Vorteile bringen. Wie L-Arginin scheint auch L-Citrullin (meist 3–6 g/Tag) den Blutdruck zu senken (Systole durchschnittlich mind. –4 mmHg, Diastole mind. –2 mmHg).
- L-Ornithin: L-Ornithin ist eine basische, nicht essenzielle und nicht proteinogene Aminosäure. In höheren Dosierungen scheint L-Ornithin die Hormonfreisetzung (Glukagon, Prolaktin, Wachstumshormon) zu fördern.
- L-Ornithin in Form des Aspartats, 6–9 g/Tag, 12 Wochen, wird zum Leberschutz bei der nichtalkoholischen Fettleber und anderen Lebererkrankungen eingesetzt. Als Wirkmechanismus steht dabei die ammoniaksenkende Wirkung und die Verstoffwechselung von L-Ornithin und L-Aspartat zu L-Glutamin, L-Arginin und Glutathion im Mittelpunkt.

Überdosierung, Interaktionen

Mengen von bis zu 20 g L-Arginin/Tag werden von gesunden Erwachsenen normalerweise gut vertragen. Gelegentlich können hohe Dosen von L-Arginin aber Blähungen und Durchfall verursachen oder aufgrund der gefäßerweiternden Wirkung zu einem Flush (anfallsweise auftretende Rötung des Gesichts) und zu Blutdruckabfall führen. Bei der längerfristigen Einnahme von hohen Argindosierungen sollte das Risiko für einen nitrosativen Stress durch die erhöhte NO-Synthese und Peroxynitrit-Bildung mitberücksichtigt werden. Daher empfiehlt sich bei therapeutischer Arginin-Supplementierung eine Kombination mit Antioxidanzien wie Vitamin C und/oder Mischtocopherolen (v. a. γ-Tocopherol).

Ältere Daten weisen auf ein wachstumsförderndes Potenzial von L-Arginin bei Herpesviren hin. In neueren Studien hingegen wird sogar eine antivirale (viruzide) Wirkung von Arginin diskutiert.

Literatur

Antidoping Schweiz. Supplementguide. Faktenblatt Nitrat. [Online, Zugriff Februar 2022].

Butterworth RF et al. Hepatoprotection by L-ornithine L-asparate in non-alcoholic fatty liver disease. Dig Dis. 2019;37(1):63–68.

Gambardella J et al. Arginine and endothelial function. Biomedicines. 2020;8:277.

Ganz T et al. Serum asymmetric dimethylarginine and arginine levels predict microvascular and macrovascular complications in type 2 diabetes mellitus. Diabetes Metab Res Rev 2017;33(2):e2836.

Gonzalez AM et al. Effects of citrulline supplementation on exercise performance in humans: a review of the current literature. J Strength Condit Res. 2020;34(5):1480–1495.

Hu S et al. L-Arginine modulates glucose and lipid metabolism in obesity and diabetes. Curr Protein Peptide Sci. 2017;18:599–608.

Khalaf D et al. The effects of oral l-arginine and l-citrulline supplementation on blood pressure. Nutrients. 2019;11:1679.

Mc Rae MP et al. Therapeutic benefits of L-arginine: an umbrella review of meta-analyses. J Chiropr Med 2016;15:184–189.

Menzel D et al. L-Arginine and B vitamins improve endothelial function in subjects with mild to moderate blood pressure elevation. Eur J Nutr. 2018;57(2):557–568.

Rashid J et al. Therapeutic potential of citrulline as an arginine supplement: a clinical pharmacology review. Paediatr Drugs. 2020;22(3):279–293.

Rhim HC et al. The potential role of arginine supplements on erectile dysfunction: a systemic review and meta-analysis. J Sexual Med. 2019;16:223–234.

Rodrigues-Krause J et al. Association of l-arginine supplementation with markers of endothelial function in patients with cardiovascular or metabolic disorders: a systematic review and meta-analysis. Nutrients. 2019;11(1):15.

Sagadevan S et al. Effects of L-arginine on preeclampsia risks and maternal and neonatal outcomes : A systematic review and meta-analysis. Asian Pacific J Reprod. 2021;10(6):241–251.

Schneider KL et al. Effectiveness of arginine supplementation on wound healing in older adults in acute and chronic settings: a systematic review. Adv Skin Wound Care ; 2019 ;32:457–462.

Ströhle A et al. Arginin bei Atherosklerose, Teil 2: Vasoprotektive Effekte von L-Arginin. Dt. Apo Ztg 2012;21:74–83.

Viribay A et al. Effects of arginine supplementation on athletic performance based on energy metabolism: a systematic review and meta-analysis.Nutrients. 2020;12(5):1300.

Wu G et al. Role of L-arginine in nitric oxide synthesis and health in humans. In: Wu G. (ed); Amino Acids in Nutrition and Health. Advances in Experimental Medicine and Biology. 2021;Vol 1332.

L-Cystein, N-Acetylcystein

L-Cystein ist eine proteinogene, bedingt essenzielle, schwefelhaltige Aminosäure und kann in der Leber von Erwachsenen aus der essenziellen Aminosäure L-Methionin gebildet werden. Bei Frühgeburten muss den Säuglingen L-Cystein separat verabreicht werden, da ihnen das Enzym fehlt, das Cystein aus Methionin/Homocystein/Cystathionin herstellt. Zusammen mit L-Glutamin und L-Glycin bildet L-Cystein das wichtige Antioxidans Glutathion. Die Verfügbarkeit von L-Cystein ist dabei der geschwindigkeitsbestimmende Faktor. Statt der Aminosäure L-Cystein kommt im medizinischen Alltag häufig die verwandte Verbindung N-Acetylcystein zum Einsatz. N-Acetylcystein wird in der Darmwand und bei der ersten Leberpassage in L-Cystein umgewandelt.

Funktionen

Antioxidative Wirkung: Als Vorstufe und Bestandteil von Glutathion oder von anderen Zellproteinen ist L-Cystein ein wichtiges und starkes Antioxidans. Die Verfügbarkeit von Cystein – auch aus der Herstellung aus Methionin – ist der limitierende Faktor für die Glutathionsynthese.

Bindegewebe: L-Cystein ist wegen seiner Disulfidbrücken mitverantwortlich für die Ausbildung der Sekundär-, Tertiär- und Quartärstruktur diverser Proteine. Im Strukturprotein des Bindegewebes, der Muskeln und der Knochen liegt L-Cystein in Form seines Dimers Cystin (Verbindung aus 2 Cystein-Molekülen) vor, welches wichtig für die Festigkeit des Gewebes ist.

Coenzym A: Für die Bildung von Coenzym A im Körper braucht es Cystein, daneben auch noch Pantothensäure und ADP (Adenosindiphosphat). Coenzym A ist am Fettstoffwechsel beteiligt und als Acetyl-Coenzym A auch am Kohlenhydrat- und Proteinstoffwechsel.

Haut, Haare, Keratin: Cystein ist ein struktureller Bestandteil von Keratin, dem wichtigsten Protein in Haut, Haaren und Nägeln.

Immunität: L-Cystein hat einen positiven Einfluss auf die Funktionen verschiedener Immunzellen.

Lipidstoffwechsel: L-Cystein scheint den Lipidstoffwechsel mitzuregulieren.

Nervengewebe, Hirn: L-Cystein ist am Aufbau der Myelinscheiden rund um die Neuronen mitbeteiligt. Gerade für das gute Funktionieren des Hirnstoffwechsels ist ein kontrollierter Cysteinstoffwechsel von großer Bedeutung für die Vermeidung oxidativer Schäden an der DNA, Proteinen oder Lipide (assoziierte Erkrankungen können z. B. Ataxien, Morbus Huntington, ALS, Alzheimer, Morbus Parkinson usw. sein)

Schleimhaut (Magen, Darm), Intaktheit: L-Cystein ist wichtig, um die gastrointestinale Schleimhaut intakt zu halten.

Schwefellieferant: L-Cystein enthält organisch gebundenen Schwefel. Dieser Schwefel kann Schwermetalle komplex binden. Daher wird L-Cystein u. a. auch eingesetzt, um die Schwermetall-Ausscheidung aus dem Körper zu beschleunigen.

Taurinsynthese: L-Cystein wird gebraucht für die körpereigene Synthese von Taurin, einer aminosäureähnlichen Verbindung.

Vorkommen, Zufuhrempfehlungen

Der Gehalt an L-Cystein in Lebensmitteln ist schwierig zu messen. Daher wird im Normalfall der Gehalt an Cystin angegeben. Hühnerbrust, Schweinefilet, Ei enthalten alle ca. 0,3 g/100 g; Molkenprotein enthält sogar ca. 2,5 g/100 g.

Täglicher Bedarf: Für die Zufuhrempfehlungen werden die beiden schwefelhaltigen Aminosäuren L-Cystein und seine essenzielle Vorstufe L-Methionin zusammen erfasst: Der tägliche Bedarf eines gesunden Erwachsenen liegt bei 19 mg/kg Körpergewicht; bei einem Körpergewicht von 70 kg müsste man also 1,3 g/Tag zuführen.

Therapeutische Dosis: Die durchschnittlich empfohlene Dosierung bei therapeutischem Einsatz beträgt 1–2 g L-Cystein/Tag.

TIPP **Wenn das Ziel der Therapie darin besteht, den Glutathionspiegel zu heben, sollte L-Cystein zusätzlich mit Glycin und Glutaminsäure bzw. L-Glutamin eingenommen werden. Glutathion ist ein sogenanntes Tripeptid und besteht aus diesen 3 Aminosäuren.**

Anwendungsgebiete

Augenchirurgie: Nach einem Lasereingriff an der Hornhautoberfläche des Auges (sog. fotorefraktive Keratektomie) bewirkt eine Gabe von 200 mg L-Cystein, 2 Wochen (Beginn der Einnahme 1 Woche vor dem Eingriff), eine klinisch relevante Verkürzung der Wundheilung bzw. Re-Epithelisierungszeit der Hornhautoberfläche.

Auswurfförderung: Wegen der ungleich besseren Datenlage kommt bei Atemwegserkrankungen mit festsitzendem Schleim (Bronchitis, COPD) N-Acetylcystein anstelle von L-Cystein zum Einsatz. Durch seine schleimlösende Wirkung erleichtert es das Abhusten von Bronchialschleim.

Diabetes mellitus Typ 2: L-Cystein verbessert den Glutathionstatus und reduziert den oxidativen Stress und Gefäßentzündungen bei Typ-2-Diabetikern.

Entgiftung, Leberschutz: L-Cystein und Glutathion dienen zur Entgiftung von verschiedenen Substanzgruppen wie Alkohol, Medikamenten, bakteriellen Giften, peroxidierten Fetten, Schwermetallen (z.B. Blei, Cadmium und Arsen). N-Acetylcystein dient zudem als Antidot (Gegengift) bei Paracetamolvergiftungen.

Haarausfall, Nagelwachstum: Bei Störungen des Haar- und Nagelwuchses sowie bei Haarausfall werden schwefelhaltige Aminosäuren (L-Cystein, L-Methionin) gemeinsam mit weiteren Mikronährstoffen (Zink, B-Vitamine) eingesetzt.

Immunsystem: L-Cystein steigert die Aktivität verschiedener Immunzellen und wird daher zur Unterstützung des Immunsystems eingesetzt (v.a. auch in Form von N-Acetylcystein).

Besondere Hinweise

L-Cystein wirkt nicht gleich gut wie N-Acetylcystein. Es ist oxidationsempfindlicher und instabiler als N-Acetylcystein. Für N-Acetylcystein ist die Datenlage sehr viel breiter als für L-Cystein. N-Acetylcystein ist – allein oder begleitend – für verschiedene Anwendungen gut belegt. Dazu gehören:

- Atemwegserkrankungen, die zur Bildung von zähem Sekret führen, allergische Rhinitis
- Blutgefäße: Reduktion der endothelialen Durchlässigkeit, vermehrte Bildung von NO (Stickstoffmonoxid, Gefäßerweiterung)
- Diabetes: diabetische Neuropathie
- Energiestoffwechsel: vermehrte ATP-Produktion
- Entzündungen, oxidativer Stress: Reduktion von diversen Parametern
- Fertilität: Verbesserung der Spermienqualität
- Gastrointestinaltrakt: chronisch-entzündliche Darmerkrankungen
- Gegenmittel bei Paracetamol-Intoxikationen
- Grippevirus (Hemmung der Virusvermehrung)
- Gynäkologie: polyzystisches Ovarialsyndrom
- Homocysteinämie: Reduktion des Homocysteinspiegels
- Lebererkrankungen: NAFLD
- Mitochondriopathien: erhöht mitochondriale Widerstandsfähigkeit, Reduktion der Apoptose von Mitochondrien.
- neurodegenerative Erkrankungen: Parkinson, Demenzen, Multiple Sklerose
- Psyche: Schizophrenie, Zwangsstörungen
- Schwermetallbelastungen: Die Thiolgruppen des N-Acetylcystein-Moleküls können Schwermetalle komplex binden.

Die klinisch relevanten Dosierungen für N-Acetylcystein bewegen sich meist im Bereich von ≥ 1200 mg/Tag.

Überdosierung, Interaktionen

L-Cystein wird rasch zu Cystin oxidiert – v. a. bei höheren Cysteindosierungen kann dies zu einem erhöhten Risiko für Nierensteine (Cystinsteine) führen. Eine gleichzeitige Zufuhr von Vitamin C kann in Erwägung gezogen werden, um die Umwandlung von L-Cystein in Cystin zu reduzieren.

Hohe Cysteindosen können die Wirkung von Insulin stören und so die Kontrolle des Blutzuckers bei Diabetes verschlechtern; Diabetiker sollten deshalb ihren Arzt konsultieren, bevor sie hohe Mengen an L-Cystein einnehmen. Wegen einer möglichen Wechselwirkung mit der Blutgerinnung (wurde bei N-Acetylcystein, i. v. beobachtet) sollte L-Cystein vor einem chirurgischen Eingriff vorsichtshalber abgesetzt werden.

Literatur

Bin P et al. Oxidation resistance of the sulfur amino acids: methionine and cysteine. BioMed Res Int. 2017.

Chiew AL et al. Interventions for paracetamol (acetaminophen) overdose. Cochrane Database of Systematic Reviews 2018, Issue 2. Art. No.: CD003328.

Colovic MB et al. Sulphur-containing amino acids: protective role against free radicals and heavy metals. Curr Med Chem. 2018;25(3):324–335.

Kumar P et al. Glycine and N-acetylcysteine (GlyNAC) supplementation in older adults improves glutathione deficiency, oxidative stress, mitochondrial dysfunction, inflammation, insulin resistance, endothelial dysfunction, genotoxicity, muscle strength, and cognition: Results of a pilot clinical trial. Clinical and translational medicine. 2021;11(3):e372.

Meduri A et al. Role of cysteine in corneal wound healing after photorefractive keratectomy. Ophthalmic Res. 2009;41(2):76–82.

Paul BD et al. Cysteine metabolism in neuronal redox homeostasis. Trends in pharmacological sciences. 2018 ;39(5):513–524.

Sameem B et al. L-cysteine. In: Nonvitamin and nonmineral nutritional supplements. Academic Press, 2019:53–58.

Schwalfenberg GK. N-Acetylcysteine : a review of clinical usefulness (an old drug with new tricks). J Nutr. Metabol. 2021; Article ID 9949453.

Sekhar RV et al. Deficient synthesis of glutathione underlies oxidative stress and can be corrected by dietary cysteine and glycine supplementation. Am J Clin Nutr 2011;94(3):847–853.

Yin J et al. L-Cysteine metabolism and its nutritional implications. Mol Nutr Food Res 2015;0;1–13.

L-Glutamin und L-Glutaminsäure

L-Glutamin ist die häufigste frei vorkommende Aminosäure im menschlichen Körper (Blutplasma, Skelettmuskel) und gehört zu den halb oder bedingt essenziellen Aminosäuren. Bei schweren (katabolischen) Erkrankungen, Verletzungen, Verbrennungen und Operationen kann die körpereigene Glutaminproduktion – aus Glutamat und Ammoniak – den Bedarf oft nicht decken und eine Zufuhr von außen (Ernährung, Supplemente) wird nötig. L-Glutaminsäure ist eine nicht essenzielle Aminosäure, die der Organismus aus verschiedenen Vorstufen in genügender Menge herstellen kann. L-Glutaminsäure selbst dient als Vorstufe für L-Glutamin.

Funktionen

Bereitstellung von Stickstoff: L-Glutamin ist Stickstofflieferant für die Synthese von vielen wichtigen Verbindungen wie Purinen, Pyrimidinen und Nukleotiden (DNA-Bausteine).

Darmschleimhaut: Das meiste L-Glutamin verbraucht der Dünndarm. Hier agiert L-Glutamin als Energiequelle für die sich schnell teilenden Darmzellen. Aktuelle Daten weisen stark darauf hin, dass L-Glutamin unentbehrlich ist für die Aufrechterhaltung des

Stoffwechsels, für die Funktion und die Intaktheit der Dünndarmschleimhaut.

Glutathionsynthese: Dient zusammen mit Cystein und Glycin als Ausgangsmaterial für die körpereigene Produktion von Glutathion, einem der wichtigsten Antioxidanzien und einer der wichtigsten entgiftenden Verbindungen des Organismus.

Immunsystem, Entzündungen: L-Glutamin ist eine wichtige Energiequelle für alle sich schnell vermehrenden Zellen des Immunsystems (z. B. Lymphozyten, Monozyten und Makrophagen). Glutamin hemmt den Transkriptionsfaktor NF-κB, was wichtig für die Kontrolle von Entzündungsprozessen ist.

Integrität, zelluläre: Die zelluläre Intaktheit wird von L-Glutamin in vielfältiger Weise aufrechterhalten: antiinflammatorische Eigenschaften (z. B. Modulation von NF-kappa-B), antioxidative Eigenschaften (Glutathion), Schutz vor Apoptose und zellulärem Stress, Förderung von Wachstumsfaktoren (z. B. IGF-1, TGF-alpha) usw.

Neurotransmitter, GABA-Synthese: L-Glutaminsäure ist selbst ein Botenstoff des zentralen Nervensystems (Neurotransmitter) – zudem ist sie die Vorstufe von GABA (γ-Aminobuttersäure), einem weiteren wichtigen Neurotransmitter.

Proteinsynthese: L-Glutamin ist ein wichtiger Baustein für die Proteinbildung und ein mitentscheidender Regulator der Muskelproteinbilanz.

Reparaturprozesse: Glutamin ist an Reparaturprozessen an Haut und Schleimhaut (Darm, Atemwege) beteiligt.

Säure-Basen-Haushalt: L-Glutamin ist an der Regulation des Säure-Basen-Haushaltes beteiligt (Substrat für die Ammoniakproduktion in der Niere).

Wasserhaushalt, zellulärer: Für die Wassereinlagerung in die Zelle mitverantwortlich. In Stresssituationen erfolgt eine Vergrößerung des Zellvolumens.

Vorkommen in der Nahrung

Lebensmittel	g Glutaminsäure/ 100 g Nahrungsmittel
Parmesankäse	8,1
Huhn, Brust	4,1
Haferflocken	3,1
Hühnerei	1,8
Vollmilch	0,8

Zufuhrempfehlungen

Die therapeutischen Dosierungen für L-Glutamin bewegen sich im Bereich von 2 g/Tag bis über 10 g/Tag. Bei enteralen und parenteralen Anwendungen (Immunonutrition) kommen Dosierungen von bis zu 40 g/Tag zum Einsatz.

Anwendungsgebiete

Antibiotikatherapie: L-Glutamin (2–4 g/Tag) reduziert die erhöhte Darmpermeabilität und die bakterielle Translokation nach Antibiotikatherapien.

Antioxidative Wirkung, Glutathion: Eine gemeinsame Einnahme von L-Glutamin, L-Cystein und Glycin kann zu einer Steigerung der körpereigenen Produktion von Glutathion führen.

Chemotherapie, Strahlentherapie, Krebspatienten: L-Glutamin kann unerwünschte Nebenwirkungen von Bestrahlungen reduzieren. Dazu gehören Schleimhautentzündungen (orale Mukositis), Durchfälle, Neuropathien (Dosierungen bis ca. 30 g L-Glutamin/Tag). Bei der Behandlung der mit Bestrahlungen verbundenen Enteritis konnte allerdings kein Nutzen durch L-Glutamin belegt werden. Ebenfalls kein Nutzen zeigt sich bei der Prävention von chemotherapiebedingten peripheren Neuropathien.

L-Glutamin (0,3–1 g/kg Körpergewicht/Tag), scheint als wirksame Immunonutrition bei Darmkrebspatienten nach einem radikalen chirurgischen Eingriff geeignet zu sein.

Darmpermeabilität, erhöhte (Leaky-gut-Syndrom): Ein Glutaminmangel kann zu Schädigungen an der Darmschleimhaut führen. Dies äußert sich in einer erhöhten Darmdurchlässigkeit (Leaky Gut) und einer erhöhten bakteriellen Translokation. Eine Glutamingabe kann eine erhöhte Durchlässigkeit der Darmschleimhaut (Leaky-gut-Syndrom) reduzieren.

Immunsystem: Ein Glutaminmangel kann zu einer stark verminderten Immunantwort führen, was gerade für Patienten mit schwerwiegenden katabolen Erkrankungen bzw. nach chirurgischen Eingriffen die Wahrscheinlichkeit einer sekundären Infektion und die Mortalität erhöhen kann. Eine enterale oder parenterale Gabe (Immunonutrition) von L-Glutamin kann bei diesen Patienten die Stickstoffbalance wiederherstellen, die Infektraten, die Dauer des Krankenhausaufenthaltes und die Mortalität reduzieren. Zur Unterstützung des Immunsystems wird L-Glutamin (Energielieferant von sich schnell teilenden Immunzellen, immunmodulierende Wirkung) eingesetzt, v. a. nach Operationen, bei Infektionen, Verbrennungen, Verletzungen und chronischen Erkrankungen.

Operationen, Verletzungen, Verbrennungen (großflächig), Wundheilung, Traumen, katabole Zustände: Glutamin, Glutamin-Dipeptide (z. B. Glutamin-Glycin) sowie Nährlösungen mit einem hohen Gehalt an Glutamin werden bei großflächigen Verbrennungen eingesetzt. Dabei wurde eine beschleunigte Heilung beobachtet. Die Anwendung erfolgt für diese Indikation häufig per Sonde oder auch parenteral. Die Wundheilung bei Traumapatienten mit Wundheilungsstörungen konnte mit 20 g Glutamin/Tag (+ Antioxidanzien) um etwa die Hälfte verkürzt werden.

Pankreatitis (Bauchspeicheldrüsenentzündung): Der Einsatz von L-Glutamin (0,2–0,5 g/kg Körpergewicht/Tag) bei der akuten Pankreatitis führt zu einer klinisch relevanten Reduktion der Mortalität und von infektiösen Komplikationen.

Reizdarm, postinfektiöser: L-Glutamin (3 × 5 g/Tag, während 8 Wochen) reduzierte bei Patienten mit postinfektiösem Reizdarm (sog. Diarrhö-Typ) in klinisch relevanter Weise alle untersuchten Symptome: Bei fast 80 % der Patienten verbesserte sich der Schweregrad der Erkrankung, die Zahl der Stuhlgänge wurde fast halbiert, die Darmdurchlässigkeit wurde verbessert usw.

Zudem scheint L-Glutamin (15 g/Tag, 6 Wochen) die günstigen Auswirkungen einer FODMAP-Ernährung bei Reizdarmpatienten noch zu verbessern.

Sport: Der Glutamin-Bedarf ist bei intensiver sportlicher Betätigung und in Stresssituationen stark erhöht. Eine entsprechende

Kompensation ist u.a. für die Erhaltung der antioxidativen Kapazität, für den Energiestoffwechsel, die pH-Regulation, zur Verhinderung eines Übertrainings und eines Muskelabbaus, für Reparaturprozesse sowie für die Intaktheit der Darmschleimhaut von Bedeutung.

Stresssituationen: Der Bedarf an L-Glutamin ist in physischen und metabolischen Stresssituationen stark erhöht. Eine Supplementierung kann sinnvoll sein.

Überdosierung

L-Glutamin wird in der Regel sehr gut vertragen. Bei hohen peroral verabreichten Dosierungen können Blähungen und/oder Durchfall auftreten (hohe Dosis aufteilen). Sehr hohe Dosen von L-Glutamin oder L-Glutaminsäure können den Glutamatspiegel im Körper erhöhen. Menschen mit manischen Störungen oder Epilepsie sollten daher hohe Dosen von Glutamin meiden. Bei Unverträglichkeit von glutamathaltigen Speisen (»Chinarestaurant-Syndrom«) ist ebenfalls Vorsicht geboten.

Literatur

Asrani V et al. Glutamine supplementation in acute pancreatitis: a meta-analysis of randomized controlled trials. Pancreatology 2013;13:468–474.

Blass SC et al. Time to wound closure in trauma patients with disorders in wound healing is shortened by supplements containing antioxidant micronutrients and glutamine. Clin Nutr 2012;31:469–475.

Cao DD et al. Therapeutic role of glutamine in management of radiation enteritis: a meta-analysis of 13 randomized controlled trials. Oncotarget. 2017;8(18):30595–30605.

Kim MH et al. The roles of glutamine in the intestine and its implication in intestinal diseases. Int J Mol sci. 2017;18:1051.

Lin JJ et al. A meta-analysis of trials using the intention to treat principle for glutamine supplementation in critically ill oatients with burn. Burn 2013;39(4):565–570.

McRae MP. Therapeutic benefits of glutamine: An umbrella review of meta-analyses. Biomed Rep. 2017;6:576–584.

Nagashima M et al. Glutamine and exercise. J Phys Fitness Sports Med. 2013;2(4):469–473.

Peng TR et al. Effectiveness of glutamine in the management of oral mucositis in cancer patients: a meta-analysis of randomized controlled trials. Supp Care Cancer. 2021;29:4885–4892.

Rastgoo S et al. Glutamine supplementation enhances the effects of a low FODMAP diet in irritable bowel syndrome management. Front Nutr. 2021;8:746703.

Severo JS et al. Effects of glutamine supplementation on inflammatory bowel disease: A systematic review of clinical trials. Clin Nutr ESPEN. 2021;42:53–60.

Yang T et al. Meta-analysis of glutamine on immune function and post-operative complications of patients with colorectal cancer. Front Nutr. 2021;8:765809.

Zhou Q et al. Randomised placebo-controlled trial of dietary glutamine supplements for postinfectious irritable bowel syndrome. Gut. 2019;68(6):996–1002.

Glycin

Glycin ist die kleinste natürlich vorkommende Aminosäure. Ihr Name stammt vom süßlichen Geschmack des reinen Glycins. Sie ist in ihrer Struktur so einfach gebaut, dass es keine L- oder D-Form gibt. Glycin ist nicht essenziell, kann also vom menschlichen Körper aus verschiedenen Vorstufen hergestellt werden (Serin, Threonin, Cholin u.a.). Das über die Nahrung zugeführte Glycin wird zu einem großen Teil zu Serin, CO_2 und NH_4^+ (Ammonium-Ionen) verstoffwechselt.

Funktionen

Antioxidans, entzündungshemmend: Glycin besitzt antioxidative, zellschützende und entzündungshemmende Eigenschaften.

Baustein für wichtige Stoffwechselverbindungen: Glycin ist ein häufiger Baustein von Proteinen. Außerdem benötigt unser Organismus diese Aminosäure auch für die Bildung weiterer wichtiger Verbindungen. Dazu gehören beispielsweise Bestandteile der Erbsubstanz (DNA), Kollagen, der rote Blutfarbstoff Hämoglobin, Purine (z.B. Harnsäure), Gallensäuren, Kreatin sowie Glutathion.

C1-Stoffwechsel: Der Glycinstoffwechsel ist ein Regulator von Substanzen, die im Stoffwechsel Methylgruppen (C1) übertragen. Dazu gehören z.B. S-Adenosylmethionin (SAMe) und S-Adenosylhomocystein.

Genexpression: Glycin ist an der Regulation der Genexpression – d.h. wann ein Gen an- oder ausgeschaltet wird – mitbeteiligt.

Immunsystem: Glycin scheint die Aktivität verschiedener Immunzellen zu beeinflussen.

Kreatinsynthese: Glycin ist zusammen mit L-Arginin und L-Methionin an der körpereigenen Kreatinsynthese beteiligt.

Leber: Glycin ist an Entgiftungsreaktionen in der Leber beteiligt.

Neurotransmitter: Glycin ist im Zentralnervensystem in den Neurotransmitterstoffwechsel involviert. Glycin – wie auch extrazelluläres Magnesium – hemmen den NMDA-Rezeptor (N-Methyl-D-Aspartat). Damit wird auch eine Erhöhung der intrazellulären Kalzium-Konzentration verhindert.

Vorkommen in der Nahrung

Lebensmittel	g Glycin/100 g
Gelatine	23
Sojabohnen	1,4
Linsen	1,3
Rindfleisch, Filet	1,5
Hühnerei	0,5

Störungen des Glycinhaushalts, mögliche Ursachen

- Insulinresistenz, Diabetes Typ 2, oxidativer Stress: Epidemiologische wie auch genetische Untersuchungen zeigen, dass Insulinresistenz zu erniedrigten Glycinspiegeln führt. Eine Erklärung hierfür könnte sein, dass bei Insulinresistenz vermehrt oxidativer Stress auftritt und dadurch die Glutathionsynthese gesteigert wird. Damit wird auch der Bedarf an Glycin erhöht. Die Verbesserung der Insulinresistenz durch Gewichtsabnahme und Bewegungstraining oder durch das orale Antidiabetikum Metformin führt zu einer Normalisierung der Glycin-Blutspiegel.
- Mikrobiom: Das Mikrobiom könnte einen Einfluss auf die Verfügbarkeit des Glycins aus der Nahrung haben.
- Übergewicht, nichtalkoholische Fettleber (NAFLD): Niedrige Glycin-Blutspiegel werden bei Übergewicht und NAFLD in konsistenter Weise festgestellt.

Störungen des Glycinhaushalts, mögliche Folgen

- Insulinresistenz, Diabetes Typ 2: Niedrige Glycin-Blutspiegel erhöhen das Risiko für Diabetes Typ 2.
- Myokardinfarkt: Niedrige Glycin-Plasmaspiegel korrelieren mit einem höheren Risiko für einen akuten Herzinfarkt.

Zufuhrempfehlungen

Die üblichen Dosierungen von Glycin bewegen sich im Grammbereich (1–10 g/Tag).

Anwendungsgebiete

Diabetes, Insulinresistenz: Der Einfluss von Glycin auf die Verbesserung der Insulinsensitivität birgt ein interessantes Potenzial im Bereich der Vorbeugung und Therapie des Typ-2-Diabetes. Eine kurzzeitige Glycin-Supplementierung von 5 g/Tag führte zu einer Verbesserung der Glutathionspiegel, der Insulinantwort und Glukosetoleranz. Die Datenlage ist noch schmal.

Glutathion, erniedrigtes: Eine Supplementierung mit Glycin kann den Glutathionspiegel erhöhen. Sinnvoll ist auch eine kombinierte Gabe zusammen mit den beiden anderen Glutathionbestandteilen L-Cystein (oder als N-Acetylcystein) und L-Glutamin.

Dentalhygiene: Glycin wird als Pulver mittels Pulverstrahlgeräten für die sub- und supragingivale Plaqueentfernung eingesetzt. Glycin entfernt pathogene Keime in Plaquetaschen offenbar besser als eine manuelle Plaqueentfernung und reduziert auch Zahnfleischentzündungen wirksamer als die traditionelle Methode.

Leber, NAFLD: Aufgrund seiner biochemischen Eigenschaften wird Glycin zur Unterstützung der Entgiftungsprozesse in der Leber eingesetzt (z. B. bei alkoholischen Leberschäden, aber auch bei der nicht alkoholbedingten Fettleber NAFLD, bei medikamentenbedingten Leberbelastungen). Auch ein kausaler Zusammenhang zwischen einer gestörten Glycinbiosynthese und NAFLD wird diskutiert. Die wissenschaftliche Datenlage aus randomisierten, placebokontrollierten Studien ist allerdings noch unzureichend.

Nykturie, nächtliches Wasserlassen, Schlafstörungen: Eine Indikation, welche ebenfalls auf Erfahrung beruht, ist der Einsatz von Glycin (3–9 g/Tag) zur Verbesserung von Ein- und Durchschlafstörungen. Für diese Anwendung finden sich noch keine ausreichenden wissenschaftlichen Daten. Neuere Untersuchungen zeigen, dass eine Glycin-Supplementierung von 2 × 3 g/Tag, während 8 Wochen, die Häufigkeit von nächtlichem Harndrang reduzieren könnte. Eventuell gibt es auch einen Zusammenhang mit der Schlafqualität.

Überdosierung

Es gibt keine Berichte über toxische Reaktionen auf Glycin beim Menschen.

Literatur

Alves A et al. Glycine metabolism and its alterations in obesity and metabolic diseases. Nutrients. 2019;11:1356.

Bannai M et al. New therapeutic strategy for amino acid medicine: glycine improves the quality of sleep. J Pharmacol Sci 2012;118:145–148.

Kumar P et al. Glycine and N-acetylcysteine (GlyNAC) supplementation in older adults improves glutathione deficiency, oxidative stress, mitochondrial dysfunction, inflammation, insulin resistance, endothelial dysfunction, genotoxicity, muscle strength, and cognition: Results of a pilot clinical trial. Clinical and translational medicine. 2021;11(3):e372.

McCarthy MF et al. Dietary glycine is rate-limiting for glutathione synthesis and may have broad potential for health protection. Ochsner Journal. 2018;18:81–87.

Rom O et al. Glycine-based treatment ameliorates NAFLD by modulating fatty acid oxidation, glutathione synthesis, and the gut microbiome. Sci Transl Med. 2020;12(572):eaaz2841.

Sekhar RV et al. Glutathione synthesis is diminished in patients with uncontrolled diabetes and restored by dietary supplementation with cysteine and glycine. Diabetes Care 2011;34(1):162–167.

Sugaya K et al. Dietary glycine improves urine storage symptoms in urology outpatients. J Compl Integr Med. 2021;18(3):617–620.

Wittemans LBL et al. Assessing the causal association of glycine with risk of cardio-metabolic diseases. Nature Communications. 2019;10:1060.

Zhu M et al. Efficacy of glycine powder air-polishing in supportive periodontal therapy: a systematic review and meta-analysis. J Periodontal Implant Sci. 2021;51(3):147–162.

L-Lysin

L-Lysin ist eine essenzielle Aminosäure, die in ausreichenden Mengen mit der Nahrung aufgenommen werden muss. Ein Mangel an L-Lysin führt zu Wachstumsstörungen und zu einer reduzierten Immunfunktion.

Funktionen

Antivirale Wirkung, Immunsystem: L-Lysin besitzt antivirale Eigenschaften. Es antagonisiert die Aminosäure Arginin, die für die Teilung des Herpesvirus benötigt wird. L-Lysin ist in die Bildung von Antikörpern involviert.

Carnitinsynthese: L-Lysin ist – zusammen mit Methionin – an der körpereigenen Synthese von L-Carnitin beteiligt.

Knochenstoffwechsel: L-Lysin scheint die Kalziumabsorption und die Osteoblastentätigkeit zu verbessern.

Proteinsynthese (Bindegewebe, Haut): Baustein der Haut-/Bindegewebsproteine Kollagen (gemeinsam mit L-Glycin und L-Prolin) und Elastin.

Vorkommen in der Nahrung

Lebensmittel	g Lysin/100 g
Parmesan-Käse	3,0
Thunfisch	2,2
Schweinefleisch, Filet	2,2
Sojabohnen	1,9
Haferflocken	0,5

Störungen des Lysinhaushalts, mögliche Ursachen

- Neugeborene und Kinder: erhöhter Bedarf an L-Lysin.
- Veganer und Vegetarier: Pflanzliche Lebensmittel enthalten vergleichsweise geringe Mengen an L-Lysin. Vor allem bei Ernährungsformen, die nur auf pflanzlichen Lebensmitteln basieren, besteht die Gefahr einer unzureichenden L-Lysin-Zufuhr und -Versorgung.

Störungen des Lysinhaushalts, mögliche Folgen

Störung der Proteinsynthese.

Zufuhrempfehlungen

Der tägliche Bedarf eines gesunden Erwachsenen liegt bei 38 mg L-Lysin/kg Körpergewicht; bei einem Körpergewicht von 70 kg müsste man also 2,7 g Lysin/Tag zuführen. L-Lysin wird gewöhnlich in Dosierungen von 1,5–5 g/Tag supplementiert.

Anwendungsgebiete

Herpes labialis: L-Lysin-Supplemente werden eingesetzt, um das Auftreten von wiederholten Herpes-labialis-Infektionen zu reduzieren (Rezidivprophylaxe: 1,5 g L-Lysin/Tag, akute Herpes-Affektionen: 3 g L-Lysin/

Lysinmangel verhindern

Bei Menschen mit einer einseitigen, lysinarmen Ernährung (Verzicht auf tierische Proteinquellen) kann die Supplementierung mit L-Lysin (sinnvollerweise in Kombination mit anderen essenziellen Aminosäuren) einen Mangel und damit verbundene negative Stoffwechselprobleme verhindern.

Tag). Aus Erfahrung spricht eine Lysin-Gabe bei akuten Fieberblasen schnell und gut an. Wichtig scheint, dass man möglichst innerhalb von 24 Stunden nach den ersten Anzeichen einer frisch auftretenden Fieberblase mit der Lysin-Supplementierung beginnt. Die Rezidivprophylaxe wird über ca. 6–9 Monate durchgeführt. Es existieren allerdings nur wenige qualitativ hochwertige Studien zu dieser Indikation.

Überdosierung, Interaktionen

L-Lysin ist gut verträglich, und eine langfristige Zufuhr von bis zu 6 g täglich gilt für gesunde Erwachsene als sicher. Oberhalb dieser Dosierung wurden vorübergehende gastrointestinale Störungen wie Übelkeit, Magenschmerzen und Durchfall beschrieben. Von einer L-Lysin-Gabe in therapeutischen Dosen während der Schwangerschaft sollte aufgrund von noch unzureichenden Daten abgesehen werden.

Literatur

Harlow K. L-lysine hydrochloride: an alternative prophylactic therapy reducing the recurrence rate of herpes labialis. 2015 Pacific University; School of Physician Assistant Studies. Paper 525.

Hayamizu K et al. Comprehensive safety assessment of L-lysine supplementation from clinical studies: a systematic review. J Nutr. 2020;150:2561S–2569S.

Mailoo VJ et al. Lysine for herpes simplex prophylaxis: a review of the evidence. Integr Med. 2017;16(3):42–46.

Wright EF. Clinical effectiveness of lysine in treating recurrent aphthous ulcers and herpes labialis. Gen Dent 1994;42:40–42.

L-Methionin, S-Adenosylmethionin

L-Methionin ist die einzige essenzielle schwefelhaltige Aminosäure. Der Organismus ist auf eine ausreichende Zufuhr von außen angewiesen. Die aktive Form von Methionin ist S-Adenosylmethionin (SAMe).

Funktionen

Antioxidanzien, Schwefellieferant, Entgiftung: Der im L-Methionin-Molekül enthaltene organisch gebundene Schwefel ist für die spezielle Stellung dieser Aminosäure im Stoffwechsel und für viele ihrer physiologischen Wirkungen verantwortlich: als wichtiger Proteinbaustein, wegen seiner antioxidativen Wirksamkeit, als Vorstufe von L-Cystein, Glutathion und Taurin, für die Komplexbindung mit Schwermetallen sowie für Entgiftungsfunktionen in der Leber. SAMe aktiviert die Bindung von Glutathion an körperfremde Substanzen (Xenobiotika) und unterstützt so deren Ausscheidung.

Epigenetik: L-Methionin scheint epigenetischen Veränderungen vorbeugen zu können, die durch Diabetes induziert werden.

Kreatinsynthese: L-Methionin ist zusammen mit L-Arginin und Glycin an der körpereigenen Kreatinsynthese beteiligt.

Methylgruppenlieferant: SAMe ist der wichtigste Donator von Methylgruppen im Zellstoffwechsel und spielt in dieser Form eine zentrale Rolle sowohl bei zahlreichen Stoffwechselprozessen als auch bei der Bildung von verschiedenen wichtigen Molekülen wie L-Carnitin, Phospholipiden (Cholin), Nukleotiden (DNA-Bausteine), Hormonen und Neurotransmittern (Serotonin, Adrenalin, Noradrenalin, Acetylcholin, Melatonin). SAMe ist außerdem ein zentraler Bestandteil des Homocysteinstoffwechsels (Vorstufe von Homocystein) und ist am Abbau von Histamin (Bildung von Methylhistamin) beteiligt.

Proteinsynthese, Keratine: L-Methionin und sein Stoffwechselprodukt L-Cystein sind unverzichtbare Bausteine von zahlreichen Proteinen (Schwefellieferant). Dies gilt auch für die in Haaren und Nägeln vorkommenden Keratine.

Vorkommen in der Nahrung

Nahrungsmittel	g Methionin/100 g
Paranuss	0,9
Lachs	0,7
Schweinefleisch, Filet	0,7
Hühnerei	0,5

Zufuhrempfehlungen

Für die Zufuhrempfehlungen werden die beiden schwefelhaltigen Aminosäuren L-Cystein und seine essenzielle Vorstufe L-Methionin zusammen erfasst: Der tägliche Bedarf eines gesunden Erwachsenen liegt bei 19 mg/kg Körpergewicht; bei einem Körpergewicht von 70 kg müsste man also 1,3 g/Tag zuführen. Die Empfehlungen zur Supplementierung von Methionin liegen bei täglich 0,5–3,0 g.

Anwendungsgebiete

Allergien: Wegen seiner Funktion im Histaminstoffwechsel wird L-Methionin bei Allergien eingesetzt (beschleunigter Abbau von Histamin durch Methylierung). Die Empfehlung beruht in erster Linie auf Erfahrungsberichten; die wissenschaftliche Datenlage ist schmal.

Antioxidans: Durch ihre antioxidativen Eigenschaften ist ein Einsatz von Methionin oder SAMe potenziell bei allen Erkrankungen denkbar, deren Entstehung und Fortschreiten mit oxidativem Stress in Zusammenhang gebracht werden (Alzheimer-Krankheit, Typ-2-Diabetes, chronisch-entzündliche Krankheiten usw.).

Arthritis: SAMe kann wegen seiner entzündungshemmenden Wirkung begleitend bei Arthritis eingesetzt werden (1200 mg/Tag).

Arthrose: SAMe (800–1600 mg/Tag) scheint die entzündlichen Prozesse zu reduzieren, den Knorpelaufbau zu fördern und knorpelabbauende Enzyme zu hemmen. Dies kann zu reduzierten Schmerzen und erhöhter Mobilität bei den Patienten führen. Einzelne Studien zeigten eine den nichtsteroidalen Antirheumatika ebenbürtige Wirkung.

Depressionen: Wegen seiner Rolle bei der Synthese verschiedener Neurotransmitter, seiner Antihistamin-Eigenschaften und seiner entzündungshemmenden Wirkung wird SAMe (800–1600 mg/Tag) begleitend bei Depressionen eingesetzt. Datenlage ausbaubar.

Haarausfall: Kann begleitend mit anderen Nährstoffen bei Haarausfall zum Einsatz kommen (0,5–1 g/Tag). Liefert wie L-Cystein den für den Aufbau von Haaren benötigten organisch gebundenen Schwefel.

Harnweginfekte: L-Methionin hat eine harnansäuernde Wirkung. Ein saurer Urin hemmt das Wachstum verschiedener pathogener Bakterien in den ableitenden Harnwegen und optimiert die Wirkung bestimmter Antibiotika. Methionin kann deshalb bei rezidivierenden Harnwegsinfekten eingesetzt werden (akut: 3 g/Tag, zur Rezidivprophylaxe: 1,5 g/Tag). Es hat sich auch bei chronischen Harnwegsinfekten bei Menschen mit einem Katheter oder bei querschnittgelähmten Personen als hilfreich erwiesen.

Lebererkrankungen: Bei chronischen Lebererkrankungen sinken die SAMe-Spiegel. SAMe kann bei Erkrankungen der Leber (z.B. Modulierung der Gelbsucht bei der chronischen Hepatitis B) und Leberschäden (z.B. Fettleber) eingesetzt werden, um den Lebermetabolismus zu unterstützen (Entgiftung etc.). SAMe sorgt zudem für die Wiederherstellung der Glutathionspiegel in der Leber.

Schwermetall-Ausleitung: Wegen des Schwefelgehaltes (Komplexbildung mit Schwermetallen) wird L-Methionin unterstützend zur Ausleitung von Schwermetallen eingesetzt.

Besondere Hinweise

Eine Kohortenstudie zeigte, dass höhere SAMe-Plasma-Blutspiegel zu einer niedrigeren Gesamtmortalität und auch zu einer niedrigeren kardiovaskulären Mortalität führen könnten.

Überdosierung, Anwendungseinschränkungen

Methionin sollte wegen seiner ansäuernden Eigenschaften nicht bei Patienten mit einer metabolischen Azidose, erhöhten Harnsäurewerten bzw. Gicht oder bei Neigung zu Harnsäure-Cystinsteinen angewendet werden. Bei der Verstoffwechselung von Methionin entsteht Homocystein. Bei einer Langzeitanwendung von hochdosiertem L-Methionin sollte daher auf eine ausreichende Versorgung mit Folsäure, Vitamin B_6 und B_{12} geachtet werden. Mit erhöhten Homocysteinblutwerten ist vermutlich aber erst bei Dosierungen ab etwa 5 g Methionin/Tag zu rechnen.

Literatur

Castrogiovanni P et al. Nutraceutical Supplements in the Management and Prevention of Osteoarthritis. Int J Mol Sci 2016;17:2042–2055.

Chiew AL et al. Interventions for paracetamol (acetaminophen) overdose. Cochrane Database of Systematic Reviews 2018, Issue 2. Art. No.: CD003328.

Colovic MB et al. Sulphur-containing amino acids: protective role against free radicals and heavy metals. Curr Med Chem. 2018;25(3):324–335.

Desai, A et al. Evidence-based nutraceuticals for osteoarthritis. Int J Orthopaedics, 2021;7(2): 846–853.

Froese DS et al. Vitamin B_{12}, folate, and the methionine remethylation cycle—biochemistry, pathways, and regulation. J Inherited Metabol Dis. 2019;42(4):673–685.

Fünfstück R et al.: Prevention of reinfection by L-methionine in patients with recurrent urinary tract infection. Mkleinlin (Munich) 1997;92(10):574–581.

Guo T et al. S-Adenosyl-L-methionine for the treatment of chronic liver disease: a systematic review and meta-analysis. PLOS one 2015;10(3): e0122124. DOI: 10.1371.

Ligthart-Melis GC et al. Metabolic consequences of supplemented methionine in a clinical context. J Nutr. 2020;150:2538S–2547S.

Liu S et al. Association between plasma S-adenosylmethionine and risk of mortality in patients with coronary artery disease: A cohort study. Am J Clin Nutr. 2021;114(4):1360–1370.

Mora SI et al. Chronic liver diseases and the potential use of S-adenosyl-L-methionine as a hepatoprotector. Eur J Gastroenterol Hepatol. 2018;30:893–900.

Navik U et al. Dietary supplementation of methyl donor L-methionine alters epigenetic modification in type 2 diabetes. Mol Nutr Food Res. 2019;63(23):1801401.

Sharma A et al. S-Adenosylmethionine (SAMe) for neuropsychiatric disorders: a clinician-oriented review of research. J Clin Psych. 2017;78(6):e656–e667.

L-Phenylalanin und L-Tyrosin

L-Phenylalanin ist eine essenzielle Aminosäure und kann in der Leber in L-Tyrosin umgewandelt werden. Beide Aminosäuren spielen eine wichtige Rolle im Stoffwechsel verschiedener Hormone und Neurotransmitter. L-Tyrosin gehört zu den bedingt essenziellen Aminosäuren, da die Fähigkeit der Leber zur Umwandlung von L-Phenylalanin in L-Tyrosin in bestimmten Stoffwechselsituationen und bei ernsthaften Lebererkrankungen gestört ist und eine Zufuhr der Aminosäure nötig wird.

Funktionen

Baustein: L-Phenylalanin und L-Tyrosin dienen als Vorläufersubstanzen für verschiedene wichtige Verbindungen im Stoffwechsel:

- Neurotransmitter wie Dopamin, Noradrenalin und Adrenalin. Dabei wird L-Phenylalanin zunächst zum L-Tyrosin metabolisiert (Cofaktoren: Folsäure, Magnesium). Dieses wird weiter zu L-Dopa (Cofaktoren: Folsäure, Kalzium) und Dopamin (Cofaktor: Vitamin B_6) abgebaut. Aus dem Dopamin wird unter Mithilfe von Vitamin C, Eisen und Kupfer Noradrenalin gebildet, bevor dieses zu Adrenalin (Cofaktoren: Vitamin B_6, B_{12}, Folsäure) verstoffwechselt wird.
- Schilddrüsenhormon (Thyroxin) sowie das Hautpigment Melanin
- Proteinsynthese

Endorphine: Phenylalanin verlangsamt den enzymatischen Abbau von Endorphinen. Dies sind Substanzen, die vom Körper im Gehirn gebildet werden und schmerzlindernde, opiatähnliche Eigenschaften haben.

Hunger, Appetit: Als Dopamin-Vorläufersubstanzen unterstützen L-Phenylalanin und L-Tyrosin das sog. sympathische Nervensystem (Sympathikus). Eine Unterversorgung mit L-Phenylalanin und L-Tyrosin senkt die Dopaminspiegel und könnte theoretisch einen Einfluss auf das Hungergefühl und den Appetit (mehr Appetit) haben.

Mikronährstoffe sind unerlässliche Cofaktoren für die Biosynthese von Dopamin, Noradrenalin und Adrenalin.

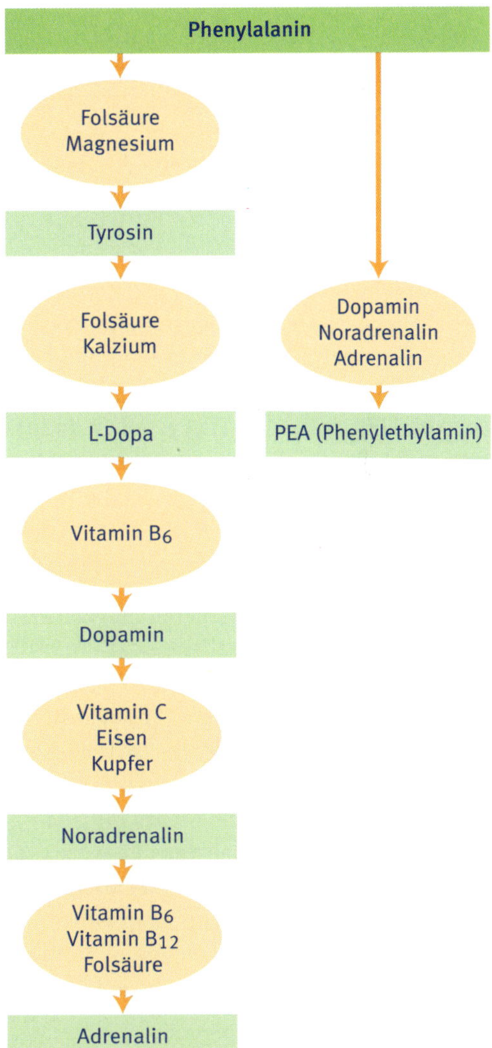

Störungen des Phenylalaninhaushalts, mögliche Ursachen

- Phenylketonurie
- Tyrosinämien (sehr seltene genetische Defekte des Tyrosinabbaus)

Vorkommen in der Nahrung

Lebensmittel	g L-Phenylalanin/100 g	g Tyrosin/100 g
Sojabohnen	2,0	1,3
Emmentaler Käse	1,6	1,7
Mandeln	1,2	0,6
Thunfisch	1,0	1,0
Rindfleisch, Filet	1,0	0,8
Hühnerei	0,8	0,6

Zufuhrempfehlungen

Der tägliche Bedarf eines gesunden Erwachsenen liegt bei 2,3 g/Tag. Supplemente mit L-Phenylalanin bzw. Tyrosin werden in Dosen von 500 mg bis 12 g/Tag gegeben. Präparate mit L-Phenylalanin und Tyrosin sollten normalerweise nicht gleichzeitig gegeben werden, da sonst das Risiko von Nebenwirkungen erhöht ist.

Anwendungsgebiete

Depressionen, Gedächtnis: L-Tyrosin wurde bereits begleitend als »mildes Antidepressivum«, zur Verbesserung des Gedächtnisses und von kognitiven Leistungen unter Stressbedingungen eingesetzt. Die Datenlage ist allerdings schmal und uneinheitlich.

Phenylketonurie: Eine begleitende Supplementierung mit L-Tyrosin wird für Menschen mit einer Phenylketonurie empfohlen, da sie dieses wegen eines genetischen Effektes nicht aus Phenylalanin bilden können und auch jegliche Phenylalaninzufuhr vermeiden müssen.

Schmerzen, chronische: Ausnahmsweise ist beim Phenylalanin auch einmal für die D-Form ein Einsatz beschrieben. D-Phenylalanin kann die Aktivität der Enzyme hemmen, welche die vom Körper selbst gebil-

Bei der Phenylketonurie reichert sich Phenylalanin im Blut an

Bei der seltenen Erbkrankheit Phenylketonurie fehlt den Betroffenen das Enzym Phenylalanin-Hydroxylase, um Phenylalanin zu Tyrosin abzubauen. Die Folge sind abnormal hohe und toxische Dosen von Phenylalanin im Blut. Diese verursachen Schäden im Gehirn, die für Anfälle und Verlangsamung der geistigen Entwicklung verantwortlich sind. Betroffene Menschen vertragen nur einen Bruchteil der üblichen Zufuhr phenylalaninhaltiger Stoffe und Nahrungsmittel. Sie müssen lebenslang eine strikte Diät einhalten, bei der alle Phenylalaninquellen gemieden werden. Dazu gehören neben natürlichen Proteinquellen auch der künstliche Süßstoff Aspartam. Aspartam, eine Verbindung aus den Aminosäuren Phenylalanin und Asparaginsäure, hat eine 200-fach höhere Süßkraft als herkömmlicher Haushaltszucker und findet Verwendung in zahlreichen Softdrinks, Kaugummis und weiteren künstlich gesüßten Nahrungsmitteln.

deten, schmerzhemmenden Endorphine abbauen. Die Schmerzen lassen offenbar bereits 10 Minuten nach der Einnahme von 500 mg D-Phenylalanin nach. Bei anhaltenden Schmerzen werden Dosierungen von 2–4 × tgl. 500–2000 mg D-Phenylalanin gegeben. Die Datenlage ist allerdings schmal.

Vitiligo: Für diese Hauterkrankungen gibt es nur wenige therapeutische Möglichkeiten. L-Phenylalanin hat sich in den bisherigen Studien als hilfreich gezeigt. Es wird entweder oral (50–100 mg/kg Körpergewicht pro Tag) oder direkt auf die Haut (10 %ige Phenylalanincreme) appliziert. Die besten Ergebnisse bezüglich einer Repigmentierung der Haut zeigen sich in Kombination mit einer UV-Bestrahlung.

Überdosierung, Interaktionen

L-Phenylalanin- und L-Tyrosin-Supplemente können dosisabhängig vereinzelt Kopfschmerzen, Unruhe oder Schläfrigkeit verursachen. Sie sollten nicht an Schwangere, Stillende, bei vererbter Phenylketonurie sowie bei Schizophrenie verabreicht werden. Bei der Einnahme bestimmter Antidepressiva (MAO-Hemmer) sowie des Anti-Parkinson-Mittels L-Dopa sind L-Phenylalanin und Tyrosin kontraindiziert.

Literatur

Foreman PK et al. Birth prevalence of phenylalanine hydroxylase defciency: a systematic literature review and meta-analysis. Orphanet J Rare Dis. 2021;16:253.

Hardman CA et al. Dopamine and food reward: effects of acute tyrosine/phenylalanine depletion on appetite. Phys Behav 2012;105(5):1202–1207.

Jongkees BJ et al. Effect of tyrosine supplementation on clinical and healthy populations under stress or cognitive demands – a review. J Psych Res 2015;70:50–57.

Perna S et al. Evidence-based role of nutrients and antioxidants for chronic pain management in musculoskeletal frailty and sarcopenia in aging. Geriatrics. 2020;5:16.

Shakhbazova A et al. A systematic review of nutrition, supplement, and herbal-based adjunctive therapies for vitiligo. J Alt Compl Med. 2021;27(4):294–311.

L-Tryptophan

L-Tryptophan ist eine essenzielle, proteinogene Aminosäure. Sie ist zudem die Vorstufe des Neurotransmitters Serotonin, des Hormons Melatonin und des Niacins (Vitamin B_3). Neuere Daten zeigen, dass dem intestinalen Mikrobiom eine Cofaktor-Rolle bei der Steuerung des Tryptophan- und Serotonin-Stoffwechsels zukommen dürfte.

Funktionen

Neurotransmitter- und Hormonvorstufe: L-Tryptophan hat als Vorstufe des Neurotransmitters Serotonin sowie des Hormons Melatonin verschiedene wichtige Funktionen: für den Schlaf-Wach-Rhythmus, für die Regulation der Stimmungslage, für das Schmerzempfinden und für die Appetitkontrolle.

Niacinvorstufe: Wenn ausreichend Tryptophan zur Verfügung steht, kann der Organismus daraus Niacin (Vitamin B_3) herstellen. Allerdings benötigt der Stoffwechsel 60 mg L-Tryptophan, um 1 mg Niacin zu bilden.

Proteinsynthese: L-Tryptophan ist ein wichtiger Baustein von körpereigenen Proteinen.

Vorkommen in der Nahrung

Nahrungsmittel	mg Tryptophan/100 g
Cashewnüsse	450
Emmentaler Käse	460
Huhn, Brust	310
Rindfleisch, Filet	270
Hühnerei	230
Haferflocken	190

Störungen des Tryptophanhaushalts, mögliche Ursachen

- Entzündungen: Chronische, niederschwellige Entzündungen (Silent Inflammation) führen zu einer verminderten Serotoninbildung sowie zu einer vermehrten Bildung von Kynurenin und Quinolinsäure.
- Fruktose- und Laktosemalabsorption: Bei Menschen deren Fruktose-/Laktoseabsorption gestört ist, kann es im Darm zu einer Komplexbildung zwischen den nicht aufgenommenen Zuckermolekülen und L-Tryptophan kommen, sodass dieses vom Organismus nicht mehr adäquat resorbiert werden kann. Es wird postuliert, dass die daraus resultierende Unterversorgung mit L-Tryptophan mit einem erhöhten Risiko für depressive Verstimmungen und Schlafstörungen einhergeht.
- Malnutrition

Störungen des Tryptophanhaushalts, mögliche Folgen

- Depressionen, Schizophrenie, bipolare Störungen: wegen länger anhaltender niedergradiger Entzündungen (Silent Imnflammation) sind die Spiegel von Kynurenin/Quinolinsäure (neurotoxisch und schädlich für die Mitochondrien) erhöht. Demgegenüber ist Kynureninsäure (neuroprotektiv und mitochondrienschützend) erniedrigt.
- Herz-Kreislauf-Ereignisse: Auch hier liegt ein durch Entzündungen gestörtes Kynurenin-Tryptophan-Verhältnis vor. Dies gilt als Risikofaktor für kardiovaskuläre Erkrankungen.
- Immunsystem: niederschwellige Entzündungen erhöhen die Aktivität des Enzyms IDO (Indolamin 2,3-Dioxygenase) – und damit auch die Kynureninspiegel (siehe auch Seite 295). Dadurch werden das Immunsystem und die Prognosen bei Infekten und anderen immunologischen Erkrankungen beeinträchtigt.

Tryptophan als Grundbaustein und Mikronährstoffe als Cofaktoren für die körpereigene Serotonin- und Melatoninsynthese.

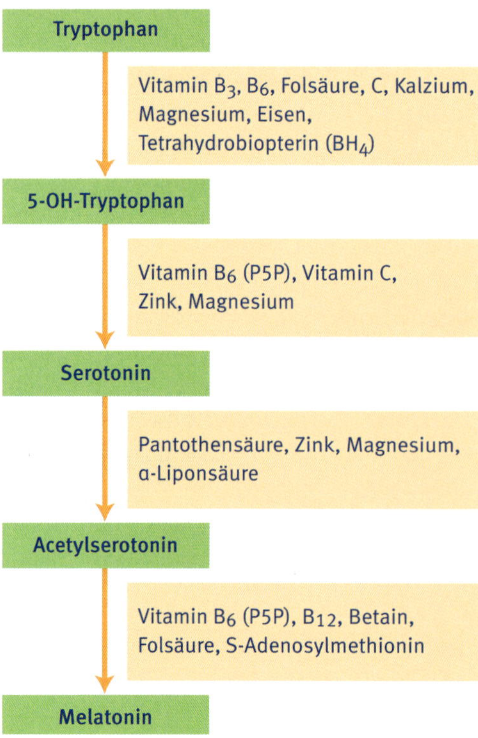

Zufuhrempfehlungen

Der tägliche Bedarf eines gesunden Erwachsenen liegt bei 5 mg/kg Körpergewicht; bei einem Körpergewicht von 70 kg müsste man also 350 mg/Tag zuführen. L-Tryptophan wird gewöhnlich in Dosen von 0,5 g–5 g verabreicht, je nach Indikation. Die Einnahme sollte auf leeren Magen erfolgen, bei Schlafstörungen 30–45 Minuten vor dem Zubettgehen.

Anwendungsgebiete

Depressionen: Als Vorstufe von Serotonin wird L-Tryptophan bei Depressionen und depressiven Verstimmungen (z.B. während der Menstruation) eingesetzt. Die Gabe von L-Tryptophan (häufig niedrige Tryptophan-Plasmaspiegel) bzw. aufgrund der guten Datenlage vorzugsweise 5-OH-Tryptophan bei Depressionen oder depressiven Verstimmungen gehört in die Hand eines Arztes.

Die durch Entzündungen aktivierte IDO (Indolamin 2,3-Dioxygenase) fördert den Abbau von Tryptophan und hemmt die Serotoninsynthese.

Entzündungen, chronische (niedergradige, »Silent Inflammation«): Tryptophan wird hier nur bei niedrigen Tryptophan-Blutspiegeln und bei niedriger IDO-Aktivität gegeben, da es sonst sofort wieder zu Kynurenin – und nicht zu Serotonin – verstoffwechselt würde. Die IDO-Aktivität kann durch entzündungshemmende Substanzen wie z.B. Curcumin, Quercetin, Resveratrol gehemmt werden.

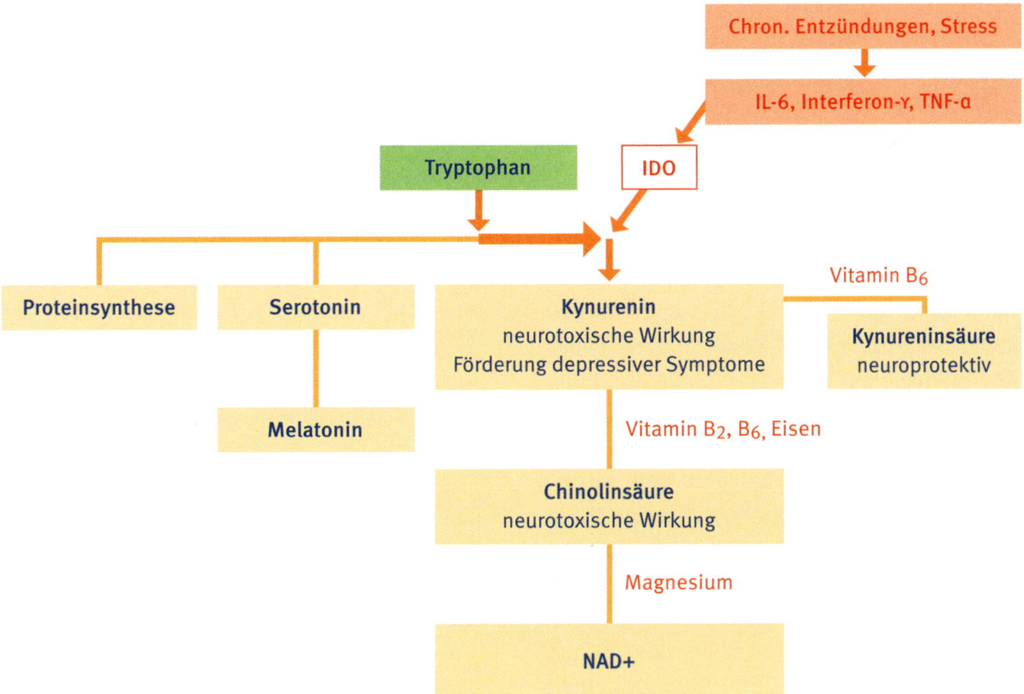

Basiert auf Institut für Medizinische Diagnostik Berlin-Potsdam MVZ GbR. Tryptophan-Serotonin-Stoffwechsel

Warum kohlenhydratreiches Essen hier günstig wirkt

Fünf andere Aminosäuren (Phenylalanin, Tyrosin, Leucin, Isoleucin und Valin) konkurrieren mit L-Tryptophan um den Transport ins Gehirn. Insulin fördert die Aufnahme von Valin, Leucin und Isoleucin aus dem Blut in die Muskeln und reduziert so die Konkurrenzsituation. Durch eine kohlenhydratreiche Diät (Erhöhung des Insulinspiegels) kann daher die Aufnahme von L-Tryptophan ins Gehirn verbessert werden. Für die Produktion von Serotonin (oder Niacin) aus Tryptophan ist u. a. eine ausreichende Menge an Vitamin B_6 und Magnesium nötig.

Fruktose- und Laktose-Malabsorption: Bei depressiven Patienten, die unter einer Fruchtzucker- bzw. Milchzuckerintoleranz leiden, kann es sinnvoll sein, L-Tryptophan einzusetzen. Auf mögliche Interaktionen mit klassischen Antidepressiva ist zu achten.

Herz-Kreislauf-Erkrankungen, Atherosklerose: Ein erhöhtes Kynurenin-Tryptophan-Verhältnis ist ein Risikofaktor für fatale Herz-Kreislauf-Ereignisse. Der Tryptophanmangel kann z. B. durch eine Kohlenhydratintolerenz oder auch durch (niedriggradige) Entzündungen bedingt sein. Auch in diesen Fällen sollte L-Tryptophan nur bei festgestelltem Mangel und nach einer Therapie mit entzündungshemmenden Substanzen supplementiert werden.

Schlafstörungen: Als Vorstufe des »Schlafhormons« Melatonin wird L-Tryptophan zur Behandlung von Einschlaf- und Schlafstörungen eingesetzt. Die Erfahrung zeigt, dass etwa die Hälfte der Patienten mit Schlafstörungen gut auf die Verabreichung von L-Tryptophan (1–2 g, ca. ½ Stunde vor dem Schlafengehen) anspricht. Die Wachzeit nach dem Einschlafen wird durch L-Tryptophan deutlich verkürzt, und zwar ist diese mit Dosierungen von > 1 g etwa doppelt so kurz wie bei Dosierungen < 1 g. L-Tryptophan (2,5 g/Tag) kann auch bei der obstruktiven Schlafapnoe versucht werden.

Stimmung, Stimmungsschwankungen: Eine Einnahme von 0,14–3 g L-Tryptophan/Tag konnte die Stimmung bei gesunden Menschen verbessern.

Nebenwirkungen, Interaktionen

Der Gebrauch von Tryptophansupplementen verursachte vor über 20 Jahren das sogenannte Eosinophilie-Myalgie-Syndrom (EMS). Dieses Syndrom ist durch ungewöhnliche Anhäufung von Eosinophilen (einer Art weißer Blutkörperchen) im Bindegewebe, durch Muskel- und Gelenkschmerzen und durch ungewöhnliche Kollagen-Ablagerungen in der Haut gekennzeichnet. Die Präparate, die damals EMS verursachten, enthielten ausschließlich Tryptophan von einem einzigen japanischen Rohstoffhersteller. Beim Tryptophan dieses Lieferanten konnte eine aus der Herstellung stammende Verunreinigung nachgewiesen werden, welche für dieses Syndrom verantwortlich war. Reines L-Tryptophan scheint in dieser Hinsicht also nicht bedenklich zu sein.

L-Tryptophan soll wegen der Gefahr einer Serotonin-Überladung nicht mit anderen Antidepressiva (Serotoninwiederaufnahme-Hemmern, Amitriptylin, Imipramin usw.) kombiniert werden.

Literatur

Friedmann M. Analysis, nutrition, and health benefits of tryptophan. Int J Tryptophan Res. 2018;11:1–12.fztrw

Hocher B et al. Kynurenin und Indolamin-2,3-Dioxygenase (IDO) – immunologische Marker und Akteure. OM – Zs f Orthomol Med. 2017;15:24–29.

Institut für Medizinische Diagnostik Berlin-Potsdam MVZ GbR. Tryptophan-Serotonin-Stoffwechsel. https://www.inflammatio.de/fileadmin/user_upload/inflammatio/OF-Vortr%C3%A4ge/2015/2015_01_14_Die_Diagnostik_neuro_endokrino_immunologischer_Wechselwirkungen.pdf (Stand 2015) (Zugriff 10/2022).

Jenkins TA et al. Influence of tryptophan and serotonin on mood and cognition with a possible role of the gut-brain-axis. Nutrients 2016;8:56; DOI: 10.3390/nu8010056.

Kaluzna-Czaplinska J et al. How important is tryptophan in human health? Crit Rev Food 2019;59(1):72–88.

Kikuchi AM et al. A systematic review ft he effect of L-tryptophan supplementation on mood and emotional functioning. J Diet Suppl. 2020;18(3):316–333.

Marx W et al. The kynurenine pathway in major depressive disorder, bipolar disorder, and schizophrenia: a meta-analysis of 101 studies. Mol Psych. 2021;26(8):4158–4178.

Melhem NJ et al. Tryptophan: from diet to cardiovascular disease. Int J Mol Sci. 2021;22:9904.

Ng A et al. IL-1β, IL-6, TNF- α and CRP in elderly patients with depression or Alzheimer's disease: systematic review and meta-analysis. Sci Rep. 2018;8:12050.

Palego L et al. Tryptophan biochemistry: structural, nutritional, metabolic, and medical aspects in humans. J Amino Acids 2016:8952520. DOI: 10.1155/2016/8952520. Epub 2016 Jan 12.

Pu J et al. An integrated meta-analysis of peripheral blood metabolites and biological functions in major depressive disorder. Mol Psych. 2021;26:4265–4276.

Purton T et al. Prebiotic and probiotic supplementation and the tryptophan-kynurenine pathway: A systematic review and meta analysis. Neurosci Biobehav Rev. 2021; DOI: 10.1016/j.neubiorev.2020.12.026

Sutanto CN et al. The impact of tryptophan supplementation on sleep quality: a systematic review, meta-analysis, and meta-regression. Nutr Rev. 2021; DOI: 10.1093/nutrit/nuab027.

Verzweigtkettige Aminosäuren (BCAA)

Als verzweigtkettige Aminosäuren (BCAA für englisch »branched-chain amino acids«) bezeichnet man die Aminosäuren Leucin, Isoleucin und Valin. Sie gehören zu den essenziellen Aminosäuren, können also vom Körper nicht selbst gebildet, sondern müssen mit der Nahrung zugeführt werden. BCAAs sind proteinogene Aminosäuren – sind also unerlässlich für den Aufbau von Proteinen im Körper.

Funktionen

Immunsystem: BCAAs haben immunmodulatorische Eigenschaften.

Muskulatur: Hohe Mengen an BCAAs finden sich in der Muskulatur. Im Muskelgewebe sind BCAAs wichtig für die Energieproduktion (ATP) der Muskelzellen und den Proteinaufbau (v. a. Leucin).

Neurotransmitter-Metabolismus: BCAAs konkurrieren mit den Aminosäuren L-Phenylalanin, L-Tyrosin und L-Tryptophan um die Aufnahme ins Gehirn. Eine erhöhte Zufuhr von BCAAs beispielsweise über Supplemente senkt den Spiegel dieser Aminosäuren im Gehirn. Da L-Phenylalanin, L-Tyrosin und L-Tryptophan im Gehirn in Botenstoffe umgewandelt werden (z. B. Serotonin, Dopamin), kann eine hohe Aufnahme von BCAAs die Konzentration dieser Neurotransmitter im Gehirn reduzieren.

Proteinsynthese: BCAAs sind nicht nur unverzichtbare Bausteine für den Proteinaufbau, sie sind auch maßgeblich an der Regulierung des Proteinstoffwechsels (Abbau und Aufbau) beteiligt (v. a. Leucin).

Zuckerstoffwechsel: BCAAs tragen dazu bei, die Zuckerreserven der Leber (Glykogen) zu mobilisieren und die Zuckerneubildung (Glukoneogenese) anzuregen. BCAAs – vor allem Isoleucin – spielen auch eine wichtige Rolle bei der Glukoseverwertung, indem sie die Glukosetransporter im Darm und in der Muskelzelle hochregulieren. Ob dies für Diabetiker eine praktische Bedeutung hat, ist noch nicht klar.

Vorkommen in der Nahrung

Nahrungs-mittel	g Valin/ 100 g	g Leucin/ 100 g	g Isoleucin/ 100 g
Erdnüsse	1,5	2,0	1,2
Thunfisch	1,4	2,2	1,2
Rindfleisch, Filet	1,3	2,0	1,2
Reis, unpoliert	0,5	0,7	0,3
Vollmilch	0,2	0,4	0,2
Molken-protein	6,2	11,6	7,0

Zufuhrempfehlungen

Täglicher Bedarf gesunder Erwachsener zur Kompensation des normalen BCAA-Verbrauchs

	täglicher Bedarf	bei 70 kg Körpergewicht
Valin	24 mg/kg Körpergewicht	1,7 g/Tag
Isoleucin	19 mg/kg Körpergewicht	1,3 g/Tag
Leucin	42 mg/kg Körpergewicht	2,9 g/Tag

BCAA-Supplemente werden gewöhnlich in Dosen von 1–10 g/Tag verabreicht. Eine weitere Möglichkeit, BCAAs therapeutisch einzusetzen, besteht in der Einnahme eines Gesamtproteins mit hohem BCAA-Anteil (z.B. Molkenproteine).

Anwendungsgebiete

Bariatrische Eingriffe: Nach bariatrischen Eingriffen (z.B. Magen-Bypass) können niedrige Blutspiegel der BCAAs festgestellt werden.

Lebererkrankungen: Bei schweren Lebererkrankungen (Leberzirrhose, hepatische Enzephalopathie) werden BCAAs eingesetzt, um

- über die Proteinsynthese den Abbau von Muskelmasse zu verhindern,
- Stoffwechselstörungen des Gehirns zu reduzieren,
- die Erholung der Leber zu unterstützen und dabei ihren Stoffwechsel möglichst wenig zu belasten.

Operationen, Verletzungen, Immobilität: BCAAs werden hier eingesetzt, um dem Verlust an Muskelmasse entgegenzuwirken. BCAAs können die Proteinsynthese fördern und reduzieren die Krankheitshäufigkeit vor allem auch bei älteren Menschen.

Sarkopenie, Muskelschwund älterer Menschen, Malnutrition: BCAAs scheinen bei älteren Menschen die Muskelmasse und die Muskelstärke positiv zu beeinflussen.

Sport: Der Einsatz von BCAAs im Sport ist weit verbreitet (Förderung Muskelaufbau, Prävention von sportinduzierten Muskelschäden, Reduktion von Muskelschmerzen nach muskulärer Überforderung, Verbesserung der Ausdauer, Glykogen-sparende und Laktat-senkende Wirkung). Es konnten bisher aber keine direkten leistungssteigernden Effekte nachgewiesen werden.

Überdosierung

Hohe Dosen von BCAAs können den Transport von Aminosäuren stören, die im Gehirn in Neurotransmitter (z.B. Serotonin) umgewandelt werden. Bei Erkrankungen, die im Zusammenhang mit niedrigen Serotoninspiegeln stehen (z.B. Stimmungsschwankungen oder Migräne), sollten Supplementierungen mit hohen Dosen von BCAAs vermieden werden. Sowohl erhöhte wie auch erniedrigte BCAA-Blutspiegel können frühzeitig auf Stoffwechselerkrankungen wie Diabetes oder Übergewicht hinweisen.

Literatur

Bai GH et al. Effects of branched-chain amino acid-rich supplementation on EWGSOP2 criteria for sarcopenia in older adults: a systematic review and meta-analysis. Eur J Nutr. 2021;1–15.

Barati-Boldaji R et al. Bariatric surgery reduces branched-chain amino acids levels : a systematic review and meta-analysis, Nutr Res. 2021;87:80–90.

Bloomgarden Z. Diabetes and branched-chain amino acids: what is the link?. J Diabetes. 2018;10(5):350–352.

Colonetti T et al. Effects of whey protein supplement in the elderly submitted to resistance training: systematic review and meta-analysis. Int J Food Sci Nutr 2017;68(3):257–264.

Dam G et al. The role of branched chain amino acids in the treatment of hepatic encephalopathy. J Clin Exp Hepatol. 2018;8(4):448–451.

Fedewa MV et al. Effect of branched-Chain Amino Acid Supplementation on Muscle Soreness following Exercise: A Meta-Analysis. Int J Vitamin Nutr Res. 2021;89(5–6). DOI: 10.1024/0300-9831/a000543.

Holecek M. Branched-chain amino acids in health and disease: metabolism, alterations in blood plasma, and as supplements. Nutr Metabol. 2018;1533.

Ooi PH et al. Effects of branched chain amino acid supplementation on patient care outcomes in adults and children with liver cirrhosis: a systematic review. Clin Nutr ESPEN. 2018;28:41–51.

Zhang S et al. Novel metabolic and physiological functions of branched chain amino acids: a review. J Anim Sci Biotech 2017;8:10; DOI: 10.1186/s40104-016-0139-z.

L-Carnitin

L-Carnitin ist eine aminosäureähnliche Verbindung mit wichtigen Funktionen im Energiestoffwechsel. Der gesamte Carnitingehalt des Körpers beträgt etwa 20–25 g, wovon über 95 % in der Herz- und Skelettmuskulatur enthalten sind.

L-Carnitin kann mit der Nahrung aufgenommen oder im Organismus (Leber, Nieren, Gehirn) aus den beiden essenziellen Aminosäuren L-Methionin und L-Lysin gebildet werden. Für diese Biosynthese werden auch die Vitamine C, B_6 und Niacin sowie Eisen benötigt.

Menschen, die sich rein pflanzlich ernähren, nehmen praktisch kein L-Carnitin auf. In bestimmten Situationen (Dialyse, Chemotherapie, schwere Erkrankungen der Leber, Fehlernährung usw.) wird daher eine Zufuhr von L-Carnitin trotz Eigensynthese des Organismus nötig.

Funktionen

Antioxidans: L-Carnitin besitzt antioxidative Eigenschaften; es kann die antioxidative Kapazität wie auch die Aktivität der antioxidativ aktiven Enzyme Glutathionperoxidase, Katalase und Superoxiddismutase erhöhen.

Energiestoffwechsel: L-Carnitin transportiert Fettsäuren in die Mitochondrien (Energiekraftwerke unserer Zellen), wo sie über die Beta-Oxidation abgebaut und in Energie umgewandelt werden. L-Carnitin wird dabei nicht verbraucht, sondern steht nach seinem Rücktransport aus den Mitochondrien wieder zur Verfügung.

Entgiftung: L-Carnitin spielt eine generell wichtige Rolle bei Entgiftungsprozessen. So entfernt es beispielsweise bei seiner »Rückkehr« aus den Mitochondrien ins Zellplasma Abbauprodukte aus dem mitochondrialen Stoffwechsel (z. B. Acylreste, das sind veresterte Fettsäurereste).

Immunsystem, Entzündungen: L-Carnitin hat immunmodulierende und entzündungshemmende Eigenschaften, die eventuell auf seiner antioxidativen Kapazität beruhen. Es senkt die Entzündungsmarker CRP, Interleukin-6 und TNF-α.

Fett- und Zuckerstoffwechsel: L-Carnitin trägt zur Regulierung der Insulinsensitivität und des Fettstoffwechsels bei.

Fleisch enthält besonders viel L-Carnitin

Lebensmittel tierischer Herkunft, vor allem Lamm, Wild und Rind, sind reich an L-Carnitin. Gemüse, Früchte und Cerealien enthalten hingegen kaum messbare Carnitinmengen. Eine normale Mischkost liefert ungefähr 20–200 mg L-Carnitin/Tag. Rein vegane Ernährung enthält praktisch kein L-Carnitin.

Zufuhrempfehlungen

L-Carnitin sollte für therapeutische Zwecke normalerweise im Bereich von mindestens 2–3 g/Tag (z. T. auch deutlich höher) verabreicht werden, idealerweise in mehreren kleineren Portionen zum Essen. 2 g L-Carnitin entsprechen 3 g L-Carnitintartrat, der am häufigsten in Supplementen vorkommenden L-Carnitin-Verbindung.

Es sollte nur L-Carnitin eingesetzt werden; D-Carnitin sowie die Mischung D-/L-Carnitin besitzen eine erhöhte Toxizität. Sie können die Transportfunktion von L-Carnitin einschränken oder die L-Carnitinspeicher entleeren. Die am besten untersuchte Form von L-Carnitin ist L-Carnitintartrat (Carnipure®), daneben werden auch dessen Ester Acetyl- und Propionyl-Carnitin in Studien eingesetzt. Acetyl-L-Carnitin überwindet die Blut-Hirn-Schranke leichter als freies L-Carnitin. Es wird daher z. B. bei Indikationen, die das Zentralnervensystem betreffen (z. B. Depressionen), bevorzugt eingesetzt.

Für die Aufnahme von L-Carnitin in die Muskelzellen braucht es eine hohe Insulin-Konzentration. Daher sollte die Einnahme etwa 30 Minuten vor einer kohlenhydratreichen Mahlzeit erfolgen.

TIPP **Oft wird in Zeiten intensiver Belastung (auch im Sport) eine zyklische Einnahme empfohlen: z. B. 2 Monate Einnahme, 1 Monat Pause. Damit wird die körpereigene Bildung von L-Carnitin aufrechterhalten und eine mögliche TMAO-Bildung limitiert (siehe Kapitel »Überdosierung, unerwünschte Nebenwirkungen«, Seite 304).**

Anwendungsgebiete

Blutfette: L-Carnitin (mind. 2 g/Tag) senkt die Triglyzeride, das LDL, die LDL-Oxidation und das Gesamtcholesterin. Das HDL wird erhöht. Niedrigere Dosierungen haben keine Wirkung.

Depressionen: Acetyl-L-Carnitin (1–4 g/Tag) scheint eine im Vergleich mit klassischen Antidepressiva vergleichbare Wirkung zu zeigen – jedoch mit weniger unerwünschten Nebenwirkungen.

Diabetes mellitus: L-Carnitin (2–3 g/Tag) senkt die Nüchternglukose um 0,8 mmol/l, den HOMA-IR-Wert (Marker für die Insulinresistenz) um ca. 0,7 (mit zunehmender Einnahmedauer, 12 Monate). L-Carnitin kann bei Diabetikern auch das LDL moderat verbessern – nicht hingegen die Triglyzeride und das HDL. Acetyl-L-Carnitin kann bei diabetischer Neuropathie begleitend zur Schmerzreduktion versucht werden.

Dialyse: Regelmäßige Dialyse kann zu einem Mangel an L-Carnitin führen (erhöhter Verlust). Erschwerend kommt hinzu, dass bei Niereninsuffizienz der Konsum von tierischem Protein bzw. Fleisch (L-Carnitinquelle) eingeschränkt werden muss. Eine Supplementierung von L-Carnitin bei Dialysepatienten kann diesen Mangel beheben bzw. verhindern. Zudem senkt L-Carnitin bei diesen Patienten das C-reaktive Protein (CRP, wird bei Entzündungen vermehrt gebildet). Ebenso werden Muskelkrämpfe (häufige Nebenwirkung bei Dialysepatienten) und das Hämoglobin gebessert.

Gynäkologie, polyzystisches Ovarialsyndrom: Störungen des Lipidstoffwechsels gehören zu den häufigen Begleiterkrankungen beim polyzystischen Ovarialsyndrom. Die Supplementierung von L-Carnitin verbessert die Lipidprofile (LDL, Triglyzeride und Gesamtcholesterin) und führt zu einer moderaten Gewichtsabnahme.

Herz-Kreislauf-Erkrankungen:
Herzinfarkte, Sekundärprävention: L-Carnitin hat sich bei der Sekundärprävention von Herzinfarktpatienten als sehr effektiv erwiesen. In einer Meta-Analyse von 13 kontrollierten Studien bewirkte die begleitende Gabe von L-Carnitin eine um 27 % reduzierte Gesamtmortalität, eine um klinisch relevante 65 % verminderte Komplikationsrate ventrikulärer Arrhythmien sowie eine um 40 % verringerte Häufigkeit der Entwicklung einer Angina pectoris.

Herzinsuffizienz: Die additive Gabe von L-Carnitin (1,5–3 g/Tag, > 2 Wochen) bei Herzinsuffizienz bewirkt eine beträchtliche Erhöhung der Gesamtwirksamkeit der konventionellen Therapie. Diverse Herzfunktionen werden verbessert: das Auswurfvolumen aus der linken Herzkammer, das Schlagvolumen und das Herzminutenvolumen.

L-Carnitin kann therapeutisch begleitend bei Kardiomyopathien (Herzmuskelschwäche) und Angina pectoris eingesetzt werden. Es reduziert deutlich das Lipoprotein(a), die LDL-Oxidation sowie die kardiovaskulären Risikomarker CRP, TNF-α, Interleukin-6 und kann somit dazu beitragen, die Lowgrade-Inflammation in den Gefäßen niedrig zu halten.

Infertilität (männliche): L-Carnitin und Acetyl-L-Carnitin (meist 2 g L-Carnitin bzw. 1 g Acetyl-L-Carnitin/Tag, 12–24 Wochen) verbessern die Spermienanzahl und die Beweglichkeit der Spermien bei Männern. Bei Frauen kann auch die Schwangerschaftsrate erhöht werden. L-Carnitin kann allein oder idealerweise in Kombination mit anderen Mikronährstoffen, v.a. antioxidativ wirksamen Substanzen, bei männlichen Fruchtbarkeitsstörungen eingesetzt werden.

Krebserkrankungen, Chemotherapie: Bei Tumorpatienten kann L-Carnitin aus verschiedenen Gründen adjuvant zum Einsatz kommen:

- um Nebenwirkungen einiger Chemotherapeutika zu reduzieren (z.B. Kardiotoxizität von Anthrazyklinen).
- um erhöhte L-Carnitinverluste über die Nieren zu kompensieren, welche durch bestimmte Chemotherapeutika aus der Gruppe der Platinverbindungen sowie durch Ifosfamid entstehen können.
- Außerdem weisen viele Tumorpatienten, v.a. im fortgeschrittenen Krankheitsstadium, eine Mangelernährung sowie einen unerwünschten, ausgeprägten Verlust von Muskelmasse (Kachexie) auf. Auch in diesem Zusammenhang ist die Gabe von L-Carnitin eine interessante Option.

Die bei Tumorpatienten häufig auftretende Erschöpfung (Fatigue) lässt sich – entgegen früheren Annahmen – vermutlich nicht wirkungsvoll mit L-Carnitin behandeln.

Durch seine synergistische Wirkung bei verschiedenen Problemen von Tumorpatienten sowie seine hohe Verträglichkeit und Sicherheit kann ein adjuvanter Einsatz von L-Carnitin v.a. während der akuten Krankheits- und Therapiephase bei Tumorerkrankungen vertreten werden.

Lebererkrankungen, nichtalkoholische Fettleber: Eine reduzierte Leberfunktion beeinträchtigt die Synthese von L-Carnitin. Eine zusätzliche Zufuhr von L-Carnitin über die Nahrung oder Supplemente kann hier den Ausgleich schaffen und die Leber bei Entgiftungsprozessen unterstützen.

L-Carnitin lässt sich vielseitig einsetzen.

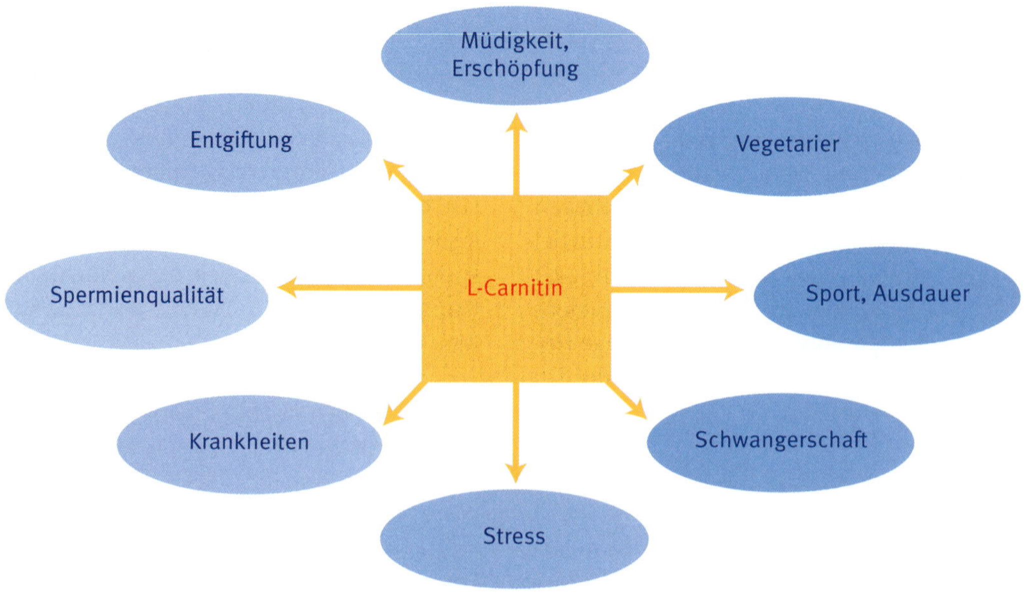

Nichtalkoholische Fettleber (NAFLD): L-Carnitin (≥ 0,5–2 g/Tag, > 12 Wochen) führte bei Patienten mit einer nichtalkoholischen Fettleber zu einer Verbesserung der Leberenzyme ALT, AST sowie auch zu einer Senkung der Triglyzeride und der Insulinresistenz.

Hepatische Enzephalopathie: L-Carnitin (4 g/Tag) verbessert diverse Biomarker: Bilirubin, AST, BUN (harnstoffgebundener Stickstoff) und Kreatinin.

Medikamente: Valproinsäure, ein Antiepileptikum sowie das Virustatikum Zidovudin können zu einem Carnitinmangel führen.

Nierenerkrankungen, chronische: L-Carnitin (meist 1–1,5 g, 2–12 Monate) verbessert folgende Parameter: Albumin, Gesamtprotein, Gesamtcholesterin, LDL, Transferrin und Hämoglobin.

Periphere arterielle Verschlusskrankheit, Claudicatio intermittens: Die Gabe von L-Carnitin oder Propionyl-L-Carnitin (2 g/Tag, 4–6 Monate) kann die schmerzfreie Gehstrecke der Patienten verlängern.

Schilddrüsenunterfunktion, Hypothyreose: L-Carnitin scheint bei Patienten mit einer Hypothyreose die körperliche und mentale Müdigkeit wesentlich verringern zu können (2 × 1 g/Tag).

Schwangerschaft: Schwangere und stillende Frauen scheinen einen erhöhten Carnitinbedarf zu haben.

Sport, Regeneration: Aufgrund seiner Bedeutung im Energiestoffwechsel (Mitochondrien, glykogensparender Effekt) wird L-Carnitin im Sport häufig zur Leistungssteigerung eingesetzt. Allerdings muss dazu L-Carnitin in adäquater Dosierung (mind. 2–4 g/Tag) und Dauer eingenommen werden. Es gibt außerdem Hinweise darauf, dass eine regelmäßige L-Carnitin-Einnahme die Erholungsprozesse nach intensivem Training unterstützt und zelluläre Muskelschäden sowie Muskelkater reduziert.

Kann L-Carnitin als »Fatburner« wirken?

Sehr häufig wird L-Carnitin als »Fatburner« angepriesen und eingesetzt, mit dem Ziel, die Fettverbrennung anzukurbeln und unerwünschtes Fett abzubauen. Für den erhöhten Abbau von Körperfett sollte die Fettverbrennung immer auch durch eine Veränderung des Lebensstils (Ernährung, Bewegung) verbessert werden. L-Carnitin (mindestens 0,75–3 g/Tag, während 2–6 Monaten und idealerweise mit einer professionellen Ernährungsberatung) kann einen zusätzlichen moderaten Benefit beim Bauchumfang, bei der Gewichtsabnahme und beim BMI ergeben.

Ungenügende Zufuhr, Carnitinmangel: Eine ungenügende Zufuhr von Bausteinen (L-Methionin, L-Lysin) und Cofaktoren (Vitamin C, B_6, Eisen und Niacin) für die L-Carnitin-Produktion schränkt die körpereigene Synthese ein und kann, v. a. in Kombination mit einer niedrigen Zufuhr über die Nahrung und/oder erhöhtem Bedarf, zu einer knappen L-Carnitin-Versorgung führen.

Bei streng vegetarischer oder gar veganer Ernährung besteht ein erhöhtes Risiko für einen L-Carnitin-Mangel (wenig gut verfügbares Eisen, wenig L-Lysin sowie kein L-Carnitin in der Nahrung).

Überdosierung, unerwünschte Nebenwirkungen

Die Einnahme von L-Carnitin kann v. a. in höherer Dosierung zu Blähungen und Durchfall führen. Es kann nicht ausgeschlossen werden, dass eine langfristige Supplementierung die körpereigene Carnitinsynthese beeinträchtigt. Daher empfiehlt sich bei langfristigen Einnahmen, welche nicht gezielt einen Mangelzustand beheben und über 2 Monate dauern, Einnahmepausen einzulegen.

TMAO (Trimethylaminoxid): TMAO ist eine Verbindung, die bei der Verstoffwechslung von Phosphatidylcholin, Cholin und Carnitin durch Darmbakterien und Leberenzyme gebildet werden kann. Auch viele Lebensmittel sind Substrate für TMAO, so beispielsweise Milchprodukte, Eier, Fleisch, Fische und Meeresfrüchte. Zahlreiche Studien haben in den letzten Jahren eine Korrelation von TMAO mit einem erhöhten kardiovaskulären Risiko gezeigt. Allerdings ist die Fachdiskussion über TMAO wegen zahlreicher offener Fragen nicht zu Ende geführt. Gerade auch das positive ernährungswissenschaftliche Bild von Meeresfrüchten oder die sehr guten Erfahrungen mit L-Carnitin bei kardiovaskulären Indikationen passen nicht zu einem universellen TMAO-Risiko. Ob das potenziell atherogene TMAO im Stoffwechsel gebildet wird, hängt von zahlreichen Faktoren ab (z. B. Ernährungsweise, individuelle Darmflora) ab. Erhöhtes TMAO äußert sich in einer nach Fisch riechenden Atemluft. Wird nach der Einnahme von L-Carnitin ein »fishy odor« festgestellt, sollte die weitere Einnahme mit einer Fachperson besprochen werden.

Literatur

Abbasnezhad A et al. Effect of L-carnitine on liver enzymes and biochemical factors in hepatic encephalopathy: A systematic review and meta-analysis. J Gastroenterol Hepatol. 2019;34(12):2062–2070.

Abolfathi M et al. The effects of carnitine supplementation on clinical characteristics of patients with non-alcoholic fatty liver disease: A systematic review and meta-analysis of randomized controlled trials. Compl Ther Med. 2020;48:102273.

Akhter F et al. Levocarnitine in the management of fatigue in levothyroxine treated hypothyroid patients. IMC J Med Sc. 2019;13(2):45–52.

Arduini A et al. Identification of trimethylamine N-oxide (TMAO)-producer phenotype is interesting, but is it helpful? Gut 2020;69:400–401.

Askarpour M et al. Beneficial effects of l-carnitine supplementation for weight management in overweight and obese adults: An updated systematic review and dose-response meta-analysis of randomized controlled trials. Phamacol Res. 2020;151:104554.

Askarpour M et al. Efficacy of l-carnitine supplementation for management of blood lipids: A systematic review and dose-response meta-analysis of randomized controlled trials. Nutr Metabol Cardiovasc Dis. 2019;29(11):1151–1167.

Choi M et al. L-Carnitine's effect on the biomarkers of metabolic syndrome: a systematic review and meta-analysis of randomized controlled trials. Nutrients. 2020;12(9):2795.

DiNicolantonio JJ et al. L-carnitine in the secondary prevention of cardiovascular disease: systematic review and meta-analysis. Mayo Clin Proc 2013;88(6):544–561.

Gatarek P et al. Trimethylamine N-oxide (TMAO) in human health. EXCLI Journal. 2021;20:301.

Gholipur-Shahraki T et al. Effects of carnitine on nutritional parameters in patients with chronic kidney disease: an updated systematic review and meta-analysis. J Res Pharm Pract. 2018;7(2):57.

Haghighatdoost F et al. The effect of L-carnitine on inflammatory mediators: a systematic review and meta-analysis of randomized clinical trials. Eur J Clin Pharmacol. 2019;75(8):1037–1046.

Kuwasawa-Iwasaki M et al. Effects of L-carnitine supplementation in patients receiving hemodialysis or peritoneal dialysis. Nutrients, 2020;12(11):3371.

Lee BJ et al. Antiinflammatory effects of L-carnitine supplementation (1000 mg/d) in coronary artery disease patients. Nutrition 2015;31(3):475–479.

Liao D et al. Clinical evidence of the effects of carnitine supplementation on body weight, glycemic control and serum lipids in women with polycystic ovary syndrome: a systematic review and meta-analysis. Gynecol Endocrinol. 2021;1–6.

Marx W et al. Efficacy and effectiveness of carnitine supplementation for cancer-related fatigue: A systematic literature review and meta-analysis. Nutrients. 2017;9(11):1224.

Mielgo-Ayuso J et al. Effect of acute and chronic oral L-carnitine supplementation on exercise performance based on the exercise intensity: a systematic review. Nutrients 2021;13:4359.

Saito M et al. Factors associated with blood carnitine levels in adult epilepsy patients with chronic valproic acid therapy. Epilepsy Res. 2021:106697.

Serban MC et al. Impact of L-carnitine on plasma lipoprotein (a) concentrations: a systematic review and meta-analysis of randomized controlled trials. Sci Rep 2016;6:19188.

Silvério L et al. l-carnitine and cancer cachexia: Clinical and experimental aspects. J Cachex Sarcopenia Muscle 2011;2(1):37–44.

Song X et al. Efficacy and safety of L-carnitine treatment for chronic heart failure: a meta-analysis of randomized controlled trials. BioMed Research International. 2017, Article ID 6274854.

Sung DJ et al. Role of L-carnitine in sports performance: focus on ergogenic aid and antioxidant. Science Aports 2016;31:177–188.

Tama B et al. Effectiveness of propionyl-L-carnitine supplementation on exercise performance in intermittent claudication: a systematic review. Cureus. 2021;13(8):e17592.

Veronese N et al. Acetyl-l-carnitine supplementation and the treatment of depressive symptoms: A systematic review and meta-analysis. Psychosom Med. 2018;80(2):154–159.

Veronese N et al. Effect of acetyl-l-carnitine in the treatment of diabetic peripheral neuropathy: A systematic review and meta-analysis. Eur Geriatr Med. 2017;8(2):117–122.

Wei G et al. A meta-analysis of the efficacy of L-carnitine/L-acetyl-carnitine or N-acetyl-cysteine in men with idiopathic asthenozoospermia. Am J Men's Health. 2021;15(2):15579883211011371.

Xu Y et al. L-carnitine treatment of insulin resistance : A systematic review and meta-analysis. Adv Clin Exp Med. 2017;26(2):333–338.

Yarizadh H et al. The effect of l-carnitine supplementation on exercise-induced muscle damage: a systematic review and meta-analysis of randomized clinical trials. J Am Coll Nutr. 2020;39(5):457–468.

β-Alanin und Carnosin

Carnosin wird vor allem in der Muskulatur aus L-Histidin und β-Alanin gebildet. β-Alanin ist, chemisch gesehen, ebenfalls eine Aminosäure, wird aber nicht zur Bildung von Proteinen eingesetzt. Bei der Carnosinsynthese ist β-Alanin der limitierende Faktor. Um den Carnosinspiegel im Muskel zu beeinflussen, wird vor allem im Sport in erster Linie β-Alanin eingesetzt. Die direkte orale Supplementierung von Carnosin gilt als eher ineffizient, da dieses vor dem Erreichen der Muskelzelle bereits im Darm zum großen Teil enzymatisch abgebaut werden kann.

Funktionen

Antioxidans: Carnosin neutralisiert freie Radikale und Singulett-Sauerstoff. Zudem kann es oxidativen Stress vermindern, indem es Metallionen wie Eisen und Kupfer an sich bindet.

Hemmung von Glykierungsprozessen (AGEs): Carnosin hemmt die Bildung von AGEs (Advanced Glycation Endproducts). AGEs sind Moleküle, die bei der Reaktion von Aminosäuren bzw. Proteinen mit Zuckern (z. B. in den Blutgefäßen) entstehen. AGEs stehen unter anderem in Verdacht, Alterungsprozesse zu fördern und an arteriosklerotischen Prozessen sowie an den Spätfolgen des Diabetes beteiligt zu sein.

Säurepuffer: Carnosin agiert als intrazellulärer Säurepuffer – es kann also H^+-Ionen, die während einer körperlichen Belastung beim Abbau der Glukose zu Lactat entstehen, neutralisieren und damit die muskuläre Übersäuerung (und die damit verbundene Müdigkeit und Leistungseinbuße) verzögern. Diese Übersäuerung ist auch für eine unzureichende Wiederaufbereitung von phosphoryliertem Kreatin als Energielieferant mitverantwortlich. Durch die Supplementierung mit β-Alanin kann die intrazelluläre Pufferkapazität von Carnosin markant erhöht werden. Der Carnosingehalt der Muskulatur hängt unter anderem vom Trainingszustand (aerobes Training) ab und nimmt mit dem Alter ab.

Weitere Funktionen: Carnosin könnte eventuell dazu beitragen, den Cortisonstoffwechsel zu verbessern. Es hemmt auch die Verkürzung der Telomere (Endteile der Chromosomen; die Telomerlänge ist eng mit dem individuellen biologischen Alter verbunden).

Zufuhrempfehlungen

Carnosin findet sich in Fleisch und Fisch. Pflanzliche Lebensmittel enthalten kein Carnosin. Daher ist es erklärbar, dass Vegetarier deutlich niedrigere muskuläre Carnosinspiegel zeigen. Als Supplement kommt vor allem β-Alanin zum Einsatz. Es wird zur Leistungssteigerung im Sport in Dosierungen von 3–6 g/Tag über einen Zeitraum von 4–10 Wochen eingesetzt. Über die Wirkungen längerer Einnahmezeiten fehlen die wissenschaftlichen Daten.

Die Einnahme von β-Alanin kann zu Parästhesien (Kribbeln) und Hitzewallungen führen. Deshalb wird eine Aufteilung der Tagesdosis auf Portionen von ca. 0,8 g im Abstand von > 2 Stunden empfohlen. Bei der Verwendung von retardierten Präparaten werden Einzelgaben von ≤ 1,6 g β-Alanin gut vertragen. Da Carnosin nur sehr langsam ausgeschieden wird, dauert es bis zu 4 Monaten, bis sich erhöhte Carnosin-Konzentrationen im Muskel nach der Gabe von β-Alanin wieder normalisieren.

Anwendungsgebiete

Diabetes Typ 2: Die Carnosin-Supplementierung (2 g/Tag, 3 Monate) führte in einer kleineren Pilotstudie zu einer Erhöhung des Nüchterninsulins und zu einer Verbesserung der Insulinresistenz. In zukünftigen Studien sollte gezielt untersucht werden, ob mit optimalen muskulären Carnosinspiegeln Glykierungsprozesse gehemmt werden und damit bei Diabetikern der Zuckerstoffwechsel langfristig besser eingestellt werden könnte (HbA_{1c}).

Psychiatrie, Kognition: Eventuell verbessert Carnosin die kognitive Leistungsfähigkeit. Zudem sind beschränkte Erfahrungen bei Depressionen und Schizophrenie gemacht worden.

Sport, Leistungssteigerung, neuromuskuläre Ermüdung: β-Alanin wird vor allem im Sport eingesetzt. Eine leistungssteigernde Wirkung von β-Alanin ist insbesondere bei Sportarten zu erwarten, bei denen eine Leistungslimitierung unter anaeroben Bedingungen durch zu viel Laktat im Muskel erfolgt. Dazu gehören intensive, kürzere Belastungen (0,5–10 Minuten) wie Rudern, Schwimmen, Leichtathletik. Dann auch repetitive und intensive Belastungen wie Intervalltraining, Sprintserien, Krafttraining. Die Anwendungsdauer beträgt ca. 4 Wochen. Auch bei älteren Menschen konnte eine Verminderung der neuromuskulären Ermüdung und eine Verbesserung der körperlichen Leistungsfähigkeit festgestellt werden.

Literatur

Aldini G et al. Understanding the antioxidant and carbonyl sequestering activity of carnosine: direct and indirect mechanisms. Free Radical Res. 2021;55(4):321–330.

Antidoping Schweiz. Supplementguide. Faktenblatt β-Alanin. [Online, Zugriff Dezember 2021].

Artioli GG et al. Carnosine in health and disease. Eur J Sport Sci. 2019;19(1):30–39.

Baye E et al. Physiological and therapeutic effects of carnosine on cardiometabolic risk and disease. Amino Acids 2016;48(5):1131–1149.

De Courten B et al. Effects of carnosine supplementation on glucose metabolism: pilot clinical trial. Obesity 2016; 24(5):1027–1034.Dolan E et al. A Systematic Risk Assessment and Meta-Analysis on the Use of Oral β-Alanine Supplementation. Adv Nutr. 2019 10(3):452–463.

Ghajar A et al. L-carnosine as an add-on to risperidone for treatment of negative symptoms in patients with stable schizophrenia: A double-blind, randomized placebo-controlled trial. Psych Res. 2018;262:94–101.

Hipkiss AR. Possible benefit of dietary carnosine towards depressive disorders. Aging Disease 2015;6(5):300–303.

McCormack WP et al. Oral nutritional supplement fortified with beta-alanine improves physcial working capacity in older adults: a randomized, placebo-controlled study. Exp Gerontol 2013;48:933–939.

Saunders B et al. β-alanine supplementation to improve exercise capacity and performance: a systematic review and meta-analysis. Brit J Sports Med. 2017;51(8):658–669.

Saunders B et al. Beta-Alanine supplementation in sport, exercise and health. In: Dietary Supplementation in Sport and Exercise. Routledge, 2019; 117–140.

Glutathion

Glutathion besteht aus den drei Aminosäuren L-Cystein, Glutaminsäure und Glycin. Glutathion kann fast von allen Zellen hergestellt werden und gehört zu den wichtigsten Antioxidanzien im Körper (limitierender Faktor: Verfügbarkeit von L-Cystein). Gleichzeitig bildet Glutathion eine Reserve für Cystein. Beste Nahrungsmittelquellen (nicht stark erhitzen!) für Glutathion sind frischer Spargel, Avocado, Spinat und Gurken.

Funktionen

Antioxidans: Die mit Abstand wichtigste Funktion von Glutathion ist jene als intrazelluläres Antioxidans. Es schützt die Zellen vor oxidativem und nitrosativem Stress. Glutathion ist für die Aufrechterhaltung des Redox-Gleichgewichtes in den Zellen (v.a. auch in den Mitochondrien) verantwortlich. Besonders wichtig ist dabei das reduzierte Glutathion, das Elektronen auf freie Radikale übertragen und diese damit neutralisieren kann. Die Bildung von reduziertem Glutathion erfolgt mit Hilfe des selenabhängigen Enzyms Glutathionreduktase. Bei diesem Recyclingprozess ist auch ein ganzes Netzwerk von Antioxdanzien (Coenzym Q_{10}, α-Liponsäure usw.) mitbeteiligt.

Entgiftung: Erst durch die Verbindung mit Glutathion werden viele Substanzen wasserlöslich und können so über die Nieren ausgeschieden werden. Dazu gehören Schwermetalle, aber auch persistente organische Schadstoffe wie DDT, PCBs, Dioxine, Furane usw.

Immunsystem, Entzündungen: Glutathion besitzt eine immunmodulatorische Wirkung. Es fördert die Aktivität verschiedener Immunzellen (z.B. weiße Blutkörperchen, T-Lymphozyten) und spielt außerdem eine wichtige Rolle im Stoffwechsel von Entzündungsmediatoren (Prostaglandine, Leukotriene).

Reparaturprozesse: Glutathion spielt eine Rolle bei der Reparatur von geschädigter DNA.

Zufuhrempfehlungen

Glutathion wird häufig parenteral eingesetzt. Neuere Daten zeigen aber, dass offenbar auch perorale Gaben wirksam sind. Parenterale, sublinguale und liposomale Darreichungsformen dürften jedoch Vorteile haben, da sich dabei Glutathion im Verdauungstrakt nicht in die einzelnen Aminosäuren aufspaltet. Eine Supplementierung von Cystein, N-Acetylcystein oder α-Liponsäure, aber auch von Glycin ist empfehlenswert, um die endogene Glutathionsynthese anzukurbeln und den Glutathiongehalt in den Zellen zu erhöhen. Auch bei der Supplementierung folgender Nähr- und Pflanzenstoffe wurde eine Erhöhung des Glutathionspiegels festgestellt: Vitamin C, E, Selen, Omega-3-Fettsäuren (Fisch), Grüntee, Curcumin. Dazu kommen auch schwefelreiche Lebensmittel wie Kohlarten, Senf, Knoblauch, Zwiebeln und Lauch. Der Glutathionstatus wird auch durch genetische Unterschiede mitbestimmt. Bei der Anwendung von Antioxidanzien ist es immer ratsam, eine Kombination von synergistisch antioxidativ wirkenden Mikronährstoffen einzusetzen, um das Recycling verbrauchter und oxidierter Antioxidanzien zu fördern sowie um Ungleichgewichte im Antioxidanzien-System zu verhindern (z. B. Coenzym Q_{10}, Tocopherole, Carotinoide, Vitamin C etc.).

Glutathion wird aus Cystein, Glutaminsäure und Glycin gebildet und ist in den Zellen für die Inaktivierung freier Radikale zuständig.

Anwendungsgebiete

Die Erhöhung der Konzentration von Glutathion – nicht zwingend durch eine direkte Supplementierung mit Glutathion – ist grundsätzlich bei allen Krankheiten und Stoffwechselstörungen von Interesse, deren Entstehung oder deren Komplikationen mit oxidativem oder nitrosativem Stress in Zusammenhang gebracht werden. Dazu gehören beispielsweise:

- Alterungsprozesse
- Arteriosklerose
- Blutdruck, erhöhter
- Diabetes, Diabetesspätfolgen
- Entzündungen, chronische
- Fertilitätsstörungen (Mann und Frau)
- Katarakt (grauer Star)
- kognitive Störungen
- Krebserkrankungen (Chemotherapie)
- Lebererkrankungen
- Mitochondriopathien
- Nervenerkrankungen, degenerative

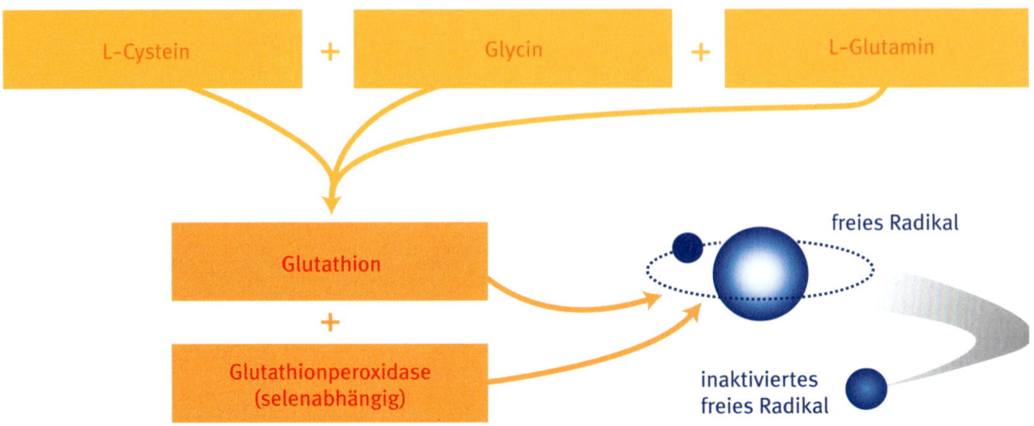

- Schwermetallbelastungen, chronische
- Virusinfektionen usw.

Besondere Hinweise

Ein Absinken der Aktivität des Transkriptionsfaktors Nrf2 verursacht eine Hemmung der Glutathionsynthese. Die Nrf2-Aktivität nimmt mit dem Alter ab. Auch epigenetische Gründe spielen eine Rolle (siehe Kapitel »40+ oder das ABC des gesunden Älterwerdens«, Seite 406).

Literatur

Bajic VP et al. Glutathione »redox homeostasis« and its relation to cardiovascular disease. Oxidative Med Cell Longevity. 2019; Article ID 5028181.

Colovic MB et al. Sulphur-containing amino acids: protective role against free radicals and heavy metals. Curr Med Chem. 2018 ;25(3):324–335.

Enns GM et al. Glutathione as a redox biomarker in mitochondrial disease—implications for therapy. J Clin Med. 2017;6:50.

Lutchmansingh FK et al. Glutathione metabolism in type 2 diabetes and its relationship with microvascular complications and glycemia. PloS one. 2018;13(6):e0198626.

Matuz-Mares D et al. Glutathione participation in the prevention of cardiovascular diseases. Antioxidants, 2021;10(8):1220.

Minich DM. A review of dietary (phyto)nutrients for glutathione support. Nutrients. 2019;11:2073.

Richie JP et al. Randomized controlled trial of oral glutathione supplementation on body stores of glutathione. Eur J Nutr 2015;54:251–263.

Rodrigues C et al. Immunomodulatory effects of glutathione, garlic derivatives, and hydrogen sulfide. Nutrients. 2019;11human diseases:295.

Schmidlin CJ et al. Redox regulation by NRF2 in aging and disease. Free Radical Biol Med. 2019;134:702–707.

Sekhar RV et al. Glutathione synthesis is diminished in patients with uncontrolled diabetes and restored by dietary supplementation with cysteine and glycine. Diabetes Care 2011;34(1):162–167.

Teskey G et al. Glutathione as a marker for human disease. Adv Clin Chem. 2018;87:141–159.

Kreatin

Kreatin wird vor allem in Leber und Niere aus den Aminosäuren L-Arginin, Glycin und L-Methionin hergestellt, aber auch über die Nahrung aufgenommen. Über 90 % des Kreatins findet sich in der Skelettmuskulatur.

Funktionen

Energiebereitstellung: Kreatin hat in Verbindung mit Phosphat – also als Kreatinphosphat – eine zentrale Funktion bei der Energiebereitstellung v. a. in Muskelzellen (Synthese und Aufrechterhalten des intrazellulären ATP). In den schnellen Muskelfasern findet sich mehr Kreatin als in langsamen Muskelfasern.

Muskel- und Kraftaufbau: Kreatin fördert den Aufbau von Muskelmasse und Muskelkraft (in Begleitung eines Resistenztrainings).

Weitere Funktionen: zerebrale Gefäßerweiterung (Kognition?), Antioxidans, Stabilisierung der Lipidmembranen, Interaktion mit dem Benzodiazepin-Rezeptor, evtl. Neuroprotektion.

Zufuhrempfehlungen

Kreatin findet sich vor allem in tierischen Lebensmitteln; Fisch und Fleisch enthalten durchschnittlich etwa 500 mg Kreatin/100 g. Kreatinsupplemente werden in Dosierungen von 3–5 (–20) g/Tag gegeben. Die Tagesdosierungen sollten auf mehrere Portionen aufgeteilt werden.

Im Sport wird die Supplementierung mit Kreatin (v. a. mit Kreatinmonohydrat) häufig mit einer Ladephase begonnen, mit Dosierungen von 5–20 g/Tag (Slow oder Fast Load).

Meistens wird heute aber das Slow-Load-Prinzip angewendet, da hochdosierte Ladephasen offenbar keinen wesentlichen zusätzlichen Benefit bringen.

Die Einnahme sollte ca. 30 Minuten vor einer kohlenhydratreichen Mahlzeit erfolgen. Durch die Ausschüttung von Insulin wird die Aufnahme von Kreatin in die Muskelzellen gefördert. Neuere Daten weisen darauf hin, dass eine Einnahme nach einem Resistenztraining die Muskelmasse (nicht die Muskelstärke) besser fördern könnte als bei einer Zufuhr vor dem Training.

Ladephasen mit Kreatin im Sport (Antidoping Schweiz, Supplementguide Kreatin)

Prinzip		Ladephase	Erhaltungsphase	Absetzphase
Fast Load	Dosis	0,3 g Kreatin/kg Körpergewicht und Tag bei 70 kg Körpergewicht: 21 g/Tag, in 4–5 Einzeldosen	ca. 3 g Kreatin/Tag	nach jedem Lade- bzw. Erhaltungs-Zyklus
	Dauer	5 Tage	4–24 Wochen	ca. 4 Wochen oder länger
Slow Load	Dosis	3 (–5) g Kreatin/Tag, in 1–3 Einzeldosen	ca. 3 g Kreatin/Tag	nach jedem Lade- bzw. Erhaltungs-Zyklus
	Dauer	ca. 4 Wochen	4–24 Wochen	ca. 4 Wochen oder länger

Anwendungsgebiete

Kreatin kann potenziell außer im Sport in allen Situationen zum Einsatz kommen, in welchen die kurzfristige Energiebereitstellung in der Muskulatur ungenügend ist. Besondere Beachtung findet dabei die Rehabilitation, die Vorbeugung gegen den altersbedingten Verlust von Muskelmasse und Muskelstärke (Sarkopenie), aber generell auch Stresssituationen (Hirntraumen, Situationen mit lokalem Sauerstoffmangel), zudem auch bei Diabetes und Chemotherapie.

Diabetes mellitus: Es gibt Hinweise auf Zuckerstoffwechsel-regulierende Effekte von Kreatin – durch einen verbesserten Glukosetransport (über den GLUT-4-Glukosetransporter) in Kombination mit erhöhter körperlicher Aktivität. In einigen Studien konnte dadurch der Langzeitzucker HbA_{1c} verbessert werden.

Geriatrie, Sarkopenie Wegen seiner wichtigen Funktion bei der Energiebereitstellung für die Skelettmuskulatur wird Kreatin bei älteren Menschen in Kombination mit leichtem Krafttraining erfolgreich zur Vorbeugung gegen die Sarkopenie eingesetzt. Kreatin wurde an 2–3 Tagen/Woche während 7–52 Wochen während des Trainings eingesetzt und es wurde eine Zunahme der Muskelmasse und der Muskelkraft beobachtet.

Herzerkrankungen, Kardiotoxizität von Chemotherapeutika: Wegen seiner zentralen Funktion bei der Energiebereitstellung im Herzmuskel wird Kreatin vor allem intravenös gelegentlich bei verschiedenen Herzkrankheiten versucht. Allenfalls könnte Kreatin bei Herzinsuffizienz, Arrhythmien oder zur Prävention der Kardiotoxizität von Chemotherapeutika (Anthrazykline) begleitend eingesetzt werden. Die Datenlage ist noch schmal. Die Anwendung von Kreatin bei diesen Indikationen gehört in die Hand einer Fachperson.

Hirnstoffwechsel: Es gibt eine zunehmende Evidenz dafür, dass Kreatin in speziellen Stresssituationen auch kognitive Funktionen verbessern kann. Dazu gehören intensives Training, Schlafentzug, Hirnerschütterungen, aber auch Demenzen und Depressionen. Noch ist hier die Datenlage aber schmal.

Muskelerkrankungen, Morbus Parkinson, Fibromyalgie, Neuroprotektion: Aufgrund seiner neuroprotektiven Funktionen wurde Kreatin auch bei diversen schweren muskulären und neurodegenerativen Erkrankungen versucht (Morbus Parkinson, amyotrophe Lateralsklerose, Muskeldystrophien, Friedreich'sche Ataxie u.a.). Klinische Untersuchungen (z.T. mit einer Zeitdauer bis zu 5 Jahren) haben aber eher enttäuschende Ergebnisse gebracht. Bei der Fibromyalgie konnte mit Kreatin ein Kraftzuwachs erzielt werden.

Sport: Die fachgerechte Kreatineinnahme in Kombination mit einem Trainingsstimulus hat eine erhöhte Energiebereitstellung im Muskel zur Folge. Dies kann vor allem bei kurz anhaltenden, sich wiederholenden intensiven Kraft-, Schnellkraft- und Sprintbelastungen (max. 2,5 Minuten) sowie bei repetitiven Belastungen mit kurzen Erholungspausen zu einer erhöhten Leistung führen. Dabei spielt die schnellere Regeneration der ATP-Reserven z.B. während eines Intervalltrainings und die Senkung der Laktat-Blutspiegel eine wichtige Rolle. Kreatin erhöht auch die Muskelkraft, die Muskelmasse (aber meist nur bei gleichzeitigem Krafttraining) und auch die fettfreie Masse im Körper. Kreatin scheint bei der Reduktion von trainingsbedingten Muskelschäden nicht wirksam zu sein. Es kann in der Rehabilitation von Verletzungen eingesetzt werden, um den Abbau von Muskulatur während der Ruhigstellung zu vermindern und auch um den Aufbau von Muskelmasse bei der Wiederaufnahme des Trainings zu unterstützen.

Besondere Hinweise

Eine vegane bzw. vegetarische Ernährungsweise führt nicht zu einem Kreatinmangel, da über die körpereigene Synthese ausreichend Kreatin gebildet wird. Die Kreatinspeicher enthalten jedoch bei Menschen, die auch tierische Nahrungsmittel konsumieren, etwa 10% mehr Kreatin.

Überdosierung, Nebenwirkungen

Die Einnahme des Kreatins in der Ladephase kann zu einer Gewichtszunahme führen (ca. 0,5–1 kg, wegen Wassereinlagerung in die Muskelzelle, bei längerer Einnahme auch mehr. Dies ist vom Sportler je nach Sportart mitzuberücksichtigen). Frühere Vermutungen, dass Kreatin zu Muskelkrämpfen, Leberschäden und Nierenschäden führen könnte, wurden in neueren Untersuchungen entkräftet. Bei empfindlichen Personen kann Kreatin dosisabhängig zu Blähungen und Durchfall führen. Eine Aufteilung der Tagesdosis auf mehrere Portionen erhöht die Verträglichkeit. Bei Jugendlichen und bei Menschen mit Niereninsuffizienz oder anderen Nierenerkrankungen wird grundsätzlich von einer Kreatineinnahme abgeraten. Es gibt Hinweise darauf, dass eine Koffein-Supplementierung (nicht jedoch der normale Kaffeekonsum) die leistungssteigernde Wirkung von Kreatinsupplementen reduziert. Für eine Langzeit-Supplementierung von Kreatin fehlen die wissenschaftlichen Daten. Der Einsatz von Kreatin in der Schwangerschaft ist grundsätzlich möglich. Er wird insbesondere bei Risikoschwangerschaften (z. B. Sauerstoffmangel des Fötus, Frühgeburten) erwogen.

Literatur

Antidoping Schweiz. Supplementguide. Faktenblatt Kreatin. [Online, Zugriff Dezember 2021]

Attia A et al. Meta-Analysis of Creatine for Neuroprotection Against Parkinson's Disease. CNS & Neurol Disorders-Drug Targets (Formerly Curr Drug Targets-CNS & Neurol Disorders). 2017;16(2):169–175.

Balestrino M. Role of creatine in the heart: health and disease. Nutrients. 2021;13:1215.

Chilibeck PD et al. Effect of creatine supplementation during resistance training on lean tissue mass and muscular strength in older adults: a meta-analysis. Open Access J Sports Med. 2017;8:213–226.

Dorrell HF et al. An update on effects of creatine supplementation on performance: a review. Sports Nutr Ther 2016;1(1):107–112.

Forbes SC et al. Timing of Creatine Supplementation and Resistance Training: A Brief Review. J Exercise Nutr. 2018;1(5).

Gualano B et al. Creatine supplementation in the aging population: effects on skeletal muscle, bone and brain. Amino Acids 2016;48(8):1793–1805.

Kreider RB et al. Creatine in health and disease. Nutrients. 2021;13:447.

Muccini AM et al. Creatine metabolism in female reproduction, pregnancy and newborn health. Nutrients. 2021;13:490.

Northeast B et al. The Effect of creatine supplementation on markers of exercise-induced muscle damage: a systematic review and meta-analysis of human intervention trials. Int J Sport Nutr Exercise Metabol. 2021;31(3):276–291.

Roschel H et al. Creatine supplementation and brain health. Nutrients. 2021;13:586.

Solis MY et al. Potential of creatine in glucose management and diabetes. Nutrients. 2021;13:570.

Taurin

Taurin ist eine aminosäureähnliche Verbindung. Die Substanz wird in der Leber gesunder Erwachsener aus Methionin und Cystein gebildet und enthält wie seine beiden Vorläufersubstanzen organisch gebundenen Schwefel. Taurin ist trotz des Schwefelanteils nahezu geruchs- und geschmacksneutral. Der Organismus von Kleinkindern kann Taurin nur in geringem Ausmaß herstellen. Es wird daher oft der Säuglingsnahrung zugesetzt. Taurin besitzt verschiedene wichtige Funktionen im Organismus, so beispielsweise bei der Entwicklung des Gehirns und des Sehapparats oder als Bestandteil von Gallensäuren. Am meisten Taurin findet sich im Gehirn und im Herz, in der Retina (Netzhaut im Auge), in der Muskulatur sowie in den weißen Blutkörperchen.

Funktionen

Antioxidans: Taurin kann Malondialdehyd, einen Marker für oxidativen Stress, senken. Es scheint vor allem die Mitochondrien, aber auch die roten Blutkörperchen vor oxidativem Stress zu schützen.

Augen: Schützt vor allem dank seiner antioxidativen Eigenschaften die Fotorezeptoren der Netzhaut (Retina) und trägt somit zum Erhalt der Sehfunktion bei.

Blutgefäße: Taurin ist an der Reparatur bzw. an der Intaktheit des Gefäßendothels beteiligt.

Cholesterin: Taurin ist an der Synthese und am Abbau von Cholesterin mitbeteiligt.

Energiestoffwechsel, Mitochondrien: Taurin ist an diversen Schritten im Energiestoffwechsel beteiligt (z.B. NADH/NAD^+, Fettsäureverbrennung). Taurin erhöht die ATP-Spiegel in den Mitochondrien und hält die Mitochondrienmembran (Schutz vor Ca^{2+}) intakt. Schützt auch vor nitrosativem Stress.

Entgiftung: Taurin schützt vor diversen toxischen Wirkungen von Umwelt- und Stoffwechselgiften auf Leber, Nieren, Herz, Nerven, Augen, Hoden usw. Es unterstützt die Leber beim Abbau von potenziell schädlichen Stoffwechselprodukten und bei der Mobilisierung von toxischen Schwermetallen.

Entwicklung, embryonale und kindliche: Taurin spielt eine zentrale Rolle beim Wachstum sowie bei der Entwicklung des Gehirns und der Augen. Da der Organismus von Kleinkindern Taurin nur in geringem Ausmaß herstellen kann, kann in diesem Lebensabschnitt eine Zufuhr von außen nötig sein, um Entwicklungsstörungen zu verhindern. Muttermilch enthält natürlicherweise Taurin, viele Muttermilch-Ersatzpräparate werden bewusst mit Taurin angereichert.

Entzündungen: Taurin (v.a. in Form des im Stoffwechsel gebildeten Taurin-Chloramins) besitzt entzündungshemmende Eigenschaften. Es kann den Spiegel des C-reaktiven Proteins, eines Entzündungsmarkers, senken und den Entzündungsmediator Prostaglandin E_2 hemmen. Keinen Einfluss hat Taurin auf andere Entzündungsparameter wie z.B. TNF-α und IL-6.

Gallensäuren, Fettverdauung: In der Gallenblase liegen die aktiven Gallensäuren in Form einer Verbindung (als Konjugate) mit Glycin oder Taurin vor und werden so an den Darm abgegeben. Gallensäuren sind für die Verdauung von Fetten und die Ausscheidung von Cholesterin unerlässlich.

Genetik: Taurin modifiziert Transkriptionsfaktoren und die zelluläre Kommunikation.

Herz-Kreislauf, oxidativer Stress, Blutfette: Taurin trägt zur Regulation der Kontraktionsfähigkeit des Herzens bei. Es hemmt zudem die Bildung von AGEs (glykosylierte Proteine) und freier Radikale und modifiziert gewisse Blutfettparameter. Dies sind wichtige Faktoren für die Prävention gegen die Progression von Herz-Kreislauf-Erkrankungen und diabetische Komplikationen.

Immunsystem: Es gibt Hinweise auf immunmodulierende Eigenschaften von Taurin.

Kalziumüberladung: Taurin schützt wie auch Magnesium und Vitamin K_2 vor einer intrazellulären Kalziumüberladung. Diese findet man bei Herzmuskelstörungen (Kardiomyopathien), aber auch bei neurodegenerativen Erkrankungen wie M. Alzheimer, ALS (Amyotrophe Lateralsklerose).

Neuroprotektion: Taurin schützt das Zentralnervensystem über verschiedene Mechanismen – z.B. Bindung mit dem Rezeptor von Neurotransmittern wie GABA und NMDA (N-Methyl-D-Aspartat) sowie Schutz der Mitochondrien der Nervenzellen.

Stabilität der Zellmembranen: Zusammen mit Kalzium hat Taurin eine stabilisierende Wirkung auf leicht stimulierbare Zellmembranen (v.a. Nervenzellen, Muskelzellen von Skelett und Herz). Aus diesem Grund werden Taurin ausgleichend-beruhigende und konzentrationsfördernde Eigenschaften nachgesagt.

Wasserhaushalt, zellulärer: Taurin trägt zur Regulation des Flüssigkeitshaushalts in der Zelle bei.

Zufuhrempfehlungen

Taurin kommt ausschließlich in tierischen Nahrungsmitteln vor. Den höchsten Gehalt weisen Muscheln (bis zu 650 mg/100 g) und dunkles Muskelfleisch von Geflügel (ca. 150 mg/100 g) auf. Normales Muskelfleisch enthält 30–50 mg Taurin/100 g. Mit der Nahrung werden schätzungsweise bis zu 400 mg Taurin/Tag aufgenommen. Vegetarier haben niedrigere Taurin-Blutspiegel.

Taurin wird meist in Dosierungen zwischen 1 und 6,0 g/Tag verabreicht. Taurin wird am besten absorbiert, wenn es auf leeren Magen und bei Dosierungen über 1 g über den Tag verteilt eingenommen wird.

Anwendungsgebiete

Augen: Retina-Degeneration, Verlust von Fotorezeptoren

Bluthochdruck: Bei Dosierungen zwischen 1,5–6 g und einer Anwendungsdauer bis zu 12 Wochen kann Taurin sowohl den systolischen Blutdruck um ca. 3–5 mmHg als auch den diastolischen Blutdruck um 3 mmHg reduzieren.

Herz-Kreislauf-Erkrankungen, Gefäßendothel, Blutfette: Taurin hat eine mehrfach positive Wirkung auf die Funktion des Herzens und wird bei verschiedenen Herzerkrankungen wie z.B. Kardiomyopathien und Herzrhythmusstörungen eingesetzt. Es verbessert die Leistungsfähigkeit von Herzinsuffizienzpatienten (Verbesserung der ATP-Spiegel im Herzmuskel, 3 g/Tag). Es senkt die Triglyzeride und das Gesamtcholesterin, hat aber keinen nennenswerten Einfluss auf das HDL und bei LDL sind die Daten nicht einheitlich. Taurin schützt und stabilisiert zudem das Endothel der Blutgefäße.

Lebererkrankungen, Entgiftung, NAFLD, NASH: Taurin (1–2 g/Tag) scheint das Risiko der Entwicklung einer NAFLD zu einer Steatohepatitis (NASH) zu reduzieren. Zu den hierfür diskutierten Mechanismen gehören u.a. die Hemmung der Lipogenese, die Beeinflussung der Synthese und des Abbaus von Cholesterin, die Hemmung von oxidativem Stress und Entzündungen und damit Schutz der mitochondrialen Membran.

Taurin ist direkt an der Bildung von Gallensäuren und somit an der Fettverdauung beteiligt. Taurin unterstützt die Leber bei Entgiftungsprozessen (inkl. Xenobiotika bzw. körperfremder Substanzen).

MELAS: MELAS ist eine seltene mitochondriale Erkrankung und steht für Myopathie, Enzephalopathie, Laktatazidose, Schlaganfall-ähnliche Episoden. Patienten mit dieser Erkrankung sprechen gut auf eine begleitende Taurin-Supplementierung (9–12 g/Tag, 1 Jahr) an.

Energy Drinks enthalten Taurin, Koffein und viel Zucker

Die Rezepturen der »Energy Drinks« sehen sich in den meisten Fällen sehr ähnlich. Sie enthalten erhebliche Mengen an Taurin (200–4 000 mg/l), Koffein (ca. 200–300 mg/l) und Zucker (teilweise mehr als 100 g/l) und künstliche Zusatzstoffe. Für die »Energy-Wirkung« ist vor allem das Koffein verantwortlich. In Einzelgaben zwischen 1–6 g konnte für Taurin lediglich ein minimaler Benefit hinsichtlich der Ausdauerleistung festgestellt werden.

Mitochondriopathien: Taurin besitzt vielfältige Wirkungen auf mitochondriale Dysfunktionen. Ein begleitender Einsatz bei mitochondrial beeinflussten Krankheitsbildern (z. B. Herz-Kreislauf-Erkrankungen, Diabetes, Energielosigkeit, Fatigue, Fibromyalgie usw.) kann sinnvoll sein.

Schwermetall-Ausleitung, Schwefellieferant: Taurin enthält organisch gebundenen Schwefel; dieser kann Schwermetalle komplex binden. Daher wird Taurin eingesetzt, um die Schwermetallausscheidung aus dem Körper zu fördern. Trotz seines Schwefelgehaltes ist Taurin aber geruchs- und geschmacksneutral und eignet sich daher für einen Einsatz bei Schwefel-empfindlichen Personen wie beispielsweise Kindern (Compliance).

Sport: Taurin wird in Energydrinks häufig eingesetzt (1–6 g/Einzeldosis). Bisher konnte lediglich ein minimaler Effekt auf die Ausdauerleistung nachgewiesen werden.

Stress, oxidativer: Taurin sollte zur Reduktion von oxidativem Stress wenigstens für 8 Wochen eingesetzt werden – begleitend auch mit anderen Antioxidanzien.

Überdosierungen

Eine längerfristige Einnahme von 3 g/Tag gilt für gesunde Erwachsene als sicher. Taurin kann in Einzelfällen Magenverstimmungen, Magenbrennen und bei Kindern Schläfrigkeit bewirken.

Literatur

Abebe W et al. Role of taurine in the vasculature: an overview of experimental and human studies. Am J Cardiovasc Dis 2011;1(3):293–311.

Baliou S et al. Ameliorative effect of taurine against diabetes and renal-associated disorders (Review). Med Int. 2021;1:3.

Beyranvand MR et al. Effect of taurine supplementation on exercise capacity of patients with heart failure. J Cardiol 2011;57(3):333–337.

Castelli V et al. Taurine and oxidative stress in retinal health and disease. CNS Neurosci Ther. 2021 ;27:403–412.

Colovic MB et al. Sulphur-containing amino acids: protective role against free radicals and heavy metals. Curr Med Chem. 2018;25(3):324–335.

Faghfouri AH et al. Profiling inflammatory and oxidative stress biomarkers following taurine supplementation: a systematic review and dose-response meta-analysis of controlled trials. Eur J Clin Nutr. 2021;1–12.

Guan L et al. The effects of taurine supplementation on obesity, blood pressure and lipid profile: A meta-analysis of randomized controlled trials. Eur J Pharmacol. 2020;885:173533.

Jong CJ et al. The role of taurine in mitochondria health: more than just an antioxidant. Molecules. 2021;26:4913.

Mohammadi H et al. Taurine and isolated mitochondria: a concentration-response study. Trends Pharm Sci. 2019;5(4):197–206.

Oja SS et al. Taurine and epilepsy. Epilepsy research 2013;104(3):187–194.

Ohsawa Y et al. Taurine supplementation for prevention of stroke-like episodes in MELAS: a multicentre, open-label, 52-week phase III trial. J Neurol Neurosurg Psych. 2019;90:529–536.

Rodella P et al. The effect of taurine on hepatic disorders [Version 1, 2 Approved with Reservation]. Curr Updates Hepatol Gastroenterol. 2017; 1:1.1.

Schaffer S et al. Effects and mechanisms of taurine as a therapeutic agent. Biomol Ther. 2018;26(3):225–241.

Song Q et al. The beneficial effects of taurine in alleviating fatty liver disease. J Funct Foods. 2021;77:104351.

Sun Q et al. Taurine supplementation lowers blood pressure and improves vascular function in prehypertension. Hypertension 2016;67(3):541–549.

Waldron M et al. The effects of an oral taurine dose and supplementation period on endurance exercise performance in humans: a meta-analysis. Sports Medicine. 2018;48(5):1247–1253.

Waldron M et al. The effects of oral taurine on resting blood pressure in humans: a meta-analysis. Curr Hypertens Rep. 2018;20(9):1–8.

Weitere Nährstoffe

In diesem Kapitel werden weitere Nährstoffe besprochen, die – abgesehen vom Cholin und von den Vitamin-A-bildenden Carotinoiden – nicht als essenziell gelten, trotzdem aber spannende Kandidaten für einen gezielten Einsatz als Supplement sind.

Astaxanthin

Astaxanthin gehört zur Gruppe der Carotinoide. Es ist ein rotes Farbpigment, das in der Natur weitverbreitet ist. Astaxanthin wird von Mikroalgen (z. B. von der Blutalge Haematococcus pluvialis) oder pflanzlichem Plankton gebildet. Astaxanthin ist für die rötliche bis rosa Farbe bei Meerestieren, z. B. von Krabben, von Lachs und Lobster, oder auch bei Flamingos mitverantwortlich.

Eigenschaften

Antioxidative und lichtabsorbierende Eigenschaften: Aufgrund seiner besonderen chemischen Struktur besitzt Astaxanthin auch im Vergleich mit anderen Carotinoiden besonders ausgeprägte antioxidative und lichtabsorbierende Eigenschaften (40-mal höhere antioxidative Kapazität als Beta-Carotin). Auffallend an der Struktur von Astaxanthin sind z. B. die 13 ungesättigten Doppelbindungen und seine polaren Eigenschaften, dank deren Astaxanthin in Zellwände »eingebaut« werden und zu deren Schutz vor oxidativem Stress beitragen kann. Im Unterschied zu vielen anderen Antioxidanzien wird oxidiertes, also »verbrauchtes« Astaxanthin nicht selbst zum freien Radikal. Astaxanthin trägt u. a. zur Hemmung der Lipidperoxidation und dem Schutz der Mitochondrien vor oxidativem Stress bei und unterstützt so die Funktionalität dieser Zellorganellen.

Entzündungshemmende Eigenschaften: Astaxanthin scheint Entzündungen auf verschiedenen Ebenen beeinflussen zu können. Nachgewiesen wurde eine Hemmung des nitrosativen Stresses (NO-Synthase), des entzündungsfördernden Enzyms Cyclooxygenase-2 (COX-2) sowie weiterer wichtiger Verbindungen innerhalb von Entzündungsprozessen, darunter C-reaktives Protein (CRP), TNF-α, Interleukin-6 (IL-6), gamma-Interferon und Nrf2.

Immunantwort: Astaxanthin scheint die Aktivität der nK-Zellen (natürliche Killerzellen), sowie die Zahl der T- und B-Zellen positiv zu beeinflussen, was zu einer besseren Immunantwort z. B. auf eine bakterielle Kolonisierung beitragen kann.

Neuroprotektive Eigenschaften, Kognition: Astaxanthin überwindet die Blut-Hirn-Schranke und hat in experimentellen Modellen neuroprotektive Eigenschaften (antioxidativ, antiinflammatorisch, antiapoptotisch) bei Verletzungen und neurodegenerativen Störungen gezeigt.

Dosierungsempfehlungen

In der Prävention (z.B. »Sonnenschutz von innen«) und im Sport wird Astaxanthin in Dosierungen von 4 mg/Tag eingesetzt. Für therapeutische Anwendungen (Entzündungen, Arthritis, Herz-Kreislauf-Erkrankungen) liegen die Dosierungen im Bereich von 4–20 mg/Tag. Wie alle fettlöslichen Substanzen zeigt auch Astaxanthin die beste Bioverfügbarkeit bei der Einnahme zu oder nach einer fetthaltigen Hauptmahlzeit. Bei therapeutischen Dosierungen ist ein zeitlich begrenzter bzw. ein zyklischer Einsatz zu empfehlen.

Es gibt zwischen natürlichem und synthetisch hergestelltem Astaxanthin strukturchemische Unterschiede. Natürliches Astaxanthin ist zu mehr als 95% verestert, während synthetisches Astaxanthin in freier Form bzw. unverestert vorliegt. Natürliches Astaxanthin scheint eine deutlich höhere antioxidative Kapazität zu haben. Bei der Wahl von Supplementen sollte daher der natürlichen Form der Vorzug gegeben werden.

Anwendungsgebiete

Augen: Astaxanthin zeigt als Antioxidans schützende Wirkungen gegen lichtinduzierte Schäden der Netzhaut des Auges.

Demenzen: Es gibt Hinweise darauf, dass die Supplementierung die Bildung von Amyloid-Beta-Aggregationen hemmen kann. Diese sind an der Entstehung und Progression der Alzheimer-Erkrankung beteiligt.

Entzündungen: Astaxanthin kann begleitend bei Entzündungen wie z.B. entzündlichen Gelenkerkrankungen, aber auch gegen »stille«, niederschwellige systemische Entzündungen (»Silent Inflammation«) zum Einsatz kommen. Letztere gelten als Risikofaktoren z.B. für Arteriosklerose oder Insulinresistenz.

Fertilitätsstörungen, männliche: In einer placebokontrollierten Doppelblindstudie bei Männern mit Infertilität resultierte bei Einnahme von 16 mg Astaxanthin/Tag eine erstaunlich hohe Schwangerschaftsrate von über 50%. Die Datenlage ist aber nicht ganz einheitlich; die Supplementierung von ebenfalls 16 mg Astaxanthin bei Männern mit einer zu geringen Spermienproduktion (Oligospermie) konnte in einer aktuellen Studie keine positive Wirkung auf die üblichen Spermienparameter (Anzahl, Beweglichkeit, Struktur) zeigen.

Fettstoffwechsel: Astaxanthin scheint einen positiven Einfluss auf diverse Faktoren des Fettstoffwechsels zu haben (Senkung LDL-Oxidation/Erhöhung des HDL).

Hautalterung, Lichtschutz: Astaxanthin-Dosierungen im Bereich von 4–8 mg/Tag reduzieren die schädlichen Auswirkungen der UV-Strahlung auf die Haut. Dafür sollte Astaxanthin idealerweise mindestens 4–6 Wochen (besser länger) vor einer Sonnenexposition eingesetzt werden, damit es sich in einer ausreichenden Konzentration in den oberen Hautschichten anreichern kann. Astaxanthin scheint auch die Hautelastizität und den Feuchtigkeitsgehalt der Haut zu verbessern.

Helicobacter pylori: Die Gabe von Astaxanthin scheint das Wachstum von Helicobacter pylori zu hemmen. Das Bakterium ist an der Entstehung von Magengeschwüren mitbeteiligt.

Sport: In kleineren Studien bewirkte eine Zufuhr von täglich 4 mg Astaxanthin eine verbesserte Leistungsfähigkeit bei Radfahrern und Läufern. Astaxanthin scheint auch die Laktat-Serumspiegel und Gelenkschmerzen (z. B. Tennisellbogen) nach intensivem Training oder Wettkampf zu reduzieren. Die Datenlage reicht aber nicht aus, um Astaxanthin für Sportler generell zu empfehlen. Ein Einsatz sollte gezielt und zeitlich limitiert erfolgen, da Astaxanthin als potentes Antioxidans während der Aufbauphase einen negativen Einfluss auf den Trainingseffekt haben könnte.

Stress, oxidativer: Signifikante Effekte auf antioxidative Labormarker zeigten sich bei Dosierungen von mindestens 20 mg Astaxanthin/Tag. Dazu gehören Malondialdehyd, die antioxidative Gesamtkapazität, Superoxiddismutase (SOD).

Literatur

Capelli B et al. Synthetic astaxanthin is significantly inferior to algal-based astaxanthin as an antioxidant and may not be suitable as a human nutraceutical supplement. Nutrafoods. 2013;12(4):145–152.

Comhaire FH et al. Combined conventional/antioxidant Astaxanthin treatment for male infertility: a double-blind, randomized trial. Asian J Androl. 2005;7:257–262.

Donoso A et al. Therapeutic uses of natural astaxanthin: An evidence-based review focused on human clinical trials. Pharmacol Res. 2021;105479.

Ferro N et al. Astaxanthin: The possible effects of this carotenoid on disease, inflammation and aging control. A meta-analysis. Int J Food Nutr Sci. 2021;5 :44.

Giannaccare G et al. Clinical applications of astaxanthin in the treatment of ocular diseases: emerging insights. Marine Drugs. 2020;18(5):239.

Kishimoto Y et al. Potential anti-atherosclerotic properties of astaxanthin. Mar Drugs. 2016;4(2):35–47.

Kohandel Z et al. Anti-inflammatory action of astaxanthin and its use in the treatment of various diseases. Biomed Pharmacother. 2022;145:112179.

Kumalic SI et al. Effect of the oral intake of astaxanthin on semen parameters in patients with oligoastheno-teratozoospermia: a randomized double-blind placebo-controlled trial. Radiol Oncol. 2021;55(1):97–105.

Oharomari LK et al. Benefits of exercise and astaxanthin supplementation: are there additive or synergistic effects? Antioxidants. 2021;10(6):870.

Wu D et al. Effects of astaxanthin supplementation on oxidative stress. Int J Vitamin Nutr Res. 2019;90 (1–2):179–194.

Wu H et al. Astaxanthin as a potential neuroprotective agent for neurological diseases. Mar Drugs.2015;13:5750–5766.

Xia W et al. The effects of astaxanthin supplementation on obesity, blood pressure, CRP, glycemic biomarkers, and lipid profile: A meta-analysis of randomized controlled trials. Pharmacol Res. 2020:105113.

Zhou X et al. Systematic review and meta-analysis on the effects of astaxanthin on human skin ageing. Nutrients, 2021;13(9):2917.

Beta-Carotin

Beta-Carotin ist eines der in Lebensmitteln am häufigsten vorkommenden Carotinoide. Es wird häufig aus Algen oder anderen pflanzlichen Rohstoffen gewonnen, kann aber auch synthetisch hergestellt werden.

Beta-Carotin kann wie einige andere Carotinoide – dazu gehören α-Carotin oder Lutein – vom Organismus in Vitamin A umwandelt und/oder als Antioxidans eingesetzt werden. Die Umwandlung in Vitamin A ist bedarfsabhängig und individuell verschieden. Carotinoide, mit etwas anderer chemischer Struktur (offener Ionon-Ring), dienen dem Organismus nicht als Vitamin-A-Vorstufe (z. B. Lycopin). Genvariationen (sog. Polymorphismen) sind der Grund dafür, dass manche Menschen Carotinoide nicht so gut in Vitamin A umwandeln können wie andere. Dasselbe scheint für Diabetiker, Menschen mit einer Schilddrüsenunterfunktion oder mit einem Down-Syndrom (Trisomie 21) zu gelten (siehe Abbildung).

Funktionen/Eigenschaften

Antioxidans: Die antioxidativen Eigenschaften von Beta-Carotin sind schon lange bekannt. Mit seinen zahlreichen ungesättigten Doppelbindungen und den beiden Beta-Ionon-Ringsystemen am linken und rechten Ende des Moleküls ist Beta-Carotin ideal geeignet, um als Antioxidans freie Radikale aufzufangen. Es neutralisiert reaktive Sauerstoffverbindungen wie Singulettsauerstoff, Peroxylradikale, Superoxidradikalionen usw. Beta-Carotin funktioniert synergistisch mit anderen Antioxidanzien wie Vitamin C und E, z.B. bei der Hemmung von nitrosativem Stress. Wie andere Antioxidanzien scheint auch Beta-Carotin zum Schutz der DNA beitragen zu können.

Lebensmittel-Zusatz/-Farbstoff: Beta-Carotin wird in Lebensmitteln (z.B. Butter) als natürlicher, gelber Farbstoff eingesetzt.

Immunabwehr: Die immunologischen Funktionen von Beta-Carotin als Vitamin-A-Vorstufe sind einerseits diejenigen, die man von Vitamin A kennt (siehe Vitamin A, Seite 394). Daneben besitzt Beta-Carotin aber – auch dank seinen antioxidativen Eigenschaften – eigenständige Effekte auf die Immunantwort. Dazu gehören: Anregung von T- und B-Helferzellen sowie von natürlichen Killerzellen (nK).

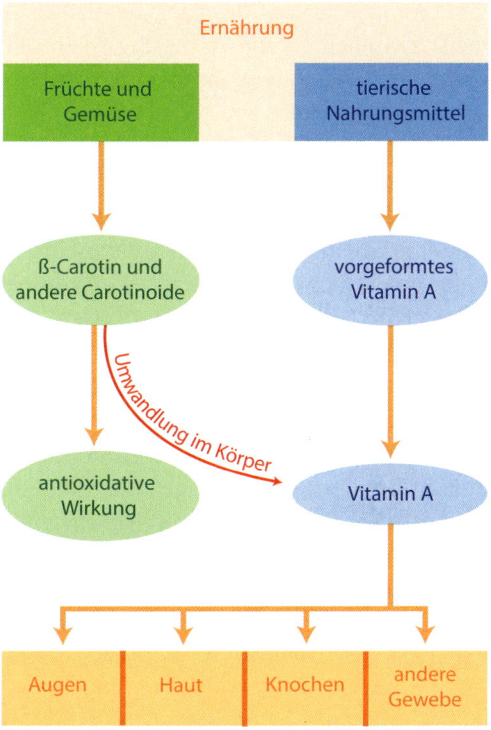

Carotinoide: Vorkommen in Nahrungsmitteln und Funktionen

Vitamin-A-Vorstufe: Als Vorstufe von Vitamin A wird Beta-Carotin auch als Provitamin A bezeichnet.

Zufuhrempfehlungen

Die Empfehlungen für die präventive Zufuhr von β-Carotin liegen im Bereich von 2–6 mg/Tag (DGE, US National Cancer Institute). Man sollte stets versuchen, den täglichen Bedarf an Beta-Carotin über die Ernährung (Gemüse, Früchte) abzudecken.

Aufgrund genetischer Unterschiede können nicht alle Menschen die Carotinoide gleich gut enzymatisch in Vitamin A umwandeln

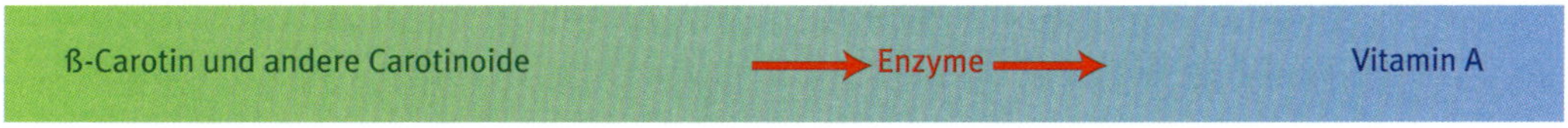

Der therapeutische Dosierungsbereich liegt meist zwischen 15 und 30 mg/Tag, in Einzelfällen – z. B. bei der erythropoietischen Porphyrie – auch höher.

Natürliche Carotinoidmischungen, wie solche aus der Meeralge Dunaliella salina, enthalten neben β-Carotin auch andere Carotinoide wie Lycopin (siehe Kapitel »Lycopin«, Seite 356), α-Carotin, Lutein oder Zeaxanthin (siehe Kapitel »Lutein, Zeaxanthin, meso-Zeaxanthin«, Seite 353). Solche natürliche Carotinoid-Präparate bieten deshalb im Unterschied zu Beta-Carotin-Monoprodukten breitere Anwendungsmöglichkeiten. Zudem wird durch die synergistischen Effekte der unterschiedlichen Carotinoide auch das Risikoprofil verbessert, da die Dosierungen der einzelnen Carotinoide niedriger gehalten werden können. Das Spektrum der Carotinoide ähnelt dann auch besser demjenigen, das auch in Gemüsen und Früchten vorkommt. Für eine optimale Bioverfügbarkeit sollten Präparate mit Beta-Carotin oder anderen Carotinoiden – wie dies bei allen fettlöslichen Substanzen der Fall ist – stets mit oder nach einer (fetthaltigen) Hauptmahlzeit eingenommen werden.

Die Zusammensetzung und die Wirkungen von natürlichen Carotinoiden und synthetischem β-Carotin unterscheiden sich.

natürliche Carotinoide	synthetisches ß-Carotin (industrielle Herstellung)
Mischung von cis- und trans-Formen von β-Carotin α-Carotin Cryptoxanthin, Lutein, Zeaxanthin, Lycopin und andere Carotinoide	trans-β-Carotin

TIPP Carotinoide verleihen vielen Früchten und Gemüsen ihre gelborange Farbe. Wenn Sie diese kochen, pürieren oder entsaften, sind die darin enthaltenen Carotinoide durch die Zerstörung der Zellen oft besser resorbierbar als beim Rohverzehr.

Anwendungsgebiete

Antioxidans: Beta-Carotin wird am besten nicht allein, sondern in Kombination mit anderen Antioxidanzien (Vitamin C, E, Selen usw.) eingesetzt, z. B. in Form von ausgewogen formulierten Supplementen.

Erythropoietische Porphyrie: Die Einnahme von sehr hohen Beta-Carotin-Dosierungen (bis zu 180 mg Beta-Carotin/Tag) kann bei einer schweren Sonnenlichtempfindlichkeit die Sensitivität vermindern. Supplementierungen in diesem Dosierungsbereich müssen durch einen Spezialisten erfolgen.

Knochenstoffwechsel: Die Einnahme von Beta-Carotin (1,8–14,3 mg/Tag) korreliert in Kohortenstudien mit einem um mehr als 20 % erniedrigten Risiko für eine Knochenfraktur (inkl. Hüftfrakturen). Für diesen Effekt werden diverse Mechanismen diskutiert (Antioxidans, IGF-1, Beeinflussung der Osteoblasten und Osteoklasten usw.).

Sonnenschutz, »Sonnenallergie«: Schon seit langer Zeit ist die schützende Wirkung von Beta-Carotin bei Sonnenexposition bekannt. Wenn die Haut dem UV-Licht der Sonne ausgesetzt wird, können als Initialreaktion Erytheme (Hautrötungen) und bei zu langer Exposition Verbrennungen (Sonnenbrand) und Schädigungen der tieferen Hautschichten auftreten. Außerdem ist UV-Exposition der vermutlich wichtigste Grund für die Hautalterung. Beta-Carotin kann den Schutz der Haut vor Sonnenschäden verbessern: Dieser schützende Effekt von Beta-Carotin bei intensiver Sonnenexposition wurde in der Berlin-Eilath-Studie untersucht und bestätigt. Die Haut der Probandinnen, die zuvor während 10 Wochen 30 mg Beta-Carotin/Tag eingenommen hatten, zeigten deutlich weniger Hautrötungen als die Haut jener Frauen, die kein Beta-Carotin erhielten.

Vitamin-A-Mangel: Leichte Formen von Vitamin-A-Mangel (knappe Versorgung). Schwere Mangelzustände müssen wegen der limitierten enzymatischen Kapazität zur Umwandlung von Carotinoiden in Vitamin A mit Vitamin-A-Präparaten behandelt werden.

Besondere Hinweise

Eine ausreichend hohe Beta-Carotin-Zufuhr (innerhalb der RDA-, DRI-Empfehlungen) und ausreichend hohe Beta-Carotin-Blutspiegel senken statistisch die Gesamtsterblichkeit um bis zu 17%. Eine ausreichende Beta-Carotin-Zufuhr – insbesondere über die Ernährung – senkt auch das Risiko für kardiovaskuläre Erkrankungen und Diabetes.

Überdosierungen

β-Carotin, Carotinoide: β-Carotin und andere Carotinoide werden im gesunden Organismus nur so lange in Vitamin A umgewandelt, bis sein Bedarf gedeckt ist. Auch aufgrund der limitierten Enzymaktivität (Dioxygenase) kann es beim Menschen nicht zu einer Vitamin-A-Hypervitaminose durch die Zufuhr von Carotinoiden bzw. β-Carotin kommen. Beta-Carotin ist nicht teratogen. Deshalb findet man heute in vielen Supplementen, v.a. für werdende Mütter, Carotinoide statt Vitamin A. Ob dies in jedem Fall sinnvoll ist, sei dahingestellt; es ist nicht abschließend bekannt, ob die Umwandlung der Carotinoide bei allen Menschen ausreicht, um die Versorgung mit Vitamin A zu garantieren.

Eine chronisch hohe Zufuhr von Carotinoiden (Mengen, die ungefähr einem Kilo Karotten/Tag entsprechen) kann eine orangegelbliche Verfärbung der Haut bewirken, die aber nicht bedenklich ist.

Bei zwei Studien (CARET, ATBC), die in den 90er-Jahren durchgeführt wurden, ergab die hochdosierte isolierte Gabe von Beta-Carotin (20 mg bzw. 30 mg/Tag) bei starken Rauchern ein vermehrtes Auftreten von Lungenkrebs. Ein Statement der europäischen Lebensmittelsicherheitsbehörde EFSA stellt nun aufgrund der vorliegenden Daten (Meta-Analyse von kontrollierten Studien und Auswertungen von epidemiologischen Studien) fest, dass schwere Raucher bei einer Supplementierung von 6–15 mg Beta-Carotin/Tag während einer Zeitdauer von 5–7 Jahren kein erhöhtes Lungenkrebsrisiko aufweisen. Laut der EFSA gibt es bei der Einnahme von Beta-Carotin-Supplementen mit Dosierungen von < 15 mg/Tag für die Allgemeinbevölkerung (inkl. schwerer Raucher) keine Bedenken. Zum gleichen Schluss kam eine weitere Studie, die nach 18 Jahren Beobachtungszeit bei über 25 000 Probanden kein erhöhtes Risiko feststellen konnte. Trotzdem ist die isolierte Gabe eines einzelnen, hochdosierten und potenten Antioxidans wie Beta-Carotin bei einer Hochrisikogruppe wie starken Rauchern nicht empfehlenswert.

Literatur

Beydoun MA et al. Carotenoids, vitamin A, and their association with the metabolic syndrome: a systematic review and meta-analysis. Nutr Rev. 2018;77(1):32–45.

Charkos TG et al. Effects of β-carotene intake on the risk of fracture: a Bayesian meta-analysis. BMC Muskuloskel Dis. 2020;21:711.

EFSA (European Food Safety Authority). Scientific Opinion: Statement on the safety of β-carotene use in heavy smokers. EFSA Journal. 2012;10(12):2953.

Stahl W et al. B-Carotene and other carotenoids in protection from sunlight. Am J Clin Nutr 2012;96(suppl):1179S–1184S.

Virtamo J et al. Effects of α-tocopherol and β-carotene supplementation on cancer incidence and mortality: 18-year postintervention follow-up of the alpha-tocopherol, beta-carotene cancer prevention study. Int J Cancer 2014;135(1):178–185.

Zerres S et al. Carotenoids in human skin. Biochim Biophys Acta (BBA)-Molecular and Cell Biology of Lipids. 2020;1865(11):158588.

Zhao LG et al. Dietary, circulating beta-carotene and risk of all-cause mortality: a meta-analysis from prospective studies. Sci Rep. 2016;6(1):1–10.

Betain

Betain (= Trimethylglycin) ist eine dem Cholin eng verwandte Substanz. Im Stoffwechsel des Menschen erfolgt die Herstellung von Betain über die Oxidation von Cholin oder über die Aminosäure Glycin. Ein großer Teil stammt auch aus der täglichen Nahrung. Unter schwierigen Stoffwechselbedingungen, wie Stress oder Sauerstoffmangel oder bei Störungen des Mitochondrienstoffwechsels ist die körpereigene Herstellung von Betain eingeschränkt.

Eigenschaften

Methylierungsprozesse:

- Betain besitzt freie Methylgruppen und kann daher Methylierungsreaktionen fördern. Diese können beispielsweise bei DNA-Reparaturprozessen, bei der Rezyklierung von Homocystein zu Methionin, bei der Bildung von Kreatin (Energiestoffwechsel) oder bei der Methylierung von Histamin von Bedeutung sein.

Dosierungsempfehlungen

Besonders reich an Betain sind Weizenkeime (ca. 1200 mg/100 g), Amaranth (roh, 740 mg/100 g), Weizenkleie (230–720 mg/100g), Quinoa (roh, 630 mg/100 g), Spinat (gekocht, ca. 600 mg/100 g) sowie alle Rübenpflanzen (Zuckerrüben, Karotten, Rote Bete). Betain wird von manchen Blattpflanzen als Frostschutzmittel genutzt, sodass der Gehalt in der kalten Jahreszeit am höchsten ist. Über die Nahrung werden normalerweise 1–2,5 g Betain/Tag zugeführt. Für die meisten Anwendungen werden 4–6 g Betain/Tag, Anwendungsdauer zwischen 1,5 und 6 Monaten, empfohlen.

Anwendungsgebiete

Diabetes mellitus, Metabolisches Syndrom: Mit einer Betain-Supplementierung (4 g/Tag) scheint das LDL und der Homocysteinspiegel günstig beeinflusst werden zu können.

Viele Diabetiker und Patienten mit einem metabolischen Syndrom scheiden viel Betain über den Urin aus. Neuere Meta-Analysen konnten aber keinen Effekt von Betaingaben auf die Körperzusammensetzung (BMI, Körperfett, Bauchumfang) zeigen. Auch die Triglyzeride, das HDL, die Nüchternglukosespiegel, das C-reaktive Protein (Entzündungen), die Leberenzyme und der Blutdruck scheinen von Betain nicht beeinflusst zu werden.

Homocystein-Blutspiegel, erhöhter: Betain reduziert erhöhte Homocysteinblutwerte bei Gesunden um 5–20 % (nach mind. 6 Wochen). Diese gelten als Risikofaktor für Herz-Kreislauf-Erkrankungen, Demenzen und erhöhte Knochenbrüchigkeit. Betain ist eine sinnvolle Ergänzung zu Vitamin B_2, B_6, B_{12} und Folsäure, die sonst bei erhöhtem Homocystein zum Einsatz kommen.

Sport: Betain soll die Leistungsfähigkeit von Athleten (v. a. Kraft) verbessern. Die Datenlage ist aber bescheiden und uneinheitlich.

Besondere Hinweise

Neben L-Carnitin werden auch Betain und Cholin im Zusammenhang mit der vermehrten Bildung von TMAO (Trimethylaminoxid) diskutiert. TMAO soll das kardiovaskuläre Risiko erhöhen. Eine über 10 Jahre dauernde Follow-up-Studie konnte kein erhöhtes Risiko durch die Betain- und Cholinzufuhr über die Ernährung (auch bei höheren Zufuhrmengen) nachweisen.

Literatur

Ashtary-Larky D et al. Betaine supplementation fails to improve body composition: a systematic review and meta-analysis. Brit J Nutr. 2021;1–14. DOI: 10.1017/S0007114521004062.

Ashtary-Larky D et al. Effects of betaine supplementation on cardiovascular markers: a systematic review and meta-analysis. Crit Rev Food Sci Nutr. 2021;1–18.

Filipčev B et al. Betaine in cereal grains and grain-based products. Foods. 2018; 7(4):49.

Golzarand M et al. Association between dietary choline and betaine intake and 10.6-year cardiovascular disease in adults. Nutr J. 2022;21(1):1–11.

Ismaeel A. Effects of betaine supplementation on muscle strength and power: a systematic review. J Strength Cond Res. 2017;31(8):2338–2346.

Konstantinova SV et al. Divergent associations of plasma choline and betaine with components of metabolic syndrome in middle age and elderly men and women. J Nutr 2008;138:914–920.

Lever M et al. Betaine and secondary events in an acute coronary syndrome cohort. PLOS one 2012;7(5):e37883.

Lever M et al. The clinical significance of betaine, an osmolyte with a key role in methyl group metabolism. Clin Biochem 2010;43:732–744.

McRae MP et al. Betaine supplementation decreases plasma homocysteine in healthy adult participants: a meta-analysis. J Chiropract Med 2013;12:20–25.

Rehman A et al. Betaine in ameliorating alcohol-induced hepatic steatosis. Eur J Nutr. 2021;1–10.

Truitt C et al. Health functionalities of betaine in patients with homocysteinuria. Front Nutr. 2021;8:690359.

Zeisel SH et al. Concentrations of choline-containing compounds and betaine in common foods. J Nutr. 2003;133(5):1302–1307.

Zhong C et al. Plasma choline and betaine and risks of cardiovascular events and recurrent stroke after ischemic stroke. Am J Clin Nutr. 2021;114(4):1351–1359.

Cholin

Cholin ist seit 1998 als essenzieller Nährstoff anerkannt. Cholin besitzt biochemisch einen engen Bezug zu den Vitaminen des B-Komplexes. Aufgrund unterschiedlicher genetischer Voraussetzungen kann der individuelle Cholinbedarf stark variieren. Die körpereigene Cholinproduktion reicht oft nicht aus, um den Bedarf zu decken (dies ist vor allem Frauen und älteren Menschen der Fall).

Funktionen/Eigenschaften

Acetylcholinbildung: Cholin wird im Stoffwechsel in Acetylcholin umgewandelt. Acetylcholin ist einer der wichtigen Neurotransmitter im Körper. Es steuert im Gehirn Gedächtnisvorgänge, Emotionen und Verhalten. Acetylcholin ist mitverantwortlich für die Erregungsübertragung von den Nerven zur Muskulatur und spielt eine zentrale Rolle im vegetativen Nervensystem, durch das lebenswichtige Funktionen wie Atmung, Blutdruck, Herzschlag, Verdauung und Stoffwechsel kontrolliert werden. Es ist wichtig für die Bildung neuer Synapsen.

Autophagie: Cholin besitzt modulierende Eigenschaften auf Autophagieprozesse.

Lipoproteine: Cholin ist an der Biosynthese von Lipoproteinen (inkl. VLDL) beteiligt.

Methyldonator: Die Übertragung von Methylgruppen (z. B. für die Bildung von S-Adenosylmethionin, v. a. in der Leber) ist ein wichtiger Stoffwechselvorgang. Dadurch entstehen wichtige Verbindungen wie beispielsweise Noradrenalin (aus Adrenalin), Melatonin (aus Serotonin) oder der Energielieferant Kreatin. Und Homocystein wird dadurch zu Methionin rezykliert. Methylierungsprozesse können oxidative Schäden an der DNA reparieren und generell epigenetische Programme beeinflussen.

Phosphatidylcholin, Fettstoffwechsel: Cholin ist die Vorstufe von Phosphatidylcholin und Betain. Phosphatidylcholin ist zentraler Bestandteil von Zellmembranen, Lipoproteinen und Lezithin. Phosphatidylcholin wird für den Abtransport der Triglyzeride in VLDL-Partikel aus der Leber in das Gewebe benötigt. Ebenso wichtig ist es als Vorläufer von Sphingomyelin, das für die Myelinisierung von Neuronen ist.

Struktur der Zellmembranen: Cholin ist ein zentraler Bestandteil von Zellmembranen.

Störungen des Cholinhaushalts: mögliche Ursachen

Alkoholkonsum: Regelmäßiger Alkoholkonsum senkt den Cholinspiegel im Körper und führt bei Alkoholismus in der Schwangerschaft zu neurologischen Störungen und anderen Stoffwechselproblemen beim ungeborenen Kind.

Alter: Im Alter nimmt die körpereigene Cholinsynthese ab.

B-Vitamine, Mangel: Eine ungenügende Folsäure- oder Vitamin-B_{12}-Zufuhr erhöht den Bedarf an Cholin beträchtlich.

Chronische Erkrankungen: Krankheiten wie zum Beispiel AIDS, entzündliche Darmerkrankungen, zystische Fibrose oder Arthritis erhöhen das Risiko für einen Cholinmangel.

Genetik: Der Cholinstoffwechsel wird von diversen Polymorphismen beeinflusst. Dazu gehört auch die unterschiedliche Aktivität des Enzyms Methylentetrahydrofolatreduktase (MTHFR), das für die Folsäureaktivierung wichtig ist.

Parenterale Ernährung: Parenterale Ernährung enthält kein Cholin und kann den Leberstoffwechsel aus dem Gleichgewicht bringen (steatohepatische Verläufe).

Schwangerschaft, Stillzeit: Während der Schwangerschaft und in der Stillzeit ist der Bedarf an Cholin erhöht. Cholin ist wichtig für viele – auch zerebrale – Entwicklungsprozesse des Kindes und auch für die Entwicklung der Plazenta.

Verdauungsstörungen: Menschen mit einer Störung der Bauchspeicheldrüsenfunktion oder anderen Fettverdauungsstörungen nehmen Cholin schlecht auf und können deswegen Mangelerscheinungen entwickeln.

Störungen des Cholinhaushalts: mögliche Folgen

- DNA-Schäden, Veränderung der Mitochondrienmembran und -funktion, erhöhtes Risiko für gewisse Krebsformen.
- Energiestoffwechsel, verminderte ATP-Produktion
- Entzündungen: Eine unzureichende Cholinversorgung kann diverse Entzündungsparameter negativ beeinflussen: C-reaktives Protein (CRP), Adiponektin, Resistin.
- Herz-Kreislauf-Erkrankungen: Ausreichende Cholin-Blutspiegel scheinen bei Patienten nach einem Schlaganfall das Risiko für einen erneuten Schlaganfall und von weiteren kardiovaskulären Ereignissen zu reduzieren.
- Homocysteinhaushalt: gestört
- Kognitive Störungen
- Leber: stört die Mobilisierung von Fett aus der Leber; führt zu Fetteinlagerungen (Fettleber, NAFLD), Leberzellschäden (korreliert mit VLDL-Synthese, Anhäufung von Triglyzeriden)
- Muskelfunktionsstörungen
- Nierenfunktion, gestört
- Schwangerschaft: erhöhtes Risiko für Neuralrohrdefekte und Herzdefekte beim Fötus, Störungen der neurologischen und zerebralen Entwicklung. Markant höheres Risiko für Frühgeburten
- Wachstums- und Entwicklungsstörungen

Vorkommen und Zufuhrempfehlungen

Cholin findet man in vielen Lebensmitteln: Eier, Fleisch, Fisch, Milch sowie auch Sojabohnen sind gute Quellen. In Lezithinsupplementen ist besonders viel Cholin enthalten (meist ca. 20 % Phosphatidylcholin). Trotz des häufigen Vorkommens ist die tägliche Zufuhr von Cholin in Westeuropa und in den USA häufig niedrig. Nur etwa 10 % (!) der erwachsenen Amerikaner erreichen die empfohlenen Zufuhrmengen. Bei einer vegetarischen oder veganen Ernährung sollte eine begleitende Cholin-Supplementierung ins Auge gefasst werden. In Multivitaminpräparaten ist Cholin (aus Platz- und Stabilitätsgründen) stets zu gering dosiert. Es muss als Cholinmonopräparat oder als Lezithin supplementiert werden.

Vorkommen in der Nahrung

Nahrungsmittel	Menge	mg Cholin
Leber, Rind	100 g	520
Leber, Huhn	100 g	290
Lachs	100 g	220
Sojamehl	1 Tasse	201
Hühnerei	groß	125
Hühnerfleisch	100 g	66
Erbsen, gekocht	1 Tasse	44
Blumenkohl	100 g	42
Milch, fettarme	100 g	17

Empfohlene tägliche Cholin-Zufuhr (mg)

	Nutritive Empfehlungen EFSA	UL (Tolerable Upper Intake Level)		Therapeutischer Dosierungsbereich
		EFSA (Europa)	IOM (USA)	
Männer	400	kein UL definiert	3 500	500–3 000
Frauen*	400			

* mit Ausnahme von schwangeren und stillenden Frauen

Anwendungsgebiete

Asthma: Cholinsupplemente modulieren Entzündungen und oxidativen Stress bei Asthmapatienten und scheinen den Bedarf an bronchienerweiternden Medikamenten zu reduzieren. Tägliche Dosierungen von 3 g Cholin scheinen dabei wirksamer zu sein als 1,5 g. Schmale Datenlage.

Bewegungsstörungen: Unregelmäßigkeiten des Acetylcholinsystems im Gehirn können zu Bewegungsstörungen führen. Deshalb kann Menschen mit Huntington-Krankheit und anderen Nervenstörungen, die sich in anomalen Bewegungen äußern, durch die Verabreichung eines cholinhaltigen Supplementes eventuell geholfen werden. Schmale Datenlage mit älteren Studien.

Fettleber (NAFLD), Entzündung der Leber: Bei Frauen nach der Menopause (höherer Cholinbedarf) zeigen sich bei der NAFLD stärkere fibrotische Veränderungen. Durch Cholin- und Lezithinsupplemente können Symptome von viralen Leberentzündungen (Hepatitis) abgeschwächt werden sowie ihre Dauer reduziert und Rückfällen vorgebeugt werden. Schmale Datenlage.

Gedächtnisstörungen: Lezithin- und Cholinsupplemente können zur Erhöhung des Acetylcholinspiegels im Gehirn beitragen. Acetylcholin ist beteiligt, wenn wir Erinnerungen speichern und abrufen. Cholin und Lezithin könnten folglich zur Unterstützung und Förderung von Gedächtnisleistung und Kognition eingesetzt werden. Bei der Alzheimer-Krankheit werden niedrige Acetylcholinspiegel im Gehirn gefunden. Es wird diskutiert, ob die Gabe von Cholin und Lezithin Menschen mit Alzheimer-Krankheit und anderen Demenzformen helfen könnte (keine Daten aus klinischen Studien). Der Einsatz von Cholin kann bei Kindern mit einem fetalen Alkoholsyndrom die Gedächtnisleistung verbessern.

Parenterale Ernährung: Der Einsatz von parenteraler Ernährung ist häufig mit Komplikationen des Leberstoffwechsels verbunden. Hier lohnt es sich, den Cholinstatus zu untersuchen und bei Bedarf Cholin zu supplementieren.

Schwangerschaft, Stillzeit: Weniger als 10% (!) der schwangeren Frauen nehmen ausreichend Cholin zu sich. Die Einnahme von cholinhaltigen Supplementen (450–1000 mg Cholin/Tag, auch Lezithin ist geeignet) während der Schwangerschaft und in der Stillzeit ist u.a. für eine gute neurologische Entwicklung des Fötus wichtig und sollte aktiv empfohlen werden (zusätzlich zu Multivitaminpräparaten und Omega-3-Fettsäuren). Verbesserung der Kognition bei den Neugeborenen. Eine guter Cholinstatus führt auch zu guter Cholin-Konzentrationen in der Muttermilch. Erste Daten einer Follow-up-Studie zeigen, dass eine pränatale Supplementierung von 930 mg Cholin/Tag (der »Adequate Intake«, AI, beträgt in der Schwangerschaft 480 mg/Tag) zu einer Verbesserung der Aufmerksamkeitsleistung der Kinder 7 Jahre später beim Schuleintritt führte.

Überdosierung

Bis zu einer täglichen langfristigen Dosierung von 3,5 g (Upper Intake Level, UL, IOM) gilt Cholin als sicher. Bei Dosierungen über 3,5 g kann in Einzelfällen eine Blutdrucksenkung beobachtet werden. Sehr hohe Dosen von Cholin (≥ 20 g/Tag über mehrere Wochen) können Übelkeit, Erbrechen, Schwindel verursachen. Cholin kann in individuell unterschiedlichem Ausmaß von den Darmbakterien und der Leber zu Trimethylaminoxid (TMAO) abgebaut werden. Dies äußerst sich in einer nach Fisch riechenden Atemluft. Ob das potenziell atherogene TMAO gebildet wird, hängt nicht nur von der individuellen Darmflora, sondern auch von der Ernährungsweise ab. Bei Fleischkonsum wird mehr TMAO gebildet, bei vegetarischer Ernährung nur vernachlässigbare Mengen. Wird nach der Einnahme von Cholin ein »fishy odor« festgestellt, sollte die weitere Einnahme mit einer Fachperson besprochen werden. Eine über 10 Jahre gehende Follow-up-Studie konnte kein erhöhtes Risiko durch die Betain- und Cholinzufuhr über die Ernährung (auch bei höheren Zufuhrmengen) nachweisen.

Literatur

Bahnfleth CL et al. Prenatal choline supplementation improves child sustained attention: A 7-year follow-up of a randomized controlled feeding trial. FASEB. 2022;36(1):e22054.

Bragg MG et al. Choline and docosahexaenoic acid during the first 1000 days and children's health and development in low- and middleincome countries. Nutr Rev. 2021; DOI: 10.1093/nutrit/nuab050.

Derbyshire E et al. Choline, neurological development and brain function: a systematic review focusing on the first 1000 days. Nutrients, 2020;12(6):1731.

EFSA (European Food Safety Authority). Dietary Reference Values for choline. EFSA Journal 2016;14(8):4484.

Golzarand M et al. Association between dietary choline and betaine intake and 10.6-year cardiovascular disease in adults. Nutr J. 2022;21(1):1–11.

Korsmo HW et al. Choline: exploring the growing science on its benefits for moms and babies. Nutrients. 2019;11(8):1823.

Mehta AK et al. Choline attenuates immune inflammation and suppresses oxidative stress in patients with asthma. Immunobiology 2010;215:527–534.

Moretti A et al. Choline: an essential nutrient for skeletal muscle. Nutrients. 2020;12(7):2144.

Nwogu CM et al. Association between maternal serum homocysteine concentrations in early pregnancy and adverse pregnancy outcomes. Ann Afr Med. 2020;19:113–118.

Sherriff JL et al. Choline, its potential role in nonalcoholic fatty liver disease, and the case for human and bacterial genes. Adv Nutr. 2016;7(1):5–13.

Sun S et al. Choline and betaine consumption lowers cancer risk: a meta-analysis of epidemiologic studies. Sci Rep 2016 Oct 19;6:35547. DOI: 10.1038/srep35547.

Żalikowska-Gardocka M et al. Review of parenteral nutrition-associated liver disease. *Clin Exp Hepatol. 2020;*6(2):65.

Zeisel SH. Choline. In: Ross AC, Caballero B, Cousins RJ, Tucker KL, Ziegler TR, eds. Modern Nutrition in Health and Disease. 11th ed. Baltimore, MD: Lippincott Williams & Wilkins; 2014:416–26.

Zhong C et al. Plasma choline and betaine and risks of cardiovascular events and recurrent stroke after ischemic stroke. Am J Clin Nutr. 2021;114(4):1351–1359.

Chondroitinsulfat und Glucosamin

Sowohl Chondroitinsulfat als auch Glucosamin sind wichtige physiologische Bestandteile des Knorpels und werden sehr oft gemeinsam zur Unterstützung der Knorpelgesundheit (Hüfte, Knie) eingesetzt.

Eigenschaften

Chondroitinsulfat: Chondroitinsulfat (CS) ist ein natürlicherweise im Körper vorkommendes sulfatiertes Glykosaminoglykan, welches – gewöhnlich an Proteine gebunden – als Teil eines Proteoglykans vorliegt. Es ist ein wichtiger struktureller Bestandteil des Knorpelgewebes und trägt u. a. zu dessen Widerstandsfähigkeit gegen Kompression bei. CS wird auch in Sehnen und Bändern, Knochen, Blutgefäßen und der Haut gefunden. Die unterschiedlichen Kettenlängen und Sulfatierungsmuster sind für die diversen biologischen Funktionen von CS mitverantwortlich:

- Stimulation der Proteoglykan- und der Kollagen-Typ-II-Synthese
- Verminderung der katabolischen Aktivität von Chondrozyten (Hemmung von Metalloproteinasen, MMP)
- entzündungshemmende Eigenschaften (TNF-α, IL-1β, COX-2, NOS-2, NF-kB)
- immunmodulierende Eigenschaften
- antioxidative Eigenschaften
- Erhöhung der Viskosität der Synovialflüssigkeit
- Beschleunigung der Knochenmineralisierung, Reduktion der Knochenresorption

Glucosamin: Glucosamin ist ein Aminozucker, der im menschlichen Stoffwechsel natürlicherweise gebildet wird. Das Glucosamin dient im Organismus als Baustein für die Biosynthese diverser Makromoleküle im Gelenkknorpel und in der Synovialflüssigkeit. Dazu gehören Glykosaminoglykane, Proteoglykane und Hyaluronsäure. Glucosamin hat unter anderem entzündungshemmende (NF-kB, PGE_2 usw.) und schmerzreduzierende Eigenschaften.

Dosierungsempfehlungen

Studien zeigen, dass mehrere Faktoren beim Einsatz von Chondroitin und Glucosamin wichtig sind. Dazu gehören: das Einhalten entsprechender Dosierungen sowie einer ausreichenden Behandlungsdauer und die Qualität des Produktes bzw. die Wahl der eingesetzten Verbindungen.

Optimale Dosierungsbereiche:

- Chondroitinsulfat: 800–1200 mg/Tag
- Glucosaminsulfat: 1500 mg/Tag

Die empfohlenen Tagesmengen werden für eine optimale Resorption und Verträglichkeit idealerweise auf mehrere Tagesrationen verteilt.

Verbindung/Qualität: Bei der Wahl der Produkte sollte darauf geachtet werden, dass die Verbindungen eingesetzt werden, die sich in den Studien als geeignet und wirksam erwiesen haben, und dass die Produkte Rohstoffe hoher Qualität enthalten. Bei der Anwendung von Glucosamin ergibt Glucosaminsulfat (GS) die wesentlich besseren klinischen Ergebnisse als Glucosaminhydrochlorid (GH). Bei chondroitinhaltigen Produkten kann neben dem am häufigsten anzutreffenden Chondroitinsulfat auch Chondroitinhydrochlorid zum Einsatz kommen.

Sowohl für CS und GS als auch für die Kombination dieser beiden Substanzen gibt es neben positiven Studienergebnissen auch einige, in denen gegenüber der Placeboanwendung kein oder nur wenig Therapieerfolg festgestellt werden konnte. Vor allem eine (zu) niedrige Dosierung und eine zu kurze Anwendungsdauer könnten wichtige Gründe hierfür sein.

Quellen

Chondroitinsulfat (aus Rindern, Schweinen, Hühnern oder Haifischen) und Glucosamin (aus Schalen- oder Krustentieren) werden momentan meist noch aus tierischen Quellen gewonnen. Auf dem Rohstoffmarkt sind diese beiden Rohstoffe mittlerweile in »Non-animal«-Qualität erhältlich. Vor allem bei den vegetabilen Quellen für Chondroitin-Analoga fehlen aber Studien, die einen vergleichbaren klinischen Effekt nachweisen.

Anwendungsgebiete

Arthrose, große Gelenke (Hüfte, Knie): In den meisten Studien wurde die Wirkung von Chondroitinsulfat (CS) und Glucosamin auf die Arthrose des Knies untersucht. Nur sehr wenige Interventionsstudien beschäftigten sich mit dem Effekt auf die Arthrose der Hand oder der Hüfte. Sowohl Chondroitinsulfat als auch Glucosaminsulfat werden von der ESCEO (European Society for Clinical and Economic Aspects of Osteoporosis and Osteoarthritis) als »First line«-Therapie (Langzeitbehandlung) bei der Kniearthrose empfohlen.

Chondroitinsulfat, Datenlage:

- Schmerzen: Probanden unter CS taxierten ihre Schmerzen auf einer von 0 bis 100 reichenden Schmerzskala um 10 Einheiten niedriger (bei 18) als Placebo-Patienten (bei 28). Einsatzdauer maximal 6 Monate. Bei einer längeren Einnahmezeit scheint es hinsichtlich der analgetischen Wirkung keinen zusätzlichen Benefit mehr zu geben. Eine Besserung der Knieschmerzen um mehr als 20% (WOMAC-Schmerzskala) zeigte sich bei 53% der CS-Probanden vs. 47% der Placebogruppe. Die analgetische Wirkung von CS war in denjenigen Studien stärker, in denen klassische Antirheumatika nicht zugelassen waren. Dies könnte darauf hinweisen, dass der schmerzlindernde Effekt von CS evtl. höher sein könnte, als die Resultate einiger Studien vermuten lassen. CS scheint den Bedarf an nichtsteroidalen Antirheumatika bei Kniearthrose zu reduzieren.
- Wirkungsvergleich von CS mit klassischen Antirheumatika: 800 mg CS/d zeigten sich während einer Interventionsdauer von 6 Monaten gegenüber 200 mg Celecoxib/Tag hinsichtlich der analgetischen Wirkung ebenbürtig. Bei einer anderen Studie wurden 3 × 400 mg CS/Tag mit 3 × 50 mg Diclofenac verglichen. Diclofenac zeigte eine schnellere Schmerzreduktion – dafür hielt die Besserung der Schmerzen unter CS bis zu 3 Monate nach der Behandlung an. CS scheint nach 2 Jahren den Verlust an Knorpelmasse besser zu reduzieren als Celecoxib.
- Gelenkspalt (Messung mit Röntgenstrahlen): Patienten unter Placebo zeigten nach 2 Jahren eine Verkleinerung des minimalen Gelenkspalts von 0,30 mm, Patienten mit CS eine solche von lediglich 0,12 mm.
- Lebensqualität (Lequesne-Index; Beurteilung durch den Patienten): CS-Patienten beurteilten ihre Lebensqualität leicht besser als Placebo-Probanden.

Glucosaminsulfat, Datenlage:

- Schmerzen, Entzündungen, Wirkungsvergleich mit klassischen Antirheumatika: Vergleichsstudien mit GS, Ibuprofen und Piroxicam zeigten vergleichbare Wirkungen. Glucosamin (GS, GH) zeigt einen Effekt gegen arthrosebedingte Schmerzen – allerdings von eher bescheidener Stärke: vergleichbare Wirkung wie klassische Antirheumatika (NSAR); allerdings trat die Wirkung bei den NSAR mit 2 Wochen deutlich schneller als bei GS (4–8 Wochen) ein. Dafür hielt sie nach Absetzen des Präparats bei GS länger an. Bei akut auftretenden Schmerzen ist GS daher wenig geeignet. Die Aufteilung der Tagesration von 1500 mg GS auf drei Einzelgaben zu 500 mg führte zu einer Verbesserung des analgetischen Effektes. Ein wichtiger Grund für diesen analgetischen Effekt könnten die entzündungshemmenden Eigenschaften von GS sein (reduzierte PGE_2-Bildung, Hemmung von nF-kappa-B).
- Lebensqualität, Funktionalität: Glucosamin (GS, GH) scheint die Lebensqualität von Arthrosepatienten zu verbessern. Standardisierte Assessments untersuchten verschiedene Parameter wie Schmerzen, Mobilität, Steifheit in den Knien, allgemeine Aktivität und Teilnahme am täglichen Leben usw. GS verbessert die Gelenkfunktionalität gegenüber Placebo um 21–46 %.
- Gelenkdegeneration, Verengung des Gelenkspalts: Bei einer ausreichend langen und ausreichend dosierten Gabe von GS (3 Jahre, 1500 mg/d) kann das Fortschreiten der Gelenkdeformation und die Verengung des Gelenkspalts reduziert werden. Das Risiko einer Gelenkspaltverengung um > 0,5 mm wird durch GS um bis zu 54 % verringert. Damit kann ggf. das Fortschreiten von arthrotischen Veränderungen gebremst werden.
- Ersatz des Kniegelenks: Bei einer ausreichend langen Zufuhr (1–3 Jahre) korreliert die Gabe von GS in adäquater Dosierung mit einem um 57 % verringerten Risiko für den Ersatz des Kniegelenks.

Kombination Chondroitinsulfat/Glucosaminsulfat, Datenlage:

- Schmerzen: Die Kombination von CS + G führte in klinischen Studien zu einer besseren analgetischen Wirkung als der alleinige Einsatz von Glucosamin. Effektstärke CS + G: 0,45, Effektstärke G allein: 0,19.
- CS (1200 mg) + GH (1500 mg/d vs. 200 mg) Celecoxib/d. CS + G zeigten im Hinblick auf Schmerzreduktion, Steifheit, funktionelle Einschränkungen und Gelenkschwellungen bei Patienten mit schmerzhafter Kniearthrose eine vergleichbare Wirksamkeit. Vor allem bei der Langzeitbehandlung von Arthrosepatienten ist das gute Nutzen-Risiko-Profil von CS und G ein nicht unwichtiger Vorteil.
- Gelenkspalt-Breite: Die Kombination von CS + G zeigte gegenüber den Einzelsubstanzen und Placebo zusätzlich eine signifikante Abnahme der Gelenkspalt-Verengung.
- Verminderung des Verlusts an Knorpelvolumen: CS + G verminderten den Verlust von Knorpelvolumen. Der Therapieerfolg korreliert mit der Dauer der Intervention. Signifikante Ergebnisse bei einer CS- + G-Zufuhr von ≥ 2 Jahren.
- Nicht alle Studien zeigen einen zusätzlichen Nutzen der Kombination von CS + GS.

Reduzierter Bedarf an nichtsteroidalen Antirheumatika:

- Die regelmäßige und langfristige Einnahme von CS bzw. CS + GS reduziert in vielen Fällen den Bedarf an nichtsteroidalen Antirheumatika. Aufgrund des – auch im Vergleich zu den klassischen nichtsteroidalen Antirheumatika – positiven Nutzen-Risiko-Verhältnisses sollte ein Einsatz dieser beiden Substanzen immer in Erwägung gezogen werden, gegebenenfalls begleitend zu anderen Behandlungen.

Besondere Hinweise

- Die langfristige Anwendung von Glucosamin scheint mit einer reduzierten allgemeinen und auch kardiovaskulär bedingten Sterblichkeit verbunden zu sein. Dies wird einerseits mit den entzündungshemmenden Eigenschaften von Glucosamin erklärt. Es ist aber auch bekannt, dass Glucosamin Autophagieprozesse aktiviert. Damit wird es dem Stoffwechsel ermöglicht, toxische Stoffwechselprodukte loszuwerden.
- Die regelmäßige Einnahme von Glucosamin scheint das Risiko von COPD (Chronic Obstructive Pulmonary Disease) zu reduzieren.

Unerwünschte Nebenwirkungen und weitere Hinweise

Das Nebenwirkungspotential von Chondroitinsulfat und Glucosaminsulfat ist gering. Gelegentlich werden vor allem bei hohen Dosierungen gastrointestinale Nebenwirkungen (Bauchschmerzen, Verstopfung, abführende Wirkung) beschrieben. Auch deshalb sollte die Einnahme auf mehrere Tagesrationen aufgeteilt und die Einnahme nach einer Mahlzeit empfohlen werden.

Glucosaminsulfat sollte nicht ohne Rücksprache mit dem behandelnden Arzt bei Patienten eingesetzt werden, die mit Antikoagulanzien vom Typ Coumarin-Derivate bzw. mit Vitamin-K-Antagonisten behandelt werden. Sicherheitshalber sollte der Quick-Wert zu Beginn eines Einsatzes von GS in diesen Fällen engmaschig überprüft werden. Die neue Generation der Antikoagulanzien ist von dieser Wechselwirkung nicht betroffen. Glucosaminsulfat (aus tierischen Quellen) darf bei einer Allergie gegen Schalentiere nicht angewendet werden. Bei eingeschränkter Glukosetoleranz können zu Beginn der Behandlung mit Glucosamin häufigere Messungen des Blutzuckerspiegels erforderlich sein. Glucosamin sollte wegen der fehlenden Datenlage während der Schwangerschaft und in der Stillzeit nicht eingesetzt werden.

Literatur

Bruyère O et al. Efficacy and safety of glucosamine sulfate in the management of osteoarthritis: evidence from real-life setting trials and surveys. Semin Arthritis Rheum 2016;45:S12–S17.

Fransen M et al. Glucosamine and chondroitin for knee osteoarthritis: a double-blind randomised placebo-controlled clinical trial evaluating single and combination regimens. Ann Rheum Dis. 2015;74(5):851–858.

Hochberg MC et al. Combined chondroitin sulfate and glucosamine for painful knee osteoarthritis: a multicentre, randomised, double-blind, non-inferiority trial versus celecoxib. Ann Rheum Dis 2016;75(1):37–44.

Honvo G et al. Efficacy of chondroitin sulfate in patients with knee osteoarthritis: a comprehensive meta-analysis exploring inconsistencies in randomized, placebo-controlled trials. Adv Ther 2019 Mar 16. DOI: 10.1007/s12325-019-00921-w.

King DE et al. Glucosamine/chondroitin and mortality in a US NHANES cohort. J Am Board Family Med. 2020;33(6):842–847.

Knapik JJ et al. Effects of oral glucosamine sulfate on osteoarthritis-related pain and joint-space changes: systematic review and meta-analysis. J Special Operations Med: a peer reviewed journal for SOF medical professionals. 2018;18(4):139–147.

Ogata T et al. Effects of glucosamine in patients with osteoarthritis of the knee: a systematic review and meta-analysis. Clin Rheumatol 2018;37:2479–2487.

Pelletier J-P. et al. Chondroitin sulfate efficacy versus celecoxib on knee osteoarthritis structural changes using magnestic resonance imaging : a 2-year multicentre exploratory study. Arthritis Res Ther 2016;18:256.

Provenza JR et al. Combined glucosamine and chondroitin sulfate, one or three times daily, provides clinically relevant analgesia in knee osteoarthritis. Clin Rheumatol 2014; DOI: 10.1007/s10067-014-2757-1.

Reginster JY et al. Different glucosamine sulfate products generate different outcomes on osteoarthritis symptoms. Ann Rheum Dis 2017;0:1–2. DOI: 10.1136/annrheumdis-2017-212251.

Rovati LC et al. Effects of glucosamine sulfate on the use of rescue non-steroidal anti-inflammatory drugs in knee osteoarthritis: results from the Pharmaco-Epidemiology of GonArthroSis (PEGASus) study. Semin Arthritis Rheum 2016;45:S34–S41.

Simental-Mendia M et al. Effect of glucosamine and chondroitin sulfate in symptomatic knee osteoarthritis: a systematic review and meta-analysis of randomized placebo-controlled trials. 2018;38(8):1413–1428.

Singh G et al. Combination treatment with glucosamine-chondroitin sulfate reduces pain, disability and NSAID consumption in patients with chronic low back pain: final results from a large, community-based, pilot, open prospective interventional study. Ann Rheum Dis 2014;73(Suppl 2):300.

Singh JA, et al. Chondroitin for osteoarthritis. Cochrane database of systematic reviews 2015, Issue 1. Art. No: CD005614

Veronese N et al. Glucosamine sulphate: an umbrella review of health outcomes. Ther Adv Musculoskel Dis. 2020;12:1759720X20975927.

Zhu X et al. Effectiveness and safety of glucosamine and chondroitin for the treatment of osteoarthritis: a meta-analysis of randomized controlled trials. J Orthopaed Surg Res 2018;13:170.

Coenzym Q_{10}

Coenzym Q_{10}, auch Ubichinon genannt, ist eine körpereigene, vitaminähnliche Verbindung. Coenzym Q_{10} kann von allen lebenden Zellen unseres Körpers hergestellt werden (u.a. aus Phenylalanin, Tyrosin und Acetyl-CoA). Daher wird es auch nicht zu den Vitaminen gezählt.

Unser Bedarf an Coenzym Q_{10} wird im Normalfall zum größten Teil durch die zelleigene Produktion gedeckt. Diese nimmt jedoch etwa ab dem 40. Lebensjahr ab.

Funktionen/Eigenschaften

Antioxidative Eigenschaften: Coenzym Q_{10} ist ein wichtiges fettlösliches Antioxidans. Es hilft, Fette und andere lipophile Substanzen im Körper vor Oxidation zu schützen. So auch jene, welche als Bestandteil von Lipoproteinen (z.B. Schutz vor oxidiertem LDL-Cholesterin) im Blut oder als Bestandteil von Zellwänden zu finden sind. Coenzym Q_{10} wirkt aber auch im Zusammenspiel mit anderen antioxidativen Systemen. So kann es beispielsweise »gebrauchtes«, oxidiertes Glutathion sowie Vitamin E wieder regenerieren, sodass diese erneut als Antioxidans genutzt werden können. Ebenfalls besteht eine Synergie von Coenzym Q_{10} mit dem Selenoenzym Thioredoxinreduktase. Diese Synergie könnte ein wichtiger Grund für die positiven Ergebnisse der Untersuchungen von Alehagen et al. sein (siehe Kapitel »Herz- und Gefäßerkrankungen«, Seite 483).

Energiestoffwechsel: Coenzym Q_{10} spielt eine lebenswichtige Rolle bei der sauerstoffabhängigen Energieproduktion in den Mitochondrien, den Energiekraftwerken aller lebenden Zellen, und trägt somit zur Bildung von ATP bei. Die Geschwindigkeit und die Wirksamkeit des Atemzyklus für die Mitochondrien sind in hohem Maße von einer optimalen Coenzym-Q_{10}-Versorgung abhängig. Aus diesem Grund ist der Coenzym-Q_{10}-Spiegel in jenen Geweben am höchsten, welche die größte metabolische Aktivität haben und daher am meisten Energie benötigen (Herz, Leber, Nieren, Muskeln).

Genetik: Coenzym Q_{10} agiert u.a. auch als Faktor bei der Genexpression für Proteine, die für die zelluläre Signalübertragung verantwortlich sind. Man geht davon aus, dass Coenzym Q_{10} einen Einfluss auf die Aktivierung von einigen hundert Genen hat.

Entzündungshemmende Eigenschaften, Endothelfunktion: Coenzym Q_{10} scheint eine schützende Funktion für das Endothel zu haben, vermutlich durch die entzündungshemmenden Eigenschaften der Verbindung. Coenzym Q_{10} zeigt diverse Wechselwirkungen mit Entzündungsmarkern: Die Spiegel des Tumornekrose-Faktors-alpha (TNF-α), von Interleukin-6 (IL-6) und des C-reaktiven Proteins (CRP, hs-CRP) werden gesenkt.

Vorkommen in der Nahrung

Coenzym Q_{10} ist in vielen Lebensmitteln zu finden, aber immer nur in sehr kleinen Mengen. Sardinen enthalten zwar besonders viel Coenzym Q_{10}, aber man müsste mindestens 2 Kilogramm Sardinen verzehren, um 100 mg Coenzym Q_{10} (oft eingesetzte Dosierung bei Supplementen) zuzuführen. Deshalb empfiehlt sich bei erhöhtem Bedarf an Coenzym Q_{10} der Einsatz von Supplementen.

Laborbestimmungen von Coenzym Q_{10}

Der Blutspiegel von Coenzym Q_{10} ist nur begrenzt aussagekräftig und unterliegt individuell großen Schwankungen, weil jede Körperzelle das Molekül im Normalfall selbst herstellen kann und daher das Blut nicht als primäres Transportmittel fungiert. Bei Supplementierung sollte der Plasma-Coenzym-Q_{10}-Spiegel aber dosisabhängig ansteigen, weil von außen zugeführtes Coenzym Q_{10} übers Blut verteilt wird. Da Coenzym Q_{10} im Blut in denselben Partikeln wie Cholesterin transportiert wird, sollte bei Laborbestimmungen der Plasma-Coenzym-Q_{10}-Spiegel auf den Cholesteringehalt bezogen werden (Cholesterin-korrelierter Wert).

Dosierungsempfehlungen

Die üblichen präventiven Dosierungen für den Einsatz von Coenzym Q_{10} bewegen sich zwischen 30 und 60 mg/Tag. Für therapeutische Einsätze wird meist eine tägliche Supplementierung im Bereich von 100–300 mg empfohlen. Als wachsartige, fettlösliche Substanz ist Coenyzm Q_{10} schlecht bioverfügbar. Wie bei allen fettlöslichen Nährstoffen empfiehlt man daher auch bei Coenzym Q_{10} die Einnahme mit oder nach einer (fetthaltigen) Hauptmahlzeit. Dadurch wird Q_{10} im Rahmen der Fettverdauung besser aufgenommen (Bildung von Mizellen im Darm). Durch die Einnahme mit einer fetthaltigen Mahlzeit erreicht man ähnlich aufnahmefördernde Effekte wie bei speziellen Darreichungsformen wie Nanoemulsionen, liposomale Emulsionen oder Sublingualtabletten. Der Nutzen dieser Darreichungsformen zeigt sich vor allem bei einer gestörten Fettverdauung oder wenn die Einnahme ohne Mahlzeit erfolgt.

Als therapeutisch geltende Blutspiegel (> 2,5 µg/ml) erreicht man mit allen Darreichungsformen, sofern entsprechende Dosierungen eingesetzt werden. Bei gewissen Erkrankungen (z. B. M. Parkinson) scheinen höhere Coenzym-Q_{10}-Blutspiegel (> 4 µg/ml) erforderlich zu sein. Hier sollten spezielle Darreichungsformen mit erhöhter Bioverfügbarkeit gewählt oder der Einsatz des deutlich teureren Ubichinols erwogen werden.

Anwendungsgebiete

Cholesterinstoffwechsel: Bestimmte cholesterinsenkende Medikamente (Statine) hemmen nicht nur die körpereigene Produktion von Cholesterin, sondern gleichzeitig auch jene von Coenzym Q10 (Seite 336). Der alleinige Einsatz von Coenzym Q_{10} bei statinbedingten Myopathien zeigt in neueren Studien allerdings (entgegen früheren Annahmen) keinen überzeugenden Effekt.

Trotzdem ist bei Statineinnahme die parallele Supplementierung mit Q_{10} (ca. 50–100 mg/Tag) zu empfehlen. Damit können die reduzierte Eigenproduktion ausgeglichen und die erniedrigten Coenzym-Q_{10}-Blutspiegel angehoben und möglicherweise das Risiko vor allem mitochondrialer Nebenwirkungen von Statinen reduziert werden. Ein ausreichend hoher Coenzym-Q_{10}-Blutspiegel scheint die lipdsenkende Wirkung von Statinen (z.B. Atorvastatin) positiv zu beeinflussen. Bei bestehenden Muskelschmerzen ist ein Therapieversuch mit 100–200 mg Coenzym Q_{10}/Tag angezeigt. Coenzym Q_{10} kann durch seine antioxidativen und lipophilen Eigenschaften zum Schutz von Lipoproteinen vor oxidativem Stress (LDL-Oxidation) beitragen.

Diabetes mellitus: Coenzym Q_{10}, > 100 mg/Tag, kann bei Diabetikern zur Verbesserung der Insulinspiegel und Insulinresistenz (HOMA-IR) sowie auch begleitend zur Reduktion des durch erhöhten Blutzucker entstehenden oxidativen Stresses eingesetzt werden. Damit kann evtl. auch das Risiko für die Spätfolgen des Diabetes (Gefäßverengungen, Nervenschädigungen, Augenprobleme, endotheliale Funktion usw.) reduziert werden. Ebenso kann Coenzym Q_{10} dazu beitragen, die Adiponektinspiegel zu erhöhen. Adiponektin ist ein Gewebshormon, das von Fettzellen gebildet wird. Ihm werden u.a. Funktionen bei der Regulierung des Appetits, des Blutzuckers, der Fettsäureverbrennung, der Insulinsensitivität, bei Entzündungsvorgängen im Gewebe und als kardiovaskulärer Risiko-

Patienten mit einem frischen Herzinfarkt profitieren von einer zusätzlichen Gabe von Q_{10} dadurch, dass sie weniger Folgeereignisse erleiden (basiert auf Singh et al. 1998).

Placebokontrollierte Doppelblindstudie an 144 Patienten (Q_{10} = 73, Placebo = 71) mit akutem Herzinfarkt, 120 mg Coenzym Q_{10}/Tag, 28 Tage

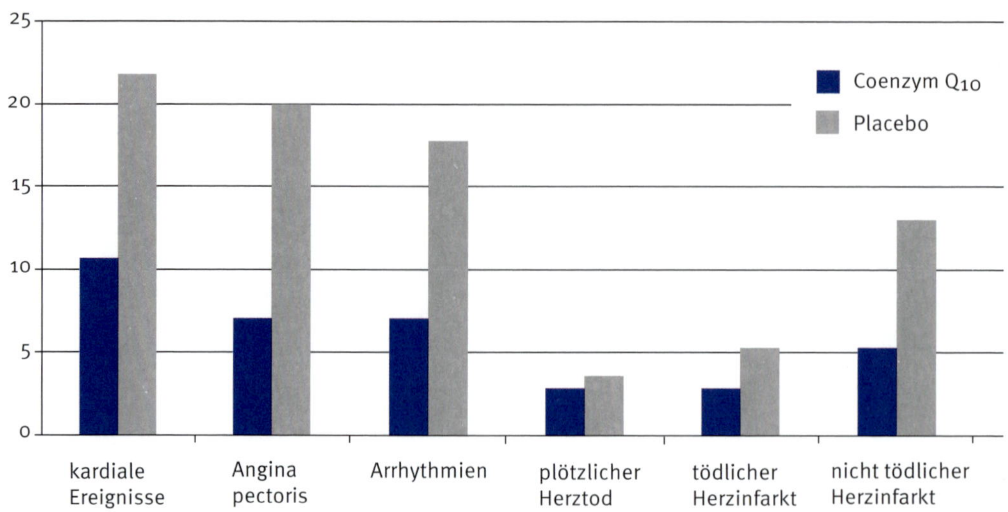

faktor zugeschrieben. Höhere Adiponektinwerte reduzieren die Insulinresistenz.

Fertilitätsstörungen, männliche; Spermienqualität: Coenzym Q_{10} kann, vor allem in Kombination mit anderen Mikronährstoffen (Antioxidanzien, L-Carnitin usw.), zur Verbesserung der Spermienqualität beitragen.

Fibromyalgie: Nach einer lediglich 6-wöchigen Supplementierung (300 mg/Tag) konnten in einer klinischen Studie klinisch relevante Ergebnisse in folgenden Bereichen erzielt werden: Linderung der Symptome insgesamt um 52 %, Reduktion der Schmerzen um 52 %, Reduktion der Erschöpfung um 47 %, Reduktion der morgendlichen Müdigkeit um 44 % sowie eine Normalisierung der Genexpression proinflammatorischer Faktoren. Neuere Untersuchungen zeigen, dass Coenzym Q_{10} auch psychopathologische Symptome (z. B. Depressionen) von Fibromyalgiepatienten verbessern kann.

Hautalterung, Hautschutz: Aufgrund seiner antioxidativen Eigenschaften ist Coenzym Q_{10} in vielen Kosmetika zur Verlangsamung der Hautalterung enthalten (Anti-Aging-Produkte). Wegen der intensiv gelborangen Farbe von Coenzym Q_{10} ist deren Konzentration allerdings immer sehr gering. Die Supplementierung von peroral eingenommenem Coenzym Q_{10} (wenigstens 30 mg/Tag) dürfte hier einen mindestens ebenbürtigen Effekt zeigen.

Herz-Kreislauf-Erkrankungen, allgemein: Vor allem wegen seiner wichtigen Funktionen im Energiestoffwechsel der Zellen und seiner antioxidativen Wirksamkeit gehören Herz-Kreislauf-Erkrankungen zu den wichtigsten und am besten belegten Anwendungsgebiete für den Einsatz von Coenzym Q_{10}. Es trägt dazu bei, die Blutgefäße vor oxidativen Schäden zu schützen. Diese gelten als zentraler Faktor für die der Entstehung diverser Herz-Kreislauf-Erkrankungen, wie beispielsweise Arteriosklerose, Bluthochdruck oder Herzinsuffizienz. Coenzym Q_{10} führt zu einer deutlichen Verbesserung der Funktion des Gefäßendothels. Bei herzkranken Menschen konnte ein erniedrigter Coenzym-Q_{10}-Gehalt im Herzmuskel festgestellt werden.

Eine Bestimmung des Coenzym-Q_{10}-Blutspiegels kann sinnvoll sein, um die Dosierung von Supplementen und deren Bioverfügbarkeit zu überprüfen. Der Richtwert für therapeutisch wirksame Blutspiegel bei kardiovaskulären Erkrankungen liegt bei ≥2,5 µg/ml.

Herz-Kreislauf-Erkrankungen, Primärprävention: Gesunden Senioren wurde in einer schwedischen Studie während 4 Jahren täglich 200 mg Coenzym Q_{10} plus 200 µg Selen verabreicht. Die Supplementierung bewirkte eine Reduktion der Todesfälle aufgrund von Herz-Kreislauf-Erkrankungen um nicht weniger als 55 %, die Gesamtmortalität sank um 24 %. Die Autoren konnten zeigen, dass dieser Schutz vor einem Herz-Kreislauf-Tod auch 8 Jahre nach Absetzen der Supplemente noch vorhanden war. Es wurden bei dieser Studie weitere Untersuchungsergebnisse generiert, die das positive Ergebnis erklären können. Dazu gehören verbesserte Herzfunktion, reduziertes Ansteigen des NT-proBNP (früher Marker für Herzinsuffizienz), Reduktion von Entzündungen und oxidativem Stress, Einfluss auf den IGF-1 (Insulin Growth Factor).

Herz-Kreislauf-Erkrankungen, Sekundärprävention Bypass-Operation: Patienten, die vor einer Bypass-Operation stehen, können von einer präventiven Einnahme von Coenzym Q_{10} profitieren: Reduktion des Bedarfs an Medikamenten zur Anregung der »Herzpumpfunktion« um 53 % und der Häufigkeit ventrikulärer Arrhythmien, einer häufigen Komplikation.

Herz-Kreislauf-Erkrankungen, Sekundärprävention Herzinfarkt: Bei Patienten nach einem akuten Herzinfarkt kann eine begleitende Supplementierung mit Coenzym Q_{10} die Häufigkeit von weiteren Ereignissen und Komplikationen ungefähr halbieren (Dosierungen 100–200 mg/Tag, Seite 334).

Herz-Kreislauf-Erkrankungen, Bluthochdruck: Interessante Hinweise gibt es auch für den Einsatz von Coenzym Q_{10} (100–200 mg) bei Bluthochdruck. Die mögliche Blutdrucksenkung (Rosenfeldt et al.) beträgt 14 mmHg (Systole) sowie 2 mmHg (Diastole). Neuere Daten zeigen moderatere Ergebnisse.

Statine hemmen nicht nur die Cholesterin-Synthese, sondern auch das Coenzym Q10 und den Selenstoffwechsel (vereinfachtes Schema).

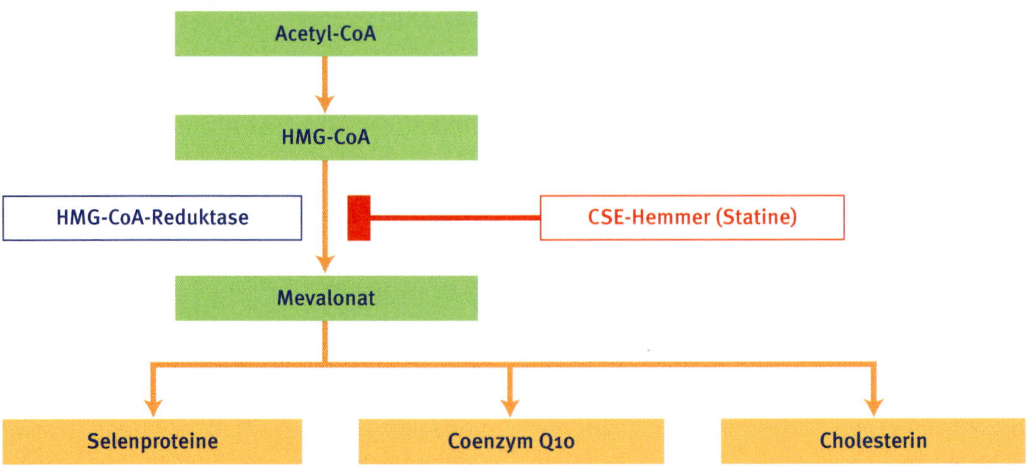

Herzinsuffizienz: Coenzym Q_{10} (300 mg, > 3 Monate) kann bei Herzinsuffizienz (ungenügende Herzpumpleistung) die Herzfunktion (Auswurffraktion, Herzschlagvolumen, Herzindex) und den Herzrhythmus verbessern. Gemäß einem aktuellen Cochrane-Review kann die Mortalität von Herzinsuffizienzpatienten durch die Gabe von Q_{10} fast halbiert werden. Coenzym Q_{10} scheint bei dieser Patientengruppe zudem die Notwendigkeit einer Hospitalisierung zu reduzieren.

Krebserkrankungen: Coenzym Q_{10} wird eingesetzt, um die kardiotoxischen Nebenwirkungen gewisser Chemotherapeutika (Anthrazykline, Doxorubicin) zu reduzieren. Auch bei der für Tumorpatienten typischen Erschöpfung kann Coenzym Q_{10} zum Einsatz kommen.

Das eindrückliche Resultat einer Studie mit Melanompatienten lässt vermuten, dass ein langfristig ausreichend hoher Coenzym-Q_{10}-Blutspiegel den Krankheitsverlauf günstig beeinflusst.

Bei Brustkrebspatientinnen zeigte die adjuvante Gabe von Coenzym Q_{10} eine Reduktion wichtiger Entzündungsmarker und Metalloproteinasen.

Migräne: Coenzym Q_{10} wird – oft in Kombination mit Vitamin B_2 und Magnesium – zur Prävention von Migräneanfällen eingesetzt. Dabei werden während für mindestens 8–12 Wochen täglich 150–300 mg Coenzym Q_{10} empfohlen (alleinige Q_{10}-Gabe: 300 mg/d). Möglicherweise sind ein zelluläres Energiedefizit, eine mitochondriale Dysfunktion und entzündliche Prozesse an der Entstehung von Migräneanfällen beteiligt. Es ist daher kein Zufall, dass die bei der Migräne zur Diskussion stehenden Nährstoffe in diesen Bereichen aktiv sind. Bei Patienten, die auf die Supplementierung ansprechen, kann Coenzym Q_{10} die Dauer der einzelnen Migräneattacken und auch deren Häufigkeit reduzieren (1,5 Migräneanfälle pro Monat weniger).

Mitochondriale Dysfunktionen, Nitrostress: Bei Störungen des mitochondrialen Stoffwechsels, der sich zunächst häufig in Müdigkeit, Energielosigkeit und Erschöpfung zeigt, ist der Einsatz von Coenzym Q_{10} (100–300 mg/Tag) eine wichtige Option.

Neurodegenerative Erkrankungen: Die Datenlage beim Morbus Parkinson, beim Morbus Alzheimer, bei der Friedreich'schen Ataxie und beim Morbus Huntington ist relativ schmal und uneinheitlich. Es gibt Vermutungen, dass Coenzym Q_{10} in höheren Dosierungen wegen seiner mitochondrialen, antioxidativen und entzündungshemmenden Wirkungen hilfreich sein könnte.

Schwangerschaft, Präeklampsie: Coenzym Q_{10} (200 mg/Tag, ab 20. Woche) kann bei Frauen mit einem erhöhten Risiko die Wahrscheinlichkeit einer Präeklampsie reduzieren.

Sport: Bei hoher körperlicher Aktivität wird Coenzym Q_{10} eingesetzt, um den Energiestoffwechsel zu unterstützen, die Regeneration der Muskulatur nach starker Beanspruchung zu fördern und den Überschuss an freien Radikalen zu reduzieren. Die Datenlage aus Studien ist aber nicht einheitlich. Vereinzelte Studien zeigen eine Leistungssteigerung nach Einnahme von Coenzym Q_{10} oder Coenzym QH (Ubichinol, 300 mg/Tag, 6 Wochen).

Der Einsatz von Antioxidanzien wie Q_{10} muss vor allem im Leistungssport sehr gezielt und in Absprache mit Fachleuten erfolgen, weil diese Supplemente die körpereigenen Reaktionen auf Trainingseinheiten (Trainingseffekt) schmälern können.

Zahnfleischentzündung und Parodontose: Coenzym Q_{10}, v.a. in Form von lokal wirksamen Zubereitungen (z.B. Lutschtabletten), ist dank seiner entzündungshemmenden Eigenschaften bei entzündetem Zahnfleisch und Parodontose eine interessante Option. Coenzym Q_{10} hat sich bei lokaler Anwendung (4 Wochen) als ähnlich effektiv erwiesen wie eine Zahnsteinentfernung. Am effektivsten ist die Kombination beider Interventionen.

Zystische Fibrose: Bei Patienten mit zystischer Fibrose sind niedrige Coenzym-Q_{10}-Blutspiegel bekannt.

Besondere Hinweise

Coenzym Q_{10} (Ubichinon) versus Coenzym QH (Ubichinol):

Coenzym Q_{10} (Ubichinon):

- ist die oxidierte Form von Q_{10}.
- ist die am besten und meisten untersuchte Form von Q_{10}.

- ist die Referenzverbindung des offiziellen Coenzym Q_{10}-Weltverbandes (Coenzyme Q_{10} Association).
- ist viel stabiler als Ubichinol, welches innerhalb kürzester Zeit oxidiert.
- wird bei der Einnahme mit einer fetthaltigen Mahlzeit – unter Bildung von Liposomen im Dünndarm – zuverlässig resorbiert.
- führt bei regelmäßiger Supplementierung zu wirksamen Q_{10}-Blutspiegeln.

Coenzym QH (Ubichinol)

- ist die reduzierte Form von Q_{10}.
- hat bei Einnahme auf nüchternen Magen eine höhere Bioverfügbarkeit als Q_{10}.
- ist mehr als doppelt so teuer wie Q_{10} (die Verbindung ist patentiert).
- ist als reduzierte Form (Elektronendonor) sehr instabil. Das weiße QH oxidiert bereits bei Kontakt mit Luft sofort zum gelb gefärbten Q_{10} (Ubichinon).
- wird nach der Freisetzung aus der Darreichungsform vermutlich schon im Magen-Darm-Trakt sehr rasch zu Ubichinon (Q_{10}) oxidiert.
- gelangt in das Lymphsystem als Ubichinon (Q_{10}), wo es wiederum zu QH reduziert wird. In dieser Form (QH) gelangt es dann auch ins Blut.
- besitzt evtl. zur Erreichung sehr hoher therapeutischer Blutspiegel (z. B. bei Mitochondriopathien) gewisse Vorteile.

Fazit: Coenzym Q_{10} und Coenzym QH sind (bei peroraler Applikation) – was den klinischen Nutzen anbelangt – als weitgehend gleichwertig zu beurteilen.

Überdosierung

Langjährige Erfahrungen auch mit sehr hohen Coenzym-Q_{10}-Dosierungen (bis 3 000 mg/Tag) haben gezeigt, dass Coenzym Q_{10} nicht nur sehr gut verträglich, sondern auch sehr sicher ist.

Literatur

Akbari A et al. Coenzyme Q10 supplementation and oxidative stress parameters: a systematic review and meta-analysis of clinical trials. Eur J Clin Pharmacol. (2020):1–17.

Alf D et al. Ubiquinol supplementation enhances peak power production in trained athletes: a double-blind, placebo controlled study. J Int Soc Sports Nutrition. 2013;10:24.

Alcocer-Gómez E et al. Effect of coenzyme Q10 on psychopathological symptoms in fibromyalgia patients. CNS Neurosci Ther. 2017;23(2):188–189.

Alehagen U et al. Still reduced cardiovascular mortality 12 years after supplementation with selenium and coenzyme Q10 for four years: A validation of previous 10-year follow-up results of a prospective randomized double-blind placebo-controlled trial in elderly. PLoS One. 2018;13(4): e0193120.

Chatterjee A et al. Evaluation of Co-Q10 anti-gingivitis effect. J Indian Soc Periodontal. 2013;16(4):530–542.

Cirilli I et al. Role of coenzyme Q10 in health and disease: an update on the last 10 years (2010–2020). Antioxidants. 2021;10(8):1325.

De Frutos F et al. Prophylactic treatment with coenzyme Q10 in patients undergoing cardiac surgery: could an antioxidant reduce complications? A systematic review and meta-analysis. Interact Cardiovasc Thorac Surg 2015 ;20 :254–259.

Dludla P et al. Coenzyme Q10 supplementation improves adipokine levels and alleviates inflammation and lipid peroxidation in conditions of metabolic syndrome: A meta-analysis of randomized controlled trials. Int J Mol Sci. 2020;21(9):3247.

Fan Li et al. Effects of coenzyme Q10 supplementation on inflammatory markers : a systematic review and meta-analysis of randomized controlled trials. Pharmacol Res 2017;119:128–136.

Gutierrez-Mariscal FM et al. Coenzyme Q10 and cardiovascular diseases. Antioxidants 2021;10(6):906.

Hertz N et al. Improved survival in patients with end-stage cancer treated with coenzyme Q_{10} and other antioxidants: a pilot study. J Int Med Res 2009;37:1961–1971.

Meghan JH et al. Blood pressure lowering efficacy of coenzyme Q10 for primary hypertension. Cochrane database of systematic reviews 2016, Issue 3, Art.No. CD007435.

Mortensen SA et al. The effect of coenzyme Q10 on morbidity and mortality in chronic heart failure: results from Q-SYMBIO: a randomized double-blind trial. JACC Heart Fail 2014;2(6):641–649.

Peres HA et al. The role of coenzyme Q10 supplementation with statin drug use and chronic diseases. J Infect Dis Prev Med. 2017;5(2). DOI: 10.4172/2329-8731.1000157.

Raygan F et al. The effects of coenzyme Q10 administration on glucose homeostasis parameters, lipid profiles, biomarkers of inflammation and oxidative stress in patients with metabolic syndrome. Eur J Nutr. 2016;55:2357–2364.

Rosenfeldt FL et al. Coenzyme Q_{10} in the treatment of hypertension: a meta-analysis of the clinical trials. J Hum Hypert 2007;21:297–306.

Rusciani L et al.Low plasma coenzyme Q_{10} levels as an independent prognostic factor for melanoma progression, J Am Acad Dermatol 2006;54(2):234–241.

Sabbatinelli J et al. Ubiquinol ameliorates endothelial dysfunction in subjects with mild-to-moderate dyslipidemia: a randomized clinical trial. Nutrients. 2020;12(4):1098.

Salvio G et al. Coenzyme Q10 and male infertility: a systematic review. Antioxidants 2021;10(6):874.

Sazali S et al. Coenzyme Q10 supplementation for prophylaxis in adult patients with migraine – a meta-analysis. BMJ Open 2021;11:e039358.

Teran E et al. Mitochondria and coenzyme Q10 in the pathogenesis of preeclampsia. Front Physiol. 2018;9:1561.

Wei H et al. Effects of coenzyme Q10 supplementation on statin-induced myopathy: a meta-analysis of randomized controlled trials. Ir J Med Sci. 2022 Apr;191(2):719–725.

Curcuma

Die Curcuma (Curcuma longa L.), die Indische Gelbwurz, aus der Familie der Ingwergewächse ist nicht nur ein zentrale – u.a. farbgebende – Komponente des indischen Currys, sondern ist auch seit langer Zeit ein Bestandteil der traditionellen asiatischen und indischen Medizin. Die Curcumawurzel enthält 3–5% Cucuminoide (77% Curcumin, 17% Demethoxycurcumin und 3–6% Bisdemethoxycurcumin) und ca. 6% Curcumaöl. Ferner sind auch Kohlenhydrate (ca. 70%), Fette, Proteine, Mineralstoffe und Vitamine enthalten.

In den Studien kommen häufig lediglich die Curcuminoide zum Einsatz. Es ist aber bekannt, dass vor allem Curcumaöl viele Substanzen enthält, die auch biologisch wirksam sind. Dazu gehören z.B. ar-Turmeron oder Germacron.

Die Bioverfügbarkeit der Aktivsubstanzen der Curcumawurzel, insbesondere der Curcuminoide, ist schlecht. Durch verschiedene Methoden kann sie verbessert werden (siehe Kapitel »Weitere Hinweise«, Seite 342).

Eigenschaften

Antioxidans: Die in der Curcumawurzel vorkommenden Inhaltsstoffe weisen zum Teil ausgeprägte, antioxidative Eigenschaften auf.

Entzündungshemmung (z.B. Neuroinflammation u.a.): Die Inhaltsstoffe der Curcumawurzel haben auch entzündungshemmende Eigenschaften, was sich in der Beeinflussung diverser Entzündungsparameter zeigt. Dazu gehören das Interleukin-1β, ein hochreaktives Molekül, das am Anfang der Entzündungskaskade steht und die Bildung von NF-κB auslöst. Curcuma hemmt als Folge auch die aus NF-κB entstehenden TNF-α, COX-2, IL-6, IL-8 und VEGF (Vascular endothelial growth factor). Ferner senken Curcumaextrakte auch das CRP (C-reaktives Protein) und die Blutsenkungsgeschwindigkeit.

Gefäßendothel: Curcumin verbessert die endotheliale Funktion erheblich. Die endotheliale Dysfunktion ist einer der frühen Marker für Atherosklerose.

Weitere biochemische Funktionen und Eigenschaften: Schutz vor stressbedingter Cortisolausschüttung, Modulation des Stickstoff-Monoxids (NO), Neuroprotektion: Hochregulierung und Förderung der antioxidativen Antwort des Transkriptionsfaktors Nrf2.

Dosierungsempfehlungen

Aufgrund der unterschiedlichen Zubereitungen ist es sehr schwierig, einheitliche Dosierungsempfehlungen für Curcumaextrakte abzugeben. Durch die Aufbereitung können Extrakte nicht nur sehr unterschiedliche Dosierungen der Inhaltsstoffe aufweisen, sondern eine entsprechende galenische Verarbeitung der Extrakte kann auch zu großen Unterschieden der Bioverfügbarkeit führen. Am besten orientiert man sich an Dosierungsempfehlungen für Präparate mit hoher Qualität von vertrauenswürdigen Anbietern. Diese sollten Extrakte einsetzen, welche in klinischen Studien erfolgreich untersucht wurden. Zumeist liegen präventive, unterstützende Dosierungen im Bereich von 300–600 mg/Tag, therapeutische Dosierungen bei ca. 700–1400 mg/Tag.

Anwendungsgebiete

Arthritis: Klinische Studien konnten zeigen, dass Curcumapräparate (Interventionsdauer 1,5–4 Monate) bei Arthritis eine mit den klassischen Antirheumatika (Ibuprofen) vergleichbare Wirkung aufweisen können (Besserung von Schmerzsituation, Morgensteifheit, Gelenkschwellungen, Verlängerung der zurückgelegten Gehstrecke, Reduktion des

Die Eigenschaften von Curcuma

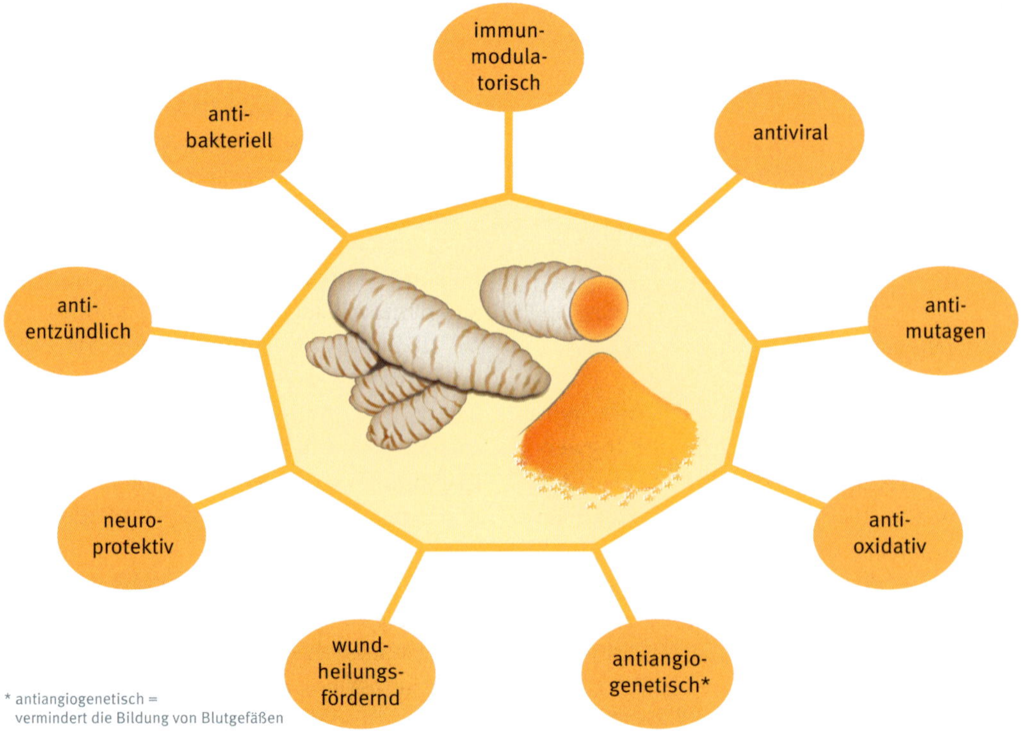

* antiangiogenetisch = vermindert die Bildung von Blutgefäßen

Rheumafaktors). Ein Vorteil ist das deutlich geringere Nebenwirkungspotential von Curcuma im Vergleich zu den klassischen Antirheumatika.

Arthrose, v. a. Kniearthrose: Verglichen mit klassischen, nichtsteroidalen Antirheumatika (Diclofenac, Ibuprofen) zeigen Curcumapräparate (empfohlene Anwendungsdauer > 12 Wochen) ebenbürtige Wirkungen, was die Gelenkschmerzen, die Gelenksteifheit und die Funktionalität anbelangt. In der Curcumin-Gruppe zeigten sich weniger gastrointestinale Nebenwirkungen. Am wirksamsten zeigt sich eine Kombination der klassischen Antirheumatika mit Curcuma-Präparaten.

Darmerkrankungen, chronisch-entzündliche; Reizdarm: Aufgrund der entzündungshemmenden Wirkung kann der Einsatz von Curcumapräparaten auch bei chronischen Darmentzündungen eine sinnvolle begleitende Therapieoption sein. Gute klinische Ergebnisse ergab eine Kombination von Curcumapräparaten mit der entzündungshemmenden 5-Aminosalizylsäure (5-ASA), die bei entzündlichen Darmerkrankungen seit langem angewendet wird.

Depressionen, Angstzustände: Der Einsatz von Curcuma wird auch bei Depressionen (Major Depression) diskutiert. Dabei könnten die entzündungshemmenden Eigenschaften und die Erhöhung des BDNF-Spiegels (Brain-derived neurotrophic factor) eine wichtige Rolle spielen. Ebenfalls werden die Spiegel der Neurotransmitter Serotonin und Dopamin erhöht. Bei der Kombination mit klassischen Antidepressiva zeigte sich ein additiver Effekt. Es konnte auch eine angstlösende Wirkung von Curcumapräparaten festgestellt werden.

Diabetes, Mikroangiopathie, Retinopathie: Nach den vorliegenden Daten verbessern Curcumapräparate den Nüchternglukosespiegel um durchschnittlich 0,48 mmol/l, der HbA_{1c}-Wert wurde um 0,4 % gesenkt. Ebenso konnte eine Erhöhung der Adiponektinspiegel gezeigt werden. Adiponektin wird eine Bedeutung bei der Regulation des Blutzuckers, der Fettsäureverbrennung, der Insulinsensitivität, bei Entzündungsvorgängen in Gewebe und als kardiovaskulärer Risikofaktor zugeschrieben. Höhere Adiponektinwerte reduzieren die Insulinresistenz. Curcumin zeigte in einer Pilotstudie bereits nach 4 Wochen interessante Wirkungen bei der Behandlung von Mikroangiopathien und Retinopathien (retinales Ödem, Sehkraft gemäß Snellen Scale) von Diabetikern.

Krebserkrankungen: Der Effekt von Curcumin bei der Entstehung von Tumoren ist in Zell- und Tierversuchen inzwischen intensiv untersucht worden. Curcumin scheint die Initiierung, die Progression und die Metastasierung diverser Krebszellen zu hemmen. Trotz der sehr interessanten Hinweise aus Studien ist bei der Anwendung von potenten Antioxidanzien wie Curcuma (v. a. hochdosierte Extrakte mit erhöhter Bioverfügbarkeit und während Therapien) bei Tumorpatienten Vorsicht geboten. Ein Einsatz sollte durch Spezialisten erfolgen.

Parodontitis: Curcumapräparate können klinische (z. B. Tiefe der Zahnfleischtaschen) und mikrobiologische Parameter verbessern.

Prostatahyperplasie, benigne: Gut bioverfügbare Curcumaextrakte können bei der gutartigen Prostatahyperplasie versucht werden. Eine Pilotstudie ergab klinisch relevante Verbesserungen gegenüber der alleinigen Standardbehandlung, die mittels des International Prostate Symptome Score quantifiziert wurden. Schmale Datenlage.

Schmerzen: In einer Meta-Analyse zeigte sich bei Schmerzpatienten (Arthritis, Arthrose, Muskelschmerzen, postoperative Schmerzen usw.), dass Curcumin eine analgetische Effektstärke aufweist, die mit der von nichtsteroidalen Antirheumatika oder Paracetamol vergleichbar ist. Die kombinierte Anwendung könnte eine additive Wirkung bzw. eine Reduktion des Schmerzmitteleinsatzes zur Folge haben.

Sport, muskuläre Erholung: Dank der entzündungshemmenden und antioxidativen Eigenschaften von Curcuma können Präparate mit entsprechenden Extrakten Muskelkater vermindern und die muskuläre Erholung nach intensiven sportlichen Leistungen reduzieren (gezielt einsetzen, keine Dauereinnahme).

Weitere Hinweise

Es gibt verschiedene Möglichkeiten, die Bioverfügbarkeit von Curcumapräparaten zu erhöhen. Dazu gehören der Einsatz von mizellären oder liposomalen Verbindungen, von synthetischen Tensiden (Polysorbate) oder der Zusatz von Piperin. Piperin ist einer der Hauptinhaltsstoffe von schwarzem Pfeffer. Piperin kann aber Wechselwirkungen mit Medikamenten eingehen (z. B. durch Hemmung der Glukuronidierungsprozesse) und auch zu Reizungen der Schleimhäute im Magen-Darm-Trakt führen. Aus diesem Grund ist der Einsatz von Piperin nicht empfehlenswert. Auf natürliche Art erhöhen lässt sich die Bioverfügbarkeit durch mizelläre Verbindungen, bei denen durch Zusatz von Lezithin als natürlichem Emulgator die Wasserlöslichkeit von Curcuma erhöht wird – ähnlich wie es auch beim Kochen der Fall sein kann.

Überdosierung, Sicherheit

Die EFSA (European Food Safety Authority) hat für Curcumin einen ADI (Acceptable Daily Intake) von 3 mg/kg Körpergewicht/Tag festgelegt. Der ADI beschreibt die Menge eines Stoffs in Lebensmitteln, die lebenslänglich für die allermeisten Personen ohne Risiko für die Gesundheit konsumiert werden kann.

Es gibt positive Erfahrungen mit Curcumapräparaten bei der nichtalkoholischen Fettleber (NAFLD). Allerdings wurde in vereinzelten Fällen über lebertoxische Wirkungen nach der Anwendung von Curcuma-Präparaten berichtet. Daher sollte gerade bei Patienten mit vorbestehenden Lebererkrankungen Zurückhaltung bei der Anwendung von Curcumapräparaten geübt werden.

Literatur

Alizadeh M & Kheirouri S. Curcumin reduces malondialdehyde and improves antioxidants in humans with diseased conditions: a comprehensive meta-analysis of randomized controlled trials. BioMedicine 2019;9(4):10–22.

Azhdari M et al. Metabolic benefits of curcumin supplementation in patients with metabolic syndrome: A systematic review and meta-analysis of randomized controlled trials. Phytother Res 2019;33 (5):1289–301.

Bannuru RR et al. Efficacy of curcumin and boswellia for knee osteoarthritis: systematic review and meta-analysis. Semin Arthritis Rheum 2018;48(3):416–429.

Baziar N et al. The effects of curcumin supplementation on body mass index, body weight, and waist circumference in patients with nonalcoholic fatty liver disease: a systematic review and dose–response meta-analysis of randomized controlled trials. Phytother Res. 2020;34(3):464–474.

BfR (Dt. Bundesamt für Risikobewertung). Curcumin in Nahrungsergänzungsmitteln: Gesundheitlich akzeptable tägliche Aufnahmemenge kann überschritten werden. Stellungnahme Nr. 040/2021 des BfR vom 14. Dezember 2021. DOI: 10.17590/20211214-121912.

Chandan S et al. Curcumin use in ulcerative colitis: is it ready for prime time? A systematic review and meta-analysis of clinical trials. Ann Gastroenterol 2020;33(1):53–58.

Changal KH et al. Curcumin preparations can improve flow-mediated dilation and endothelial function: a meta-analysis. Complement Med Res 2020; DOI: 10.1159/000506180.

Clark CCT et al. The effect of curcumin supplementation on circulating adiponectin: a systematic review and meta-analysis of randomized controlled trials. Diabetes Metab Syndr 2019;13(5):2819–2825

Dai W et al. Effectiveness of Curcuma longa extract versus placebo for the treatment of knee osteoarthritis: A systematic review and meta-analysis of randomized controlled trials. Phytotherapy Research. 2021;35(11):5921–5935.

Daily JW et al. Efficacy of turmeric extracts and curcumin for alleviating the symptoms of joint arthritis: a systematic review and meta-analysis of randomized clinical trials. J Med Food 2016;19(8):717–729.

De Oliveira RCG et al. Effects of Curcuma as an adjunct therapy on periodontal disease: A systematic review and meta-analysis. Compl Ther Clin Pract. 2021;101493.

Drobnic F et al. Reduction of delayed onset muscle soreness by a novel curcumin delivery system: a randomised, placebo-controlled trial. J Int Soc Sports Nutr. 2014;11:31–40.

Fatony RF et al. Effect of curcuma longa rhizome extract on fasting blood sugar levels and HbA1C in type 2 diabetes mellitus: a meta-analysis. Indonesian Med. 2021;6(2):119–134.

Ferguson JJA et al. Anti-inflammatory effects of oral supplementation with curcumin: a systematic review and meta-analysis of randomized controlled trials. Nutr Rev. 2021:79(9):1043–1066.

Fusar-Poli L et al. Curcumin for depression: a meta-analysis. Crit Rev Food Sci Nutr. 2020;60(15):2643–2653.

Garcia-Nino WR et al. Protective effect of curcumin against heavy metals-induced liver damage. Food Chem Toxicol 2014;69:182–201.

He Y et al. Curcumin, inflammation, and chronic diseases: how are they linked? Molecules 2015;20:9183–9213.

Jakubczyk K et al. Antioxidant potential of curcumin—a meta-analysis of andomized clinical trials. Antioxidants, 2020;9(11):1092.

Kotha RR et al. Curcumin: biological, pharmaceutical, nutraceutical, and analytical aspects. Molecules 2019;24:2930.

Ledda A et al. Meriva, a lecithinized curcumin delivery system. In the control of benign prostatic hyperplasia: a pilot, product evaluation registry study. Panminerva Med 2012;54(Suppl 1 to No. 4):17–22.

Nair A et al. Non-curcuminoids from turmeric and their potential in cancer therapy and anticancer drug delivery formulations. Biomolecules 2019;9:13.

Sahebkar A et al. Analgesic efficacy and safety of curcuminoids in clinical parctice: a systematic review and meta-analysis of randomized controlled trials. Pain Med 2016;17:1192–1202.

Salehi B et al. Therapeutic applications of curcumin nanomedicine formulations in cardiovascular diseases. J Clin Med 2020;9:746.

Sarraf P et al. Short-term curcumin supplementation enhances serum brain-derived neurotrophic factor in adult men and woman: a systematic review and dose-response meta-analysis of randomized controlled trials. Nutr Res 2019;69:1–8.

Shanmugam MK et al. The multifaceted role of curcumin in cancer prevention and treatment. Molecules 2015;20:2728–2769.

White CM & Lee JY. The impact of turmeric or its curcumin extract on nonalcoholic fatty liver disease: a systematic review of clinical trials. Pharm Pract 2019;17(1);1350.

White CM et al. Oral turmeric/curcumin effects on inflammatory markers in chronic inflammatory diseases: a systematic review and meta-analysis of randomized controlled trials. Pharmacol Res 2019; 146:104280.

β-Glucane

β-Glucane gehören zur Gruppe der löslichen Fasern. Der Verzehr von löslichen Nahrungsfasern wird bereits seit einiger Zeit mit positiven Auswirkungen auf die Gesundheit in Zusammenhang gebracht.

Eigenschaften

Es gibt verschiedene β-Glucane. Sie sind aus D-Glucopyranose-Einheiten aufgebaut, die unterschiedlich verknüpft sind. β-1,3/1,4-Glucan wird aus Hafer und Gerste gewonnen und dient zur Regulation des Lipid- und Zuckerstoffwechsels. β-1,3/1,6-Glucan wird aus den Zellwänden von Bierhefe gewonnen und besitzt immunologische Wirkungen.

β-1,3/1,4-Glucan: Reduktion der postprandialen Glukoseantwort, cholesterinsenkende Wirkung: Das aus Getreide gewonnene β-1,3/1,4-Glucan reduziert die postprandiale Glukosereaktion. Für diese Wirkung ist die hohe Viskosität von Beta-Glucan mitverantwortlich. Damit wird auch die Entleerung des Magens mit dem Speisebrei verlangsamt und auch die Verdauung und Resorption der Stärke im Darm verzögert. Dies erhöht das Sättigungsgefühl und vermindert die Nahrungszufuhr. Als Nebeneffekt können auch chemopräventive Effekte von β-1,3/1,4-Glucan beobachtet werden, die zu einer Reduktion des Kolonkrebsrisikos beitragen können. β-1,3/1,4-Glucan reduziert das Gesamtcholesterin und das LDL-Cholesterin. Für die Cholesterinsenkung scheint vor allem eine Steigerung der Gallensäuresynthese verantwortlich zu sein.

β-1,3/1,6-Glucan: Verbesserung der Immunantwort: β-1,3/1,6-Glucan aus der Bäckerhefe ist ein natürlicher Immunmodulator. Beta-1,3/1,6-Glucan kann den Magen unbeschadet passieren. Im darmassoziierten lymphatischen Gewebe (GALT) wird das Molekül von Makrophagen aufgenommen und zerlegt. Die Bruchstücke des Beta-Glucans werden dann von den Makrophagen freigesetzt und binden an bestimmte Rezeptoren (z. B. Dectin-1, CR-3) von weiteren Makrophagen und Immunzellen. Durch diese Rezeptorbindung wird das angeborene Immunsystem (Makrophagen, neutrophile Granulozyten, dendritische Zellen) zu erhöhter Aktivität moduliert – d. h. »etwas mehr scharfgeschaltet«. Studien zeigen einen Nutzen von β-1,3/1,6-Glucan zur Verringerung von Infektanfälligkeit und Pollenallergien. Es sind auch antiinflammatorische und IgA-steigernde Effekte bekannt.

Vorkommen, Dosierungsempfehlungen

β-1,3/1,4-Glucan: In Hafer oder Gerste ist β-1,3/1,4-Glucan enthalten. Je nach Herkunft des Getreides schwankt der Gehalt zwischen 4 und 5 g β-1,3/1,4-Glucan pro 100 g.

β-1,3/1,6-Glucan: kommt in den Zellwänden der Bierhefe und auch in Shiitake-Pilzen vor. Zur Prävention gegen Infektanfälligkeit werden ca. 250 mg/Tag eingesetzt. Wesentliche unerwünschte Nebenwirkungen sind nicht bekannt.

Anwendungsgebiete

Erhöhte Blutfettwerte, erhöhtes Cholesterin: *β-1,3/1,4-Glucan* bewirkt eine moderate Reduktion des LDL-Cholesterins um ca. 0,25 mmol/l und des Gesamtcholesterins um ca. 0,3 mmol/l. Allgemein wird für diese Anwendung eine Dosierung von ≥ 3 g/Tag empfohlen. Die Datenlage ist sehr gut.

Zuckerstoffwechsel, postprandiale glykämische Antwort: *β-1,3/1,4-Glucan*: Bereits eine Einzelgabe von 30 g (idealerweise groben) Haferflocken führt bei Diabetikern und Nichtdiabetikern zu relevanten Senkungen der postprandialen Glukose- und Insulinantwort. Je nach Beta-Glucan-Gehalt des Getreides bewegt sich die Reduktion des Glukosepeaks (iAUC, Area Under the Curve) zwischen 9 und 39 %. Eine Zugabe von β-1,3/1,4-Glucan-haltiger Gerste, Haferflocken und Haferkleie zu Mahlzeiten mit Kohlenhydraten oder als Müsli zum Frühstück ist gerade für Diabetiker sehr sinnvoll. Neben der Regulation des Blutzuckers verbessert β-1,3/1,4-Glucan auch das Sättigungsgefühl und die Darmflora.

Prävention gegen Infekte der oberen Atemwege, Pollenallergien: *β-1,3/1,6-Glucan*: Tägliche Dosierungen von 250 mg β-1,3/1,6-Glucan können die Häufigkeit von Infekten der oberen Atemwege und den Antibiotikabedarf bereits nach 2–4 Wochen in klinisch relevanter Weise vermindern (auch bei Kindern und in Stresssituationen). Eine neuere Meta-Analyse hat nun auch bestätigt, dass β-1,3/1,6-Glucan nicht nur die Infekthäufigkeit, sondern auch die Infektdauer und in den meisten placebokontrollierten Studien auch den Schweregrad der Symptome reduzieren konnte. Die Häufigkeit und Symptomatik von Pollenallergien scheinen ebenfalls günstig beeinflusst zu werden.

Literatur

Meng F. Baker's yeast beta-glucan decreases episodes of common childhood illness in 1 to 4 year old children during cold season in China. J Nutr Food Sci. 2016;6:518.

Schlörmann W et al. Potential health benefits of β-glucan from barley and oat. Ernährungs-Umschau 2017;64(10):145–149.

Stier H et al. Immune-modulatory effects of dietary yeast beta-1,3/ 1,6-D-glucan Nutr J 2014;13:38–46.

Talbott S et al. Beta 1,3/ 1,6 Glucan decreases upper respiratory tract infection symptoms and improves psychological well-being in moderate to highly stressed subjects. Agro Food Industry Hi-Tech. 2010;21:21–24.

Talbott S et al. β-glucan supplementation, allergy symptoms, and quality of life in self-described ragweed allergy sufferers. Food Sci Nutr 2013;1(1):90–101.

Wang Y et al. Barley β-glucan reduces blood cholesterol levels via interrupting bile acid metabolism. Brit J Nutr. 2017;118:822–829.

Xu, D et al. A Meta-Analysis of β-glucan effects on lipids in mildly hypercholesterolemic individuals. Curr Develop Nutr. 2020;4 (Supplement 2):793.

Zhong K et al. Effects of yeast β-glucans for the prevention and treatment of upper respiratory tract infection in healthy subjects: a systematic review and meta-analysis. Eur J Nutr. 2021;1–13.

Zurbau A et al. The effect of oat β-glucan on postprandial blood glucose and insulin responses: a systematic review and meta-analysis. Eur J Nutr. 2021;75:1540–1554.

Grüntee und Grüntee-Extrakte

Grüntee wird aus der Stammpflanze Camellia sinensis (»sinensis« = aus China stammend) gewonnen. Während der Grüntee früher vor allem in Asien gern getrunken wurde, erfreut er sich auch in der westlichen Welt zunehmender Beliebtheit.

Eigenschaften

Antioxidative Kapazität, nitrosativer Stress: Die antioxidativen Eigenschaften von Grüntee beruhen vor allem auf seinen hemmenden Effekt auf die Wasserstoffperoxid-Bildung. Grüntee hemmt die Lipidperoxidation, aktiviert die Glutathionperoxidase (wichtiges selenabhängiges, antioxidatives Enzym) und Glutathion und trägt auch zur Neutralisierung der freien Radikale bei, die aus der

Bildung von NO (Stickstoff-Monoxid) entstehen.

Appetit- und Gewichtsregulation: Grüntee reduziert die Bildung von Ghrelin, einem appetitanregenden Hormon, und erhöht das Adiponektin (Senkung des Diabetes-Risikos). Grüntee scheint auch die Bildung und den Abbau von Enzymen für den Fettstoffwechsel mitzuregulieren sowie auch den Abbau und die Aufnahme von Stärke aus der Nahrung zu hemmen.

Entzündungen, Histaminfreisetzung: Grüntee hemmt das am Anfang der Entzündungskaskade stehende Molekül NF-κB. Er reduziert auch die Bildung der 12-Hydroxy-Eicosatetraensäure und von PGE_2 – dies sind die beiden wichtigsten Moleküle bei der Entstehung von akutem Sonnenbrand. Zudem reduziert Grüntee die Histaminfreisetzung aus den Mastzellen.

UV-Protektion, Sonnenschutz: Die Grüntee-Catechine werden in die Haut eingelagert und tragen zum Schutz vor UVA-induzierten Hautschäden und der Hautalterung bei. Fördert Reparaturprozesse in der DNA.

Wissen

Die hauptsächlich im Grüntee enthaltenen sekundären Pflanzenstoffe sind Polyphenole, davon sind die Mehrheit Catechine – v. a. Epigallocatechingallat –, daneben Coffein, Theanin, Theobromin und Theophyllin. Es gibt viele Studien über die Vorteile des Grünteekonsums. Will man diese positiven Wirkungen auch mit Grünteesupplementen abbilden, sollte man hierfür wasserlösliche Grüntee-Extrakte wählen, die sich bereits in Studien bewährt haben.

Dosierungsempfehlungen

Aufgrund der sehr verschiedenen Extrakt-Arten und galenischen Zubereitungen ist es schwierig, einheitliche Dosierungsempfehlungen abzugeben. Am besten orientiert man sich an Präparaten, mit denen konkrete und erfolgreiche Studienerfahrungen gemacht worden sind, und richtet sich nach diesen Dosierungen.

Anwendungsgebiete

Akne: Grüntee verbesserte in einer Studie die entzündlichen Hautläsionen im Bereich der Stirn und der Wangen und führte generell zu weniger betroffenen – auch nicht entzündlichen – Stellen auf der Nase, rund um den Mund und das Kinn. In einer neueren Meta-Analyse wird die lokale Anwendung von Grünteeextrakt empfohlen. Bei der Einnahme zeigte sich keine Wirkung.

Blutfette, erhöhte: Grüntee kann die Blutfettwerte moderat verbessern. Bei einer Supplementierung kann eine Reduktion der Triglyzeride um etwa 2 % sowie des LDL um ca. 4 % erwartet werden. Bei einer Gabe von > 12 Wochen werden die Triglyzeride um 4–5 % gesenkt.

Diabetes: Neuere Meta-Analysen zeigen keinen Effekt von Grüntee oder Grünteeextrakt auf die Kontrolle des Zuckerstoffwechsels bei Diabetikern.

Dickdarmpolypen, Sekundärprophylaxe: Zur Sekundärprävention von Dickdarmpolypen wurde in einer großen deutschen Multizenterstudie mit rund 1000 Probanden (nach einer Entfernung der Polypen vor < 6 Monaten) ein coffeinfreier Grünteeextrakt (150 mg/Tag) während 3 Jahren verabreicht. Dabei zeigte sich bei Männern – nicht jedoch bei Frauen – ein moderater chemopräventiver Effekt.

Haut, UV-Schutz, Sonnenschutz: Eine Einnahme von Grünteesupplementen ist wirksam gegen die Entwicklung von Sonnenbrand (Erythemen), die von einer UV-Bestrahlung mit niedriger Intensität ausgeht. Dosierung mind. 540 mg Grünteecatechine/Tag, Anwendungsdauer 6–12 Wochen. Natürlich wird stets empfohlen, diese Anwendung mit einem äußeren Sonnenschutzmittel zu kombinieren.

Herz-Kreislauf-Erkrankungen: Ein regelmäßig hoher Grünteekonsum senkt das Risiko für Herzinfarkte (um ca. 20–30 %), Schlaganfälle (um ca. 25–35 %) und Hirnblutungen.

Leber, Fettleber, nichtalkoholische (NAFLD): Grüntee scheint den Fettgehalt in der Leber zu reduzieren. Zudem senkt er bei der nichtalkoholischen Fettleber den ALT-Wert (Alanin-Aminotransferase), den Marker für eine Leberentzündung (8-Isoprostan, im Urin) und auch den AST-Wert (Aminotransferase). Außerdem werden die Blutfette und die Insulinresistenz (HOMA-IR) verbessert.

Prävention, lebensverlängernde Wirkung, Mortalität: In zwei großen Kohortenstudien (China) mit über 115 000 Probanden und einer Beobachtungszeit von 8–14 Jahren konnte bei regelmäßigen Grüntee-Trinkern (≥3 Tassen/Woche, ununterbrochen während 6 Monaten/Jahr) eine Reduktion der Gesamt-Todesfälle um 5 % (bei Nichtrauchern sogar um 11 %) festgestellt werden. Die Zahl kardiovaskulär bedingter Todesfälle nahm sogar um 14 % ab. Ähnliche Zahlen ergeben Studien aus Japan. Zusätzlich sank auch das Risiko für Krebserkrankungen (–11 % bei 1–2 Tassen/Tag) und auch für Atemwegkrankheiten (–34 % bei 5 und mehr Tassen/Tag).

Übergewicht: Bei einer regelmäßigen Zufuhr von Grünteeextrakten (ca. 12 Wochen) zeigte sich bei übergewichtigen Personen eine Reduktion des Körpergewichts um ca. 1,5–2 kg sowie eine moderate Reduktion des BMI, eine Reduktion des Bauchumfangs um ca. 2 cm. Selbstverständlich ergibt eine solche Maßnahme nur Sinn, wenn man die Grüntee-Supplementierung mit einer gesunden Ernährung und mit regelmäßiger körperlicher Aktivität kombiniert. Eventuell erfolgt die appetitregulierende Wirkung über eine Reduktion der Sekretion von Ghrelin (appetitanregendes Hormon).

Sicherheit/Überdosierung

Grüntee als Getränk gilt bei der für Lebensmittel üblichen Einnahmemenge als sicher. Bei der Verwendung von Grünteeextrakt gibt es einzelne Fallberichte von erhöhten Leberwerten; Extrakte sind konzentrierte Zubereitungen und die Inhaltsstoffe daher viel höher konzentriert. Bei bekannten Lebererkrankungen sollte man auf den Einsatz v. a. von hochdosierten Grünteeextrakten verzichten Eine Tagesration Grünteeextrakt kann durchaus ca. 1,5 Liter Grüntee oder mehr betragen. Genauso wie man diese Menge Grüntee nicht auf einmal trinken würde, sollte man auch die höher dosierte Einnahme von Grünteeextrakten daher über den Tag verteilen. Es wird empfohlen, Grünteesupplemente zusammen mit einer Mahlzeit einzunehmen. Andere hochdosierte, catechinhaltige Supplemente (z. B. Traubenkernextrakt) sollte man nicht mit Grünteepräparaten kombinieren. Die in Grüntee und Grünteeextrakten enthaltenen Polyphenole können bei gleichzeitiger Einnahme die Verwertung von Spurenelementen wie Eisen und Zink reduzieren. Ein zeitlicher Abstand von 2–3 Stunden oder die parallele Zufuhr von Vitamin C (z.B. Orangensaft, Vitamin C-Supplement) kann diese Wechselwirkung vermeiden helfen.

Literatur

Abe SK et al. Green tea consumption and mortality in Japanese men and women: a pooled analysis of eight population-based cohort studies in Japan. Eur J Epidemiol. 2019;34(10):917–926.

Ettrich TJ et al. Green tea extract prevents colorectal adenomas in males, but not in females-results of the MIRACLE trial. Zschr Gastroenterol. 2021;59(8):A-080.

Kapoor MP et al. Green tea catechin association with ultraviolet radiation-induced erythema: a systematic review and meta-analysis. Molecules. 2021;26:3702.

Kim S et al. The effects of green tea on acne vulgaris: A systematic review and meta-analysis of randomized clinical trials. Phytother Res. 2021;35(1):374–383.

Lin Y et al. The effect of green tea supplementation on obesity: a systematic review and dose–response meta-analysis of randomized controlled trials. Phytother Res. 2020;34(10):2459–2470.

Lu PH et al. Does supplementation with green tea extract improve acne in post-adolescent women? A randomized, double-blind, and placebo-controlled clinical trial. Compl Ther Med 2016;25:159–163.

Mansour-Ghanaei F et al. Green tea as a safe alternative approach for nonalcoholic fatty liver treatment: a systematic review and meta-analysis of clinical trials. Phytother Res. 2018;32(10):1876–1884.

Oketch-Rabah HA et al. United States Pharmacopeia (USP) comprehensive review of the hepatotoxicity of green tea extracts. Toxicol Rep. 2020;7:386–402.

Pang J et al. Green tea consumption and risk of cardiovascular and ischemic related diseases: a meta-analysis. Int J Cardiol 2016;202:967–974.

Xu R et al. Effect of green tea consumption on blood lipids: a systematic review and meta-analysis of randomized controlled trials. Nutr J. 2020;19:1–15.

Yu J et al. The effectiveness of green tea or green tea extract on insulin resistance and glycemic control in type 2 diabetes mellitus: a meta-analysis. Diabetes Metabol J. 2017;41(4):251–262.

Zhao LG et al. Green tea consumption and cause-specific mortality: results from two prospective cohort studies in China. J Epidemiol 2017;27:36–41.

α-Liponsäure

Die α-Liponsäure, auch Thioctsäure genannt, ist eine kurzkettige, schwefelhaltige Fettsäure. α-Liponsäure wird in den Mitochondrien gebildet. Sie besitzt sowohl fett- als auch wasserlösliche Eigenschaften und kann daher ihre antioxidative Schutzwirkung überall im Gewebe (an der Zellmembran sowie außerhalb und innerhalb der Zelle) zur Verfügung stellen. Sie kann auch die Blut-Hirn-Schranke passieren und damit in das Nervengewebe eindringen.

Eigenschaften

Antioxidative Eigenschaften: Dihydro-α-Liponsäure (reduzierte Form) ist eines der potentesten endogenen Antioxidanzien. Das System Liponsäure/Dihydroliponsäure ist auch in der Lage, andere wichtige Antioxidanzien wie beispielsweise Coenzym Q_{10}, Glutathion, Vitamin C und E zu regenerieren (»Antioxidans von oxidierten Antioxidanzien«). α-Liponsäure fördert zudem die körpereigene Synthese von Glutathion, einem der wichtigsten intrazellulären Antioxidanzien und Entgiftungsmoleküle. Durch ihre ausgeprägten antioxidativen Eigenschaften schützt die α-Liponsäure viele Moleküle und Strukturen vor oxidativen Schäden, so z.B. Lipoproteine (LDL), Gefäßwände (Endothel), Nervengewebe.

Energiestoffwechsel, Mitochondrien, Co-Enzym: In v.a. an Lysin gebundener Form fungiert α-Liponsäure in vielen enzymatischen Reaktionen als Coenzym, so z.B. im Energiestoffwechsel in den Mitochondrien (Krebszyklus). Vor allem auch durch ihre antioxidativen Eigenschaften ist die Substanz auch wichtig für den Schutz und die Aufrechterhaltung der Funktionalität der Mitochondrien.

Komplexbildung mit Metallionen, »Entgiftung«: α-Liponsäure bildet v.a. mit 2-wertigen Metallionen Komplexe (Chelatbildung), so auch mit Schwermetallen (z.B. Blei, Cadmium, Quecksilber, Nickel, Arsen). Wenn man diesen ausgesetzt ist, können Schwermetalle schlechter aufgenommen und möglicherweise einfacher ausgeschieden werden. Eventuell trägt die Chelatbildung mit Schwermetallen u.a. zur Reduktion von oxidativem Stress und so zur Verbesserung bei einigen Krankheitsbildern bei, bei denen α-Liponsäure eingesetzt wird.

Entzündungshemmende Eigenschaften: α-Liponsäure zeigt beim »Abfangen« von freien Sauerstoff- und von Stickstoffradikalen antiinflammatorische Eigenschaften. Sie kann vermutlich zudem die Produktion von entzündungsfördernden Molekülen wie z.B. NF-κB, Tumornekrosefaktor-alpha (TNF-α), Interleukin-6 (IL-6) und Interleukin-1β (IL-1β) und C-reaktives Protein (CRP) hemmen.

α-Liponsäure besitzt zwei Schwefelatome und ist sowohl wasser- als auch fettlöslich.

α-Liponsäure existiert in Form von 2 Stereoisomeren (»Spiegelbildern«): (R)-Form, rechtsdrehend, »natürliche Form«; (S)-Form: linksdrehend, geringere biologische Aktivität.

Dosierungsempfehlungen

α-Liponsäure wird über die Nahrung nur in geringen Mengen zugeführt. Präventiv werden Dosierungen zwischen 100 und 200 mg/Tag, therapeutisch meist im Bereich von 600(–1200) mg/Tag eingesetzt. Die Supplementierung von 600 mg/Tag ist die meistuntersuchte Dosierung von α-Liponsäure mit dem besten Nutzen/Risiko-Verhältnis.

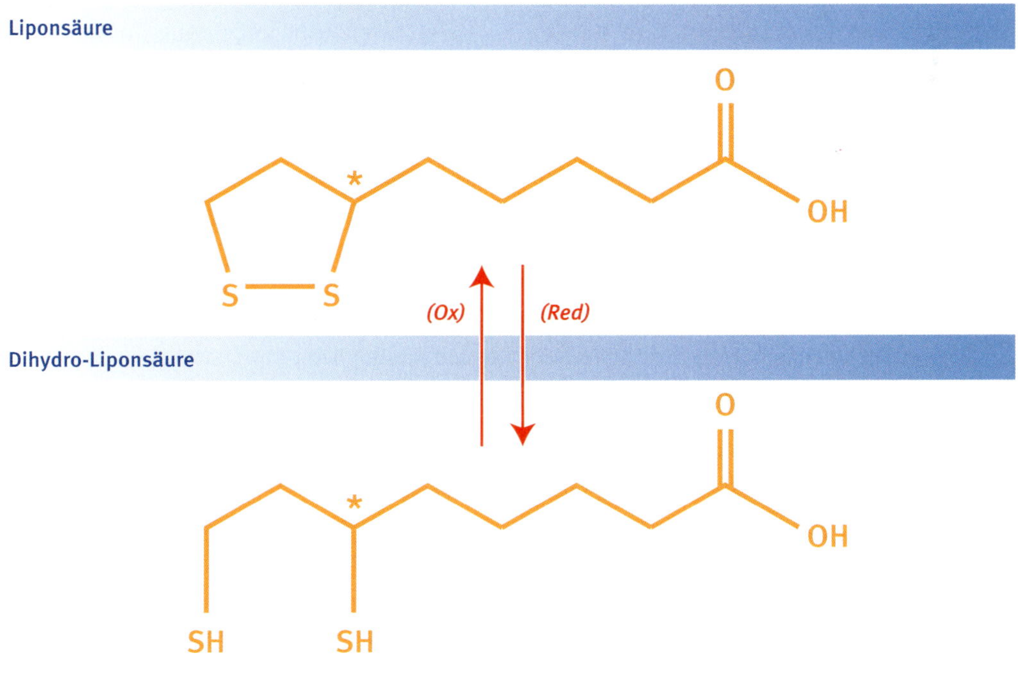

Anwendungsgebiete

Blutdruck, erhöht: Es gibt Hinweise darauf, dass der Einsatz von α-Liponsäure (600–1200 mg/Tag, idealerweise > 3 Monate) bei Hypertoniepatienten einen positiven Effekt auf den Blutdruck (systolisch –6,1 mmHg, diastolisch –3,6 mmHg) haben kann.

Cholesterin, erhöht: Die Supplementierung von α-Liponsäure (600 mg/Tag) führte bei Erwachsenen mit erhöhten Blutfettwerten zu folgenden Effekten: Triglyzeride –29,2 mg/dl, LDL –12,9 mg/dl, HDL wurde nicht verändert. Ein sehr wichtiger Effekt dürfte auch der Schutz der Lipidpartikel vor Oxidation sein (oxidiertes LDL).

Diabetes, diabetische Neuropathien: Bei der α-Liponsäure steht insbesondere ihre Anwendung bei der Behandlung und Prävention von diabetischen Nervenstörungen (diabetische Neuropathie) im Vordergrund. Zu dieser Anwendung gibt es die meisten Studien und mit dieser Indikation ist α-Liponsäure seit über 50 Jahren als Arzneimittel im Handel. α-Liponsäure kann zur Verminderung der Schmerzintensität führen; für die Verbesserung der Symptome ist eine Dosierung von 600 mg/Tag (mind. 3–5 Wochen) nötig. Die Substanz wird auch intravenös verabreicht; diese Applikation sollte aber kontrolliert und durch Spezialisten erfolgen. Wichtig ist ein möglichst früher Einsatz.

Diabetes, Zuckerstoffwechsel: α-Liponsäure wird im Bereich Prädiabetes/Diabetes häufig eingesetzt, nicht nur zur Prävention und Behandlung von diabetischer Neuropathie, sondern auch zur Verbesserung des Zuckerstoffwechsels: α-Liponsäure kann die Insulinresistenz verbessern und auch das Gefäßendothel schützen, z.B. vor entzündlichen Prozessen oder vor oxidativen Schäden beispielsweise durch erhöhten Blutzucker.

Entzündungen (inkl. low-grade Inflammation), Schmerzen: Wegen seiner entzündungshemmenden Eigenschaften kann α-Liponsäure bei Low-Grade-Entzündungen (Herz-Kreislauf-Erkrankungen, Silent Inflammation), aber auch bei Leberentzündungen, Gelenkentzündungen, Autoimmunerkrankungen und chronischen Schmerzzuständen begleitend eingesetzt werden. α-Lipon-

α-Liponsäure: schweflig und scharf – mit der Mahlzeit oder nüchtern?

α-Liponsäure riecht nicht nur intensiv nach Schwefel, sondern die Substanz hat auch einen typischen, brennend scharfen Geschmack. Bei Einnahme auf nüchternen Magen kann sie daher bei empfindlichen Menschen die Magenschleimhaut reizen. Da ihre Eigenschaften als Chelatbildner aber zur Hemmung der Aufnahme von 2-wertigen Mineralstoffen (z. B. Eisen, Zink) führen kann, wäre es optimal, Präparate mit α-Liponsäure auf leeren Magen und nicht gleichzeitig mit Mineralstoff- und Spurenelementpräparaten einzunehmen.

Was nun? Testen Sie die Verträglichkeit der Einnahme auf leeren Magen. Sollte Ihr Magen rebellieren, nehmen Sie das Präparat sicherheitshalber doch zum Essen, denn die Verträglichkeit geht vor.

säure wird derzeit als Option bei zahlreichen Schmerzzuständen untersucht, auch solchen unbekannter Ursache (Arthralgie, Neuropathie, Myalgie, 400–800 mg/Tag, 2 Monate).

Gefäße, Endothelfunktion: α-Liponsäure verbessert die Endothelfunktion der Blutgefäße. Eine gestörte Endothelfunktion spielt bei der Entstehung von kardiovaskulären Erkrankungen eine wichtige Rolle.

Grauer Star (Katarakt): α-Liponsäure kann wegen ihrer antioxidativen und Schwermetall-bindenden Eigenschaften unterstützend zur Prävention und Behandlung des grauen Stars eingesetzt werden. Bei der Katarakt spielen oxidative Prozesse und möglicherweise auch chronische Schwermetallbelastungen eine kausale Rolle. Schmale Datenlage.

Polyneuropathien, z. B. nach Chemotherapie: Beim Einsatz gewisser Chemotherapeutika (z. B. Platinverbindungen, Docetaxel) können Polyneuropathien als Nebenwirkung auftreten. Der Einsatz von α-Liponsäure kann zwar versuchsweise erwogen werden, muss aber durch einen Spezialisten erfolgen (nicht während einer Chemotherapie). Die Datenlage für α-Liponsäure bei nicht diabetischen Neuropathien ist aber sehr schmal.

Lebererkrankungen (nichtalkoholische Fettleber, NAFLD): Die antioxidativen, antiinflammatorischen und die mitochondrialen Wirkungen der α-Liponsäure machen diese zu einem interessanten Kandidaten bei der Behandlung der NAFLD. Kleinere Studien zeigen bei NAFLD-Patienten eine Verbesserung des Lipidstoffwechsels (deutliche Senkung der Triglyzeride) und des glykämischen Profils (verbesserte Insulinsensitivität). Die Datenlage ist schmal.

Mitochondriopathien, nitrosativer Stress: Der Einsatz v on α-Liponsäure – in Kombination mit anderen wichtigen mitochondrialen Mikronährstoffen wie Vitamin B_2, B_{12}, Coenzym Q_{10} und L-Carnitin – ist zur Unterstützung der Mitochondrienfunktion und zur Reduktion von Nitrostress möglich. Störungen des mitochondrialen Haushaltes und dagegen eingesetzte Nährstoffe werden bei diversen Erkrankungen (neurodegenerative wie Parkinson, Alzheimer, MS oder Migräne) sowie dem Alterungsprozess diskutiert.

Multiple Sklerose: Da α-Liponsäure neuroprotektive Eigenschaften hat, wird sie immer wieder im Zusammenhang mit MS diskutiert.

Schwermetall-Belastungen, chronische: Liponsäure und Dihydroliponsäure binden bevorzugt 2-wertige Metallionen (z. B. Blei, Quecksilber, Kupfer, Eisen, Zink). Der Vorteil von α-Liponsäure bei der Behandlung von chronischen Schwermetallbelastungen im Vergleich zu anderen Komplexbildnern wie Penicillamin, EDTA usw. ist, dass sie eine gut untersuchte, verträgliche, körpereigene Substanz ist. Zudem kann damit eine belastende parenterale Applikation (Infusion, Injektion) oft durch eine perorale Gabe ersetzt werden.

Sport: Der positive Einfluss auf das Glutathionrecycling und die Glutathionsynthese sowie die Funktion der Mitochondrien könnte die muskuläre Regeneration nach intensiver Belastung unterstützen. Auch über eine Reduktion der Muskelschäden nach einem Training wird berichtet. Schmale Datenlage.

Übergewicht: α-Liponsäure kann unterstützend und zeitlich limitiert zur Gewichtsreduktion eingesetzt werden (in Kombination mit anderen Maßnahmen). α-Liponsäure senkt die Leptin-Blutspiegel und erhöht die Adiponektinspiegel.

Besondere Hinweise

Reine R-α-Liponsäure ist zwar die natürliche Form der Verbindung. Die rechtsdrehende Form von α-Liponsäure ist aber nicht nur sehr instabil, sie weist auch eine hohe Tendenz zur Polymerisierung (Kettenbildung) auf, was die Bioverfügbarkeit markant beeinträchtigt. Daher wird in den meisten Präparaten das auch in Studien am besten untersuchte Razemat R,S-α-Liponsäure verwendet. Für Arzneimittel ist nur das Razemat zugelassen.

Sicherheit, unerwünschte Nebenwirkungen

Die häufigsten unerwünschten Nebenwirkungen von α-Liponsäure sind Magenbrennen und Hautirritationen (v.a. höhere Dosierungen). In sehr seltenen Fällen wurde auch über eine Insulin-Autoimmunreaktion berichtet. Die Gabe von α-Liponsäure gilt jedoch bei adäquater Anwendung als gut untersucht und sicher. Klinische Studien mit Dosierungen bis zu 2400 mg/Tag zeigten keine unerwünschten Wirkungen im Vergleich zu Placebo.

Literatur

Agathos E et al. Effect of α-lipoic acid on symptoms and quality of life in patients with painful diabetic neuropathy. J Int Med Res. 2018;46(5):1779–1790

Akbari M et al. The effects of alpha-lipoic acid supplementation on inflammatory markers among patients with metabolic syndrome and related disorders: a systematic review and meta-analysis of randomized controlled trials. Nutr Metab (Lond). 2018;15:39.

Amirkhizi F et al. The effect of alpha-lipoic acid on liver function and metabolic markers in obese patients with non-alcoholic fatty liver disease: a double-blind randomized controlled trial. Iranian Red Cresc Med J (IRCMJ) online. 2018;20(3):e65925.

Boccardi V et al. Blood pressure lowering effects of alpha-lipoic acid supplementation: a meta-analysis of randomized controlled trials. Arterial Hypertens. 2021;25(1):29–38.

De Sousa CNS et al. Alpha-lipoic acid in the treatment of psychiatric and neurological disorders: a systematic review. Metab Brain Dis. 2019;34(1):39–52.

EFSA Panel on Nutrition, Novel Foods and Food Allergens (NDA). Turck D et al. Scientific opinion on the relationship between intake of alpha-lipoic acid (thioctic acid) and the risk of insulin autoimmune syndrome. EFSA J. 2021;19(6):e06577.

Esposito C et al. Safety and efficacy of alpha-lipoic acid oral supplementation in the reduction of pain with unknown etiology: A monocentric, randomized, double-blind, placebo-controlled clinical trial. Biomed Pharmacother. 2021;144:112308.

Fogacci F et al. Safety evaluation of α-lipoic acid supplementation: a systematic review and meta-analysis of randomized placebo-controlled clinical studies. Antioxidants. 2020;9(10):1011.

Gatti M et al. Assessment of adverse reactions to α-lipoic acid containing dietary supplements through spontaneous reporting systems. Clin Nutr. 2021;40(3):1176–1185.

Haghighatdoost F et al. The effect of alpha-lipoic acid on inflammatory mediators: a systematic review and meta-analysis on randomized clinical trials. Eur J Pharmacol. 2019;849:115–123.

Isenmann E et al. The effects of alpha lipoic acid on muscle strength recovery after a single and a short-term chronic supplementation-a study in healthy well-trained individuals after intensive resistance and endurance training. J Int Soc Sports Nutr. 2020;17(1):1–13.

Liu J et al. The effects and mechanisms of mitochondrial nutrient alpha-lipoic acid on improving age-associated mitochondrial and cognitive dysfunction: an overview. Neurochem Res 2008;33:194–203.

Mahmoudi-Nezhad M et al. An updated systematic review and dose-response meta-analysis of the effects of α-lipoic acid supplementation on glycemic markers in adults. Nutrition 2021;82:111041.

Mijnhout GS et al. Alpha lipoic acid for symptomatic peripheral neuropathy in patients with diabetes: a meta-analysis of randomized controlled trials. Int J Endocrinol 2012:456279. DOI: 10.1155/2012/456279.

Molz P et al. Potential therapeutic effects of lipoic acid on memory deficits related to aging and neurodegeneration. Front Pharmacol. 2017;8:849.

Mousavi SM et al. Effect of alpha-lipoic acid supplementation on lipid profile: A systematic review and meta-analysis of controlled clinical trials. Nutrition. 2019;59:121–130.

Namazi N et al. Alpha-lipoic acid supplement in obesity treatment: a systematic review and meta-analysis of clinical trials. Clin Nutr. 2018;37(2):419–428.

Rahimlou M et al. Alpha-lipoic acid (ALA) supplementation effect on glycemic and inflammatory biomarkers: a systematic review and meta-analysis. Clin Nutr ESPEN. 2019;32:16–28.

Salehi B et al. Insights on the use of α-lipoic acid for therapeutic purposes. Biomolecules. 2019:9(8):356.

Syahrir M et al. Efficacy of alpha lipoic acid supplementation in chemotherapy-induced peripheral neuropathy. Biosci Med: J Biomed Translat Res. 2021;5(1):94–98.

Tchaava K et al. The treatment of symptoms of the chronic painful form of diabetic neuropathy with the use of alpha-lipoic acid (Thiogamma). Metabol Clin Exp. 2021;116: DOI: 10.1016/j.metabol.2020.154569.

Lutein, Zeaxanthin, meso-Zeaxanthin

Lutein und Zeaxanthin werden den Carotinoiden zugeordnet. Die Substanzen sind strukturell eng verwandt und treten in der Natur stets gemeinsam auf (Lutein ist das Stereoisomer von Zeaxanthin). Sie zählen zu den essenziellen Nährstoffen und müssen über die Nahrung zugeführt werden. Die wichtigste Quelle sind Gemüse und Früchte. »Lutein« kommt vom lat. »luteus« = gelb. Lutein und Zeaxanthin haben eine intensive orangegelbe Farbe.

Lutein, Zeaxanthin und meso-Zeaxanthin (ein Isomer von Zeaxanthin, kommt nicht in der Nahrung vor) sind die einzigen Carotinoide in der menschlichen Macula lutea, dem Ort des schärfsten Sehens im Auge.

Eigenschaften

Lutein, Zeaxanthin und meso-Zeaxanthin wird eine vorbeugende Wirkung gegen die Makuladegeneration zugeschrieben. Sowohl Lutein als auch Zeaxanthin haben eine hohe Affinität zur Augenlinse und zur Netzhaut des Auges (Retina). Die Lutein-Konzentration in der Macula lutea liegt etwa 10000-mal höher als im Blut. Der Transport vom Blut ins Auge erfolgt durch von DHA (Omega-3-Fettsäure) abhängigen Transportern (sog. Scavenger-Class-B-Typ-1-Transporter). Lutein ist auch im Hirn das am meisten vorkommende Carotinoid – v. a. bei Kindern und Senioren.

Antioxidative Eigenschaften: Lutein und Zeaxanthin können durch UV-Licht gebildete freie Radikale frühzeitig neutralisieren, bevor es über Kettenreaktionen zu Zellschädigungen kommt. Zeaxanthin scheint hier etwas wirksamer als Lutein zu sein. Es wird diskutiert, ob Zeaxanthin die Lipofuszinbildung und -akkumulierung in der Makulapigmentschicht senken könnte. Lipofuszin ist ein Abfallprodukt aus oxidativ veränderten Proteinen.

Lichtfilter, blaues Licht: Lutein und Zeaxanthin agieren als eigentliche Lichtfilter. Sie sind in der Lage, bestimmte Wellenlängen des Sonnenlichtes zu absorbieren. Insbesondere das – die Fotorezeptoren der Augen schädigende – blaue Licht (auch von Computer- und Smartphonedisplays, LED-Lampen, Energiesparleuchtmitteln usw.) wird im Bereich von 445 nm (Lutein) und 451 nm (Zeaxanthin) wirksam ausgefiltert. Zeaxanthin scheint einen eher noch wirksameren Schutz gegen den Einfluss von Lichtstrahlung zu bieten als Lutein. Hinweis: Gemäß einer Mitteilung der Deutschen Ophthalmologischen Gesellschaft soll blaues Licht von LED-Displays und LED-Bildschirmen eine zu geringe Lichtstärke aufweisen, um Netzhautschäden an den Augen hervorzurufen.

Weitere Eigenschaften: Entzündungshemmende Effekte auf die Zytokinkaskade (NF-kappaB, CRP, Interleukin-6, -8 und -1-beta), möglicherweise Hemmung des Wachstums von Melanom-Zellen im Auge.

Dosierungsempfehlungen

Die in klinischen Studien zumeist eingesetzten Dosierungen von Lutein bewegen sich im Bereich von 10–20 mg/Tag (meist in Kombination mit Zeaxanthin). Diese Mengen könnten auch mit einer »farbigen«, carotinoidreichen Nahrung mit viel Gemüse und Früchten erreicht werden. In den westlichen Industrieländern bewegt sich die Luteinzufuhr über die tägliche Ernährung bei gerade einmal 1,5–2 mg (NHANES). Um die Pigmentdichte in der Makula positiv zu beeinflussen, wäre vermutlich langfristig eine Zufuhr von mindestens 5 mg Lutein/Tag nötig. Am meisten Lutein – nämlich 25 mg/Tag – wird auf den Fidschi-Inseln zugeführt. Hier konsumiert die Bevölkerung außerordentlich viel Gemüse und Früchte.

Lutein und Zeaxanthin können vom Körper – wie oben erwähnt – nicht selbst hergestellt werden (»Vitaminstatus«). Da ein Großteil der Bevölkerung vermutlich mit der Nahrung zu wenig Lutein und Zeaxanthin aufnimmt, ist der gezielte Einsatz von lutein- und zeaxanthinhaltigen Nahrungsergänzungsmitteln zur Erhaltung der Augengesundheit zumindest phasenweise sicher sinnvoll.

Im Handel sind zahlreiche Nahrungsergänzungsmittel, die oftmals Rohstoffe von minderwertiger Qualität und nur einen Bruchteil der für die Vorbeugung benötigten Dosierungen enthalten. Es lohnt sich also, den Inhalt der angebotenen Produkte genauer zu betrachten. Lutein und Zeaxanthin sind fettlösliche Verbindungen. Damit sie im Dünndarm gut resorbiert werden können, sollten diese Carotinoide stets zusammen mit einer Hauptmahlzeit – die optimalerweise ca. 10 g Fett enthält – genommen werden (natürliche Mizellenbildung und Anregung der Fettverdauung im Dünndarm). Beim Zubereiten von Gemüse sollte etwas Öl oder Butter für die bessere Resorption zugegeben werden.

Anwendungsgebiete

Augengesundheit: Die auch bei der Prävention der Makuladegeneration im Fokus stehende – von Lutein und Zeaxanthin abhängige – Makulapigmentdichte beeinflusst auch noch weitere Sehfunktionen. Dazu gehören schnellere Erholung des Auges von Fotostress (Licht, UV, Strahlungen), geringere Störungen durch Blendeffeke und eine bessere Dunkeladaptation.

Herz-Kreislauf-Erkrankungen: Eine höhere Lutein- und Zeaxanthinzufuhr und höhere Blutspiegel dieser Mikronährstoffe korrelieren mit einem geringeren Risiko für koronare Herzerkrankungen, Schlaganfälle und das metabolische Syndrom.

Katarakt, grauer Star: Eine ausreichend hohe Lutein- und Zeaxanthinzufuhr reduziert das Risiko für zwei der drei Kataraktformen (Kernkatarakt; hintere subkapsuläre Katarakt).

Lichtschutz, Sonnenschutz: Lutein und Zeaxanthin werden oft mit anderen Carotinoiden zum Schutz vor UV-bedingten Hauterythemen (Sonnenbrand) eingesetzt – begleitend mit einem äußeren Sonnenschutz. Der Einsatz der beiden Carotinoide (insgesamt ≥ 20 mg/Tag) verlängert die Latenzzeit bis zur Entstehung entsprechender

Hautaffektionen (z. B. Hautrötungen). Wichtig ist es, solche Präparate bereits mehrere Wochen vor der Sonnenexposition einzunehmen, damit sich die Carotinoide in der Haut genügend anreichern und ihre UV-Absorber-Wirkung ausüben können.

Makuladegeneration: Folgende positive Wirkungen von Lutein, Zeaxanthin und meso-Zeaxanthin (Ernährung, Supplementierung) sind bekannt:

- Erhöhung der Dichte der schützenden Makulapigmentschicht (auch zusammen mit der Omega-3-Fettsäure DHA). Diese spielt für die Sehkraft und Sehschärfe eine fundamentale Rolle. Enthält die Ernährung weniger als 5 mg Lutein und Zeaxanthin pro Tag, kann ein erhöhtes Risiko für die Entwicklung der Makulapigmentdichte festgestellt werden. Die deutlich stärkste Verbesserung der Pigmentdichte ergab sich bei regelmäßigen Lutein- und Zeaxanthinmengen von mehr als 20 mg/Tag während mehrerer Monate. Meso-Zeaxanthin scheint den Effekt von Lutein und Zeaxanthin auf die Pigmentdichte nicht zu verändern.
- Verbesserung der Sehschärfe bei Patienten mit Makuladegeneration.
- Reduktion des Risikos für eine fortgeschrittene Makuladegeneration. Allerdings zeigte die vielbeachtete AREDS2-Studie (Supplement mit u. a. 10 mg Lutein, 2 mg Zeaxanthin) diesbezüglich eher enttäuschende Ergebnisse. Bei Personen mit einer niedrigen Lutein- und Zeaxanthinzufuhr über die Ernährung konnte die Supplementierung von Lutein und Zeaxanthin jedoch eine Risikoreduktion von 26 % bewirken.

In zukünftigen Studien müsste der genauen Dosierungsfindung mehr Beachtung geschenkt werden. Das Schwergewicht des Einsatzes für Lutein und Zeaxanthin liegt klar auf der Prävention. Eine bestehende Makuladegeneration wird man – nach heutigem Wissensstand – bestenfalls stabilisieren können.

Welche Nahrungsmittel sind reich an Lutein und Zeaxanthin?

Lutein ist vor allem in Gemüse und Früchten zu finden (pro 100 g): Grünkohl 22 mg, Spinat 10 mg, Schwarze Johannisbeeren 4–22 mg, Blaubeeren 3–26 mg, Avocado 3–16 mg, Pflaumen 2–24 mg, Mais 1 mg und Eigelb 1 mg (hohe Bioverfügbarkeit).
Zeaxanthinreiche Gemüse und Früchte sind Mais (0,5 mg), grüne Bohnen (0,4 mg), Spinat (0,3 mg).

Retinopathie, diabetische: Eine langfristig gute Zufuhr und eine frühzeitige, regelmäßige begleitende Supplementierung mit Carotinoiden (v. a. Lutein und Zeaxanthin) scheint dank antioxidativer und neuroprotektiver Effekte therapeutisches Potenzial bei der diabetischen Retinopathie zu besitzen.

Sicherheit, Überdosierung

Lutein und Zeaxanthin sind weder mutagen noch teratogen. Sie können auch nicht zu einer Hypervitaminose A führen. Die EFSA (European Food Safety Authority) hat den UL-Wert (Tolerable Upper Intake Level) für Lutein auf 1 mg/kg Körpergewicht/Tag festgelegt. Dies bedeutet, dass bis zu dieser Dosierung auch bei jahrelanger Zufuhr keine unerwünschten Folgen zu erwarten sind.

Literatur

Akuffo KO et al. Sustained supplementation and monitored response with differing carotenoid formulations in early age-related macular degeneration. Eye 2015;29:902–912.

AREDS2: The age-related eye disease study 2 (AREDS2) research group. Lutein + zeaxanthin and omega-3-fatty acids for age related macular degeneration. JAMA 2013;309(19):2005–2015.

Buscemi S et al. The effect of lutein on eye and extra-eye health. Nutrients. 2018;10(9):1321.

Feng L et al. Effects of lutein supplementation in age-related macular degeneration. PloS one. 2019;14(12):e0227048.

Johnson EJ et al. The association between macular pigment optical density and visual function outcomes: a systematic review and meta-analysis. Eye 2021;35(6):1620–1628.

Khalighi SM et al. A positive effect of egg consumption on macular pigment and healthy vision: a systematic review and meta-analysis of clinical trials. J Sci Food Agricult. 2021;101(10):4003–4009.

Leermakers ET et al. The effects of lutein on cardiometabolic health across the life course: a systematic review and meta-analysis. Am J Clin Nutr. 2016;103:481–494.

Lem DW et al. A systematic review of carotenoids in the management of diabetic retinopathy. Nutrients. 2021;13(7):2441.

Liu XH et al. Association between lutein and zeaxanthin status and the risk of cataract: a meta-analysis. Nutrients 2014;6:452–465

Murillo AG et al. Zeaxanthin: metabolism, properties, and antioxidant protection of eyes, heart, liver, and skin. Antioxidants. 2019; 8(9):390.

Ranard KM et al. Dietary guidance for lutein: Consideration for intake recommendations is scientifically supported." European Journal of Nutrition. 2017;56(3):37–42.

United States Department of Agriculture, Agricultural Research Service. What We Eat in America, NHANES 2011–2012; USDA ARS: Washington, DC, USA, 2014.

Wilson LM et al. The effect of lutein/zeaxanthin intake on human macular pigment optical density: a systematic review and meta-analysis. Advances in Nutrition. 2021;12(6) :2244–2254.

Wu J et al. Intakes of lutein, zeaxanthin, and other carotenoids and age-related macular degeneration during 2 decades of prospective follow-up. JAMA Ophthalmol. 2015;133(12):1415–1424.

Zerres S et al. Carotenoids in human skin. Biochim Biophys Acta (BBA)-Molecular and Cell Biology of Lipids. 2020;1865(11):158588.

Lycopin

Lycopin ist ein natürlicher Pflanzenfarbstoff. Es gehört zu den Carotinoiden und gibt beispielsweise den Tomaten ihre rote Farbe.

Eigenschaften

Antioxidative Eigenschaften: Lycopin hat ausgeprägte antioxidative Eigenschaften. Es kann beispielsweise Singulett-Sauerstoff und das Peroxyl-Radikal neutralisieren und die DNA vor oxidativem Stress schützen.

Endothelfunktion: Die Veränderung der Endothelfunktionen gilt als einer der frühen Marker für arteriosklerotische Gefäßveränderungen. Lycopin verbessert diverse endotheliale Zellfunktionen.

Entzündungshemmung: Reduziert u.a. folgende Entzündungsmarker: NF-kappaB, IL-4, TNF-alpha, C-reaktives Protein (CRP).

Fotoprotektive Wirkung (Lichtschutz): Die vielen Doppelbindungen in seiner chemischen Struktur ermöglichen es dem Lycopin, einen markanten Teil des sichtbaren Lichts zu absorbieren. Dadurch kann es dazu beitragen, die Haut vor dem erhöhten Kollagenabbau durch die UV-Strahlung zu schützen und die entstehenden freien Radikale und Enzyme (Metalloproteasen) zu neutralisieren.

IGF-1: Lycopin hemmt den Insulin-Growth-Faktor (IGF-1). IGF-1 ist ein anaboles Peptidhormon. Es steuert das Wachstum und die Reifung von verschiedenen Zellen. Es fördert die Synthese von Kollagenen und Proteoglykanen, es beeinflusst die Osteoblasten.

Vorkommen in der Nahrung

Tomaten und aus Tomaten hergestellte Lebensmittel sind die wichtigsten Lycopinquellen. Daneben kommt Lycopin auch in Wassermelonen, Guava, Aprikosen, Papaya und rosagefärbten Grapefruits vor. Lycopin wird durch den Kochvorgang nicht zerstört, sodass z. B. Konzentrate aus Tomaten in einer Tomatensauce oder auf der Pizza gute Lycopinlieferanten sind.

Dosierungsempfehlungen

Die durchschnittliche tägliche Lycopinzufuhr über Lebensmittel liegt in Europa im Bereich von 0,5–5 mg. Supplemente enthalten je nach Einsatzgebiet 10–30 mg Lycopin/Tag.

Anwendungsgebiete

Herz-Kreislauf-Erkrankungen: 1997 konnte in der EURAMIC-Studie ein Zusammenhang zwischen dem Lycopingehalt im Fettgewebe und der Häufigkeit eines Herzinfarktes festgestellt werden. Lycopin ist eine sehr lipophile Substanz – daher ist ein solcher Messwert vermutlich noch aussagekräftiger als der Lycopin-Blutspiegel. Gemäß dieser Studie können hohe Lycopinspiegel etwa 50 % aller Herzinfarkte verhindern. Neuere Meta-Analysen bestätigen die früheren Ergebnisse grundsätzlich. Lycopinsupplemente verbessern den systolischen Blutdruck um ca. 5 mmHg (bei systolischem Blutdruck von > 120 mmHg sogar Reduktion um ca. 8 mmHg). Tomatenreiche Ernährung verbessert die endothelialen Funktionen, das LDL-Cholesterin (moderat) und Entzündungsfaktoren (IL-6). Ausreichend hohe Lycopin-Blutspiegel scheinen auch das Schlaganfallrisiko zu reduzieren.

Wissen

Lycopin besitzt – anders als Beta-Carotin – in seiner chemischen Struktur keinen geschlossenen sog. Beta-Ionon-Ring. Daher kann Lycopin im Körper nicht in Vitamin A umgewandelt werden.

Krebserkrankungen: Eine lycopinreiche Nahrung bzw. ausreichend hohe Lycopinspiegel scheinen das Risiko für verschiedene Krebsformen positiv zu beeinflussen (Magen-Darm, Prostata, Brust).

Lichen ruber planus: In kleineren Studien führte der Einsatz von Lycopin (8 mg/Tag, 2 Monate) bei dieser entzündlichen und sich oft mit juckenden Knötchen zeigenden Hauterkrankung zu Verbesserungen der Symptome (aber weniger ausgeprägter Effekt als Kortikoide).

Lichtschutz, Sonnenschutz: Lycopin wird oft mit anderen Carotinoiden zum Schutz vor UV-bedingten Hauterythemen eingesetzt (begleitend mit einem äußeren Sonnenschutz). Diese Carotinoide (insgesamt ≥ 20 mg/Tag) verlängern die Latenzzeit bis zur Entstehung entsprechender Hautaffektionen (z. B. Hautrötungen). Wichtig ist es, solche Präparate mehrere Wochen vor der Sonnenexposition einzunehmen, damit sich die Carotinoide in der Haut genügend anreichern und ihre UV-Absorber-Wirkung ausüben können.

Zahnfleischentzündung und Parodontose: Lycopin (ca. 4–8 mg/Tag, 2 Wochen) kann bei Zahnfleischentzündungen eingesetzt werden.

Besondere Hinweise

Dank seinen antioxidativen und entzündungshemmenden Eigenschaften scheint Lycopin unerwünschte Effekte zahlreicher Schadstoffe reduzieren zu können. Dazu gehören Schwermetallbelastungen, aber auch Einflüsse von Aflatoxinen, Ochratoxin und von einigen Pestiziden.

Literatur

Ahmed EM et al. Lycopene versus corticosteroid in the treatment of symptomatic oral lichen planus patients: a randomized double blinded clinical trial. Dent Craniofac Res. 2021:6(4):2.

Al-Delaimy WK et al. (2004) Plasma levels of six carotenoids in nine European countries: report from the European Prospective Investigation into Cancer and Nutrition (EPIC). Public Health Nutr. 2004;7:713–722.

Chen J et al. Effect of lycopene supplementation on oxidative stress: an exploratory systematic review and meta-analysis of randomized controlled trials. J Med Food 2013;16(5):361–374.

Cheng HM et al. Lycopene and tomato and risk of cardiovascular diseases: a systematic review and meta-analysis of epidemiological evidence. Crit Rev Food Sci Nutr. 2019;59(1):141–158.

Dilokthornsakul W et al. The protective effect of lycopene-rich products on skin photodamage: a systematic review and meta-analysis of randomized controlled trials. Thai J Pharm Sci (TJPS). 2018;42(4).

Hedayati N et al. Protective effect of lycopene against chemical and natural toxins: a review. BioFactors. 2019;45(1):5–23.

Kohlmeier et al. Lycopene and myocardial infarction risk in the EURAMIC study. Am J Epidemiol. 1997;146:618–626.

Li N et al. Tomato and lycopene and multiple health outcomes: Umbrella review. Food Chem. 2021;343:128396.

Li X et al. Dietary and circulating lycopene and stroke risk: a meta-analysis of prospective studies. Sci Rep 2014;4:5031.

Rattanavipanon W et al. Effect of tomato, lycopene and related products on blood pressure: a systematic review and network meta-analysis. Phytomedicine. 2021:153512.

Rowles JL et al. Increased dietary and circulating lycopene are associated with reduced prostate cancer risk: a systematic review and meta-analysis. Prostate Cancer and Prostatic Dis 2017 Apr 25. DOI: 10.1038/pcan.2017.25.

Saini RK et al. Protective effects of lycopene in cancer, cardiovascular, and neurodegenerative diseases: an update on epidemiological and mechanistic perspectives. Pharmacol Res. 2020;155:104730.

Singh S et al. A randomized, double-blind, split-mouth controlled clinical trial of systemically administered lycopene on periodontal health. J Oral Biol Craniofacial Res. 2022 ;12(1):22–26.

Melatonin

Melatonin ist ein Hormon, das von der Zirbeldrüse, einer kleinen erbsenförmigen Drüse im Gehirn, produziert wird. Die Vorstufe ist Serotonin, welches unser Organismus aus der Aminosäure Tryptophan produziert. Tageslicht hemmt die Produktion, welche daher in der Nacht um ein Vielfaches höher ist als tagsüber. Melatonin reguliert den Rhythmus von Schlafen und Wachsein. Außerdem agiert Melatonin auch als Antioxidans. Der Melatoninspiegel ist während der Kindheit und im Jugendalter am höchsten.

Funktionen und Eigenschaften

Analgetische Eigenschaften: Melatonin beeinflusst das Schmerzgeschehen bzw. -empfinden. Diese Eigenschaft wird durch die Regulation von zirkadianen Rhythmen, durch angstlösende Effekte, durch Einflüsse auf Melatonin-Schmerzrezeptoren im Hirn sowie durch Einflüsse auf Neurotransmitter erklärt.

Antioxidative Eigenschaften, Mitochondrien: Melatonin ist ein relativ starkes Antioxidans. Wegen seiner lipophilen Eigenschaften ist es vor allem für Nervenstrukturen (neuroprotektive Wirkung) wichtig. Melatonin wirkt auch im Verbund mit anderen Antioxidanzien. Es stimuliert die Aktivität von Glutathionperoxidase, einem wichtigen antioxidativen, selenabhängigen Enzym, Glutathionreduktase und Superoxiddismutase (SOD). Melatonin schützt die Mitochondrien (inkl. DNA) vor oxidativen Schäden.

Alterungsprozess: Die Zunahme von chronischen Entzündungszuständen (inkl. Silent Inflammation, Seite 57) im Alter und die möglicherweise auch damit verbundene verminderte Produktion von Melatonin könnte zu degenerativen Veränderungen beitragen, die mit dem Alterungsprozess verbunden sind. Bei Tieren konnte man beobachten, dass ein höherer Melatoninspiegel die Lebenserwartung erhöht, die Verkürzung der Telomere hemmt sowie die Zellreparatur-Mechanismen, die Gefäßendothel-Funktionen und die Schilddrüsenfunktion optimiert.

Antientzündliche Eigenschaften: Melatonin hat entzündungshemmende Eigenschaften, welche sich z. B. in der Hemmung von Interleukin-1, -6 und -8 zeigen.

Immunsystem, Hormone, Tumorwachstum: Melatonin hat immunmodulatorische Eigenschaften sowie einen modulierenden Einfluss auf die Östrogen- und Androgenaktivität. Außerdem gibt es Hinweise auf hemmende Effekte auf das Wachstum von Tumorzellen inkl. einer Hemmung der Angiogenese.

Es gibt erste positive Erfahrungen mit Melatonin (3 × 3 mg/Tag, 2 Wochen) bei COVID-19 (Verbesserungen bei Husten, Atemnot, Fatigue, CRP, kürzere Hospitalisationsdauer). Schmale Datenlage.

Knochenstoffwechsel: Melatonin kann das für die Knochenbildung wichtige Osteocalcin erhöhen.

Schlaf-Wach-Rhythmus: Mit der Abgabe von Melatonin kontrolliert die Zirbeldrüse die biologische Uhr des Körpers, den inneren Mechanismus, der unseren Wach- und Schlafzustand reguliert. Die Ausschüttung von Melatonin erfolgt zyklisch; hohe Dosen während der Nacht (der Blutspiegel erhöht sich in der Nacht auf mehr als das 10-Fache, mit Spitzenwerten zwischen 2 und 4 Uhr). Melatonin hat eine leicht einschläfernde und beruhigende Eigenschaften.

Stoffwechsel, Steuerung: Melatonin spielt bei zahlreichen Steuerungsvorgängen des Stoffwechsels eine Rolle. Das Hormon hat einen Einfluss auf Körpertemperatur und Blutdruck. Melatonin kann als Botenstoff fungieren, welcher den Metabolismus an eine veränderte Nahrungsaufnahme anpasst: Verlangsamung des Stoffwechsels bei geringer Energieaufnahme, erhöhte Stoffwechselaktivität in Zeiten hoher Energieaufnahme.

Vorkommen, Dosierungsempfehlungen

In Lebensmitteln kommt Melatonin in geringen Mengen vor (z. B. Walnüsse, Milch, Gemüsekeimlinge, Trauben). Aus Supplementen wird Melatonin gut absorbiert, wenn diese oral eingenommen oder unter der Zunge aufgelöst werden. Gewöhnlich werden Melatoninsupplemente in Dosierungen von 0,5–5 mg (auch in retardierten Formen) angeboten.

TIPP **Wenn Sie Melatonin wegen der schlaffördernden Wirkung verwenden, sollten Sie das Präparat eine halbe bis eine Stunde vor dem Schlafengehen auf leeren Magen nehmen.**

Anwendungsgebiete

Ältere Menschen: Bei älteren Menschen mit einer geringen körpereigenen Melatoninsynthese können gezielte Melatoningaben sinnvoll sein. Mögliche Anwendungsgebiete bei älteren Menschen: Schlafstörungen, kardiovaskuläre Erkrankungen, neurodegenerative Erkrankungen. Normale Melatoninspiegel scheinen auch die Funktion der Geschlechtshormon-produzierenden Drüsen und der Schilddrüse aufrechtzuerhalten.

Blutdruck, erhöhter: Melatonin kann einen erhöhten Blutdruck günstig beeinflussen. Dieser Effekt ist allerdings eher als »positive Nebenwirkung« einzustufen und nicht als möglicher Einsatz von Melatonin als Blutdrucksenker. Systole ca. –3,4 mmHg, Diastole ca. –3,3 mmHg.

Cholesterinwerte, erhöhte: Melatonin, allerdings in hohen Dosierungen von mind. 8 mg/Tag, während mind. 8 Wochen, reduziert die Triglyzeride (um ca. 15 %) und das Gesamtcholesterin signifikant, lässt aber das HDL und das LDL unverändert.

Fertilitätsstörungen Frauen, künstliche Fertilisierung: Melatonin kann die Zahl der Schwangerschaften (nicht jedoch die der Geburten) bei künstlicher Fertilisierung erhöhen. Melatonin scheint die Zahl der gereiften Eizellen zu erhöhen.

Krebserkrankungen: Die begleitende Einnahme von Melatonin (höhere Dosierungen von > 10 mg/d, abends) führte bei Krebspatienten während der Chemoterapie (Meta-Analyse, unabhängig der Krebsform) zu folgenden Resultaten: erhöhte Tumorremissionrate, deutlich höhere Survivalrate, deutlich reduzierte Mortalität nach 1 Jahr, weniger neurotoxische Nebenwirkungen der Chemotherapie sowie ein besseres klinisches Bild. Wesentlich optimiert wurden auch das Blutbild (Leukopenie, Thrombozytopenie), Schwächezustände, Schwindel und Erbrechen sowie niedriger Blutdruck.

Leber, nichtalkoholische Fettleber: Unter Melatoningabe können sich einige Leberparameter verbessern (AST, ALP, GGT).

Medikamente, Interaktionen Melatoninproduktion: Betablocker beeinflussen die Melatoninproduktion negativ. Auch Benzodiazepine interagieren mit Melatonin, indem sie den normalen Melatoninzyklus während der Schlaf- und Wachphasen stören. Möglicherweise hängt es damit zusammen, dass manche Menschen auf Benzodiazepine paradox reagieren.

Menschen mit Schlafstörungen, die mit Benzodiazepinen behandelt werden, können ggf. positiv auf Melatonin reagieren. Melatonin kann ärztlich kontrolliert parallel mit Benzodiazepinen verabreicht werden und bei Ansprechen eine Reduktion der Benzodiazepindosis ermöglichen.

Neuroprotektion, neurodegenerative Veränderungen: Bei Patienten mit Alzheimer-Krankheit konnten teilweise erhöhte Schwermetall-Konzentrationen im Gehirn nachgewiesen werden. In Zellkulturen scheint Melatonin die Zellen vor Quecksilberwechselwirkungen (Glutathionverlust, Neuroprotektion) zu schützen. Langzeitgaben von Melatonin scheinen bei Alzheimer-Patienten die kognitiven Funktionen und die Schlafqualität zu verbessern.

Operationen, präoperative Angstzustände, postoperatives Delir: Eine neuere Cochrane-Review ergab eine Reduktion von präoperativen Angstzuständen. Nach einer Operation unter Narkose leiden etwa 5–15 % (bei Senioren noch mehr) der Betroffenen an einem postoperativen Delir. Dieses äußert sich durch kognitive Beeinträchtigungen, Störungen der Psychomotorik, der Emotionalität sowie des Schlaf-Wach-Rhythmus. Melatonin (Dosierungen meist zwischen 3 und 8 mg, während 2–7 Tagen rund um die Tage des operativen Eingriffs) konnte die Häufigkeit eines Delirs reduzieren. Da sich sonst noch keine andere pharmakologische Intervention bewährt hat, kann Melatonin für diese Anwendung als sinnvolle Option in Betracht gezogen werden.

Schlafstörungen: Bei (älteren) Menschen, deren Melatoninausschüttung reduziert ist und die deshalb an Schlafstörungen leiden, kann Melatonin zu einer deutlichen Verbesserung der Symptome führen. Melatonin verbessert in diesen Fällen Einschlafstörungen, erhöht die Schlafdauer und die Schlafqualität (inkl. REM-Schlaf). Dosierungen im Bereich von 5 mg/Tag und eine längere Einnahmedauer (mehrere Wochen) führten zu insgesamt besseren Ergebnissen als eine niedrigere Dosierung und als kürzere Einnahmezeiten. Melatonin kann auch bei zahlreichen Begleiterkrankungen zur Verbesserung der Schlafqualität eingesetzt werden.

Bei Durchschlafstörungen können retardierte Melatoninpräparate eine Option sein. Auch bei sekundären Schlafstörungen (z. B. bedingt durch Schichtarbeit, Jetlag, Depressionen, Angstzustände) gibt es Erfahrungen mit Melatonin zur Verkürzung der Einschlafzeit und Verlängerung der Schlafdauer. In placebokontrollierten Doppelblind-Untersuchungen konnte Melatonin auch bei Einschlafschwierigkeiten von Kindern mit Entwicklungsstörungen erfolgreich eingesetzt werden. Es wurden bei einer Versuchsdauer von 6 Wochen keinerlei unerwünschte Nebenwirkungen festgestellt.

Melatonin gegen Jetlag

Melatonin kann dazu beitragen, die Symptome eines Jetlags zu reduzieren. Es empfiehlt sich, Melatonin zu diesem Zweck eine Woche bis zehn Tage lang einzunehmen, nachdem man in die neue Zeitzone gereist ist. Es unterstützt dabei, die innere Uhr auf den neuen Schlaf-Wach-Rhythmus zu stellen. Die Dosierungsempfehlungen liegen im physiologischen Bereich (0,5 mg/Tag) bis zu 3–5 mg/Tag.

Schmerzzustände (Migräne, Spannungs- und Clusterkopfschmerzen, Rückenschmerzen, Menstruationsschmerzen, Endometriose, Fibromyalgie): Melatonin (3 mg/Tag, abends einnehmen, keine Retard-Präparate) kann zu einer Reduktion von Migräneattacken führen. Es gibt auch Hinweise auf eine mögliche Verbesserung bei Spannungs- und Clusterkopfschmerzen (meist 3–10 mg Melatonin/Tag). Melatonin kann begleitend auch bei chronischen Rückenschmerzen hilfreich sein.

Bei Endometriose führte Melatonin (10 mg/Tag, 8 Wochen) zu einer klinisch relevanten Reduktion der Schmerzen und Menstruationskrämpfe (um ca. 40 %) sowie des

Schmerzmittelbedarfes (um mehr als die Hälfte).

Bei Fibromyalgie wurde Melatonin (auch in Kombination mit Fluoxetin, Amitriptylin) in Dosierungen von 3–10 mg/Tag eingesetzt. Es führte zu Besserungen der Schmerzen, Depressionen und Schlafstörungen.

Tardive Dyskinesie, Schizophrenie: In einer doppelblinden, placebokontrollierten Cross-over-Studie wurde Patienten mit Schizophrenie und tardiver Dyskinesie während 6 Wochen täglich 10 mg Melatonin gegeben. Es konnte eine signifikante Verbesserung der Bewegungsmotorik festgestellt werden.

Besondere Hinweise

Melatonin – auch das im Körper gebildete – ist sehr lichtempfindlich. Für Personen mit Schlafstörungen empfiehlt es sich, möglichst alle Lichteinflüsse innerhalb und außerhalb der Schlafräume zu reduzieren (Storen herunterlassen, Lampen mit Dimmfunktion usw.).

Schichtarbeit führt zu erniedrigten Melatoninspiegeln.

Bei manchen Menschen verursacht Melatonin am nächsten Morgen Symptome, die einem leichten »Kater« gleichen (vor allem in Dosierungen von mehreren Milligramm). Stimmung und Leistungsfähigkeit sind aber nicht beeinträchtigt. In diesen Fällen sollten Dosierung und Einnahmezeitpunkt nochmals überdacht werden.

- Nitrosativer Stress bzw. Peroxinitrit vermindert die körpereigene Melatoninsynthese.

Überdosierung, unerwünschte Nebenwirkungen

Bei Dosen von 1–5 mg wurden nur wenige milde Nebenwirkungen festgestellt: Schlaflosigkeit (9 %), Kopfschmerzen (3 %), Schwindel (3 %), Übelkeit (1 %) sowie ein leichter »Hangover« am nächsten Morgen. Wenn Melatonin während des Tages eingenommen wird, kann es leichte Ermüdungserscheinungen und Schläfrigkeit hervorrufen. Melatonin wurde den Patienten in den meisten Studien während einer begrenzten Zeit verabreicht – gewöhnlich während Tagen oder einiger Wochen. Sehr hohe Dosen können zur Unterbrechung des Menstruationszyklus bei jungen Frauen oder bei einzelnen anfälligen Personen zu Depressionen führen.

Der therapeutische Einsatz sollte daher kontrolliert und gezielt durch einen Arzt erfolgen.

Literatur

Cardinali DP et al. Melatonin and healthy aging. Vitamins Hormones. 2021;115:67–88.

Chang YS et al. Melatonin supplementation for children with atopic dermatitis and sleep disturbance. A randomized clinical trial. JAMA Pediatr 2016;170(1):35–42.

Cho JH et al. Anti-inflammatory effects of melatonin: a systematic review and meta-analysis of clinical trials. Brain Behavior Immunity. 2021;93:245–253.

Farnoosh G et al. Efficacy of a low dose of melatonin as an adjunctive therapy in hospitalized patients with COVID-19: a randomized, double-blind clinical trial. Arch Med Res. 2022;53(1):79–85.

Fatemeh G et al. Effect of melatonin supplementation on sleep quality: a systematic review and meta-analysis of randomized controlled trials. J Neurol. 2021:1–12.

Ferracioli-Oda E et al. Meta-analysis: melatonin for the treatment of primary sleep disorders. Plos One 2013;8(5):e63773. DOI: 10.1371.

Hadi A et al. Effects of melatonin supplementation on blood pressure: a systematic review and meta-analysis of randomized controlled trials. Hormone Metabol Res. 2019;51(3):157–164.

Han Y et al. Melatonin and its analogues for the prevention of postoperative delirium: a systematic review and meta-analysis. J Pineal Res. 2020;68(4):e12644.

Hu KL et al. Melatonin application in assisted reproductive technology: a systematic review and meta-analysis of randomized trials. Front Endocrinol. 2020;11:160.

Jung-Hynes B et al. Sirtuins, melatonin and circadian rhythms: building a bridge between aging and cancer. J Pineal Res 2010;48:9–19.

Li T et al. Exogenous melatonin as a treatment for secondary sleep disorders: A systematic review and meta-analysis. Front Neuroendocrinol. 2019;52:22–28.

Liampas I et al. Endogenous melatonin levels and therapeutic use of exogenous melatonin in migraine: systematic review and meta-analysis. Headache: The Journal of Head and Face Pain 2020;60(7):1273–1299.

Madsen BK et al. Melatonin for preoperative and postoperative anxiety in adults. Cochrane Database Syst Rev. 2020;12:CD009861.

Mansoori A et al. The effect of melatonin supplementation on liver indices in patients with non-alcoholic fatty liver disease: A systematic review and meta-analysis of randomized clinical trials. Compl Ther Med. 2020;52:102398.

Mohammadi-Sartang M et al. Effects of melatonin supplementation on blood lipid concentrations: a systematic review and meta-analysis of randomized controlled trials. Clin Nutr. 2018;37(6):1943–1954.

Pandi-Perumal SR et al. Melatonin antioxidative defense: therapeutical implications for aging and neurodegenerative processes. Neurotox Res 2013;23:267–300.

Posadzki PP et al. Melatonin and health: an umbrella review of health outcomes and biological mechanisms of action. BMC Med. 2018;16(1):1–18.

Schwertner A et al. Efficacy of melatonin in the treatment of endometriosis: a phase II, randomized, double-blind, placebo-controlled trial. Pain 2013;154:874–881.

Srinivasan V et al. Jet lag, circadian rhythm sleep disturbances, and depression: the role of melatonin and its analogs. Adv Ther 2010;27(11):796–813.

Tseng PT et al. The association between melatonin and episodic migraine: a pilot network meta-analysis of randomized controlled trials to compare the prophylactic effects with exogenous melatonin supplementation and pharmacotherapy. J Pineal Res. 2020;69(2):e12663

Wade AG et al. Add-on prolonged-release melatonin for cognitive function and sleep in mild to moderate Alzheimer's disease: a 6-month, randomized, placebo-controlled, multicenter trial. Clin Interv Aging 2014;9:947–961.

Wang Y et al. Therapeutic strategies of melatonin in cancer patients: a systematic review and meta-analysis. OncoTargets Ther. 2018;11:7895.

Wei S et al. Efficacy and safety of melatonin for sleep onset insomnia in children and adolescents: a meta-analysis of randomized controlled trials. Sleep Med. 2020;68:1–8.

Zhu C et al. Exogenous melatonin in the treatment of pain: a systematic review and meta-analysis. Oncotarget. 2017;8(59):100582.

Phosphatidylserin

Phosphatidylserin ist ein natürliches Phospholipid, welches im gesamten Körper, besonders konzentriert jedoch im Gehirn und im Zentralnervensystem vorkommt. Es wird mit der Nahrung zugeführt oder im Körper selbst gebildet. Zur Biosynthese werden die Aminosäure L-Serin, Glycerophosphat sowie Fettsäuren benötigt. Auch eine Umwandlung von Phosphatidylcholin in Phosphatidylserin ist möglich. Früher wurde Phosphatidylserin aus tierischem Material gewonnen – heute gewinnt man es für Nahrungsergänzungspräparate aus Sojalezithin oder Kohl.

Eigenschaften

Antioxidative Eigenschaften: Phosphatidylserin zeigt antioxidative Eigenschaften und könnte daher Zellen vor freien Radikalen schützen.

Glukosestoffwechsel: Phosphatidylserin kann vermutlich die Aufnahme von Glukose in die Muskelzelle fördern.

HDL-Cholesterin: Phosphatidylserin ist eine der Hauptkomponenten von HDL.

Informationsaustausch, Nervenzellen: Phosphatidylserin fungiert zusammen mit anderen Phospholipiden als Grundbaustein von Zellmembranen. Diese Membranphospholipide spielen eine Rolle für die Übertragung biochemischer Signale.

Myelinsynthese: Phosphatidylserin kann in hohen Mengen im Myelin, der Schutzschicht der Nervenzellen, gefunden werden. Myelin kann mit Phosphatidylserin und anderen Fettsäuren wiederaufgebaut werden.

Vorkommen, Dosierungsempfehlungen

- Deutlich am meisten Phosphatidylserin (ca. 200–700 mg/100g) findet man in Innereien und in fettem Fisch wie Aal, Makrele und Thunfisch. Deutlich weniger Phosphatidylserin (ca. 15–100 mg/100 g) findet sich in Fleisch, anderen Fischen und Meeresfrüchten sowie in weißen Bohnen. Gerade bei einer fett- und cholesterinreduzierten oder auch bei einer vegetarischen Ernährung ist die notwendige tägliche Menge an Phosphatidylserin von 200–300 mg oft nicht gewährleistet. Der durchschnittliche tägliche Konsum in den westlichen Ländern wird zurzeit auf etwa 130 mg geschätzt.
- Bei oraler Verabreichung wird Phosphatidylserin rasch ins Blut aufgenommen – das Konzentrationsmaximum wird bereits nach 1–4 Stunden erreicht. Phosphatidylserin überwindet die Blut-Hirn-Schranke. Zur Vorbeugung werden oft 300 mg Phosphatidylserin/Tag empfohlen, nach ca. 4 Wochen kann auf eine Dosierung von 100–200 mg/Tag umgestellt werden. Therapeutisch werden langfristig 300 mg Phosphatidylserin/Tag gegeben, bei ausgeprägteren Kognitionsstörungen oder Stresssituationen bis 800 mg Phosphatidylserin/Tag.

Anwendungsgebiete

Phosphatidylserin kann in jedem Lebensalter – vom Schüler bis zum Senior – eingesetzt werden.

Aufmerksamkeitsstörungen, ADHS: Kann bei Kindern mit ADHS die Aufmerksamkeit verbessern. Schmale Datenlage.

Kognitive Fähigkeiten, Hirnfunktion, Psyche: Phosphatidylserin verbessert bei einer Anwendungsdauer von mind. 6–15 Wochen

- mentale Leistungsfähigkeit
- Lernleistung, Konzentration
- Denkvermögen und Motorik
- Gedächtnisleistung, Kurz- und Langzeitgedächtnis; beste Wirkung beim »mild cognitive impairment«
- psychische Stabilisierung bei Depressionen

Phosphatidylserin beeinflusst die Freisetzung von Neurotransmittern. Die Biosynthese von Phosphatidylserin erfolgt mit DHA-haltigen Phospholipiden. Der Gehalt an DHA (Omega-3-Fettsäure) des neuronalen Phosphatidylserins korreliert direkt mit der Freisetzung von Neurotransmittern (Acetylcholin, Serotonin, Dopamin usw.) und den kognitiven Fähigkeiten.

LDL-Cholesterin: Senkt erhöhtes LDL-Cholesterin.

Stress, Prüfungen, Sport: Phosphatidylserin eignet sich speziell für Personen, die in Schule, Studium und Beruf stark gefordert sind. Es scheint in Stresssituationen (z.B. Prüfungen, Beruf, Sport) die Stressreaktion des Körpers zu reduzieren (Einnahme mind. 2–4 Wochen). Phosphatidylserin kann die Konzentrations- und Reaktionsfähigkeit verbessern. Es kann vermutlich die Aufnahme von Glukose in die Muskelzelle fördern und damit nach einer sportlichen Leistung zum Aufbau von Muskelglykogen beitragen. Phosphatidylserin ermöglicht eine schnellere Erholungszeit und senkt die Laktatwerte im Blut durch Drosselung des Kohlenhydratstoffwechsels unter Belastung.

Überdosierung

Wesentliche Nebenwirkungen sind auch bei Langzeitanwendung nicht bekannt.

Literatur

Bruton A et al. Phosphatidylserine for the treatment of pediatric attention-deficit/hyperactivity disorder: a systematic review and meta-analysis. J Alt Compl Med. 2021;27(4):312–322.

Carter J. Phosphatidylserine for the athlete. Strength and conditioning journal 2015;37(1):61–68.

Darabi M et al. Can phosphatidylserine enhance atheroprotective activities of high-density lipoprotein? Biochimie 2016;120:81–86.

Glade MJ et al. Phosphatidylserine and the human brain. Nutrition 2015;31:781–786.

Jäger R et al. The effect of phosphatidylserine administration on cognition and symptoms of reactive attachment disorder – a randomized, double-blind, placebo-controlled clinical trial in adolescents. FASEB Journal. 2021;35.

Kim HY et al. Phosphatidylserine in the brain: metabolism and function. Prog Lipid Res. 2014;56:1–18. DOI: 10.1016/j.plipres.2014.06.002

Richter Y et al. The effect of soybean-derived phosphatidylserine on cognitive performance in elderly with subjective memory complaints : a pilot study. Clin Interv Aging 2013;8:557–563.

Quercetin

Quercetin ist ein intensiv zitronengelb gefärbter Pflanzenstoff, der den Flavonoiden (Unterklasse Flavonole) zugeordnet wird.

Vorkommen

In Lebensmitteln findet man Flavonoide meist als Glykoside, d. h. gebunden an einen Zuckerrest wie beispielsweise Rhamnose, Rutinose oder Glukose. Von diesen Glykosiden ist Rutin die bekannteste und häufigste Quercetin-Verbindung. Weitere Beispiele sind: Isoquercetin, Troxerutin und Hyperosid.

Die durchschnittliche tägliche Zufuhr von Quercetin über die Ernährung wird auf etwa 10–20 mg/Tag geschätzt. Sie kann aber je nach Ernährungsweise und der Qualität der Lebensmittel stark variieren. Viel Quercetin enthalten Äpfel (ca. 4–5 mg/100 g), Beeren (3–4 mg/100 g), Trauben (2 mg/100 g), Brokkoli und Zwiebeln (1,5–2 mg/100 g).

Eigenschaften

Alterungsprozesse: Quercetin besitzt zahlreiche Eigenschaften, die in der Altersforschung untersucht werden. Dazu gehören:

- Autophagie: Quercetin fördert – nebst zahlreichen anderen Substanzen wie z. B. Curcumin, Epigallocatechin (Grüntee), Glucosamin, Hesperidin, Resveratrol, Spermidin – Autophagieprozesse (»zelluläre Müllabfuhr«).
- Weitere: Calorie-Restriction Mimetic, mTOR-Hemmer, Nrf2-Aktivator

Details zu einzelnen Prozessen, bei denen Quercetin im Rahmen der Alterung eine Rolle spielen könnte, sind im Kapitel »40+

oder das ABC des gesunden Älterwerdens« (Seite 406) aufgeführt.

Antiallergisch, mastzellstabilisierend: Verminderte Freisetzung von Zytokinen (z.B. TNF-α) und Interleukinen von den Mastzellen. Mastzellen enthalten unter anderem Histamin und Heparin. Quercetin trägt daher auch zur Reduktion der Histaminfreisetzung bei.

Antiinflammatorisch: Hemmung von proinflammatorischen Enzymen wie Cyclooxygenasen (COX), Lipoxygenasen (LOX). Damit wird die Umwandlung der Arachidonsäure in ihre entzündungsfördernden Abbauprodukte vermindert. Hemmung von Zytokinen (z.B. TNF-α) und von Interleukinen.

Antioxidativ: Quercetin weist ausgeprägte antioxidative Eigenschaften auf. Darauf beruhen viele der heute bekannten Anwendungsmöglichkeiten für Quercetin. Hemmung der Lipidperoxidation, Hemmung von Enzymen wie z.B. der NO-Synthase. Wie auch von einigen anderen Antioxidanzien bekannt ist, kann Quercetin – je nach Umfeld – prooxidativ agieren, vor allem in höheren Dosierungen.

Antivirale Eigenschaften: Quercetin wirkt in vitro gegen zahlreiche Viren wie Influenza A, Hepatitis C, SARS-Cov-1, Dengue.

Glukosestoffwechsel: Es wird darüber diskutiert, ob Quercetin auch antidiabetische Eigenschaften besitzen könnte. Eventuell ist es in der Lage, Enzyme für die Glukoneogenese herunterzuregulieren und die Glukosebildung in den Hepatozyten (Leberzellen) zu reduzieren.

Immunmodulatorisch: Verminderte Freisetzung von Zytokinen (z.B. TNF-α) und Interleukinen von den basophilen, weißen Blutkörperchen. Diese basophilen Granulozyten sind Teil der körpereigenen Immunabwehr. Sie enthalten – wie die Mastzellen – unter anderem Histamin und Heparin. Quercetin stimuliert die Freisetzung von Interferon-γ und von Immunzellen (z.B. Lymphozyten).

Mitochondrienstoffwechsel: Quercetin unterstützt den mitochondrialen Stoffwechsel (u.a. Förderung der Autophagie).

Neuroprotektiv: Indem es die Lipidperoxidation reduziert, scheint Quercetin Nervenzellen vor oxidativem Schaden zu schützen. Zudem hemmt Quercetin die Fibrillenbildung von Amyloid-β-Proteinen im Hirngewebe.

Dosierungsempfehlungen

- Es werden Dosierungen im Bereich von 250–500 mg/Tag beschrieben, akut auch bis 1000 mg/Tag. Die Dosierung hängt stark vom eingesetzten Produkt ab; mizelläre Verbindungen mit Quercetin weisen eine markant erhöhte Bioverfügbarkeit auf, was dazu führt, dass niedriger dosiert werden kann. Ein zyklischer Einsatz von Quercetin (Einnahmepausen einbauen) ist bei höheren Dosierungen > 500 mg/Tag empfehlenswert.
- Quercetin und Quercetin-Glykoside sind eher schlecht bioverfügbar und werden rasch verstoffwechselt (teilweise aktive Metaboliten). Die Einnahme mit einer Mahlzeit oder der Einsatz mizellärer Verbindungen erhöhen die Bioverfügbarkeit. Aufgrund fehlender Daten soll Quercetin bei Kindern unter 12 Jahren sowie auch bei Schwangeren und Stillenden nicht zum Einsatz kommen.

Anwendungsgebiete

Anti-Aging, gesundes Älterwerden: Quercetin kann aufgrund seiner diversen Eigenschaften im Bereich der Zellalterung und des mitochondrialen Stoffwechsels supportiv und allenfalls zyklisch im Anti-Aging-Bereich eingesetzt werden. Die diversen biochemischen Anti-Aging-Mechanismen von Quercetin sind bekannt und wurden oben beschrieben.

Asthma, Allergien, Mastzellstabilisierung: Quercetin kann aufgrund seiner mastzellstabilisierenden und immunmodulatorischen Eigenschaften bei allergischer Rhinitis und mildem bis moderatem Asthma begleitend versucht werden. Es scheint die Symptomatik zusätzlich zur normalen Medikation verbessern zu können.

Infekte, Atemwege, postvirale Erschöpfung: Es gibt erste kleinere Studien im Bereich SARS-Covid-19 (auch adjuvant zu den antiviralen Arzneimitteln Remdesivir und Favipiravir), welche darauf hindeuten, dass Quercetin bei viralen Infekten – früh genug eingesetzt – ggf. zu einer schnelleren Verbesserung der Symptomatik und Verkürzung des Krankheitsverlaufes beitragen kann (Virus-«Clearance», Entzündungen/Zytokin-Ausschüttungen). Dies dank seiner antioxidativen, entzündungshemmenden, mastzellenstabilisierenden, immunmodulatorischen und antiviralen Eigenschaften.

Denkbar wäre aufgrund oben genannter Eigenschaften auch ein begleitender Einsatz von Quercetin bei postviraler Erschöpfung (z.B. Long Covid) – in Kombination mit weiteren Substanzen, welche sich zur Unterstützung dieser komplexen Beschwerden eignen.

Muskeln, Mitochondrien, Sport, Rehabilitation: Quercetin kann (ggf. in Kombination mit anderen synergistisch wirkenden Substanzen wie Coenzym Q_{10}, alpha-Liponsäure) zur Förderung des mitochondrialen Stoffwechsels nicht nur im Bereich Zellalterung, sondern auch zur Unterstützung der Muskulatur eingesetzt werden. Dies z.B. nach Verletzungen, in der Rehabilitation oder im Sport (Muskelschmerzen nach intensiven Trainings, muskuläre Regeneration).

Unerwünschte Nebenwirkungen, Interaktionen

Quercetin gilt bei adäquatem Einsatz als gut verträglich und sicher.

Es ist nicht auszuschließen, dass Quercetin die Bioverfügbarkeit und die Verstoffwechslung gewisser Medikamente verändern kann. Daher sollte Quercetin nicht gleichzeitig mit Immunsuppressiva, Herzglykosiden wie Digoxin und mit Diclofenac eingesetzt bzw. eingenommen werden. Während einer Chemotherapie sollte ein Einsatz von Quercetin-haltigen Präparaten nur durch einen Spezialisten (Onkologen) erfolgen. Vorsichtshalber empfiehlt es sich, Medikamente nicht gleichzeitig mit Quercetin-haltigen Präparaten einzunehmen (zeitlicher Abstand).

Literatur

Andres S et al. Safety aspects of the use of quercetin as a dietary supplement. Mol Nutr Food Res. 2018;62(1):1700447.

Bazzucchi I et al. Quercetin supplementation improves neuromuscular function recovery from muscle damage. Nutrients. 2020;12(9):2850.

Cesarone MR et al. Supplementary prevention and management of asthma with quercetin phytosome: a pilot registry. Minerva Med. 2019;110(6):524–529.

De Oliveira MR et al. Quercetin and the mitochondria: a mechanistic view. Biotech Adv. 2016;34(5):532–549.

Di Petrillo A et al. Quercetin and its derivates as antiviral potentials: A comprehensive review. Phytother Res. 2022;36(1):266–278.

Di Pierro F et al. Potential clinical benefits of quercetin in the early stage of COVID-19: results of a second, pilot, randomized, controlled and open-label clinical trial. Int J Gen Med. 2021;14:2807–2816.

Finn DF et al. Twenty-first century mast cell stabilizers. Br J Pharmacol. 2013;170(1):23–37.

Huang H et al. Effect of quercetin supplementation on plasma lipid profiles, blood pressure, and glucose levels: a systematic review and meta-analysis. Nutr Rev. 2020;78(8):615–626.

Jafarinia M et al. Quercetin with the potential effect on allergic diseases. Allergy, Asthma & Clinical Immunology. 2020;16(1):1–11.

Khan H et al. Neuroprotective effects of quercetin in Alzheimer's disease. Biomolecules. 2020;10(1):59.

Li Y et al. Quercetin, inflammation and immunity. Nutrients. 2016;8(3):167.

Manjunath SH et al. Antiviral, immunomodulatory, and anticoagulant effects of quercetin and its derivatives: Potential role in prevention and management of COVID-19. J Pharm Anal. 2021:10.1016.

Ostadmohammadi V et al. Effects of quercetin supplementation on glycemic control among patients with metabolic syndrome and related disorders: A systematic review and meta-analysis of randomized controlled trials. Phytother Res. 2019;33(5):1330–1340.

Saeedi-Boroujeni A et al. Anti-inflammatory potential of quercetin in COVID-19 treatment. J Inflamm (Lond). 2021;18(1):3.

Shaik Y et al. Impact of polyphenols on mast cells with special emphasis on the effect of quercetin and luteolin. Central-Eur J Iimmunol. 2018;43(4):476.

Shohan M, Nashibi R et al. The therapeutic efficacy of quercetin in combination with antiviral drugs in hospitalized COVID-19 patients: A randomized controlled trial. Eur J Pharmacol. 2022;914:174615.

Yi H et al. The therapeutic effects and mechanisms of quercetin on metabolic diseases: pharmacological data and clinical evidence. Ox Med Cell Longevity. 2021: Article ID 6678662.

Resveratrol

Resveratrol ist ein Pflanzenstoff, welcher der großen Gruppe der Polyphenole zugeordnet wird. Resveratrol wird seit langer Zeit im Zusammenhang mit dem sogenannten »französischen Paradoxon« diskutiert. Dieses beschrieb – zu Beginn der 1990er-Jahre – die damals niedrige Inzidenz von Herz-Kreislauf-Erkrankungen bei Franzosen – trotz einer Ernährungsweise mit einem hohen Fettanteil und einem hohen Weinkonsum. Die Vermutung, dass der Resveratrol-Konsum dafür (mit)verantwortlich ist, konnte in Studien allerdings nicht bestätigt werden. Resveratrol ist aber immer wieder Gegenstand intensiver wissenschaftlicher Diskussionen und Untersuchungen.

Vorkommen

Resveratrol kommt in folgenden Lebensmitteln vor:

- Früchten, Beeren wie z.B. Trauben (v.a. in der Schale), Preiselbeeren, Johannisbeeren, Pflaumen
- Rotwein (v.a. Pinot Noir), rotem Traubensaft
- Kakao, Erdnüssen

Die durchschnittliche tägliche Zufuhr über die Ernährung wird auf etwa 5 mg/Tag geschätzt. Sie kann aber je nach Ernährungsweise stark variieren. Den höchsten bekannten Gehalt an Resveratrol findet sich im Japanischen Knöterich (Polygonum cuspidatum). Dieser ist aber kein Bestandteil einer normalen Ernährung. Resveratrol wird von den Pflanzen zum Schutz gegen Stressoren wie Pilze, Viren oder Bakterien gebildet.

Eigenschaften

Alterungsprozesse:

- Resveratrol besitzt Eigenschaften, deren vielseitige Auswirkungen in der Altersforschung untersucht werden. Die Daten stammen allerdings bis heute v. a. aus Zell- und Tierversuchen. Dazu gehören:
  - Autophagie: Resveratrol fördert – neben zahlreichen anderen Substanzen wie z. B. Curcumin, Epigallocatechin (Grüntee), Glucosamin, Hesperidin, Quercetin, Spermidin – Autophagieprozesse (»zelluläre Müllabfuhr«).
  - Sirtuine, aktivierend: Resveratrol wird als Sirtuin-»Aktivator« (vor allem Sirt-1) bezeichnet. Sirtuine sind eine Gruppe von Enzymen mit zentraler Funktion z. B. für die Stressresistenz, die Modulation von Entzündungen, das Redoxgleichgewicht, die Neuroprotektion, für Reparaturprozesse von Mitochondrien und DNA sowie für die Autophagie.
  - Weitere: Calorie-Restriction Mimetic, mTOR-Hemmer
- Details zu einzelnen Prozessen, bei denen Resveratrol im Rahmen der Alterung eine Rolle spielen könnte, sind im Kapitel »40+ oder das ABC des gesunden Älterwerdens« (Seite 406) aufgeführt.

Antioxidative Eigenschaften: Dank seiner phenolischen OH-Gruppen zeigt Resveratrol ausgeprägte antioxidative Eigenschaften.

Endothelfunktion, gefäßschützende Eigenschaften: Resveratrol moduliert verschiedene Vorgänge, die zu einer möglichen Dysfunktion des Endothels (Gefäßinnenwand) beitragen. Dazu gehören Gefäßrelaxation, die Entkopplung der endothelialen NO-Synthase (eNOS; bildet Superoxid anstelle von Stickstoffmonoxid und fördert dadurch Gefäßschäden), die Adhäsion von weißen Blutkörperchen oder die Endothelalterung.

Entzündungshemmende und immunmodulierende Eigenschaften: Resveratrol moduliert das Immunsystem über die Beeinflussung von Immunzellen, der Genexpression und der Regulation von Entzündungsreaktionen über verschiedene Wege: Hemmung des Arachidonsäure-Metabolismus (COX-1, COX-2, Cyclooxygenasen), NF-kB, MAPK (Mitogen-activated Protein Kinase) sowie auch über seine antioxidativen Eigenschaften.

Glykierungsprozesse: Resveratrol hemmt die Bildung von AGEs (Advanced Glycation Endproducts) und könnte damit auch die aus AGEs entstehenden biochemischen Folgen wie oxidativen Stress, Entzündungsreaktionen, Immunreaktionen, Insulinantwort oder atherosklerotische Gefäßveränderungen beeinflussen.

Zuckerstoffwechsel: Resveratrol scheint die Wirkung des GLP-1 (Glucagon-like Peptide 1) zu beeinflussen. GLP-1 trägt zur Regulation des Glukosestoffwechsels bei, indem es die Freisetzung von Insulin aus der Bauchspeicheldrüse fördert und das Glukagon, einen Insulingegenspieler, hemmt.

Dosierungsempfehlungen

- Es werden Dosierungen im Bereich von 100 bis > 1000 mg/Tag beschrieben. Eine supportive Dosierung liegt bei 100 mg/Tag. Typische, begleitend therapeutische Dosierungen erstrecken sich bis zu 500 mg/Tag. Resveratrol kann unabhängig von den Mahlzeiten, aber auch während einer Mahlzeit eingenommen werden. Präventiv oder supportiv sollte es langfristig eingenommen werden. Höhere Dosierungen von > 500 mg/Tag sollten, wenn, dann zeitlich limitiert bzw. mit Einnahmepausen eingesetzt werden. Wegen fehlender Daten soll Resveratrol bei Kindern und Jugendlichen sowie auch bei Schwangeren und Stillenden nicht eingesetzt werden.

Anwendungsgebiete

Anti-Aging, gesundes Älterwerden: Resveratrol kann aufgrund seiner diversen Eigenschaften im Bereich Zellalterung supportiv und ggf. zyklisch im Anti-Aging-Bereich eingesetzt werden. Die diversen biochemischen Anti-Aging-Mechanismen von Resveratrol sind bekannt und wurden oben beschrieben. Allerdings fehlen für diese Anwendung noch klare Daten zur Relevanz von Resveratrol.

Entzündungen, Silent Inflammation: Die Supplementierung mit Resveratrol führt zur Senkung diverser Entzündungsparameter. Dazu gehören TNF-α und das hs-CRP. Das IL-6 (Interleukin-6) wurde nur bei Resveratrol-Dosierungen > 500 mg/Tag gesenkt.

Fettleber, nichtalkoholische (NAFLD): Resveratrol verbessert einige Entzündungsmarker (TNF-alpha, hs-CRP) bei NAFLD, kann aber sonst keine weiteren Akzente bei der Behandlung der NAFLD setzen.

Gefäße, Herz-Kreislauf-Erkrankungen: Resveratrol kann aufgrund seiner antioxidativen, entzündungshemmenden und das Endothel schützenden Eigenschaften begleitend präventiv zum Einsatz kommen (nutritiver Dosierungsbereich).

Neurodegenerative Erkrankungen, Gedächtnis, Konzentration: Resveratrol (500 mg, 1 Jahr) könnte aufgrund seiner neuroprotektiven Eigenschaften begleitend bei milder bis moderater Alzheimer-Demenz berücksichtigt werden. Es könnte zur Reduktion der Akkumulation und Toxizität von Amyloid-Beta im Hirn der Patienten beitragen. Damit könnte auch die Neuroinflammation vermindert werden. Sehr schmale Datenlage. Eine Studie zeigte mit einer Gabe von 2 × 75 mg Resveratrol/Tag (1 Jahr) bei postmenopausalen Frauen eine Verbesserung der kognitiven und zerebrovaskulären Funktionen.

Unerwünschte Nebenwirkungen, Interaktionen

Resveratrol gilt als gut verträglich. Bei hohen Dosierungen > 500 mg/Tag wird vereinzelt über Durchfälle und Hautausschläge berichtet. Bei hohen Dosierungen sind Wechselwirkungen mit Antidiabetika und Blutverdünner nicht auszuschließen. Die klinische Relevanz ist aufgrund der Datenlage jedoch unklar. Als potentes Antioxidans, das je nach Umfeld auch zum Prooxidans werden kann, sollte Resveratrol in höheren Dosierungen nicht längerfristig ohne Pause eingesetzt werden, vor allem bei möglicherweise prooxidativen Stoffwechsellagen.

Literatur

Delpino FM et al. What is the effect of resveratrol on obesity? A systematic review and meta-analysis. Clin Nutr ESPEN. 2021;41:59–67.

Gu J et al. Neuroprotective effect of trans-resveratrol in mild to moderate Alzheimer disease: A randomized, double-blind trial. Neurol Ther. 2021;10(2):905–917.

Hajizadeh-Sharafabad F et al. The impact of resveratrol on toxicity and related complications of advanced glycation end products: A systematic review. Biofactors. 2019;45(5):651–665.

Koushki M et al. Effect of resveratrol supplementation on inflammatory markers: a systematic review and meta-analysis of randomized controlled trials. Clin Ther. 2018;40(7):1180–1192.

Malaguarnera L. Influence of resveratrol on the immune response. Nutrients. 2019;11(5):946.

Marouf BH et al. Resveratrol supplementation reduces pain and inflammation in knee osteoarthritis patients treated with meloxicam: a randomized placebo-controlled study. J Med Food. 2018;21(12):1253–1259.

Meng T et al. Anti-inflammatory action and mechanisms of resveratrol. Molecules. 2021;26(1):229.

Omraninava M et al. Effect of resveratrol on inflammatory cytokines: A meta-analysis of randomized controlled trials. Eur J Pharmacol. 2021;908:174380.

Parsamanesh N et al. Resveratrol and endothelial function: A literature review. Pharmacol Res. 2021;170:105725.

Shaito A et al. Potential adverse effects of resveratrol: A literature review. Int J Mol Sci. 2020;21(6):2084.

Tabrizi Ret al. The effects of resveratrol intake on weight loss: A systematic review and meta-analysis of randomized controlled trials. Crit Rev Food Science and Nutrition. 2020;60(3):375–390.

Thaung Z et al. Sustained cerebrovascular and cognitive benefits of resveratrol in postmenopausal women. Nutrients. 2020;12(3):828.

Zhang, LX et al. Resveratrol (RV): A pharmacological review and call for further research. Biomed Pharmacother. 2021;143:112164.

Zhou DD et al. Effects and mechanisms of resveratrol on aging and age-related diseases. Ox Med Cell Longevity. 2021:9932218.

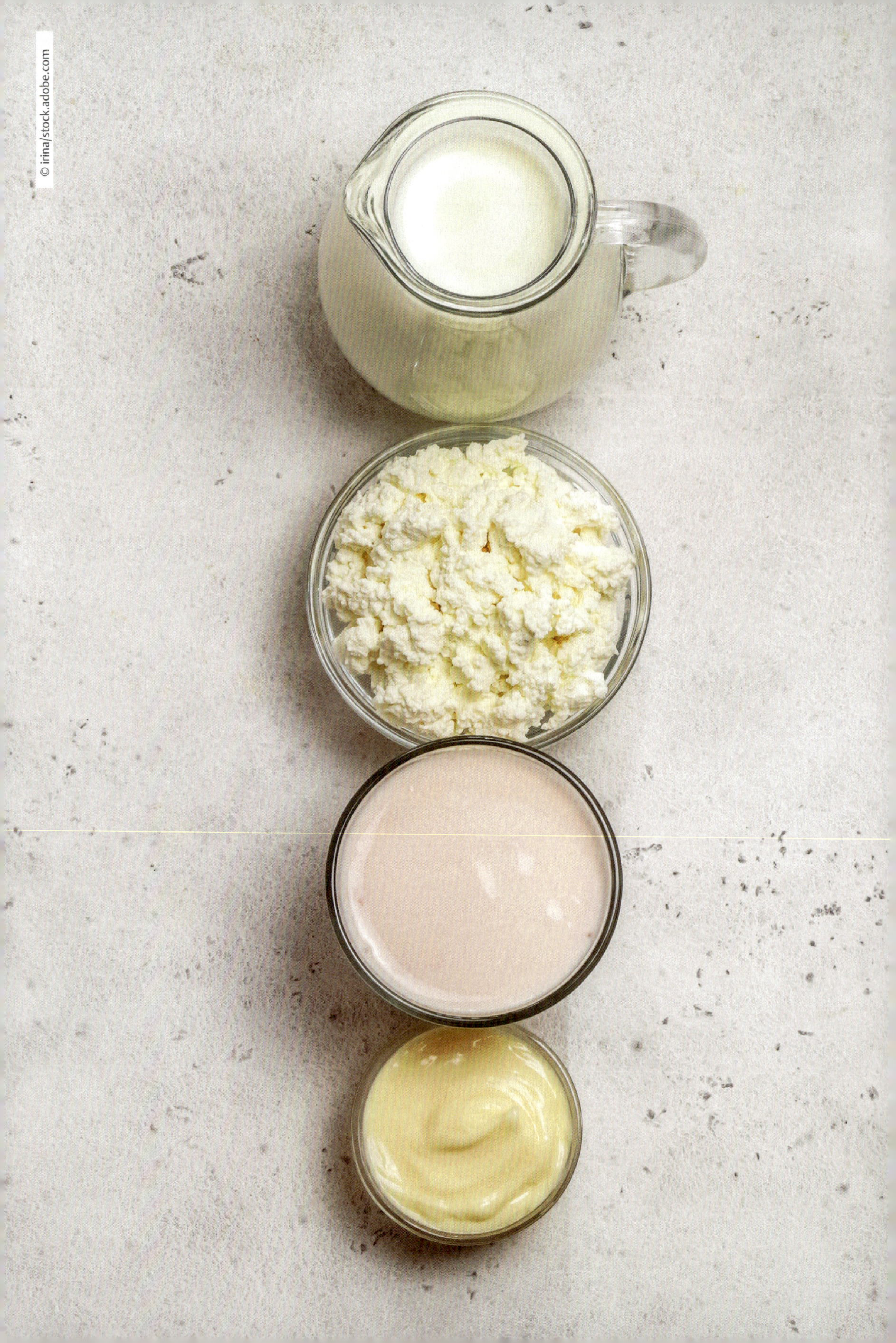

Ernährung in verschiedenen Lebensabschnitten

Unser Bedarf an Energie, Makro- und Mikronährstoffen verändert sich im Laufe des Lebens sehr stark. Um in jeder Lebensphase optimal versorgt zu sein, muss man die speziellen Bedürfnisse kennen und auf eine ausreichende Zufuhr der entsprechenden Nährstoffe achten.

Schwangerschafts-planung

Bei der Planung einer Schwangerschaft spielen der Lebensstil und die Ernährung eine wichtige Rolle. Der richtige Zeitpunkt, mit der »Ernährung eines Babys« anzufangen, liegt also weit vor seiner Geburt. Man sollte bereits frühzeitig vor einer geplanten Schwangerschaft damit beginnen, seinen Lebensstil und seine Ernährung zu überdenken und eventuelle Nährstoffdefizite – auch mit professioneller Hilfe – aufzuspüren und gezielt zu beheben. Das gilt auch für den zukünftigen Vater.

Kinderwunsch: Worauf sollte ein Paar achten?

Es gibt einiges, woran man als Paar mit einem Kinderwunsch denken sollte. Der Anteil ungewollt kinderloser Paare im Alter zwischen 20 und 50 Jahren ist in Deutschland zwischen 2013 und 2020 nochmals erheblich gestiegen, von 25 auf 32 Prozent (gemäß einer Publikation des dt. Bundesministeriums für Familie, Senioren, Frauen und Jugend). Dazu gehört, dass man als Paar frühzeitig den Lebensstil und auch die Ernährung optimiert, damit der Start der Schwangerschaft möglichst ohne Störfaktoren und Nährstoffmängel erfolgen kann.

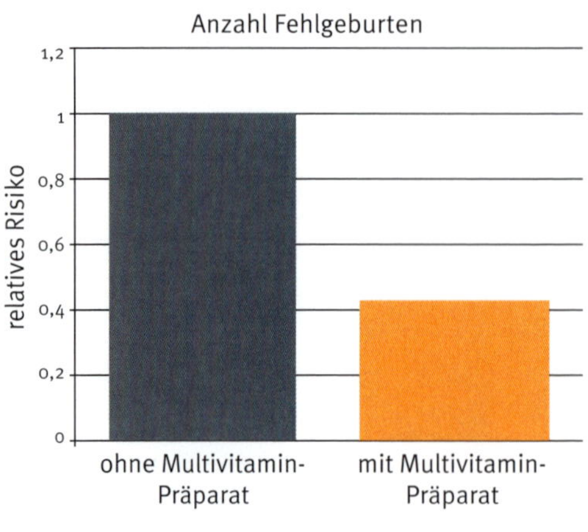

Ein Großteil der entscheidenden Entwicklung des Embryos findet in den ersten acht Wochen der Schwangerschaft statt, also zu einer Zeit, in der viele Frauen überhaupt noch nicht wissen, dass sie schwanger sind. Während der ersten Schwangerschaftswochen reagiert der winzige, sich langsam entwickelnde Embryo besonders empfindlich

« Die Einnahme eines Multivitamin-Präparates während einiger Monate vor einer Schwangerschaft reduziert das Risiko für Fehlgeburten um die Hälfte (basiert auf Louis et al. 2016).

auf einige Störfaktoren wie z. B. Nährstoffdefizite, Alkohol, Stress, Umweltgifte und andere schädliche Einflüsse. Ein typisches Beispiel ist ein Folsäuredefizit und das erhöhte Risiko für einen Neuralrohrdefekt bzw. einen offenen Rücken.

Eine frühzeitige Supplementierung mit einem ausgewogenen Multivitamin-Mineral-Präparat (idealerweise von Mann und Frau) reduziert das Risiko für ausgeprägte Mikronährstoffmängel in der allerersten Schwangerschaftsphase. Zudem hat es sich gezeigt, dass die Gabe eines Multivitaminpräparates bereits einige Monate vor einer Schwangerschaft das Risiko für eine spätere Fehlgeburt um die Hälfte und auch sonstige Komplikationen reduzieren kann.

Es ist zudem sinnvoll, an die folgenden weiteren Faktoren bereits vor einer Schwangerschaft zu denken. Dies kann die Chancen für eine Schwangerschaft verbessern und einen komplikationsfreien Schwangerschaftsverlauf begünstigen:

Allgemeine, gesundheitsbezogene Einflussfaktoren:

- Anstreben eines möglichst normalen Körpergewichts. Ein viel zu niedriges sowie auch ein viel zu hohes Körpergewicht vermindern die Chancen, dass es zu einer Schwangerschaft kommt. Übergewicht in der Schwangerschaft erhöht auch das Risiko für viele Schwangerschaftskomplikationen. Dazu gehören Schwangerschaftsdiabetes, Bluthochdruck, Präeklampsie und Frühgeburten.
- Mund- und Zahngesundheit
- Medikamenteneinnahme (Besprechung mit dem Arzt)
- Prüfung von chronischen Schwermetallbelastungen (Labor: Blut, Urin, Haare). Diese Belastungen müssten jetzt erkannt und die Schwermetalle einige Monate vor einer Schwangerschaft ausgeleitet werden. Chronische Metallbelastungen beeinträchtigen die Fertilität von Männern und Frauen. Sie können auch während einer Schwangerschaft über die Plazenta vom Kind aufgenommen werden und zu späteren gesundheitlichen Problemen des Neugeborenen führen.
- Bei einem Arztbesuch wichtige Mikronährstoffe im Blut untersuchen lassen. Dazu gehören Eisen, Vitamin D, Vitamin B_{12} und Folsäure.

Lebensstil:

- vernünftige, regelmäßige körperliche Aktivität
- Einschränken oder besser Weglassen von Alkohol, Rauchen, Drogen
- Stressmanagement

Ernährung:

- Überdenken der Ernährungsgewohnheiten – inkl. einseitiger oder vegetarischer/veganer Ernährung.
- Wahl einer möglichst ausgewogenen, gut verträglichen und bezüglich der Kalorienzufuhr adäquaten Ernährung
- Einschränken des Konsums koffeinhaltiger Getränke

Mittlerweile ist aber auch wissenschaftlich erwiesen, dass die oben genannten Faktoren einen Einfluss auf die spätere Gesundheit des Neugeborenen haben können. Das Risikoprofil des Kindes für spätere kardiovaskuläre, metabolische, immunologische und neurologische Krankheitsbilder wird jetzt direkt von den werdenden Eltern programmiert.

Präkonzeptionell wichtige Nährstoffe

Folsäure: Folsäure ist für Frauen mit Kinderwunsch von großer Bedeutung. Ein Folsäuremangel zum Zeitpunkt der Empfängnis und während der ersten Schwangerschaftswochen erhöht die Häufigkeit von Geburtsfehlern (Neuralrohrdefekte, Lippen-und Gaumenspalten usw.) ganz erheblich. Diese Fehlbildungen zählen zu den Hauptursachen für Fehlgeburten. Folsäure-haltige Supplemente während der Monate vor der Empfängnis und in den ersten Monaten der Schwangerschaft vermindern dieses Risiko beträchtlich. Wer während dieser Zeit ein Multivitaminsupplement mit 400–800 µg Folsäure nimmt, senkt das Risiko um ein Drittel bis die Hälfte. Bei Frauen mit niedrigem Folsäurestatus, bedingt durch jahrelange Einnahme der »Pille«, kann eine Dosierung von 800 µg helfen, innerhalb von 4 bis 8 Wochen einen wünschenswerten Folsäurestatus zu erreichen. Mit Methylfolat werden die präventiv wirksamen Folsäurespiegel etwas schneller erreicht als mit der klassischen Folsäure.

Weitere Nährstoffe: Eine Unterversorgung der Mutter mit weiteren Nährstoffen, wie Vitamin B_1, B_2 sowie B_{12}, Vitamin A, Zink und Eisen, kann das Risiko für Entwicklungsstörungen erhöhen und auch die Gesundheit der werdenden Mutter beinträchtigen. Es ist daher wichtig, vor der Empfängnis Mikronährstoffdefizite zu vermeiden, v. a. für die künftige Mutter, aber auch für den künftigen Vater.

Ernährung des Vaters

Der Ernährungszustand des Vaters ist für die Familienplanung ebenso bedeutend. Es ist wichtig, dass der Vater vor allem über eine ausgewogene Ernährung ausreichend Antioxidanzien sowie genügend Zink, Selen und Vitamin A, C und E zuführt, damit er genügende Mengen von gesunden, gut ausgebildeten Spermien produzieren kann. Durch Supplementierung mit L-Carnitin (1–2 g/Tag), optimalerweise gezielt ergänzt mit weiteren Antioxidanzien, kann die Anzahl und Beweglichkeit der Spermien ebenfalls erhöht werden. Rauchen und übermäßiger Alkoholkonsum verursachen Missbildungen der Samenzellen und vermindern deren Anzahl. Wenn der Körper stark mit Blei, Quecksilber oder Cadmium belastet ist, kann das einen ungünstigen Einfluss auf die Qualität der Spermien haben und die Fruchtbarkeit beeinträchtigen (siehe Spermienqualität, Seite 690).

Literatur

Balogun OO et al. Vitamin supplementation for preventing miscarriage. Cochrane Database Syst Rev 2016. CD004073.pub4.

Essmat A. Comparative study between the use of regular folic acid supplement versus the use of L-Methyl folate in patients with methyl tetrahydrofolate reductase (MTHFR) gene mutation with recurrent pregnancy loss. Open J Obstet Gynecol. 2021:11(9):1104–1111.

Fleming TP et al. Origins of lifetime health around the time of conception: causes and consequences. Lancet. 2018;391(10132):1842–1852.

Gerhard I, Runnebaum B. Schadstoffe und Fertilitätsstörungen, Schwermetalle und Mineralstoffe. Geburtsh Frauenheilk 1992;52:383.

Henderson AM et al. l-5-Methyltetrahydrofolate supplementation increases blood folate concentrations to a greater extent than folic acid supplementation in Malaysian women. Journal Nutr. 2018;148(6):885–890.

Huang LT. Maternal and early-life nutrition and health. Int J Environ Res Publ Health. 2020;17(21):7982.

Kaur M et al. Increased incidence of spontaneous abortions on exposure to cadmium and lead: a systematic review and meta-analysis. Gynecol Endocrinol. 2021;Jun 25:1–6.

Louis GMB et al. Lifestyle and pregnancy loss in a contemporary cohort of women recruited before conception: The LIFE Study. Fertil Steril. 2016;106(1):180–188.

Mattei D et al. Micronutrients and brain development. Curr Nutr Rep. 2019:8(2):99–107.

Obeid R et al. The effectiveness of daily supplementation with 400 or 800 µg/day folate in reaching protective red blood folate concentrations in non-pregnant women: a randomized trial. Eur J Nutr 2017 Apr 26. DOI: 10.1007/s00394-017-1461-8.

Reijnders IF et al. The impact of periconceptional maternal lifestyle on clinical features and biomarkers of placental development and function: a systematic review. Human Reprod Update. 2019;25(1):72–94.

Segal TR et al. Before the beginning: environmental exposures and reproductive and obstetrical outcomes. Fertili Steril. 2019;112(4):613–621.

Toivonen KI et al. Folic acid supplementation during the preconception period: a systematic review and meta-analysis. Prevent Med. 2018;114:1–17.

Wippermann C. Ungewollte Kinderlosigkeit 2020. Bundesministerium für Familie, Senioren, Frauen und Jugend. Artikel-Nr. 4BR234. Stand September 2021, 3. Auflage.

Wolf HT et al. Multivitamin use and adverse birth outcomes in high-income countries: a systematic review and meta-analysis. Am J Obstet Gynecol 2017. DOI: 10.1016/j.ajog.2017.03.029.

Ernährung und Lebensstil während der Schwangerschaft

Eine Frau hat zu kaum einem anderen Zeitpunkt in ihrem Leben einen höheren Mikronährstoffbedarf als während der Schwangerschaft und in der Stillzeit. Das sich entwickelnde Kind bezieht seine Nährstoffe ausschließlich aus der Nahrung der Mutter. Daher sind ein gesunder Lebensstil und eine optimale Ernährung der Mutter eine zwingende Voraussetzung für ein gesundes und komplikationsloses Wachstum des Fötus und sie definiert damit über epigenetische Mechanismen auch viele Parameter für die spätere Gesundheit des Kindes.

Viele Faktoren beeinflussen den Verlauf einer Schwangerschaft

Es gibt einiges, woran man als Schwangere – oder auch in der Beratung von Schwangeren – denken sollte, damit eine Schwangerschaft von möglichst wenigen Komplikationen begleitet wird und damit dem Kind ein möglichst guter Start ins Leben ermöglicht wird. Dazu gehören:

- Ernährung
- Lebensstil
- Mikronährstoffe
- äußere Einflüsse
- Stressmanagement
- soziales Umfeld

Wie verändert sich der Nährstoffbedarf?

Der Bedarf an Energie (Kalorien), Protein, Vitaminen, Mineralstoffen und Spurenelementen ist in dieser Zeit erhöht und muss durch eine bewusste, ausgewogene Ernährung und zumindest teilweise mittels gezielter Supplementierung gedeckt werden. Mikronährstoffe spielen wichtige Rollen bei der Bildung des Embryos (Embryogenese), für das Wachstum des Fötus und für die mütterliche Gesundheit während einer Schwangerschaft. Ausgeprägte Mikronährstoffdefizite können sich vor allem auf das werdende Kind, aber auch auf die Mutter negativ auswirken. Beim Fötus können sich Mängel z. B. auf die normale Entwicklung, das intrauterine Wachstum und das Geburtsgewicht auswirken sowie schlimmstenfalls sogar zu Missbildungen führen.

Es besteht ein breiter wissenschaftlicher Konsens darüber, dass Schwangere von einer gezielten Supplementierung profitieren können. Meist wird als Basis ein adäquat zusammengesetztes und dosiertes Multivitamin-Mineralpräparat und ein Omega-3-Fettsäure-Präparat eingesetzt, welche phasenweise wegen des steigenden Bedarfs noch durch Einzelpräparate ergänzt werden (z. B. Eisen, Magnesium). Das Basispräparat sollte speziell auf die veränderten Bedürfnisse in der Schwangerschaft abgestimmt sein und kann auch bereits bei Kinderwunsch genommen werden, damit die Versorgung der werdenden Mutter vom ersten Tag an gewährleistet ist (siehe Kapitel »Schwangerschaftsplanung«, Seite 374).

In der Schwangerschaft sollten aber weitere Supplemente nur nach sorgfältiger Abklärung und Absprache mit dem behandelnden Arzt und mit einer klaren Zielsetzung eingesetzt werden. Die Schwangerschaft ist nicht die richtige Zeit für Experimente.

Makronährstoffe

Bedeutung der Ernährung der Schwangeren für die spätere Gesundheit des Kindes: Epigenetische Studien zeigen, wie wichtig die Qualität und die Quantität der Nahrung während der Schwangerschaft für die spätere Gesundheit des Kindes sind. Epigenetische Strukturen (DNA-Methylierung, Histon-Modifikationen und nichtkodierende RNAs) wirken wie Schalter, die unter verschiedenen Einflüssen (Lebensstil, äußere Einflüsse, Ernährung usw.) Gene ein- oder abschalten können. Eine exzessive Gewichtszunahme während der Schwangerschaft und ein niedriger Vitamin-D-Status erhöhen zum Beispiel das Risiko des Kindes für Übergewicht, kardiovaskuläre Erkrankungen und Diabetes.

Der Kalorienbedarf steigt nur wenig: Obwohl eine werdende Mutter »für zwei isst«, muss und soll sie nicht gleich das Doppelte essen. Eine durchschnittliche Schwangere benötigt ab dem vierten Monat nur 250 zusätzliche Kilokalorien (kcal) pro Tag und ab dem 7. Monat 500 kcal pro Tag. Zwei Scheiben Vollkornbrot (100 g) enthalten zum Beispiel bereits 250 kcal. Insgesamt ist in einer normalen Schwangerschaft mit einer durchschnittlichen Gewichtszunahme von etwa 10–15 kg zu rechnen. Übergewicht sowie ein hoher Konsum zuckerhaltiger Lebensmittel erhöhen das Risiko für Schwangerschaftskomplikationen. Dazu gehören Schwangerschaftsdiabetes, Bluthochdruck/Präeklampsie und Frühgeburten.

Erhöhter Proteinbedarf: In der zweiten Schwangerschaftshälfte erhöht sich der Proteinbedarf. Eine Frau, die vor der Schwangerschaft 50–60 g Protein täglich benötigte, braucht ab dem 4. Schwangerschaftsmonat 10 Gramm Protein mehr pro Tag. Hauptquellen für hochwertige Nahrungsproteine in der Schwangerschaft sind Fisch, Fleisch, Milch und Milchprodukte, Eier, Hülsenfrüchte sowie Vollkornprodukte. Frauen, die sich in der Schwangerschaft vegetarisch oder vegan ernähren, sollten auf eine ausreichende und – was die Aminosäurenbilanz betrifft – komplette Versorgung mit Protein achten. Bei veganer Ernährung ist eine begleitende professionelle Ernährungsberatung empfehlenswert.

Omega-3-Fettsäuren: Trotz der Empfehlungen verschiedener Behörden und Gremien decken 95 % aller Schwangeren und aller Frauen im gebärfähigen Alter die tägliche Minimalmenge von 250 mg EPA+DHA über ihre gewohnte Ernährung nicht ab. Diese Erkenntnis zeigte sich bei einer großen statistischen Erhebung in den USA (NHANES). Gerade in der Schwangerschaft sollte die Ernährung reich an Omega-3-Fettsäuren sein. Insbesondere die DHA (Docosahexaensäure) ist für den Aufbau und die Entwicklung des Gehirns und der Augen des Fötus wichtig. Säuglinge und Kinder von Müttern, die sich vor und während der Schwangerschaft ausreichend mit DHA versorgt haben, zeigen bessere motorische und kognitive Fähigkeiten, ein besseres Immunsystem und weniger Allergien. Bei Kinderwunsch und während der Schwangerschaft werden täglich 300 mg DHA empfohlen. Über die Nahrung (z.B. Fisch) werden normalerweise etwa 100 mg DHA täglich zugeführt. Der Rest, also etwa 200 mg DHA/Tag, sollte mit einem DHA-haltigen Supplement zugeführt werden.

Frauen, die sich in der Schwangerschaft vegetarisch oder vegan ernähren, sollten sowieso speziell auf eine ausreichende Zufuhr bzw. Supplementierung mit den Omega-3-Fettsäuren EPA und DHA achten. Die Bestimmung des Omega-3-Index in den Erythrozyten zu Beginn der Schwangerschaft ist in allen Fällen sinnvoll, damit die im Einzelfall adäquate EPA-DHA-Dosierung festgelegt werden kann.

Mehr Wasser trinken: Der Flüssigkeitsbedarf steigt in der Schwangerschaft ebenfalls an, denn Wasser wird bei der Erhöhung des Blutvolumens der Mutter, zur Erhaltung des Fruchtwassers und zur Versorgung des Fötus benötigt. Die Gewichtszunahme während der Schwangerschaft beruht zu etwa zwei Dritteln auf Wassereinlagerungen. Werdende Mütter sollten daher reichlich trinken, vorzugsweise Wasser, ungesüßte Früchtetees und stark verdünnte Gemüse- und Fruchtsäfte. Vorsicht bei kalorienhaltigen Süßgetränken! Alkoholische Getränke generell und hohe Mengen an koffeinhaltigen Getränken (Kaffee, Cola usw.) sollten gemieden werden (siehe Kapitel »Möglichst wenig Koffein«, Seite 387)

Empfohlene Nährstoffe während der Schwangerschaft (Ernährung und Supplemente), normaler Verlauf; (basiert auf EFSA: Referenzwerte für die Nährstoffzufuhr, Stand 01.2022)

Nährstoffe	täglicher Bedarf	Referenz
Energie	+ 69 kcal (0,20 MJ) ab 1. Trimester, + 250 kcal (1,05 MJ) ab 2. Trimester, + 500 kcal (2,1 MJ) ab 3. Trimester zusätzlich zum Bedarf einer nicht schwangeren Frau.	AR
(hochwertiges) Protein	59 g ab 1. Trimester, 67 g ab 2. Trimester, 86 g ab 3. Trimester.	PRI
Linolsäure	4 % der Energie	AI
α-Linolensäure	0,5 % der Energie	AI
EPA, DHA	zusätzlich 100–200 mg DHA/Tag	AI
Vitamine		
Vitamin A	700 µg RE	PRI
Vitamin D	15 µg (= 600 IE)	AI
Vitamin E	11 mg (als α-Tocopherol)	AI

Nährstoffe	täglicher Bedarf	Referenz
Vitamin K	70 µg (als Phyllochinon, Vitamin K_1)	AI
Vitamin B_1	0,1 mg/MJ	PRI
Vitamin B_2	1,9 mg	PRI
Niacin/Niacinamid	1,6 mg NE/MJ***	PRI
Vitamin B_6	1,8 mg	PRI
Pantothensäure	5 mg	AI
Biotin	40 µg	AI
Folsäure	0,6 mg DFE*	PRI
Vitamin B_{12}	4,5 µg	AI
Vitamin C	105 mg	PRI
Cholin	480 mg	AI
Mineralstoffe und Spurenelemente		
Kalzium	1000 mg (18–24 Jahre), 950 mg (ab 25 Jahre)	PRI
Phosphor	550 mg	AI
Magnesium	300 mg	AI
Kalium	3500 mg	AI
Eisen	16 mg	PRI
Zink	12,6–14,3 mg**	PRI
Jod	200 µg	AI
Fluorid	2,9 mg	AI
Selen	70 µg	AI
Kupfer	1,5 mg	AI
Fluorid	0,5 mg	AI
Mangan	3 mg	AI
Molybdän	65 µg	AI

* DFE = dietary folate intake (unter Berücksichtigung der unterschiedlichen Bioverfügbarkeit von Nahrungsfolaten und Folsäure)
** LPI = Level of phytate intake, je nach Phytateinnahme über die Nahrung
*** NE = Niacin equivalent
AI = Adequate Intake; AR = Average Requirement; PRI = Population reference intake
1 Megajoule (MJ) = 23.885 Kilokalorien

Mikronährstoffe

Vitamine

Vitamin A: Der Vitamin-A-Bedarf ist vor allem im letzten Drittel der Schwangerschaft erhöht. Vitamin A ist von zentraler Bedeutung für die Zellteilung und Zelldifferenzierung, also für das normale Wachstum des Kindes und für die Entwicklung seiner Organe. Daher sollte ein Vitamin-A-Mangel in der Schwangerschaft unbedingt vermieden werden, da er zu Entwicklungsstörungen führt. Dazu gehören z. B. intrauterine Wachstumsverzögerung, Frühgeburten, niedriges Geburtsgewicht. In Entwicklungsländern sind solche durch Vitamin-A-Mangel verursachten Komplikationen häufig, in westlichen Industrieländern kommen sie selten vor.

Da aber eine zu hohe Zufuhr von Vitamin A in den ersten 3 Monaten einer Schwangerschaft zu Missbildungen führt, sollten bei Kinderwunsch sowie im ersten Drittel einer Schwangerschaft nie mehr als 10 000 IE Vitamin A (3 mg)/Tag zugeführt werden. Lebensmittel, die sehr viel Vitamin A enthalten (Leber!) und nicht für die Schwangerschaft bestimmte Vitamin-A-haltige Supplemente oder Medikamente sollten daher unbedingt gemieden, dafür aber reichlich Gemüse und Früchte gegessen werden. Die darin enthaltenen Carotinoide sind in der Schwangerschaft wertvoll; sie können zwar teilweise in Vitamin A umgewandelt werden, aber nicht zu einer Vitamin-A-Überdosierung führen.

Ausgewogene Multivitamin-Präparate für die Schwangerschaft sollten so dosiert sein, dass sie Vitamin-A-Dosierungen im Bereich von 2 000 und 4 000 IE/Tag enthalten. Alternativ ist auch der Einsatz von Carotinoiden (ca. 3–6 mg/Tag), welche als Vorstufen von Vitamin A fungieren, möglich.

Vitamin D: Eine ausreichende Versorgung mit Vitamin D ist während der Schwangerschaft von großer Bedeutung. Auch wenn sich die Schwangere häufig im Freien aufhält (Sonnenlicht fördert die Bildung von Vitamin D) und Nahrungsmittel wie z. B. Fisch und Eier isst, die reich an Vitamin D sind, sollte sie dennoch den Vitamin-D-Blutspiegel überprüfen lassen. Er sollte idealerweise im Bereich von 75 bis 100 nmol/liegen. Gegebenenfalls sollte Vitamin D gezielt supplementiert werden, vor allem in den Wintermonaten. Eine ausreichende Vitamin-D-Versorgung ist nicht nur wichtig für die Knochenbildung, sondern wird auch mit einem reduzierten Risiko für Präeklampsie, Schwangerschaftsdiabetes, niedrigem Geburtsgewicht, frühzeitige Wehentätigkeit (–57 %), Frühgeburten (–62 %) in Zusammenhang gebracht. Eine gute Vitamin-D-Versorgung der Mutter soll auch die kognitive Entwicklung des Kindes unterstützen.

B-Vitamine: Folsäure ist für Frauen mit Kinderwunsch von großer Bedeutung. Ein Folsäuremangel zum Zeitpunkt der Empfängnis und während der ersten Schwangerschaftswochen erhöht die Häufigkeit von Geburtsfehlern (Neuralrohrdefekte, Lippen- und Gaumenspalten usw.) ganz erheblich. Diese Fehlbildungen zählen zu den Hauptursachen für Fehlgeburten. Folsäure-haltige Supplemente während der Monate vor der Empfängnis und in den ersten Monaten der Schwangerschaft vermindern dieses Risiko beträchtlich. Wer während dieser Zeit ein Multivitaminsupplement mit 400–800 µg Folsäure nimmt, senkt das Risiko um ein Drittel bis die Hälfte. Bei Frauen mit niedrigem Folsäurestatus, bedingt durch jahrelange Einnahme der »Pille«, kann eine Dosierung von 800 µg helfen, innerhalb von 4 bis 8 Wochen einen wünschenswerten Folsäurestatus zu erreichen. Mit Methylfolat werden die präventiv wirksamen Folsäurespiegel etwas schneller erreicht als mit der klassischen Folsäure.

Wegen der erhöhten Energie- und Proteinzufuhr steigt auch der Bedarf an diversen B-Vitaminen um bis zu 30 % (v. a. B_1, B_2 und B_6). Eine ausgewogene Ernährung plus ein adäquat dosiertes Multivitaminpräparat reichen aber in der Regel aus, um den Mehrbedarf zu decken.

Vitamin C: Der Bedarf an Vitamin C ist in der Schwangerschaft um ca. 10 % erhöht. Vitamin C ist bei der frühen Präimplantation des Embryos in die Gebärmutter in sogenannte epigenetische Reprogrammierungsprozesse involviert. In solchen Prozessen wird z. B. sichergestellt, dass epigenetische Fehler der Eltern möglichst nicht an die Folgegeneration weitergegeben werden. Als Antioxidans schützt Vitamin C die DNA und Zellmembranen vor Schädigungen – vor allem auch im Gehirn und in Zellen, die für die Fortpflanzung wichtig sind. Daher ist eine Ernährung mit Gemüse und Früchten, die genug Vitamin C enthalten, wichtig.

Mineralstoffe und Spurenelemente

Kalzium: Vor allem für die Knochenbildung werden während einer Schwangerschaft insgesamt 30–40 g Kalzium an den Fötus weitergegeben, der Großteil davon in der zweiten Schwangerschaftshälfte. Der Kalziumbedarf erhöht sich in der Schwangerschaft zwar nicht, aber der Körper optimiert für die Dauer der Schwangerschaft seine Aufnahmefähigkeit für Kalzium aus Nahrungsmitteln. Besteht aber der Verdacht, dass mit der Ernährung zugeführtes Kalzium (z. B. durch Meiden von kalziumhaltigen Lebensmitteln wie Milchprodukten) den Bedarf nicht deckt, sollte ein kalziumhaltiges Supplement in Erwägung gezogen werden. Kalzium muss sonst aus den Knochen der Mutter mobilisiert werden. Früher pflegte man zu sagen: »Jede Schwangerschaft kostet die Mutter einen Zahn«. Heute weiß man aber, dass auch mehrere Schwangerschaften hintereinander kein Risikofaktor für Osteoporose sind, weil der Organismus den Verlust von Knochenmasse durch Anpassungen im Hormonhaushalt wieder ausgleicht. Trotzdem sollte eine ausreichende Kalzium- (und Vitamin-D-) Zufuhr sichergestellt werden, denn eine zu niedrige Kalziumzufuhr in der Schwangerschaft erhöht das Risiko für Präeklampsie. Eine Kalzium-Supplementierung wird daher für Frauen mit einer niedrigen Kalziumeinnahme, für Frauen mit einem bestehenden Präeklampsierisiko und für Schwangere unter 18 Jahren empfohlen.

> **Nahrungsergänzungspräparate einnehmen**
>
> Da der erhöhte Bedarf an bestimmten Vitaminen, Mineralstoffen, Spurenelementen und Fettsäuren mit dem täglichen Essen teilweise nicht ausreichend gedeckt werden kann, ist es sinnvoll, während der Schwangerschaft speziell auf diese Phase abgestimmte Nahrungsergänzungspräparate einzunehmen.

Magnesium: Während der Schwangerschaft sollte die Zufuhr von Magnesium nicht vernachlässigt werden. Eine knappe Magnesiumversorgung tritt v. a. in der zweiten Hälfte der Schwangerschaft auf und zeigt sich z. B. durch Wadenkrämpfe. Ein Mangel an Magnesium erhöht außerdem das Risiko von Bluthochdruck bei der Mutter und die Gefahr einer Frühgeburt. Die meisten Schwangeren erhalten in den letzten Monaten der Schwangerschaft oft auch höher dosierte Magnesiumsupplemente; diese haben auch einen positiven Effekt auf in dieser Zeit häufig auftretende Obstipation.

Eisen: Der Eisenbedarf steigt in der Schwangerschaft auf das Doppelte an. Dafür gibt es mehrere Gründe: In der Plazenta und in der Gebärmutter wird ein Eisenspeicher für den Fötus angelegt, außerdem muss der Organismus der werdenden Mutter große Mengen an neuen roten Blutkörperchen zur Blutbildung des Kindes produzieren. Nicht zuletzt verliert die Mutter bei der Geburt oft einiges an Blut. Da viele junge Frauen bereits zum Zeitpunkt der Empfängnis nicht über große Eisenspeicher verfügen, ist Eisenmangel in der Schwangerschaft recht häufig. Der Stoffwechsel der Mutter stellt sich auf diesen gesteigerten Bedarf ein, indem die Aufnahmefähigkeit des Darms für Eisen während der Schwangerschaft deutlich erhöht wird. Trotzdem kann die Eisenzufuhr aus dem täglichen Essen den Bedarf der meisten Schwangeren nicht decken. Fortschreitender Eisenmangel führt unbehandelt zu einer Anämie (Blutarmut). Eine Eisenmangelanämie (Häufigkeit in der Schwangerschaft ca. 15–20%) äußert sich typischerweise durch Erschöpfung der Mutter und kann unbehandelt beim Neugeborenen zu Entwicklungsstörungen im kognitiven Bereich führen. Alle in der Schwangerschaft empfohlenen Multivitamin-Spurenelement-Präparate enthalten daher Eisen. Eine Supplementierung mit 30–40 mg Eisen täglich scheint bei vielen Frauen den Bedarf zu decken. Moderate Eisendosierungen haben den Vorteil, dass unerwünschte Nebenwirkungen wie Übelkeit, Verstopfung, Stuhlverfärbungen, die von höher dosierten Eisenpräparaten bekannt

Mehrbedarf an Energie und Mikronährstoffen während der Schwangerschaft. (DACH: Referenzwerte für die Nährstoffzufuhr, 2015)

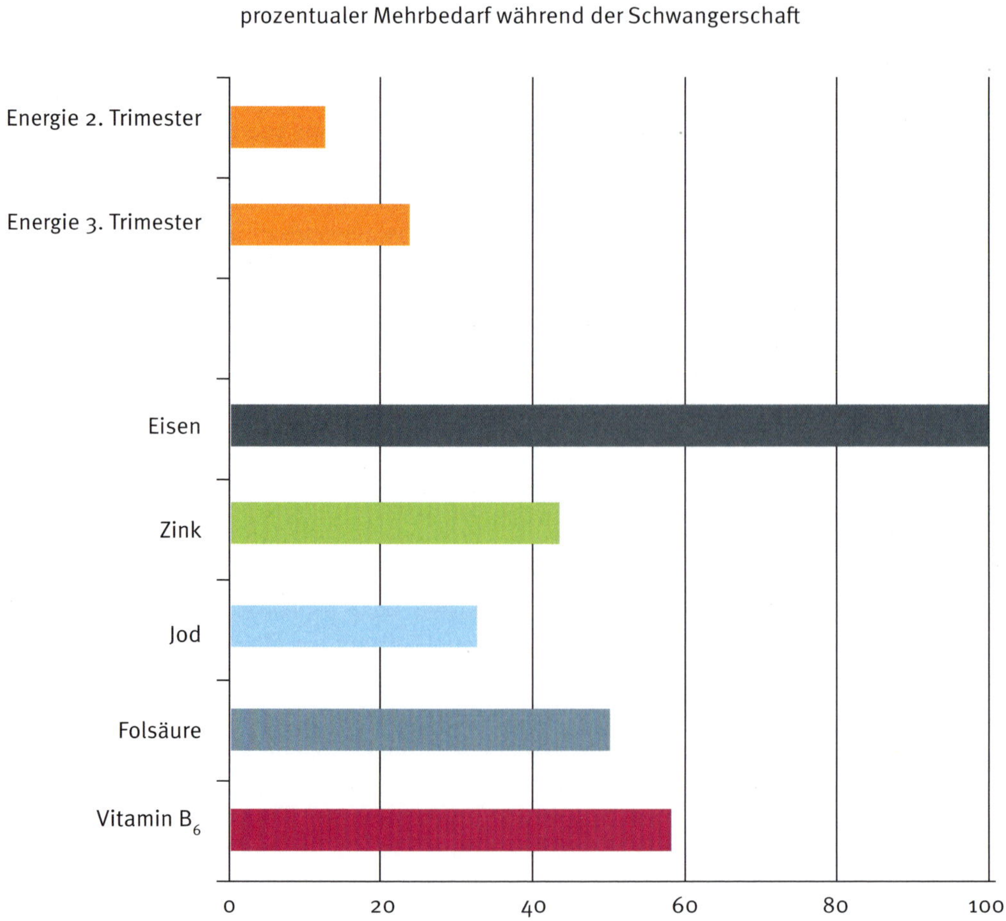

sind, kaum mehr vorkommen. Zur Überwachung des Eisenspiegels dient die Messung des Ferritins und auch des Hämoglobins. Je nach Laborstatus entscheidet der Arzt über eine zusätzliche Eisen-Supplementierung – allenfalls auch intravenös. Orale eisenhaltige Präparate sollten gemeinsam mit Nahrungsmitteln eingenommen werden, welche die Eisenaufnahme verbessern (Fisch und Fleisch, Vitamin-C-reiches Obst und Gemüse, Orangensaft).

Zink: Der Zinkbedarf steigt während der Schwangerschaft um über 40 % an. Es wird geschätzt, dass weltweit ein sehr hoher Anteil der Schwangeren den Zinkbedarf nicht abdecken kann. Vor allem in den Entwicklungsländern und/oder bei Gefahr von Mangelernährung ist das Risiko für eine knappe Zinkversorgung stark erhöht. Eine ungenügende Zinkzufuhr stört die normale körperliche und die Entwicklung des Zentralnervensystem des Kindes. Zinkdefizite sind teratogen und können neben Geburtsfehlern zu niedrigem Geburtsgewicht, frühzeitigen Membranrupturen und zu Frühgeburten führen. Bei der Schwangeren erhöht eine knappe Zinkversorgung die Infektanfälligkeit und das Risiko für Störungen des Zucker- bzw. Insulinstoffwechsels.

Jod: Jod ist essenzieller Bestandteil der Schilddrüsenhormone. Der Jodbedarf steigt in der Schwangerschaft um ca. 15 % an. Ein Jodmangel während der Schwangerschaft führt beim Kind zu schwerwiegenden geistigen und motorischen Entwicklungsstörungen. Heute ist bekannt, dass bereits ein leichter bis moderater Jodmangel während der ersten drei Monate einer Schwangerschaft die kindliche kognitive Entwicklung beeinträchtigt. Man kann zwar jodiertes Speisesalz nutzen, da jedoch immer mehr Menschen auf eine salzarme Ernährung achten und insbesondere bei importierten Fertigprodukten nicht immer jodiertes Speisesalz eingesetzt wird, kann auch bei uns die Jodversorgung suboptimal sein. Schwangere und stillende Frauen gehören zu der Bevölkerungsgruppe mit einem deutlich erhöhten Risiko für Jodmangel. Es herrscht ein weltweiter Konsens (inkl. WHO) über die zusätzliche Zufuhr von 100–150 µg Jod/Tag in der Schwangerschaft in Form eines Supplementes (in kompletten Multivitamin-Präparaten schon enthalten).

Auswirkungen von Mikronährstoffmangel in der Schwangerschaft

Nährstoff	Auswirkungen auf die Mutter	Auswirkungen auf den Fötus bzw. den Säugling
Eisen	Anämie, Müdigkeit, Erschöpfung, Reizbarkeit	niedriges Geburtsgewicht, Frühgeburt, erhöhte Kindersterblichkeit, kognitive Störungen beim Neugeborenen
Folsäure	Anämie, erhöhter Homocystein-Blutspiegel	Geburtsfehler (Neuralrohrdefekte, Lippen- und Gaumenspalten usw.)
Jod	Beeinträchtigung der Schilddrüsenfunktion (Hypothyreose), Kropf	schwerwiegende und irreversible geistige und motorische Entwicklungsstörungen; bereits leichte bis moderate Unterversorgung beeinträchtigt die geistige Entwicklung, Fehlgeburten, niedriger IQ, ADHS.

Nährstoff	Auswirkungen auf die Mutter	Auswirkungen auf den Fötus bzw. den Säugling
Kalzium	schwangerschaftsbedingter Bluthochdruck (Präeklampsie)	beeinträchtigte Entwicklung von Knochen und Zähnen, niedriger Kalziumspiegel im Blut, Rachitis
Magnesium	Wadenkrämpfe	frühzeitige Wehentätigkeit, Frühgeburt
Zink	Infektanfälligkeit, Störungen des Zucker- bzw. Insulinstoffwechsels	Geburtsfehler, Frühgeburt, niedriges Geburtsgewicht
Vitamin A	Anämie, gestörte Immunantwort	intrauterine Wachstumsverzögerung, niedriges Geburtsgewicht, Frühgeburt
Vitamin B_6	Stimmungsschwankungen, Blutarmut.	
Vitamin B_{12}	Anämie	erhöhtes Abortrisiko, Neuralrohrdefekte
Vitamin D	Störung des Kalziumstoffwechsels, erhöhtes Risiko für Präeklampsie und Schwangerschaftsdiabetes	beeinträchtigte Entwicklung von Knochen und Zähnen und kognitiven Fähigkeiten, deutlich vermehrte frühzeitige Wehentätigkeit, Frühgeburten und erniedrigtes Geburtsgewicht, Rachitis
Vitamin C	Präeklampsie	frühzeitiger Blasensprung, Geburtsfehler, spontaner Abort
Vitamin E	Mangel ist eher selten. Präeklampsie.	vorzeitige Ablösung der Plazenta und Frühgeburten
Omega-3-Fettsäuren (v. a. DHA)	erhöhtes Präeklampsierisiko, Stimmungsschwankungen (auch Wochenbettdepressionen)	Frühgeburten, niedriges Geburtsgewicht, vermehrte Allergien, schlechtere Wahrnehmung, Motorik und Sehschärfe

Vorsicht, Schadstoffe!

Die Lebensgewohnheiten der werdenden Mutter bekommen während der Schwangerschaft eine neue Bedeutung: Das Kind im Mutterleib reagiert sehr empfindlich auf Chemikalien und Einflüsse aus der »Außenwelt«. Alkohol, Zigarettenrauch, Drogen, Stress, aber auch Umweltbelastungen und sonstige körperfremde Substanzen (z. B. Phthalate) sollten, wenn immer möglich, gemieden werden.

Auf Alkohol verzichten

Alkoholkonsum während der Schwangerschaft kann verheerende Auswirkungen auf das Kind haben. Alkoholismus bei der Mutter verursacht eine ganze Reihe von Geburtsfehlern, die unter dem Oberbegriff »fetales Alkoholsyndrom« (FAS) zusammengefasst werden. FAS ist durch einen abnormalen Gesichtsaufbau (kleine Augen, unterentwickelte Nase und Oberlippe und ungenügend ausgebildeter Oberkiefer), Beeinträchtigungen des Wachstums und der geistigen Entwicklung gekennzeichnet.

Obwohl ein schweres FAS vor allem bei Babys von Alkoholikerinnen vorkommt, können selbst kleinere Mengen Alkohol ungünstige Auswirkungen haben. Bereits 1–2 Drinks/Tag erhöhen das Risiko einer Wachstumsstörung. Da jedoch bis jetzt noch kein restlos sicherer

Keine Schwermetall-Ausleitung während der Schwangerschaft!

Schwermetalle sollten keinesfalls während der Schwangerschaft ausgeleitet werden, da sonst die aus dem Körper der Mutter mobilisierten Metalle zum Kind »transferiert« werden könnten. Eine Schwermetall-Ausleitung sollte entweder bei Kinderwunsch vor einer Schwangerschaft oder dann erst nach der Stillzeit vorgenommen werden. Eine Belastung mit Schwermetallen kann man mittels Haarmineral- und Urinanalysen im Labor feststellen lassen.

Auch ist es nicht empfehlenswert, während der Schwangerschaft Diäten mit ungenügender Energie- oder Kohlenhydratzufuhr durchzuführen, da dann toxische Substanzen wie Schwermetalle aus dem Fettgewebe freigesetzt und zum Kind transportiert werden.

Grenzwert für den Alkoholkonsum ermittelt werden konnte, sollte während der Schwangerschaft gar kein Alkohol getrunken werden.

Möglichst wenig Koffein

Schwangere sollten möglichst wenig Koffein zu sich nehmen. Die Fähigkeit der Mutter, Koffein abzubauen, nimmt während der Schwangerschaft ab, weil Abbau und Ausscheidung von Koffein durch den Stoffwechsel zwei- bis dreimal so viel Zeit in Anspruch nehmen wie sonst. Daher bleibt der Koffeinspiegel nach Kaffeegenuss im Blut der Mutter über längere Zeit hinweg erhöht. Koffein kann die Plazentaschranke leicht überwinden und zum Fötus gelangen. Die Einnahme von mehr als 300 mg Koffein/Tag (mehr als 3 Tassen Kaffee) während der Schwangerschaft kann das Wachstum und die Entwicklung des Kindes beeinträchtigen und das Risiko einer Fehlgeburt erhöhen. Schwangere Frauen sollten ihren Koffeinkonsum so weit wie möglich einschränken, indem sie auf Kaffee, Schwarztee und koffeinhaltige Süßgetränke verzichten.

Schwermetalle und EDCs (endokrine Disruptoren)

Der sich entwickelnde Fötus reagiert sehr empfindlich auf die toxischen Wirkungen von Quecksilber, Blei, Cadmium, Nickel und anderen Schwermetallen. Dies gilt auch für andere Chemikalien, denen Schwangere an der Arbeitsstätte, im Haushalt, durch Industrie-Emissionen oder über die Nahrungskette exponiert sind. Besonders problematisch sind hormonell wirksame Chemikalien (EDCs, endokrine Disruptoren) wie z.B. Phthalate und Bisphenol A (Weichmacher), die in einer Vielzahl von Konsumgütern (z.B. Plastikbehältnisse) enthalten sein können. Man geht davon aus, dass EDCs die gesunde Entwicklung des Fötus stören und langfristige schädigende Wirkungen haben können. Schwermetalle können die Plazentaschranke leicht überwinden und über die Nabelschnur zum Kind gelangen. Wenn der Fötus mit höheren Schwermetall-Konzentrationen in Kontakt kommt, steigen die Risiken für Schwangerschaftskomplikationen (z.B. Präeklampsie, Wachstumsretardierungen, Schwangerschaftsdiabetes, Frühgeburten) sowie für Krankheiten im Kindesalter

(Infekte, Asthma, Neurodermitis, Verhaltensstörungen usw.) an.

Arzneimittel in der Schwangerschaft

Frauen, die bald schwanger werden wollen, sollten bei jeder Einnahme von Arzneimitteln von einer potenziellen Schwangerschaft ausgehen und, wenn möglich, Arzneimittel bevorzugen, deren Wirksamkeit und Verträglichkeit in dieser Phase ausreichend dokumentiert sind. Während der gesamten Schwangerschaft (und auch während der Stillzeit) sollte man sich vor der Einnahme eines Medikamentes von einer Fachperson (Arzt, Apotheker) beraten lassen.

Während einer Schwangerschaft kann es zu diversen gesundheitlichen Problemen kommen. Da in dieser Zeit viele konventionelle Medikamente nicht eingenommen werden dürfen, bietet es sich an, mögliche Beschwerden in der Schwangerschaft mit »natürlichen Maßnahmen« zu behandeln. Ratschläge und Hinweise zu Erkältungen, Wadenkrämpfen und depressiven Verstimmungen können bei den entsprechenden Kapiteln aufgefunden werden. Auch hier ist es sinnvoll, sich zunächst von einer Fachperson beraten zu lassen.

Besondere Hinweise

- Gesunde Frauen brauchen ihre Salzaufnahme während der Schwangerschaft nicht speziell einzuschränken. Salzen Sie Ihr Essen nach Belieben, aber übertreiben Sie es nicht.
- Was ist bei Mehrlingsschwangerschaften bezüglich der Mikronährstoffe zu beachten? Es ist bekannt, dass ein zusätzlich erhöhter Bedarf an Eisen und Vitamin D besteht.

Literatur

Al-Saleh I et al. Heavy metals (lead, cadmium and mercury) in maternal, cord blood and placenta of healthy women. Int J Hyg Environ Health 2011;214(1):79–101.

Balogun OO et al. Vitamin supplementation for preventing miscarriage. Cochrane Database Syst Rev 2016. CD004073.pub4.

Beluska-Turkan K et al. Nutritional gaps and supplementation in the first 1000 days. Nutrients. 2019;11(12):2891.

Berti B et al. Early-life nutritional exposures and lifelong health: immediate and long-lasting impacts of probiotics, vitamin D, and breastfeeding. Nutr. Rev. 2017;75(2):83–97.

Caramaschi D et al. Exploring a causal role of DNA methylation in the relationship between maternal vitamin B_{12} during pregnancy and child's IQ at age 8, cognitive performance and educational attainment: a two-step mendelian randomization study. Hum Mol Genet 2017; DOI: 10.1093/hmg/ddx164.

Casas R et al. Impact of sugary food consumption on pregnancy: a review. Nutrients. 2020; 12(11):3574.

De-Regil LM. et al, Vitamin D supplementation for women during pregnancy. Cochrane Database Syst Rev 2016, Issue 1. Art. No.: CD008873.

Essmat A. Comparative study between the use of regular folic acid supplement versus the use of L-Methyl folate in patients with methyl tetrahydrofolate reductase (MTHFR) gene mutation with recurrent pregnancy loss. Open J Obstet Gynecol. 2021:11(9):1104–1111.

Freire C et al. Placental metal concentrations and birth outcomes: the Environment and Childhood (INMA) project. Int J Hyg Environ Health. 2019;222(3):468–478.

Godfrey KM et al. Development, epigenetics and metabolic programming. Nestle Nutr Inst Workshop Ser 2016;85:71–80.

Haas DM et al. Prescription and other medication use in pregnancy. Obstet Gynecol. 2018;131(5):789.

Haider BA et al. Multiple-micronutrient supplementation for women during pregnancy. Cochrane Database Syst Rev 2017;13;4:CD004905. DOI: 1002/14651858. CD004905.pub5

Hofmeyr GJ et al. Calcium supplementation during pregnancy for preventing hypertensive disorders and related problems. Cochrane Database Syst. Rev. 2018, CD001059.

Huang LT. Maternal and Early-Life Nutrition and Health. Int J Environ Res Publ Health. 2020;17(21):7982.

Koletzko B et al. Nutrition during pregnancy, lactation and early childhood and its implications for maternal and long-term child health: the early nutrition project recommendations. Ann Nutr Metab. 2019;74:93–106.

Koletzko, B et al. Diet and lifestyle before and during pregnancy – Practical recommendations of the Germany-wide healthy start – young family network. Geburtshilfe und Frauenheilkunde. 2018;78(12):1262–1282.

Lewkowitz AK et al. Intravenous compared with oral iron for the treatment of iron-deficiency anemia in pregnancy: a systematic review and meta-analysis. J Perinatol. 2019;39(4):519–532.

Lin JH et al. Risks for preterm premature labor: many of them are preventable. J Chinese Med Ass. 2020;83(5):421–422.

Lopes-Pereira M et al. Iodine supplementation: compliance and association with adverse obstetric and neonatal outcomes. Eur Thyroid J. 2022 Jan 1;11(1):e210035.

Milman N. Iron in pregnancy – how do we secure an appropriate iron status in the mother and child? Ann Nutr Metab 2011;59(1):50–54.

Mocking RJT et al. Omega-3 fatty acid supplementation for perinatal depression: a meta-analysis. J Clin Psych. 2020;81(5):19r13106.

Moretti D et al. Oral iron supplements increase hepcidin and decrease iron absorption from daily or twice-daily doses in iron-depleted young women. Blood 2015;126(17):1981–9.

Parisi F et al. Micronutrient supplementation in pregnancy: Who, what and how much? Obstet Med. 2019;12(1):5–13.

Pena-Rosas JP et al. Effects and safety of preventive oral iron or iron+folic acid supplementation for women during pregnancy (review). Cochrane database 2009. Issue 4. Art. No.: CD004736. DOI: 10.1002/14651858.

Ramakrishnan U et al. Prenatal supplementation with DHA improves attention at 5 y of age: a randomized controlled trial. Am J Clin Nutr 2016; DOI: 3945/ajcn.114.101071.

Reyes CM et al. Caffeine in the diet: country-level consumption and guidelines. Nutrients. 2018;10(11):1772.

Rolfo A et al. et al. Fetal–maternal exposure to endocrine disruptors: correlation with diet intake and pregnancy outcomes. Nutrients. 2020;12(6):1744.

Santa Maria MP et sal. Lead (Pb) neurotoxicology and cognition. Appl Neuropsych Child. 2019;8(3):272–293.

Santander Ballestín S. Is supplementation with micronutrients still necessary during pregnancy? A review. Nutrients. 2021;13:3134

Schweizerische Eidgenossenschaft. ID Factsheet – Endokrine Disruptoren. 2017

SGE (Schweizerische Gesellschaft für Ernährung): Ernährung während der Schwangerschaft: Merkblatt, aktualisiert September 2015.

Tous M et al. Vitamin D status during pregnancy and offspring outcomes: a systematic review and meta-analysis of observational studies. Eur J of Clin Nutr. 2020;74(1):36–53.

von Schacky C et al. Omega-3 fatty acids in pregnancy—the case for a target omega-3 index. Nutrients. 2020;12(4):898.

WECF (Women in Europe for a Common Future): Hormonell wirksame Chemikalien; Schwangere schützen, EDCs besser regulieren – WECF Positionspapier. 2013

Whitehouse AJO et al. Maternal serum vitamin D levels during pregnancy and offspring neurocognitive development. Pediatrics 2012;129(3):485–493.

Wolf HT et al. Multivitamin use and adverse birth outcomes in high-income countries: a systematic review and meta-analysis. Am J Obstet Gynecol 2017. DOI: 10.1016/j.ajog.2017.03.029.

Wu Y et al. Maternal exposure to endocrine disrupting chemicals (EDCs) and preterm birth: A systematic review, meta-analysis, and meta-regression analysis. Environ Poll. 2022;292:118264.

Yang S et al. Is there a role for probiotics in the prevention of preterm birth? Front Immunol 2015;6:Article 62.

Zgliczynska M et al. Micronutrients in multiple pregnancies—the knowns and unknowns: a systematic review. Nutrients. 2021;13:386.

Zhang Z et al. Dietary intakes of EPA and DHA omega-3 fatty acids among US childbearing-age and pregnant women: an analysis of NHANES 2001–2014. Nutrients. 2018;10:416

Stillzeit und Säuglings-ernährung

Die Milchdrüsen ziehen aus dem Blut der Mutter Wasser, Proteine, Fette, Vitamine, Mineralien und andere Stoffe und bilden damit eine einzigartige und komplexe Nährflüssigkeit, die die Bedürfnisse des Säuglings optimal befriedigt. Dazu müssen im mütterlichen Blut auch alle diese Nährstoffe in ausreichendem Maße vorhanden sein.

Stillen – überwiegt der Nutzen?

Viele Mütter stellen sich die Frage, ob sie trotz der zahlreichen Umwelteinflüsse ihr Kind stillen sollen. Die Fachleute sind jedoch nach wie vor der Meinung, dass der vielfältige Nutzen des Stillens mögliche Risiken durch eventuelle Schadstoffbelastungen der Milch deutlich übersteigt. Jede Frau sollte – wenn immer möglich – ihr Kind mindestens 6 Monate lang stillen.

Kurz- und langfristiger Nutzen des Stillens

kurzfristiger Nutzen (Säugling)	langfristiger Nutzen (Kinder, Jugendliche, Erwachsene)	langfristiger Nutzen (Mutter)
reduzierte Mortalität (bis zu 14 × geringer, global)	höherer IQ, bessere kognitive Entwicklung	reduziertes Brustkrebsrisiko
weniger Durchfälle	Erreichen von höheren schulischen Zielen	reduziertes Risiko für Eierstockkrebs
weniger Atemweginfekte	weniger Übergewicht	stärkere Beziehung zwischen Mutter und Kind
	geringeres Risiko für kardiovaskuläre Erkrankungen und Diabetes Typ 2	

Wie viele Nährstoffe brauchen stillende Frauen?

Ein gesunder Säugling benötigt für sein Wachstum viel Substanz. Er verdoppelt in den ersten 4–6 Lebensmonaten sein Geburtsgewicht. Die Milchbildung wird vom Körper der Mutter genau auf den Bedarf des Säuglings abgestimmt. Im Durchschnitt produzieren die Milchdrüsen etwa 750 ml Milch/Tag. Bei Müttern, die Zwillinge oder Drillinge zu stillen haben, können es 2000–3000 ml Milch/Tag werden. Energie- und Nährstoffbedarf der Mutter sind wegen der laufenden Milchproduktion bei vielen Nährstoffen während der Stillzeit eher höher als in der Schwangerschaft und eine ausgewogene und bedarfsgerechte Ernährung ist daher in dieser Zeit besonders wichtig, nicht nur für den Säugling, sondern auch für die Mutter. Denn neben dem erhöhten Bedarf müssen möglicherweise auch während der Schwangerschaft strapazierte Nährstoffreserven wieder aufgefüllt werden. Obwohl das Stillen etwa 750 kcal/Tag verbraucht, sollten Frauen nur etwa 500 kcal/Tag zusätzlich aufnehmen – so wird das Verbrennen von Fettdepots, die in der Schwangerschaft angelegt wurden, gefördert. Diese Einsparung betrifft aber nur die Energiezufuhr – bei den Mikronährstoffen sollte der tägliche Bedarf unbedingt gedeckt werden. Während der Stillzeit sollte die Mutter regelmäßig trinken (v. a. Wasser).

Die folgende Tabelle listet den durchschnittlichen Energie- und Nährstoffbedarf während der Stillzeit auf.

Der tägliche Energie- und Nährstoffbedarf einer stillenden Mutter (basiert auf EFSA: Referenzwerte für die Nährstoffzufuhr, Stand 01.2022)

Nährstoff	täglicher Bedarf	Referenz
Energie	plus 500 kcal (2,1 MJ) zusätzlich zum normalen täglichen Energiebedarf einer nicht stillenden Frau	AR
Protein	19 g (0–6 Monate nach der Geburt) bzw. 13 g (› 6 Monate nach der Geburt) zusätzlich zum täglichen Proteinbedarf einer nicht stillenden Frau	PRI
Linolsäure	4 % der Gesamtkalorien	AI
α-Linolensäure	0,5 % der Gesamtkalorien	AI
EPA, DHA	zusätzlich 100–200 mg DHA/Tag	AI
Vitamine		
Vitamin A	1300 µg RE	PRI
Vitamin D	15 µg (= 600 IE)	AI
Vitamin E	11 mg	AI
Vitamin K	70 µg (als Phyllochinon, Vitamin K_1)	AI
Vitamin C	155 mg	PRI
Vitamin B_1	0,1/MJ mg	PRI
Vitamin B_2	2 mg	PRI
Niacin/Niacinamid	1,6 mg NE/MJ***	PRI

Nährstoff	täglicher Bedarf	Referenz
Vitamin B_6	1,7 mg	PRI
Folsäure	0,5 mg DFE*	PRI
Vitamin B_{12}	5 µg	AI
Pantothensäure	7 mg	AI
Biotin	45 µg	AI
Cholin	520 mg	AI
Mineralstoffe und Spurenelemente		
Kalzium	1000 mg	PRI
Magnesium	300 mg	AI
Kalium	4000 mg	AI
Jod	200 µg	AI
Fluorid	2,9 mg	AI
Eisen	16 mg	PRI
Zink	10,4–15,6 mg**	PRI
Selen	85 µg	AI
Kupfer	1,5 mg	AI
Mangan	3 mg	AI
Molybdän	65 µg	AI

AI = Adequate Intake, AR = Average Requirement, PRI = Population reference intake. 1 Megajoule (MJ) = 238,85 Kilokalorien
* DFE = dietary folate intake (unter Berücksichtigung der unterschiedlichen Bioverfügbarkeit von Nahrungsfolaten und Folsäure)
** LPI = Level of phytate intake, je nach Phytateinnahme über die Nahrung
*** NE = Niacin equivalent

Wovon hängt die Qualität der Muttermilch ab?

Weil die Milch vom Körper der Mutter produziert wird, hat ihr Ernährungszustand einen Einfluss auf das Nährstoffprofil ihrer Milch. Aber nicht alle Nährstoffe hängen vom Versorgungszustand der Mutter ab. So sind beispielsweise Kalzium und Eisen hiervon recht unabhängig. Bei gewissen Nährstoffen wie beispielsweise der Folsäure, Vitamin B_1 oder B_{12} kann hingegen eine knappe Zufuhr auch die Konzentration in der Muttermilch negativ beeinflussen.

Wichtig ist daher eine ausgewogene, bedarfsorientierte Ernährung mit Gemüse, Früchten sowie für Mutter und Kind gut verträglichen Lebensmitteln.

Alkoholische Produkte sollten in der Stillzeit nach wie vor gemieden werden. Alkohol geht in die Muttermilch über und kann bei regelmäßigem Konsum die geistige und motorische Entwicklung des Kindes beeinträchtigen. Auch die Koffeinzufuhr (aus Kaffee, Tee, Energy-Drinks usw.) sollten stillende Mütter weiterhin einschränken, da Koffein zu Unruhe und Schlafstörungen beim Säugling führen kann.

Beim Einhalten einer streng veganen Ernährung sollten stillende Mütter unbedingt genügend Proteine aus hochwertigen Quellen zuführen und ihre Nahrung mit einem ausgewogenen Multivitamin-Spurenelement-Präparat ergänzen bzw. sich von einer Fachperson beraten lassen.

Ein ausgewogenes Multivitamin-Spurenelement-Präparat, welches die Mutter bereits meist schon während der Schwangerschaft regelmäßig eingenommen hat, eignet sich auch generell gut für die Supplementierung in der Stillzeit. Die darin enthaltenen nutritiven Nährstoffmengen können – zusammen mit der Ernährung – einerseits dazu beitragen, den bei zahlreichen Mikronährstoffen hohen Bedarf in der Stillzeit zu decken. Andererseits dient eine Supplementierung in dieser Zeitperiode auch dazu, ggf. während der Schwangerschaft entstandene Mängel wieder zu beheben. Die nutritiven Mikronährstoffdosierungen beinhalten zudem auch kein Potenzial für Überdosierungen oder unerwünschte Nebenwirkungen.

Milchstau mit Lezithin »auflösen«

Bei Milchstau hat sich die Gabe von 3–4 g Lezithin/Tag bewährt. Die emulgierende Wirkung von Lezithin kann offenbar dazu beitragen, die Verklumpungen in den Milchgängen aufzulösen. Vorbeugend werden etwa 2–3 g Lezithin empfohlen. Es gibt hierzu keine größeren klinischen Studien – aber viele Erfahrungen, die vor allem von Hebammen gemacht wurden, die dieses Wissen seit Generationen an Mütter weitergeben.

Nährstoffe, die für den Säugling besonders wichtig sind

Das körperliche Wachstum geht in den ersten paar Monaten nach der Geburt schneller vonstatten als in jedem weiteren Lebensabschnitt. Der Nährstoffbedarf des Babys im Verhältnis zum Körpergewicht ist höher als im gesamten weiteren Leben. Die Ernährung hat großen Einfluss auf Wachstum, Entwicklung und Abwehrkräfte des Säuglings. Wenn der Säugling nicht gestillt werden kann, sollte darauf geachtet werden, dass die industriell hergestellte Säuglingsmilch einen nicht zu hohen Proteingehalt hat. Der Proteingehalt sollte nicht viel höher als in der Muttermilch – ca. 1,1 g Protein/100 ml – sein. Nimmt der Säugling zu viel Protein auf, erhöht dies sein Risiko, später im Leben übergewichtig zu werden.

Hoher Bedarf an essenziellen Fettsäuren

Im Säuglingsalter ist die ausreichende Versorgung mit essenziellen Fettsäuren, Linolsäure und Linolensäure lebenswichtig. Weil vor allem Säuglinge in den ersten Lebensmonaten Fett nur schlecht verdauen können und kaum über Fettreserven verfügen, sind sie besonders anfällig für eine Mangelversorgung. Säuglinge, die während kurzer Zeit über ihre Nahrung zu wenig essenzielle Fettsäuren erhalten, können u. a. Durchfall, schlechte Wundheilung oder trockene, schuppige, an ein Ekzem erinnernde Hautausschläge entwickeln. Die Muttermilch einer gesunden, gut versorgten Frau ist reich an essenziellen Fettsäuren. Bei der Auswahl einer industriell hergestellten Säuglingsnahrung sollte der Gehalt an essenziellen Fettsäuren ein wichtiges Kriterium sein. Die Omega-3-Fettsäure DHA ist beispielsweise unentbehrlich für die Entwicklung des Nervensystems des Neugeborenen. Deshalb sollten stillende Mütter auf eine ausreichende Zufuhr dieser Fettsäure achten, entweder über regelmäßige Mahlzeiten mit fettem Fisch (z. B. Lachs) oder über geeignete DHA-haltige Supplemente. Säuglinge von Müttern, die ausreichend mit Omega-3-Fettsäuren (v. a. DHA) versorgt sind, zeigen tendenziell bessere kognitive Fähigkeiten (z. B. Denken, Wahrnehmen, Erinnern, Erkennen, Kommunizieren), eine bessere Motorik und Sehkraft sowie weniger Allergien. Gewisse Omega-3-reiche Fischarten, darunter Thunfisch – auch aus der Dose – oder Schwertfisch können mit Schadstoffen (z. B. Quecksilber) belastet sein; deshalb sollten stillende Mütter sie nicht regelmäßig verzehren.

Fettlösliche Vitamine

Vitamin A Für stillende Frauen wird eine doppelt so hohe tägliche Vitamin-A-Zufuhr empfohlen wie für nicht stillende (1,3 Retinoläquivalente gegenüber 0,65 Retinoläquivalenten). Vitamin-A-Mangel bei Stillenden gehört laut den Statistiken der WHO vor allem in Entwicklungsländern zu den häufigen Mangelzuständen. Aber auch in den westlichen Ländern kann beobachtet werden, dass die Vitamin-A-Zufuhr nicht immer gewährleistet ist. Dies gilt besonders bei einer fettarmen Ernährungsweise und bei gewichtsreduzierenden Diäten. Die Zufuhr von Vitamin A oder von Carotinoiden in der Stillzeit korreliert mit dem Vitamin-A-Gehalt der Muttermilch und trägt zum Vitamin-A-Status der Mutter und des Säuglings bei und zu beider Gesundheit (Immunsystem, Augenfunktion, Epithelgewebe, Eisenstatus usw.).

Vitamin D Insbesondere in den Wintermonaten ist in unseren Breiten die Intensität der Sonne zu gering für eine ausreichende Bildung von Vitamin D im Körper. Dann kann es sein, dass der Vitamin-D-Spiegel in der Muttermilch absinkt und folglich nicht ausreicht, um beim Säugling z. B. ein optimales Immunsystem und Knochenwachstum zu ermöglichen. Säuglingen sollte daher in der Stillzeit zusätzlich zur Muttermilch 10 µg (=400 IE) Vitamin D/Tag supplementiert werden. Säuglinge, denen während der Wintermonate regelmäßig ein Vitamin-D-Supplement verabreicht wird, können damit vor Rachitis geschützt werden und zeigen ein besseres Knochenwachstum. Der Einsatz von flüssigen Vitamin-D-Supplementen hat eine lange Tradition. Da verschiedenste Vitamin-D-Präparate mit sehr unterschiedlichen Vitamin-D-Konzentrationen auf dem Markt sind, ist es wichtig, die Dosierungen im jeweiligen Produkt vor der Verabreichung genau zu prüfen. In einer Studie wurde auch die Frage untersucht, wie viel Vitamin D die stillende Mutter täglich zuführen müsste, damit der Säugling ebenfalls 400 IE Vitamin D/Tag über die Muttermilch erhielte. Es wären 6400 IE Vitamin D/Tag; da es sich dabei um eine sehr hohe Dosierung handelt, sollte dem Vitamin D-Supplement für den Säugling der Vorzug gegeben werden.

Vitamin K Vitamin K ist für die normale Blutgerinnung von zentraler Bedeutung und für Neugeborene besonders kritisch. Neugeborene, die nicht über genügend Vitamin K verfügen, können anomale Blutungen entwickeln, welche sogar lebensgefährlich sein können. Der Vitamin-K-Gehalt der Muttermilch schwankt individuell und auch je nach Stillphase. Eine Änderung der Ernährung sowie eine Supplementierung der Mutter sind aber nicht effektiv. Um einen Vitamin-K-Mangel auszuschließen, wird Neugeborenen Vitamin K daher präventiv im Rahmen der üblichen Vorsorgeuntersuchungen direkt verabreicht (oral oder intramuskulär).

Die wasserlöslichen Vitamine: B-Vitamine und Vitamin C

Der Bedarf an einigen B-Vitaminen liegt in der Stillzeit über denjenigen in der Schwangerschaft. Dazu gehören Vitamin B_2, Vitamin B_{12}, Pantothensäure und Biotin. Dies gilt auch für das Vitamin C. Aber auch bei der Folsäure und beim Vitamin B_6 liegt der Bedarf in der Stillzeit höher als bei nicht stillenden Frauen.

Spurenelemente

Zink Vor allem in Entwicklungsländern und bei sehr einseitiger, pflanzenbasierter Ernährung steigt das Risiko einer knappen Versorgung der Mutter und auch des Säuglings mit Zink – mit den entsprechenden Folgen. Eine neuere Untersuchung bei 4 Monate alten Säuglingen zeigte bei 76% eine inadäquate Zinkzufuhr. Auch wenn diese Daten in einer Klinik in Bangkok erhoben wurden, zeigen sie, dass das Erreichen einer ausreichenden Zinkzufuhr auch in den westlichen Ländern im Auge behalten werden muss. Dies besonders auch deshalb, wenn man die hohe biochemische Bedeutung von Zink für die körperliche und sexuelle Entwicklung, für die Sinnesorgane, für das Immunsystem, für die Haut usw. für Säuglinge und Kleinkinder betrachtet.

Eisen Eine ausreichende Eisenversorgung ist zentral für das Wachstum und die Entwicklung des Kindes. Der Eisengehalt der Muttermilch ist weitgehend unabhängig von der Ernährung der Mutter. In der zweiten Hälfte ihres ersten Lebensjahres entwickelt über ein Viertel der gestillten Säuglinge einen Eisenmangel. Babys, die unter einem Eisenmangel leiden, sind anfälliger für Infektionen, haben eher Appetitmangel und wachsen langsamer als ihre gesunden Altersgenossen. Ein langfristiger Eisenmangel in der Kindheit kann auch die intellektuelle Entwicklung stören. Zu einer eisenreichen Säuglingsnahrung gehören püriertes grünes Blattgemüse, püriertes Fleisch und mit Eisen angereicherte Babybreie. Stellt der Kinderarzt einen ausgeprägten Eisenmangel fest, können auch Eisensupplemente gegeben werden. Diese werden aufgrund der vorliegenden Daten bei 1–6 Monate alten – ausschließlich gestillten – Säuglingen positiv beurteilt. Es soll ab dem 4. Lebensmonat 1 mg Eisen/kg Körpergewicht in Form von Tropfen supplementiert werden. Die Erfahrungen zeigen, dass damit der Eisenstatus und die kognitive Entwicklung verbessert werden können.

Jod Stillende gehören wie Schwangere zur Risikogruppe für Jodmangel. Auch in der Stillzeit sollte daher der Mutter empfohlen werden, konsequent jodiertes Kochsalz einzusetzen, Lebensmittel zu verwenden, die mit jodiertem Kochsalz zubereitet wurden, und ein jodhaltiges Multivitamin-Spurenelement-Präparat zu supplementieren.

Nahrungsmittelallergien und kindliches Immunsystem

Das Stillen gilt als einer der wichtigen Faktoren für die Entwicklung der Darmflora und einer möglichst guten Immunantwort in den ersten Lebensjahren und kann daher die Häufigkeit von allergischen Erkrankungen, Neurodermitis, Asthma und Infekten in der Kindheit senken. Die Muttermilch liefert dem Säugling nebst den Makro- und Mikronährstoffen wertvolle bioaktive Moleküle wie Immunglobuline, Wachstumsfaktoren, Enzyme usw. Über die Muttermilch gelangen auch probiotische Bakterien in den Magen-Darm-Trakt des Säuglings. Es gibt immer mehr Hinweise dafür, dass die Darmbakterien der Mutter die Brustdrüse auf endogenem Weg erreichen können.

Alle diese Substanzen fördern beim Säugling die Intaktheit der Darmschleimhautbarriere sowie eine gesunde Kolonisierung der Darmflora und eine entsprechend günstige Prädisposition gegen immunvermittelte Erkrankungen. Daher empfiehlt die WHO nach wie vor, Säuglinge mindestens 6 Monate lang zu stillen.

Etwa 5 % aller Kinder leiden unter Nahrungsmittelallergien, meistens im Säuglingsalter. Säuglinge sind besonders anfällig für Nahrungsmittelallergien, weil ihr Darm, der ja noch in der Entwicklung ist, Proteine noch nicht vollständig verdauen kann. Nahrungsmittelallergien treten auf, wenn Proteine nicht vollständig verdaut werden und kleine Proteinbruchstücke aus dem Darm ins Blut aufgenommen werden. Diese Proteine werden vom Immunsystem als fremd erkannt, was allergische Reaktionen auslöst.

Allergieauslösende Nahrungsmittel

Auch Bestandteile von Nahrungsmitteln aus der Ernährung der Mutter können in die Muttermilch gelangen und möglicherweise beim Säugling Allergien auslösen, was bei folgenden Nahrungsmitteln häufig der Fall ist:

- Eiern
- Erdnüssen

Koliken sind häufig

Koliken sind bei Säuglingen weit verbreitet und treten in der Regel zwischen der dritten Woche und dem dritten Monat nach der Geburt auf. Sie sind gekennzeichnet durch Reizbarkeit und untröstliches Weinen, das mit einem Anziehen der Beine, Gasabgang und Blähungen verbunden ist. Koliken können verschiedene Ursachen haben – dazu gehört eine gestörte Darmflora. Probiotika mit dem Keim Lactobacillus reuteri zeigen entzündungshemmende Effekte und können möglicherweise auch das gestörte Gleichgewicht der Darmflora normalisieren. Aufgrund der guten Verträglichkeit von Lactobacillus reuteri ist nach Rücksprache mit einem Kinderarzt ein Therapieversuch möglich. Auch für standardisierte Fenchel- und Pfeffeminzextrakte (wirksamer als Simethicon) gibt es gute Daten.

- Kuhmilch
- Weizen
- Zitrusfrüchten
- Soja

Obwohl jedes Nahrungsmittel eine Allergie auslösen kann, ist Kuhmilchprotein als Auslöser am weitesten verbreitet. Heute wird jedoch weder Schwangeren noch Stillenden empfohlen, grundsätzlich Nahrungsmittelallergene (z. B. Kuhmilch, Eier, Weizen und Erdnüsse) zu meiden, da dies nicht mit einer primären Allergieprävention einhergeht. Es hat sich auch gezeigt, dass eine von der stillenden Mutter durchgeführte Eliminationsdiät den Ernährungsstatus von Säugling und Mutter negativ beeinflussen kann. Eindeutige Empfehlungen für Beikost zur Allergieprävention können zurzeit nicht gegeben werden.

Symptome einer Nahrungsmittelallergie

Folgende Symptome beim Säugling könnten von einer Nahrungsmittelallergie herrühren (andere Ursachen sind natürlich auch möglich):

- Bronchitis
- Durchfall
- Ekzem
- Erbrechen
- Koliken
- Schnupfen
- Urticaria (Nesselfieber)
- Windeldermatitis

Belastungen mit Schwermetallen

Schwermetalle können an der Entstehung gewisser gesundheitlicher Probleme von Säuglingen und Kleinkindern beteiligt sein. Dazu gehören beispielsweise

- ein gestörtes Immunsystem (Infektanfälligkeit, Allergien, Ekzeme, Neurodermitis, Asthma usw.)
- Entwicklungsstörungen
- Verhaltensstörungen
- neurologische Störungen (z. B. Epilepsie)

Die Ursachen der Belastung(en) können vielfältig sein. Möglich ist eine Übertragung der Schadstoffe durch die Mutter während der Schwangerschaft durch Plazenta und Nabelschnur oder während der Stillzeit über die Muttermilch. Schadstoffe können aber auch von Kleinkindern selbst über Schmutz (Umwelt) oder beispielsweise auch als Bestandteile von Spielzeugen oder Lebensmitteln aufgenommen werden. Die Belastungen können auch beim Kind mit einer geeigneten Analytik (Schwermetalle: Haarmineralanalyse) bestimmt werden.

Literatur

Bravi F et al: Impact of maternal nutrition on breast milk composition: a systematic review. Am J Clin Nutr 2016;104(3):646–62.

Cabezuelo MT et al. Role of vitamin A in mammary gland development and lactation. Nutrients. 2020;12(1):80.

Couto GR et al. Benefits of exclusive breastfeeding: an integrative review. Nurs Pract Today. 2020;7(4):245–254.

Donovan SM et al. Human milk proteins: composition and physiological significance. Human milk: composition, clinical benefits and future opportunities. Vol. 90. Karger Publishers, 2019. 93–101.

Dumrongwongsiri O et al. Zinc and iron adequacy and relative importance of zinc/iron storage and intakes among breastfed infants. Matern Child Nutr. 2022;18(1):e13268.

Eidgenössische Ernährungskommission (EEK): Ernährung in den ersten 1000 Lebenstagen – von pränatal bis zum 3. Geburtstag. 2015. Expertenbericht der EEK: Bundesamt für Lebensmittelsicherheit und Veterinärwesen (Zugriff 01.2022).

Dumrongwongsiri O et al. Dietary intake and milk micronutrient levels in lactating women with full and partial breastfeeding. Mater and Child Health J. 2021;25(6):991–997.

Forschungskreis Muttermilch. Das Mikrobiom der Muttermilch – mögliche Auswirkungen auf die Gesundheit von Säuglingen. Monatsschrift Kinderheilkunde. 2018;Band 166(7):1–6.

Friel J et al. Iron and the breastfed infant. Antioxidants. 2018;7(4):54.

Horta BL. Breastfeeding: investing in the future. Breastfeeding Med. 2019;14.S11–12.

Horta BL et al. Breastfeeding and type 2 diabetes: systematic review and meta-analysis. Curr Diabetes Rep. 2019; 9(1):1–6.

Innis SM. Impact of maternal diet on human milk composition and neurological development of infants. Am J Clin Nutr 2014;99:734S–741S.

Jeurink PV et al. Importance of maternal diet in the training of the infant's immune system during gestation and lactation. Crit Rev Food Sci Nutr. 2019;59(8):1311–1319.

Jouanne M et al. Nutrient requirements during pregnancy and lactation. Nutrients. 2021;13(2):692.

Jullien S. Vitamin K prophylaxis in newborns. BMC Pediatr. 2021;21(1):1–7.

Martinat M et al. Perinatal dietary polyunsaturated fatty acids in brain development, role in neurodevelopmental disorders. Nutrients. 2021;13(4):1185.

Mohammadi G et al. Effectiveness of herbal medicines containing phytoestrogens to treat infantile colic: a meta-analysis review. J Pediatr Rev. 2019;7(1):1–10.

Nuzzi G et al. Breastfeeding and allergic diseases: What's new? Children. 2021 8(5):330.

Pilz S et al. The role of vitamin D in fertility and during pregnancy and lactation: a review of clinical data. Int J Environ Res Public Health. 2018;15(10):2241.

Rajani PS et al. Immunologically active components in human milk and development of atopic disease, with emphasis on food allergy, in the pediatric population. Front Pediatr. 2018;6:218.

SGE (Schweizerische Gesellschaft für Ernährung). Merkblatt: Ernährung des Säuglings im ersten Lebensjahr. (Online, Zugriff 01.2022) https://www.sge-ssn.ch/media/ct_protected_attachments/e5e41c500b1f8e4db-57d4ced4f1e82/Medienmitteilung-SGE_FAQ-Saeuglings_Kinderernaehrung-2022.pdf (Zugriff 10/2022)

Shirazinia R et al. Efficacy of probiotics for managing infantile colic due to their anti-inflammatory properties: A meta-analysis and systematic review. Clin Exp Pediatr. 2021;64(12):642.

Weber M et al. Lower protein content in infant formula reduces BMI and obesity risk at school age: follow-up of a randomized trial. Am J Clin Nutr 2014;99:1041–1051.

Yasuda H et al. Metallomics Analysis for Assessment of Toxic Metal Burdens in Infants/Children and Their Mothers: Early Assessment and Intervention Are Essential. Biomolecules. 2021;11(1):6.

Was brauchen Kinder und Jugendliche?

Kinder und Jugendliche haben einen hohen Bedarf an Energie, hochwertigen Proteinen und essenziellen Fettsäuren. Sie brauchen besonders viele B-Vitamine, Vitamin C, Vitamin D, Kalzium, Magnesium und Eisen. Ihre tatsächliche Ernährung besteht viel zu oft aus industriellen Fertigprodukten sowie Fastfood und steht damit im krassen Gegensatz zum eigentlichen Bedarf. Vor allem bei Jugendlichen ist es für die Eltern häufig nicht einfach, in Richtung gesunde Ernährung zu steuern.

Vom Säugling zum Kleinkind: die Essgewohnheiten ändern sich

Kinder entwickeln – in der Regel in ihrem zweiten oder dritten Lebensjahr – einen verminderten, eher unregelmäßigen Appetit, der im augenfälligen Gegensatz zu dem kräftigen Appetit von Säuglingen steht. Viele Eltern sind über dieses Muster besorgt, weil sie denken, ihr Kind leide unter Appetitmangel. Denn Aufregung, Erschöpfung und Gefühlsleben haben bei gesunden Kindern Einfluss auf den Appetit. Eltern sollten lernen, dies zu akzeptieren. Weil der Appetit von Kindern weniger regelmäßig ist, müssen Familien darauf achten, dass sie eine Vielfalt von nährstoffreichen Lebensmitteln auf den Tisch bringen, damit das tägliche Essen die Nährstoffbedürfnisse des Kindes vollständig befriedigen kann.

Bis zum vierten oder fünften Lebensjahr haben die meisten Kinder verschiedenste kulinarische Vorlieben und Abneigungen entwickelt. Kindern gute Essgewohnheiten beizubringen und unbekannte Lebensmittel schmackhaft zu machen, erfordert Ausdauer. Der Appetit von Kleinkindern ist unberechenbar und ihre Vorlieben und Abneigungen beim Essen können sich sehr schnell ändern. Allerdings essen, genießen und bevorzugen sie im Allgemeinen das, was ihnen regelmäßig serviert wird.

Hat die Familie als Vorbild für die Vermittlung gesunder Essgewohnheiten ausgedient?

Noch vor relativ kurzer Zeit war es klar, wer den größten Einfluss darauf hat, welche Essensgewohnheiten Kinder annehmen und welchen Lebensmitteln Kinder den Vorzug geben. Es waren die kulinarischen Vorlieben und Gewohnheiten der Eltern, welche die Kinder prägten.

Heute werden die Kinder schon oft in einer sehr frühen Phase ihres Lebens in fremde Obhut gegeben. Sei es die Tagesstruktur einer Kita oder sei es eine Tagesmutter, welche für die Kinder sorgt, während die Eltern arbeiten. Später kommt der Übertritt in die Schule, wo man die Kinder – wenn die Eltern berufstätig sind – zum Mittagstisch und zur Über-Mittag-Betreuung anmelden kann. In den höheren Schulen steht dann häufig eine Kantine bzw. Mensa für die Mittagsverpflegung zur Verfügung.

Dies alles bedeutet, dass ein großer Teil der Ernährung der Kinder und Jugendlichen schon in einer frühen Phase nicht mehr ausschließlich in der Hand der Eltern liegt. Das mag zwar für viele Eltern eine Erleichterung sein, aber das bedeutet auch, dass die Ernährungsgewohnheiten und das Ernährungsverhalten der eigenen Kinder durch externe Einflüsse wesentlich mitgeprägt werden. Das muss nicht in jedem Fall schlecht sein. Es ist allerdings auch für die Kitas und Mensas nicht immer einfach, einen Weg zwischen Kosten, Qualität und all den anderen speziellen Anforderungen wie z. B. Nahrungsmittelallergien, Ethnien usw. gerecht zu werden.

Bedenklicher ist ein anderer Faktor, der vor einer Generation noch nicht diese Bedeutung hatte: das Internet. Dass Kinder und Jugendliche viel Zeit im Internet – auf Social Media, Instagram, Facebook, TikTok oder YouTube – verbringen, wissen auch die Marketingabteilungen von großen Lebensmittelkonzernen. Sie nützen die Beliebtheit von Influencern für die zielgruppengenaue Werbung ihrer Produkte. Studien belegen, dass Influencer in ihren Botschaften an Kinder und Jugendliche meist ungesunde Lebensmittel – wie z. B. Fast-Food, Softdrinks, Süßigkeiten usw. – bewerben. Da diese »Social Media-Stars« gerade bei diesem Publikum eine hohe Glaubwürdigkeit besitzen, haben deren Empfehlungen natürlich auch konkrete Auswirkungen auf das Konsum- und Essensverhalten der Kinder und Jugendlichen. Ärzte und Fachgesellschaften fordern hier bereits gesetzliche Regelungen. Generell zeigen Kinder und Jugendliche aus Familien mit einem niedrigen sozioökonomischen Status ein besonders ungünstiges Ernährungsverhalten.

Die Prägung durch die Essgewohnheiten der Eltern

Umso mehr sollten Eltern versuchen, durch ihre eigenen Essgewohnheiten die Vorlieben und die Lebensmittelauswahl ihrer Kinder positiv zu beeinflussen. Hier einige Möglichkeiten, Kindern gesunde Essgewohnheiten nahezubringen und ihnen neue Nahrungsmittel schmackhaft zu machen:

- Essen Sie gemeinsam in einer möglichst entspannten Atmosphäre. Der Esstisch sollte ein Ort der Entspannung und des Ausruhens nach dem vielseitigen und oft aufregenden Alltag in der Kita, im Kindergarten oder in der Schule sein.
- Halten Sie sich an einigermaßen gleichbleibende Essenszeiten. Gleichbleibende Essenszeiten ermöglichen es dem Kind, hungrig bei Tisch zu erscheinen.
- Lassen Sie das Kind an der Zubereitung von Mahlzeiten teilnehmen. Dies kann unter Umständen Interesse an noch unbekannten Nahrungsmitteln wecken.
- Wenn ein Kind sich weigert, Gemüse zu essen, versuchen Sie, das Gemüse unter vertraute Speisen zu mischen oder es mit schmackhaften, nährstoffreichen Dips zu servieren.

- Essen soll nicht mit Belohnungen (z.B. Nachtisch) verbunden werden.

Die Häufigkeit von Übergewicht steigt mit dem Übergang in das Kindergarten- und Schulalter markant an. In dieser Zeit sollte daher speziell auf ein normales Körpergewicht der Kinder geachtet werden. Denn der Körper hat die Speicherung überschüssiger Energie in Fettzellen förmlich trainiert und der Weg vom Übergewicht zum Normalgewicht wird dann immer schwieriger.

Selbstverständlich haben auch Kindertagesstätten, Kindergärten oder Schulen diesbezüglich eine hohe Verantwortung, die sie auch wahrnehmen müssen. Hier darf Geld kein Hindernis dafür sein, dass in diesen Einrichtungen gesunde Mahlzeiten und Getränke angeboten werden. Positive Ansätze für eine Optimierung der Verpflegung in Kitas und in den Schulen sind vielerorts erkennbar (Schildberg-Hörisch et al., Niederberger et al.).

Das Frühstück ist wichtig

Das Frühstück frischt die Energiereserven auf, die im Laufe der Nacht erschöpft worden sind, und liefert Energie für die Tätigkeiten des Morgens. Gibt es kein Frühstück, kann dies die Konzentrationsfähigkeit eines Kindes vermindern und seine morgendlichen Leistungen in der Schule, beim Spielen oder beim Sport beeinträchtigen.

Untersuchungen zeigen, dass das Auslassen des Frühstücks bei Kindern das Risiko für Übergewicht zu erhöhen scheint (weil dann stattdessen kalorienreiche Zwischenmahlzeiten und Getränke konsumiert werden). Oft lassen Kinder das Frühstück weg, weil es ihnen nicht schmeckt. Ein Frühstück muss nicht zwangsläufig aus »traditionellen« Speisen wie Frühstücksgetreide, Brot und Marmelade bestehen. Falls nötig, können Kinder dazu ermuntert werden, andere nährstoffreiche Lebensmittel zu finden, die sie morgens gerne essen würden. Studien zeigen, dass Kinder und Jugendliche, welche regelmäßig ein Frühstück zu sich nehmen, im Durchschnitt auch mehr B-Vitamine, Kalzium, Magnesium, Eisen und Zink zuführen.

Der Bedarf an Makronährstoffen

Eine an den Nährstoffbedarf angepasste Ernährung in Kindheit und Jugend ist aus verschiedenen Gründen wesentlich:

- Eine optimale Ernährung ermöglicht vollständiges körperliches Wachstum und eine gute geistige Entwicklung. Durch ungenügende Nährstoffzufuhr in diesen Jahren entstandene Schäden können oft nicht mehr rückgängig gemacht werden. Andererseits kann eine allzu großzügige Ernährung in der Kindheit die Bildung einer zu hohen Anzahl von Fettzellen anregen, die ein Leben lang erhalten bleiben, was den Grundstein für Übergewicht im Erwachsenenalter legt.
- In der Kindheit werden Essgewohnheiten und Vorlieben geprägt. Daher sollte man Wert auf eine gesunde Ernährung legen, denn diese Essgewohnheiten bleiben oft ein Leben lang erhalten. Es kann sich um Zucker, Salz, Fett, kleine Geschmacksnuancen, die Häufigkeit von Mahlzeiten, das Tempo beim Essen oder die psychologische Bedeutung des Essens (als Belohnung oder seelische Unterstützung) handeln.
- Eine Ernährung, die den Bedürfnissen der Kinder- und der Jugendjahre nicht ent-

spricht, erhöht das Risiko, dass sich im späteren Leben chronische Krankheiten – z. B. Osteoporose, Diabetes oder Herzkrankheiten – entwickeln.

Hoher Energie- und Proteinbedarf

Die ausreichende Versorgung mit Energie und Protein ist während des Wachstums außerordentlich wichtig. Der Energiebedarf eines Kindes ist groß, weil der Grundstoffwechsel von Kindern hoch ist, sie sehr aktiv sind und für ihr Wachstum viel Energie brauchen. Ein siebenjähriges Kind benötigt im Durchschnitt ebenso viele Kalorien wie seine Mutter. Jugendliche brauchen mehr Energie und Proteine als alle anderen Altersgruppen. Ein aktiver Fünfzehnjähriger kann ohne weiteres 4000 kcal am Tag benötigen, also etwa das Doppelte des Energiebedarfs eines Erwachsenen.

Fette: auf die Qualität achten

Kinder haben kleine Mägen und entsprechend kleinen Appetit. Daher sind Fette und Öle als Quelle konzentrierter Energie für das Wachstum wichtig. Andererseits kann übermäßiger Fettverzehr das Risiko für Übergewicht und Herzkrankheiten im späteren Leben erhöhen. Auf die Art des Fettes kommt es an: Kinder sollten so wenig wie möglich gesättigte und industriell gehärtete Fette verzehren. Es ist jedoch wichtig, dass sie regelmäßig essenzielle Fettsäuren aus hochwertigen, wenn möglich kaltgepressten Pflanzenölen, Nüssen und Fisch zu sich nehmen. Die Ernährung der meisten Jugendlichen in Europa enthält zu viel gesättigtes Fett und Transfettsäuren, was den Grundstein für Übergewicht, Herzkrankheiten und Bluthochdruck im Erwachsenenalter legt. Wer fetthaltige Esswaren (Kartoffelchips, Pommes frites, Würste, süße Backwaren usw.) reduziert, kann dadurch die Fettzufuhr einschränken, ohne dabei die Energie- und Mikronährstoffversorgung zu gefährden.

Nicht so viel Zucker

Viele Kinder haben eine Vorliebe für süße, kohlenhydratreiche Lebensmittel, die aber oft Weißmehl und Zucker enthalten. Diesen Lebensmitteln fehlen wichtige Mikronährstoffe und Nahrungsfasern, die bei der industriellen Verarbeitung verloren gegangen sind. Ein übermäßiger Verzehr von stark zucker- und kohlenhydrathaltigen Nahrungsmitteln und Getränken kann das Karies- und Übergewichtsrisiko erhöhen und die Zufuhr von wichtigen Vitaminen, Mineralstoffen und Spurenelementen reduzieren, weil weniger nährstoffreiche Lebensmittel konsumiert werden.

Vegane Ernährung für Kinder und Jugendliche – ein No-Go?

Die Frage, ob eine vegane Ernährungsweise sinnvoll ist, führt schon bei Erwachsenen zu Diskussionen. Noch unterschiedlicher sind die Meinungen, wenn es um Kinder und Jugendliche geht. Die deutsche Gesellschaft für Ernährung (DGE) rät von einer veganen Ernährung für Schwangere, Stillende, Säuglinge, Kinder und Jugendliche ab.

Eltern, die ihre Kinder (ab dem Schulalter) und ihre Jugendlichen in eine solche Ernährungsweise involvieren, müssen sich darüber im Klaren sein, wie eine vollwertige und gesunde vegane Ernährung langfristig risikoarm gestaltet werden kann. Am besten nehmen sie dafür eine professionelle Ernährungsberatung in Anspruch (statt sich im Internet zu informieren). Es muss Klarheit herrschen über Makronährstoffmängel (z. B. ausgewogene Proteinbilanz) und auch über mögliche zusätzliche Mikronährstoffdefizite (z. B. Vitamin B_{12}, Vitamin D, Folsäure, Kalzium, Eisen, Zink und Jod). Und man muss bereit sein, die kritischen Mikronährstoffe gezielt zu supplementieren.

Welche Mikronährstoffe sind oft kritisch?

Der Mikronährstoffbedarf von Kindern und Jugendlichen ist – bezogen auf das Körpergewicht – hoch. Dies gilt insbesondere während des rasanten Wachstums in der frühen Pubertät. Leider ist jedoch bei Teenagern eine mikronährstoffarme Ernährung weiter verbreitet als in jeder anderen Altersgruppe.

Eine Untersuchung, die sich über ganz Europa erstreckte, untersuchte die Nährstoffzufuhr von Kindern und Jugendlichen. Dabei haben sich Folsäure, Vitamin B_{12}, Vitamin D, Kalzium, Eisen, Zink, Jod und Omega-3-Fettsäuren als kritisch erwiesen.

Mangelzustände im Bereich der Vitamine, Mineralstoffe, Spurenelemente und Fettsäuren können bei Kindern und Jugendlichen zu typischen Erkrankungen und Symptomen führen. Dazu gehören unter anderem Wachstums- und Entwicklungsstörungen, Infektanfälligkeit, Asthma, Heuschnupfen, Neurodermitis, Lernschwächen, Verhaltensauffälligkeiten, Karies, Akne.

Eine ausgeglichene Nährstoffbilanz bei Kindern und Jugendlichen

Der Speiseplan von Kindern und Jugendlichen sollte viel Obst, Gemüse, Vollkornprodukte, Milchprodukte, mageres Fleisch, Geflügel, Fisch und reichlich frisches Wasser bieten. Man sollte möglichst wenig hoch verarbeitete Lebensmittel essen. Diese enthalten oft viel Zucker, gesättigte Fettsäuren und Zusatzstoffe und wenig Mikronährstoffe. Ein hoher Verzehr dieser Lebensmittel kann möglicherweise das Auftreten von Allergien, Verhaltensauffälligkeiten und Lernstörungen begünstigen. Es sollten auch gesunde Zwischenmahlzeiten wie Obst, Nüsse, Vollkorngebäck, Naturjoghurt usw. angeboten werden. Es ist wichtig, bereits beim Einkaufen entsprechend zu planen.

Dennoch ist die Ernährung von Kindern und Jugendlichen unregelmäßig und unberechenbar. Oft ist es ein Problem, sie dazu zu bewegen, regelmäßig und »gut« zu essen. Dieser Umstand kann, in Verbindung mit ihrem schnellen Wachstum und ihrem hohen Nährstoffbedarf, zu verschiedenen Nährstoffmängeln führen.

Der Beitrag, den Eltern neben einer sinnvollen Ernährung leisten können, um eine Versorgung der Kinder und Jugendlichen mit ausreichend Mikronährstoffen zu sichern, besteht vor allem darin, regelmäßig ein ausgewogenes Multivitaminpräparat anzubieten.

Darüber hinaus sollte man aber auch immer wieder daran denken, separat Kalzium, Magnesium und Vitamin D zuzuführen, da der Bedarf in diesem Alter wegen des Knochenwachstums hoch ist und diese Elemente in normalen Nahrungsergänzungspräparaten eher knapp dosiert sind.

Nahrungsergänzungsmittel sind lediglich eine Ergänzung zu gesunden Lebensmitteln und Essgewohnheiten und sollten gerade bei Kindern und Jugendlichen auf das Wesentliche beschränkt werden.

B-Vitamine und Vitamin C

Der Bedarf an B-Vitaminen und Vitamin C ist in der Kindheit und in der Pubertät hoch. Das liegt daran, dass die »Nachfrage« nach B-Vitaminen mit dem erhöhten Kalorienbedarf ansteigt. Wegen seiner großen Bedeutung bei der Bildung von Kollagen (dem Hauptproteinbestandteil von Bindegewebe, Haut und Knochen) wird auch ausreichend Vitamin C für den optimalen Aufbau von Knorpel, Knochen und Bindegewebe in Haut und Blutgefäßen benötigt.

Kalzium, Magnesium und Vitamin D für die Knochen

Der Aufbau der Knochensubstanz während der Kindheit und Jugend erfordert viel Kalzium, Phosphor und Magnesium. Ein zweijähriges Kind hat denselben täglichen Kalziumbedarf wie seine Eltern. Das richtige Verhältnis von Kalzium zu Phosphor (im Idealfall 1:1) ist bei der Versorgung außerordentlich wichtig. Kinder und Jugendliche neigen dazu, zu viel Phosphor und ungenügend Kalzium und Magnesium zuzuführen. So sind z. B. Fleischwaren und Süßgetränke reich an Phosphor. Eine einseitige Ernährung mit zu viel Phosphor kann das normale Wachstum des Knochengerüsts beeinträchtigen. Sesamsamen (50 g enthalten 400 mg Kalzium und 300 mg Phosphor) und dunkelgrünes Blattgemüse (z. B. Spinat) sind als ausgewogene Quellen dieser Mineralien gut geeignet.

Das für das Knochenwachstum wichtige Vitamin D wird in der Haut wegen der in Mitteleuropa zu geringen Sonnenintensität im Winterhalbjahr oft nur ungenügend gebildet. Bei vielen Kindern und Jugendlichen kommt hinzu, dass sie sehr viel Zeit in der Schule, vor dem Computer oder Fernseher oder mit dem Smartphone verbringen und sich weniger im Freien aufhalten. Entsprechend niedrig sind die Vitamin-D-Blutspiegel oft auch bei Kindern. Ein Vitamin-D-Supplement, mindestens über die Wintermonate, ist deshalb empfehlenswert.

Kinder brauchen viel Eisen und ausreichend Zink

Der Eisenbedarf von Kindern und Jugendlichen ist hoch – ein zwölfjähriger Junge benötigt etwa 25 % mehr Eisen als sein Vater. Die Ernährung vieler Kinder liefert oft jedoch nicht genug Eisen. Die Symptome von Eisenmangel sind in ausgeprägten Fällen leicht zu erkennen: Kinder erscheinen lustlos, sind blass, ermüden leicht und werden anämisch. Kinder mit leichtem Eisenmangel haben keinen Appetit, sind infektionsanfälliger und wachsen langsamer als ihre gesunden Altersgenossen. Oft sind sie leicht abzulenken, unaufmerksam und reizbar. Eisenmangel beeinträchtigt zudem die Lernfähigkeit und die motorische und geistige Entwicklung. Was kann unternommen werden, um bei Kindern und Jugendlichen eine gute Eisenversorgung zu gewährleisten? Wenn die Hauptquelle für Protein Fleisch, Fisch oder Geflügel ist, wird viermal so viel Eisen aufgenommen, wie wenn das Protein in Form von Milchprodukten oder Eiern auf den Tisch kommt. Vitamin C verbessert die Eisenaufnahme wesentlich. Orangensaft und andere Zitrussäfte steigern die Aufnahmefähigkeit des Körpers für Eisen aus der Nahrung um das Zweifache, während Milch sie eher vermindert. Wird ein niedriger Eisenstatus im Blut festgestellt, ist es sinnvoll, zusätzlich ein Eisenpräparat zu geben.

Zinkmangel kann bei Kindern und Jugendlichen das körperliche Wachstum nachhaltig beeinträchtigen und auch die sexuelle Entwicklung hinauszögern. Bei Zinkmangel (Blut- oder Haaranalyse) kann ein Zinksupplement Wachstum, Hautqualität, Psyche und Immunsystem verbessern.

Omega-3-Fettsäuren (EPA, DHA)

Die Omega-3-Fettsäuren EPA und DHA werden von vielen Kindern und Jugendlichen unzureichend zugeführt. Eine schlechte Versorgung mit Omega-3-Fettsäuren, insbesondere mit EPA und DHA, beeinträchtigt kognitive Fähigkeiten und kann das Auftreten von Verhaltensauffälligkeiten begünstigen. Gute EPA- und DHA-Lieferanten sind fettreiche Kaltwasserfische wie Lachs, Makrele, Hering und Sardine. Bei Verhaltensauffälligkeiten wie zum Beispiel ADHS sollte der Omega-3- und Mikronährstoff-Status abgeklärt werden und bei Mangel eine gezielte Supplementierung erfolgen.

Literatur

Agostinis-Sobrinho C et al. Lifestyle patterns and endocrine, metabolic, and immunological biomarkers in European adolescents: The HELENA study. Pediatr Diabetes. 2019;20(1):23–31.

Allen LH et al. Provision of multiple rather than two or fewer micronutrients more effectively improves growth and other outcomes in micronutrient-deficient children and adults. J Nutr 2009;139:1022–1030.

Antonucci R et al. Vitamin D deficiency in childhood: old lessons and current challenges. J Pediatr Endocrinol Metabol. 2018;31(3):247–260.

Dórea JG. Environmental exposure to low-level lead (Pb) co-occurring with other neurotoxicants in early life and neurodevelopment of children. Environ Res. 2019;177:108641.

Georgieff MK et al. The benefits and risks of iron supplementation in pregnancy and childhood. Ann Rev Nutr. 2019;39:121–146.

Giménez-Legarre N et al. Breakfast characteristics and its association with daily micronutrients intake in children and adolescents–a systematic review and meta-analysis. Nutrients. 2020;12(10):3201.

Hambly JL et al. Micronutrient therapy for violent and aggressive male youth: an open-label trial. J Child Adolesc Psychopharmacol 2017. DOI: 10.1089/cap2016.0199.

Hanson M et al. Early life nutrition and lifelong health. Brit Med Ass. Board of Science 2009:1–122.

Kiely ME. Risks and benefits of vegan and vegetarian diets in children. Proceed Nutr Soc. 2021;80(2):159–164.

Lassi ZS et al. Systematic review on evidence-based adolescent nutrition interventions. Ann N Y Acad Sci 2017;1393(1):34–50.

Liu E et al. Effect of zinc supplementation on growth outcomes in children under 5 years of age. Nutrients. 2018;10(3):377.

Niederberger M et al. Optimierung der Verpflegung in Kita und Grundschule. Prävention und Gesundheitsförderung. 2021:1–7. DOI: 10.1007/s11553-021-00901-5.

Rippin HL et al. Child and adolescent nutrient intakes from current national dietary surveys of European populations. Nutrition Res Rev. 2019;32(1):38–69.

Schildberg-Hörisch H et al. Nudging in der Schulmensa: verhaltenswissenschaftliche Erkenntnisse können Ernährungsgewohnheiten positiv beeinflussen. Vierteljahrshefte zur Wirtschaftsforschung. 2018;87(2):109–125.

Tammam JD et al. A randomised double-blind placebo-controlled trial investigating the behavioural effects of vitamin, mineral and n-3 fatty acid supplementation in typically developing adolescent schoolchildren. Br J Nutr 2016;115(2):361–373.

van der Wurff ISM et al. Effect of omega-3 long chain polyunsaturated fatty acids (N-3 LCPUFA) supplementation on cognition in children and adolescents: a systematic literature review with a focus on n-3 LCPUFA blood values and dose of DHA and EPA. Nutrients. 2020;12(10):3115.

40+ oder das ABC des gesunden Älterwerdens

Es gibt 80-Jährige, die kaum Einbußen ihrer geistigen und körperlichen Leistungsfähigkeit zeigen, während viele Menschen sich schon mit 65 Jahren alt fühlen und diverse Gebrechen verspüren. Aber woran liegt es, dass einige »ewig jung« bleiben und an anderen unaufhörlich der Zahn der Zeit nagt? Was geschieht beim Alterungsprozess und wie kann man mit einer guten Lebensqualität älter werden?

Das genetisch mögliche Lebensalter

Unsere maximale Lebensdauer – das genetisch gegebene Lebenspotenzial, dessen Begrenzungen wir vermutlich nicht überschreiten können – beträgt etwa 120 Jahre. Unser genetisches Potenzial würde es vielen von uns erlauben, 100 Jahre und älter zu werden. Trotzdem erreichen nur relativ wenige von uns ein Alter von 90, geschweige denn von 100 Jahren. Verbesserte Lebensbedingungen – bessere Ernährung, medizinische Versorgung und Hygiene – haben es ermöglicht, dass ein größerer Teil unserer Bevölkerung länger lebt. Allerdings heißt länger leben nicht zwangsläufig besser leben. Chronische und degenerative Erkrankungen – Arthritis, Demenzen, Herzerkrankungen, Krebserkrankungen, Diabetes, Osteoporose, Seh- und Hörstörungen – plagen unsere älteren Mitmenschen oft. Es hat keinen Sinn, unsere Lebensdauer verlängern zu wollen, solange wir nicht in der Lage sind, diese Zeit bei vergleichsweise guter Gesundheit auszukosten, d. h. mit körperlicher und geistiger Vitalität. Anstatt von einer Lebenserwartung von 120 Jahren zu träumen, sollten wir uns damit begnügen, wenigstens 100 Jahre alt zu werden, dafür aber bis zum Ende unserer Tage grundsätzlich gesund zu sein.

Wann beginnt der Alterungsprozess?

Der Alterungsprozess ist ein langsamer Abbau von Körperfunktionen, der im Allgemeinen bestimmten voraussehbaren Mustern folgt. Es gibt jedoch, was Geschwindigkeit, Timing und Reihenfolge der Ereignisse anbelangt, große Unterschiede zwischen den einzelnen Individuen. Die Geschwindigkeit des individuellen Alterungsprozesses wird durch unsere Genetik und Lebensweise wesentlich beeinflusst. Viele Beispiele von gesunden, körperlich und geistig fitten Senioren im eigenen Umfeld zeigen immer wieder, dass es wichtig ist, sich auch im Alter aktiv in seinem Beruf oder in einem sozialen Netzwerk einzubringen, nicht nur den Körper, sondern auch das Hirn regelmäßig zu trainieren sowie eine positive Lebenseinstellung zu haben. Dabei ist es nicht zwingend nötig, so wie der im Jahre 2011 im hohen Alter von 108 Jahren verstorbene Schauspieler Johannes Heesters noch immer auf der Bühne und vor Fernsehkameras zu stehen.

Anti-Aging – vom biologischen und chronologischen Alter

»Anti-Aging« ist ein Schlagwort, das aus dem angelsächsischen Bereich zu uns gelangt ist und einer vernünftigen Definition bedarf. Die moderne und realistische Definition sieht das »Anti-Aging« als die Summe aller Maßnahmen, die ein Älterwerden (»Aging«) bei bestmöglichem Erhalt von Leistungsfähigkeit und Lebensqualität fördern können. Anti-Aging bedeutet (normalerweise) nicht, den natürlichen biologischen Alterungsprozess zu stoppen oder gar umzukehren. Um Missverständnissen bei Laien vorzubeugen, wird der Begriff »Anti-Aging« in der Literatur zunehmend durch die klareren Begriffe »Better Aging« oder »Well-Aging« ersetzt.

Definitionsgemäß fallen für den gesunden Durchschnittsmenschen Lebensalter und biologisches Alter zusammen. Die Erfahrung zeigt aber, dass zwischen dem chronologischen Alter und dem biologischen Alter oft erhebliche Unterschiede bestehen können. Bei überdurchschnittlich günstigen Voraussetzungen (z.B. genetische Grundlage, durchlebte Belastungen, zurückliegende Ernährung und optimale körperliche Aktivität) kann ein Mensch im biologischen Sinne deutlich jünger sein, als dies sein Lebensalter erwarten ließe. Umgekehrt kann ein Mensch aber auch unter besonders ungünstigen Voraussetzungen biologisch deutlich älter sein als gesunde Menschen im selben Alter. Die in der Vergangenheit eingetretene und kumulierte biologische Alterung ist häufig nicht umkehrbar.

Studien haben gezeigt, dass ein Teil der epigenetischen Veränderungen altersabhängig ist. Das biologische Alter eines Menschen lässt sich auf diese Weise an rund 350 DNA-Veränderungen ablesen. Es gibt auch standardisierte Computersysteme, die anhand der beispielhaft aufgeführten Parameter das biologische Alter berechnen:

- Reaktionszeit auf akustische und optische Reize
- Muskelleistung (Geschwindigkeit, Kraft, Handkraft etc.)
- Koordination, Gedächtnis, Wahrnehmung
- Funktion und Kapazität der Lungen
- Gehör
- Risikoparameter (Cholesterin, Blutdruck usw.)
- Hormonstoffwechsel

Das Ergebnis hängt somit nicht unerheblich von den gewählten Messgrößen und deren Gewichtung ab. Man muss einräumen, dass die Wirklichkeit oft noch komplizierter ist: So kann z.B. die Hautalterung anders verlaufen als die Alterung des übrigen Körpers, weil hier zum Teil andere Faktoren wie Lichtexposition oder chemische Belastungen eine bedeutende Rolle spielen können.

Spätestens ab 40 gegensteuern

Es leuchtet nun ein, dass »Anti-Aging-Maßnahmen« durch Optimierung der Lebensweise umso erfolgreicher sind, je früher die den Körper schonende Veränderung der Lebensweise einsetzt. Man geht heute davon aus, dass etwa bis zum Alter von 35 Jahren die biologischen Funktionen so robust sind, dass auch eine ungünstige Lebensweise nur in relativ geringem Umfang langfristige Auswirkungen hat. Ab einem Alter von etwa 35–40 Jahren lässt allerdings die biologische Vitalität des Menschen mit zunehmender Geschwindigkeit nach.

Der Alterungsprozess ist ein komplexer Vorgang, der zu einer laufenden Abnahme von zahlreichen Körperfunktionen und zu Veränderungen an Organen führt. Im nachfolgenden »ABC des gesunden Älterwerdens« werden die wichtigsten Aspekte der heutigen Altersforschung besprochen.

Das ABC des gesunden Älterwerdens

Autophagie

Als Autophagie (»zelluläre Müllabfuhr«) bezeichnet man die Fähigkeit des Körpers, Stoffwechselabfallprodukte, beschädigte Proteine oder auch Zellfragmente, die aus ganz normalen Stoffwechselprozessen entstehen, in ein spezielles Zellkompartiment (Lysosom) zu transportieren. Hier wird das zelluläre Material rezykliert bzw. abgebaut.

Eine unzureichende Autophagie wird mit der Förderung von Alterungsprozessen und von degenerativen Erkrankungen in Verbindung gebracht. Die Fähigkeit zur Autophagie scheint mit dem Alter abzunehmen.

Die Autophagieprozesse lassen sich mittels Kalorienrestriktion, intermittierenden Fastens und intensiver körperlicher Aktivität fördern. Auf zellulärer Ebene spielen zwei Proteine eine wichtige Rolle bei der Kontrolle der Autophagie: mTOR (siehe Kapitel »Rapamycin, mTOR«, Seite 420) und AMPK. AMPK (= AMP-abhängige Kinase) ist ein Autophagie-Aktivator. Es gibt Substanzen, die mTOR und/oder AMPK und somit die Autophagie verbessern. Die Datenlage für diese Substanzen in der Humanmedizin ist für dieses Anwendungsgebiet allerdings noch schmal.

Substanzen, die Autophagieprozesse fördern (alphabetisch)

- Azetylsalizylsäure
- Berberin (in Rinde und Wurzel der Berberitze enthalten)
- Betain
- Cholin
- Curcumin
- Dihydroartemisin (in einjährigem Beifuß)
- EGCG (Epigallocatechingallat, im Grüntee)
- Glucosamin
- Hesperidin
- Luteolin (in vielen Lebensmitteln enthalten – z. B. Brokkoli, Petersilie, Sellerie, Thymian)
- Metformin
- Piperlongumin (im langen Pfeffer enthalten)
- Quercetin, Resveratrol
- Spermidin
- Ursolsäure (z. B. in Apfelschalen, Thymian, Basilikum, Rosmarin, Bohnenkraut, Olivenöl)
- Vitamin D, Vitamin K_2
- Zink

Bewegung, regelmäßige

Es gibt eine breite wissenschaftliche Evidenz, dass körperlich aktive und fitte Menschen deutlich später sterben als inaktive Personen. Dies gilt für Männer und Frauen, egal wie alt. Basierend auf dieser Datenlage wird empfohlen, sich während 150 Minuten/Woche in einer moderaten Intensität oder während 75 Minuten/Woche mit einer höheren Intensität regelmäßig körperlich zu betätigen. Dabei gilt: Jedes Ausmaß an Bewegung ist hilfreich.

Sich regelmäßig körperlich zu betätigen gehört zu den kostengünstigsten und wirksamsten Dingen, die man für ein gesundes Älterwerden überhaupt tun kann. Aber man muss es tun.

Chromosomenschäden

Genmutationen und Chromosomenschäden sind Gründe für den Informationsverlust, der sich mit dem Lebensalter anhäuft. Stellen Sie sich eine Mutation wie einen Buchstabenaustausch in einem Wort vor. Ist ein Buchstabe falsch, können Sie den Sinn des Wortes vielleicht noch erfassen. Häufen sich jedoch die Fehler, geht die Information unwiderruflich verloren. Die Folge ist entweder der Zelltod oder ein krebsartiges Wachstum, wenn wichtige Kontrollgene durch Mutationen ausfallen.

Da die Häufigkeit von Chromosomendefekten bei der Replikation offenbar auch von der oxidativen Belastung abhängt, kann man den Mechanismus der Chromosomenalterung auch als Spezialfall der Radikaltheorie des Alters verstehen.

Demenzen

Im Jahr 2018 waren über 8,6% der über 65-Jährigen in Deutschland an Demenz erkrankt (Dt. Alzheimer Gesellschaft, Infoblatt 1). Davon sind etwa ⅔ Frauen. Da der Anteil der Älteren an der Gesamtpopulation weiter zunimmt, wird für die nächsten Jahrzehnte eine steigende Tendenz für die Demenzhäufigkeit erwartet. Weil bis heute keine grundlegend wirksame Therapie zur Verfügung steht, kommt es auf eine frühzeitige Prävention an. Bei den ersten kognitiven Auffälligkeiten ist es für eine wirksame Prävention oft schon sehr spät (siehe Kapitel »Demenz und Alzheimer«, Seite 656).

Ernährung

Es ist eindeutig, dass eine Ernährungsweise, die möglichst gut an die persönliche Stoffwechselsituation sowie an die eigenen Bedürfnisse und Verträglichkeiten angepasst ist, eine sehr wichtige Bedeutung für ein gesundes Älterwerden besitzt. Diese Nahrung sollte nicht unnötig prozessiert, sondern so frisch und natürlich wie möglich sein. Sie sollte antiinflammatorische (Seite 59) und antioxidative Eigenschaften aufweisen.

Freie Radikale, Antioxidanzien

Die Bedeutung von freien Radikalen (Reactive Oxygen and Nitrogen Species, RONS), Antioxidanzien und oxidativem Stress wird ausführlich im Kapitel »Oxidativer Stress und Nitrostress« (Seite 542) besprochen.

Sauerstoff ist für unser Leben unverzichtbar. Zugleich ist Sauerstoff auch für oxidative Prozesse und die Bildung von freien Radikalen in unserem Stoffwechsel mitverantwortlich. Die oxidative Belastung ist eine unvermeidliche und in wichtigen Teilbereichen sogar lebensnotwendige Begleiterscheinung des menschlichen Lebens. RONS besitzen nicht nur schädliche Wirkungen. RONS sind auch in die Immunabwehr involviert, in die Signalübertragung sowie auch in die Energiegewinnung.

Der genaue Mechanismus des durch oxidativen und nitrosativen Stress bedingten Alterungsprozesses ist noch nicht ganz geklärt. Vermutlich führen RONS zu einer sogenannten zellulären Seneszenz. In diesem Stadium können sich die Zellen (sie enthalten zunehmend auch geschädigte DNA) nicht mehr teilen – sterben aber auch nicht. Sie schütten allerdings Entzündungsbotenstoffe aus. Dazu gehören Interleukine, Chemokine, Wachstumsfaktoren sowie auch gewebeabbauende Enzyme wie Matrix-Metalloproteasen.

Oxidativer Stress, eine zelluläre Seneszenz und die dabei ausgeschütteten Botenstoffe sind in der Folge an den üblichen im Alter auftretenden Erkrankungen beteiligt. Von diesen biochemischen Vorgängen sind speziell das Nervensystem, das endokrine System sowie auch das Immunsystem betroffen. Die daraus entstehende Aktivierung des Immunsystems führt zu Entzündungen und schließlich in einen Teufelskreis, in dem sich oxidativer Stress und Entzündungen gegenseitig fördern und altersbedingte Krankheiten und Todesfälle zunehmen.

Die Vorstellung, dass nun Maßnahmen, die RONS entfernen oder deren Entstehung verhindern, eine direkte Anti-Aging-Wirkung haben, ist auf den ersten Blick naheliegend. Bei genauerer Betrachtung trifft diese Annahme jedoch nicht zu. Zu komplex sind die Mechanismen (Enzymsysteme), die den Redoxstatus der verschiedenen zellulären und subzellulären Strukturen kontrollieren.

Dennoch dürfte es grundsätzlich sinnvoll sein, im Stoffwechsel für ein ausgewogenes Verhältnis von freien Radikalen und Antioxidanzien zu sorgen. Der Lebensstil, unsere Lebensbedingungen, die Ernährung sowie gegebenenfalls auch die gezielte Supplementierung von antioxidativ wirksamen Nährstoffsupplementen sind hierfür wichtige Einflussfaktoren.

Genetik

Neben einem langfristig gesunden Lebensstil spielen genetische Faktoren mit einem Anteil von 20–35 % für ein gesundes Älterwerden eine wichtige Rolle. Dabei hat sich das Gen Apolipoprotein E (APOE) als speziell wichtig für die Lebenserwartung herauskristallisiert. Drei Varianten dieses Gens – sogenannte APOE-Allele – werden diskutiert: ε 2, ε 3 und ε 4. Wie diese Allele die Lebenserwartung beeinflussen, ist in der Tabelle auf der nächsten Seite dargestellt.

Auch andere Genvarianten werden mit einer höheren Lebenserwartung (85 plus) in Zusammenhang gebracht. Dazu gehören ACE rs4340, FOXO3 A rs2802292, KLOTHO KL-VS und IL6 rs1800795.

Glykierungsprozesse

Die Proteinstrukturen an der Oberfläche unserer Körperzellen und andere Proteinstrukturen (Peptide, Nukleotide usw.) – aber auch Lipide – sind stets der Reaktion mit Zuckermolekülen (Glukose) ausgesetzt, die im Blut als Energielieferanten zirkulieren. Das führt dazu, dass sich die Proteine durch diese Glykierungsprozesse mit der Zeit chemisch verändern können. Man spricht dabei von »Advanced Glycation End Products (AGEs). Einerseits können glykierte Proteine

Die Eigenschaften und Häufigkeit der verschiedenen Apolipoprotein-E-Genvarianten

Genvarianten	Eigenschaften und Häufigkeit
ε 2	wahrscheinlich erhöhte Häufigkeit bei Hundertjährigen
ε 3	die am häufigsten vorkommende Genvariante
ε 4	geht einher mit einem erhöhten Risiko für die Alzheimer-Krankheit, Gefäßerkrankungen und Hypercholesterinämie (LDL); geringere Wahrscheinlichkeit für eine extrem hohe Langlebigkeit
ε 2 ε 2	höhere Wahrscheinlichkeit für eine extrem hohe Langlebigkeit, Häufigkeit 1 %
ε 2 ε 3	höhere Wahrscheinlichkeit für eine extrem hohe Langlebigkeit, Häufigkeit 11 %
ε 2 ε 4	Häufigkeit 3 %
ε 3 ε 3	Häufigkeit 63 %
ε 3 ε 4	Häufigkeit 20 %
ε 4 ε 4	Häufigkeit 2 %

ihre ursprünglichen Aufgaben und Funktionen nicht mehr erfüllen, andererseits werden sie ggf. als chemisch veränderte Proteine vom Immunsystem als körperfremde Struktur wahrgenommen. Damit steigt auch die Neigung zu Autoimmunreaktionen und lokalen Entzündungsreaktionen und generell auch das Risiko für Funktionseinschränkungen und eine Beschleunigung von Alterungsprozessen.

Je nachdem, an welchem Ort des Körpers solche Proteinstrukturen durch Glykierungsreaktionen (oder auch durch den Einfluss von freien Radikalen) verändert werden, manifestieren sich die entsprechenden Funktionsstörungen, Alterungsprozesse und Krankheitssymptome. Es können alle kollagenen Strukturen (Haut, Schleimhaut, Knochen, Blutgefäße, Muskulatur, Augenlinse usw.), Organe (z. B. Nieren) oder Nerven betroffen sein. Auch im Blut zirkulierende Immunglobuline und Enzyme können glykiert werden und somit ebenfalls für reduzierte Stoffwechselaktivitäten und für eine unzureichende immunologische Antwort sorgen.

Bei Diabetespatienten und bei Menschen mit einer gestörten Glukosetoleranz (starke Blutzuckerschwankungen) laufen diese Prozesse wegen des erhöhten Glukosespiegels besonders schnell ab. Die gelegentliche Kontrolle des Glukosespiegels im Blut (auch bei Nichtdiabetikern) ist daher sinnvoll, um der AGE-Bildung vorzubeugen. Der bekannteste Glykierungsmarker ist sicherlich HbA_{1c}. Der HbA_{1c} spiegelt die Glykierung des Hämoglobins wider. Dieser »Langzeitzucker« ist einer der wichtigen Labormarker bei der Begleitung von Diabetikern. Die Glykierung von Zellstrukturen wird durch freie Radikale begünstigt.

Weitere Informationen zu Glykierungsprozessen sind im Kapitel »Herz- und Gefäßerkrankungen« (Seite 483) aufgeführt.

Mikronährstoffe und Pflanzenstoffe mit hemmender Wirkung auf die Bildung von AGEs (alphabetisch)

- Antioxidanzien
- Berberin (Wurzel oder Rinde der Berberitze)

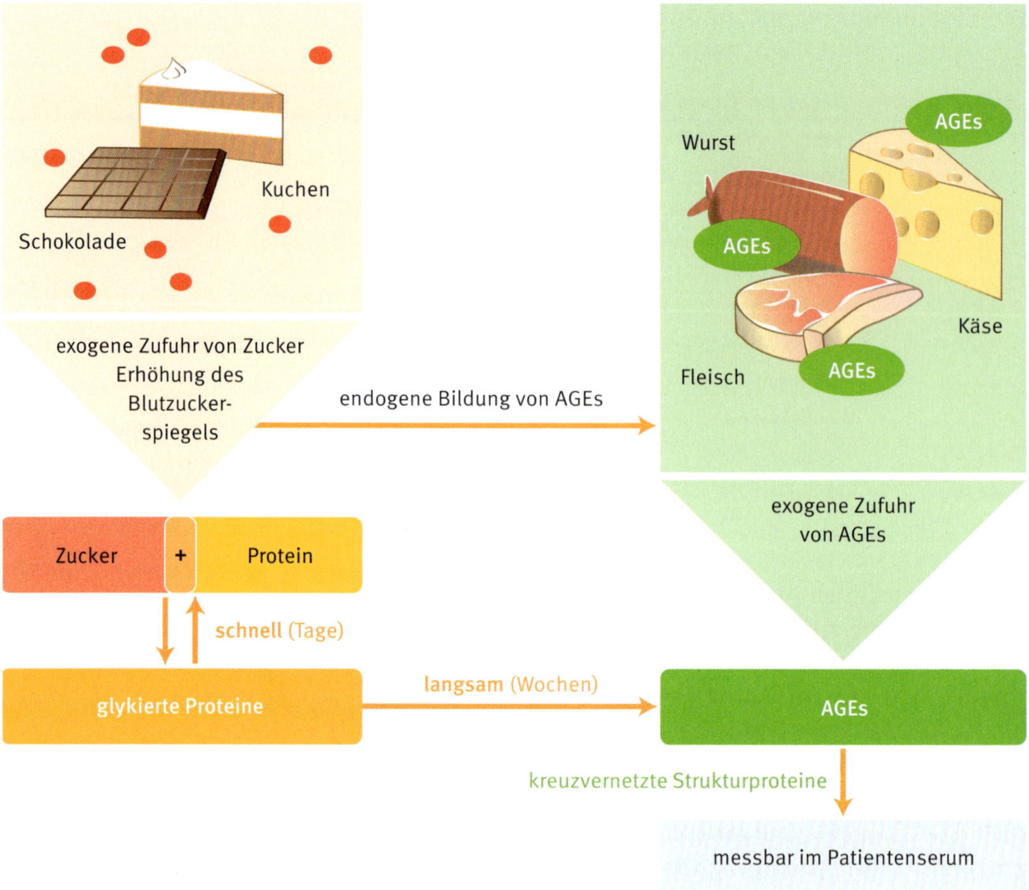

Entstehung von AGEs, Risikomolelküle für die Zellalterung

- Carnosin
- Curcumin
- Flavonoide (Anthocyanidine, Isoflavone, Flavonole, Flavanol)
- Knoblauch
- Polyphenole (z.B. Curcumin, Genistein, Grüntee, Resveratrol), Pycnogenol
- Polysaccharide (z.B. Kürbis, Judasohr-Pilz)
- Tomaten
- Taurin
- Vitamine A, B_1, B_6 (Pyridoxamin), C, D, E
- Zink

Hormone, Hormonersatztherapie

Aus evolutionstheoretischer Sicht ist ein optimal funktionierender Hormonhaushalt bis zum Ende der Reproduktionsphase sehr bedeutsam, hat er doch die Entwicklung der Menschheit ermöglicht. Nach der Reproduktionsphase nimmt die Bedeutung rapide ab. Das führt zur Erkenntnis, dass aufgrund der gestiegenen Lebenserwartung unsere zweite Lebenshälfte, was den Hormonhaushalt anbelangt, durch die Evolution vergleichsweise schlecht optimiert ist. Dies kann vielleicht viele in dieser Zeit auftretende Alterungsphänomene erklären. Es liegt also auf der Hand, auch in der zweiten Lebenshälfte den

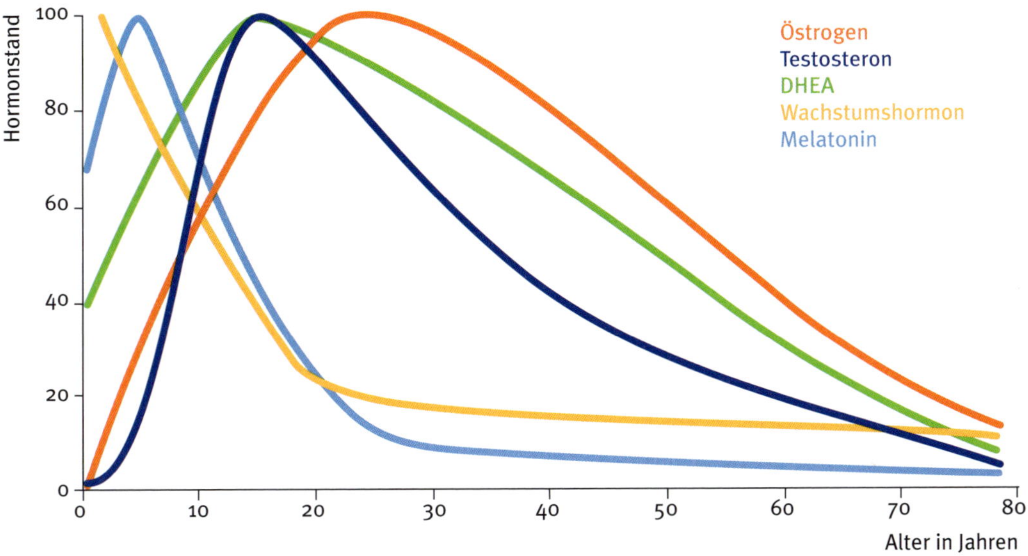

Hormonverteilung über die Lebenszeit

»Optimalzustand« des Hormonhaushalts – was auch immer das bedeutet – mit einem breiten Spektrum physiologischer und ernährungsphysiologischer Maßnahmen anzustreben. Dabei sollte man nicht außer Acht lassen, dass manche hormonellen Veränderungen (meist eine Abnahme der Produktion einzelner Hormone) zumindest theoretisch auch eine lebenserhaltende Funktion haben können. So wirkt z. B. das normale Nachlassen der Hormonproduktion bei beiden Geschlechtern der Entstehung hormonabhängiger Krebstypen entgegen.

Hormone dienen der Kommunikation zwischen verschiedenen Organen und Körperteilen. Sie werden von Drüsen, Organen oder Geweben produziert und über das System der Blutgefäße im ganzen Körper verteilt. Sie binden an spezielle Rezeptoren, die die Signale an die Körperzellen weiterleiten.

Wenn der Spiegel vieler Hormone mit zunehmendem Alter absinkt, gerät die Kommunikation ins Stocken. Am bekanntesten ist dieser Prozess beim »weiblichen« Sexualhormon Östrogen (das auch bei Männern vorkommt). Die Folgen sind unter anderem Alterserscheinungen wie ein beschleunigter Abbau der Knochenmasse (Osteoporose) oder das steigende Risiko für Herz-Kreislauf-Erkrankungen.

Weitere Hormone, deren Spiegel nach und nach absinken und somit zum Altern des Körpers beitragen, sind beispielsweise das »männliche« Sexualhormon Testosteron (wird auch vom weiblichen Körper produziert), Melatonin, das Wachstumshormon STH (Somatropin) und DHEA (Dehydroepiandrosteron). Ein Hormonmangel kann – je nachdem, welche Hormone betroffen sind – für verschiedene gesundheitliche Probleme im Alter eine Rolle spielen.

Hormone und ihre mögliche Bedeutung in der zweiten Lebenshälfte

Hormon	Bedeutung
Östrogen	Eine Hormonersatztherapie (HRT) bewirkt – unabhängig vom Alter bei Therapiebeginn – eine signifikante Reduktion für das Auftreten osteoporotischer Frakturen. Es ist unklar, ob eine HRT vor dem 65. Lebensjahr das Demenzrisiko beeinflusst. Bei diagnostizierten Alzheimerpatienten scheint eine HRT kognitive Funktionen zu verbessern.
Testosteron	Eine Testosteronersatztherapie ist bei ärztlich nachgewiesenem Hypogonadismus (unter Berücksichtigung von möglichen Anwendungseinschränkungen) angezeigt. Testosteron (v. a. intramuskuläre Anwendung) kann in solchen Fällen dazu dienen, die Sexualfunktion, das Wohlbefinden, die Muskelstärke zu verbessern. Testosteron hat keine lebensverlängernde Wirkung.
DHEA	DHEA ist bei oraler und lokaler Anwendung wirksam bei der Behandlung alternder Haut. Orales DHEA scheint die Symptome von Depressionen und depressiven Verstimmungen zu verbessern. Bessert bei lokaler Anwendung vaginale Atrophie. Erhöht den Testosteronspiegel bei älteren Frauen.
Wachstumshormon	Ein Mangel an Wachstumshormon korreliert mit dem Auftreten von Sarkopenie. Es gibt keine Hinweise auf eine Verbesserung von kognitiven Funktionen oder auf eine lebensverlängernde Wirkung nach Interventionen mit dem Wachstumshormon.
Melatonin	siehe »Melatonin« (Seite 358)

Der Spiegel der verschiedenen Hormone lässt sich heute sehr genau und recht einfach aus dem Blut oder aus dem Speichel bestimmen. Dabei sind Hormon-Tagesprofile (mehrere Messungen im Tagesverlauf) aussagekräftiger als Einzelmessungen, da die Hormone meist im Tagesverlauf schwanken. Auch die Spiegel der bioverfügbaren Hormonanteile lassen sich im Labor darstellen.

Generell gilt für die Anwendung von Hormonpräparaten in dieser Lebensphase: Einsatz nur durch erfahrene Ärzte, klare Diagnosestellung, Erstellen von Laboranalysen zu Beginn und im Verlauf der Intervention, Abklären der möglichen Ursachen für einen gestörten Hormonhaushalt oder erniedrigte Hormonspiegel. Nur Präparate aus vertrauenswürdigen Quellen (z. B. Arzt, Apotheke) anwenden.

Der Arzt kann bei einem festgestellten Hormonmangel die Defizite durch Hormonpräparate ausgleichen. Eine Hormonersatztherapie ist nicht nur bei Frauen in den Wechseljahren empfehlenswert, sondern kann auch viele Beschwerden des alternden Mannes lindern helfen. Auch Nahrungsergänzungspräparate und Phytohormone können helfen, die Regulation des Hormonhaushalts zu unterstützen. So darf z. B. nicht vergessen werden, dass der Körper ohne Zink und Magnesium kein Testosteron bilden kann und dass Vitamin D und Cholesterin ebenfalls wichtige Grundbausteine der körpereigenen Hormonbildung sind.

Hundertjährige – was ist so besonders an ihnen?

Momentan gibt es weltweit über eine halbe Million Menschen, die über hundert Jahre alt sind. In Deutschland sind es knapp 15 000.

Tendenz zunehmend. Sie haben weniger mit erhöhtem Blutdruck, Herzrhythmusstörungen, Krebs- und Nierenerkrankungen zu tun. Allerdings haben sie häufiger Probleme mit den Augen und mit dem Gehör sowie mit den Gelenken. 80–90 % der über Hundertjährigen sind Frauen.

Das Geheimnis eines langen Lebens hat die Menschen schon immer fasziniert. Die Altersforschung weiß schon seit langem, dass es in gewissen Gebieten der Welt 10-mal wahrscheinlicher ist, 100 Jahre alt zu werden. Diese Gebiete werden als »blaue Zone« bezeichnet. Zu ihnen gehören:

- die japanische Inselgruppe Okinawa
- die Provinz Nuoro auf Sardinien
- die griechische Insel Ikaria
- die Halbinsel Nicoya in Costa-Rica
- die Adventistengemeinde Loma Linda in Kalifornien

Was sind nun die Gemeinsamkeiten dieser Hundertjährigen? Zum einen profitieren sie von einer speziellen genetischen Situation (siehe Kapitel »Genetik«, Seite 410). Daneben konnten die Altersforscher weitere gemeinsame Faktoren feststellen:

- Bewegung und körperliche Betätigung. Sei es, dass man wie auf Okinawa viele Stunden mit der Pflege des eigenen Gartens verbringt. Oder dass man in den abgelegenen sardischen Dörfern während des ganzen Lebens gewohnt ist, für alles weite Wege zu gehen.
- Ernährung: eine lebenslange Ernährung mit lokalen, nicht industriell verarbeiteten Lebensmitteln, mit viel Gemüse und Früchten, Bohnen (Nicoya), wenig Fleisch, mäßiger Alkoholgenuss und eher knapp an Kalorien. Das Abendbrot ist die kleinste Mahlzeit des Tages und wird früh eingenommen.
- regelmäßige Entspannung
- Bewusstsein, wofür man lebt
- soziale Einbettung. Die Familie hat eine sehr große Bedeutung.

Immunsystem, Immunoseneszenz

Das Immunsystem ist ein hochkompliziertes Abwehrnetz gegen Krankheitserreger, die in den Körper eindringen. Es erkennt auch krankhaft veränderte eigene Körperzellen. Im Alter sinkt vor allem die Kapazität des adaptiven Immunsystems, womit die Anfälligkeit für Infektionen steigt, die dann schwerer verlaufen und länger andauern (Immunoseneszenz). Es können außerdem gehäuft Autoimmunerkrankungen auftreten. Mit den schwächeren Immunkräften wächst auch das Krebsrisiko. Es ist heute allgemein anerkannt, dass ein schlechter antioxidativer Status zusammen mit vermehrten chronischen Entzündungen (siehe Abschnitt »Inflammaging«, Seite 416 in diesem Kapitel) die Leistungsfähigkeit des Immunsystems beeinträchtigen kann.

Das Immunsystem ist vor allem im Alter auf eine ausreichende Versorgung mit Nährstoffen angewiesen. Gemüse und Obst sollten fünfmal am Tag auf dem Speiseplan stehen. Regelmäßige Bewegung und Sport halten das Immunsystem fit. Zusätzlich können Mikronährstoffpräparate zur gezielten Verbesserung der Immunantwort empfohlen werden, die das natürliche Defizit im Alter ausgleichen helfen.

Ein sich nicht im Gleichgewicht befindliches Mikrobiom kann zu einer reduzierten Immunfunktion und zu vermehrter Immunoseneszenz führen.

Inflammaging, Entzündungen

Der Begriff »Inflammaging« wurde vor gut 20 Jahren geprägt und steht für die hohe Bedeutung von chronischen Entzündungen für den Alterungsprozess und für die Entstehung von altersbezogenen Krankheiten wie Herz-Kreislauf-Erkrankungen, Krebs, neurodegenerative Erkrankungen (z. B. Alzheimer, Parkinson), COPD, Diabetes, Depressionen, Arthritis usw.

Die Zellalterung selbst führt zu einer vermehrten Bildung von Zytokinen. Diese fördern chronische Entzündungen – insbesondere niederschwellige Entzündungen, die man auch als »Silent inflammation« bezeichnet (siehe Kapitel »Stille Entzündungen – spielt der Lebensstil eine wesentliche Rolle?«, Seite 57).

Inflammaging geht einher mit einem Übermaß an freien Radikalen in den Zellen, was zur Veränderung oder Zerstörung von Zellteilen und Gewebestrukturen führen kann. Es wurde beobachtet, dass gealterte Zellen vermehrt auch eine oxidativ geschädigte DNA haben.

Zur Vorbeugung und Behandlung von Krankheitsbildern, die mit Inflammaging einhergehen, stehen zahlreiche Instrumente zur Verfügung. An erster Stelle steht eine langfristige antiinflammatorische Ernährungsweise oder eine konsequente mediterrane Diät. Auch entzündungshemmende Mikronährstoffe wie z. B. Vitamin C, D, E, Carotinoide, Zink, Omega-3-Fettsäuren oder auch die zahlreichen antiinflammatorischen Pflanzenstoffe – Curcumin, Polyphenole (in Beeren, Gemüse), Boswelliasäuren (Weihrauchextrakte), Sulforaphane (z. B. in Brokkoli) usw. – sind wichtige, begleitende Instrumente.

Neuere Daten zeigen auch die Bedeutung des Mikrobioms. Intestinale Dysbiosen führen zu einer reduzierten Immunfunktion und als Folge davon zu vermehrter Immunoseneszenz und Inflammaging.

Kalorienrestriktion, Caloric Restriction Mimetics

Ein faszinierender Zusammenhang zwischen Ernährung und Langlebigkeit zeigt sich in Studien an Tieren, bei denen die Begrenzung der Kalorienzufuhr (bei gleichbleibender Nährstoffversorgung) den Alterungsprozess verlangsamen und die Lebensdauer verlängern kann. Tiere, die mit einer Nahrung aufgezogen werden, die nur etwa drei Viertel der Energie liefert, die diese Tiere normalerweise zu sich nehmen, leben ein Drittel länger als Tiere, die unbeschränkten Zugang zu Nahrung haben. Kaloriensparen verlängert bei Tieren nicht nur das Leben, sondern verhindert oder verzögert das Eintreten vieler altersbedingter chronischer Krankheiten. Viele Veränderungen, die mit dem Alterungsprozess in Verbindung gebracht werden, z. B. verminderte Nieren- und Immunfunktion, treten viel später ein – die Tiere bleiben länger gesund.

Nun ist es aus Erfahrung schwierig bis unmöglich, eine strikte Kalorienrestriktion – ohne eine Mangelernährung – lebenslang durchzuführen und durchzuhalten. Daher hat man in der Altersforschung schon seit längerer Zeit die Notwendigkeit von Substanzen erkannt, welche zu den gleichen positiven biochemischen Ergebnissen führen wie eine Kalorienrestriktion. Im Mittelpunkt steht dabei die Förderung der sogenannten Autophagie (Seite 408) – eines zellulären Recyclingmechanismus (»zelluläre Müllabfuhr«).

Substanzen, die die Auswirkungen einer Kalorienrestriktion imitieren können, nennt man »Caloric Restriction Mimetics« (CRM). Man ist in der Fachwelt momentan überzeugt, dass diese CRM zukünftig ein wichtiges Instrument zur Vorbeugung gegen Alterungsprozesse bzw. altersbedingten Erkrankungen haben werden.

Zu den CRMs und somit auch den Autophagieprozess fördernden Substanzen gehören (alphabetisch):

- Azetylsalizylsäure (und Salicylate)
- Berberin (Berberitzenwurzel und -rinde)
- Catechine (Kakao, Schwarztee, Rotwein)
- Curcumin
- Epigallocatechingallat (EGCG, Grüntee)
- Hydroxyzitronensäure (in: Garcinia cambogia, Hibiscus sabdariffa)
- Metformin (Antidiabetikum)
- NAD^+, Niacinamid (Vitamin B_3), Nicotinamid-Mononucleotid, Nicotinamid-Ribosid
- Quercetin (Äpfel, Beeren, Trauben, Zwiebeln, Brokkoli, Rauke/Rucola, Schwarztee)
- Rapamycin (Immunsuppressivum, mTOR-Inhibitor – siehe »Rapamycin, mTOR«, Seite 420)
- Resveratrol (Früchte, Traubenhülle)
- Spermidin (Weizenkeim, Sojabohnen, Nüsse)

Am meisten diesbezügliche Daten für den Menschen gibt es für das Antidiabetikum Metformin (siehe »Metformin«, Seite 417).

Lebensstil

Der Lebensstil hat einen großen Einfluss auf unsere Gesundheit. Und das Wichtige dabei ist, dass wir selbst aktiv viel dazu beitragen können, gesund ein hohes Alter zu erreichen. Im Kapitel »Ernährung«, Abschnitt »Ernährung – die Medizin für alles?« (Seite 62), wird dargestellt, wie stark die Veränderung eines Lebensstils das Sterblichkeitsrisiko reduzieren kann. Dies gilt sowohl in der Primärprävention (Vorbeugung bei gesunden Personen) wie auch bei der Sekundärprävention (Vorbeugung bei bereits erkrankten Personen). Besonders interessant ist es, mehrere Lebensstilfaktoren zusammen – z. B. körperliche Aktivität, gesunde Ernährung, normales Körpergewicht, optimaler Schlaf, soziale Vernetzung – zu verändern. Damit kann eine Reduktion des Sterblichkeitsrisikos um 40–80 % (bei 2–5 Faktoren) erreicht werden.

Metformin

Metformin gehört zu den ältesten und meistverwendeten oralen Antidiabetika. Es erlangte in den letzten Jahren eine zunehmende Beachtung als »Anti-Aging-Substanz«. Dies wegen seiner Fähigkeit, die Autophagie zu fördern, und wegen seiner sogenannten CRM-Eigenschaften (»Caloric Restriction Mimetic«, siehe Kapitel »Kalorienrestriktion«, Seite 416). Diese Eigenschaften führten in den zahlreichen bisher durchgeführten Studien zu interessanten Ergebnissen. So reduzierte Metformin bei Diabetikern – im Vergleich mit gesunden Menschen ohne Metformin – die Zahl der gesamten Todesfälle um 7 %. Erstaunlich in Anbetracht der bestehenden Risikosituation von Diabetikern. Beim Vergleich von Diabetikern mit oder ohne Metformin reduzierte Metformin die Zahl der diabetesbedingten Todesfälle um 42 %. Aber auch die Zahl nicht diabetesbedingter Todesfälle wurden um 36 % vermindert. Dies zeigt, dass Metformin über präventive Eigenschaften verfügen dürfte, die weit über die eigentliche antidiabetische Wirkung hinausgehen.

Mitochondrien

Die Mitochondrien – als die Orte der zellulären Energieproduktion – werden zunehmend als wichtige Mitspieler im Alterungsprozess erkannt. Bei den meisten altersbezogenen Erkrankungen sind Mitochondrien involviert. Dazu gehören Herz-Kreislauf-Erkrankungen, Diabetes, Krebserkrankungen, Störungen der Immunantwort, neurodegenerative Erkrankungen (z.B. Alzheimer, Parkinson, MS), chronische Entzündungen, gestörte Reparatur- und Wundheilungsprozesse, reduzierte Autophagie, Hautalterung, Sehstörungen, Migräne.

Ein Abfall des mitochondrialen Redox-Gleichgewichts führt zu vermehrten Entzündungen (»Mito-Inflammation«).

Chronische Belastungen mit toxischen Metallen können zu einer vermehrten oxidativen Belastung der Mitochondrien führen. Wechselwirkungen von Medikamenten (Statine, Metformin, Haloperidol, nichtsteroidale Antirheumatika, Paracetamol, Tamoxifen, Valproinsäure, Zytostatika usw.) tragen oft wesentlich zu Störungen des mitochondrialen Stoffwechsels (Mitochondriopathien) bei.

Diejenigen Mikronährstoffe, die ihre Wirkungen insbesondere auch in den Mitochondrien besitzen, spielen zunehmend auch eine wichtige Rolle bei der Supplementierung von Nährstoffen bei älteren Menschen: Coenzym Q_{10}, Magnesium, L-Carnitin, Vitamin D usw. Diese Wirkungen sind in diesem Buch ausführlich beschrieben.

NAD^+ (Nicotinamid-Adenin-Dinukleotid)

Das Paar NAD^+/NADH ist ein Coenzym für viele verschiedene stoffwechselaktive Enzyme. Es ist stark an der Energieproduktion beteiligt. Die NAD^+-Konzentrationen nehmen während des Alterungsprozesses ab. Man vermutet, dass die Wiederherstellung des NAD^+-Spiegels diejenige Zeitspanne, in der eine Person während des Lebens gesund ist, sowie auch die Lebensdauer verlängern kann. Veränderungen im NAD^+-Spiegel können bei den meisten altersbezogenen Erkrankungen gefunden werden. Dazu gehören neurodegenerative Erkrankungen (Alzheimer, Parkinson, ALS), Sarkopenie, mitochondriale Myopathien, Fettleber, Diabetes, Krebs usw. NAD^+ ist für die Funktion von Sirtuinen (siehe Kapitel »Sirtuine«, Seite 421) unerlässlich.

NAD^+ kann aus den folgenden Vorläufersubstanzen gebildet werden: Niacinamid (Vitamin B_3), Niacinamid-Ribosid und L-Tryptophan. Daneben gibt es eine Vielzahl von Substanzen und Enzymen, welche die Funktion von NAD^+ unterstützen. Deren klinische Bedeutung steht aber noch in den Anfängen.

Nrf2 (Nuclear factor-E2 related factor 2)

Nrf2 ist ein sogenannter Transkriptionsfaktor. Diese Faktoren sind dafür verantwortlich, dass die richtigen Gene abgelesen und die codierten Proteine in der richtigen Menge und zur richtigen Zeit gebildet werden. Nrf2 ist in die zelluläre Signalübertragung und in die Aufrechterhaltung des Gleichgewichts zwischen Antioxidanzien und freien Radikalen (Redox-Balance) in den Zellen involviert. Damit verzögert Nrf2 die Zellalterung und schützt vor altersbezogenen Erkrankungen. Die Nrf2-Spiegel nehmen mit zunehmendem Alter ab, was mit vorzeitigen Alterungsprozessen verbunden sein kann. Dazu gehören krankhafte Veränderungen der Erbinformation in der Zelle, epigenetische Veränderungen, Verkürzung der Telomere, Zellalterung, mitochondriale Dysfunktionen, Erschöpfung der Stammzellen usw.

Nebst ihren bekannten antioxidativen Eigenschaften konnte man bei zahlreichen Lebensmitteln (Gemüse, Früchte, Beeren), Pflanzen und Pflanzenextrakten eine sehr direkte aktivierende Wirkung auf den Nrf2-Faktor zeigen. Vermutlich ist diese Wirkung auf den Nrf2 noch direkter als ihre Wirkung auf freie Radikale und Nitrostress-Moleküle. Zu den Nrf2-aktivierenden Pflanzenstoffen gehören Curcumin, Berberin, Grüntee, Resveratrol, Quercetin, Sulforaphane (Brokkoli), Fisetin (z. B. in Äpfeln, Erdbeeren, Trauben) und viele andere mehr.

In der nächsten Zukunft wird eines der wichtigen Ziele der Altersforschung sein, weiter nach Substanzen, die den Nrf2 fördern, zu suchen. DMF (Dimethylfumarat), das zur Behandlung der MS und von Psoriasis eingesetzt wird, gehört zu den ganz wenigen Nrf2-fördernden Substanzen, mit denen bereits umfangreiche klinische Erfahrungen vorliegen. Wie immer in der Biochemie muss aber hier auch ein Gleichgewicht gesucht werden, da eine Überaktivierung von Nrf2 nicht erwünscht ist.

Optimismus, positives Denken

»Optimismus ist die Fähigkeit, den blauen Himmel hinter den Wolken zu erahnen.« Enttäuschungen, negative Erlebnisse, Krankheiten und Sterben gehören zum Leben. Eine positive Grundeinstellung ist sehr hilfreich, um im Laufe des Lebens möglichst zufrieden und glücklich zu sein. Studien zeigen, dass positives Denken die Lebenserwartung um bis zu 15% erhöhen kann.

Prävention

In diesem Buch wird immer wieder gezeigt, wie man mit einem bestimmten Lebensstil, mit Ernährung und mit Mikronährstoffen gewissen Krankheiten vorbeugen kann. Ab wann und wie soll man nun vorbeugen, um mit einer höheren Wahrscheinlichkeit gesund älter zu werden? Prävention braucht in der Regel Zeit – und Ergebnisse sind dann am besten, wenn man möglichst frühzeitig, langfristig und konsequent Prävention betreibt. Will man Altersbeschwerden und den häufigsten Krankheiten (z. B. Herz-Kreislauf-Erkrankungen, Krebserkrankungen, Demenzen, Osteoporose usw.) vorbeugen, ist es nicht ideal, wenn man erst bei den ersten Krankheitszeichen aktiv wird. Vermutlich ist es aus wissenschaftlicher Sicht sinnvoll, sich nach dem Erreichen des 40. Lebensjahres zunehmend Gedanken über eine bewusstere, vorbeugende Lebensweise zu machen.

Wie soll eine möglichst erfolgsversprechende Prävention aussehen? Bei der Ausrichtung kann der Blick auf die Familienanamnese – also auf bestehende oder sich wiederholende Krankheiten bei Großeltern, Eltern und Geschwistern – hilfreich sein. Die eigene Prävention verspricht dann den größten Erfolg, wenn sie nicht nur auf eine einzelne Maßnahme beschränkt ist. Sie sollte eine regelmäßige und langfristige Ausrichtung von Lebensstil, Lebenseinstellung, gesunder Ernährung und einer möglichst gezielten, wissenschaftlich sinnvollen Mikronährstoff-Supplementierung enthalten.

Im Unterschied zu therapeutischen Interventionen sind präventive Maßnahmen meist nicht spektakulär. Deren Erfolge werden in der Regel erst langfristig sichtbar. Zudem muss jeder Einzelne die Kosten für seine Prävention selbst übernehmen. Dann werden sofort Investitionen in ein neues Auto, in eine neue Wohnungseinrichtung oder in einen tollen Urlaub wichtiger als die eigene Gesundheit. Über seine persönlichen Prioritäten muss jeder selbst entscheiden.

Beim Thema Prävention haben auch die Politik und die Behörden (Gesundheitsämter) eine hohe Verantwortung. Prävention darf sich nicht »nur« um Alkohol, Rauchen, Suchtprävention und Impfen drehen. Dies sind zwar auch wichtige Themen. Aber gerade bei einer immer älter werdenden Bevölkerung müssen Politik und Behörden auch andere Präventionsthemen ansprechen und die Bevölkerung zu einer vorbeugenden Lebensweise motivieren.

Rapamycin, mTOR

Rapamycin ist ein Immunsuppressivum. Es wird nach Nierentransplantationen zur Verhinderung einer Organabstoßung sowie auch in der Tumortherapie eingesetzt. Erstmals wurde Rapamycin aus einer Bakterienart im Boden der Osterinsel Rapa Nui isoliert. Rapamycin konnte fast bei allen Tierarten, bei denen es angewendet wurde, die Lebenserwartung erhöhen. Dies ist in dieser Art nicht auf den Menschen übertragbar, auch wegen seiner mit der Immunsuppression verbundenen Nebenwirkungen. Der mit der Lebensverlängerung beobachtete biochemische Mechanismus ist allerdings für die Altersforschung interessant geworden. Rapamycin hemmt ein Protein namens mTOR (mammalian Target Of Rapamycin). mTOR ist ein Regulator von Zellneubildung und Zellwachstum. Wenn mTOR langfristig aktiviert ist (z.B. bei ständig hoher Kalorienzufuhr), steigt das Risiko für degenerative Erkrankungen und Entzündungen. Ebenso wird dadurch ein für den Stoffwechsel wichtiger Prozess unterdrückt: die Autophagie (siehe »Autophagie«, Seite 408).

Auch essenzielle Aminosäuren scheinen den mTOR-Signalweg mitzuregulieren. Eine etwas knappere Versorgung mit essenziellen Aminosäuren und ein reduziertes Nahrungsangebot wirken hemmend auf ein zelluläres Signalnetzwerk, das man als IIT-Netzwerk bezeichnet. Zum IIT-Netzwerk gehören der Insulin-/IGF-1-Faktor sowie auch der mTOR-Signalweg. Werden Gene des IIT-Netzwerkes gehemmt, erhöht dies die Lebenserwartung. Mit dem Herunterfahren des IIT-Netzwerkes verbessert sich auch die Qualität der Mitochondrien. Diese Erkenntnisse wurden an Fruchtfliegen und Mäusen gewonnen. Ob und wie dies auch auf den Menschen übertragbar ist, ist unklar.

Die Forschung geht nun in die Richtung, dass man versucht, natürliche Substanzen zu finden, die ebenfalls den mTOR-Signalweg hemmen – und damit die Autophagie und die Lebenserwartung fördern können.

Substanzen mit mTOR-hemmender Wirkung

- Curcumin
- Dihydroartemisin (in einjährigem Beifuß)
- Quercetin
- Resveratrol
- Ursolsäure (z.B. in Apfelschalen, Thymian, Basilikum, Rosmarin, Bohnenkraut, Olivenöl)

Schlaf

Der Einfluss des Schlafs auf die Gesundheit ist seit Jahrzehnten Gegenstand von vielen Untersuchungen. Zu wenig oder zu viel Schlaf korreliert mit einem erhöhten Krankheits- und Sterberisiko. Eine Schlafdauer von

7–8 Stunden ist – was die Lebenserwartung angeht – offenbar die ideale Zeitspanne.

Sirtuine

Sirtuine sind Enzyme, die an der Steuerung von wichtigen Stoffwechsel- und Alterungsprozessen beteiligt sind. Sie spalten – unter der Mitarbeit von NAD^+ (Nicotinamid-Adenin-Dinukleotid) – Acetylgruppen von Proteinen ab. Dieser als Deacetylierung bezeichnete Vorgang ist ein Signal für den Aufbau von neuen Proteinen oder für die raschere Verstoffwechslung von Nährstoffen. Zudem regulieren Sirtuine gewisse Schutz- und Reparaturmechanismen im Stoffwechsel.

Sirtuine sind in die Regulation von fundamentalen biochemischen Prozessen involviert. Dazu gehören Entzündungen, Redoxgleichgewicht, DNA-Reparaturprozesse, Zellneubildung (z.B. Mitochondrien), Verbrennung von Substraten wie Glukose und Fettsäuren, Autophagie, Alterungsprozesse. Daher kann eine Veränderung der Sirtuinspiegel eine ausschlaggebende Rolle bei der Entstehung verschiedener Erkrankungen spielen. Die Aktivität der Sirtuine wird mit zunehmendem Alter herunterreguliert.

Beim Menschen sind bisher 7 Sirtuine (SIRT1-SIRT7) bekannt. Sie befinden sich in allen Körperzellen – je nach Sirtuin in verschiedenen Zellkompartimenten (Zytoplasma, Mitochondrien, Zellkern). Sirtuine werden in Stresssituationen, unter Kalorienrestriktion, aber auch unter körperlicher Aktivität vermehrt gebildet. Die Aktivierung von Sirtuinen besitzt das Potenzial, die gesunde Lebensspanne und allenfalls auch die Lebensdauer zu erweitern. Die Datenlage zur gezielten Supplementierung beim Menschen ist hierzu noch limitiert.

Substanzen mit modulierender Wirkung auf Sirtuine (alphabetisch):

- Berberin (Wurzel und Rinde der Berberitze)
- Curcumin
- Glucosamin
- Polyphenole aus Grüntee
- Pterostilbene (z.B. in Blaubeeren, Himbeeren)
- Resveratrol
- Selen, Zink
- Vitamin D

Telomere

Jede Körperzelle enthält unsere gesamte Erbinformation auf insgesamt 46 Chromosomen verteilt. Doch mit steigendem Lebensalter geht immer mehr Information verloren, denn auch Chromosomen können altern. Bei jeder Zellteilung wird eine identische Kopie der Erbsubstanz erstellt und auf die Tochterzellen verteilt. Doch die Kopien sind nicht ganz vollständig. Mit jeder Teilung werden die Chromosomen-Endstücke, die sogenannten Telomere, verkürzt. Wird bei den Telomeren eine gewisse Mindestlänge unterschritten, kann sich die Zelle nicht mehr teilen und es kommt zum programmierten Zelltod.

Der Organismus hat auch einen Reparaturmechanismus für die Telomere vorgesehen. Das dazu notwendige Enzym Telomerase kommt vor allem in Zellen vor, die sich sehr häufig teilen müssen (Blutbildung, Keimzellen). Trotzdem erschöpft sich das System zunehmend, was von manchen Forschern als einer der Hauptmechanismen der Alterung angesehen wird. Die Verkürzung der Telomere ist ein genetisch determinierter, natürlicher Prozess, der nur begrenzt zu beeinflussen ist.

Einflüsse auf die Telomerlänge

Negative Einflüsse auf die Telomerlänge	Positive, stabilisierende Einflüsse auf die Telomerlänge
zunehmendes Alter	mediterrane Ernährung, antiinflammatorische Ernährung, Gemüse, Früchte, Chinatee
körperliche Inaktivität	Kalorienrestriktion
Rauchen, übermäßiger Alkoholkonsum	regelmäßige, körperliche Aktivität
chronische Entzündungen	ausreichender Schlaf
oxidativer Stress	Antioxidanzien, Selen, Zink
Krankheiten (z. B. Krebs, Herz-Kreislauf-Erkrankungen, Diabetes, Arthritis)	Folsäure, Vitamin B_6, B_{12}, C, D, E, Kalium, Magnesium, Carnosin, Melatonin
Übergewicht	Omega-3-Fettsäuren (EPA, DHA)

Die Bestimmung der Telomerlänge ist labortechnisch schwierig. Mittels molekularbiologischer Methoden ist der Nachweis aber möglich. Die Verwendung als Voraussagewert für die noch verbleibende Lebensspanne ist wissenschaftlich umstritten und der Test hat deshalb noch keinen Einzug in die Routinediagnostik gefunden. In einem Urintest auf DNA-Oxidation (Desoxyguanosin) lässt sich indirekt eine Belastungssituation nachweisen.

Die Telomere sind die Endstücke der Chromosomen. Sie schützen die DNA. Die Länge der Telomere korreliert vermutlich mit der Lebenserwartung.

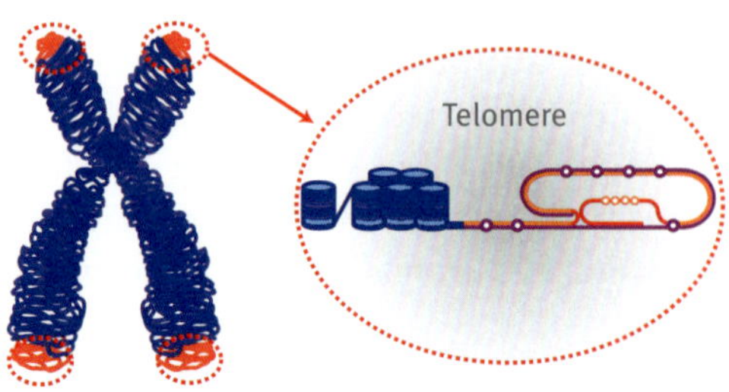

Umfeld, soziales

In der Satzung der WHO wird Gesundheit definiert als »ein Zustand vollständigen körperlichen, seelischen und sozialen Wohlbefindens und nicht nur das Freisein von Krankheit oder Gebrechen«. Dazu gehören:

- Akzeptiertsein und Integriertsein in seinem privaten und beruflichen Umfeld
- eine positive emotionale Verbundenheit mit seiner Umgebung
- die Verwirklichung in Familie und Beruf
- einen sozialen Beitrag leisten zu können

Auch im Alter sozial eingebettet zu sein ist eine der Gemeinsamkeiten der Hundertjährigen, die in ihren Regionen eine hohe Wertschätzung erfahren. Gerade auf Okinawa wird »Moai« – ein lebenslanger Freundeskreis außerhalb der Familie, mit dem man gemeinsam etwas unternimmt und auf den man sich verlassen kann – ein Leben lang gepflegt. Auch auf Sardinien und in Costa Rica ist es üblich, dass ältere Menschen in der Gemeinschaft und in der Familie hochgeachtet sind und als aktive Mitglieder integriert bleiben. Menschen, die sozial integriert sind, haben im Vergleich zu isoliert lebenden Menschen eine um 10 % höhere Lebenserwartung und eine um über 40 % höhere Chance, ein Alter von über 85 Jahren zu erreichen.

Verbundenbleiben mit der »Außenwelt«

Auch nach der Pensionierung oder dem Rentenbeginn sollte man sich stets neuen Herausforderungen stellen. Damit bleibt auch der Geist aktiv. Sei es, dass man beginnt, eine neue Sprache zu lernen, Kurse zu besuchen, politische oder soziale Aufgaben zu übernehmen, oder sich mit neuen Technologien und Vorgängen auseinandersetzt, damit man im Alltag stets mithalten und mitreden kann. Jeder sollte auf seine Art und Weise aktiv und zukunftsorientiert sein Leben weitergestalten.

Wein

Dem Rotwein auf Sardinien – dem Cannonau – sagt man nach, dass er eine der Ursachen für die Langlebigkeit der Bewohner in den Bergregionen Sardiniens ist. So einfach ist es allerdings nicht. Viele Einflussfaktoren sind für ein gesundes Älterwerden verantwortlich. Es gibt aber durchaus eine objektive Evidenz dafür, dass ein moderater Genuss von Rotwein (inkl. seiner Inhaltsstoffe wie Resveratrol, Anthocyaninen, Catechinen usw.) diverse positive Wirkungen auf die Gesundheit zu haben scheint. Dazu gehören:

- zunehmende Aktivität von Genen und Enzymen, die eine Bedeutung für die Langlebigkeit haben – wie z.B. p53, Sirtuin1, Katalase, Superoxiddismutase
- vermindertes Risiko für Herz-Kreislauf-Erkrankungen, neurodegenerative Erkrankungen, gewisse Krebserkrankungen usw.
- antioxidativer Effekt

Die möglicherweise positiven Einflüsse eines moderaten Weinkonsums dürften bei höchstens einem Glas Wein pro Tag liegen. Schon bei leicht höheren Mengen sind eher negative Folgen zu erwarten.

Xenobiotika, Umwelteinflüsse

Unsere Umwelt konfrontiert uns nicht nur mit Wasser, Luft und Nahrung, sondern auch mit vielen körperfremden, toxischen Substanzen. Dazu gehören organische Substanzen wie Pestizide, Herbizide, aber auch Schwermetalle wie Blei, Arsen, Quecksilber, Cadmium usw. Diese können auf verschiedenen Wegen in unseren Körper gelangen. Eine der Hauptquellen ist unsere tägliche Nahrung. Daneben spielen auch weitere Expositionen (Beruf, Hobbys, Umfeld, Industrie, Verkehr usw.) eine wichtige Rolle. Akute Vergiftungen sind für den Alterungsprozess kaum von Bedeutung. Es sind die im Laufe des Lebens im Körper akkumulierten Schadstoffe, die den Stoffwechsel stark belasten können. Oft verweilen sie – wie z.B. gewisse Schwermetalle – sehr lange in den Geweben und Organen, wo sie deponiert werden. Hier führen sie zu oxidativem Stress, zu chronischen Entzündungen, zu Veränderungen des genetischen Materials (DNA), zu Störungen der Reparaturprozesse, zu Funktionsstörungen der Mitochondrien. Dies sind alles Vorgänge, welche einem gesunden Älterwerden entgegenwirken. Wie man toxischen Belastungen ggf. ausweichen und die Belastung im Körper möglichst geringhalten kann, ist im Kapitel »Chronische Belastungen mit toxischen Metallen« (Seite 712) ausführlich beschrieben.

Young – for ever young ...

Die Suche nach dem »ewigen Leben« wird vermutlich ständig Gegenstand von wissenschaftlichen Forschungen und Träumen sein. Ob ein ewiges Leben des Menschen für das biologische Gleichgewicht auf der Erde sinnvoll wäre, bleibe dahingestellt.

Forscher beschäftigen sich mit interessanten Projekten:

- So wurde beispielsweise am Massachusetts Institute of Technology (MIT) untersucht, wie Nanobots, die in den Körper eingeschleust werden, Krebszellen erkennen und im Blut abtöten können. Nanobots sind Roboter, die kleiner als eine menschliche Zelle sind. Man hofft, mit noch leistungsfähigeren Nanobots zukünftig auch die Lebenserwartung deutlich steigern zu können.

- Auch sollen mit dem gezielten Einsatz von Enzymen zelluläre Abfallprodukte noch besser eliminiert werden und die Lebenserwartung erhöht werden.
- Zurückdrehen der epigenetischen Uhr: Die Substanz Casin (steht für »Cdc42-Aktivitäts-spezifischer Inhibitor«) wurde an alternde Mäuse verfüttert und das mit dem Alterungsprozess assoziierte Protein Cdc42 reduziert. Bereits durch eine 4-tägige Therapie erhöhte sich die Lebenserwartung der Seniorenmäuse um 10%. Mit Casin wurde auch bereits eine »Verjüngung« von alten, blutbildenden Stammzellen nachgewiesen. Sie sollen nach der Behandlung gleich gut wie junge Stammzellen funktioniert haben.

Man kann diesen neuen Entwicklungen mit Interesse entgegensehen. Als momentan noch »Normalsterblicher« sollte man aber nicht vergessen, jetzt die jedermann zur Verfügung stehenden »normalen« Möglichkeiten, gesund älter zu werden, optimal auszuschöpfen.

Zweck der Existenz

Bei den Menschen auf Okinawa heißt es »Ikigai«, bei den vielen Hundertjährigen auf Nicoya (Costa Rica) heißt es »Plan de Vida«. Gemeint ist damit, dass die Menschen stets wissen, wofür sie leben. Es hat also Sinn, sich mit dem Zweck seiner eigenen Existenz zu beschäftigen. Was ist meine Rolle im Leben? Was will ich erreichen? Womit will ich meine Zeit verbringen? Womit will ich meine Zeit nicht verschwenden?

Wenn man ein sinnerfülltes Leben führt, kann man die Aussichten auf ein gesundes Älterwerden verbessern. Ein empfehlenswertes und »leicht verdauliches« Buch zu diesem Thema ist »Das Café am Rande der Welt« von John Strelecky (DTV, München).

Literatur

Ames BN. Prolonging healthy aging: longevity vitamins and proteins. Proc Nat Acad Sci. 2018;115(43):10836–10844.

Ärztliches Zentrum für Qualität in der Medizin (ÄZQ). Testosteron bei älteren Männern. Wechseljahre bei Männern – gibt es das? Juni 2021. www.patienten-information.de/kurzinformationen/testosteron (Zugriff 10/2022).

Bareja A et al. Maximizing longevity and healthspan: multiple approaches all converging on autophagy. Front Cell Develop Biol. 2019;7:183.

Bian A et al. Association between sarcopenia and levels of growth hormone and insulin-like growth factor-1 in the elderly. BMC Musculoskel Dis. 2020;21(1):1–9.

Boengler K et al. Mitochondria and aging-role in heart, skeletal muscle and adipose tissue. J Cachexia Sarcopenia Muscle 2017; DOI: 10.1002/jcsm.12178.

Canudas S et al. Mediterranean diet and telomere length: a systematic review and meta-analysis. Adv Nutr. 2020;11(6):1544–1554.

Cardinali DP et al. Melatonin and healthy aging. Vitamins Hormones. 2021;115:67–88.

Chaudhari A et al. Circadian clocks, diets and aging. Nutr Health Aging 2017;4:101–112.

Chaudhuri J et al. The role of advanced glycation end products in aging and metabolic diseases: bridging association and causality. Cell Metabol. 2018;28(3):337–352.

Dishman RK et al. Physical activity epidemiology. Human Kinetics, 2022.

Dong X et al. Evidence for a limit to human lifespan. Nature 2016;538(7624):257–259.

Haas RH. Mitochondrial dysfunction in aging and diseases of aging. Biology. 2019;8:48.

He L et al. Autophagy: the last defense against cellular nutritional stress. Adv Nutr. 2018;9(4):493–504.

Hofer SJ et al. Caloric restriction mimetics in nutrition and clinical trials. Front Nutr. 2021;8:717343.

Jesko H et al. Sirtuins and their roles in brain aging and neurodegenerative disorders. Neurochem Res 2017;42:876–890.

Karaman Mayack B et al. Natural products as modulators of sirtuins. Molecules. 2020;25(14):3287.

Katsyuba E et al. NAD+ homeostasis in health and disease. Nature MetaboL. 2020;2(1):9–31.

Koppula S et al. Potential nutrients from natural and synthetic sources targeting inflammaging – a review of literature, clinical data and patents. Nutrients. 2021;13(11):4058.

Lee JY et al. Longitudinal associations between micronutrient consumption and leukocyte telomere length. J Hum Nutr Diet 2016; DOI: 10.1111/jhn.12403.

Lee LO et al. Optimism is associated with exceptional longevity in 2 epidemiologic cohorts of men and women. Proc Natl Acad Sci USA. 2019;116(37):18357–18362.

Madeo F et al. Caloric restriction mimetics against age-associated disease: targets, mechanisms, and therapeutic potential. Cell Metabol. 2019;29(3):592–610.

Morris BJ et al. Sirtuins and aging. Sirtuin Biology in Medicine. Academic Press. 2021. 49–77.

Nemzer B et al. Chemical composition and polyphenolic compounds of red wines: their antioxidant activities and effects on human health—a review. Beverages. 2022;8(1):1.

Ojeda-Rodriguez A et al. Aging, telomere integrity, and antioxidant food. Obesity. Academic Press, 2018. 241–261.

Patergnani S et al. Mitochondrial oxidative stress and »Mito-Inflammation«: Factors in the diseases. Biomedicines. 2021;9(2):216.

Piskovatska V et al. Metformin as a geroprotector: experimental and clinical evidence. Biogerontology. 2019;20(1):33–48.

Pedersen BK et al. Exercise as medicine – evidence fro prescribing exercise as therapy in 26 different chronic diseases. Scand J Med Sci Sports 2015; 25(Suppl 3:1–72).

Poulain M et al. Positive Ageing and Learning from Centenarians. 2022. Routledge. Taylor&Francis Group. London/New York.

Prasad KN et al. Telomere shortening during aging: attenuation by antioxidants and anti-inflammatory agents. Mech Ageing Dev 2017;164:61–66.

Revelas M et al. Review and meta-analysis of genetic polymorphisms associated with exceptional human longevity. Mech Ageing Develop. 2018;175:24–34.

Ruxton C. The role of micronutrients in healthy ageing. Nutr Food Sci 2011;41(6):420–429.

Schmidlin CJ et al. Redox regulation by NRF2 in aging and disease. Free Redic Biol Med. 2019;134:702–707.
Sebastiani P et al. APOE alleles and extreme human longevity. J Gerontol: Series A. 2019; 74(1):44–51.

Song Q et al. Novel advances in inhibiting advanced glycation end product formation using natural compounds. Biomed Pharmacother. 2021;140:111750.

Speakman JR et al. Oxidative stress and life histories: unresolved issues and current needs.Ecol Evol 2015; 5(24):5745–5757.

Stute, P., Schweizerische Menopause Gesellschaft (SMG). Die S3-Leitlinie »Peri- und Postmenopause – Diagnostik und Interventionen« – eine Zusammenfassung. J Gynäkol Endokrinol CH. 2020; 23:150–155.

Suputtitada P et al. Nutrition influences on telomere length and longevity. Int J Med Sci Curr Res. 2021;4(4):747.

Svenssn T et al. Association of sleep duration with all- and major-cause mortality among adults in Japan, China, Singapore, and Korea. JAMA Network Open. 2021;4(9):e2122837–e2122837.

Trudel-Fitzgerald C et al. The prospective association of social integration with life span and exceptional longevity in women. J Gerontol B Psychol Sci Soc Sci. 2020;75(10):2132–2141.

Zhao L et al. Sirtuins and their biological relevance in aging and age-related diseases. Aging Dis. 2020;11(4):927.

Zhou CC et al. The effect of hormone replacement therapy on cognitive function in female patients with Alzheimer's Disease: a meta-analysis. Am J Alzheimer's Dis Dement. 2020;35:1533317520938585.

Zhou M et al. Influence of diet on leukocyte telomere length, markers of inflammation and oxidative stress in individuels with varied glucose tolerance : a Chinese population study. Nutr J 2016;15:39.

Zuo L et al. Inflammaging and oxidative stress in human diseases: from molecular mechanisms to novel treatments. Int J Mol Sci. 2019;20(18):4472.

Wie sollten sich ältere Menschen ernähren?

Für ältere Menschen ist eine ausreichende Versorgung mit Makro- und Mikronährstoffen besonders wichtig, da dieser Lebensabschnitt besonders viele körperliche, aber auch seelische Belastungen und Einschränkungen mit sich bringen kann. Bei älteren Menschen entwickeln sich aus diversen Gründen Ernährungsdefizite. Hier besteht ein großes Potenzial, die Nährstoffversorgung und damit auch die Lebensqualität und die Lebensdauer entscheidend zu verbessern.

Wie kann man Fehlernährung und Krankheiten vermeiden?

Der Ernährungszustand vieler älterer Menschen ist unbefriedigend. Warum ist das so? Mit zunehmendem Alter verändern sich viele Eigenschaften und Funktionen in unserem Körper. Ältere Menschen leiden zunehmend an Krankheiten, die die Einnahme von Medikamenten erfordern – oft sind es mehrere Erkrankungen gleichzeitig und in vielen Fällen führen sie zu Einschränkungen im Alltag. Zu den körperlichen Problemen und Veränderungen kommen Umstellungen im sozialen Umfeld wie der Verlust von Partner und Freunden, der Umzug in ein Heim und psychische Belastungen wie Einsamkeit, Angstzustände und Depressionen. All dies kann an der Entstehung einer Unter- oder Fehlernährung (Malnutrition) beteiligt sein. Eine Malnutrition schwächt den gesamten Organismus, macht ihn anfälliger für diverse (weitere) Erkrankungen und führt zu einer Abnahme der Lebensqualität und der Lebensdauer.

Körperliche Veränderungen

Grundsätzlich sind alle Zellen und Organe von Alterungsprozessen betroffen – mit unterschiedlichen Auswirkungen. Einige Beispiele mit Tipps zum Umgang damit sind in der Tabelle »Körperliche Veränderungen im Alter« dargestellt.

Körperliche Veränderungen im Alter

Veränderung	Auswirkungen	Bemerkungen
Körperzusammensetzung	Sarkopenie: Die fettfreie Körpermasse nimmt laufend ab (v. a. Skelettmuskulatur, innere Organe, Knochenmasse). Als Kompensation nimmt das Körperfett zu. Der Wassergehalt des Körpers sinkt; während ein Säugling noch zu etwa 70 % aus Wasser besteht, sinkt dieser Anteil bei einem 85-Jährigen auf unter 50 %.	Mit entsprechendem Training und ausreichender Proteinzufuhr kann die Muskelmasse bis ins hohe Alter erhalten oder sogar aufgebaut werden.
Knochenmasse	Dichte und Stabilität der Knochen erreichen mit 30–35 Jahren ihren Höhepunkt und nehmen danach laufend ab. Frauen sind von einer Abnahme der Knochendichte (Osteoporose) viel früher betroffen als Männer. Die Abnahme der Knochendichte erfolgt schleichend und führt erst spät zu körperlichen Schäden, wie spontanen, schlecht heilenden Knochenbrüchen und schmerzhaften Veränderungen der Wirbelsäule.	Regelmäßige sportliche Aktivität, v. a. auch korrekt ausgeführtes Krafttraining, sowie ausreichende Versorgung mit Protein, Vitamin D, Vitamin K_2, Kalzium, Magnesium und verschiedenen Spurenelementen können den Verlust von Knochenmasse deutlich bremsen.
Nieren	Die Organmasse der Nieren nimmt ab. Dadurch wird die Durchblutung der Nieren verringert, das Blut weniger gefiltert und von Stoffwechselprodukten befreit. Eine wichtige Fähigkeit der Nieren lässt nach: das Zurückgewinnen von Wasser; so verlieren ältere Menschen mehr Wasser als junge. Gleichzeitig verringert sich auch das Durstempfinden; deshalb trinken ältere Menschen oft zu wenig – dies kann zu gefährlichen Störungen des Flüssigkeitshaushaltes bis hin zur Dehydratation (»Austrocknung«) führen, ohne dass die Betroffenen dies merken bzw. ein Verlangen nach Flüssigkeit haben.	Es ist daher bei älteren Menschen besonders wichtig, auf eine ausreichende Zufuhr von Flüssigkeit zu achten.
Verdauung	Verlust von Zähnen, Kieferrückbildungen Nachlassen der Speichelproduktion Zunehmende Trägheit des Verdauungstraktes führt zu einer schlechteren Durchmischung des Speisebreis, einer schlechteren Aufnahme vieler Nährstoffe und dem gehäuften Auftreten einer störenden, hartnäckigen Verstopfung.	Mehrere kleine, gut verträgliche Mahlzeiten in mundgerechten Stückchen, gutes Kauen, eventuell Zerkleinern der Nahrung und genügend Ballaststoffe sowie eine ausreichende Trinkmenge unterstützen die Verdauung.

Veränderung	Auswirkungen	Bemerkungen
Veränderungen der Magenschleimhaut	Die Produktion von Magensaft ist in vielen Fällen reduziert; Magensaft enthält mehrere wichtige Bestandteile wie Magensäure, Enzyme zur Proteinspaltung oder den Intrinsic-Faktor für die Vitamin-B_{12}-Resorption.	Die Versorgung mit Vitamin B_{12} sollte überwacht und gegebenenfalls mit Supplementen korrigiert werden.
	Dadurch werden Proteine nicht mehr so gut verdaut, weniger Vitamin B_{12} aufgenommen und durch die geringere Säureproduktion kann es zu einem erhöhten Wachstum von Bakterien im Magen kommen.	Die Nahrung sollte gut verdauliche Proteinquellen enthalten (Eier, Milchprodukte). Lebensmittel mit potenziellen mikrobiellen Verunreinigungen sollten gemieden werden (rohes Fleisch, nicht ausreichend erhitze Eierspeisen etc.).
Abnahme von Geruchs- und Geschmackssinn	Mahlzeiten werden als fad und eintönig wahrgenommen, der Appetit als wichtige Motivation zum Essen lässt nach und die Gefahr einer Mangelernährung steigt.	Speisen sollen fürs Auge und den Gaumen appetitlich und anregend angerichtet und nach Bedarf gewürzt werden.

Risikofaktoren für Fehlernährung

Neben rein organischen Veränderungen führen aber auch die Verschlechterung des allgemeinen Gesundheitszustandes sowie akute und chronische Erkrankungen zu Änderungen im Ernährungsverhalten. Viele ältere Menschen leiden beispielsweise an schmerzhaften Veränderungen des Bewegungsapparates durch Osteoporose oder Gelenkerkrankungen. Dadurch sinkt ihre Beweglichkeit und alle Arten von körperlicher Aktivität sind mit Schmerzen und Anstrengung verbunden – so auch der Einkauf und die Zubereitung von Mahlzeiten. Neben körperlichen Veränderungen wie der Rückbildung des Kiefers und Zahnverlusten führt auch ein schlechter Zahnersatz bei vielen Senioren zu Kau- und Schluckbeschwerden. Dadurch werden oft Lebensmittel bevorzugt, die möglichst weich und in vielen Fällen auch ballaststoff- und nährstoffarm sind (zu wenig frisches Obst und Gemüse).

Aber auch der Lebensstil vieler Senioren birgt Risiken für eine Fehlernährung. Beispiele sind: fehlende körperliche Aktivität, wenig Sonnenlicht oder ein zu hoher, regelmäßiger Alkoholkonsum. Erschwerend kommt hinzu, dass viele Menschen mit zunehmendem Alter allein leben und kaum mehr über soziale Kontakte verfügen. Dies kann zu Einsamkeit und depressiven Verstimmungen führen – beides wirkt sich negativ auf das Ernährungsverhalten und den Ernährungszustand aus. Regelmäßige Essenszeiten und abwechslungsreiche Mahlzeiten, wie sie für Senioren wichtig wären, werden in solchen Situationen schwieriger.

Der Energiebedarf nimmt ab

Übergewicht ist auch bei Senioren ein häufiges Problem. Durch den Rückgang der Muskulatur nimmt der Grundumsatz ab, um ca. 2 % pro Jahr ab Mitte 30. Die abnehmende Leistungsfähigkeit führt außerdem dazu, dass sich ältere Menschen weniger bewegen und somit der Leistungsumsatz verringert ist. Sie benötigen eine geringere Energiezufuhr, was bei der Ernährung berücksichtigt werden muss. Sinnvolle Einschränkungen sind beispielsweise bei der Zufuhr von »ungesunden Fetten« möglich. Essenzielle Fettsäuren sollten jedoch nicht zu kurz kommen. Ebenfalls sinnvoll ist eine Reduktion des Anteils einfacher Kohlenhydrate (Zucker), auch weil der Zuckerstoffwechsel im Alter oft gestört ist. Der Bedarf an Protein hingegen scheint im Alter eher zuzunehmen: Während für junge Menschen eine Proteinaufnahme von 0,8 g/kg Körpergewicht empfohlen wird, lautet die Empfehlung für Ältere 1,0 bis 1,2 g/kg Körpergewicht.

Der Mikronährstoffbedarf im Alter

Da der Energiebedarf meistens reduziert ist, sollte die Ernährung von Senioren im Verhältnis eher mehr Mikronährstoffe enthalten. Hochbetagte, kranke, alleinstehende und alleinlebende Senioren sind allerdings oft untergewichtig und zeigen eine deutliche Unterversorgung mit Energie, hochwertigem Protein sowie Vitaminen und Mineralstoffen. Oft kann die regelmäßige Ergänzung der Nahrung mit einem ausgewogenen Multivitamin-Mineral-Präparat sinnvoll sein.

Einige wichtige Mikronährstoffe im Alter

Mikronährstoffe	Veränderungen im Alter
Vitamin D	Durch die nachlassende körperliche Aktivität halten sich viele Senioren nur noch wenig im Freien auf – setzen ihre Haut also kaum mehr der Sonne aus. Die haut- und körpereigene Umwandlung von Vitamin D in seine aktive Form lässt mit dem Alter nach.
Vitamin B_{12}	Der Mangel an Vitamin B_{12} ist ein bekanntes Problem bei älteren Menschen (Veränderungen der Magenschleimhaut führen gehäuft zu einem B_{12}-Mangel).
Folsäure	Eine ausreichende Versorgung mit Folsäure ist bei Senioren nicht immer sichergestellt, weil die Ernährung oft zu wenig Folsäure enthält und der Gehalt durch langes Kochen, Warmhalten oder Wiederaufwärmen (wie es z. B. in Seniorenheimen, bei Essen-auf-Rädern oft üblich ist) sinkt. Veränderungen im Magen-Darm-Trakt führen zusätzlich zu einer reduzierten Aufnahme von Folsäure.
Kalzium	Häufig enthält die Nahrung von Senioren zu wenig Kalzium. Bei ungenügender Zufuhr greift der Körper auf die Kalziumspeicher in den Knochen zurück, was die Gefahr für eine Osteoporose erhöhen kann.
EPA, DHA	Eine ausreichende Versorgung mit Omega-3-Fettsäuren ist für Senioren besonders wichtig, da dadurch das Risiko für zahlreiche Erkrankungen wie Herz-Kreislauf-Erkrankungen, entzündliche Gelenkerkrankungen, Sarkopenie und Demenz reduziert werden kann.

Der Einfluss von Medikamenten auf die Ernährung

Eine ganze Reihe von Medikamenten übt einen nachteiligen Einfluss auf Ernährungsverhalten und Ernährungsstatus aus – oft wird diese Tatsache vergessen oder unterschätzt. So kann durch Arzneimittel der Stoffwechsel eines Nährstoffes verändert werden, Übelkeit bis hin zu Erbrechen entstehen, der Appetit nimmt ab, die Aufnahme von Nährstoffen wird gehemmt oder deren Ausscheidung wird erhöht. Auch die Vielzahl von Arzneimitteln, die ältere Menschen oft einnehmen müssen, kann den Appetit dämpfen und die

Arzneimittel und ihre Auswirkungen auf die Nahrungsaufnahme, Beispiele

Medikament	Indikation	Ernährungsrelevante Nebenwirkungen
Digoxin	Herzinsuffizienz	Übelkeit, Erbrechen (reduzierte Nahrungsaufnahme)
Schleifendiuretika	Ödeme	Übelkeit (reduzierte Nahrungsaufnahme)
Antiparkinsonmittel (z. B. Levodopa/Benserazid)	Morbus Parkinson	Mundtrockenheit, Schluckstörungen
starke Schmerzmittel (Opioide)	Schmerzen	Übelkeit (verringerte Nahrungsaufnahme)
Antidepressiva, Angstlöser	Depressionen, Angst	verstärkter Appetit, Gewichtszunahme

Nahrungsaufnahme hemmen. Für eine ausführliche Übersicht siehe Kapitel »Wechselwirkungen zwischen Medikamenten und Mikronährstoffen« (Seite 748).

Gesunde Ernährung im Alter – praktische Tipps

Worauf sollen Senioren achten, um ihre Gesundheit und Selbständigkeit zu erhalten?

- Über- und Untergewicht sollten durch eine an den Kalorienbedarf angepasste Energiezufuhr vermieden werden.
- Ältere Menschen sollten abwechslungsreich essen, neue Gerichte ausprobieren und nach Möglichkeit in Gesellschaft essen.
- Ganz wichtig ist die tägliche, ausreichende Versorgung mit Flüssigkeit. Jeden Tag sollten 6–8 Gläser Wasser oder ungesüßter Früchte- oder Kräutertee getrunken werden (ca. 1,5–2 Liter). An besonders warmen Tagen oder bei hoher körperlicher Aktivität empfiehlt es sich, noch mehr zu trinken.
- Eine eher mediterrane, antiinflammatorische Ernährungsweise ist empfehlenswert.
- Jeden Tag sollten gute Quellen für qualitativ hochwertiges Protein (z. B. mageres Fleisch, Geflügel, Fisch, Milchprodukte oder Hülsenfrüchte) auf den Tisch kommen. Für die Verwertung der Proteine ist es wichtig, dass die proteinhaltigen Lebensmittel auf alle Mahlzeiten (Frühstück, Mittagessen, Abendessen) gleichmäßig verteilt werden (ca. 30 bis 35 g pro Mahlzeit). Fisch ist zudem eine wichtige Quelle von Omega-3 Fettsäuren.
- Milchprodukte (möglichst ohne Zucker) sollten täglich konsumiert werden, weil sie qualitativ hochwertiges Protein und Mineralstoffe enthalten.
- Möglichst frisches und saisonales Obst und Gemüse gehören mehrmals täglich auf den Menüplan. Dabei sollte auf Abwechslung (verschiedene Farben) geachtet werden. Je nach Verträglichkeit können statt roher auch schonend gegarte oder pürierte Zubereitungen konsumiert werden (Suppen, Püree).
- Bei Kohlenhydraten Vollkornprodukte bevorzugen. Möglichst wenig zucker- und weißmehlhaltige Lebensmittel.
- Für die Förderung einer gesunden und regelmäßigen Darmtätigkeit ist eine ausreichende und regelmäßige Zufuhr von Nahrungsfasern (Ballaststoffe) sehr wichtig. Gute Nahrungsfaserquellen sind Gemüse (auch in Form von Suppen oder Püree), Obst und Vollkornprodukte.

- Als Zwischenmahlzeiten eignen sich zum Beispiel frisches oder gedörrtes Obst, Nüsse, Knäckebrot, Feigenriegel, Hüttenkäse oder Naturjoghurt.
- Beim Konsum von Alkohol sollte maßgehalten werden.
- Bei unregelmäßigem und einseitigem Essverhalten sollte ein ausgewogen dosiertes und zusammengesetztes Nahrungsergänzungsmittel zum Einsatz kommen, um Mängeln vorzubeugen.

Literatur

Besora-Moreno M et al. Social and economic factors and malnutrition or the risk of malnutrition in the elderly: a systematic review and meta-analysis of observational studies. Nutrients. 2020;12(3):737.

Bonaccio M et al. Mediterranean diet and mortality in the elderly: a prospective cohort study and a meta-analysis. Brit J Nutr. 2018;120(8):841–854.

Bundesamt für Lebensmittelsicherheit und Veterinärwesen BLV. Schweizer Ernährungsempfehlungen für ältere Erwachsene. www.sge-ssn.ch/media/Erna%C-C%88hrungsempfehlungen_d_def.pdf (Zugriff Jan. 2022)

Ćurko-Cofek B. Micronutrients in Ageing and Longevity. Nutrition, Food and Diet in Ageing and Longevity. Springer, Cham, 2021. 63–83.

Deutz NEP et al. The underappreciated role of low muscle mass in the management of malnutrition. J Am Med Direct Ass. 2019;20(1):22–27.

Farsijani S et al. Relation between mealtime distribution of protein intake and lean mass loss in free-living older adults of the NuAge study. Am J Clin Nutr 2016: 104:694–703.

Ligthart-Melis GC et al. Frailty, sarcopenia, and malnutrition frequently (co-) occur in hospitalized older adults: a systematic review and meta-analysis. J Am Med Direct Ass. 2020;21(9):1216–1228.

Poscia A et al. Effectiveness of nutritional interventions addressed to elderly persons: umbrella systematic review with meta-analysis. Eur J Publ Health. 2018;28(2):275–283.

Ruxton CH et al. Role of fatty acids and micronutrients in healthy ageing: a systematic review of randomized controlled trials set in the context of European dietary surveys of older adults. J Hum Nutr Diet 2015. DOI: 10.1111/jhn.12335.

Schlüter, Nadine, and Patricia Gross. »Besonderheiten in der Ernährung im Alter.« Swiss Dent J SSO. 2019;129(11):929–936.

Seiler WO. Bedeutung von Mikronährstoffen im Alter – Diskrepanz zwischen Prävalenz und Diagnosehäufigkeit. Der Informierte Arzt 2015;12:42–45.

Ter Borg S et al. Micronutrient intakes and potential inadequacies of community-dwelling older adults: a systematic review. Br J Nutr 2015;113:1195–1206.

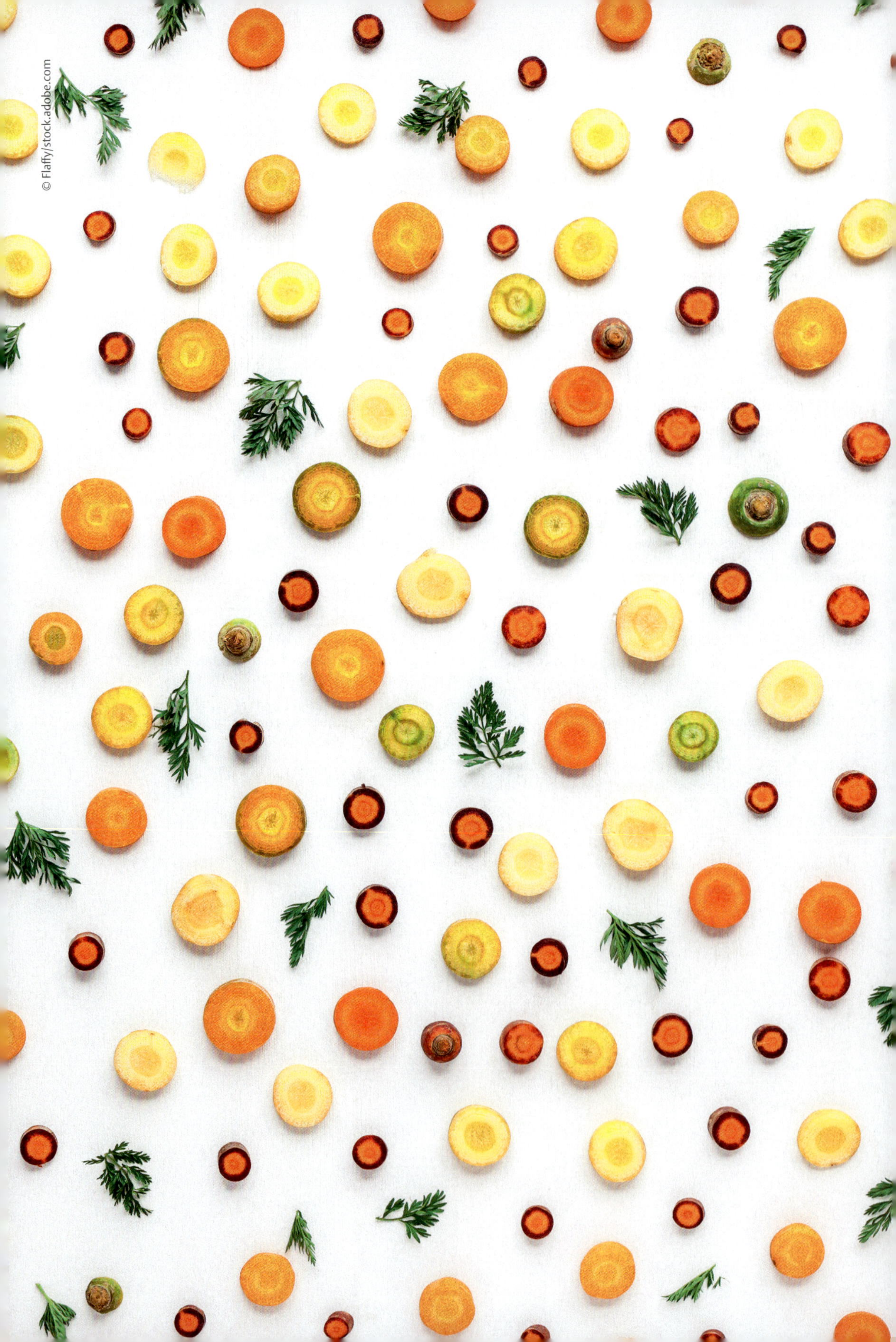

Prävention und Therapie

Ein sich im Gleichgewicht befindlicher Mikronährstoffhaushalt ist wichtig, um die Gesundheit zu erhalten bzw. zu verbessern. Eine gezielte und evidenzbasierte Mikronährstoff-Supplementierung kann wesentlich zu einer wirksamen Prävention oder zu einem Therapieerfolg beitragen.

Wichtige Hinweise zu »Prävention und Therapie«

In den nachfolgenden Kapiteln werden Einsatzmöglichkeiten von Nährstoffen bei gesundheitlichen Störungen und Krankheitsbildern beschrieben. Damit man sich in diesen Kapiteln schnell zurechtfindet, sind sie stets gleich aufgebaut:

- kurze Beschreibung des Krankheitsbildes
- Ernährungsempfehlungen
- Nährstoffempfehlungen
- besondere Hinweise
- Laboruntersuchungen
- wichtige Literaturreferenzen

Ein möglichst erfolgreicher Einsatz von Mikronährstoffen hat verschiedene Voraussetzungen. Dazu gehören die Wahl der richtigen Nährstoffe, die Bestimmung der richtigen Dosierung, die Festlegung und Einhaltung der richtigen Zeitdauer sowie die richtige Einnahmezeit. Diese Hinweise finden sich vor allem bei den Nährstoffempfehlungen. Sie werden tabellarisch dargestellt. In den drei Spalten findet man folgende Informationen:

- Nährstoffe, die bei diesem Krankheitsbild eine wissenschaftliche Evidenz besitzen
- empfohlene tägliche Dosierung, die in den vorliegenden positiv verlaufenen Studien zum Einsatz gekommen ist
- Kommentare mit wichtigen Einzelheiten zu den in den Studien beobachteten Auswirkungen einer Nährstoff-Supplementierung

Bei den Nährstoffempfehlungen werden – entsprechend der wissenschaftlichen Datenlage – jeweils mehr oder weniger Nährstoffe aufgeführt. Selbstverständlich kommen bei einer Anwendung nicht alle aufgeführten Substanzen zum Einsatz. Die Mittel der ersten Wahl sind in den Nährstoffempfehlungen jeweils **fett** gedruckt. Ob weitere Nährstoffe ausgewählt werden, hängt dann oft von der einzelnen Situation ab, beispielsweise vom Laborstatus. Der zum Nährstoff gehörende Kommentar soll diesbezüglich die Auswahl erleichtern helfen.

Oft möchte man im einzelnen Fall mit einer Supplementierung mehrere Krankheitsbilder günstig beeinflussen. In diesen Fällen wird man bei den betreffenden Kapiteln diejenigen Nährstoffe wählen, die erste Wahl sind und/oder die auch bei den anderen vorliegenden gesundheitlichen Problemen hilfreich sind. Beispielsweise sind Omega-3- oder Vitamin-D-Präparate aufgrund ihrer breiten Einsatzmöglichkeiten oft für verschiedene Anwendungen von Nutzen.

Hauterkrankungen

Die Haut ist nicht nur ein wesentliches und offensichtliches Schönheitsmerkmal, sondern auch eines der funktionell vielseitigsten Organe des menschlichen Körpers. In unserer Haut ist ein verzweigtes und dichtes Netz von Nerven, Blutgefäßen und Drüsen verborgen. Ein Stück Haut von der Größe einer Briefmarke enthält ungefähr 3 Millionen Zellen, einen Meter Blutgefäße, 3 Meter Nerven und über 100 Schweiß- und Talgdrüsen.

Gesunde Haut

Die Haut hat verschiedene Aufgaben. Sie ist dafür da, uns vor Umwelteinflüssen (z.B. UV-Strahlen) zu schützen, Stoffwechselprodukte auszuscheiden, unsere Körpertemperatur zu regeln und Sinnesreize wahrzunehmen (Wärme, Kälte, Berührungen, Schmerz). Eine gesunde, unversehrte Haut ist zudem eine außerordentlich wirksame Barriere gegen Bakterien, Viren und Chemikalien. Daher ist die Pflege der Haut weit mehr als eine Frage der Eitelkeit.

Wegen ihres hohen Nährstoffbedarfs ist die Haut anfällig für Störungen, die eine unausgewogene oder mangelhafte Ernährung mit sich bringt. Hautprobleme sind oft die ersten Anzeichen eines Nährstoffmangels. Sie können als Warnsignale aufgefasst werden. Die Haut ist zu einem wesentlichen Teil aus kollagenen Strukturen aufgebaut, was eine ausgewogene Versorgung mit allen Aminosäuren erfordert. Wichtig sind zudem alle Mikronährstoffe, die für die körpereigene Kollagensynthese benötigt werden: Vitamin A, B_6, C sowie die Spurenelemente Zink und Eisen. Für die teilungsfreudigen Hautzellen werden auch Folsäure und Vitamin B_{12} benötigt. Die B-Vitamine B_6, B_{12} und Folsäure sind auch deshalb wichtig, weil sie das Homocystein als möglichen Störfaktor der Kollagensynthese niedrig halten.

Das Erscheinungsbild der Haut und ihre Unversehrtheit hängen von der stetigen Bildung und Absonderung von Fetten ab – sie halten die Haut geschmeidig und verhindern zudem allzu große Flüssigkeitsverluste durch Verdunstung. Auch ein ausgeglichener Wasserhaushalt ist für die Hautqualität von Bedeutung.

Nährstoffe für die Hautgesundheit

Nährstoffe	Wirkung
Vitamin A	reguliert Genexpression und Matrixmetalloproteinasen (MMP), erhöht die Aktivität der Kollagenase
Beta-Carotin	Antioxidans, entzündungshemmend, UV-Schutz
Astaxanthin	Antioxidans, entzündungshemmend, UV-Schutz, Schutz vor DNA-Schäden, fördert Kollagenbildung
Pantothensäure	fördert Wundheilung
Vitamin B_6, B_{12}, Folsäure	halten Homocystein niedrig (Störfaktor der Kollagensynthese)
Folsäure	unerlässlich für die Zellteilung und Reparaturprozesse
Vitamin B_{12}	wichtig für die Zellteilung und das Zellwachstum
Vitamin C	Cofaktor für die Kollagensynthese, Antioxidans
Vitamin D	reduziert DNA-Schäden und Photokarzinogenese, entzündungshemmend
Vitamin E	Antioxidans entzündungshemmend
Eisen	Cofaktor für die Aktivität von antioxidativ wirksamen Enzymen in den Hautzellen
Zink	Antioxidans, entzündungshemmend, Reparaturprozesse, Wundheilung, wichtig für die DNA- und Proteinsynthese
Kupfer	Cofaktor für die Bildung und Stabilisierung von Hautproteinen, Cofaktor für das Enzym Lysyloxidase (wichtig für die Kollagenquervernetzung) und die Elastinsynthese
Selen	Antioxidans (Glutathionperoxidasen), beteiligt an der Synthese und Reparatur der DNA
Coenzym Q_{10}	Antioxidans, fördert die Kollagensynthese und den zellulären Energiestoffwechsel
Ceramide	wichtig für die Struktur und Intaktheit der Hautbarriere, involviert in die Bildung und Differenzierung von Hautzellen
Hyaluronsäure	wichtiger Bestandteil des Bindegewebes, hohe Wasserbindungskapazität
Fettsäuren, essenzielle	involviert in die Hautfettbildung, wichtig für die Feuchtigkeit und Geschmeidigkeit der Haut
Aminosäuren	unerlässlich für die Kollagensynthese, Proteinsynthese, Hautstruktur, Reparaturprozesse, zellulärer Energiestoffwechsel

Trockene Haut

Wenn durch Verdunstung zu viel Feuchtigkeit verloren geht, wird die Haut trocken und spröde. Dies ist besonders im Winter ein Problem, weil dann die trockene Luft die Haut strapaziert und austrocknen lässt. Die wichtigsten Feuchtigkeitslieferanten unserer Haut sind unsere natürlichen Hautfette – sie bilden eine Barriere gegen allzu große Wasserverluste und halten die Haut feucht und geschmeidig.

Ernährungsempfehlungen

Art und Zusammensetzung der Fette und Öle, die wir zu uns nehmen, haben dabei einen großen Einfluss. Ein Zuviel an gesättigten Fetten tierischen Ursprungs und ein Zuwenig an ungesättigten Fettsäuren, wie Linolsäure und Linolensäure aus Gemüse, Nüssen, Samen und Fisch, können die Bildung von Hautfetten stören. Gerade bei älteren Menschen sollte aber auch stets auf ausreichendes Trinken und auf eine mögliche Malnutrition geachtet werden.

TIPP **Tragen Sie beim Waschen und Saubermachen Gummihandschuhe – starke Reinigungsmittel greifen die Feuchtigkeitsbarriere der Haut an und reduzieren den Säureschutzmantel der Haut. Ideal sind milde, pH-neutrale Hautpflegeprodukte.**

γ-Linolensäure (GLS). Die γ-Linolensäure (GLS), die vom Körper nur in kleinen Mengen aus Linolsäure aufgebaut werden kann, kann auch zur Verbesserung der Haut beitragen. GLS kann in konzentrierter Form u.a. aus Nachtkerzenöl zugeführt werden. Ohne genügend GLS wird die Haut trocken und faltig und zeigt frühzeitige Alterserscheinungen. Wenn die Haut die Linolsäure nicht effizient genug in GLS umwandelt, kann ein GLS-haltiges Supplement hilfreich sein. Einflussfaktoren für die Umwandlung sind u.a. Mängel an Magnesium, Zink und Vitamin B_6, Insulinresistenz, zu viel Alkohol, zu viel UV-Bestrahlung, Stress und Schadstoffbelastungen sowie zunehmendes Alter. Zum Schutz dieser wertvollen, ungesättigten Fette in der Haut gegen Oxidation werden ausreichend Antioxidanzien über die tägliche Nahrung sowie Vitamin E und Carotinoide benötigt.

Nährstoffempfehlungen bei trockener Haut

Nährstoff	empfohlene Tagesdosis	Kommentare
Vitamin E	100–400 IE	schützt die Hautfette und hilft, die Haut feucht und geschmeidig zu halten (idealerweise zusammen mit 0,5–1 g Vitamin C einnehmen, Vitamin-E-Recycling)
Carotinoide	20–30 mg	schützen die Haut vor UV-Strahlen und anderen oxidativen Einflüssen
γ-Linolensäure (GLS)	1,5 g Nachtkerzenöl (EPO) während 12 Wochen	unterstützt die natürliche Feuchtigkeitsbarriere der Haut
Kollagenpeptide, bioaktive	2,5 g	verbessert Hautelastizität, Feuchtigkeit, Ceramidanteile (Stratum corneum), Falten, 2–6 Monate

Besondere Hinweise

- Vermeiden Sie übertriebene Hautpflege – bei zu häufigem Duschen und Baden mit entsprechenden Hautreinigungsmitteln werden die natürlichen Hautfette ausgewaschen und damit der Säureschutzmantel der Haut zerstört. Meiden Sie auch antiseptische Seifen: Sie verursachen oft trockene Haut und Ausschläge. Sie zerstören darüber hinaus hilfreiche Hautbakterien. Auch häufiges Schwimmen in chlorhaltigem Wasser trocknet die Haut aus.
- Übermäßiger Konsum von raffinierten Kohlenhydraten (Zucker, Weißmehl) sowie Alkohol stört den Fettsäurestoffwechsel der Haut.

Hautalterung, Falten und Altersflecken

Die Haut, als wesentliches Persönlichkeitsmerkmal, verändert sich im Laufe des Lebens durch äußere und innere Faktoren. Neben der natürlichen, genetisch bedingten Hautalterung spielen in erster Linie die externen Beanspruchungen eine wesentliche Rolle. Dazu zählen beispielsweise das UV-Licht, berufliche Expositionen und der Einfluss von freien Radikalen (oxidativer Stress), welche für eine vorzeitige Hautalterung verantwortlich sein können. Ebenso können übertriebene Hautpflege und die Langzeiteinnahme gewisser Medikamente (z. B. Cortison) die Hauteigenschaften negativ beeinflussen.

Auch der Lebensstil hat einen nicht zu unterschätzenden Einfluss auf unsere Haut und ihre Beschaffenheit:

- Ernährung und ausreichende Flüssigkeitszufuhr
- Genussmittel (Alkohol, Tabak)
- übermäßige Sonnenexposition
- Stress und psychische Belastungen
- Schlaf und Erholung

Wir sind es gewohnt, unsere Haut mit kosmetischen Pflegeprodukten zu verwöhnen. Mit dem äußerlichen Auftragen von pflegenden Substanzen kann man der Haut und den Haaren viel Gutes tun. Aufgrund der begrenzten Eindringtiefe der Substanzen hat die Nährstoffversorgung bei äußerlicher Anwendung jedoch ihre Grenzen. Für die umfassende Unterstüzung des Hautstoffwechsels ist daher eine gute Versorgung über die Blutgefäße der tieferen Hautschichten unabdingbar.

Ernährungsempfehlungen

Vorsorge ist der Schlüssel zur Erhaltung einer gesunden, jugendlich aussehenden Haut. Viele der altersbedingten Veränderungen der Haut durch Sonne und Umwelteinflüsse werden durch Oxidation verursacht. Altersflecken auf der Haut sind zum Beispiel Ansammlungen von oxidierten Lipidsubstanzen. Eine reichliche Versorgung mit antioxidativen Nährstoffen – vor allem über die tägliche Nahrung – kann den Oxidationsschutz erhöhen und die Haut vor Schädigungen, Altersflecken und Falten so weit wie möglich schützen. Nährstoffe wie Vitamin A, C, E, Carotinoide, Zink und Selen sowie Coenzym Q_{10}, sekundäre Pflanzenstoffe, z. B. aus Grün-

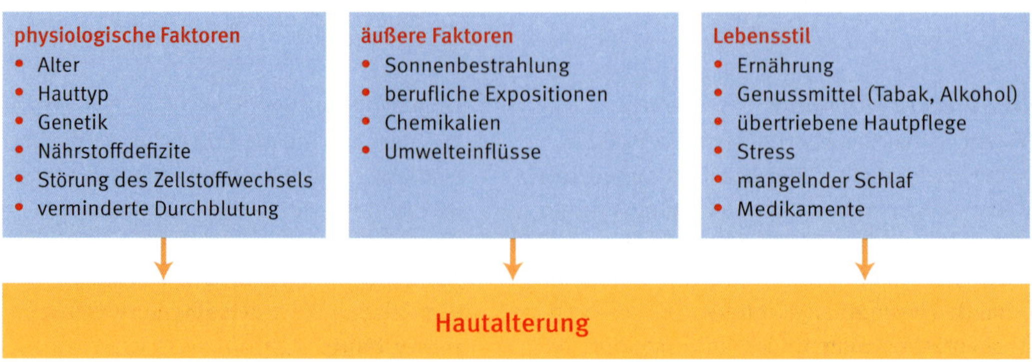

Die Hautalterung wird durch verschiedene Faktoren beeinflusst. Die meisten davon – wie unser Lebensstil – sind veränderbar.

Nährstoffempfehlungen zum Schutz vor vorzeitiger Hautalterung

Nährstoff	empfohlene Tagesdosis	Kommentare
Antioxidanzien (mit Carotinoiden, Vitamin C, Vitamin E, Zink, Selen, L-Cystein, sek. Pflanzenstoffen usw.)	nutritive Mengen	schützt die Haut vor Oxidationsschäden, die u. a. Faltenbildung und Altersflecken verursachen können
Vitamin A	nutritive Mengen, Vorsicht bei Kinderwunsch bzw. in den ersten 3 Monaten einer Schwangerschaft	Antioxidans, wichtig für die Hautstruktur
Carotinoide	mind. 20–30 mg Carotinoide (v. a. β-Carotin, Lutein, Lycopin)	Antioxidanzien, schützen bis zu einem gewissen Grad vor UVB-bedingten Erythemen (Hautrötung) und vor UVA-bedingter Pigmentation, zum Sonnenschutz (in Kombination mit äußeren Sonnenschutzmitteln).
Vitamin-B-Komplex	5–25 mg Vitamin B_1, B_2, B_6 sowie 0,4–0,8 mg Folsäure, Vitamin B_{12}, Niacinamid, Pantothensäure	sollte alle wichtigen B-Vitamine (inkl. Folsäure) enthalten, wichtig für die Reparaturprozesse der Haut
γ-Linolensäure (GLS)	1,5 g Nachtkerzenöl (EPO) langfristig	unterstützt die natürliche Feuchtigkeitsbarriere der Haut
Coenzym Q_{10}	30–90 mg	Zellschutz; zur Kompensation der verminderten körpereigenen Coenzym-Q_{10}-Bildung ab ca. 40 Jahren
Kollagen, Kollagenpeptide	Wirkungen und Dosierungen sind bei kollagenhaltigen Produkten sehr produktabhängig; meist im Bereich von 5 g.	kann die Hautelastizität und die Bindegewebestruktur verbessern

tee, Granatapfel oder Kakao, können ergänzend berücksichtigt werden. Die Unterstützung der ständigen Reparaturprozesse und der Zellerneuerung in der Haut sowie die Erhaltung der Elastizität und Spannkraft der Haut erfordern eine regelmäßig gute Versorgung der Haut mit Nährstoffen. Für die Bildung der elastischen und kollagenen Hautfasern sind Zink, Eisen, die B-Vitamine sowie Vitamin C und eine ausreichende Proteinzufuhr unentbehrlich. Der Konsum von guten Pflanzenölen (z.B. Rapsöl, Sojaöl, Nussöle, Olivenöl), ergänzt durch regelmäßige zusätzliche Gaben von GLS (z.B. in Nachtkerzenöl oder Borretschöl), unterstützt den physiologischen Schutzmantel der Haut und beugt einer vorzeitigen Faltenbildung vor. Vitamin A spielt bei der Steuerung der Zellteilung und bei Reparaturprozessen eine wichtige Rolle, weshalb eine optimale Versorgung mit nutritiven Mengen für die Gesundheit der Haut ebenfalls wichtig ist.

Besondere Hinweise

- Sich nicht schutzlos und zu lange der Sonne auszusetzen ist eine der besten Vorsorge- und Schutzmaßnahmen. Verwenden Sie einen guten Sonnenschutz mit hohem Lichtschutzfaktor, wenn Sie sich längere Zeit in der Sonne aufhalten. Kumulierende Schäden, die von einem Zu-

viel an Sonnenbestrahlung herrühren, sind eine der Hauptursachen für Faltenbildung, vorzeitige Hautalterung und ein erhöhtes Hautkrebsrisiko.
- Körperliche Aktivität und frische Luft regen die Blutzirkulation in der Haut an und helfen, die Gesundheit der Haut möglichst zu bewahren.
- Benutzen Sie regelmäßig eine hochwertige Feuchtigkeitscreme.
- Denken Sie an Vitamin D. Ein guter Sonnenschutz schützt wirksam vor UV-Schäden, reduziert aber auch die körpereigene Vitamin-D-Synthese.
- Lycopin kann aus Tomaten besonders gut aufgenommen werden, wenn diese gekocht sind oder zusammen mit Fetten oder Ölen verzehrt werden.

Laboruntersuchungen

- Oxidativer Stress
- Fettsäureprofil, inkl. γ-Linolensäure (GLS)
- Homocystein (hohe Blutwerte können eventuell die Kollagenstruktur beeinträchtigen)

Literatur

Barati M et al. Collagen supplementation for skin health: a mechanistic systematic review. J Cosmet Dermatol. 2020;19(11):2820–2829.

Baswan SM et al. Role of ingestible carotenoids in skin protection : a review of clinical evidence. Photodermatology. 2021; DOI: 10.1111/PHPP.12690.

Cao C et al. Diet and skin aging – from perspective of food nutrition. Nutrients. 2020;12(3):870–894.

Choi FD et al. Oral collagen supplementation; a systematic review of dermatological applications. J Drugs Dermatol. 2019;18(1):9–16.

Comstock F et al. Nutraceuticals and diet for healthy skin. Cosmoceuticals. 2021;5:150–156.

Grether-Beck S et al. Molecular evidence that oral supplementation with lycopene or lutein protects human skin against ultraviolet radiation: results from a double-blinded, placebo-controlled, crossover study. Br J Dermatol 2016 Epub ahead of print. Sep 23. DOI: 10.1111/bjd.15080

Jung K et al. Oral intake of enzymatically decomposed AP collagen peptides improves skin moisture and ceramide and natural moisturizing factor contents in the stratum corneum. Nutrients. 2021;13(12):4372.

Kopcke W et al. Protection from sunburn with beta-Carotene – a meta-analysis. Photochem Photobiol 2008;84(2):284–288.

McCusker MM et al. Healing fats of the skin: the structural and immunologic roles of the omega-6 and omega-3 fatty acids. Clin Dermatol 2010;28(4):440–451.

Rinnerthaler M et al. Oxidative stress in aging human skin. Biomolecules 2015;5(2):545–589.

Shamloul N et al. The role of vitamins and supplements on skin appearance. 2019;104(4):220–224.

Vollmer DL et al. Enhancing skin health: by oral administration of natural compounds and minerals with implications to the dermal microbiome. Int J Mol Sci. 2018;19:3059.

Akne

Akne ist eine entzündliche Hauterkrankung, die ihren Ursprung in den winzigen Talgdrüsen der Haut hat. Die Talgdrüsen befinden sich zumeist in den Haarfollikeln und erzeugen Sebum (Talg), ein natürliches Hautfett, das Haut und Haare feucht und geschmeidig hält. Wenn eine Talgdrüse verstopft ist, kann dieser Talg nicht abfließen und Bakterien (Propionibacterium acnes) vermehren sich in der geschwollenen Drüse, was zu einer Entzündung führt. Auf der Haut kann dies in verschiedenen Formen in Erscheinung treten – als Papulae (rote Pickel), Mitesser oder Pusteln. Viele Jugendliche und junge Erwachsene sind von Akne betroffen. Schwere Fälle können zu bleibenden Narben führen.

Viele Faktoren tragen zu Akne bei: Erbliche Vorbelastung, Übergewicht, fettige Haut, Hormone (besonders die männlichen Androgene), hormonelle Verhütungsmittel, Ernährungsfaktoren, Nahrungsmittel-Unverträglichkeiten sowie Stress können eine ursächliche oder verstärkende Rolle spielen.

Ernährungsempfehlungen

Der Einfluss der Ernährung auf das Auftreten von Akne ist in der Vergangenheit immer wieder kontrovers diskutiert worden. Schokolade scheint keinen Einfluss auf Akne zu haben. Neuere Studien weisen darauf hin, dass eine Ernährungsweise, die eher arm an Kohlenhydraten und zudem auch arm an zucker- und weißmehlhaltigen Lebensmitteln ist, die Talgbildung und die Akneläsionen positiv beeinflusst. Transfettsäuren sowie ein hohes Verhältnis von Arachidonsäure zu Omega-3-Fettsäuren sind ungünstig und fördern die entzündlichen Prozesse. Man kann auch versuchen, den Milch- und Fleischkonsum in Grenzen zu halten. Diese Lebensmittel enthalten geringe Mengen an Dihydro-Testosteron (DHT) sowie andere sogenannte 5-α-reduzierte Hormone (Androstandion, Pregnandion), welche als Stimulanzien der Talgdrüsenaktivität bekannt sind.

Pflege bei Akne

Verwenden Sie zur Reinigung Produkte, die speziell für unreine Haut entwickelt wurden. Hilfreich sind auch sanfte Rubbel-Peelings, die außer Schmutz auch überschüssige Lipide, abgestorbene Hautschüppchen und Schweiß gründlich entfernen.
Zur Pflege sollten Sie feuchtigkeitsspendende Hydrogels mit Inhaltsstoffen wie Aloe vera, Kamille oder Teebaumöl verwenden, diese beruhigen die Haut und vermindern lokal Entzündungen. Die Einnahme eines Sägepalmen-Extrakts, Grüntee-Extrakts oder eines Weihrauchpräparats (Boswellia) könnte günstig wirken.

Nährstoffempfehlungen bei Akne

Nährstoff	empfohlene Tagesdosis	Kommentare
Vitamin A	50 000–100 000 IE (nur durch den Arzt)	Vitamin A reduziert die Talgproduktion. Vitamin-A-Blutspiegel korrelieren invers mit der Schwere der Symptome. Nur ältere Studien.
Vitamin D	gemäß Laborstatus	Die 25-OH-Vitamin-D_3-Spiegel von Akne-Patienten sind niedriger. Bei Vitamin-D_3-Mangel kann eine Supplementierung therapeutisch hilfreich sein.
Zink	30–50 mg	Gut belegte Wirksamkeit; annähernd dieselbe Wirkung wie bei der Anwendung von Tetrazyklinen (Antibiotika). Hemmung von Propionibacterium acnes. Signifikant geringere Pustelbildung. Zink blockiert die Bildung von Dihydrotestosteron (DHT) aus Testosteron. Zink wirkt antibakteriell, entzündungshemmend und immunmodulierend. Zink ist nötig für die Mobilisierung von Vitamin A aus der Leber.

Nährstoff	empfohlene Tagesdosis	Kommentare
Selen	200–300 µg (je nach Selenstatus)	Selen-Blutspiegel sind bei Akne oft erniedrigt. Selen hat sich bei schwerer Akne (v. a. bei niedriger Aktivität des selenabhängigen Enzyms Glutathionperoxidase) als hilfreich erwiesen.
γ-Linolensäure (GLS)	2–3 g Nachtkerzenöl (EPO)	Bei Akne ist der Linolsäuregehalt im Talg reduziert. Regulierung des Fettsäurestoffwechsels.
Omega-3-Fettsäuren (EPA)	1,5–2 g	Die Hemmung von entzündlichen Vorgängen dürfte bei der Aknebehandlung von zentraler Bedeutung sein; EPA hemmt die talgfördernde Wirkung des Entzündungsmediators Leukotrien B_4.
Nikotinamid (Vitamin B_3)	4 %iges Gel	äußerliche Anwendung, entzündungshemmend

Besondere Hinweise

- Das Ausdrücken der Pickel fördert die Entzündung und Narbenbildung.
- Bei Gesichtsakne: Make-up neigt dazu, die Poren zu verstopfen, und sollte daher so selten wie möglich verwendet werden.
- Rauchen kann zu einer erhöhten Talgbildung und zu einer veränderten Talgzusammensetzung führen. Dies ist insbesondere auch bei älteren Aknepatienten (nach der Pubertät) zu beachten. Generell ist Akne bei Rauchern häufiger.

Laboruntersuchungen

- Fettsäureprofil (Omega-6-/Omega-3-Verhältnis, Arachidonsäure, γ-Linolensäure)
- Stuhldiagnostik (Darmflora, Darmpermeabilität)
- Spurenelement-Screening (Blut, Haare)

Literatur

Balic A et al. Omega-3 versus omega-6-polyunsaturated fatty acids in the prevention and treatment of inflammatory skin diseases. Int J Mol Sci. 2021;21:741; DOI: 10.3390/jms.21030741.

Cao H et al. Complementary therapies for acne vulgaris. Cochrane Database Syst Rev 2015;(1):CD009436.

Cervantes J et al. The role of zinc in the treatment of acne: a review of the literature. Dermatol Ther. 2018;31e12576.

Chio JPG et al. Association of acne to smoking and dietary habits among adolescents and young adults. J Middle East North Africa Sci. 2021;7(3), 6–10.

Heng AHS. Systematic review of the epidemiology of acne vulgaris. Sci Rep 2020;10:5754; DOI: 10.1038/s41598-020-62715-3.

Kucharska A et al. Significance of diet in treated and untreated acne vulgaris. Postepy Dermatol Allergol 2016;33(2):81–86.

Melnik BC. Linking diet to acne metabolomics, inflammation, and comedogenesis: an update. Clin Cosmet Investig Dermatol 2015;8:371–388.

Reifen R. Vitamin A as an anti-inflammatory agent. Proc Nutr Soc 2002;61(3):397–400.

Saric S et al. Green Tea and Other Tea Polyphenols – Effects on Sebum Production and Acne Vulgaris. Antioxidants 2016;6(1):2. DOI: 10.3390/antiox6010002.

Wang MM et al. Vitamin D status and efficacy of vitamin D supplementation in acne patients: a systematic review and meta-analysis. J Cosmet Dermatol. 2021; DOI: 10.1111/jocd.14057.

Yee BE et al. Serum zinc levels and efficacy of zinc treatment in acne vulgaris: a systematic review and meta-analysis. Dermatol Ther. 2020 ; DOI: 10.1111/dth.14252.

Neurodermitis, atopisches Ekzem

Unter Neurodermitis (Synonyme: atopisches Ekzem oder atopische Dermatitis) versteht man eine chronische, von Schüben gekennzeichnete, entzündliche Hauterkrankung. Typisch sind heftiger Juckreiz, Hautrötungen und eine schuppige Haut. Die Ursachen der Neurodermitis sind nur teilweise bekannt, wahrscheinlich spielen mehrere Faktoren zusammen – auf Basis einer erblichen Veranlagung. Eine stärkere Durchlässigkeit der Haut und der Darmschleimhaut scheint eine große Rolle zu spielen. In vielen Fällen bessert sich die Erkrankung mit zunehmendem Lebensalter, bei einem Teil der Patienten kann sich aber eine andere Erkrankung des atopischen Formenkreises (z. B. Asthma) entwickeln.

Beim Säugling kann die Neurodermitis mit einem Gesichtsekzem, dem Milchschorf, beginnen. Später befällt das Leiden oft Kniekehlen und Ellenbeugen, kann sich aber auch auf alle Körperregionen ausbreiten. Durch das ständige Aufkratzen der juckenden Hautpartien kommt es zu Verkrustungen, die sich immer wieder infizieren.

Provokationsfaktoren: Bei der Vorbeugung und Behandlung der Neurodermitis sollte beachtet werden, dass neben allergischen Reaktionen auch pseudoallergische Vorgänge als ursächliche Faktoren eine zentrale Rolle spielen. Diese pseudoallergischen Reaktionen werden durch zahlreiche Provokationsfaktoren ausgelöst:

- chronische Metallintoxikationen (Blei, Quecksilber, Aluminium, Cadmium, Zinn, Nickel, Kupfer usw.; Schwermetalle können in der Schwangerschaft durch die Nabelschnur zum Kind transferiert werden)
- organische toxische Substanzen (Pestizide, Insektizide, Holzschutzmittel, Lösungsmittel, Formaldehyd, Nikotin, Alkohol, mikrobielle Toxine usw.)
- nitrosativer Stress
- Lebensmittel-Unverträglichkeiten (insbesondere Kuhmilchprodukte, Laktose, Fruktose, Eier, Weizen/Gluten, biogene Amine wie z. B. Histamin)
- Darmmilieustörungen (erhöhte Durchlässigkeit des Darmes für Allergene, körperfremde Substanzen und toxische Stoffwechselabbauprodukte; niedrige Messwerte für Laktobazillen und Bifidobakterien)
- Lebensmittelzusatzstoffe (Konservierungsmittel, Farbstoffe usw.)
- Allergene (Gräser, Pollen, Staub, Milben)
- gestörter Fettsäurestoffwechsel, d. h. eine reduzierte Bildung der Omega-3-Fettsäuren EPA und DHA sowie der Omega-6-Fettsäure GLS, kann zu Entzündungen und Ekzemen führen (mangelnde Aktivität des Enzyms Delta-6-Desaturase).
- Mineralstoff- und Spurenelementmängel (v. a. Kalzium, Magnesium, Zink, Selen), Vitamindefizite (z. B. Vitamin C, D und E)
- psychosomatische Faktoren
- Stress

Das Vermeiden und Ausschalten dieser Triggerfaktoren – gegebenenfalls bereits bei Kinderwunsch, während der Schwangerschaft und in der frühen Kindheit – kann die Häufigkeit von atopischen Erkrankungen reduzieren und zu beachtlichen Behandlungserfolgen führen.

Ernährungsempfehlungen

Aufgrund des sehr individuellen Spektrums von Nahrungsmittel-Unverträglichkeiten und anderer Cofaktoren gibt es – außer einer eher antiinflammatorischen Ernährungsweise (Seite 59) – keine einheitlichen und für alle Neurodermitis-Patienten gültigen Ernährungsempfehlungen. Es ist sinnvoll, zunächst gezielte Anamneseabklärungen und auch Laboruntersuchungen durchzuführen, um dann die Ernährungsrichtlinien darauf abzustimmen. In jedem Fall sollte die Nahrung möglichst wenige Zusatzstoffe (E-Nummern) enthalten.

Nährstoffempfehlungen bei Neurodermitis, atopischem Ekzem

Nährstoff	empfohlene Tagesdosis	Kommentare
Kalzium und Magnesium	500–1000 mg Kalzium 300–450 mg Magnesium	Bei Neurodermitis können oft Kalzium- und Magnesiumdefizite (Haaranalyse) beobachtet werden. Schmale Datenlage.
Vitamin D	40 µg	Vitamin D unterstützt das Immunsystem und erhöht die Toleranz gegen Allergene. Bei Patienten mit Neurodermitis werden niedrigere Vitamin-D-Werte im Blut gefunden. Studien zeigen relevante Symptomverbesserungen bei Erwachsenen, v. a. aber bei Kindern, nach Vitamin-D-Gaben.
Vitamin C	1–3 g	entzündungshemmend, senkt den Blut-Histaminspiegel; immunmodulierend; verbessert den Ceramidspiegel in der Epidermis. Kann Symptome verbessern.
Vitamin E	400 (–800) IE	antioxidativ; entzündungshemmend; immunregulierend (ideal zusammen mit Vitamin C. Vitamin-E-Recycling). Kann Symptome verbessern.
Zink	30–60 mg (je nach Zinkstatus)	Zink spielt eine wichtige Rolle für die Intaktheit der Haut und der Darmschleimhaut und für eine korrekte Immunantwort. Niedrige Zinkspiegel (Serum, Erythrozyten, Haare) korrelieren mit dem Auftreten von Neurodermitis. Antiallergische Wirkung (hemmt Histaminfreisetzung aus den basophilen Granulozyten); antientzündlich.
Selen	Kinder: 7,5–15 µg/kg Körpergewicht bzw. gemäß Laborstatus. Erwachsene: 100–200 µg bzw. gemäß Laborstatus.	kann deutliche Besserungen nach 3 Monaten ergeben; antioxidativ; niedrige Selen-Blutspiegel korrelieren mit der Häufigkeit von Neurodermitis.
L-Glutamin	2–4 g	reduziert die Darmpermeabilität
γ-Linolensäure (GLS)	4–6 g Nachtkerzenöl (EPO)	kann Juckreiz, Krustenbildung, Hautrötungen (Erytheme) und Ödeme ca. 4–8 Wochen nach Behandlungsbeginn verbessern und den Cortisonbedarf reduzieren. Gute Resultate bei erniedrigten GLS-Spiegeln. Auch lokal anwendbar.
Omega-3-Fettsäuren	1,5–2 g EPA in Form von Fischölkapseln	Entzündungshemmend; immunmodulierend. Die Einnahme während der Schwangerschaft/Stillzeit kann allgemein das Allergierisiko für das neugeborene Kind reduzieren (gilt auch für das Neurodermitisrisiko).

Besondere Hinweise

- Die Zahl der Bifidobakterien und Laktobazillen ist bei Neurodermitis-Patienten oft sehr gering. Untersuchungen zeigen einen Einfluss der Darmbakterien auf die Häufigkeit v. a. kindlicher Neurodermitis. Probiotika und Präbiotika wirken bei Neurodermitis präventiv, immunmodulierend und können auch die Symptome lindern. Gewisse probiotische Stämme oder Kombinationen zeigen sich wirksamer als andere.
- Stark erhöhte IgG- oder IgG4-Antikörpertiter oder starke immunologische Reaktionen deuten auf eine Störung der Darmdurchlässigkeit hin. Eine intakte Darmschleimhaut gewährleistet einen besseren Schutz vor Antigenstress.
- Natürliche (vaginale) Geburten scheinen mit einem geringeren Risiko für Neurodermitis einherzugehen.
- Interessanterweise decken sich nach unseren Erfahrungen die Stoffwechsel-Störungen bzw. Laborergebnisse von Neurodermitis-Patienten weitgehend mit denen von verhaltensauffälligen, hyperaktiven Kindern (ADS/ADHS).

Laboruntersuchungen

- Screening auf toxische Metalle (Urin/DMPS; Haar-Mineralanalyse)
- nitrosativer Stress (Nitrotyrosin)
- Test auf Nahrungsmittel-Unverträglichkeiten. Bluttest: Differenzierung zwischen IgE-, IgG- oder IgG4-vermittelten Immunreaktionen. Erfassung pollenassoziierter Nahrungsmittelallergien und Inhalationsallergien. Atemgastest: Laktose- und Fruktose-Intoleranzen
- Stuhldiagnostik (Darmflora, sIgA, Marker für die Darmdurchlässigkeit: Zonulin, α-1-Antitrypsin, Entzündungsmarker: Calprotectin, EPX)
- 25-OH-Vitamin D
- Fettsäureprofil (Omega-6-/Omega-3-Verhältnis, Arachidonsäure, γ-Linolensäure)

Literatur

Best KP et al. Omega-3 long-chain PUFA intake during pregnancy and allergic disease outcomes in the offspring: a systematic review and meta-analysis of observational studies and randomized controlled trials. Am J Clin Nutr 2016;103:128–143.

Gray NA et al. Zinc and atopic dermatitis: a systematic review and meta-analysis. J Eur Acad Dermatol Venerol. 2019;33(6):1042–1050.

Hattangdi-Haridas SR et al. Vitamin D deficiency and effects of vitamin D supplementation on disease severity in patients with atopic dermatitis: a systematic review and meta-analysis in adults and children. Nutrients. 2019;11(8):1854.

Ionescu JG. New insights in the pathogenesis of atopic disease. J Med Life 2009;2(2):146–154.

lv J et al. Selenium levels and skin diseases : systematic review and meta-analysis. J Trace Elements Med Biol. 2020;62:126548.

Jaffary F et al. Effects of oral vitamin E on treatment of atopic dermatitis: A randomized controlled trial. J Res Med Sci 2015;20(11):1053–1057.

Pesce G et al. Foetal exposure to heavy metals and risk of atopic diseases in early childhood. Ped Allergy Immunol 2021;32(2):242–250.

Reese I et al. Do long-chain omega-3 fatty acids protect from atopic dermatitis? J Dtsch Dermatol Ges 2015;13(9):879–885.

Ranjbar A., Pizulli A. Immunmodulatorische Effekte einer oralen Selentherapie bei Kindern mit atopischem Ekzem. OM – Zsch Orthomol Med 2005;3:5–7.

Psoriasis (Schuppenflechte)

Bei der Psoriasis handelt es sich um eine chronisch-entzündliche Autoimmunerkrankung. Die Erkrankung führt dazu, dass sich die Haut zu schnell erneuert, wodurch die Hautbarriere geschwächt ist. Charakteristisch sind übermäßige Schuppenbildung und entzündliche Veränderungen. Diese zeigen sich vor allem an Ellbogen, Knien, Rücken und Kopfhaut. Die geröteten, scharf begrenzten Hautflächen verursachen häufig Juckreiz und Schmerzen. Die Psoriasis kann sich auch an anderen Körperstellen (als Psoriasis-Arthritis) manifestieren. Als Systemerkrankung führt die Psoriasis auch zu einem deutlich erhöhten Risiko für Herz-Kreislauf-Erkrankungen und Entzündungen. Erbfaktoren spielen eine Rolle. Die Psoriasis verläuft in der Regel schubweise, Ausbrüche können durch verschiedenste Faktoren ausgelöst werden. Die Provokationsfaktoren sind mit denjenigen der Neurodermitis weitgehend vergleichbar.

Ernährungsempfehlungen

Bei der Psoriasis liegt in der Regel eine Überproduktion von entzündungsfördernden Substanzen des Fettsäurestoffwechsels vor. Aus der Fettsäure Arachidonsäure werden unter dem Einfluss von freien Radikalen Prostaglandin E_2, Leukotrien B_4 usw. gebildet, welche das Entzündungsgeschehen und Autoimmunreaktionen fördern. Eine antiinflammatorische Ernährungsweise (Seite 59) kann hilfreich sein. Es ist sinnvoll, entzündungsfördernde Lebensmittel wie Fleisch, Wurst und Eier zu meiden und stattdessen Gemüse, Früchte sowie Omega-3-Fettsäurenreiche Nahrungsmittel wie Kaltwasserfische (Lachs, Hering, Sardinen usw.), Fischöl, aber auch Raps-, Soja-, Nuss- und Leinöl zu konsumieren. Psoriasis kommt bei Menschen mit Übergewicht, mit höheren Insulinspiegeln und Insulinresistenz häufiger vor. Eine Ernährung mit eher wenig Kohlenhydraten und einer niedrigen glykämischen Last könnte daher vorteilhaft sein. Eine Reduktion des Übergewichts hat sich als therapeutisch hilfreich erwiesen. Auch mit einer niederkalorischen und ketogenen Ernährungsweise wurden positive Ergebnisse erzielt. Alkoholkonsum kann die Psoriasis verschlimmern, weshalb er nur in Maßen getrunken werden sollte. Eine schwere, rezidivierende Psoriasis kann mit Proteinmangel und Eisen-, Zink- und Magnesiumverlust einhergehen.

Nährstoffempfehlungen bei Psoriasis

Nährstoff	empfohlene Tagesdosis	Kommentare
Vitamin D_3	gemäß Laborstatus	Vitamin D_3 wird in seiner aktiven Form (Calcitriol) sowie auch als Cholecalciferol innerlich wie auch äußerlich angewendet. Es sollten 25-OH-Vitamin-D_3-Blutspiegel im Bereich von 75 nmol/l angestrebt werden. Immunmodulierend, entzündungshemmend.
1,25-$(OH)_2$-Vitamin D_3 (Calcitriol)	0,5–2 µg	Calcitriol ist das »aktivierte« Vitamin D_3. Es ist eine hormonähnliche Substanz, die vom Arzt verordnet werden muss. Der Kalziumhaushalt muss regelmäßig überwacht werden.
Selen Coenzym Q_{10} Vitamin E	50 µg (als Natriumselenit) 50 mg 50 IE	Selenmangel kommt bei Psoriasis gehäuft vor. Eine kombinierte Gabe von Selen, Coenzym Q_{10} und Vitamin E kann zu klinischen Verbesserungen (Haut, Gelenke) führen.
Omega-3-Fettsäuren	meist 1,8–3,6 g EPA-lastig, aus Fischöl	weniger Erytheme, Schuppung und Juckreiz; reduziert auch Gelenkbeschwerden; beste Wirkung bei arachidonsäurearmer Ernährung

Besondere Hinweise

- Eine kontrollierte Sonnenlichtexposition wirkt günstig auf die Psoriasissymptome. Sie fördert die Bildung von Vitamin D_3 und verbessert auch den Fett- und Kohlenhydratstoffwechsel (HDL/LDL, HbA_{1c}).
- Chronische Belastungen mit toxischen Metallen (z. B. Cadmium) blockieren die Aktivierung von Vitamin D_3, führen zu oxidativem Stress, niedriggradigen Entzündungen (»Silent Inflammation«) und stören die korrekte Immunantwort. Auch polyzyklische, aromatische Kohlenwasserstoffe, Ozon oder andere flüchtige organische Verbindungen sollten als mögliche Provokationsfaktoren mitberücksichtigt werden.
- Eine Lithiumtherapie verschlimmert die Psoriasissymptome.
- Nasskalte Witterung verschlechtert die Symptome.
- Sekundäre Pflanzenstoffe mit antioxidativer und entzündungshemmender Wirkung können versucht werden: Curcuma-Extrakt, Resveratrol und Grüntee-Extrakt (Epigallocatechingallat, EGCG).

Laboruntersuchungen

- Fettsäureprofil (Omega-6-/Omega-3-Verhältnis; Arachidonsäure, Omega-3-Index)
- nitrosativer Stress (Nitrotyrosin)
- oxidativer Stress (Malondialdehyd, Katalase, Glutathionperoxidase)
- Screening auf toxische Metalle (Urin/DMPS; Haaranalyse)
- Zuckerstoffwechsel (Insulinresistenz, HbA_{1c})
- Nahrungsmittel-Unverträglichkeiten (auch Gluten)

TIPP **Rund 5 % der Psoriasis-Patienten haben eine Zöliakie. Mittels geeigneter Laboruntersuchungen (Blut, Stuhl) sollte jeweils eine Gluten-Unverträglichkeit ausgeschlossen werden. Diese kann sich auch ohne gastrointestinale Symptome manifestieren!**

Literatur

Acharya P et al. Association between psoriasis and celiac disease: a systematic review and meta-analysis. J Am Acad Dermatol. 2020;82(6):1376–1385.

Clark CCT et al. Efficacy of omega-3 supplementation in patients with psoriasis: a meta-analysis of randomized controlled trials. Clin Rheumatol. 2019;38:977–988.

Kamiya K et al. Risk factors for the development of psoriasis. Int J Mol Sci. 2019;20(18):4347.

Katsimbri P et al. The effect of antioxidant and antiinflammatory capacity of diet on psoriasis and psoriatic arthritis phenotype: nutrition as therapeutic tool? Antioxidants. 2021;10(2):157.

Kharaeva Z et al. Clinical and biochemical effects of coenzyme Q10, vitamin E and selenium supplementation to psoriasis patients. Nutrition 2009;25:295–302.

Pitukweerakul S et al. Hypovitaminosis D is associated with psoriasis: a systematic review and meta-analysis. Kans J Med. 2019;12(4):103–108.

Zuccotti E et al. Nutritional strategies for psoriasis: current scientific evidence in clinical trials. Eur Rev Med Pharmacol Sci. 2018;22:8537–8551.

Haar- und Nagelerkrankungen

Die Haarqualität hängt wesentlich von der Versorgung des Haarfollikels mit genügend Nährstoffen ab. Aufgrund des Haarwachstums von 1 cm pro Monat und der Haarfülle am Körper kann der Nährstoffbedarf für den Aufbau von neuem, gesundem Haarmaterial beträchtlich sein. Auch Fingernägel reagieren empfindlich auf eine verminderte Nährstoffzufuhr.

Haarausfall

Das Haar besteht aus zwei Teilen: dem sichtbaren Haarschaft und dem Haarfollikel (Haarwurzel), der sich in der Haut befindet und diejenigen Zellen enthält, die das Haar aufbauen. Haare sind komplizierter aufgebaut, als es scheint: Sie setzen sich aus einem Kern aus Proteinfasern und einer dünnen Schutzschicht aus toten Zellen zusammen, die sich wie Schuppen überlappen. Wie die Nägel sind auch die Haare aus dem stark schwefelhaltigen Protein Keratin aufgebaut. Drüsen, die den Haarfollikel umgeben, sondern ein schützendes Fett ab, das Sebum, welches das Haar geschmeidig und glänzend hält. Gesund erscheinende Haare sind stets ein Zeichen guter Gesundheit und guter Pflege. Jeder erfahrene Friseur wird bestätigen, dass die Haare häufig die Befindlichkeit eines Menschen widerspiegeln können.

Natürlicherweise fallen uns täglich etwa 50–100 Haare aus. Dieser normale Haarausfall kann durch verschiedene Faktoren verstärkt werden. Dazu gehören akuter Stress, Schwangerschaft, Stillzeit, Krankheiten, Infekte, Operationen, Bestrahlung, Chemotherapie, Wechselwirkungen von gewissen Medikamenten (z.B. Magensäureblocker, Blutdruckmittel, Antiepileptika usw.), Umweltgifte, schneller Gewichtsverlust, chronischer und übermäßiger Alkoholkonsum, einseitige Ernährung (z.B. Vegetarier, Veganer) und Nährstoffmängel.

Insbesondere im Alter sowie bei Verdauungsstörungen (Gastritis, Blähungen, Reizdarm, chronischen Entzündungen usw.) kommt es zu Störungen des Haarstoffwechsels. Nahrungsproteine, Fette und Nährstoffe können nicht vollständig verwertet werden oder die Zufuhr ist ungenügend.

Es gibt allerdings auch Formen des Haarausfalls, die mit Ernährung und Mikronährstoffen nicht beeinflussbar sind. Dazu gehört vor allem der vererbte, hormonell bedingte Haarausfall beim Mann.

Ernährungsempfehlungen

Zu wenig qualitativ hochwertiges Protein (wichtig sind insbesondere die schwefelhaltigen Aminosäuren Cystein und Methionin) oder ein Mangel an B-Vitaminen, Eisen, Zink, Silizium, Kupfer, Vitamin A oder C können die Haarbildung beeinträchtigen. Dies verlangsamt das Wachstum der Haare, schwächt ihre Struktur und kann zu brüchigem, widerspenstigem Haar und Haarausfall führen.

Auf dem Speisezettel gehören in ausreichender Menge und regelmäßig proteinhaltige Lebensmittel wie Eier, Milch, Fisch oder mageres Fleisch sowie nährstoffreiche Lebensmittel (Gemüse, Hülsenfrüchte, Obst). Wichtig sind auch gute Pflanzenöle, welche die wichtigen essenziellen Fettsäuren für die Talgdrüsen liefern. Hirse und Hirseextrakte enthalten schwefelhaltige Aminosäuren (L-Cystein, L-Methionin), die für das Haarwachstum wichtig sind.

Nährstoffempfehlungen bei Haarausfall

Nährstoff	empfohlene Tagesdosis	Kommentare
Multvitamin-Mineral-Präparat	spez. Kombinationspräparate für die Haare	Da zahlreiche Nährstoffe am Haarstoffwechsel beteiligt sind, empfiehlt es sich zunächst, ein haarspezifisches Multinährstoff-Präparat zu supplementieren. Damit können ggf. bestehende Nährstoffmängel auf breiter Ebene verbessert werden. Bei unklarer Ursache sollte ein Dermatologe hinzugezogen werden.
Biotin	30–60 µg	Verbessert bei Biotinmangel die Haardichte. Die Datenlage für Biotinpräparate in hohen Dosierungen ist schmal. Biotingaben (> 150 µg/Tag) können gewisse Laborergebnisse verfälschen (z. B. Troponin).
Vitamin-B-Komplex	nutritive Dosierungen	Alle B-Vitamine sind wichtig für die Gesundheit und das Wachstum des Haars. Bei Veganern kann sich u. U. ein Vitamin-B_{12}-Mangel auch durch einen vermehrten Haarverlust bemerkbar machen.
Vitamin C	0,1–1 g	Essenziell für die Quervernetzung der Keratinfasern. Verbessert die Haarstruktur. Empfehlenswert auch bei Patienten mit Eisenmangel-bedingtem Haarausfall.
Vitamin D	gemäß Laborstatus	Bei kreisrundem Haarausfall (Alopecia areata) kommt Vitamin-D-Mangel häufiger vor.
Zink	gemäß Laborstatus	Bei nachgewiesenem Zinkmangel auch in therapeutischen Dosierungen.
Eisen	je nach Eisenstatus	Eisenmangel kann zu Haarausfall führen (häufig bei Frauen); Supplementierung bei diagnostiziertem Eisenmangel (niedrige Ferritinwerte).
Silizium	10 mg (als Cholin-stabilisierte Ortho-Kieselsäure)	kann brüchiges Haar elastischer und feines Haar fester machen
L-Cystein, L-Methionin	0,5–1 g	liefert den zum Aufbau von Haaren benötigten organisch gebundenen Schwefel

Haar und Kopfhaut pflegen

Ständiges Waschen, Heißluft aus dem Haartrockner und Chemikalien (z. B. Alkohole) in Haarpflegeprodukten können das Haar und die Kopfhaut austrocknen; waschen Sie sich also die Haare nicht so oft, lassen Sie sie lieber an der Luft trocknen und verzichten Sie auf austrocknende Pflegeprodukte. Verbessern Sie die Durchblutung der Kopfhaut, indem Sie sie jeden Tag sanft mit den Fingerspitzen massieren.

Besondere Hinweise

Chronische Schwermetallbelastungen, z.B. durch Blei oder Cadmium, können Haarausfall begünstigen. Bei unklarer Ursache kann zur Ermittlung der Schwermetallbelastung des Körpers eine Haarmineralanalyse erwogen werden. Haarausfall kann auch durch Autoimmunreaktionen bedingt sein (z.B. kreisrunder Haarausfall), ein Mangel an Schilddrüsenhormonen oder Jod kann für spröde Haare verantwortlich sein.

Laboruntersuchungen

- allgemeiner Ernährungszustand: spezifischer Ernährungsblock mit Albumin, Ferritin etc.
- Mikronährstoff- und Schwermetall-Screening (Blut, Haare)

Literatur

Almohanna HM et al. The role of vitamins and minerals in hair loss: a review. Dermatol Ther. 2019;9:51–70.

Ferreira AO et al. Anti-aging effects of monomethylsilanetriol and maltodextrin-stabilized orthosilicic acid on nails, skin and hair. Cosmetics. 2018;5:41; DOI: 10.3390/cosmetics5030041.

Finner AM. Nutrition and hair. Deficiencies and Supplements. Dermatol Clin 2013;31:167–172.

Guo EL et al. Diet and hair loss: effects of nutrient deficiency and supplement use. Dermatol Pract Concept 2017;7(1):1–10.

Lee S et al. Increased prevalence of vitamin D deficiency in patients with alopecia areata: a systematic review and meta-analysis. J Eur Acad Dermatol Venereol. 2018;32(7):1214–1221.

Wickett RR et al. Effect of oral intake of choline-stabilized orthosilicic acid on hair tensile strength and morphology in women with fine hair. Arch Dermatol Res. 2007;299:499–505.

Zhang W et al. Hair loss after metabolic and bariatric surgery: a systematic review and meta-analysis. Obesity Surg. 2021;31:2649–2659.

Nagelbrüchigkeit

Die Nägel schützen und stützen die empfindlichen Finger- und Zehenspitzen. Sie bestehen vor allem aus Keratin, einem sehr schwefelhaltigen Protein. Je nach Ernährungszustand wachsen die Nägel um 2–3 mm/Monat. Es braucht also etwa 6–9 Monate, bis sich ein Nagel vollständig erneuert hat. Die therapeutische Beeinflussung eines Finger- oder Fußnagels mittels Ernährung oder Nahrungsergänzungspräparaten benötigt daher in der Regel mehrere Monate.

Ein schlechter Zustand der Nägel kann u.a. auch ein Hinweis auf chronische Entzündungen, Leber-, Nieren- oder Schilddrüsenerkrankungen sein. Weiße Flecken auf den Nägeln können eine Folge kleiner Verletzungen des Nagelbettes sein oder von Stress, diversen Krankheiten, Protein- bzw. Zink- oder Selenmangel herrühren. Brüchige Nägel korrelieren mit dem Alter.

Ernährungsempfehlungen

Nägel wachsen schneller und werden stärker, wenn der Körper mit reichlich Protein, im Speziellen mit schwefelhaltigen Aminosäuren wie Cystein und Methionin, Silizium, Eisen, Zink und B-Vitaminen (insbesondere Biotin), versorgt ist. Hochwertiges Nahrungsprotein – aus Eiern, Milch, Fisch, Hülsenfrüchten oder magerem Fleisch – stellt die Versorgung sicher.

Nährstoffempfehlungen bei brüchigen Nägeln

Nährstoff	empfohlene Tagesdosis	Kommentare
Multivitamin-Mineral-Präparat	nutritive Mengen	Da zahlreiche Nährstoffe am Stoffwechsel der Nägel beteiligt sind, empfiehlt es sich zunächst, ein nagelspezifisches Multinährstoff-Präparat zu supplementieren. Damit können ggf. bestehende Nährstoffmängel auf breiter Ebene verbessert werden. Bei unklarer Ursache sollte ein Dermatologe beigezogen werden.
Biotin/B-Vitamine	2,5–5 mg Biotin	Mangel an B-Vitaminen führt zu brüchigen Nägeln oder anderen Strukturstörungen. Eine hohe Biotinzufuhr macht Nägel weniger spröde.
Vitamin D	gemäß Laborstatus	kann bei niedrigen Blutspiegeln gegeben werden, evtl. schnelleres Nagelwachstum
Kalzium	250–500 mg	Ein Mangel kann zu brüchigen Nägeln oder anderen Strukturstörungen führen.
Zink	10–30 mg	Zinkmangel kann das Nagelwachstum beeinträchtigen. Zink kann helfen, weiße Flecken auf den Nägeln zu beseitigen.
Eisen	gemäß Eisenstatus	Chronischer Eisenmangel kann zu brüchigen wie auch zu flachen und nach oben gebogenen Nägeln führen.
Silizium	10–20 mg	Wichtiges Strukturelement; als Ortho-Kieselsäure (10–20 mg/Tag) besonders gut verwertbar. Verminderte Nagelbrüchigkeit.
L-Cystein	0,5–2 g	Gute Quelle von organisch gebundenem Schwefel. L-Cystein ist die wichtigste Aminosäure im Keratin. Viel L-Cystein ist auch in Knoblauch enthalten.
Kollagenpeptide, bioaktive	2,5 g	Förderung des Nagelwachstums, weniger brüchige Nägel, 6 Monate.

Besondere Hinweise

- Wiederholter Kontakt der Nägel mit Wasser, starken Reinigungsmitteln oder Chemikalien kann zu Brüchigkeit führen. Schützen Sie Ihre Hände in Beruf und Alltag mit Gummihandschuhen.
- Brüchige Nägel können auch eine Folge von Lösungsmitteln (Toluol, Formaldehyd) sein, die in Nagellack oder Nagelhärtern enthalten sind.

Laboruntersuchungen

- Ferritin
- Mikronährstoff-Screening (Blut, Haare)
- Albumin

Literatur

Barel A et al. Effect of oral intake of choline-stabilized orthosilicic acid on skin, nails and hair in women with photodamaged skin. Arch Dermatol Res 2005;297:147–153.

Cashman MW et al. Nutrition and nail disease. Clin Dermatol 2010;28:420–425.

Chessa MA et al. Pathogenesis, clinical signs and treatment recommendations in brittle nails: a review. Dermatol Ther. 2020 ;10:15–27.

Ferreira AO et al. Anti-aging effects of monomethylsilanetriol and maltodextrin-stabilized orthosilicic acid on nails, skin and hair. Cosmetics. 2018;5:41; DOI: 10.3390/cosmetics5030041.

Hanecke E, Baran R. Micronutrients for hair and nails, aus: Krutmann J and Humbert P (eds). Nutrition for Healthy Skin. Springer-Verlag Berlin Heidelberg 2011:149–163.

Seshadri D et al. Nails in nutritional deficiencies. Indian J Dermatol Venereol Leprol 2012;78:237–241.

Augenerkrankungen

Das Auge ist ein sensibles Organ und der Sehvorgang ein hochkomplizierter Prozess, der an vielen Stellen gestört werden kann. Bei der Entstehung von Augenerkrankungen spielen oxidative Prozesse, die z. B. durch den Einfluss von Licht oder UV-Strahlen sowie durch chronische Metall-Belastungen gestartet und unterhalten werden können, aber auch Glykierungsprozesse sowie das Alter als nicht beeinflussbarer Faktor eine wichtige Rolle.

Gesunde Augen

Neben oxidativ bedingten Schäden können auch stoffwechselbedingte Störungen der Mikrozirkulation, allergische Reaktionen oder Infekte zu Krankheiten des Auges führen. Zu den wichtigsten Augenerkrankungen zählen der graue Star (Katarakt), der grüne Star (Glaukom), die Makuladegeneration, Netzhautablösung, Bindehautentzündungen und Gerstenkörner. In der Regel ist die Motivation, präventiv etwas für seine Augen zu tun, für die meisten Menschen eher gering. Wenn Probleme auftreten, schaffen Augentropfen, Brillen oder chirurgische Eingriffe (z. B. beim grauen Star) Abhilfe. Bei einigen dieser Krankheiten weiß man recht gut, wie man mittels Ernährung und Mikronährstoffen sinnvoll vorbeugen und die klassischen medizinischen Maßnahmen begleitend unterstützen kann. Dabei spielen antioxidative Nähr- und Pflanzenstoffe (beispielsweise Carotinoide) eine wichtige Rolle.

Die Augen schützen – trockene Augen von innen pflegen

Vermeiden Sie es, Ihre Augen zu überfordern und zu ermüden, indem Sie allzu lange am Computer arbeiten oder bei schlechter Beleuchtung lesen. Tragen Sie bei viel Licht eine Sonnenbrille von guter Qualität, um Ihre Augen vor den schädlichen Auswirkungen des Sonnenlichtes zu schützen, vor allem am und auf dem Wasser und im Schnee. Beim trockenen Auge (sog. Dry-Eye-Syndrom) kann die Zufuhr von Omega-3-Fettsäuren (meist 1,5–2,5 g EPA+DHA/Tag) eine Verbesserung bringen. Auch mit Curcumaextrakten sind positive Ergebnisse erzielt worden. Vitamin-D-Mangel korreliert mit der Symptomatik des trockenen Auges. Entzündungen an der Augenoberfläche scheinen beim trockenen Auge eine Rolle als Ursache zu spielen.

Ernährungsempfehlungen

Zur Erhaltung der Sehkraft sollten frische Lebensmittel, die reich an Antioxidanzien sind, wie z.B. Carotinoiden, Vitamin A, C, und E, Vitamin B_2 (Riboflavin), Selen und Zink, bevorzugt gegessen werden. All diese Nährstoffe sind aus einer nährstoffreichen, fettarmen Ernährung zu beziehen, die reichlich Gemüse und daneben auch Obst (z.B. Karotten, Brokkoli, Melonen und Orangen) umfasst. Eine langfristige, ausreichende Versorgung mit antioxidativen Nährstoffen kann einen wichtigen Beitrag zur Verminderung des Risikos des grauen Stars sowie der Makuladegeneration leisten. Diese beiden Augenkrankheiten gehören in den Industrieländern zu den häufigsten Ursachen für Sehschwächen bei älteren Menschen. Die regelmäßige Einnahme von ausreichend dosierten Nährstoffsupplementen ist auch geeignet, kleinere Augenprobleme – z.B. trockene, brennende, juckende und müde Augen – zu vermeiden oder zu bessern.

Nährstoffempfehlungen für gesunde Augen

Nährstoff	empfohlene Tagesdosis	Kommentare
Kombinationspräparat	nutritive Mengen (inkl. ≥ 10 mg Lutein)	Speziell für die Bedürfnisse der Augen entwickelte Präparate mit Vitaminen, Zink, Selen, Taurin, sekundären Pflanzenstoffen (β-Carotin, Lutein, Zeaxanthin, Lycopin) können bei täglicher Belastung präventiv und langfristig eingenommen werden. Die auch bei der Prävention der Makuladegeneration im Fokus stehende Makulapigmentdichte (Lutein, Zeaxanthin) beeinflusst auch noch weitere Sehfunktionen. Dazu gehören schnellere Erholung des Auges von Fotostress (Licht, UV, blaues Licht, Strahlungen), geringere Störung durch Blendeffekte und bessere Dunkeladaptation.
Vitamin A	5000 IE	Hält die Retina (Netzhaut) gesund und funktionstüchtig. Ein Mangel kommt vorwiegend in Entwicklungsländern vor sowie auch bei genetischen Polymorphismen (d.h. nicht alle Menschen können in gleichem Maße Carotinoide in Vitamin A umwandeln).
Vitamin-B-Komplex	sollte zusätzlich zu den anderen B-Vitaminen mindestens je 5 mg Vitamin B_1 (Thiamin) und B_2 (Riboflavin) enthalten	Riboflavin trägt dazu bei, die Augenlinse klar und durchsichtig halten, schützt somit vor grauem Star. Thiamin ist für die Gesunderhaltung des Sehnervs wichtig.
Vitamin C	250–500 mg	antioxidative Schutzwirkung
Zink	10–20 mg	Gemeinsam mit Vitamin A unterstützt Zink die optimale Funktion der Netzhaut; antioxidative Schutzwirkung.

Besondere Hinweise

Carotinoide wie Lutein und Zeaxanthin können die schädlichen Einflüsse von blauem Licht auf die Fotorezeptoren der Augen reduzieren. Blaues Licht findet man nicht nur im UV des Sonnenlichts, sondern auch im Licht von Computer- und Smartphonedisplays, LED-Lampen, Energiesparleuchtmitteln usw. Allerdings hat die deutsche Ophthalmologische Gesellschaft kürzlich einen Bericht veröffentlicht, wonach die entsprechende Lichtstärke bei der Nutzung dieser Geräte zu gering sei, um Netzhautschäden an den Augen hervorzurufen.

Die Erhöhung der Pigmentdichte in der Makula mit Lutein und Zeaxanthin scheint das Sehen in der Dunkelheit verbessern zu können.

Eine Untersuchung der Uni Mainz zeigte einen klaren Zusammenhang zwischen dem Bildungsgrad und der Häufigkeit von Kurzsichtigkeit (bei Hochschulabsolventen 53 %, bei Hauptschülern 27 %). Ursachen sind Bildschirm- und Literaturarbeit (zu geringer Sehabstand), wenig Aufenthalt im Freien; die genetische Veranlagung macht nur 3 % aus.

Literatur

Adams NA. Nutrition for the eye. Stanley Publishing Co. Ashland (Ohio, USA) 2009. ISBN-10: 0979035058

Bernstein PS et al. Lutein, zeaxanthin, and meso-zeaxanthin: The basic and clinical science underlying carotenoid-based nutritional interventions against ocular disease. Prog Retin Eye Res. 2016;50:34–66.

Chi SC et al. Effects of polyunsaturated fatty acids on nonspecific typical dry eye disease: a systematic review and meta-analysis of randomized controlled trials. Nutrients. 2019;11:942.

Johnson EJ et al. The association between macular pigment optical density and visual function outcomes: a systematic review and meta-analysis. Eye 2021;35(6):1620–1628.

Kang JH et al. Contribution of the nurses' health study to the epidemiology of cataract, age-related macular degeneration, and glaucoma. Am J Public Health 2016;106(9):1684–1689.

Lawrenson LG et al. Nutrition and eye health. Nutrients. 2019;11:2123.

Pellegrini M et al. The role of nutrition and nutritional supplements in ocular surface diseases. Nutrients. 2020;12:952.

Grauer Star (Katarakt)

Die Augenlinse ist im gesunden Zustand klar und durchsichtig. Sie befindet sich hinter der Pupille des Auges. Bei grauem Star ist die Linse getrübt, sodass die klare Sicht beeinträchtigt ist. Der graue Star entwickelt sich meist langsam über viele Jahre hinweg und ist im fortgeschrittenen Alter sehr häufig – jeder Zweite über 75 Jahre leidet darunter. Die Trübungen entstehen durch die Einwirkung von UV-Strahlung und durch Stoffwechselabbauprodukte aus oxidativen Prozessen in der Augenlinse. Diese Abbauprodukte (oxidierte Proteine) können vom Stoffwechsel nicht mehr in ausreichendem Maße abtransportiert werden. Wenn der graue Star erst einmal besteht, wird ein operativer Eingriff nötig, um die beschädigte Linse durch eine künstliche zu ersetzen. Daher sind langjährige und regelmäßige vorbeugende Maßnahmen von großer Bedeutung. Ob und wann sich ein grauer Star bildet, kann nämlich wesentlich durch Lebensstil, Ernährung, Nährstoffzufuhr und das Geringhalten von chronisch toxischen Metallbelastungen beeinflusst werden. Auch nitrosativer Stress kann eine Rolle spielen.

Ernährungsempfehlungen

Die antioxidativ wirksamen Vitamine A, B_2, C, E sowie Zink, Selen und Carotinoide sind

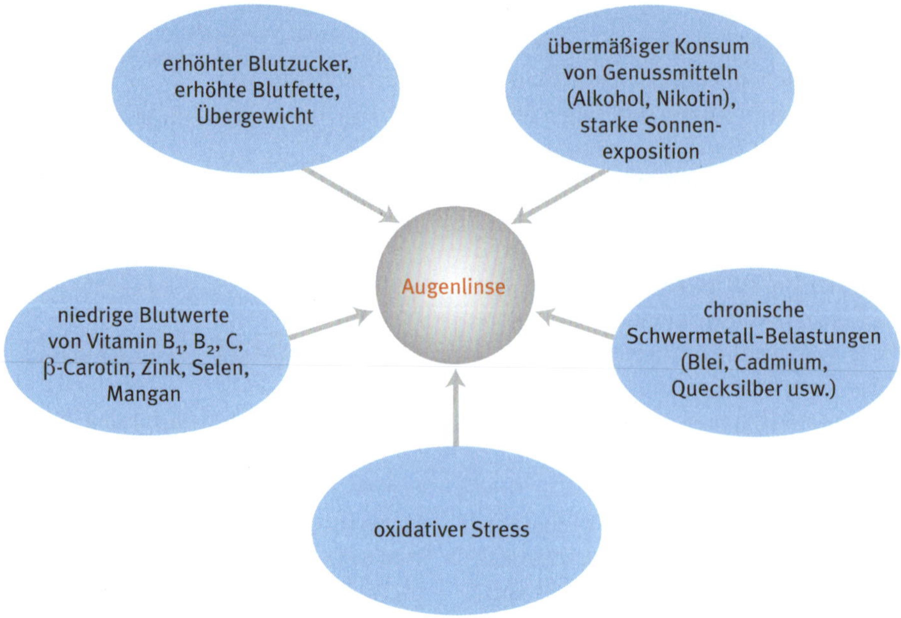
erhöhter Blutzucker,
erhöhte Blutfette,
Übergewicht
übermäßiger Konsum
von Genussmitteln
(Alkohol, Nikotin),
starke Sonnen-
exposition
Augenlinse
niedrige Blutwerte
von Vitamin B1, B2, C,
β-Carotin, Zink, Selen,
Mangan
chronische
Schwermetall-Belastungen
(Blei, Cadmium,
Quecksilber usw.)
oxidativer Stress

Ernährung, Lebensstil und äußere Faktoren beeinflussen das Risiko für einen grauen Star (basiert auf Agte et al. 2010).

absolut zentral für den Schutz vor oxidativen Schädigungen. Der Verzehr von Gemüsen, Früchten und Beeren, die reich an diesen Nährstoffen sind, kann das Risiko eines grauen Stars vermindern. Gemäß neueren Daten scheint eine vegetarische Ernährungsweise das Kataraktrisiko zu reduzieren.

Hohe Blutfettwerte, Diabetes und Übergewicht erhöhen das Risiko für einen grauen Star. All diesen Störungen kann durch eine langfristige Veränderung der Essgewohnheiten, des Lebensstils und durch Nährstoffsupplemente begegnet werden.

Kohlenhydrate fördern Glykierungsprozesse (Reaktionen von Zucker bzw. Glukose mit Proteinstrukturen), welche für Linsentrübungen mitverantwortlich sind. Eine eher kohlenhydratreduzierte Ernährungsweise sowie ein gut eingestellter Zuckerstoffwechsel können das Kataraktrisiko reduzieren helfen.

Der Nutzen von Vitaminen, Spurenelementen oder aber auch von sekundären Pflanzenstoffen zur Vorbeugung gegen eine Katarakt ist in den letzten Jahrzehnten Gegenstand zahlreicher wissenschaftlicher Publikationen gewesen. Die beste Datenlage gibt es zur Supplementierung von Multivitamin-Mineral-Präparaten sowie von antioxidativ wirksamen und detoxifizierenden Mikronährstoffen. Eine Reduktion des Kataraktrisikos konnte mit Vitamin A, C, Beta-Carotin, Lutein/Zeaxanthin und Vitamin E gezeigt werden.

Besondere Hinweise

- Damit eine Prävention des grauen Stars erfolgreich sein kann, müssen Interventionen (Ernährung, Nährstoff-Supplementierung, Lebensstil usw.) vermutlich jahrelang durchgeführt werden.

Nährstoffempfehlungen zur Vorbeugung gegen Katarakt (grauer Star)

Nährstoff	empfohlene Tagesdosis	Kommentare
Multivitamin-Mineral-Präparat	ausgewogene, nutritive Dosierung	Bei jahrelanger Supplementierung 16–60 % niedrigeres Kataraktrisiko (5–10 Jahre oder länger).
Antioxidanzien	Carotinoide (inkl. 10–20 mg Lutein/Zeaxanthin), Vitamin A, B_2, C, E, Zink und Selen	Langfristige Einnahme von ausgewogenen und gut dosierten Supplementen (über Jahre hinweg) kann das Kataraktrisiko senken. Eine ausreichend hohe Lutein- und Zeaxanthinzufuhr reduziert das Risiko für zwei der drei Kataraktformen (Kernkatarakt; hintere subkapsuläre Katarakt).
Vitamin C	zur Prävention: 500 mg	Vitamin C reduziert das Kataraktrisiko um 50–70 %, sofern die präventive Vitamin-C-Menge über 10 Jahre eingehalten wird. Datenlage nicht einheitlich. Langfristig höhere Gaben (>1 g) erhöhen evtl. leicht das Risiko.
Vitamin E	100–400 IE	antioxidative Schutzwirkung; idealerweise zusammen mit Vitamin C einnehmen (Vitamin-E-Recycling).
Vitamin B_2 (Riboflavin)	5–25 mg (kann als Teil eines Vitamin-B-Komplexes eingenommen werden)	Riboflavin spielt bei der Kataraktvorbeugung eine wichtige Rolle. In der Linse hat es hohe FAD- und Glutathionspiegel, die Linsenproteine durch die Riboflavin-abhängige Glutathionreduktase stabil halten.
Zink Selen	10–30 mg 50–200 µg	antioxidative Schutzwirkung; Schwermetall-Gegenspieler (Zink und Selen reduzieren die toxischen Wirkungen von Schwermetallen.)
α-Liponsäure	200–600 mg	Einsatz bei nachgewiesener Schwermetall-Belastung sinnvoll.

- Es gibt klare Korrelationen zwischen Belastungen mit toxischen Metallen (z. B. Blei, Cadmium, Quecksilber in der Linse von Rauchern usw.) und dem Kataraktrisiko.
- Zur Vermeidung von Oxidationsschäden an der Linse durch Sonnenlicht sollte bei Sonnenexposition (besonders beim Skifahren, am Strand oder auf dem Wasser) eine Sonnenbrille von guter Qualität getragen werden. Die Sonnenbrille sollte 100 % der UV-Strahlung eliminieren und auch das energiereiche blaue Licht nicht komplett durchlassen.
- Galaktose, eine Zuckerart, die nur in Milchzucker vorkommt, kann unter Umständen bei Menschen mit erblich bedingten Galaktose-Stoffwechselstörungen einen grauen Star verursachen. Menschen, in deren Familie häufig schon früh grauer Star auftritt, sollten sich auf diese seltene erbliche Vorbelastung hin untersuchen lassen.

Laboruntersuchungen

- oxidativer und nitrosativer Stress, Glutathion
- HbA_{1c}, HOMA
- Schwermetall-Screening (Haare, Urin, Blut)

Literatur

Agte V et al. The importance of nutrition in the prevention of ocular disease with special reference to cataract. Ophthalmic Res 2010;44:166–172.

Canto A et al. Nitrosative stress in retinal pathologies: review. Antioxidants. 2019;8:543.

Christen WG et al. A multivitamin supplement and cataract and age-related macular degeneration in a randomized trial of male physicians. Ophthalmology 2014;121(2):525–534.

Hashemi K et al. Katarakt. Schweiz Med Forum 2017;17(23):486–491.

Jiang H et al. Dietary vitamin and carotenoid intake and risk of age-related cataract. Am J Clin Nutr. 2019;109(1):43–54.

Kang JH et al. Contribution of the nurses' health study to the epidemiology of cataract, age-related macular degeneration, and glaucoma. Am J Public Health 2016;106(9):1684–1689.

Mosad SM et al. Lens cadmium, lead, and serum vitamin C, E, and beta-carotene in cataractous smoking patients. Curr Eye Res 2010;35(1):23–30.

Orisakwe OE et al. Trace elements exposure and risk in age-related eye diseases: a systematic review of epidemiological evidence. J Environ Sci Health. 2021 ;39(3):293–339.

Rautiainen S. Total antioxidant capacity of the diet and risk of age-related cataract: a population-based prospective cohort of women. JAMA Ophthalmol. 2014;132(3):247–52.

Ranard KM et al. Dietary guidance for lutein: Consideration for intake recommendations is scientifically supported. » European Journal of Nutrition. 2017;56(3):37–42.

Sideri O et al. The potential role of nutrition on lens pathology: a systematic review and meta-analysis. Survey Ophthalmol 2019;64(5):668–678.

Tan J et al. Carbohydrate nutrition, glycemic index, and the 10-y incidence of cataract. Am J Clin Nutr 2007; 86(5):1502–1508.

Tanito M et al. Reported evidence of vitamin E protection against cataract and glaucoma. Free Rad Biol Med. 2021;177:100–119.

Yonova-Doing E et al. Genetic and dietary factors influencing the progression of nuclear cataract. Ophthalmology 2016;123(6):1237–1244

Zhao LQ et al. The effect of multivitamin/mineral supplements on age-related cataracts: a systematic review and meta-analysis. Nutrients. 2014;6:931–949.

Grüner Star (Glaukom)

Grüner Star ist eine Augenkrankheit, bei der die Zirkulation des Kammerwassers zwischen der Hornhaut und der Iris (Regenbogenhaut) beeinträchtigt ist. Dies hat zur Folge, dass sich im Augapfel ein Überdruck bildet, der den Sehnerv schädigen kann. In Industrienationen ist der grüne Star nach Diabetes der zweithäufigste Grund für eine Erblindung. In der Regel entwickelt er sich langsam über Monate oder Jahre hinweg. Warnsignale sind Lichtkränze, die um Lichtquellen herum erscheinen, trübe Sicht, tränende Augen, Kopfschmerzen und bei fortgeschrittenem grünem Star eine Einengung des Blickfeldes. Der grüne Star tritt häufig bei erblicher Belastung auf, bei Kurzsichtigkeit und bei Menschen, die Medikamente gegen Bluthochdruck oder Steroide (Cortison) nehmen. Die Risikofaktoren des Metabolischen Syndroms (Bauchumfang, erhöhte Triglyzeridwerte, erhöhter Blutdruck, erhöhte Nüchternglukose) zeigten eine klare Korrelation mit dem Risiko für einen erhöhten Augeninnendruck.

Die periodische Messung des Augendrucks und die Behandlung eines Glaukoms gehören in die Hände eines Augenarztes, da der grüne Star unbehandelt zur Erblindung führt.

Ernährungsempfehlungen

Die Möglichkeiten zur Beeinflussung mit der Ernährung sind beschränkt. Eine ausreichende Zufuhr von Vitamin A und Vitamin C über die Nahrung scheint das Risiko für den grünen Star zu reduzieren. Vitamin B_3 hat sehr positive Ergebnisse in Tierversuchen gezeigt, allerdings müssen noch Humanstudien folgen (auch um die richtige Dosierung zu ermitteln). Eine Erhöhung des Augendrucks wurde bei

Nahrungsmittel-Unverträglichkeiten und Koffeinzufuhr (koffeinhaltige Nahrungsmittel, Medikamente) beobachtet. Auch der übermäßige Verzehr von Transfettsäuren und ein zu hohes Verhältnis von Omega-6- zu Omega-3-Fettsäuren korrelieren mit einem erhöhten Glaukomrisiko. Der Verzehr von dunkler Schokolade wird eher günstig beurteilt. Die Therapieansätze setzt bei der Hemmung der Blutplättchenaggregation an. Omega-3-Fettsäuren und Vitamin E verbessern die Fließeigenschaften des Blutes in den Kapillaren.

Nährstoffempfehlungen bei Glaukom (grüner Star)

Nährstoff	empfohlene Tagesdosis	Kommentare
Vitamin C mit Bioflavonoiden	2–10 g Vitamin C mit 200 mg Rutin	Sehr hoch dosierte Vitamin-C-Supplemente, kombiniert mit Rutin, können bei grünem Star evtl. den Augendruck senken (alte Studienergebnisse).
Vitamin E	gemäß Laborstatus	Oxidativer Stress spielt eine Rolle bei der Entstehung des Glaukoms. Vitamin E könnte aufgrund neuerer Daten eine positive Rolle beim Glaukomprozess spielen.

Besondere Hinweise

- In einer neueren Studie konnte bei Frauen mit dem sogenannten primären Offenwinkel-Glaukom eine signifikant erhöhte Bleibelastung gefunden werden. Bei Männern kann Cadmium eine Rolle spielen.
- PEA (Palmitoylethanolamid) scheint in Dosierungen von 300–600 mg, während 3 Monaten, den Augeninnendruck bei Glaukompatienten zu verbessern. Ebenso konnte PEA in Studien Verbesserungen beim sog. Muster-Elektroretinogramm (pERG) erzielen. Dieses wird zur Früherkennung glaukombedingter Netzhautschäden eingesetzt. PEA ist eine vom Körper bei Entzündungen gebildete Fettsäure. Schmale Datenlage.

Laboruntersuchungen

- Schwermetall-Screening, v. a. auf Blei und Cadmium (Haare, Blut, Urin)
- nitrosativer Stress

Literatur

Canto A et al. Nitrosative stress in retinal pathologies: review. Antioxidants. 2019;8:543.

Javadiyan S et al. Elevation of serum asymmetrical and symmetrical dimethylarginine in patients with advanced glaucoma. Invest Ophthalmol Vis Sci. 2012;53:1923–1927,

Lee SH et al. Three Toxic Heavy Metals in Open-Angle Glaucoma with Low-Teen and High-Teen Intraocular Pressure: A Cross-Sectional Study from South Korea. PLoS One. 2016;11(10):e0164983

Orisakwe OE et al. Trace elements exposure and risk in age-related eye diseases: a systematic review of epidemiological evidence. J Environ Sci Health. 2021 ;39(3) :293–339.

Ramdas WD et al. The effect of vitamins on glaucoma: a systematic review and meta-analysis. Nutrients. 2018;10:359.

Renard JP et al. Nutritional, lifestyle and environmental factors in ocular hypertension and primary open-angle glaucoma: an exploratory case-control study. Acta Ophthalmol. 2013;91(6):505–13.

Rossi GCM et al. Effect of palmitoylethanolamide on inner retinal function in glaucoma: A randomized, single blind, crossover, clinical trial by pattern-electroretinogram. Sci Rep. 2020;10(1):1–14.

Tanito M et al. Reported evidence of vitamin E protection against cataract and glaucoma. Free Rad Biol Med. 2021;177:100–119.

Virno M et al. Oral treatment of glaucoma with vitamin C. Eye Ear Nose Throat Mouth 1967;46:1502–1508.

Wang Y-X et al.The association of intraocular pressure with metabolic syndrome and its components: a meta-analysis and systematic review. Int J Ophthalmol. 2019;12(3):510–516.

Williams PA et al. Vitamin B3 modulates mitochondrial vulnerability and prevents glaucoma in aged mice. Science 2017;355(6326):756–760.

Makuladegeneration (AMD)

Die altersabhängige Makuladegeneration (AMD) ist die wichtigste Ursache für ein irreversibles Nachlassen der Sehkraft im Alter. Sie kann bis zur Erblindung führen. Betroffen ist die Macula lutea (gelber Fleck), ein Bereich auf der Netzhaut mit der größten Dichte von Sehzellen. Die Makuladegeneration ist ein fortschreitender Funktionsverlust der Sehzellen an der Stelle des schärfsten Sehens. Die Folge ist der Verlust der zentralen Sehkraft. Die Fähigkeit, zu lesen oder Gesichter zu erkennen, verringert sich allmählich, die Empfindlichkeit gegen grelles Licht verstärkt sich. Neben einer genetischen Veranlagung sind Rauchen und hoher Blutdruck die hauptsächlichen Risikofaktoren.

So sieht ein Mensch mit Makuladegeneration seine Umwelt.

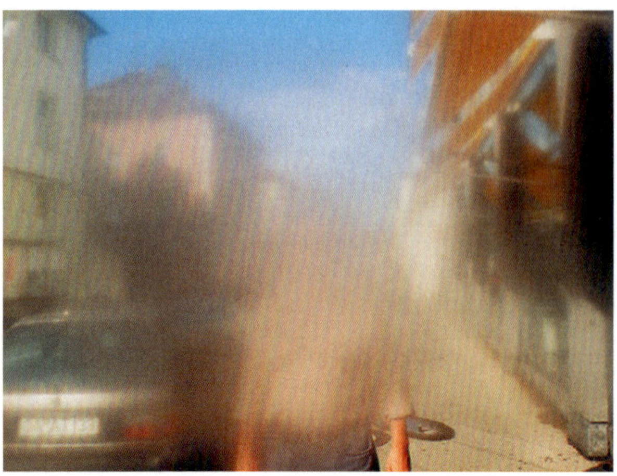

Man weiß, dass oxidativer und nitrosativer Stress (freie Radikale, Schwermetalle, blaues Licht, Stress, Mangel an Antioxidanzien usw.) sowie Glykierungsprozesse an der Entstehung beteiligt sind. Da gewisse Prozesse der Makuladegeneration nicht umkehrbar sind, kommt der Vorbeugung eine besondere Bedeutung zu. Für die Prävention der Makuladegeneration spielt das Gleichgewicht zwischen Antioxidanzien und freien Radikalen eine wichtige Rolle.

Spezielle Carotinoide, die natürlicherweise in Gemüse und Früchten vorkommen, nämlich Lutein, Zeaxanthin, haben eine besondere Bedeutung. Ihre Funktion ist äußerst selektiv auf die Macula lutea konzentriert. Hier bilden sie eine Pigmentschutzschicht. Diese wirkt antioxidativ und absobiert das für die Photorezeptoren im Auge schädliche blaue Licht. Menschen mit einer dünnen Pigmentschutzschicht haben ein höheres Risiko für Makuladegeneration.

AREDS-Studien: In den weltweit viel beachteten AREDS-1- und AREDS-2-Studien bewirkte eine Kombination mit diversen antioxidativ wirksamen Vitaminen und Spurenelementen (Zink, β-Carotin, Vitamin C und E) eine Verlangsamung des Fortschreitens der altersbedingten Makuladegeneration (Sekundärprävention). Lutein/Zeaxanthin (10 mg/2 mg) statt β-Carotin zeigte eine weitere Verbesserung der Ergebnisse. Omega-3-Fettsäuren (v. a. DHA) zeigten in der AREDS-2-Studie keinen zusätzlichen Benefit, obwohl andere Publikationen einen möglichen Nutzen von Omega-3-Fettsäuren und B-Vitaminen aufzeigen.

Ernährungsempfehlungen

Die Carotinoide Lutein und Zeaxanthin schützen gezielt vor Makuladegeneration und erhöhen die Dichte des Makulapigments. Lebensmittel mit einem hohen Gehalt sind: Spinat, Mais, Kiwi, Paprika, Kürbis, Zucchini, Eigelb, Mango, Gurken. Regelmäßiger Fischkonsum scheint das Risiko zu reduzieren, regelmäßiger Alkoholgenuss hingegen steigert das Risiko um 20%. Auch die in blauen Trauben, Kirschen, Zwetschgen usw. vorkommenden tiefblauen Anthocyane sind aufgrund ihrer antioxidativen Eigenschaften zur Vorbeugung günstig.

Nährstoffempfehlungen zur Verlangsamung des Fortschreitens einer diagnostizierten Makuladegeneration (AMD)

Nährstoff	Empfohlene Tagesdosis	Kommentare
Lutein	mind. 20 mg	Die deutlich höchste Verbesserung der Pigmentdichte ergab sich bei regelmäßigen Lutein- und Zeaxanthinmengen von mehr als 20 mg/Tag während mindestens 3–12 Monaten. Enthält die Ernährung weniger als 5 mg Lutein und Zeaxanthin, kann keine Verbesserung der Makulapigmentdichte festgestellt werden. Verbesserung des Scharfsehens und der Kontrast-Sensitivität.
Zeaxanthin	2–6 mg	Die fotoprotektive (vor Licht schützende) Wirkung ist noch höher als die von Lutein. Es wird vermutet, dass Zeaxanthin evtl. eine höhere Bedeutung für die Sekundärprävention der Makuladegeneration haben könnte als bisher angenommen. Das richtige Lutein-Zeaxanthin-Verhältnis ist noch nicht klar. Meso-Zeaxanthin scheint den Effekt von Lutein und Zeaxanthin auf die Pigmentdichte nicht zu verändern.
B-Vitamine (Vitamin B_6, B_{12} und Folsäure)	Vitamin B_6: ca. 50 mg Vitamin B_{12}: ca. 1 mg Folsäure: ca. 2,5 mg (diese Dosierungen unter ärztlicher Kontrolle)	Die WAFACS-Studie zeigt nach Verabreichung hochdosierter B-Vitamine eine deutlich geringere AMD-Häufigkeit dank einer Reduktion des Homocystein-Blutspiegels.
Vitamin C	0,5–1 g	v. a. in Kombination mit anderen Antioxidanzien (siehe AREDS1-Studie, Seite 460)
Vitamin E	400 IE	Antioxidans, v. a. in Kombination mit anderen Antioxidanzien
Zink	15–80 mg, langfristig, (ab 30 mg Zink muss ein kupferhaltiges Supplement (ca. 1–2 mg Cu/Tag) dazugegeben werden).	Antioxidans, Schwermetall-ausleitend; die meisten Studien schreiben Zink eine schützende Wirkung gegen AMD zu; v. a. in Kombination mit anderen Antioxidanzien (in der AREDS 1-Studie wurden 80 mg Zink erfolgreich eingesetzt). Zink stimuliert den Prozess der Autophagie, der bei der Makuladegeneration reduziert ist.

Besondere Hinweise

- Rauchen, hoher Blutdruck, Übergewicht, eine vorausgegangene Kataraktoperation sowie ein früheres Vorkommen von AMD in der Familie erhöhen das Risiko für AMD.
- Die Carotinoide Lutein und Zeaxanthin sind wirksamer und sicherer als β-Carotin zur Reduktion des AMD-Risikos.
- Die Erstellung eines Schwermetall-Screenings (Analyse im Haar oder Urin) dient dem Ausschluss der bei AMD häufig beobachteten Schwermetallbelastungen (insbesondere Cadmium).

Laboruntersuchungen

- oxidativer Stress, Glutathion
- nitrosativer Stress
- HbA_{1c}, HOMA (Prävention von Glykierungsreaktionen)
- Schwermetall-Screening (Haare, Urin, Blut)
- Fettsäureprofil

Literatur

Akuffo KO et al. Sustained supplementation and monitored response with differing carotenoid formulations in early age-related macular degeneration. Eye 2015;29:902–912.

Blasiak J et al. Zinc and autophagy in age-related macular degeneration. Int J Mol Sc. 2020;21:4994.

Canto A et al. Nitrosative stress in retinal pathologies: review. Antioxidants. 2019;8:543.

Chew EY et al. Secondary analyses of the effects of lutein or zeaxanthin on age-related macular degeneration progression: AREDS2 report no. 3. JAMA Ophthalmol. 2014;132(2):142–149

Christen WG et al. Folic acid, vitamin B_6, and vitamin B_{12} in combination and age-related macular degeneration in a randomized trial of women (WAFACS-study). Arch Intern Med. 2009;169(4):335–341.

Dinu M et al. Food groups and risk of age-related macular degeneration: a systematic review with meta-analysis. Eur J Nutr. 2019;58(5):2123–2143.

Feng L et al. Effects of lutein supplementation in age-related macular degeneration. PLoS ONE 2019;14(12):e0227048.

Huang P et al. Homocysteine and the risk of age-related macular degeneration: a systematic review and meta-analysis. Sci Rep. 2015;5:10585.

Khoo HE et al. Nutrients for prevention of macular degeneration and eye-related diseases. Antioxidants. 2019;8:85.

Orisakwe OE et al. Trace elements exposure and risk in age-related eye diseases: a systematic review of epidemiological evidence. J Environ Sci Health. 2021;39(3):293–339.

Toma C et al. Oxidative and nitrosative stress in age-related macular degeneration: a review of their role in different stages of disease. Antioxidants. 2021;10:653.

Wilson LM et al. The effect of lutein/zeaxanthin intake on human macular pigment optical density: a systematic review and meta-analysis. Advances in Nutrition. 2021;12(6):2244–2254.

Wu J et al. Dietary intakes of eicosapentaenoic acid and docosahexaenoic acid and risk of age-related macular degeneration. Ophthalmology 2017;124(5):634–643

Zhu W et al. Fish Consumption and age-related macular degeneration incidence: a meta-analysis and systematic review of prospective cohort studies. Nutrients. 2016;8(11):E743.

Zähne und Mundschleimhaut

Eine regelmäßige, richtige Zahnpflege ist die wichtigste Maßnahme zur Vermeidung von Karies und Zahnfleischproblemen. Allerdings spielt die Ernährung – zusammen mit einer bedarfsadaptierten Zufuhr von Mikronährstoffen – ebenfalls eine nicht zu unterschätzende, wichtige vorbeugende Rolle. Bei gewissen Mikronährstoffen gibt es sogar therapeutische Ansätze.

Zahnfleischentzündung und Parodontose

Zahnfleischprobleme sind weit verbreitet und eine häufige Ursache für Zahnverlust bei Erwachsenen, insbesondere im mittleren Alter, sowie bei älteren Menschen. Der Zahnhalteapparat, das periodontale Gewebe, setzt sich aus drei Bestandteilen zusammen: dem Zahnfleisch, dem Kieferknochen, in dem die Zähne verankert sind, und dem periodontalen Ligament, einer dünnen Schicht Bindegewebe, das die Zahnwurzeln fest mit dem Knochen verbindet. Parodontose oder Zahnfleischzerfall beginnt mit einer leichten Entzündung des Zahnfleisches. Verursacht wird diese Zahnfleischentzündung durch einen nahezu unsichtbaren Belag aus Bakterien (Plaque), der sich an den Zahnhälsen ansammelt. Diese Bakterien gefährden sowohl das Zahnfleisch als auch die Zähne selbst, was zu Karies führen kann. Ein frühes Warnsignal für eine Zahnfleischentzündung ist das Zahnfleischbluten beim Zähneputzen und beim Benutzen von Zahnseide. Wird eine Zahnfleischentzündung früh erkannt und behandelt, lässt sie sich rückgängig machen. Unbehandelt kann sich daraus über Monate und Jahre eine Parodontose entwickeln. Parodontose ist durch eine bleibende Schädigung des gesamten Zahnhalteapparates gekennzeichnet, die zu Schwellungen und Rückbildung des Zahnfleisches, Mundgeruch und letzten Endes zu Zahnverlust führt. Die regelmäßige Zahnpflege ist die wichtigste vorbeugende Maßnahme. Eine gute Mundhygiene hat sich auch als protektiv gegen gewisse kardiovaskuläre Erkrankungen erwiesen.

TIPP **Putzen Sie sich nicht nur täglich zweimal Tag die Zähne, sondern benutzen Sie auch täglich Zahnseide. Die gründliche und richtige Pflege von Zähnen und Zahnfleisch kann die Bildung von Plaque verhindern und das Parodontoserisiko erheblich senken. Elektrische Zahnbürsten können Plaque effektiver entfernen als herkömmliche.**

Ernährungsempfehlungen

Der Zusammenhang zwischen Nährstoffdefiziten und Zahnfleischbluten sowie dem daraus resultierenden Ausfallen der Zähne ist schon seit Jahrhunderten bekannt. Der Skorbut, die klassische Vitamin-C-Mangel-Krankheit der alten Seefahrer, denen zu wenig Vitamin-C-haltige Lebensmittel (z. B. Zitrusfrüchte) zur Verfügung standen, kann sich mit genau diesen Symptomen zeigen.

Eine ausreichende Proteinzufuhr ist für die Intaktheit, Elastizität und Funktionalität des u. a. aus Kollagen bestehenden periodontalen Gewebes unabdingbar. Vor allem bei Älteren ist eine Malnutrition, d. h. eine an Kalorien und Proteinen unzureichende Ernährung, häufig (Albumin im Blut bestimmen!). Das bedeutet, dass anabole, gewebeaufbauende und -erhaltende Prozesse zunehmend schwieriger werden, was sich typischerweise auch in einer gestörten Wundheilung sowie auch in periodontalen Läsionen manifestieren kann.

Zucker begünstigt nicht nur Karies, sondern auch Parodontose. Zucker ist nämlich die Energiequelle für die plaquebildenen Bakterien. Bei bereits bestehender Parodontose behindert Zucker die weißen Blutkörperchen in ihrer Fähigkeit, schädliche Bakterien zu zerstören, was den Prozess verschlimmert.

Übergewicht – gepaart mit einer Störung des Zuckerstoffwechsels – scheint ein Risikofaktor für Zahnfleischprobleme zu sein. Eine Erklärung hierfür könnte die vermehrte Bildung von entzündungsfördernden Zytokinen durch Adipozyten sein. In der breit angelegten NHANES-III-Studie konnte bei Personen mit einem BMI > 27 und mit einer markanten Insulinresistenz ein um fast 50 % erhöhtes Risiko für periodontale Erkrankungen ermittelt werden. In einer neueren Meta-Analyse zeigte sich ebenfalls ein klarer Zusammenhang zwischen Diabetes Typ 2 und Zahnfleischerkrankungen.

Probiotika, z. B. mit speziellen Bakterienstämmen, die im Rachenraum gesunder Menschen vorkommen, spielen bei der Prävention/Therapie von Zahnfleischerkrankungen eine zunehmende Rolle.

Nährstoffempfehlungen bei Zahnfleischbluten und Parodontose

Nährstoff	empfohlene Tagesdosis	Kommentare
Vitamin C	0,5–2 g	Vitamin-C-Mangel verursacht Zahnfleischblutungen. Vitamin C kräftigt die Struktur des Zahnfleisches (Kollagensynthese).
Zink und Kalzium	10 mg Zink 500 mg Kalzium	Zink fördert generell die Wundheilung; Kalzium kann den Knochen, in dem die Zähne verankert sind, stärken.
Coenzym Q_{10}	60–90 mg	Q_{10} wirkt entzündungshemmend und vermindert Zahnfleischbluten. Bei Zahnfleischentzündungen hilft Coenzym Q_{10} gleich gut wie die Zahnsteinentfernung, die Kombination beider Maßnahmen wirkt am besten. Ideale Darreichungsformen: Q_{10}-Lutschtabletten oder -Tropfen (lokale Wirkung)

Nährstoff	empfohlene Tagesdosis	Kommentare
Vitamin D, Omega-3-Fettsäuren (EPA, DHA)	10–20 µg Vitamin D bzw. gemäß Laborstatus ca. 1 g EPA/DHA	Vitamin D_3 und Omega-3-Fettsäuren wirken allgemein entzündungshemmend. Bei Zahnfleischentzündungen liegen die Vitamin-D_3-Blutspiegel niedriger als bei gesunden Probanden. EPA+DHA vermindern Blutungen nach Zahnfleischuntersuchungen.
Lycopin	4–8 mg (während 14 Tagen)	Das stark antioxidativ wirkende Carotinoid aus Tomaten führte in Studien zu weniger Zahnfleischbluten, weniger Plaquebildung und weniger Zahnfleischentzündungen.

Laboruntersuchungen

- Ernährungsstatus (inkl. Albumin)
- Vitamin C
- Vitamin D
- Coenzym Q_{10}

Literatur

Chatterjee A et al. Evaluation of Co-Q10 anti-gingivitis effect. J Indian Soc Periodontol 2012;16(4):539–542.

Ikram S et al. Systematic review and meta-analysis of double-blind, placebo-controlled, randomized clinical trials using probiotics in chronic periodontitis. J Invest Clin Dent. 2018;9:e12338.

Kruse AB et al. What is the impact of the adjunctive use of omega-3 fatty acids in the treatment of periodontitis? A systematic review and meta-analysis. Lipids Health Dis. 2020;19:100.

Lopes Castro MM et al. Antioxidants in periodontitis treatment : a systematic review and meta-analysis. Ox Med Cell Longevity. 2019; DOI: 10.1155/2019/9187978.

Machado V et al. Vitamin D and periodontitis: a systematic review and meta-analysis. Nutrients. 2020;12:2177.

Manthena S et al. Effectiveness of CoQ10 oral supplements as an adjunct to scaling and root planing in improving periodontal health. J Clin Diagn Res. 2015;9(8):ZC26–8.

Najeeb S et al. The role of nutrition in periodontal health: An Update. Nutrients. 2016;8(9):E530.

Varela-López A et al. A systematic review on the implication of minerals in the onset, severity and treatment of periodontal disease. Molecules. 2016;21(9):E1183.

Kariesprophylaxe

Karies tritt auf, wenn Bakterien im Mund Zucker und Kohlenhydrate verstoffwechseln und die dabei entstehenden Säuren den Zahnschmelz (die harte weiße Schutzhülle der Zähne) angreifen. Obwohl Karies immer noch sehr häufig vorkommt, könnte sie mit vernünftiger Ernährung und Zahnpflege ganz vermieden werden.

Ernährungsempfehlungen

Bei klebrigen, haftenden Formen von Zucker ist die Wahrscheinlichkeit am höchsten, dass sie Karies fördern. Saccharose (Kristallzucker) hat das höchste Schädigungspotenzial, während Milchzucker und Fruchtzucker Karies weniger begünstigen. Fette und Proteine können, im Gegensatz zu Zuckerarten, nicht von Bakterien in Säure umgewandelt werden. Darüber hinaus können Fette die Zähne mit einer Schutzschicht überziehen, während Proteine die Fähigkeit des Speichels verbessern, Säuren zu neutralisieren. Die Demineralisierung der Zähne und die Häufigkeit von Zahnfäulnis kann durch Käse oder Milch anstelle von zuckerhaltigen Desserts zum Abschluss einer Mahlzeit vermindert werden.

Eine optimale Ernährung von der Kindheit an kann die Bildung eines widerstandsfähigen Zahnschmelzes fördern. Eine Ernährung, die reich an Gemüse, Früchten und Rohfasern ist, aber auch genügend Protein, Kalzium, Fluor, Vitamin C und D enthält, ist deshalb besonders wichtig. Die richtige Menge Fluor spielt eine Hauptrolle bei der Bildung von starkem, säureresistentem Zahnschmelz. Zu wenig Fluor macht die Zähne kariesanfällig. Zu viel davon kann die Bildung des Zahnschmelzes beeinträchtigen und die Zähne schwächen und verfärben. Aus diesem Grund enthält Zahnpasta für Kleinkinder (bis 6 Jahre) weniger Fluorid als Erwachsenen-Zahnpasta. In Regionen, wo das Wasser sehr wenig oder gar kein Fluor enthält, ist es zusätzlich ratsam, mit Fluorsupplementen zu arbeiten. Natürlich können Fluorsupplemente eine vernünftige Ernährung nicht ersetzen – sie sollten als Ergänzung einer zuckerarmen Ernährung und einer sorgfältigen Zahnpflege gesehen werden.

Nährstoffempfehlungen zur Kariesprophylaxe

Nährstoff	empfohlene Tagesdosis	Kommentare
Multivitamin-Supplement für Kinder	sollte mind. 5–10 µg Vitamin D und 50–250 mg Vitamin C enthalten	Die Vitamine C und D spielen beim Aufbau der Zähne eine wichtige Rolle.
Kalzium	500 mg (bei Kleinkindern 250–500 mg)	Eine gute Kalziumversorgung ist speziell in den ersten acht Lebensjahren wichtig, wenn die Zähne aufgebaut und mineralisiert werden.
Fluor	0,25–0,50 mg als Tabletten oder Tropfen während der Kindheit 1 mg im Erwachsenenalter, siehe »Fluor« (Seite 248)	härtet den Zahnschmelz. Der Fluoridgehalt der Zahnpasta und des Speisesalzes muss mitberücksichtigt werden. Die Anwendung von Fluor ist allerdings kein Freibrief für einen sorglosen Gebrauch von zuckerhaltigen Lebensmitteln.

Besondere Hinweise

- Probiotische Bakterien, wie z. B. gewisse Stämme von Lactobacillus acidophilus oder Streptococcus salivarius, scheinen bei regelmäßiger und langfristiger Einnahme das Risiko von Karies zu vermindern.
- Eine schlechte Mundhygiene kann die Häufigkeit von Herz-Kreislauf-Erkrankungen fördern. Bakterien (Streptokokken) aus der Mundhöhle gelangen über winzige Wunden im Zahnfleisch in die Blutbahn. Die Oberfläche dieser Bakterien besitzt blutgerinnungsfördernde Eigenschaften.
- In neueren Studien zeigt sich der Einfluss einer guten Ernährung und Nährstoffversorgung (z. B. Kalzium) der Mutter in der Schwangerschaft auf die Häufigkeit von Karies bei Schulkindern.

Literatur

Bergel E et al. Maternal calcium supplementation during pregnancy and dental caries of children at 12 years of age: follow-up of a randomized controlled trial. Obstetic Gynecol Surv 2011;66(3):130–131.

Chapple IL et al. Interaction of lifestyle, behaviour or systemic diseases with dental caries and periodontal diseases: consensus report of group 2 of the joint EFP/ORCA workshop on the boundaries between caries and periodontal diseases. J Clin Periodontol. 2017;44(Suppl 18):S39–S51.

Di Pierro F et al. Cariogram outcome after 90 days of oral treatment with Streptococcus salivarius M18 in children at high risk for dental caries: results of a randomized, controlled study. Clin Cosmet Investig Dent. 2015;7:107–13.

Gondivkar SM et al. Nutrition and oral health. Disease-a-Month. (2018) DOI: 10.1016/j.disamonth.2018.09.009

Hujoel PP1,2, Lingström P3. Nutrition, dental caries and periodontal disease: a narrative review. J Clin Periodontol. 2017 Mar;44 Suppl 18:S79–S84.

Moynihan P et al. Systematic review of evidence pertaining to factors that modify risk of early childhood caries. JDR Clinical Translational Research. 2019;4(3):202–216.

Aphthen

Aphthen sind entzündete, bläschenförmige Stellen in der Mundhöhle, im Bereich des Zahnfleisches oder der Zunge. Die Ursachen für die Bildung von Aphthen sind vielfältig und oft schwierig zu ermitteln. Stress, Hormonschwankungen bei der Frau, gewisse Arzneimittel (z. B. Antirheumatika) sowie ein Vitamin- oder Mineralstoffmangel (Eisen, Vitamin B_{12} und Zink) scheinen in vielen Fällen mitbeteiligt zu sein. Ob bestimmte Viren (z. B. Herpesviren) einen Einfluss haben, ist nicht genau bekannt. Lebensmittelzusatzstoffe wie Konservierungsmittel, Farbstoffe sowie Natriumlaurylsulfat (ein Tensid, das auch in Zahnpflegeprodukten eingesetzt wird), eine schlechte Mundhygiene und kleinere Verletzungen im Bereich der Mundhöhle können ebenfalls Aphthen auslösen. Bei rezidivierenden Aphthen scheinen antioxidativ wirkende Enzyme eine Rolle zu spielen. Personen mit einer Zöliakie können auf glutenhaltige Lebensmittel mit Aphthen reagieren.

TIPP **Probiotika mit lokal im Mund-Rachen-Raum wirkenden Bakterien (z. B. Streptococcus salivarius K_{12}) können helfen, die Häufigkeit und den Schweregrad von Aphthen zu vermindern.**

Ernährungsempfehlungen

Lebensmittel wie zum Beispiel Nüsse, Schokolade, Käse sowie die säurehaltigen Tomaten und Zitrusfrüchte können die Bildung von Aphthen provozieren. Auch durch Nahrungsmittel-Unverträglichkeiten können Aphthen ausgelöst werden. Lassen Sie durch gezielte Laboruntersuchungen die nicht vertragenen Nahrungsmittel ermitteln und meiden Sie diese nach Möglichkeit.

Nährstoffempfehlungen bei Aphthen

Nährstoff	empfohlene Tagesdosis	Kommentare
Vitamin B_{12}	1 mg (sublingual, oral)	Die tägliche Gabe von 1 mg Vitamin B_{12} während 6 Monaten kann die Häufigkeit und Zeitdauer von Ausbrüchen sowie auch die Schmerzintensität von rezidivierenden Aphthen vermindern.
Vitamin D	gemäß Laborstatus	Bei Patienten mit wiederkehrenden Aphthen können niedrigere 25-OH-Vitamin-D-Blutspiegel gemessen werden.
Zink	30–60 mg	bei nachgewiesenem Zinkmangel
Eisen	gemäß Laborbefund	bei niedrigen Ferritinwerten

Laboruntersuchungen

- Gluten-Unverträglichkeit (Zöliakie)
- andere Nahrungsmittel-Unverträglichkeiten

Literatur

Al-Maweri SA et al. Is vitamin D deficiency a risk factor for recurrent aphthous stomatitis ? A systematic review and meta-analysis. Oral Diseases. 2020;26(6):1116–1123.

Baccaglini L et al. Urban legends: recurrent aphthous stomatitis. Oral Dis. 2011;17(8):755–770.

Cheng, B et al. The efficacy of probiotics in management of recurrent aphthous stomatitis: a systematic review and meta-analysis. Sci Rep. 2020:10:21181.

Dang R et al. The efficacy of zinc medicine in the treatment of recurrent aphthous ulcers: a meta-analysis. J Pract Stomatol. 2018;34(2):230–233.

Gülseren D et al. Is there a role of food additives in recurrent aphthous stomatitis? A prospective study with patch testing. Int J Dermatol. 2017;56(3):302–306.

Taleb R et al. Vitamin B12 in treating recurrent aphthous stomatitia: a review. Int J Vitamin Nutr Res. 2020; DOI: 10.1024/0300–9831/a000684.

Tamer F et al. Decreased serum ferritin and vitamin D levels in patients with recurrent aphthous stomatitis. Our Dermatol Online. 2019;10(3):229–233.

Zhang Z et al. Enzymatic antioxidants status in patients with recurrent aphthous stomatitis. J Oral Pathol Med. 2017; DOI: 10.1111/jop. 12547

Erkrankungen des Verdauungstraktes

Sehr viele Menschen werden von Verdauungsstörungen geplagt. Ballaststoffarme Ernährung und Bewegungsmangel begünstigen die Verstopfungsneigung. Stress, hastig heruntergeschlungenes Essen und die zunehmenden Nahrungsmittel-Unverträglichkeiten können zu Reizdarmsymptomen, wie Blähungen und Durchfall, führen. Für den Darm zu sorgen sollte ein zentrales Anliegen sein, da ein »leaky gut«, d. h. eine nicht optimale Darmschleimhautbarriere, zu niederschwelligen Entzündungen im Körper führen und das Immunsystem beeinflussen kann. Die bedeutende Rolle der Darmflora bei Erkrankungen des Verdauungstraktes wird derzeit intensiv erforscht.

Sodbrennen (gastroösophagale Refluxerkrankung)

Sodbrennen ist ein saurer, brennender Schmerz unter dem Brustbein, der in der Regel nach üppigen Mahlzeiten insbesondere im Liegen auftritt. Sodbrennen wird durch einen anomalen Rückfluss (Reflux) von Mageninhalt und Magensäure in das untere Ende der Speiseröhre verursacht, was Entzündungen und Schmerzen hervorruft. Der zur Speiseröhre führende Schließmuskel ist dabei häufig in seiner Funktion gestört. Auch ein unklarer, chronischer Husten ohne die klassischen Symptome des Sodbrennens kann ein Hinweis auf eine Refluxerkrankung sein. Bei unbehandeltem, chronischem Reflux kann die Schleimhaut in der Speiseröhre geschädigt werden, was dann zu einer Vernarbung und Folgeerkrankungen führen kann. Bei entsprechender Symptomatik ist eine medizinische Abklärung mit einer Magenspiegelung angezeigt.

Ernährungsempfehlungen

Sowohl sehr üppige als auch fettige Mahlzeiten verzögern die Magenentleerung, was durch die lange Verweildauer des Speisebreis einen Reflux begünstigt. Falls das Sodbrennen nachts auftritt, kann man die Symptome mildern, indem man mit leicht erhöhtem Oberkörper schläft. Auch Übergewicht verstärkt die Häufigkeit von Sodbrennen. Durch den Druck des Unterbauchs wird der Mageninhalt in die Speiseröhre zurückgedrängt. Bestimmte Mineralstoffe können den Säuregrad im Magen ein wenig senken und das

Basenmischungen lindern sofort

Versuchen Sie bei Sodbrennen, ob Ihnen eine in Wasser aufgelöste Basenmischung (Pulver) Linderung verschafft. Diese kann zur Besserung der Refluxsymptome auch über einen begrenzten Zeitraum eingenommen werden (z. B. Schwangerschaft). Eine langfristige Einnahme ohne Abklärung der Ursachen und Hintergründe ist aber nicht zu empfehlen.

Sodbrennen mildern. Befolgen Sie die begleitenden Nährstoffempfehlungen im Abschnitt »Magengeschwüre« (Seite 471).

Lebensmittel, die am häufigsten Sodbrennen verursachen:

- alkoholische Getränke
- fettiges Essen
- Kaffee
- Pfefferminze
- scharfe Speisen (Chili, Zwiebeln)
- Schokolade
- Schwarztee
- Tomaten
- Zitrusfrüchte

Besondere Hinweise

Stress in Beruf und Alltag ist neben dem Übergewicht und den Ernährungseinflüssen einer der wichtigsten auslösenden Faktoren. Eventuell kann eine ausreichend lange Zeitspanne von ca. 4 Stunden zwischen dem Abendessen und dem Schlafengehen hilfreich sein.

Häufig werden bei Sodbrennen Säureblocker, sogenannte Protonenpumpenhemmer (PPI), verschrieben. Aufgrund des geringeren Säuregehaltes im Magen werden aber dadurch Proteine in der Nahrung nicht ganz so gut verdaut. Dies verschlechtert die Aufnahme von Mikronährstoffen (Vitamin B_{12}, Kalzium, Magnesium, Eisen etc.) aus der Nahrung und kann entsprechende Mängel zur Folge haben.

Der deutsche Arzt Kuklinski nennt das Sodbrennen (Refluxösophagitis) als eines der häufigen, typischen Symptome des nitrosativen Stresses. Behandelt wird Nitrostress v. a. mit hochdosierten Gaben von mitochondrial wirksamen Mikronährstoffen wie Vitamin B_{12}, Coenzym Q_{10}, Magnesium, L-Carnitin (siehe Kapitel »Oxidativer Stress und Nitrostress«, Seite 542).

Laboruntersuchungen

- nitrosativer Stress
- Säure-Basen-Haushalt nach Sander
- adrenaler Stressindex

Literatur

Kuklinski B. Praxisrelevanz des nitrosativen Stresses. OM & Ernährung 2008; Nr. 124:F1–F19.

Saritas Yuksel E et al. Extraesophageal manifestations of gastroesophageal reflux disease: cough, asthma, laryngitis, chest pain. Swiss Med Wkly. 2012;142:w13544.

Surdea-Blaga T et al. Food and gastroesophageal reflux disease. Curr Med Chem. 2019;26(19):3497–3511.

Taraszewska A. Risk factors for gastroesophageal reflux disease symptoms related to lifestyle and diet. Rocz Panstw Zakl Hig. 2021;72(1):21–28.

Gastritis, Magengeschwüre

Die Magenschleimhaut ist normalerweise durch eine Schicht aus Schleimhautzellen und Schleim vor der Magensäure geschützt. Wenn diese Schutzschicht beschädigt wird, kommt es zunächst zu einer Entzündung (Gastritis), auf deren Boden sich in der Folge ein Geschwür (Ulcus ventriculi) bilden kann. Typische Symptome sind Oberbauchschmerzen und Übelkeit sowie Blutungen (Eisenhaushalt kontrollieren!) im fortgeschrittenen Stadium.

Das Bakterium *Helicobacter pylori* hat bei der Entstehung eines Magengeschwürs eine große Bedeutung. So kann dieser Keim bei rund ¾ der Patienten mit einem Ulcus ventriculi nachgewiesen werden – und sollte dann mit Antibiotika (und Säureblockern) behandelt werden. Nicht alle Menschen, die mit *Helicobacter pylori* infiziert sind, entwickeln jedoch ein Magengeschwür. Andere Einflüsse – wie etwa Stress, Rauchen oder übermäßiger Alkoholkonsum – spielen als zusätzliche Triggerfaktoren offenbar eine mitentscheidende Rolle. Auch Patienten ohne Helicobacter-Infektion können ein Magengeschwür entwickeln. Besonders gefährdet sind Menschen, die regelmäßig schmerz- und entzündungshemmende Medikamente aus der Gruppe der nichtsteroidalen Antirheumatika (NSAR) einnehmen.

Magenschleimhautschäden durch Schmerzmittel

Zahlreiche Medikamente (z. B. Schmerzmittel, Antirheumatika) können zu einer reduzierten Schleimbildung in der Magenschleimhaut und somit zur Schädigung führen. Bei empfindlichen Personen oder bei unvermeidlicher Langzeiteinnahme empfiehlt sich die Kombination mit einem Säureblocker. Ergänzend haben Vitamin C (1 g/Dosis) und Vitamin E einen schützenden Effekt bei Einnahme von salizylathaltigen Schmerzmitteln.

Ernährungsempfehlungen

Eine an Antioxidanzien reiche Ernährung (v. a. Gemüse, Früchte) ist zur Erhaltung einer intakten Schleimhaut im Magen und im Zwölffingerdarm von großer Bedeutung. Damit wird auch die Immunabwehr positiv beeinflusst, sodass der Schutz vor Infektionen mit Helicobacter verstärkt wird. In neueren Untersuchungen zeichnet sich auch ab, dass antioxidanzienreiche Lebensmittel das Risiko reduzieren können, dass sich aus einem Magengeschwür später Magenkrebs entwickelt. Carotinoide wie Astaxanthin und β-Carotin hemmen Entzündungen in einer mit *Helicobacter pylori* infizierten Magenschleimhaut.

Brokkoli: Brokkoli hat sich bei Entzündungen der Magenschleimhaut und bei Helicobacter-pylori-Infekten als erstaunlich hilfreich erwiesen. Das Gemüse enthält wichtige sekundäre Pflanzenstoffe wie z. B. Sulfurophan. Ein regelmäßiger Verzehr kann die Beschwerden mildern.

Kohlsaft, Kartoffelsaft: Der Saft aus rohem Kohl enthält S-Methylmethionin und Glutamin, zwei Aminosäuren, die den Heilungsprozess bei Magengeschwüren unterstützen können. Ebenso wird Kartoffelsaft seit Jahrzehnten bei Gastritis und Magengeschwüren empfohlen.

Vitamin C: Vitamin C ist normalerweise im Magensaft in hohen Konzentrationen enthalten und schützt die Magenschleimhaut vor schädlichen Einwirkungen durch oxidative und nitrosative Prozesse. Patienten mit Helicobacter-pylori-Infekten weisen erniedrigte Vitamin-C-Konzentrationen im Magensaft auf. Eine Vitamin-C-Supplementierung kann diese Konzentrationen erhöhen und das Risiko für die Entwicklung eines Magenkarzinoms reduzieren. Vitamin C scheint auch die klassische, antibiotische Behandlung von Helicobacter pylori (Eradikationstherapie) zu verbessern. Dies gilt auch für eine Kombination von Vitamin C (500–1000 mg/Tag) und E (200–400 mg/Tag) während 2 Wochen.

Cranberries: Diese können die Überlebensbedingungen des Helicobacter-Bakteriums im Magen negativ beeinflussen.

Vermeiden:

- Milch, die gern zum »Neutralisieren« der Magensäure empfohlen wird, vermindert den Säuregrad im Magen in Wirklichkeit nur wenig und nur für kurze Zeit. Kurz darauf folgt eine neuerliche verstärkte Säureausschüttung.
- Sowohl koffeinfreier als auch herkömmlicher Kaffee verschlimmern bei vielen Menschen Sodbrennen und Magengeschwüre, dasselbe gilt für alkoholische Getränke.
- Kochsalz sollte nur eingeschränkt konsumiert werden.

Besondere Hinweise

- Nahrungsmittel-Unverträglichkeiten (z.B. in Bezug auf Milchprodukte) können in gewissen Fällen zur Bildung von Magenschleimhautentzündungen und Magengeschwüren beitragen. Laboruntersuchungen können hier Klarheit bringen.
- Bei Helicobacter-pylori-Infekten kommt es häufiger zu Eisen- und Vitamin-B_{12}-Mängeln. Diese werden oft auch durch die hierfür verordneten Säureblocker (Protonenpumpenhemmer) mitverursacht.
- Probiotika (Multistrain-Präparate sowie Lactobacillus) scheinen die Wirkung und

Nährstoffempfehlungen bei Magengeschwüren

Nährstoff	empfohlene Tagesdosis	Kommentare
Vitamin C	0,5–1 g in retardierter Form oder als Kalzium- oder Natriumascorbat, jeweils mit dem Essen.	Mangel an Vitamin C erhöht das Magengeschwürrisiko. Supplemente können die Heilung beschleunigen. Nehmen Sie es allerdings nicht als Ascorbinsäurepulver, das von Magenpatienten oft nicht vertragen wird.
Vitamin E	200–400 mg	in Kombination mit Vitamin C, während 2 Wochen
Vitamin D	gemäß Laborstatus	Ein ausreichend hoher Vitamin-D-Blutspiegel reduziert die Häufigkeit von Helicobacter-pylori-Infektionen und kann auch die Erfolgsquote einer klassischen Eradikationsbehandlung verbessern.
Zink	30–60 mg (bei nachgewiesenem Zinkmangel)	Zinkmangel erhöht das Risiko für Magenschleimhautentzündungen. Eine Zinkgabe kann Reparaturprozesse günstig beeinflussen.
Selen	100–200 µg	Antioxidans; bei nachgewiesenem Selenmangel supplementieren

die Nebenwirkungen der klassischen Eradikationstherapie günstig zu beeinflussen.
- Stressmanagement in Beruf und Familie ist von großer Bedeutung.

Laboruntersuchungen
- Helicobacter pylori (Stuhl, Serum, Atemtest)
- Nahrungsmittel-Intoleranzen
- oxidativer Stress
- nitrosativer Stress
- Vitamin B_{12} bzw. Methylmalonsäure oder Holotranscobalamin
- Ferritin

Literatur

Ayala G et al. Exploring alternative treatments for helicobacter pylori infection. World J Gastroenterol. 2014; 20(6): 1450–1469.

Gravina AG et al. Extra-gastric manifestations of Helicobacter pylori infection. J Clin Med. 2020;9:3887.

Kang H et al. Astaxanthin and β-carotene in Helicobacter pylori-induced gastric inflammation: a mini-review on action mechanisms. J Cancer Prev. 2017;22:57–61.

Pohle T et al. Role of reactive oxygen metabolites in aspirin-induced gastric damage in humans: gastro-protection by vitamin C. Aliment Pharmacol Ther 2001;15:677–687.

Sipponen P. Chronic gastritis. Scand J Gastroenterol. 2015;50(6):657–667.

Ullah H et al. Vegetable extracts and nutrients useful in the recovery from Helicobacter pylori infection: a systematic review on clinical trials. Molecules. 2021;26:2272.

Yang L et al. Effect of vitamin D on Helicobacter Pylori infection and eradication: a meta-analysis. Helicobacter. 2019 ;24(5):e12655.

Zhang M et al. Meta-analysis of the efficacy of probiotic-supplemented therapy on the eradication of H. pylori and incidence of therapy-associated side effects. Microbial Pathogenesis. 2020;147:104403.

Gallensteine

Die Gallenblase hat die Aufgabe, die kontinuierlich von der Leber gebildete Gallenflüssigkeit zu speichern und bei Bedarf zur Fettverdauung in den Zwölffingerdarm abzugeben. Mit der Galle werden auch Abbauprodukte aus der Leber über den Darm entsorgt. Die Galle besteht aus Gallensäuren, Phospholipiden und Cholesterin. Sinkt in der Gallenblase das Verhältnis der Gallensäure zum Cholesterin auf unter 13:1, so kann es zur Ausfällung von Cholesterin und zur Bildung von Gallensteinen kommen. In den meisten Fällen bemerkt dies der Betroffene nicht. Erst wenn die Gallensteine den Abfluss der Galle blockieren, kommt es zu starken, kolikartigen Schmerzen oder einer Entzündung. Der Verschluss der Gallenwege kann einerseits zu einer Gelbsucht führen, andererseits ist die Fettverwertung nicht mehr möglich und es kommt zum klassischen Bild von gelblichen, breiigen Fettstühlen.

Ernährungsempfehlungen
Die Ernährung hat einen großen Einfluss auf die Bildung von Gallensteinen. Zu hohe Kalorienzufuhr in Form von raffinierten Kohlenhydraten (inkl. Fruchtzucker) und ungesunden Fetten (v.a. gesättigte Fettsäuren und Transfettsäuren) bei zu wenig Ballaststoffen haben sich als klare Risikofaktoren für die Bildung von Gallensteinen erwiesen. Die meisten Studien zeigen auch, dass Übergewicht, aber auch eine schnelle Gewichtsabnahme das Risiko für Gallensteine erheblich erhöht.

Einen risikomindernden Einfluss haben Gemüse und Früchte, einfach ungesättigte Fette (z.B. Olivenöl), Kaffee sowie Knoblauch, Curcuma und Bockshornklee. Es ist auf eine aus-

Nährstoffempfehlungen bei Gallensteinen

Nährstoff	empfohlene Tagesdosis	Kommentare
Vitamin A, D, E, K	je nach Versorgungszustand in nutritiven oder therapeutischen Mengen	Die ausreichende Versorgung mit allen fettlöslichen Vitaminen sollte wegen der verminderten Aufnahme aus dem Darm stets im Auge behalten werden.
Vitamin C	2 g	Eine Vitamin-C-Supplementierung reduziert die Gefahr einer Gallensteinbildung. Der Körper benötigt Vitamin C, um Cholesterin zu Gallensäuren abzubauen. Wenn Vitamin C fehlt, kann es zu einer erhöhten Cholesterin-Konzentration in der Gallenflüssigkeit kommen. Vitamin C verlängert die Kristallisationszeit von Cholesterin in der Galle.
Vitamin E	je nach Laborstatus	Ausreichend hohe α-Tocopherol-Blutspiegel scheinen das Gallensteinrisiko zu senken.

reichende Versorgung mit Omega-3-Fettsäuren zu achten (verminderte intestinale Aufnahme).

Besondere Hinweise

- Gewisse Krankheitsbilder wie z. B. Metabolisches Syndrom (Übergewicht, Typ-2-Diabetes, erhöhte Blutfettwerte, erhöhter Blutdruck), Leberzirrhose, Infekte (Hepatitis C, Helicobacter pylori) und Morbus Crohn gehen mit einem erhöhten Gallensteinrisiko einher. Ebenso kann eine genetische Prädisposition eine Rolle spielen. So sind Frauen häufiger betroffen als Männer.
- Eine langfristige Einnahme von östrogenhaltigen Präparaten (orale Verhütungsmittel, Wechseljahrpräparate) erhöht die Wahrscheinlichkeit, an Gallensteinen zu erkranken.
- Körperliche Aktivität reduziert die Wahrscheinlichkeit von Gallensteinen.
- Alkohol scheint das Gallensteinrisiko zu senken. Dies sollte aber nicht als Präventionsempfehlung verstanden werden.

Laboruntersuchungen

- Gallensäure, Blutfette
- Fettsäurenprofil
- fettlösliche Vitamine (A, D_3, E, K)

Literatur

Di Ciaula A et al. The role of diet in the pathogenesis of cholesterol gallstones. Curr Med Chem. 2019;26(19):3620–3638.

Ferkingstad E et sal. Genome-wide association meta-analysis yields 20 loci associated with gallsone disease. Nature Comm. 2018;9:5101.

Srinivasan K. Anti-cholelithogenic potential of dietary spices and their bioactives. Crit Rev Food Sci Nutr. 2017;57(8):1749–1758.

Walcher T et al. Vitamin C supplement use may protect against gallstones: an observational study on a randomly selected population. BMC Gastroenterology. 2009;9:74.

Waniek S et al. Association of circulating vitamin E (α- and γ-Tocopherol) levels with gallstone disease. Nutrients. 2018;10:133.

Wang J et al. Alcohol consumption and risk of gallstone disease: a meta-analysis. Eur J Gastroenterol Hepatol. 2017;29(4):e19–e28.

Zhang JW et al. Fruits and vegetables consumption and the risk of gallstone disease. A systematic review and meta-analysis. Medicine. 2019;98:28.

Reizdarm (Colon irritabile)

Der Reizdarm ist eine sehr weit verbreitete Verdauungsstörung. Er ist durch krampfartige Unterbauchbeschwerden und Blähungen gekennzeichnet, die von Durchfall und/oder Verstopfung begleitet sind. Typischerweise findet der Arzt beim Reizdarmsyndrom keine krankhaften Organveränderungen. Als Ursache wird eine Überempfindlichkeit der Darmnerven vermutet, im Verbund mit Faktoren wie Stress oder Belastungssituationen. Eine durchlässigere Darmbarriere (»leaky gut«) kann beim Reizdarmsyndrom eine niederschwellige Entzündung verursachen. Die Beschwerden entwickeln sich in der Regel in der Lebensmitte und sind bei Frauen häufiger als bei Männern.

Ernährungsempfehlungen

Ernährungsprobleme (Unverträglichkeiten, Malabsorption, Maldigestion) und falsches Essverhalten sind oft ursächlich beteiligt und sollten systematisch abgeklärt werden. Bei vielen Betroffenen wird ein ursächlicher Zusammenhang mit bestimmten Zuckerverbindungen beobachtet, die in gewissen Lebensmitteln vorkommen. Diese Zuckerverbindungen werden FODMAPs (Fermentable Oligo-, Disaccharides, Monosaccharides and Polyols) genannt und kommen u. a. in Obst, Gemüse oder im Brot vor. Es kann hilfreich sein, eine gewisse Zeit lang ganz oder teilweise auf Lebensmittel zu verzichten, die besonders viel dieser Zuckerarten enthalten (siehe Kapitel »Nahrungsmittel-Unverträglichkeiten«, Seite 76, Abschnitt »Unverträglichkeit gegenüber schnell fermentierbaren Kohlenhydraten (FODMAP)«, Seite 83).

Stress, Mikrobiom: Der Darm reagiert sehr empfindlich auf Stress. Stress und psychische Faktoren können bei anfälligen Menschen Darmbeschwerden und Krämpfe auslösen. Psychotherapie und Autogenes Training können sehr wertvoll sein, insbesondere wenn

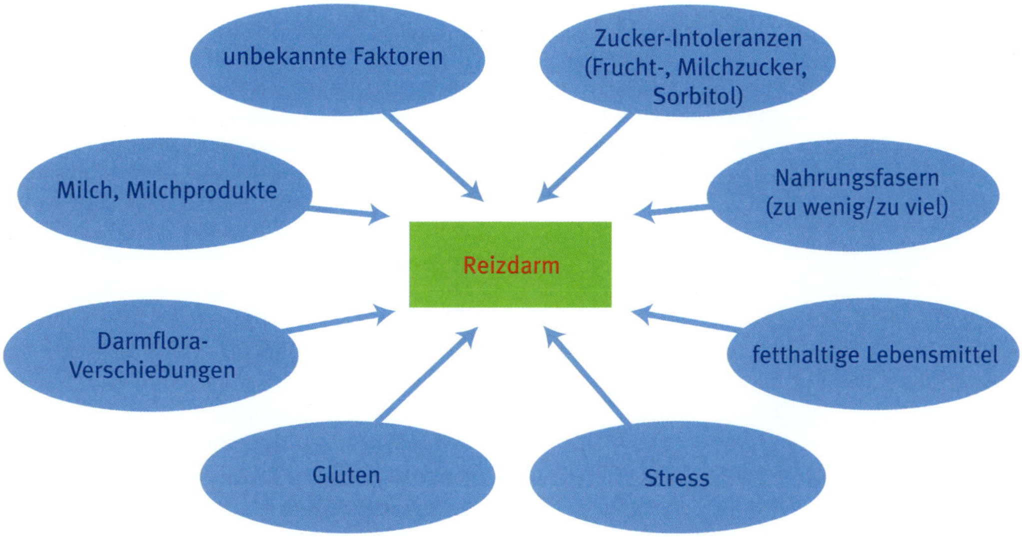

Ursachen und Einflussfaktoren für einen Reizdarm.

sie mit einer Umstellung der Ernährung Hand in Hand gehen. Es zeigt sich, dass Abbauprodukte der Darmbakterien unser Gehirn mehr beeinflussen als bisher angenommen.

Nahrungsfasern, FODMAP: Eine Ernährung, die zu viele oder zu wenige Nahrungsfasern enthält, verschlimmert bei vielen Menschen die Symptome. Es ist von Vorteil, den goldenen Mittelweg zu wählen, indem man auf eine ausgeglichene Versorgung mit Vollkornprodukten, Gemüse, Obst und Hülsenfrüchten achtet. Eine Verschiebung in der Darmflora und übermäßiges Wachstum von Fäulnisbakterien können beim Verzehr von zu wenig Nahrungsfasern und zu viel Fleisch oder raffiniertem Zucker auftreten (oder als Folge einer Behandlung mit Antibiotika). Oft zeigt auch eine Umstellung der Ernährung – die sogenannte FODMAP-Diät – eine spürbare Verbesserung der Symptome. Die umfassende Stuhlanalyse ist eine der sinnvollen Abklärungsmöglichkeiten bei Reizdarm.

Rohkost: Nicht selten entstehen die Verdauungsprobleme beim Verzehr von Rohkost (frische Salate, Gemüse, komplexe Kohlenhydrate) am Abend. Diese werden dann oft nicht richtig verdaut. Es kommt zu Gärungszuständen, Blähungen oder Durchfall. Personen mit einer empfindlichen Verdauung sollten diese Lebensmittel vorzugsweise in der ersten Tageshälfte verzehren.

Nahrungsmittel-Unverträglichkeiten: Nahrungsmittel-Unverträglichkeiten sind eine häufig beobachtete Ursache des Reizdarms, insbesondere bei Menschen, die unter Allergien leiden. Die häufigsten Auslöser sind Milch und Milchprodukte, Getreide (Weizen und Mais), Zitrusfrüchte, Kaffee und Lebensmittelzusätze (Farb- und Geschmacksstoffe).

Nährstoffempfehlungen bei Reizdarm (Colon irritabile)

Nährstoff	Empfohlene Tagesdosis	Kommentare
Multivitamin-Mineral-Kombinationspräparat	nutritive Dosierungen, ausgewogene, breite Zusammensetzung	zur Kompensation der breiten Nährstoffmängel, die oft durch die Verdauungsstörungen und die damit verbundene verminderte Resorptionsleistung der Dünndarmschleimhaut entstehen.
L-Glutamin	3 × 5 g/Tag, während 8 Wochen	L-Glutamin reduzierte bei Patienten mit postinfektiösem Reizdarm (sog. Diarrhö-Typ) in klinisch relevanter Weise alle untersuchten Symptome: Bei fast 80 % der Patienten verbesserte sich der Schweregrad der Erkrankung, die Anzahl der Stuhlgänge wurde fast halbiert, die Darmdurchlässigkeit wurde verbessert usw. Zudem scheint L-Glutamin (15 g/Tag, 6 Wochen) die günstigen Auswirkungen einer FODMAP-Ernährung bei Reizdarm-Patienten noch zu verbessern.
Probiotika		Multistrain-Probiotika, während mindestens 8 Wochen; zeigen verglichen mit Placebo in 2 von 3 Studien signifikante Verbesserungen der Symptome.
Melatonin	3 mg, abends	kann Beschwerden reduzieren (inkl. Bauchschmerzen, Schlafstörungen)

Zucker-Intoleranzen: Saccharose (Kristallzucker), Laktose (Milchzucker), Fruktose (Fruchtzucker) und Sorbitol (ein Zuckeralkohol, der in kalorienreduzierten Süßigkeiten und Kaugummis verwendet wird) können nicht von allen Menschen gleich gut verwertet werden. Diese Zucker werden üblicherweise dann im Dickdarm von Bakterien verdaut.

Entzündliche Darmerkrankungen, Gluten-Unverträglichkeit: Eine Zöliakie, ein M. Crohn oder eine Colitis ulcerosa können sich mit ähnlichen Symptomen äußern und müssen vor der Diagnose »Reizdarm« ausgeschlossen worden sein. Eine Gluten-Unverträglichkeit (also keine Zöliakie im engeren Sinne) kann ebenso zu Entzündungen und zum Abbau der Schleimhaut im Dünndarm führen.

Fett: Bei manchen Menschen werden Verdauungsstörungen durch fetthaltige Lebensmittel ausgelöst, die Darmbeschwerden und Krämpfe verursachen können.

Laboruntersuchungen

- Stufenkonzept Reizdarm, Darmprofil (Stuhl)
- Kohlenhydrat-Intoleranzen
- Zöliakie/Gluten-Unverträglichkeit
- Glukose-Atemtest (SIBO-Diagnostik)

Literatur

Enck P et al. Irritable bowel syndrome. Nat Rev Dis Primers. 2016;2:16014.

Fjeldheim Dale H et al. Probiotics in irritable bowel syndrome: an up-to-date systematic review. Nutrients. 2019;11:2048.

Frühauf H et al. Colon irritabile (Reizdarmsyndrom). CME-Fortbildung. Hausarzt Praxis 2017;12(5):10–13.

McKenzie YA et al. British Dietetic Association systematic review and evidence-based practice guidelines for the dietary management of irritable bowel syndrome in adults (2016 update). J Hum Nutr Diet. 2016;29(5):549–75.

McRae MP et al. Effectiveness of fiber supplementation for constipation, weight loss, and supporting gastrointestinal function: a narrative review of meta-analyses. J Chiropr Med. 2020;19:58–64.

Oh SN et al. Analgesic efficacy of melatonin: a meta-analysis of randomized, double-blind, placebo-controlled trials. J Clin Med. 2020;9:1553.

Rastgoo S et al. Glutamine supplementation enhances the effects of a low FODMAP diet in irritable bowel syndrome management. Front Nutr. 2021;8:746703.

Van Lanen AS et al. Efficacy of a low-FODMAP diet in adult irritable bowel syndrome: a systematic review and meta-analysis. Eur J Nutr. 2021;10.1007/s00394-020-02473-0.

Wilhelmini M et al. SIBO: »small intestinal bacterial overgrowth«. Swiss Med Forum 2018;18(09):191–200.

Zhou Q et al. Randomised placebo-controlled trial of dietary glutamine supplements for postinfectious irritable bowel syndrome. Gut. 2019;68(6):996–1002.

Verstopfung und Divertikulose

Bei Verstopfung erfordert der Stuhlgang starkes Pressen, weil der Stuhl hart ist. Häufig ist Verstopfung auch durch seltenen Stuhlgang (zwei- bis dreimal die Woche) gekennzeichnet. Chronisches Pressen beim Stuhlgang ruft häufig eine Erkrankung namens Divertikulose hervor, bei der sich die innere Darmwand in Form von kleinen Ausstülpungen oder Taschen (Divertikel) durch die Muskelwand des Darms hindurch nach außen stülpt. Diese Divertikel können sich durch lange verweilende Stuhl- und Bakterienreste entzünden, was dann zu heftigen Bauchschmerzen und Blutungen führen kann (Divertikulitis). Diese Erkrankungen treten in den Industrienationen wesentlich häufiger auf als in Entwicklungsländern. In Industrienationen leidet jeder fünfte Erwachsene an chronischer Verstopfung. Bei etwa einem Drittel aller Menschen über 65 Jahre tritt eine Divertikulose auf.

Ernährungsempfehlungen

Die Hauptursache für Verstopfung und Divertikulose ist die stark raffinierte und industriell verarbeitete Nahrung, die wenig Nahrungsfasern und Ballaststoffe enthält. Nahrungsfasern sind unverdauliche komplexe Kohlenhydrate, die unversehrt in den Darm gelangen und dort Wasser aufnehmen, was das Volumen des Stuhls vergrößert und ihn weicher macht. Dies regt die Tätigkeit der Muskeln im Darm an, die den Stuhl schneller voranschieben. Nahrungsfasern kommen in großen Mengen in Vollkorn, Mais, Gemüse, Obst, Samen und Hülsenfrüchten vor. Dörrpflaumen, Rosinen und Feigen sind ebenfalls faserreich. Neben der verstärkten Versorgung mit Nahrungsfasern sollte man auch reichlich Flüssigkeit zu sich nehmen (1,5–2 Liter täglich), weil dies die Verstopfung lindern und das Risiko einer Divertikulose senken kann.

Abführmittel nur kurz einsetzen

Abführmittel sollten nicht über einen längeren Zeitraum hinweg eingenommen werden. Die meisten beeinträchtigen die normale Darmfunktion und die Aufnahme von Nährstoffen. Abführmittel führen oft zu Kaliummangel. Dieser wiederum führt zu Muskelträgheit, was die Verstopfung verstärkt. Um aus diesem Teufelskreis herauszukommen, muss das Kaliumdefizit behoben werden. Abführmittel können auch die Entwicklung von Darmreizungen beschleunigen.

Nährstoffempfehlungen bei Verstopfung

Nährstoff	empfohlene Tagesdosis	Kommentare
Nahrungsfasern	10–30 g in Form von Weizenkleie oder aus Flohsamen hergestellten Präparaten	Bis sich der Körper daran gewöhnt hat, kann eine Erhöhung der Nahrungsfasermenge Blähungen und Bauchbeschwerden hervorrufen. Gehen Sie also Schritt für Schritt vor und erhöhen Sie die Dosis je nach Verträglichkeit über einige Wochen hinweg. Nehmen Sie die Nahrungsfaser-Supplemente immer mit reichlich Flüssigkeit ein.
Vitamin C	500 mg bis 3 g	Zieht Wasser in den Darm und macht den Stuhl weich. Beginnen Sie mit 500 mg und erhöhen Sie die Dosis langsam auf 2–3 g, bis Sie bei der Dosis angelangt sind, bei der der Stuhl etwas weicher wird.
Kalium	nur bei diagnostiziertem Kaliummangel supplementieren	Kaliummangel kann zu Verstopfung führen. Nicht selten wird Kaliummangel durch einen zu häufigen Gebrauch von Abführmitteln hervorgerufen.
Magnesium	300–600 mg	Zieht Flüssigkeit in den Darm und macht dadurch den Stuhl weicher; v. a. anorganische Magnesiumverbindungen (Magnesiumchlorid, Magnesiumsulfat usw.) zeigen diesen osmotischen und abführenden Effekt.
Probiotika	nach Vorschrift	Probiotika helfen, die Zeit für die Darmpassage zu reduzieren und auch weitere Symptome wie Stuhlkonsistenz und Blähungen zu bessern. Multispezies-Probiotika zeigen sich deutlich wirksamer als Monospezies-Probiotika.

Besondere Hinweise

- Zahlreiche Medikamente bewirken Verstopfung als unerwünschte Nebenwirkung (Antazida, Antidepressiva, entwässernde Arzneimittel, Eisenpräparate, opiathaltige Schmerzmittel, Codein usw.).
- Verstopfung kann durch tägliche maßvolle sportliche Betätigung (z. B. Gehen, Joggen oder Schwimmen) oft bedeutend gemildert oder behoben werden. Bewegungsmangel verschlimmert Verstopfung.
- Milchzucker-Unverträglichkeit kann zu Verstopfung führen.
- Magnesium und Vitamin C können in hohen Dosierungen abführend wirken – für einen weicheren Stuhlgang wird diese »Nebenwirkung« bewusst genutzt.

Literatur

Bellini, M et al. Chronic constipation: is a nutritional approach reasonable? Nutrients. 2021;13(10):3386.

Elisei W et al. Recent advances in the treatment of colonic diverticular disease and prevention of acute diverticulitis. Ann Gastroenterol. 2016;29(1):24–32

Forootan M et al. Chronic constipation: a review of literature. Medicine. 2018;97(20):e10631.

Zhang C et al. Meta-analysis of randomized controlled trials of the effects of probiotics on functional obstipation in adults. Clin Nutr. 2020;39(10):2960–2969.

Colitis ulcerosa und Morbus Crohn

Es gibt zwei wichtige Krankheitsbilder, die mit einer chronischen Darmentzündung einhergehen. Die Colitis ulcerosa manifestiert sich durch einen entzündlichen Befall des Mastdarms und des Dickdarms, bei der sich an der Darmwand Geschwüre bilden. Der Morbus Crohn tritt sowohl im unteren Bereich des Dünndarms als auch im Dickdarm auf, wobei alle Schichten der Darmwand von der Entzündung betroffen sind. Typische Symptome chronisch-entzündlicher Darmerkrankungen sind lang andauernde (blutige oder unblutige) Durchfälle, krampfartige Bauchschmerzen, starke Gewichtsabnahme, Abszesse, Fisteln in andere Hohlorgane (Blase, Gebärmutter) oder zur Bauchdecke, Fieber und Gelenkbeschwerden. Diese chronischen Darmentzündungen neigen zu einem Verlauf in Schüben, zwischen denen jeweils längere symptomfreie Phasen liegen. Meistens schädigen sie den Darm mit der Zeit sehr stark.

Die chronisch-entzündlichen Darmerkrankungen werden zu den Autoimmunerkrankungen gezählt. Das Krankheitsverständnis hat in den letzten Jahren stark zugenommen. Man weiß heute, welch wichtige Rolle die Darmflora und ihre Interaktionen mit der Darmschleimhaut spielen. Die klassischen schulmedizinischen Maßnahmen (entzündungshemmende und immunsuppressive Medikamente, Operationen) sind wichtig dafür, das Fortschreiten der Erkrankung zu bremsen. Die Behandlung ist jedoch symptomatisch und berücksichtigt nicht umfassend die Ursachen und die biochemischen Einflussfaktoren. Dazu gehören: eine anomale Darmflora, eine anomale Durchlässigkeit des Darmepithels und eine gestörte Immunantwort, eine systemische Entzündung sowie eine breite Störung des Mikronährstoffhaushaltes. Erfolge zeigten sich u. a. auch mit einer Stuhltransplantation.

Ernährungsempfehlungen

Menschen mit einer aktiven chronischen Darmentzündung sind oft schwer mangelernährt, weil sie den Appetit verlieren und aufgrund ihres erkrankten Darms die Nährstoffe schlecht aufnehmen können. Nährstoffmän-

Chronisch-entzündliche Darmerkrankungen sind stets von zahlreichen Stoffwechselstörungen und breiten Nährstoffdefiziten begleitet (basiert auf Lochs 2010)

Defizite	Morbus Crohn (Häufigkeit in %)	Colitis ulcerosa (Häufigkeit in %)
Gewichtsverlust	65–75	18–62
Proteinverluste, intestinale	75	+
Störungen des Knochenstoffwechsels	+	+
Blutarmut	60–80	66
niedrige Albuminwerte	25–80	25–50
Folsäuremangel	54	36
Vitamin-B_{12}-Mangel	48	5
Vitamin-D_3-Mangel	75	+
Kalziummangel	13	+
Magnesiummangel	14–33	+
Eisenmangel	39	81
Zinkmangel	+	+
Kupfermangel	+	+

+ = häufiger als bei Personen ohne chronische Darmentzündungen.

gel (Vitamine, Mineralstoffe, Spurenelemente, Protein, Fettsäuren) sind bei diesen Patienten an der Tagesordnung. Patienten mit chronischen Darmentzündungen sollten daher regelmäßig auf Mikronährstoffdefizite untersucht werden.

Wenn einzelne Darmabschnitte chirurgisch entfernt oder langfristig gewisse Medikamente (Cortisonpräparate, Immunsuppressiva, Schmerzmittel usw.) genommen werden müssen, kann sich die Nährstoffmangelsituation noch weiter zuspitzen. Der Nährstoffhaushalt muss deshalb sorgfältig überwacht werden.

Während eines aktiven Morbus-Crohn-Schubes kann eine Umstellung auf flüssige Nahrung, die kurzkettige Proteine enthält, eine wirksame Behandlung darstellen, die mit der medikamentösen Behandlung mit Steroiden vergleichbar ist. Eine FODMAP-Ernährung mit einem niedrigen Anteil von fermentierbaren Oligo-, Mono- und Disacchariden sowie Polyolen (z.B. Sorbit, Maltit, Xylit) kann die gastrointestinalen Symptome von Patienten mit chronischen Darmentzündungen deutlich reduzieren. Auch Nahrungsfasern – sofern sie vertragen werden – können hilfreich sein. Die Ernährung sollte wenig Omega-6-Fettsäuren und wenig Fleisch beinhalten. Das Risiko chirurgischer Eingriffe am Darm wird kleiner, wenn die Ernährungsumstellung langfristig befolgt wird. Zusätzlich bestehende Nahrungsmittel-Unverträglichkeiten können chronische Darmentzündungen ungünstig beeinflussen.

Die Darmflora spielt eine entscheidende Rolle beim Trainieren des Immunsystems, Eigengewebe nicht anzugreifen und die Entzündung einzudämmen. Probiotika können helfen, die symptomfreie Phase zu verlängern.

Nährstoffempfehlungen bei entzündlichen Darmerkrankungen

Nährstoff	empfohlene Tagesdosis	Kommentare
Multivitamin-Mineral-Kombinationspräparat	nutritive Dosierungen	Zur Kompensation des breiten Mangels, der durch die verminderte Resorptionsleistung des Darmes und durch vielfältige Verluste (Darm, Medikamente usw.) entsteht. Wichtig sind auch die fettlöslichen Vitamine A, D, E, K.
Vitamin A	25 000 IE, während 2 Monaten (nur unter ärztlicher Kontrolle)	Eine orale Vitamin-A-Supplementierung kann bei Colitis ulcerosa Heilungsprozesse an der Darmschleimhaut verbessern.
Vitamin D	mind. 800 IE bzw. gemäß Laborstatus	Vitamin-D-Gaben scheinen die Rückfallquote zu reduzieren. Eine Supplementierung ist zwingend bei Cortisontherapie.
Vitamin E	800–1 200 IE	kann aufgrund seiner entzündungshemmenden und immunmodulatorischen Wirkung versucht werden (in Kombination mit Vitamin C, Vitamin-E-Recycling), schmale Datenlage
Vitamin-B-Komplex	sollte ausreichende Mengen Vitamin B_1 (Thiamin), B_2 (Riboflavin) und Vitamin B_6 sowie Folsäure und Vitamin B_{12} liefern	Der Bedarf an B-Vitaminen steigt bei einer chronischen Darmentzündung sprunghaft an. Unterstützt die Heilung der Darmwand. Eine Folsäure-Supplementierung ist speziell bei Therapie mit Methotrexat (Folsäure-Antagonist) und Sulfasalazin wichtig.
Eisen	gemäß Laborstatus	nur bei Eisenmangel supplementieren
Zink	30–60 mg (bei › 30 mg Zink sollte ein kupferhaltiges Supplement dazugegeben werden)	Zinkmangel ist mit einem erhöhten Risiko für chron.-entzündliche Darmerkrankungen verbunden. Zink fördert Reparaturprozesse in der Darmschleimhaut.
Selen	gemäß Laborstatus	nur bei Selenmangel. Sonst in nutritiven Mengen in einem Multivitamin-Mineralpräparat. Antioxidans, antiinflammatorisch
Curcuma	0,5–1 g (vom jeweiligen Extrakt abhängig)	Curcumaextrakte können Symptome und Entzündungsmarker verbessern.
Omega-3-Fettsäuren	2 g EPA/DHA (als Fischöl)	immunmodulatorische und entzündungshemmende Wirkung, verminderte Krankheitsaktivität; weniger Bedarf an Corticosteroiden

Besondere Hinweise

- Mikronährstoff-Präparate sollen bei chronisch-entzündlichen Darmerkrankungen eher einschleichend gegeben werden, da die Patienten wegen der geringen Aufnahmekapazität des Darmes erfahrungsgemäß oft mit Durchfällen reagieren können.
- Rauchen verdoppelt die Erkrankungshäufigkeit. Rauchende Morbus-Crohn-Patienten haben häufiger Schübe und einen erhöhten Medikamentenbedarf.
- Boswellia-Säuren (Weihrauch), Polyphenole wie Quercetin, Resveratrol und andere pflanzliche Extrakte (z. B. Preiselbeeren)

können dank ihrer entzündungshemmenden Wirkung hilfreich sein.
- Auch bei der Diagnose von Zöliakie und bei entsprechenden Verlaufskontrollen sollten wegen des häufigen Auftretens von Mikronährstoffdefiziten verschiedene Laboruntersuchungen vorgenommen werden: Zinkmangel kam bei fast 60 % der Patienten vor, daneben aber auch Mängel an Eisen, Kupfer, Vitamin B_{12} und Folsäure.

Laboruntersuchungen

- Nachweis spezifischer intestinaler Entzündungsmarker (EPX, Calprotectin, Lactoferrin, Lysozym, PMN-Elastase, β-2-Defensin)
- Interleukine, TNF-α, CRP
- oxidativer Stress
- Albumin
- Mikronährstoffprofil (v.a. fettlösliche Vitamine, Vitamin B_{12}, Folsäure, Ferritin, Hämoglobin, Kalzium/Vitamin D_3 (insbesondere bei Behandlung mit Steroiden), Magnesium, Selen, Zink)
- Knochendichte, n-Telopeptide (bei Cortisontherapie)

Literatur

Bischoff SC et al. ESPEN practical guideline: Clinical Nutrition in inflammatory bowel disease. Clin Nutr. 2020;39(3):632–653.

Bledsoe AC et al. Micronutrient deficiencies are common in contemporary celiac disease despite lack of overt malabsorption symptoms. Mayo Clin Proceed. 2019;94(7):1253–1260.

Fabisiak N et al. Fat-soluble vitamin deficiencies and inflammatory bowel disease. J Clin Gastroenterol. 2017;51(10):878–889.

Forbes A. ESPEN guideline: Clinical nutrition in inflammatory bowel disease. Clin Nutr. 2017;36(2):321–347.

Ganji-Arjenaki M et al. Probiotics are a good choice in remission of inflammatory bowel diseases: A meta analysis and systematic review. J Cell Physiol. 2017;Mar 15. DOI: 10.1002.

Jadhav P et al. Efficacy of dietary supplements in inflammatory bowel disease and related autoimmune diseases. Nutrients. 2020;12:2156; DOI: 10.3390/nu12072156.

Kilby K et al. Micronutrient absorption and related outcomes in people with inflammatory bowel disease: a review. Nutrients. 2019;11(6):1388.

Larussa T et al. Potential role of nutraceutical compounds in inflammatory bowel disease. World J Gastroenterol. 2017;23(14):2483–2492.

Li J et al. Efficacy of vitamin D in treatment of inflammatory bowel disease. Medicine. 2018;97:46.

Lochs H. Basics in clinical nutrition: nutritional support in inflammatory bowel disease. Eur e-J Clin Nutr Metabol 2010;5:e100–e103.

Malinowski B et al. The rundown of dietary supplements and their effects on inflammatory bowel disease – a review. Nutrients. 2020;12:1423; DOI: 10.3390/nu12051423.

Marton LT et al. Omega fatty acids and inflammatory bowel diseases: an overview. Int J Mol Sci. 2019;20:4851; DOI: 10.3390/ijms20194851.

Ohashi W et al. Contribution of Zinc and Zinc Transporters in the Pathogenesis of Inflammatory Bowel Diseases. J Immunol Res. 2019:Article ID 8396878.

Rossi RE et al. The role of dietary supplements in inflammatory bowel disease: a systematic review. Eur J Gastroenterol Hepatol. 2016;(12):1357–1364.

Sartor RB et al. Roles for Intestinal Bacteria, Viruses, and Fungi in Pathogenesis of Inflammatory Bowel Diseases and Therapeutic Approaches. Gastroenterology. 2017 Feb;152(2):327–339.

Shirazi KM et al. Vitamin A supplementation decreases disease activity index in patients with ulcerative colitis: A randomized controlled clinical trial. Compl Ther Med. 2018;41 215–219.

Storck LJ et al. Nutrition in gastrointestinal disease: liver, pancreatic, and inflammatory bowel disease. J Clin Med. 2019;8:1098; DOI: 10.3390/jcm8081098.

Ulitsky A et al. Vitamin D deficiency in patients with inflammatory bowel disease. J Parenter Enteral Nutr 2011;35(3):308–316.

Zhan Y et al. Is a low FODMAP diet beneficial for patients with inflammatory bowel disease? A meta-analysis and systematic review. Clin Nutr. 2018;37(1):123–129.

Herz- und Gefäß-erkrankungen

Bevor wir uns den Herzerkrankungen im Einzelnen zuwenden, beschreiben wir die zugrundeliegenden arteriosklerotischen Gefäßveränderungen, ihre Risikofaktoren und die damit verknüpften Veränderungen des Stoffwechsels. Anhand von Laborparametern wie z. B. Triglyzeride, non-HDL-Lipoprotein, hs-CRP oder Omega-3-Index kann man das persönliche Risiko abschätzen. Viele Risikofaktoren, wie Übergewicht und Rauchen, kann man selbst beeinflussen.

Der arteriosklerotische Prozess

Unter arteriosklerotischen Gefäßveränderungen versteht man einen Prozess, der mit einer Verengung, einer Kalzifizierung und letztendlich einem Verschluss arterieller Gefäße einhergeht. Die arteriellen Gefäße sind bekanntlich für die Blut- und Sauerstoffversorgung der Organe verantwortlich. Entsprechend fatal ist ein Verschluss in einem zuführenden Gefäß. Zu den arteriosklerotischen Erkrankungen gehören v. a. die koronare Herzkrankheit (KHK) mit der Angina pectoris und dem akuten Herzinfarkt, die periphere arterielle Verschlusskrankheit und der Hirnschlag. Diese schweren Krankheitsbilder führen oft zu früher Invalidisierung und machen den wesentlichen Anteil der Todesursachen bei über 50-Jährigen aus. Es handelt sich um eigentliche Zivilisationskrankheiten, die stark mit unserem Lebensstil zusammenhängen.

Hauptrisikofaktoren für kardiovaskuläre Erkrankungen

Folgende Hauptrisikofaktoren für kardiovaskuläre Erkrankungen werden beschrieben:

- Alter
- Bewegungsmangel
- Blutdruck, erhöhter
- Blutfettwerte, erhöhte: Hypercholesterinämie, Dyslipidämie
- Diabetes mellitus, Glykierungsprozesse
- Entzündungen (»Silent Inflammation«), chronische
- Ernährung, einseitige
- genetische Vorbelastung, Familienanamnese
- Metallbelastungen, chronische (Schwermetalle, Aluminium)
- Rauchen (Nikotin)
- Übergewicht

Mit Ausnahme der genetischen Vorbelastung sowie von Alter und Geschlecht sind die Hauptrisikofaktoren beeinflussbar. Übergewicht ist deshalb so zentral, weil das Diabetesrisiko (Typ 2), der Blutdruck, die Hypercholesterinämie und auch die Entzündungstendenz bei Normalgewicht wesentlich gesenkt werden können. Die moderne Ernährungsweise mit zu vielen Kalorien, oft aus prozessierten Kohlenhydraten und ungesunden Fetten, sowie der Bewegungsmangel sind zentrale Ursachen.

Eine fettarme (d.h. kohlenhydratreiche) Ernährung reduziert das LDL-Cholesterin, erhöht jedoch die Triglyzeride im Blut. Die aktuellen Ernährungsempfehlungen sehen die exzessive Kohlenhydratzufuhr als ungünstiger an als die hohe Fettzufuhr. Eine langfristig eher antiinflammatorische Ernährungsweise (Seite 59) ist vorteilhaft.

Rauchen ist ein eigenständiger Risikofaktor. Rauchen erhöht das Risiko von Herz-Kreislauf-Erkrankungen markant. Die Inhaltsstoffe des Rauches, insbesondere Kohlenmonoxid, Schwermetalle usw. schädigen die Blutgefäßwände (Endothelzellen). Dadurch wird die Gefäßelastizität vermindert und eine Reihe unerwünschter biochemischer Prozesse unterhalten (Entzündungen, oxidative Prozesse usw.). Die Blutfett- bzw. Cholesterinwerte werden ungünstig beeinflusst.

Sport verbrennt nicht nur Kalorien, sondern ist immer auch ein Training für das Herz-Kreislauf-System. Empfohlen wird möglichst an 5 Tagen/Woche jeweils 30 Minuten Bewegung, ab 90 Min./Woche sind positive Effekte zu erwarten.

Stoffwechselvorgänge

Folgende Stoffwechselvorgänge spielen bei der Arteriosklerose eine wesentliche Rolle:

- Entzündungsprozesse über die Bildung von entzündungsvermittelnden Molekülen wie z.B. NF-κB, Zytokinen wie Interleukin-6, Adiponektin usw. Siehe hierzu auch die Informationen im Kapitel »Stille Entzündungen – spielt der Lebensstil eine wesentliche Rolle?« (Seite 57)
- oxidative Prozesse (z.B. oxidiertes LDL)
- Störung des Lipidstoffwechsels
- Glykierungsprozesse (v.a. bei hohen Blutzuckerspiegeln, Insulinresistenz, hohem Kohlenhydratkonsum zu beobachten) und Bildung von AGEs, die vermehrt zu Gefäßablagerungen und zu einer verminderten Gefäßelastizität führen
- endotheliale Funktionsstörungen (Schäden an der Gefäßinnenwand)
- Bildung von sogenannten Schaumzellen an der Gefäßinnenwand
- Bildung von »klebrigen« Molekülen wie Lipoprotein(a), die im Blutgefäß eine hohe Tendenz zur Bildung von Blutgerinnseln haben
- vermehrte Bildung von unerwünschten Stoffwechselprodukten (z.B. erhöhte Homocystein-Blutspiegel), welche zu Ablagerungen und zur Störung der kollagenen Gefäßstruktur führen können
- Kalzifizierungsprozesse in den Gefäßen. Vitamin K_2 kann diese ggf. über eine Aktivierung des Matrix-Gla-Proteins hemmen.

Es wäre also eine Illusion zu glauben, dass man mit einer einzigen Maßnahme, mit einem einzigen Medikament oder mit einem einzigen Mikronährstoff und mit kurzfristigen Interventionen an diesem komplexen Prozess etwas Wesentliches verändern könnte. Nur eine möglichst frühzeitige, bewusste und langfristige Vorbeugung mit einer Anpassung des Lebensstils (körperliche Aktivität, Verzicht aufs Rauchen, Normalgewicht) und der Ernährung sowie das Beachten und Kontrollieren der bekannten weiteren Risikofaktoren können das Gefäßsystem im Körper möglichst lange gesund und elastisch halten. Dazu leistet auch eine an die Laborresultate und die persönlichen Risikofaktoren angepasste begleitende Gabe von Mikronährstoffen einen Beitrag. Wenn arteriosklerotische Veränderungen einmal stattgefunden haben, sind sie häufig kaum mehr reversibel.

Risikomarker für kardiovaskuläre Erkrankungen

Neben den klassischen Untersuchungen können auch immer mehr neue Risikomarker für kardiovaskuläre Erkrankungen im Labor analysiert werden. Die folgende Tabelle gibt eine Übersicht über die wichtigsten in Diskussion stehenden Parameter, deren Bedeutung und deren mögliche Beeinflussung durch Mikronährstoffe.

Neue und alte Risikomarker für kardiovaskuläre Erkrankungen – ihre Bedeutung und Beeinflussbarkeit durch Mikronährstoffe

Risikomarker	günstige Beeinflussung durch Nährstoffe
Lipidbezogene Risikomarker	
LDL	v. a. Omega-3-Fettsäuren (EPA, DHA), Spirulina mit relevanten Veränderungen; daneben diverse weitere Mikronährstoffe
HDL	diverse Mikronährstoffe
Triglyzeride	v. a. Omega-3-Fettsäuren (EPA, DHA), Spirulina mit relevanten Veränderungen; daneben diverse weitere Mikronährstoffe
Gesamtcholesterin	diverse Mikronährstoffe
non-HDL-Lipoprotein (Gesamtcholesterin minus HDL-Cholesterin)	diverse Mikronährstoffe
Lipoprotein (a)	Niacin, L-Lysin, L-Carnitin, Coenzym Q_{10}, Omega-3-Fettsäuren (EPA/DHA)
Apolipoproteine (Proteinanteil der Lipoproteine); ApoB; ApoA1	
PCSK9	Berberin, Curcumin, Octacosanol, Policosanol
Phospholipide, oxidierte	α-Linolensäure (Daten von Zellkulturen)
LP-PLA2	Resveratrol, α-Liponsäure, Vitamin D (Korrelation mit niedrigen 25-OH-Vit.D-Blutspiegeln)
entzündungsbezogene- und thrombosebezogene Risikomarker/Plaqueinstabilität	
hs-CRP	Vitamin C, D, Zink, Selen, Chrom, Coenzym Q_{10}, Curcumin
IL-6	Vitamin C, D, K, Magnesium, Zink, Coenzym Q_{10}, Curcumin
Omega-3-Index	Omega-3-Fettsäuren (EPA, DHA)
Thrombozyten- und Erythrozyten-Mikropartikel	
Leukozyten- und endotheliale Mikropartikel	

Risikomarker	günstige Beeinflussung durch Nährstoffe
D-Dimer	Selen, Coenzym Q_{10}
TNFr1, TNFr2	Selen, Coenzym Q_{10}
MPO (Myeloperoxidase)	Taurin
Monozyten-Phänotypen	
Progenitorzellen, zirkulierende	
AGE (Advanced Glycation Endproducts), Glykierung, RAG (Rezeptor für AGE)	Vitamin C, D, E, Selen, Coenzym Q_{10}, Carnosin, Kreatin, Resveratrol, Hesperidin, AGE-arme Ernährung
Homocystein	Folsäure, Vitamin B_2, B_6, B_{12}, Betain
GDF-15 (Growth Differentiation Factor)	Vitamin K_2, Selen, Coenzym Q_{10}
Fibrinogen	Magnesium, Vitamin D
MMP-9	Vitamin D, Selen, Coenzym Q_{10}, Omega-3-Fettsäuren (EPA/DHA), L-Glutamin, Taurin
Myokardschäden, Myokard-Stress, Repair	
Troponin	Hinweis: Biotinhaltige Präparate (≥ 150 µg/Tag) können die Troponin-Laborwerte verfälschen
NT-proBNP, MR-proANP	Selen, Coenzym Q_{10}
miRNA	Selen, Coenzym Q_{10}
Cystatin-C	
ST-2 (Suppression of Tumorigenicity)	
Risikofaktoren aus bildgebenden Untersuchungen	
CAC (Coronary Artery Calcium Scoring)	Vitamin K_2
Magnetresonanz, kardiale	
Angiografie, Tomografie	
Intima-media-Dicke	AGE-arme Ernährung
Pulswellengeschwindigkeit	AGE-arme Ernährung
Weitere Marker	
oxidativer Stress	Antioxidanzien
nitrosativer Stress	Coenzym Q_{10}, Vitamin B_{12}, Vitamin B-Komplex, Magnesium, Vitamin E, L-Carnitin usw.
25-OH-Vitamin-D_3	Vitamin D, Magnesium
Eisen	Bei Eisenmangel erhöhtes Risiko für Herz-Kreislauf-Erkrankungen und vermehrte darauf zurückgehende Todesfälle.
Selen	Selen
Magnesium	Magnesium
Coenzym Q_{10}	Coenyzm Q_{10}
chronische Metallbelastungen (Schwermetalle, Aluminium)	Kapitel »Chronische Belastungen mit toxischen Metallen« (Seite 712)

Literatur

Alehagen U et al. Dietary supplementation with selenium and coenzyme Q10 prevents increase in plasma D-dimer while lowering cardiovascular mortality in an elderly Swedish population. Nutrients. 2021;13:1344.

Chowdhurry R et al. Environmental toxic metal contaminants and risk of cardiovascular disease : systematic review and meta-analysis. Brit Med J. 2018;362:k3310.

Schrage B et al. Association of iron deficiency with incident cardiovascular diseases and mortality in the general population. ESC Heart failure. 2021;8(6):4584–4592.

Thomas MR et al. Novel Risk Markers and Risk Assessments for Cardiovascular Disease. Circ Res. 2017;120:133–149.

Wang J et al-. Novel biomarkers for cardiovascular risk prediction. J Geriatr Cardiol. 2017;14:135–150.

Cholesterin und die Blutfettwerte

Die Regulation des Cholesterinstoffwechsels ist ein komplexer Prozess. Cholesterin selbst ist ein wichtiger Grundbaustein im menschlichen Stoffwechsel, der zum Aufbau von Geschlechtshormonen, Cortison, Vitamin D, Gallensäuren (wichtig für die Fettverdauung), Zellmembranen usw. benötigt wird. Die Aufnahme von Cholesterin über die Nahrung hat bei den meisten Menschen wenig Einfluss auf den Cholesterinspiegel im Blut, weil der Großteil des Cholesterins von der Leber erzeugt wird. Sinkt die Cholesterinzufuhr über die Nahrung, reagiert der Organismus mit einer Erhöhung der körpereigenen Cholesterinproduktion. So ist man davon abgekommen, grundsätzlich eine (streng) cholesterinarme Ernährung zu empfehlen. Manche Menschen sind jedoch cholesterinempfindlich. Für sie kann es – vor allem, wenn sie einen hohen Cholesterinspiegel haben – von Vorteil sein, wenn sie möglichst wenig Cholesterin zu sich nehmen.

Erhöhte Cholesterinwerte gehören noch immer zu den wichtigen Risikofaktoren. Nebst ihrer Bedeutung bei Herz-Kreislauf-Erkrankungen werden sie auch mit anderen Krankheitsbildern in einen Zusammenhang gebracht. Dazu gehören Lebererkrankungen, Diabetes, chronische Nierenerkrankungen, Alzheimer-Demenzen, Osteoporose, Arthrose, Schilddrüsendysfunktionen und immunologische Störungen.

Bei den arteriosklerotischen Gefäßveränderungen weiß man, dass die Cholesterinwerte nur einen Teil der Vielzahl von äußerst komplexen Prozessen beeinflussen. Cholesterin wird im Rahmen des arteriosklerotischen Prozesses in die Gefäßwand eingelagert, bevor es zur Verkalkung kommt. Es genügt daher nicht, lediglich den Cholesterinspiegel möglichst stark zu senken, ohne die anderen Einflussfaktoren zu berücksichtigen.

Standardmedikamente zur Senkung der Blutfettwerte (v.a. des LDL und der Triglyzeride) sind die Statine. Aber auch Bewegung und Ernährung sowie eine gezielte Supplementierung von Mikronährstoffen können die Blutfette günstig beeinflussen.

LDL

Da Cholesterin nicht wasserlöslich ist, ist es in der Blutbahn in Lipoproteinen gebunden. Die Low-Density-Lipoproteine (LDL) transportieren das Cholesterin von der Leber in die Peripherie. Dabei gelangen die LDL-Partikel auch in Kontakt mit der Gefäßwand, wo sie eine wichtige Rolle bei der Entstehung der arteriosklerotischen Ablagerungen spielen. Das LDL-Muster A bezeichnet dabei das »normale« LDL (übliche Form). Daneben gibt es auch noch die Gattung der kleinen und dichten LDL-Teilchen (LDL-Muster B). Diese haben einen verringerten Triglyzerid- und Cholesteringehalt. Von ihnen geht ein erhöhtes Risiko für koronare Herzerkrankungen aus. Der Grund ist noch nicht ganz klar, mög-

Parameter des Lipidstatus: Entscheidungs- und Extremwertgrenzen sowie therapeutische Zielwerte laut der EAS (European Atherosclerosis Society) und der EFLM (European Federation of Clinical Chemistry and Laboratory Medicine) (basiert auf Pipette – Swiss Laboratory Medicine. Juni 2019, Nr. 3, S. 6–8)

	Entscheidungsgrenzen	Alarmgrenzen	therapeutische Zielwerte
Triglyceride (mmol/l)	≥ 2,0	> 10,0	nicht festgelegt
Gesamtcholesterin (mmol/l)	≥ 5,0	nicht festgelegt	nicht festgelegt
HDL-Cholesterin (mmol/l)	≥ 1,0	< 0,1	nicht festgelegt
LDL-Cholesterin (mmol/l)	≥ 3,0	> 5,0 (Erwachsene) > 4,0 (Kinder) < 0,3	< 1,8 (sehr hohes kardiovaskuläres Risiko) < 2,6 (hohes kardiovaskuläres Risiko) < 3.0 (mittleres kardiovaskuläres Risiko)
Non-HDL-Cholesterin (mmol/l)	≥ 3,9	nicht festgelegt	< 2,6 (sehr hohes kardiovaskuläres Risiko) < 3,4 (hohes kardiovaskuläres Risiko) < 3,8 (mittleres kardiovaskuläres Risiko)
Apolipoprotein A-1 (g/l)	≤ 1,25	< 0,1	nicht festgelegt
Apolipoprotein B (g/l)	≥ 1,0	< 0,1	< 0,8 (sehr hohes kardiovaskuläres Risiko) < 1,0 (hohes kardiovaskuläres Risiko)
Lipoprotein(a) (mg/l)	≥ 500	> 1500	nicht festgelegt

licherweise werden die kleinen und dichten LDL-Moleküle schneller oxidiert als das normale LDL oder können sich besser an der Gefäßwand ablagern.

Neuere Daten zeigen, dass eine LDL-senkende Therapie die Gesamt- und auch die kardiovaskuläre Mortalität zu senken vermag. Dabei sind die Ergebnisse bei stark erhöhten LDL-Ausgangswerten am besten.

HDL

Die HDL (High Density Lipoproteins) sind »Protein-Fett-Kugeln« im Blut, die etwas dichter gepackt sind als die LDL-Partikel. Das HDL wird landläufig als »das gute Cholesterin« bezeichnet. Bei Personen ohne bisherige Herz-Kreislauf-Erkrankungen korrelieren höhere HDL-Werte mit einem niedrigeren kardiovaskulären Risiko. Entgegen der bisherigen wissenschaftlichen Meinung gilt dies allerdings nicht für Menschen mit einer bereits bestehenden Herz-Kreislauf-Erkrankung oder anderen Stoffwechselstörungen.

HDL nimmt überschüssiges Cholesterin aus den Körperzellen auf und bringt es zurück zur Leber. Die Funktionen der HDL-Partikel hängen jedoch nicht nur von HDL-Anzahl ab, sondern auch von deren Protein- und Lipidzusammensetzung. Bei einer veränderten Zusammensetzung können HDL-Partikel auch negative vaskuläre Effekte zeigen: prooxidativ, prothrombotisch und entzündungsfördernd. Diese ungewünschten Effekte werden bei der Analyse der HDL-Serumspiegel (und auch bei dem häufig im Labor berechneten LDL-HDL-Quotienten) nicht korrekt mitberücksichtigt. Neuere Untersuchungen haben gezeigt, dass Pharmakotherapien, die auf eine Erhöhung der HDL-Werte ausgerichtet waren, nicht zu einer Reduktion von kardiovaskulären Ereignissen geführt haben. Hingegen scheint eine Erhöhung der HDL-Blutspiegel durch Nichtrauchen und durch ein Bewegungstraining empfehlenswert zu sein. Das Gesamtcholesterin-HDL-sowie das LDL-HDL-Verhältnis sollten nicht mehr verwendet werden.

Triglyzeride

Triglyzeride sind das eigentliche Blutfett. Sie bestehen aus einem einfachen Glycerol und 3 (deshalb »Tri-«) Fettsäuren. Die meisten Nahrungsfettsäuren werden als Triglyzeride verzehrt und auch so im Blut zu den Zellen transportiert, wo sie zur Energiegewinnung dienen. Bei einem Überangebot an Kalorien steigt der Triglyzeridspiegel im Blut, die überschüssigen Triglyzeride werden im Körper gespeichert (Fettzellen) und erst bei Bedarf verbrannt. Der Triglyzerid-Blutspiegel sollte möglichst niedrig sein, da diese ungebunden im Blut schwimmenden Fette ein Risiko für die Ausbildung einer kardiovaskulären Erkrankung darstellen.

Das Senken von erhöhten Triglyzeridspiegeln ist mit einem niedrigeren Risiko für kardiovaskuläre Ereignisse assoziiert. Eine besonders effiziente Senkung gelingt mit aerobem Bewegungstraining sowie bei adipösen Patienten durch eine Gewichtsabnahme. Ergänzend können Fischölpräparate (EPA/DHA) und Spirulina eingesetzt werden.

Gesamtcholesterin

Im Laborparameter Gesamtcholesterin sind meist folgende Marker enthalten: LDL, HDL, VLDL, IDL, ApoB, ApoA-I und Lipoprotein(a). Das Gesamtcholesterin kann zur Beurteilung des kardiovaskulären Risikos dienen – ist aber allein für sich beschränkt aussagekräftig.

Non-HDL-Cholesterin

Der Wert für das Non-HDL-Cholesterin wird als Differenz des Gesamtcholesterins und des HDL-Cholesterins berechnet. Es umfasst vor allem das LDL-Cholesterin, aber auch die anderen Lipoproteine, die das atherogene Apolipoprotein B enthalten, sowie auch triglyceridreiche Lipoproteine mit den VLDL (Very low density lipoproteins), den sog. Intermediate-density-Lipoproteinen (IDL), den cholesterinreichen Chylomikronen-Resten und auch noch das Lipoprotein(a).

Das Non-HDL-Cholesterin korreliert stärker mit dem atherogenen Herz-Kreislauf-Risiko als das LDL-Cholesterin. Es scheint vor allem bei Diabetes, Übergewicht, dem Metabolischen Syndrom sowie bei erhöhten Triglyzeriden und gleichzeitig niedrigem HDL-Cholesterin von Bedeutung.

Lipoprotein(a)

Lipoprotein(a) gilt seit der Publikation der Framingham-Studie (eine der weltweit größten epidemiologischen Studien) als wichtiger Arteriosklerose-Risikofaktor und eignet sich für ein erweitertes Lipidprofil. Lipoprotein(a) ist LDL-Partikeln sehr ähnlich, enthält aber als Proteinanteil nicht nur das Apolipo-

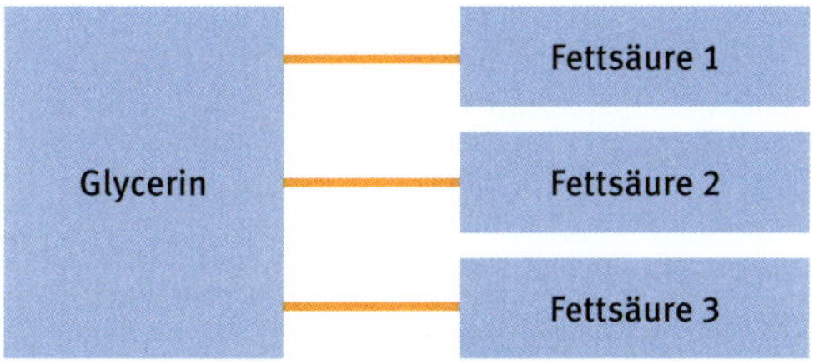

» Struktur eines Triglyzerids

protein B (ApoB), sondern auch sogenanntes ApoA. Bei erhöhten Plasmaspiegeln (> 30 mg/dl) werden vermehrt Ablagerungen in Gefäßwänden und eine Verstärkung der entzündlichen arteriosklerotischen Prozesse beobachtet. Lipoprotein(a) wurde zunächst bei Spezies gefunden, die die Fähigkeit zur endogenen Vitamin-C-Synthese verloren hatten. Statine können den Lipoprotein(a)-Spiegel nicht senken.

Niacin ist in der Lage, den Lipoprotein(a)-Spiegel zu senken. Niacingaben von 2–4 g/Tag (Achtung: Flush bei klassischen Niacinpräparaten; nur unter ärztlicher Kontrolle) vermindern den Lipoprotein(a)-Spiegel um über 30 %. Ebenso vermögen folgende Mikronährstoffe den Lipoprotein(a)-Spiegel zu senken: L-Carnitin (2–3 g/Tag), Omega-3-Fettsäuren (2–3 g EPA/DHA/Tag), Coenzym Q_{10} (100–150 mg/Tag) sowie L-Lysin (2–4 g/Tag). Die Senkung von Lipoprotein(a)-Spiegeln führte jedoch in Studien nicht zu einer Risikoreduktion für Herzinfarkte oder herzbedingte Todesfälle.

Apolipoprotein B

Apolipoprotein (apo) B ist das Hauptstrukturprotein in den VLDL, in den sog. Intermediate-density-Lipoproteinen (IDL), in den LDL und im Lipoprotein(a). Es ist somit ein relevantes Maß für die Anzahl atherogener Lipoproteine und des dadurch definierten atherogenen Herz-Kreislauf-Risikos.

Standardmedikamente zur Senkung der Blutfettwerte (v. a. des LDL) sind die Statine. Aber auch Bewegung und Ernährung sowie eine gezielte Supplementierung von Mikronährstoffen können die Blutfette günstig beeinflussen.

Einflüsse von Ernährung und Lebensstil

Die Tabelle listet die heute bekannten Einflüsse von Ernährung und Lebensstil auf die Blutfettwerte auf.

Der Einfluss von Ernährung und Lebensstil auf die Blutfettwerte und auf das Risiko von kardiovaskulären Ereignissen

Ernährung	LDL	HDL	Gesamtcholesterin	Triglyzeride	kardiovaskuläre Ereignisse (Primärprävention)
Zielsetzung/Soll	↓	↑	↓	↓	↓
gesättigte Fette, v. a. Laurin-, Myristin-, Palmitinsäure	↑	–	↑	–	–
Transfettsäuren (in prozessierten Fetten)	↑↑	↓	↑↑	–	↑
Cholesterin (z. B. von Eiern) bei cholesterinempfindlichen Personen	↑	↑	↑	↓	–
mehrfach ungesättigte Fettsäuren, v. a. langkettige Omega-3-Fettsäuren	–	↑	–	↓↓	↓
einfach ungesättigte Fettsäuren, z. B. Ölsäure	↓	–	↓	–	–
Nüsse	↓	↑	↓	↓	↓?
Phytosterole (z. B. Sitosterol in Samen, Kernen, Weizenkeim usw.)	↓	–	↓	–	↓?

Ernährung	LDL	HDL	Gesamt-cholesterin	Trigly-zeride	kardiovaskuläre Ereignisse (Primärprävention)
Kohlenhydrate mit hohem glykämischem Index	↑	↓	–	↑ ↑	↑?
Proteine (pflanzliche und Milchproteine)	↓	–	↓	↓?	↓?
Rohfasern (inkl. löslicher Fasern wie β-Glucanen)	↓	–	↓	↓	↓
Alkohol (1–2 alkoholische Getränke/Tag)	↓	↑ ↑	–	–	↓
Lebensstil					
körperliche Aktivität	↓	↑	↓	↓	↓
Überernährung	↑	↓	↑	↑	↑
Rauchen	↑	↓	↑	↑	↑

↑? = vermutlich erhöhtes Risiko; ↓? = vermutlich erniedrigtes Risiko

Nährstoffempfehlungen bei Störungen des Lipidstoffwechsels

Nährstoff	empfohlene Tagesdosis	Kommentare
Niacin, Nikotinsäure	retardiert: 0,5–2 g nicht retardiert: 1–3 g	Senkt die Triglyzeride (um ca. 25 %), das LDL-Cholesterin (um ca. 10 %) sowie das Lipoprotein(a), erhöht das HDL um 20–30 %. Kann bei Patienten ohne Statintherapie das Risiko für Schlaganfälle vermindern und die Wiederdurchblutung von Blutgefäßen verbessern. Nur unter ärztlicher Kontrolle; kann Flush bewirken; Gefäßerweiterung kann zu Hypotonie führen; Inositol und Retardpräparate reduzieren den Flush.
Vitamin C	0,5–1 g	Vitamin C reduziert LDL und Triglyzeride (Einnahmedauer › 4 Wochen), v. a. bei Risikopersonen. Vitamin C ist wesentlich am Cholesterinabbau (zu Gallensäure) beteiligt. Optional mit Vitamin E kombinieren.
Zink	≥ 7,5 mg	Zink reduziert LDL und das Gesamtcholesterin, zudem erhöht es das HDL. Interessant ist dies für Diabetiker, da Zink auch den Nüchternzucker und den HbA_{1c} in klinisch relevanter Weise senkt.
Chrom	≥ 200 µg	Chrom senkt moderat die Triglyzeride und das Gesamtcholesterin. Das HDL wird erhöht. Keine signifikante Wirkung auf LDL. Dennoch sollte Chrom begleitend bei Diabetikern mitberücksichtigt werden, da es auch den Nüchternzucker und den HbA_{1c} in relevanter Weise senkt.
Selen	je nach Selenstatus, 100–200 µg	Das antioxidativ wirksame Selen hilft, Blutfette und Cholesterin vor Oxidationsschäden zu schützen. Selen kann das Gesamtcholesterin und die Triglyzeride in bescheidenem Maße reduzieren. Statine können den Selenhaushalt stören; Zielwert des Selen-Blutspiegels ca. 120 µg/l.

Nährstoff	empfohlene Tagesdosis	Kommentare
Lezithin	2–10 g	Bei sehr hohen Blutfettwerten zeigte sich eine eindrückliche Senkung durch Sojalecithin (schmale Datenlage).
Omega-3-Fettsäuren (EPA/DHA)	Primärprävention: 500 mg Sekundärprävention: 1 g Senkung der Blutfette: 2–4 g	Gute Datenlage; EPA und DHA (2–4 g/Tag) führen dosisabhängig zu einer Senkung der Triglyzeride um 12–26 %, bei › 4 g EPA + DHA/Tag sogar um mehr als 30 % (damit ist auch eine Reduktion der Häufigkeit von schweren kardiovaskulären Ereignissen um 25 % verbunden). EPA und DHA senken das Small-density-LDL (wichtig bei Diabetikern). Die Kombination von Fischöl-Präparaten mit Statinen führt zu einer additiven Verbesserung des Lipidprofils (außer LDL). Zusätzlich entzündungshemmende Wirkung.
Gamma-Linolensäure	≤ 4 g Nachtkerzenöl	Eine neuere Meta-Analyse zeigt, dass Nachtkerzenöl die Triglyzeride deutlich senken kann und auch das HDL erhöht. Im Durchschnitt geringe Probandenzahlen in den Studien.
L-Carnitin	≥ 2 g	Senkt LDL, Triglyzeride und das Gesamtcholesterin, erhöht das HDL. Gute Datenlage.
α-Liponsäure	≥ 600 mg	Senkt LDL, Triglyzeride und das Gesamtcholesterin in relevantem Ausmaß (v. a. auch bei Übergewichtigen). Kein Einfluss auf das HDL.
Coenzym Q_{10}	50–100 mg	Antioxidans; hemmt LDL-Oxidation, zeigt auch Schutz der Endothelzellen. Die körpereigene Synthese von Coenzym Q_{10} wird durch Statine gehemmt, daher ist eine parallele Supplementierung (in der Regel 50–100 mg)/Tag bei Statingabe angezeigt.
Spirulina	≥ 2 g	Reduziert in klinisch relevanter Weise die Trigylceride und das LDL um ca. 20–25 % (Interventionsdauer mind. 12 Wochen).

Besondere Hinweise

Die bei erhöhten Cholesterin- und Blutfettwerten normalerweise eingesetzten Statine haben oft einen direkten, störenden Einfluss auf den Mikronährstoffhaushalt, insbesondere werden Störungen des Coenzym-Q_{10}-, Selen- und Vitamin-D-Haushalts provoziert. Während der Statintherapie kommt es häufig zu markant erniedrigten Coenyzm-Q_{10}-Blutspiegeln (siehe Abbildung, Seite 336).

Eine parallele Supplementierung von Coenzym Q_{10} zur Kompensation der Wechselwirkung der Statine mit der körpereigenen Q_{10}-Synthese liegt bei 50–100 mg/Tag. Bei bestehenden Muskelschmerzen ist ein Therapieversuch mit 100–200 mg Coenzym Q_{10} angezeigt. Ein ausreichend hoher Coenzym-Q_{10}-Blutspiegel scheint die lipidsenkende Wirkung von Statinen (z. B. Atorvastatin) positiv zu beeinflussen. Auch eine begleitende Vitamin-D- und Selen-Supplementierung (gemäß Laborstatus) kann sinnvoll sein, um die Wechselwirkungen der Statine zu kompensieren.

Laboruntersuchungen

- Siehe Tabelle: Neue und alte Risikomarker für kardiovaskuläre Erkrankungen – ihre Bedeutung und Beeinflussbarkeit durch Mikronährstoffe (Seite 485)

Literatur

Artemeva NV et al. Lowering of lipoprotein(a) level under niacin treatment is dependent on apolipoprotein(a) phenotype. Atheroscler Suppl 2015, May:18:53–58.

Asbaghi O et al. Effects of chromium supplementation on lipid profile in patients with type 2 diabetes: A systematic review and dose-response meta-analysis of randomized controlled trials. J Trace Elem Med Biol. 2021;66:126741.

Ashor AW et al. Systematic review and meta-analysis of randomised controlled trials testing the effects of vitamin C supplementation on blood lipids. Clin Nutr. 2016;35(3):626–37.

Askarpour M et al. Efficacy of l-carnitine supplementation for management of blood lipids: A systematic review and dose-response meta-analysis of randomized controlled trials. Nutr Metabol Cardiovasc Dis. 2019;29(11):1151–1167.

Bonizzi A et al. HDL dysfunctionality: clinical relevance of quality rather than quantity. Biomedicines. 2021;9:729.

Carr SS et al. Non-HDL-cholesterol and apolipoprotein B compared with LDL-cholesterol in atherosclerotic cardiovascular disease risk assessment. Pathology. 2019;51(2):148–154.

Choi HD et al. Comparison of efficacy and safety of combination therapy with statins and omega-3 fatty acids versus statin monotherapy in patients with dyslipidemia A systematic review and meta-analysis. Medicine. 2018;97:50

D'Andrea E et al. Assessment of the role of niacin in managing cardiovascular disease outcomes. A systematic review and meta-analysis. JAMA Network Open. 2019;2(4):e192224.

Di Angelantonio E et al. Lipoprotein(a) concentration and the risk of coronary heart disease, stroke and nonvascular mortality. JAMA 2009;302(4):412–423.

Gutierrez-Mariscal FM et al. Coenzyme Q10 and cardiovascular diseases. Antioxidants. 2021;10:906.

Huang H et al. Quantifying the effects of spirulina supplementation on plasma lipid and glucose concentrations, body weight, and blood pressure. Diabetes, Metabolic Syndrome and Obesity: Targets and Therapy 2018:11729–742.

Jafarnejad S et al. Meta-analysis: effects of zinc supplementation alone or with multi-nutrients, on glucose control and lipid levels in patients with type 2 diabetes. Prev Nutr Food Sci.2019;24(1):8–23.

Karalis DG et al. A review of clinical practice guidelines for the management of hypertriglyceridemia: a focus on high dose omega-3 fatty acids. Adv Ther. 2017;34(2):300–323.

Khorshidi M et al. Effect of evening primrose oil supplementation on lipid profile: A systematic review and meta-analysis of randomized clinical trials. Phytother Res. 2020;1–11. DOI: 10.1002/ptr.6716.

Marston NA et al. Association between triglyceride lowering and reduction of cardiovascular risk across multiple lipid-lowering therapeutic classes. A Systematic Review and Meta-Regression Analysis of Randomized Controlled Trials Circulation. 2019;140(16):1308–1317

März W et al. HDL cholesterol: reappraisal of its clinical relevance. Clin Res Cardiol. 2017;106:663–675.

McRae MP et al. Vitamin C supplementation lowers serum low-density lipoprotein cholesterol and triglycerides: a meta-analysis of 13 randomized controlled trials. J Chiropract Med 2008;7:48–58.

Michalska-Kasiczak M et al. Analysis of vitamin D levels in Patients with and without statin-associated myalgia-a systematic review and meta-analysis of 7 studies with 2420 patients. Int J Cardiol 2014;178:111–116.

Moriyama K et al. Non-HDL cholesterol is a more superior predictor of small-dense LDL cholesterol than LDL cholesterol in japanese subjects with TG levels ‹400 mg/dL. J Atheroscler Thromb. 2016; 23(9): 1126–1137.

Mourad AM et al. Influence of soy lecithin administration on hypercholesterolemia. Cholesterol 2010; DOI: 10.1155/2010/824813

Mozzafarian D et al. Health effects of trans-fatty acids: experimental and observational evidence. Eur J Clin Nutr 2009;63:S5–S21.

Mousavi SM et al. Effect of alpha-lipoic acid supplementation on lipid profile: a systematic review and meta-analysis of controlled clinical trials. Nutrition. 2019;59:121–130.

Navarese EP et al. Association between baseline LDL-C level and total and cardiovascular mortality after LDL-C lowering: a systematic review and meta-analysis. JAMA. 2018;319(15):1566–1579.

Nordestgaard BG et al. Triglycerides and cardiovascular disease. Lancet. 2014;384(9943):626–635.

Nordestgaard BG et al. Lipoprotein (a) as a cause of cardiovascular disease: insights from epidemiology, genetics, and biology. J Lipid Res. 2016;57(11):1953–1975.

Qu H et al. The effect of statin treatment on circulating coenzyme Q10 concentrations: an updated meta-analysis of randomized controlled trials. Eur J Med Res. 2018;23:58.

Rad EY et al. Effect of selenium supplementation on lipid profile levels: An updated systematic review and meta-analysis of randomized controlled clinical trials, Obesity Med. 2019;15:100113.

Ranasinghe P et al. Effects of Zinc supplementation on serum lipids: a systematic review and meta-analysis. Nutr Metab (Lond). 2015;12:26

Rosa Cde O et al. Impact of nutrients and food components on dyslipidemias: what is the evidence? Adv Nutr. 2015;6(6):703–711.

Sahebkar A et al. Supplementation with coenzyme Q10 reduces plasma lipoprotein(a) concentrations but not other lipid indices: a systematic review and meta-analysis. Pharmacol Res 2016;105:198–209.

Schwartz GG et al. Fasting triglycerides predict recurrent ischemic events in patients with acute coronary syndrome treated with statins. J Am Coll Cardiol. 2015;65(21):2267–2275.

Serban MC et al. Impact of L-carnitine on plasma lipoprotein(a) concentrations: a systematic review and meta-analysis of randomized controlled trials. Sci Rep 2016;6:Art.Nr. 19188.

Skulas-Ray AC et al. Omega-3 fatty acids for the management of hypertriglyceridemia. A science advisory from the American Heart Association. Circulation. 2019;140(12):e673–e691.

Skarlovnik A. et al. Coenzyme Q10 supplementation decreases statin-related muscle symptoms. Med Sci Monit 2014;20:2183–2188

Song Y et al. Cholesterol-induced toxicity: An integrated view of the role of cholesterol in multiple diseases. Cell Metab. 2021;33(10):1911–1925.

Homocystein

Homocystein ist ein Zwischenprodukt des Methioninstoffwechsels. Ein hoher Homocysteinspiegel gilt als einer der eigenständigen primärpräventiven Einflussfaktoren für Herzinfarkt, Schlaganfall und koronare Herzerkrankungen. Erhöhte Homocysteinspiegel werden dann gefunden, wenn die Vitamine B_2, B_6, B_{12}, Folsäure sowie Betain nicht in ausreichender Menge vorliegen, um das Homocystein zu verstoffwechseln. Erhöhte Spiegel zeigen sich auch bei Polymorphismen der am Homocystein-Metabolismus beteiligten Enzyme sowie auch bei Einnahme von bestimmten Medikamenten (z. B. Folsäure-Antagonisten wie Methotrexat), bei Rauchern, chronischem Nierenversagen und mit zunehmendem Alter.

Homocystein besitzt prothrombotische und atherogene Eigenschaften. Diese stören auch die kollagenen Strukturen in den Blutgefäßen und in den Knochen. Korrelationen konnten auch bei anderen Krankheitsbildern gezeigt werden: bei Osteoporose, Depressionen, Migräne, Demenzen und bei der multiplen Sklerose. Erhöhte Homocysteinwerte führen zu oxidativem und nitrosativem Stress. Sie korrelieren mit einem erhöhten Arteriosklerose- und Schlaganfallrisiko und sind auch mit einer erhöhten kardiovaskulären und einer erhöhten Gesamtmortalität assoziiert.

Die Gabe der entsprechenden B-Vitamine (+ Betain) führt zu einer Senkung von erhöhten Homocystein-Blutspiegeln. Ob die Senkung eines erhöhten Homocysteins auch einen klinisch relevanten Nutzen ergibt, ist aber unklar.

Bei antihypertensiv behandelten Patienten mit gleichzeitig erhöhtem Homocystein konnte die begleitende Gabe von Folsäure zusätzlich den systolischen und auch den diastolischen Blutdruck um ca. 8/7 mmHg senken sowie die Häufigkeit von kardio- und zerebrovaskulären Ereignissen reduzieren (Supplementierungsdauer > 12 Wochen).

Literatur

Bjorklund G et al. The role of B-vitamins in stroke prevention. Crit Rev Food Sci Nutr. 2021;Mar 16:1–14.

Cardoso L. Hyperhomocysteinemia: how does it affect the development of cardiovascular disease? Int Arch Cardiovasc Dis. 2018;2(1):1–12.

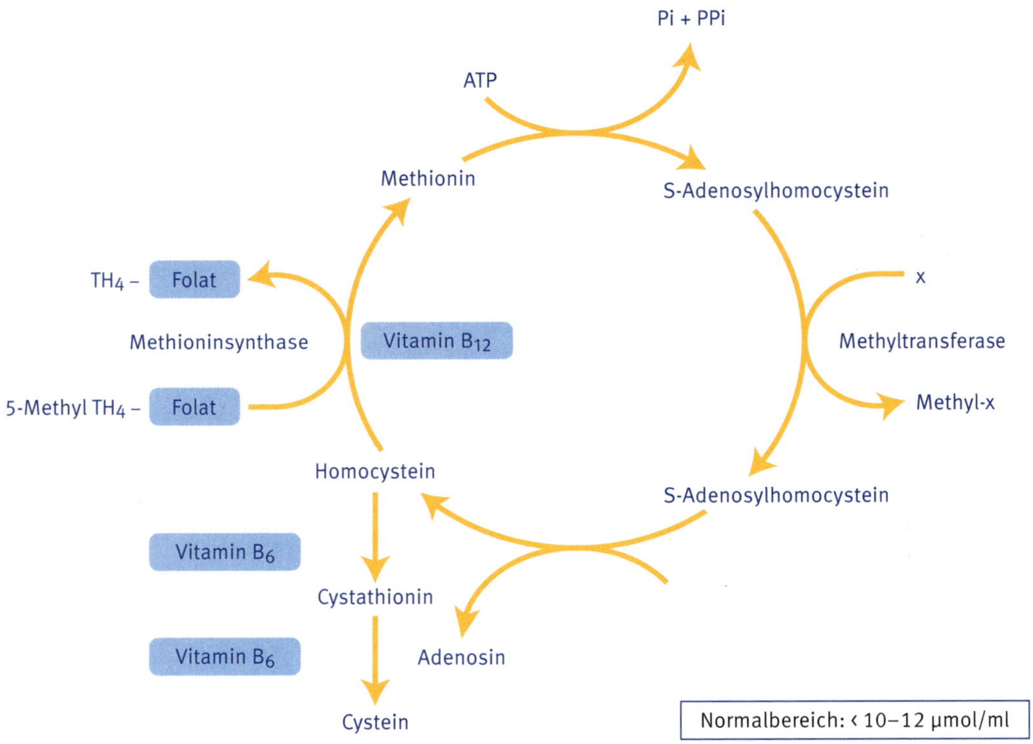

Der Homocysteinstoffwechsel und die Bedeutung von Folsäure, Vitamin B_6 und Vitamin B_{12}

Dardiotis E et al. Vitamin B_{12}, folate, and homocysteine levels and multiple sclerosis : a meta-analysis. Multiple Scl Rel Disord. 2017;17:190–197.

Fan R et al. Association between homocysteine levels and all-cause mortality: a dose-response meta-analysis of prospective studies. Sci Rep. 2017;7:4769/DOI: 10.1038/s41598–017–05205–3.

Ganguly P et al. Role of homocysteine in the development of cardiovascular disease. Nutr J. 2015;14:6.

Peng HY et al. Elevated homocysteine levels and risk of cardiovascular and all-cause mortality: a meta-analysis of prospective studies. 2015;16(1):78–86.

Towfighi A et al. Homocysteine-lowering therapy and risk of recurrent stroke, myocardial infarction and death: the impact of age in the VISP trial. Cerebrovasc Dis. 2014;37(4):263–267.

Truitt C et al. Health functionalities of betaine in patients with homocysteinuria. Front Nutr. 2021;8:690359.

Wang WW et al. A meta-analysis of folic acid in combination with anti-hypertension drugs in patients with hypertension and hyperhomocysteinemia. Front Pharmacol. 2017. DOI: 10.3389/fphar.2017.00585.

Wu X et l. Association of homocysteine level with risk of stroke: a dose-response meta-analysis of prospective cohort studies. Nutr Metabol Cardiovasc Dis. 2020;30(11);1861–1869.

C-reaktives Protein (CRP, hs-CRP)

Das C-reaktive Protein (CRP) ist ein zuverlässiger Laborparameter zum Nachweis von Entzündungszuständen und ihres Schweregrads. Im Zusammenhang mit kardiovaskulären Erkrankungen wird das hochsensitive CRP (hs-CRP) als Risikofaktor für niederschwellige Entzündungszustände, wie sie typischerweise bei der Arteriosklerose vorliegen, gemessen. Erhöhte hs-CRP-Werte korrelieren stark mit der kardiovaskulären und mit der Gesamtmortalität.

Entzündungen spielen bei der Entstehung von Gefäßveränderungen eine äußerst wichtige Rolle. Dies wurde lange Zeit unterschätzt. Diese auch als »Silent Inflammation« (siehe Kapitel »Stille Entzündungen – spielt der Lebensstil eine wesentliche Rolle?«, Seite 57) bezeichneten Entzündungen können durch eine antiinflammatorische Ernährungsweise und entzündungshemmende Nährstoff- und Pflanzenstoff-Supplemente beeinflusst werden. Dazu gehören u.a. die Omega-3-Fettsäuren EPA und DHA, Vitamin C, D, E, Zink, Selen und Chrom, Taurin sowie L-Carnitin.

Literatur

Asbaghi O et al. The effect of vitamin E supplementation on selected inflammatory biomarkers in adults: a systematic review and meta-analysis of randomized clinical trials. Sci Rep. 2020;10:17234.

Asbaghi O et al. Effects of selenium supplementation on serum C reactive protein level: a systematic review and meta-analysis of randomized controlled clinical trials. Obesity Med. 2020;17:100182.

Haghighatdoost F et al. The effect of L-carnitine on inflammatory mediators: a systematic review and meta-analysis of randomized clinical trials. Eur J Clin Pharmacol. 2019;75:1037–1046.

Jafari A et al. Zinc supplementation and immune factors in adults: a systematic review and meta-analysis of randomized clinical trials. Crit Rev Food Sci Nutr. 2020; Dec 24:1–19.

Jafarnejad S et al. A meta-analysis of randomized control trials: the impact of vitamin C supplementation on serum CRP and serum hs-CRP concentrations. Curr Pharm Des. 2018;24(30):3520–3528(9).

Li Y et al. hs-CRP and all-cause, cardiovascular, and cancer mortality risk: a meta-analysis. Atherosclerosis. 2017;259:75–82.

Mazidi M et al. Effects of selected dietary constituents on high-sensitivity C-reactive protein levels in U.S. adults. Ann Med. 2017 May 2:1–14.

Mirhosseini N et al. Vitamin D supplementation, serum 25(OH)D concentrations and cardiovascular disease risk factors: a systematic review and meta-analysis. Front Cardiovasc Med. 2018;5:87.

Moosavian SP et al. The effect of omega-3 and vitamin E on oxidative stress and inflammation: systematic review and meta-analysis of randomized controlled trials. Int J Vit Nutr Res. 2019;90(5–6):553–563.

Tabrizi R et al. The effects of curcumin-containing supplements on biomarkers of inflammation and oxidative stress: A systematic review and meta-analysis of randomized controlled trials. 2018;33:253–262.

Zhang X et al. Effect of chromium supplementation on hs-CRP, TNF-α and IL-6 as risk factor for cardiovascular diseases: A meta-analysis of randomized-controlled trials. Complement Ther Clin Pract. 2021;42:101291.

Glykierungsprozesse, AGEs

Bei arteriosklerotischen Veränderungen spielen Glykierungsprozesse eine wichtige Rolle. Dabei führen hohe Zucker-Konzentrationen im Blut (Glukose, Fruktose) zu einer reversiblen Anlagerung von Zuckermolekülen (Glukose, Fruktose) an Proteine. In einem zweiten Reaktionsschritt entstehen Zucker-Crosslinks, wodurch Struktur und Funktion des Proteins verändert werden können. Diese chemisch veränderten Proteine, genannt AGEs (Advanced Glycation Endproducts), binden an Rezeptoren der Endothelzellen und der Makrophagen, was zu einer Immunantwort (Interleukine, Leukotriene, Prostaglandine) mit Entzündungsreaktion führt. Je höher der Glukose- und Fruktose-Blutspiegel (z.B. durch eine verminderte Glukosetoleranz, Insulinresistenz usw.), desto höher ist das Risiko für Glykierungen. Die Gefäßwände verändern sich in ihrer chemischen Struktur, sie verlieren ihre Elastizität und bieten einen Nährboden für oxidative Prozesse und für das Fortschreiten der Arteriosklerose. Erhöhte AGE-Werte scheinen mit der kardiovaskulären und der Gesamtmortalität von Risikopatienten assoziiert. Auch das Nüchterninsulin und die Insulinresistenz werden durch vermehrte Glykierungsprozesse verschlechtert (siehe Kapitel »Zuckerstoffwechselstörungen«, Seite 518).

Untersuchungen zeigen, dass eine an AGEs arme Ernährung präventiv, aber auch begleitend therapeutisch sinnvoll sein kann (Reduktion von Entzündungsmarkern wie

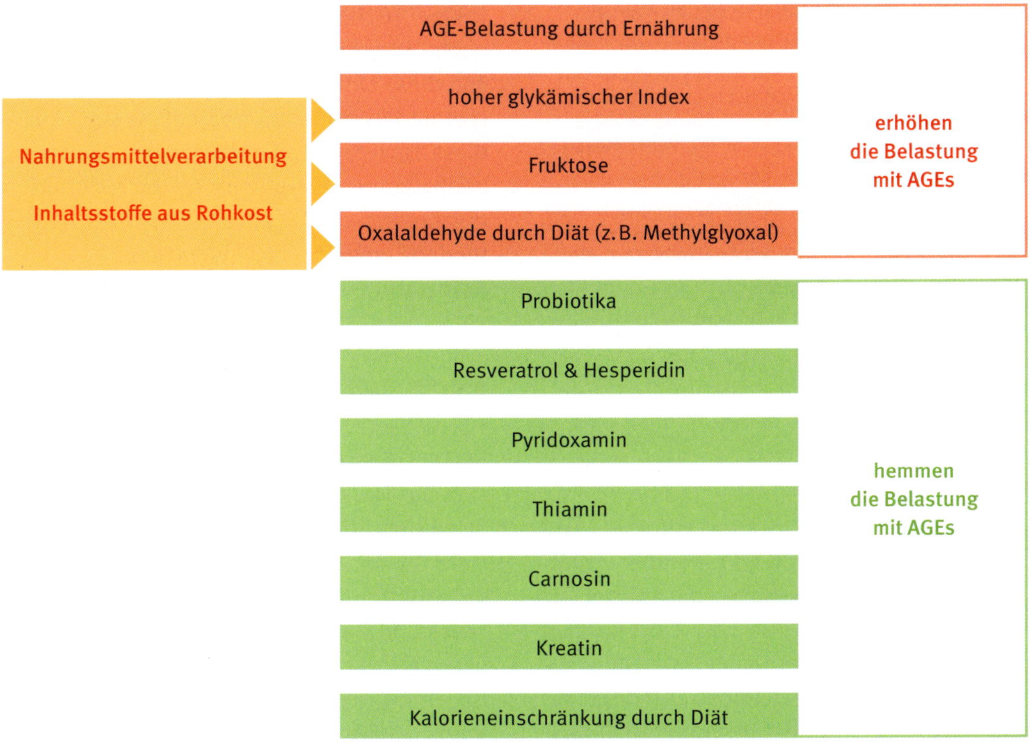

Glykierungsprozesse – endogene und exogene Einflussfaktoren (Guilbaud et al. 2016)

TNF-α, IL-6), Senkung der LDL- und HOMA-IR-Werte (Insulinresistenz).

AGE-reiche Lebensmittel

- gebratene oder gegrillte Lebensmittel
- panierte oder frittierte Lebensmittel
- Chips
- Cornflakes

AGE-arme Lebensmittel

- gedünstete Lebensmittel
- gekochte Lebensmittel
- Haferflocken
- fettfreies Popcorn
- Gemüse, Früchte, Milch

Gewisse Lebensmittel können Glykierungsprozesse fördern. Andererseits können gewisse Lebensmittel, Mikronährstoffe und Pflanzenstoffe Glykierungsprozesse hemmen. Diese sind im Kapitel »40+ oder das ABC des gesunden Älterwerdens« (Seite 406), Abschnitt »Glykierungsprozesse« (Seite 410), aufgelistet.

Literatur

Cavero-Redondo I et al. Skin autofluorescence–indicated advanced glycation end products as predictors of cardiovascular and all-cause mortality in high-risk subjects: a systematic review and meta-analysis. J Am Heart Assoc. 2018;7:e009833.

Guilbaud A et al. How can diet affect the accumulation of advanced glycation end products in the human body? Foods. 2016;5(4):84.

Nowotny K et al. Dietary advanced glycation end products and their relevance for human health. Ageing Res Rev. 2018;47:55–66.

Saz-Lara A et al. Are advanced glycation end products in skin associated with vascular dysfunction markers? a meta-analysis. Int J Environ Res. Public Health. 2020;17:6936.

Sohouli MH et al. The impact of low advanced glycation end products diet on metabolic risk factors: a systematic review and meta-analysis of randomized controlled trials. Adv Niutr. 2021;12(3):766–776.

Yamagishi S et al. Pathologic role of dietary advanced glycation end products in cardiometabolic disorders, and therapeutic intervention. Nutrition. 2016;32(2):157–165.

Omega-3-Index

Zur Beurteilung der Wirkung von EPA- und DHA-haltigen Omega-3-Präparaten sollten – wenn immer möglich – die Spiegel der Omega-3-Fettsäuren EPA und DHA in den Erythrozyten als prozentualer Anteil aller gemessenen Fettsäuren (Omega-3-Index) betrachtet werden. Er liegt im Optimalfall zwischen 8 und 11 %. Suboptimale Messwerte (in den allermeisten Fällen: zu niedrige Werte) korrelieren mit einer erhöhten Gesamtmortalität, einem plötzlichen Herztod, tödlichen und nicht tödlichen Myokardinfarkten, anderen kardiovaskulären Erkrankungen, kognitiven Einschränkungen, Depressionen, Frühgeburten usw.

In Interventionsstudien wird fälschlicherweise oft nur die Zufuhrmenge an EPA und DHA erfasst – nicht jedoch deren Status vor und nach der Studie. Bei hohen EPA- und DHA-Ausgangsspiegeln ist kein oder ein geringer Effekt der EPA- und/oder DHA-Gabe zu erwarten. Ebenfalls unberücksichtigt bleibt in Studien und Meta-Analysen meist die Bioverfügbarkeit der Omega-3-Präparate. Diese hängt stark von der Einnahmezeit nach einer fetthaltigen Mahlzeit ab. Hier sind Bioverfügbarkeitsunterschiede von mehr als Faktor 10 bekannt! Weder Meta-Analysen noch Regulierungsbehörden berücksichtigen diese Unzulänglichkeiten im Studiendesign und in der Studiendurchführung. Genau diese Unzulänglichkeiten führen dann aber häufig zu neutralen oder negativen Studienergebnissen und zu entsprechend zurückhaltenden Guidelines für EPA- und DHA-haltige Präparate.

Koronare Herzkrankheit

Bei der koronaren Herzkrankheit verengen sich die Herzkranzgefäße, die das Herz mit Sauerstoff und Nährstoffen versorgen. Der Herzmuskel wird nicht mehr ausreichend durchblutet. Die Angina pectoris ist das früheste und häufigste Leitsymptom der koronaren Herzkrankheit. Damit steigt das Risiko für einen Herzinfarkt (Verschluss des Herzkranzgefäßes durch ein Blutgerinnsel). Die koronare Herzkrankheit gehört in den Industriestaaten zu den Hauptursachen für vorzeitige Todesfälle, Invalidität und Verlust von Lebensqualität.

Ernährungsempfehlungen

Aus heutiger, evidenzbasierter Sicht stehen für die positive Beeinflussung des Herz-Kreislauf-Risikos folgende Ernährungsempfehlungen im Mittelpunkt:

Bevorzugung von Lebensmitteln mit antiinflammatorischem Potenzial

Lebensmittel mit antiinflammatorischem Potenzial

- grünes Blattgemüse, Kohlarten
- tiefgelbes und oranges Gemüse (Mais, Kürbis, gelbe Paprika, Karotten usw.), Tomaten
- Früchte, Beeren, ungesüßte Fruchtsäfte, Nüsse (ungesalzen)

- Vollkorn
- Tee, Früchtetee, Kaffee
- Fisch, Geflügel
- Milch, ungesüßte Milchprodukte
- Alkohol (Frauen: < 14 g/Tag, Männer: < 14–28 g/Tag)
- Lebensmittel mit einer hohen antioxidativen Kapazität

Rangfolge ausgewählter Lebensmittel auf der Grundlage ihrer antioxidativen Kapazität

Gemüse	DTAC (mmol/kg)*	Früchte	DTAC (mmol/kg)*
Spinat	26,94	Brombeere	51,53
Chili/Paprika	23,54	Himbeere	43,03
Paprika	20,98	Olive (schwarz)	39,99
Pilz	16,39	Erdbeere (wild)	28,00
Rüben	13,13	Olive (grün)	24,59
Brokkoli	11,67	Erdbeere (kultiviert)	22,74
Artischocke	11,09	Orange	20,50
Kraut (grün)	5,79	Blaubeere	18,61
Zwiebel (gelb)	5,28	Ananas	15,73
Tomate (Salat)	5,12	Pflaume (rot)	12,79
Kartoffel	3,67	Weintraube (blau)	11,09

Erfrischungsgetränk	DTAC (mmol/L)*	Andere Lebensmittel	DTAC (mmol/L or kg)*
Orangensaft	9,44	Kaffee (Espresso) (pro L,)	129,38
Gemischter Fruchtsaft	8,76	Wein (Chianti, rot) (pro L)	31,53
Zitronensaft	8,37	Tee (grün) (pro L)	18,00
Grapefruitsaft	8,22	Tee (schwarz) (pro L)	10,09
Pfirsichsaft	7,79	Essig (rot) (pro L)	9,50
Birnensaft	7,43	Sojabohnen (pro kg)	2,20
Aprikosensaft	7,15	Native Oliven extra (pro kg)	1,79
Tropischer Saft	6,18	Mais (pro kg)	1,29
Ananassaft	5,16	Sonnenblumen (pro kg)	1,17
Apfelsaft	5,01	Erdnuss (pro KG)	0,61
Cola	0,92		

Alle Werte (DTAC = Dietary Total Antioxidant Capacity) stammen aus der Studie von Pahoran M et al. [19] und wurden auf der Grundlage von einem kg oder Liter Lebensmittel angegeben.
* Basierend auf FRAP-Werten (Ferric Reducing Ability of Plasma)

Sehr günstige Daten bezüglich einer klaren Senkung des kardiovaskulären bzw. Schlaganfallrisikos liegen seit vielen Jahren bei der mediterranen Ernährung sowie bei der DASH-Diät vor.

Die Empfehlungen zur mediterranen Ernährung (basiert auf Deupmann et al.)

Nahrungsmittel	Zielmenge
empfohlen	
Gemüse	≥ 2 Portionen/Tag
Obst	≥ 3 Portionen/Tag
Olivenöl	≥ 4 Teelöffel/Tag
Nüsse und Erdnüsse (ungesalzen)	≥ 3 Portionen/Woche
Fisch (besonders fettreicher, Meeresfrüchte), nicht frittiert	≥ 3 Portionen/Woche
Helles Fleisch	≥ 2 Portionen/Woche
Hülsenfrüchte	≥ 3 Portionen/Woche
Wein zum Essen	≥ 7 Gläser/Woche
meiden	
Softgetränke	‹ 1 Glas/Tag
Bäckerei-, Konditoreiprodukte, Süssigkeiten	‹ 2 Portionen/Woche
Streichfett	‹ 1 Portion/Tag
rotes, verarbeitetes Fleisch	‹ 1 Portion/Tag

DASH-Diät

Die Hauptaspekte der DASH-Diät (Dietary Approaches to Stop Hypertension):

- Energiezufuhr 2000 kcal/Tag
- reichlich Obst und Gemüse, Hülsenfrüchte
- salz-, fett- und cholesterinarme Lebensmittel
- Einschränken von Süßigkeiten, Weißmehlprodukten, fettem Käse, rotem und verarbeitetem Fleisch
- gesunde Öle (z.B. Olivenöl, Rapsöl), ungesättigte Fette aus Nüssen, Mandeln
- Lebensmittel mit viel Kalium, Magnesium und Kalzium

Besondere Hinweise

- Ein mäßiges aerobes Sportprogramm kann das Herzinfarktrisiko senken. Allerdings sollten Herzkranke nie ohne ärztliche Zustimmung ein Trainingsprogramm beginnen.
- Die nicht seltenen chronischen Belastungen mit Metallen wie Arsen, Blei, Kadmium oder Kupfer gehen mit einem erhöhten Risiko für kardiovaskuläre Erkrankungen, koronare Herzkrankheit und Schlaganfälle einher. Sie führen zu oxidativem Stress und zu vermehrten Entzündungsprozessen – Einflussfaktoren, die direkt mit dem Fortschreiten von Gefäßschäden und arteriosklerotischen Prozessen korrelieren (siehe Kapitel »Chronische Belastungen mit toxischen Metallen«, Seite 712).

Laboruntersuchungen

Siehe Tabelle: Neue und alte Risikomarker für kardiovaskuläre Erkrankungen – ihre Bedeutung und Beeinflussbarkeit durch Mikronährstoffe (Seite 485)

Weitere Empfehlungen

Ernährungsfaktoren	empfohlene Menge/Tag
Kalorien	dem effektiven Bedarf angepasst, Normalgewicht (BMI 20–25) anstreben
Gemüse und Früchte	500–700 g (5-mal am Tag = Menge, die 5 geballten Fäusten entspricht); Gemüse sind eher zu bevorzugen. Bei den Früchten ist vor allem bei Diabetikern der Fruchtzuckergehalt zu beachten.
Kohlenhydrate	Vor allem komplexe Kohlenhydrate (Vollkornprodukte) bevorzugen. Kohlenhydrate eher einschränken. Faustregel: Je mehr Bewegung, desto mehr Kohlenhydrate sind möglich.
Zucker	Ein übermäßiger Konsum von raffiniertem Zucker erhöht die Wahrscheinlichkeit eines Herzinfarkts bzw. eines Schlaganfalles, weil die Blutfettwerte erhöht, die HDL-Cholesterin-Werte gesenkt und Glykierungsprozesse gefördert werden. Überdies führt ein chronisch hoher Zuckerkonsum zu vermehrten Verlusten von Chrom und anderen Mikronährstoffen (z. B. B-Vitamine, Magnesium), die für die Gesundheit des Herzens wichtig sind.
Nahrungsfasern	insgesamt 30 g 10 g Nahrungsfasern sind jeweils enthalten in: 100 g Haferflocken, 500 g Äpfeln, 380 g Karotten, 65 g getrockneten Pflaumen, 25 g Leinsamen, 20 g Weizenkleie
gesättigte Fette	cirka 9 % der Gesamtkalorien; vor allem in Wurst, Käse, Butter enthalten. Eine geringere Zufuhr würde normalerweise eine Erhöhung des Kohlenhydratanteils zur Folge haben. Dies erhöht wiederum das kardiovaskuläre Risiko.
Transfettsäuren	möglichst meiden, < 1 % der Gesamtkalorien
Eier	Eier erhöhen den Cholesterinspiegel nicht. Eier enthalten neben Cholesterin zugleich auch große Mengen Lezithin, welches das zugeführte Cholesterin über die Leber vollständig verstoffwechselt.
Omega-3-Fettsäuren (EPA/DHA)	Primärprävention: 1- bis 2-mal fetter Fisch/Woche (z. B. Lachs, Hering, Sardellen, Makrele usw.) oder täglich 250–1000 mg EPA/DHA aus Fischöl-Präparaten, Sekundärprävention nach einem Herz-Kreislauf-Ereignis: 2000 mg EPA/DHA, zur Senkung der Blutfette: 2 000–4 000 mg EPA/DHA aus Fischöl-Präparaten

Nährstoffempfehlungen bei Herz- und Gefäßerkrankungen

Nährstoff	empfohlene Tagesdosis	Kommentare
Folsäure Vitamin B_6 Vitamin B_{12} Vitamin B_2	ca. 0,8 mg 10–50 mg 10–500 µg 10–50 mg	senken den Homocysteinspiegel, bei erhöhtem Homocystein sinnvoll
Niacin (in Form von Nikotinsäure)	retardiert: 0,5–2 g nicht retardiert: 1–3 g	Senkt zuverlässig den Gesamtcholesterinspiegel, Triglyzeride, VLDL, LDL, Lipoprotein(a) und erhöht das HDL-Cholesterin. Nur unter ärztlicher Kontrolle; kann Flush bewirken; Gefäßerweiterung kann zu Hypotonie führen; Verbindungen mit Inositol reduzieren den Flush; Retardpräparate werden häufig angewendet.

Nährstoff	empfohlene Tagesdosis	Kommentare
Vitamin C	0,5–1 g	Die Vitamin-C-Zufuhr korreliert invers mit der kardiovaskulären Mortalität und senkt auch das Schlaganfallrisiko-Risiko. Vitamin C verbessert die endotheliale Funktion und die arterielle Elastizität. Reduziert den Entzündungsmarker CRP; hemmt Glykierungsprozesse.
Vitamin D	je nach Laborspiegel	Bei Vitamin-D-Blutwerten unter 60 nmol/l besteht ein erhöhtes Risiko für Herzgefäßerkrankungen (primäres und sekundäres Risiko). Eine Vitamin-D-Supplementierung verbessert die Auswurfrate in der linken Herzkammer.
Vitamin E	400 IE	In einer Meta-Analyse zeigte sich, dass Vitamin E als Monosubstanz in Tagesdosen ≥ 400 IE das Herzinfarktrisiko senken konnte. Für Kombipräparate konnte dies nicht gezeigt werden.
Vitamin K_2	30–180 µg	Niedrige Blutspiegel mit uncarboxyliertem Matrix-Gla-Protein korrelieren mit einem erhöhten Risiko für Gefäßkalzifizierung. Eine ausreichende Versorgung mit Vitamin K_2 ermöglicht ausreichend carboxyliertes Matrix-Gla-Protein.
Eisen	nur bei Eisenmangel	Eisenmangel erhöht das kardiovaskuläre Risiko und die dadurch bedingte Häufigkeit von Todesfällen.
Magnesium	300–600 mg	Niedrige Magnesium-Blutspiegel korrelieren mit einer erhöhten kardiovaskulären und koronaren Mortalität. Magnesium vermindert das Herzinfarktrisiko, die Gefahr von Herzrhythmusstörungen und Blutgerinnseln; Magnesium spielt auch eine Rolle bei der Regulation des Gefäßtonus, bei der Atherogenese und der Gefäßkalzifizierung, verbessert die endotheliale Funktion (Patienten, Senioren), reduziert den Gefäßmuskeltonus und Entzündungen; vermindert deutlich die Häufigkeit von ventrikulären und supraventrikulären Arrhythmien nach Herzoperationen; stabilisiert den Zuckerstoffwechsel.
Selen	je nach Selenstatus; 100–200 µg, 4 Jahre	Ausreichende Selenspiegel senken das Risiko für kardiovaskuläre und koronare Herzerkrankungen. Selen-Supplemente reduzieren das kardiovaskuläre Risiko sowie die Gesamtmortalität. Eine langfristige Seleneinnahme zusammen mit Coenzym Q_{10} (200 mg/Tag) reduzierte kardiovaskuläre Todesfälle bei Senioren um 50 % (mit nachhaltiger Wirkung über 8 Jahre nach dem Absetzen der Supplemente).
Coenzym Q_{10}	100–200 mg, 4 Jahre	Eine langfristige Einnahme von Coenzym Q_{10} zusammen mit Selen reduziert kardiovaskuläre Todesfälle bei Senioren um 50 % (mit nachhaltiger Wirkung über 8 Jahre nach dem Absetzen der Supplemente). Reduziert die Anzahl von Angina-pectoris-Anfällen. Hilft, Blutfette und Cholesterin vor Oxidationsschäden zu schützen. Verbessert die Gefäßelastizität und die Endothelfunktion. Entzündungshemmend. Eine additive Gabe von Q_{10} senkt die Komplikationsrate bei Herzinfarktpatienten markant. Begleitende Supplementierung bei Statintherapie empfehlenswert.

Nährstoff	empfohlene Tagesdosis	Kommentare
L-Carnitin	1–2 g	Vermindert die Zahl der Angina-pectoris-Anfälle und verbessert die Herzfunktion bei Herzkranken. Die begleitende Gabe ergibt einen additiven Effekt bei der dilatativen Kardiomyopathie. Darüber hinaus normalisiert es die Blutlipide.
L-Arginin	2–4 g	Wirkt gefäßerweiternd durch Bildung von NO.
Omega-3-Fettsäuren	Primär- und Sekundärprävention: > 1 g EPA+DHA, zur Senkung der Blutfette: 2–4 g	Die Leitlinien von wichtigen kardiologischen Fachgesellschaften empfehlen Omega-3-Fettsäuren zur kardiologischen Prävention inkl. Sekundärprävention. Ausreichend hohe EPA- und DHA-Spiegel (Omega-3-Index) korrelieren mit einer geringeren Gesamtmortalität (minus 35 %), selteneren plötzlichen Herztod, weniger Herzinfarkten, Schlaganfällen, Angina pectoris und anderen kardiovaskulären Erkrankungen. Lipidstoffwechselregulierend, antithrombotisch sowie entzündungshemmend (hs-CRP). Begleitend zu Statinen mit additiver Wirkung bezgl. der Plaquestabilisierung und der Reduktion von kardiovaskulären Ereignissen.

Literatur

Alehagen U et al. Reduced cardiovascular mortality 10 years after supplementation with selenium and coenzyme Q_{10} for four years: follow-up results of a prospective randomized double-blind placebo-controlled trial in elderly citizens. PLoS One 2015;10(12):e0141641. DOI: 10.1371.

Alehagen U et al. Still reduced cardiovascular mortality 12 years after supplementation with selenium and coenzyme Q10 for four years: A validation of previous 10-year follow-up results of a prospective randomized double-blind placebo-controlled trial in elderly. PLoS One.2018 Apr 11;13(4):e0193120.

Aune D et al. Fruit and vegetable intake and the risk of cardiovascular disease, total cancer and all-cause mortality-a systematic review and dose-response meta-analysis of prospective studies. Int J Epidemiol. 2017 Feb 22. DOI: 10.1093.

Berretta M et al. Multiple effects of ascorbic acid against chronic diseases: updated evidence from preclinical and clinical studies. Antioxidants. 2020:9:1182.

Bjorklund G et al. The role of B-vitamins in stroke prevention. Crit Rev Food Sci Nutr. 2021;Mar 16:1–14.

Böger RH et al. L-Arginine improves vascular function by overcoming the deleterious effects of ADMA, a novel cardiovascular risk factor. Altern Med Rev 2005;10:14–23.

Chen GC et al. Vitamin C intake, circulating vitamin C and risk of stroke: a meta-analysis of prospective studies. J Am Heart Assoc. 2013;2(6):e000329.

Chowdhurry R et al. Environmental toxic metal contaminants and risk of cardiovascular disease: systematic review and meta-analysis. Brit Med J. 2018;362:k3310.

Deupmann AK et al. Evidenzbasierte Ernährung bei zerebrovaskulären und kardiovaskulären Erkrankungen. Teil 1 Kardiovaskuläre Erkrankungen. Gefäßchirurgie. 2021; DOI: 10.1007/s00772-021-00767-z, sowie Teil 2 Zerebrovaskuläre Erkrankungen. Gefäßchirurgie. 2021; DOI: 10.1007/s00772-021-00768-y.

Gutierrez-Mariscal FM et al. Coenzyme Q10 and cardiovascular diseases. Antioxidants. 2021;10:906.

He K. et al. Folate, Vitamin B_6 and B_{12} intakes in relation to risk of stroke among men. Stroke 2004;35:169–174.

Li J. et al. Dietary inflammatory potential and risk of cardiovascular disease among men and women in the U.S. J Am Coll Cardiol. 2020;76(19):2181–2193.

Loffredo L et al. Supplementation with vitamin E alone is associated with reduced myocardial infarction: a meta-analysis. Nutr Metab Cardiovasc Dis 2015 ;25:354–363.

Marques BCAA et al. Efects of oral magnesium supplementation on vascular function: a systematic review and meta-analysis of randomized controlled trials. Higjh Blood Pressure & Cardiovasc Prev. 2020;27:19–28.

Micha R et al. Etiologic effects and optimal intakes of foods and nutrients for risk of cardiovascular diseases and diabetes: Systematic reviews and meta-analyses from the Nutrition and Chronic Diseases Expert Group (NutriCoDE). PLoS One. 2017;12(4):e0175149.

Naghedi A et al. Effect of vitamin D supplements on left ventricular ejection fraction in patients with heart failure: A systematic review and meta-analysis of randomized controlled trials. Rev Port Cardiol. 2021;40(6):447–455.

Nordestgaard BG et al. Lipoprotein (a) as a cause of cardiovascular disease: insights from epidemiology, genetics, and biology. J Lipid Res. 2016;57(11):1953–1975.

Padayatty SJ, Levine M. Vitamin C and myocardial infarction: the heart of the matter. Am J Clin Nutr 2000; 71:1027–1028.

Parohan M et al. Dietary total antioxidant capacity and mortality from all causes, cardiovascular disease and cancer: a systematic review and dose–response meta-analysis of prospective cohort studies. Eur J Nutr. 2019;58:2175–2189.

Salaminia S et al. Evaluating the effect of magnesium supplementation and cardiac arrhythmias after acute coronary syndrome: a systematic review and meta-analysis. BMC Cardiovasc Dis. 2018;18:129.

Schnyder G et al. Decreased rate of coronary restenosis after lowering of plasma homocystein levels. N Engl J Med 2001;345:1593–1600.

Vlasschaert C et al. Vitamin K supplementation for the prevention of cardiovascular disease: where Is the evidence? A systematic review of controlled trials. Nutrients. 2020;12:2909.

Von Schacky C. Verwirrung um die Wirkung von Omega-3-Fettsäuren: Betrachtung von Studiendaten unter Berücksichtigung des Omega-3-Index. Internist. 2019;60:1319–1327.

Wang ZM et al. Folate and risk of coronary heart disease: a meta-analysis of prospective studies. Nutr Metab Cardiovasc Dis. 2012 Oct;22(10):890–899.

Weng Y et al. Efficacy of L-carnitine for dilated cardiomyopathy: a meta-analysis of randomized controlled trials. BioMed Res Int. 2021, Article ID 9491615.

Wojcik OP et al. The potential protective effects of taurine on coronary heart disease. Atherosclerosis 2010;208:19–25.

Zhang X et al. Selenium status and cardiovascular diseases: meta-analysis of prospective observational studies and randomized controlled trials. Eur J Clin Nutr. 2016;70(2):162–169.

Zhao L et al. Quantitative association between serum/dietary magnesium and cardiovascular disease/coronary heart disease risk: a dose-response meta-analysis of prospective cohort studies. J Cardiovasc Pharmacol. 2019;74(6):516–527.

Bluthochdruck (Hypertonie)

Bei der Blutdruckmessung werden jeweils zwei Werte ermittelt. Der erste, höhere Wert bezieht sich auf den höchsten Druck, der erreicht wird, wenn der Herzmuskel das Blut in die Gefäße pumpt (Systole). Der niedrigere Wert entspricht dem Druck im Blutgefäß während der Ruhepause zwischen den Herzschlägen (Diastole). Bei Bluthochdruck sind die Blutgefäße enger gestellt, der Widerstand für das Herz erhöht sich und es braucht einen höheren Pumpdruck. Ein hoher Blutdruck (Hypertonie) ist unerwünscht, weil dadurch die arteriellen Gefäße über Gebühr belastet werden. Wenn der Blutdruck dauerhaft erhöht ist, verlieren die Blutgefäße an Elastizität und durch die hohen Strömungsscherkräfte kommt es zu Schädigungen der Gefäßinnenwand (Endothel), was die Entwicklung einer Arteriosklerose fördert. Durch den erhöhten Pumpwiderstand wird auch der Herzmuskel zu stark belastet, was zu seiner Verdickung führt. Dadurch werden Herzrhythmusstörungen (z.B. Vorhofflimmern) und letztendlich eine Herzinsuffizienz (Pumpschwäche) begünstigt.

Unbehandelt erhöht ein Bluthochdruck das Risiko für Herzinfarkt, Nierenversagen, Hirnschlag und besagte Herzprobleme ganz beträchtlich. Zum Beispiel ist das Risiko eines Todes durch frühe Herzerkrankung für Menschen mit Bluthochdruck doppelt so hoch wie für Menschen mit normalem Blutdruck. Bluthochdruck ist eine stille Erkrankung – die meisten Hypertoniker leben symptomfrei, und viele von ihnen wissen nicht einmal, dass sie unter Bluthochdruck leiden. Diese Symptomfreiheit über Jahre macht die Hypertonie zu einer gefährlichen Krankheit.

Daher sollte der Blutdruck regelmäßig (mindestens 1- bis 2-mal im Jahr) überprüft werden, besonders bei Menschen, die zu einer Risikogruppe gehören. Das sind Übergewichtige und Menschen, die sich nicht genügend bewegen oder die noch andere Risikofaktoren für Herz-Kreislauf-Erkrankungen haben, wie Diabetes oder Fettstoffwechselstörungen. Wer nahe Verwandte hat, die unter Hypertonie leiden, sollte ebenfalls regelmäßig zur Kontrolle gehen. Laut der Weltgesundheitsorganisation WHO liegt ein normaler Blutdruck bei 120/80 mmHg. Als Bluthochdruck werden Werte von ≥ 140/90 mmHg definiert. Ein hoher Blutdruck muss durch den Arzt abgeklärt und konsequent behandelt werden.

Da bei Übergewicht auch das überschüssige Fettgewebe gut durchblutet ist und auch diese Gefäße enger gestellt sind, wird der Blutdruck durch diese Zusatzbelastung weiter erhöht. Ein Lebensstil mit regelmäßiger Bewegung, Gewichtskontrolle, Stressabbau und ausgewogener Ernährung kann einen wesentlichen Therapiebeitrag leisten. Durch solche Umstellungen wird zudem noch das Risiko für Diabetes oder Fettstoffwechselstörungen gesenkt, was bei hohem Blutdruck besonders wichtig ist.

Ernährungsempfehlungen

Der Bluthochdruck kann erheblich gesenkt werden, indem das Übergewicht reduziert wird. Das Ziel sollte es sein, den BMI unterhalb von 25 zu halten.

Eine mediterrane Ernährung oder eine DASH-Diät ist für eine Blutdrucksenkung sehr hilfreich (siehe Kapitel »Koronare Herzkrankheit, Ernährungsempfehlungen«, Seite 498).

Die WHO empfiehlt, die tägliche Kochsalzzufuhr von aktuell ca. 10 g (globaler Durchschnitt) auf 5 g (= 2 g Natrium) zu beschränken. Neuere Studien zeigen, dass die Lebenserwartung am höchsten ist, wenn 10 g Salz täglich konsumiert werden, und die Lebenserwartung sinkt, wenn weniger als 7 g pro Tag konsumiert werden. Beim Einsparen von Kochsalz ist vor allem auf das versteckte Salz zu achten, das in den Lebensmitteln bereits enthalten ist. In Finnland und Großbritannien hat man mit langfristigen Kampagnen zur Salzreduktion eine Reduktion der durchschnittlichen Blutdruckwerte sowie eine Reduktion der Mortalität durch Schlaganfälle und ischämische Herzerkrankungen erzielt.

Eventuell sprechen nur wenige Menschen (sog. »salzsensitive Hypertoniker«) auf die massive Salzreduktion in der Ernährung an. Auch ist wohl die gute Kaliumzufuhr ebenso wichtig ist wie die Reduktion der Natriumzufuhr.

Ein Zuviel an Alkohol trägt zu Bluthochdruck bei. Hypertoniker sollten sich höchstens ein bis zwei Drinks (entspricht etwa 3,5 dl Bier bzw. 1,5 dl Wein) am Tag genehmigen. Eine mediterrane bzw. eine eher kohlenhydratreduzierte Ernährungsweise scheint den Blutdruck langfristig positiv zu beeinflussen. Wenn verschiedene dieser Ernährungs- und Lifestyle-Faktoren kombiniert werden, ergibt sich gemäß den Erfahrungen aus der Nurses Health Study, bei der über 80 000 Frauen während 14 Jahren beobachtet wurden, ein hohes Potenzial für die Vorbeugung gegen hohen Blutdruck.

Bei Blutdruckstudien gibt es diverse Fehlerquellen, die die Studienergebnisse positiv oder negativ beeinflussen können, und in vielen Studien wirkt auch ein Placebo-Produkt beachtlich erfolgreich.

Eine gezielte begleitende Supplementierung ist stets sinnvoll – auch im Hinblick darauf, dass eine Senkung des systolischen Blutdrucks um 5 mmHg das Mortalitätsrisiko für einen Schlaganfall um 14 % reduziert, die kardiovaskuläre Mortalität wird um 9 % gesenkt.

Der eingesetzte Nährstoff kann dem Krankheitsbild des Patienten entsprechend gewählt werden – sodass der ausgewählte Nährstoff nicht nur zur Blutdrucksenkung hilfreich ist, sondern auch seine übrigen Wirkungen genutzt werden (z. B. EPA/DHA zur gleichzeitigen Entzündungshemmung oder Senkung der Blutfette, Magnesium zur gleichzeitigen Unterstützung von Wadenkrämpfen usw.).

Es ist nicht belegt, dass sich die blutdrucksenkenden Effekte bei der kombinierten Gabe von Mikronährstoffen addieren.

Blutdruckregulierende Mechanismen von Mikronährstoffen (basiert auf Chiu et al. 2021)

Blutdruckregulierende Mechanismen	Mikronährstoffe
Gefäßerweiterung (Bildung von NO und Prostaglandin E_1)	K, Mg, Zn, Vit. B_6, C, E, L-Arginin
Diurese, Natriurese	K, Mg, Zn, Vit. B_6, C
Modulation des sympathischen Nervensystems	K, Zn, Vit. B_6, C
Kalziumantagonismuss	Mg, Vit.B_6, C, D, E
Antioxidans, Entzündungshemmung	K, Zn, Se, Vit. B_6, C, D, E
Beeinflussung des Renin-Angiotensin-Aldosteron-Systems, ACE-Hemmung, Angiotensin-Rezeptorblocker	K, Zn, Vit. B_6, C, D

Nährstoffempfehlungen bei Bluthochdruck

Nährstoff	empfohlene Tagesdosis	Kommentare
Vitamin C	0,5–1 g	Vitamin C wirkt blutdrucksenkend über die Bildung von NO und Prostaglandin E_1. Zudem erhöht es die Na-Ausscheidung und ist essenziell für die Gefäßelastizität. Es ist bei Bluthochdruck-Patienten mit einer Reduktion des Blutdrucks um ca. 5/2–3 mmHg (bei einer Anwendungsdauer von › 6 Wochen) zu rechnen. Bei Bluthochdruck-Patienten mit ACE-Hemmern kann die Reduktion bis zu 10 mmHg betragen. Kann die blutdrucksenkende Wirkung von Amlodipin verstärken (Mahajan et al. 2007).
Vitamin D	je nach Laborstatus	Vitamin-D-Mangel ist weit verbreitet und mit einem erhöhten Risiko für Hypertonie verbunden. Patienten mit Bluthochdruck und gleichzeitigem Vitamin-D-Mangel zeigten unter oraler Vitamin-D_3-Gabe eine Reduktion des Blutdrucks um 6,5/3 mmHg.

Nährstoff	empfohlene Tagesdosis	Kommentare
Folsäure	0,6–0,8 mg	Auswertungen der Nurses Health Study zeigen ein reduziertes Hypertonierisiko bei guter Folsäureversorgung. Eine Folsäure-Supplementierung bei Hypertoniepatienten – zusätzlich zu den Blutdruckmedikamenten – konnte in einer Meta-Analyse einerseits den Blutdruck weiter senken, daneben aber auch die kardiovaskulären und zerebrovaskulären Ereignisse reduzieren.
Magnesium	240–600 mg, bei unbehandelten Hypertonikern › 600 mg	Magnesium entspannt und erweitert (durch NO- und Prostaglandin-E_1-Bildung) die Blutgefäße. Vermindert das Risiko einer Endothel-Dysfunktion – auch als Kalzium-Antagonist. Magnesiummangel, der den Blutdruck erhöht, ist in den industrialisierten Ländern weit verbreitet. Die Dosierungen auf 2–3 Tagesportionen verteilen. Blutdruckreduktion bei etwa 3–4/2–3 mmHg. Bei medikamentös behandelten Hypertonikern › 155 mmHg wurde eine deutlichere Senkung um bis zu 19/11 mmHg beschrieben.
Kalium	Nur unter kontrollierten Bedingungen supplementieren.	Empfehlenswert ist eine Kaliumzufuhr über Lebensmittel von 3,5–4,8 g/Tag (siehe Tabelle Kalium, Vorkommen in der Nahrung, Seite 97). Wenn Kalium ausreichend zugeführt wird, kann es über verschiedene Mechanismen – und als Gegenspieler von Natrium – den Blutdruck bei Hypertonikern reduzieren (um ca. 4,5/3 mmHg). Eine niedrige Kaliumzufuhr und/oder niedrige Kalzium-Blutspiegel korrelieren mit einem dreifachen Risiko für Schlaganfälle oder plötzlichem Herztod.
L-Arginin, L-Citrullin	8–10 g	Wirkt gefäßerweiternd – durch Bildung von NO. Blutdrucksenkung um ca. 2–5/3 mmHg. Kombination mit Antioxidanzien sinnvoll (zur Vermeidung von nitrosativem Stress). Wird teilweise auch in der Schwangerschaft eingesetzt (4 g).
Taurin	1,5–6 g	Taurinsupplemente können den Blutdruck um durchschnittlich 3/3 mmHg senken. Einsatz auch in einem frühen Stadium möglich.
Coenzym Q_{10}	100–200 mg	Senkt einen zu hohen Blutdruck – in älteren Meta-Analysen um bis zu 11/7 mmHg, in aktuellen Meta-Analysen ist der Effekt kleiner (4/2 mmHg). Q_{10} soll zu einer fetthaltigen Hauptmahlzeit eingenommen werden.
Omega-3-Fettsäuren	2–3 g EPA in Form von Fischölkapseln	Bei Hypertonikern ist eine Senkung des Blutdrucks um durchschnittlich 5/3 mmHg zu erwarten.
Lycopin	10–50 mg	Lycopin vermag die Systole um ca. 5 mmHg zu senken, bei einem systolischen Blutdruck von ›120 mmHg sogar um ca. 8 mmHg.
Spirulina	1–8 g	Nach den bisherigen Studien scheint Spirulina bei 2–12 Wochen Anwendungsdauer einen erhöhten Blutdruck um ca. 4,6 mmHg (Systole) und um ca. 7 mmHg (Diastole) zu reduzieren.

Besondere Hinweise

- Chronisch toxische Belastungen mit Schwermetallen wie Blei, Cadmium und Quecksilber sind an der Entstehung von hohem Blutdruck beteiligt und können selbst in geringen Konzentrationen den Blutdruck erhöhen. Ein Schwermetall-Screening bei Blutdruckpatienten ist immer sinnvoll.
- Die regelmäßige Ausübung aerober Sportarten kann den Blutdruck senken und dazu beitragen, dass sich Bluthochdruck gar nicht erst entwickelt.
- Chronischer Stress, Anspannung und Angst können den Blutdruck erhöhen. Autogenes Training und andere entspannende Tätigkeiten können helfen, Stress abzubauen und den Blutdruck zu senken.
- Die bei Bluthochdruck normalerweise eingesetzten Medikamente haben oft einen direkten, störenden Einfluss auf den Mikronährstoffhaushalt (z. B. können ACE-Hemmer zu Zinkmangel führen). Eine parallele, gezielte Supplementierung der betroffenen Vitamine, Mineralstoffe und Spurenelemente ist sinnvoll, um die Nebenwirkungen der Medikamente zu vermindern.

Laboruntersuchungen

- Klassischer Ausschluss der Auslöser einer sekundären Hypertonie: Schilddrüse, Nebenniere, Stressachse, Elektrolyte
- Lipidstoffwechsel
- Diabetesrisiko: Glukosetoleranz, HbA_{1c}
- Nierenschädigung: Kreatinin, Mikroalbumin im Urin
- Schwermetall-Screening (Haare, Urin, Vollblut)

Literatur

AbuMweis S et al. Eicosapentaenoic acid and docosahexaenoic acid containing supplements modulate risk factors for cardiovascular disease: a meta-analysis of randomised placebo-control human clinical trials. J Hum Nutr Diet 2018;31:67–84.

Borghi C et al. Nutraceuticals with a clinically detectable blood pressure-lowering effect: a review of available randomized clinical trials and their meta-analyses. Br J Clin Pharmacol. 2017;83(1):163–171.

Chiu HF et al. Impact of micronutrients on hypertension: evidence from clinical trials with a special focus on meta-analysis. Nutrients. 2021;13:588.

Colussi G et al. Impact of omega-3 polyunsaturated fatty acids on vascular function and blood pressure: Relevance for cardiovascular outcomes. Nutr Metab Cardiovasc Dis. 2017;27(3):191–200.

Ellison DH et al. Insights into salt handling and blood pressure. N Engl J Med. 2021;385(21):1981–1993.

Filippini T et al. Blood pressure effects of sodium reduction – dose-response meta-analysis of experimental studies. Circulation. 2021;143(16):1542–1567.

Flowers N et al. Co-enzyme Q10 supplementation for the primary prevention of cardiovascular disease. Cochrane Database Syst. Rev. 2014, CD010405.

Guan Y et al. Effects of vitamin C supplementation on essential hypertension: a systematic review and meta-analysis. Medicine. 2020;99:e19274.

Gutierrez-Mariscal FM et al. Coenzyme Q_{10} and Cardiovascular Diseases. Antioxidants (Basel). 2021;10(6):906.

He FJ et al. Salt reduction to prevent hypertension: the reasons of the controversy. Eur Heart J. 2021;42(25):2501–2505.

He S et al. The effect of vitamin D3 on blood pressure in people with vitamin D deficiency. A system review and meta-analysis. Medicine. 2019;98:19.

Houston MC. Treatment of hypertension with nutrition and nutraceutical supplements: part 2. Alt Compl Ther. 2018;25(1):23–36.

Hu XF et al. Mercury exposure, blood pressure, and hypertension: a systematic review and dose–response meta-analysis. Environ Health Persp. 2018;126(7):076002–1.

Jafarnejad S et al. Cocoa consumption and blood pressure in middle-aged and elderly subjects: a meta-analysis. Curr Hypertension Rep. 2020;22:1.

Juraschek SP et al. Effects of vitamin C supplementation on blood pressure: a meta-analysis of randomized controlled trials. Am J Clin Nutr. 2012 May; 95(5): 1079–1088.

Khalaf D et al. The effects of oral l-arginine and l-citrulline supplementation on blood pressure. Nutrients. 2019;11:1679.

Kim MG et al. Does low lead exposure affect blood pressure and hypertension? J Occup Health. 2020;62:e12107.

Legarth C et al. The impact of vitamin D in the treatment of essential hypertension. Int J Mol Sci. 2019;19:455.

McRae MP et al. Therapeutic benefits of L-arginine: an umbrella review of meta-analyses. J Chiropract Med. 2016;15(3):184–189.

Machowiec P et al. Effect of spirulina supplementation on systolic and diastolic blood pressure: systematic review and meta-analysis of randomized controlled trials. Nutrients. 2021;13(9):3054.

Miller PE et al. Long-chain omega-3 fatty acids eicosapentaenoic acid and docosahexaenoic acid and blood pressure: a meta-analysis of randomized controlled trials. Am J Hypertens. 2014;27(7):885–896.

Poorolajal J et al. Oral potassium supplementation for management of essential hypertension: A meta-analysis of randomized controlled trials. PLoS One. 2017;12(4):e0174967.

Rosanoff A et al. Oral magnesium supplements decrease high blood pressure (SBP>155 mmHg) in hypertensive subjects on anti-hypertensive medications: a targeted meta-analysis. Magnes Res. 2013;26(3):93–99.

Sacks FM et al. Dietary therapy in hypertension. New Engl J Med 2010;362:2102–2112.

Sun Q et al. Taurine supplementation lowers blood pressure and improves vascular function in prehypertension. Hypertension 2016;67(3):541–549.

Verma H et al. Effect of magnesium supplementation on type 2 diabetes associated cardiovascular risk factors: a systematic review and meta-analysis. J Hum Nutr Diet. 2017;30:621–633.

Waldron M ert al. The effects of oral taurine on resting blood pressure in humans: a meta-analysis. Open Res Arch. 2018;20(9):81.

Wang WW et al. A meta-analysis of folic acid in combination with anti-hypertension drugs in patients with hypertension and hyperhomocysteinemia. Front Pharmacol. 2017;8:585.

Zhang X et al. Effects of magnesium supplementation on blood pressure: A meta-analysis of randomized double-blind placebo-controlled trials. Hypertension. 2016;68(2):324–333.

Herzrhythmusstörungen

Unter Herzrhythmusstörungen (Arrhythmien) versteht man Veränderungen des Herzschlages in Frequenz und Rhythmus. Man unterscheidet sogenannte Bradykardien (unter 60 Herzschläge/Minute) von Tachykardien (über 100 Herzschläge/Minute). Tachykarde Rhythmusstörungen werden nach ihrem Ursprung noch weiter unterteilt: Ventrikuläre Tachykardien gehen von der Herzkammer, supraventrikuläre Tachykardien vom Herzvorhof aus.

Als Extrasystole bezeichnet man einen Herzschlag, der außerhalb der normalen Herzfrequenz in den normalen Takt einfällt. Extrasystolen sind häufig, auch bei gesunden Menschen. Sie treten aber dann meist nur vereinzelt in besonderen Situationen auf. Eine häufige Rhythmusstörung ist das Vorhofflimmern. Dabei kommt es zur unkoordinierten Auslösung des Herzschlages in den Vorhöfen, außerhalb des Kammertaktes. Durch die mangelnde zeitliche Abstimmung der Vorhofkontraktion mit der Kontraktion der Herzkammer füllt sich diese unregelmäßig mit Blut, was unterschiedliche Auswurfmengen zur Folge hat. Dadurch wird der Körper weniger effizient mit sauerstoffreichem Blut versorgt. Häufig leidet die Leistungsfähigkeit und das Risiko für einen Hirnschlag steigt beträchtlich. Mit einer Häufigkeit von 5 % bei den über 65-Jährigen ist das Vorhofflimmern zu einer eigentlichen Volkskrankheit geworden. Hauptursache ist der Bluthochdruck. Vorhofflimmern wird jedoch auch bei Leistungssportlern in jüngerem Alter gehäuft beobachtet. Die leistungsbedingte Dehnung der Vorhöfe scheint hier als Auslöser verantwortlich zu sein.

Ursachen

Häufig auftretende oder länger anhaltende Arrhythmien können meist auf folgende Ursachen zurückgeführt werden:

- Stoffwechselstörungen (z. B. Schilddrüsenüberfunktion, erhöhter Blutdruck, Diabetes, Elektrolytstörungen)
- gewisse Medikamente (Betablocker, Kalzium-Antagonisten, Schilddrüsenhormone, gewisse Psychopharmaka, Antihistaminika usw.)
- Bluthochdruck
- Herzerkrankungen (z.B. koronare Herzkrankheit, Herzinsuffizienz, Herzmuskelentzündung, Herzklappenfehler, Herzinfarkt)
- Schlafapnoe (kurze Atempausen während des Schlafens), chronische Schlafstörungen
- Übergewicht
- übermäßiger Alkoholkonsum
- angeborene Anomalien

Ernährungsempfehlungen

Die Reduktion von Übergewicht ist zur Senkung des Risikos von Herzrhythmusstörungen empfehlenswert. Günstig scheint auch die Zufuhr von Fisch, der reich an Omega-3-Fettsäuren ist.

Nährstoffempfehlungen bei Herzrhythmusstörungen

Nährstoff	empfohlene Tagesdosis	Kommentare
Vitamin C	2 g in der Nacht vor der Operation; dann 2 × 1 g bis zum 5. Tag nach dem Eingriff.	Reduziert das Risiko für postoperatives Vorhofflimmern und weitere Komplikationen nach Herzoperationen um über 30 %. Reduktion des Risikos für Arrhythmien nach Herzoperationen um 31 %. Ebenso klinisch relevante Risikoreduktion bei Patienten nach Angina pectoris und Herzinfarkt.
Magnesium	Vorgängige parenterale Bolusgaben von Magnesiumsulfat (bis 60 mmol)	Magnesium ist zur Prävention von postoperativem Kammerflimmern etabliert (Guidelines, European Heart Association, 2020). Magnesium kann über die Regulierung des zellulären Kaliumgehaltes antiarrhythmisch wirken. Es wirkt auch den bei einer Digitalis-Therapie auftretenden Rhythmusstörungen entgegen und erhöht gleichzeitig ihre Wirksamkeit.

Besondere Hinweise

- Störungen im Elektrolythaushalt (Natrium, Kalium, Magnesium) können zu Arrhythmien führen. Eine Kaliumsubstitution sollte allerdings nur unter ärztlicher Kontrolle erfolgen.
- Hoher Koffeinkonsum erhöht die Herzfrequenz, erhöht aber nicht die Häufigkeit von Arrhythmien.

Laboruntersuchungen

- Omega-3-Index, Fettsäureprofil
- Magnesium, Kalium

Literatur

Fairley JL et al. Magnesium status and magnesium therapy in cardiac surgery: a systematic review and meta-analysis focusing on arrhythmia prevention. J Crit Care. 2017;42:69–77.

Gorenek B et al. European Heart Rhythm Association (EHRA)/European association of cardiovascular prevention and rehabilitation (EACPR) position paper on how to prevent atrial fibrillation endorsed by the Heart Rhythm Society (HRS) and Asia Pacific Heart Rhythm Society (APHRS). European Journal of Preventive Cardiology 2017;24(1):4–40.

Lombardi M et al. Omega-3 fatty acids supplementation and risk of atrial fibrillation: an updated meta-analysis of randomized controlled trials. Eur Heart J. 2021;7:e69–e70.

Salaminia et al. Evaluating the effect of magnesium supplementation and cardiac arrhythmias after acute coronary syndrome : a systematic review and meta-analysis. BMC Cardiovasc Disorders. 2018;18:129.

Shi R et al. Sole and combined vitamin C supplementation can prevent postoperative atrial fibrillation after cardiac surgery : a systematic review and meta-analysis of randomized controlled trials. Clin Cardiol 2018;41:871–878.

Wang H. et al. N-3 polyunsaturated fatty acids for prevention of postoperative atrial fibrillation: updated meta-analysis and systematic review. J Interv Card Electrophysiol 2018;51:105–115.

Herzinsuffizienz

Von einer Herzinsuffizienz spricht man dann, wenn das Herz nicht mehr in der Lage ist, die geforderte Pumpleistung zu erbringen. Die Herzinsuffizienz ist altersabhängig und stets die Folge einer zugrundeliegenden Herzerkrankung – meist handelt es sich um eine koronare Herzkrankheit, Bluthochdruck oder eine Herzmuskelerkrankung (Kardiomyopathie). Der Schweregrad einer Herzinsuffizienz wird gemäß einer Klassifizierung der New York Heart Association (NYHA) beschrieben. Man unterscheidet 4 Stufen – wobei NYHA I die geringsten körperlichen Limitierungen beinhaltet, und NYHA-Stufe IV bereits in Ruhe mit massiven Atem- und Herzbeschwerden einhergeht. Typisch sind auch Wasseransammlungen (Ödeme) in den Beinen und in der Lunge.

Ernährungsempfehlungen

Gemäß den vorliegenden Kohortenstudien scheinen folgende Ernährungs- und Lifestyle-Faktoren bei der Beratung von Herzinsuffizienz-Patienten sinnvoll zu sein:

- normales Körpergewicht anstreben
- nicht rauchen
- regelmäßige körperliche Aktivität
- moderater Alkoholkonsum (max. 20 g Alkohol/Tag)
- ausreichend Gemüse und Früchte (5 Portionen pro Tag = 500–700 g),
- Vollkorngetreide zum Frühstück

Bei älteren Menschen mit Herzinsuffizienz ist es besonders wichtig, eine genaue und gut verständliche Vorgabe für die Flüssigkeitszufuhr zu machen. Eine Empfehlung von 1,2–1,5 l/Tag (= 1 große Flasche Mineralwasser) ist meist angemessen.

Die zahlreichen Argumente für einen additiven Einsatz von Coenzym Q_{10} bei Herzinsuffizienz sind:

- Reduktion der Gesamtmortalität (–42 %)
- Reduktion der kardiovaskulären Mortalität (–43 %)
- weniger Hospitalisierungen wegen Herzinsuffizienz
- Verbesserung um 1–2 NYHA-Stufen
- Verbesserung des mitochondrialen Energiestoffwechsels
- Verbesserung der Herzpumpleistung
- Verbesserung der Lebensqualität
- keine relevanten unerwünschten Nebenwirkungen
- keine relevanten Wechselwirkungen mit anderen Medikamenten

Nährstoffempfehlungen bei Herzinsuffizienz

Nährstoff	empfohlene Tagesdosis	Kommentare
Multi-Mikronährstoff-Präparat	nutritive Dosierungen	Die regelmäßige, begleitende Supplementierung mit einem Multi-Mikronährstoff-Präparat verbessert die Symptomatik, die Auswurffraktion der linken Herzkammer (LVEF) und die Leistungsfähigkeit von Herzinsuffizienz-Patienten (Dragan et al.)
Vitamin B_1 (auch als Benfotiamin)	100–300 mg	Kann bei Vitamin-B_1-Mangel in Erwägung gezogen werden. Vor allem bei Therapie mit Schleifen-Diuretika (z. B. Furosemid) sinnvoll (massive Vitamin-B_1-Ausscheidung).
Vitamin D	je nach Laborstatus	Niedrige 25-(OH)-Vitamin-D-Blutspiegel korrelieren mit dem Schweregrad der Herzinsuffizienz sowie mit einem erhöhten Risiko für Tod durch Herzversagen und durch plötzlichen Herztod. Hohe Dosierungen (4000 IE pro Tag) führten allerdings nicht zu einer geringeren Gesamtmortalität.
Magnesiumorotat	erster Monat 6 g, dann langfristig 3 g	Verbessert die klinischen Symptome, die Lebensqualität und die Lebenserwartung bei schwerer Herzinsuffizienz (MACH-Studie).
Selen	bei niedrigen Laborwerten 100–200 µg	Störungen der Herzmuskelfunktion (Kardiomyopathien) gehören zu den klassischen Bildern eines Selenmangels. Bei Patienten mit Herzinsuffizienz korrelieren niedrige Selen-Blutspiegel mit dem Schweregrad und einer schlechteren Prognose der Herzinsuffizienz.
L-Carnitin	1,5–3 g	Additive Gabe bewirkt eine beträchtliche Erhöhung der Gesamtwirksamkeit der konventionellen Therapie. Diverse Herzfunktionen werden verbessert. Senkung der Herzinsuffizienz-Labormarker BNP und NT-proBNP.
Taurin	3 g	Kann zu verbesserter Leistungsfähigkeit von Patienten mit Herzinsuffizienz führen; schützt die Herzmuskelzellen vor einer Kalziumüberladung; antioxidative Wirkung.
Coenzym Q_{10}	100–300 mg	Die klinisch relevante Wirkung von Coenzym Q_{10} bei Herzinsuffizienz ist seit Jahrzehnten bekannt und wissenschaftlich gut dokumentiert (siehe Auflistung Seite 511). Additiv zu einer konventionellen Therapie.
Omega-3-Fettsäuren	2–4 g EPA/DHA in Form von Fischölkapseln	Empfehlungen der European Society of Cardiology und der American Heart Association: Ein Omega-3-Präparat kann bei symptomatischer Herzinsuffizienz eingesetzt werden, um dem Risiko von Spitalaufenthalten und kardiovaskulären Todesfällen vorzubeugen. Verbessert die Auswurffraktion der Herzkammer. 2–4 g EPA+DHA/Tag, mind. 3 Monate.

Besondere Hinweise

Die bei Herzinsuffizienz normalerweise eingesetzten Medikamente haben oft einen direkten, störenden Einfluss auf den Mikronährstoffhaushalt. Eine parallele Supplementierung der betroffenen Vitamine, Mineralstoffe und Spurenelemente oder die Gabe eines Multivitaminpräparates ist sinnvoll, um die Nebenwirkungen der Medikamente zu vermindern.

Laboruntersuchungen

- Coenzym Q_{10} (Richtwert für therapeutisch wirksame Blutspiegel bei kardiovaskulären Erkrankungen: ≥ 2,5 µg/ml)
- 25-(OH)-Vitamin D
- Selen
- Vitamin B_1
- L-Carnitin
- Omega-3-Index

Literatur

Al Saadi T et al. Coenzyme Q10 for heart failure. Cochrane Database for Systematic Reviews. 2021, Issue 2. Art.No: CD008684.

Bomer N et al. Selenium and outcome in heart failure. Eur J Heart Failure. 2020;22:1415–1423.

Djoussé L et al. Relation between modifiable lifestyle factors and lifetime risk of heart failure. JAMA 2009;302(4):394–400.

Dragan S et al. Benefits of multiple micronutrient supplementation in heart failure: A comprehensive review. Crit Rev Food Sci Nutr. 2019;59(6):965–981.

Gissi HF et al. Effect of n-3 polyunsaturated fatty acids in patients with chronic heart failure (the GISSI-HF trial): a randomised, double-blind, placebo-controlled trial. Lancet 2008;372:1223–1230.

Jafari M et al. Coenzyme Q10 in the treatment of heart failure: a systematic review of systematic reviews. Indian Heart Journal. 2018;705:S111–S117.

Kattoor AJ et al. Thiamine therapy for heart failure: a promise or fiction? Cardiovascular Drugs and Therapy. 2018;32:313–317.

Lei L et al. Efficacy of coenzyme Q10 in patients with cardiac failure: a meta-analysis of clinical trials. BMC Cardiovascular Disorders. 2017;17:196.

Mortensen SA et al. The effect of coenzyme Q10 on morbidity and mortality in chronic heart failure: results from Q-SYMBIO: a randomized double-blind trial. JACC Heart Fail. 2014;2(6):641–649.

Ponikowski P et al 2016 ESC Guidelines for the diagnosis and treatment of acute and chronic heart failure: The Task Force for the diagnosis and treatment of acute and chronic heartfailure of the European Society of Cardiology (ESC). Developed with the special contribution of the Heart Failure Association (HFA) of the ESC. Eur Heart J. 2016;37:2129–2200.

Schaffer S et al. Effects and mechanisms of taurine as a therapeutic agent. Biomol Ther. 2018;26(3):225–241.

Siscovick DS et al. Omega-3 Polyunsaturated Fatty Acid (Fish Oil) Supplementation and the Prevention of Clinical Cardiovascular Disease: A Science Advisory From the American Heart Association. Circulation. 2017;135(15):e867–e884.

Song X et al. Efficacy and safety of L-carnitine treatment for chronic heart failure: a meta-analysis of randomized controlled trials. BioMed Research International. 2017, Article ID 6274854.Stepura OB et al. Magnesium orotate in severe congestive heart failure (MACH). Int J Cardiol 2009;134:145–147.

Witte KK et al. Effects of vitamin D on cardiac function in patients with chronic HF: The VINDICATE Study. J Am Coll Cardiol. 2016;67(22):2593–2603.

Zittermann A et al. Effect of vitamin D on all-cause mortality in heart failure (EVITA) : a 3 year randomized clinical trial with 4000 IU vitamin D daily. *Eur Heart Journal*, 2017;38(29):2279–2286.

Anämie (Blutarmut)

Menschen mit Blutarmut sind meist blass und leiden oft unter Müdigkeit, Kurzatmigkeit und Herzklopfen bei leichten Anstrengungen (z. B. beim Treppensteigen), Antriebsschwäche, Reizbarkeit, Konzentrationsstörungen, Schwindel, Kopfschmerzen, Mundschleimhautaffektionen und Mundwinkeleinrissen.

Eisen und andere wichtige Mikronährstoffe

Der lebensnotwendige Transport des Sauerstoffs zu den Organen und Geweben erfolgt im Blut durch das Hämoglobin in den roten Blutkörperchen (Erythrozyten). Unter Blutarmut versteht man medizinisch nicht den Mangel an Blut-»Flüssigkeit« per se, sondern zu wenig Hämoglobin (roter Blutfarbstoff) im Blut. Unter einer Anämie versteht man gemäß den WHO-Kriterien eine Verminderung der Hämoglobin-Konzentration im Vollblut unter 130 g/l (Männer) und 120 g/l (Frauen). Von einer milden Anämie spricht man bei Hämoglobinwerten von 100–129 g/l (Männer) bzw. von 100–119 g/l (Frauen).

Ursachen: Bei den meisten Anämien handelt es sich um eine erworbene (nicht angeborene) Blutarmut. Die Ursachen für eine erworbene Anämie sind vielfältig. Seltenere Anämieformen bedürfen einer differenzierten Abklärung.

Blutverluste: Verletzungen, starke Menstruationsblutungen, versteckte Blutungen im Magen-Darm-Trakt, Geburt, intensives Ausdauertraining usw.

Störungen und Erkrankungen des blutbildenden Systems: Vitamin- und Spurenelementdefizite, Nierenerkrankungen, Infekte, Hormonstörungen, Tumorerkrankungen oder chronische Entzündungen.

Eisenmangel: Eisen (Seite 208) ist ein essenzieller Teil des Hämoglobin-Moleküls, ohne den es keinen Sauerstoff binden kann. In Europa ist die Eisenmangelanämie mit 80 % die häufigste Form der Blutarmut. In über ¾ der Fälle sind Frauen von dieser Anämieform betroffen. Besonders Frauen im gebärfähigen Alter (oft auch Sportlerinnen) weisen einen Mangel an Eisen auf, da sie über die Monatsblutung immer wieder Blut und damit auch Eisen verlieren und gleichzeitig zu wenig Eisen zuführen. Bei einem Eisenmangel muss auch an »versteckte« Blutverluste, zum Beispiel aus dem Magen-Darm-Trakt, gedacht werden. Als mögliche Ursache sind Magengeschwüre, Darmpolypen oder Darmkrebs auszuschließen. Nach Ermittlung der Ursache lässt sich eine Eisenmangelanämie durch Eisenpräparate gezielt behandeln.

Vitamin-B_{12}-Mangel: Eine weitere häufige Ursache für eine Anämie kann ein Mangel an Vitamin B_{12} (Seite 150) und/oder Folsäure sein. Ein Vitamin-B_{12}-Mangel kann durch verminderte Zufuhr (z.B. bei veganer oder vegetarischer Ernährung, im Alter) oder durch Fehlen des sog. Intrinsic-Faktors zustande kommen. Der Intrinsic-Faktor wird normalerweise in der Magenschleimhaut gebildet und dient der Aufnahme und Verwertung von Vitamin B_{12}. Bei älteren Menschen, bei Gastritis, bei Einsatz von Magensäure-hemmenden Medikamenten (z.B. Protonenpumpenhemmern) oder bei der Therapie mit dem Antidiabetikum Metformin, bei Autoimmunkrankheiten, bei Alkoholismus oder nach bariatrischen Eingriffen (z.B. Magen-Bypass) ist dieser Helfer für die Aufnahme von Vitamin B_{12} jedoch häufig reduziert. In diesen Fällen muss das Vitamin B_{12} gespritzt oder peroral gegeben werden.

Folsäuremangel: Eine ungenügende Folsäurezufuhr (Seite 144) oder ein erhöhter Bedarf kann zu einer Folsäuremangel-Anämie führen. Dies ist auch bei der Verabreichung gewisser Medikamente (Folsäure-Antagonisten wie z.B. Methotrexat) zu beachten. Auch die Einnahme von östrogenhaltigen Verhütungsmitteln oder Hormonpräparaten in den Wechseljahren kann zu Folsäuredefiziten führen.

Ernährungsempfehlungen

In einer der größten je zu diesem Thema durchgeführten Studien wurde der Einfluss der Ernährung auf die Entwicklung von Anä-

Wechselwirkungen von toxischen Metallen können die Blutbildung stören

Die Resultate einer Eisentherapie sind bei Belastungen mit toxischen Metallen oft unbefriedigend.
Aluminium und Blei – z.B. aus der Nahrungskette – haben eine hohe Affinität zum Eisentransportprotein (Transferrin) und sind in der Lage, dessen Transportkapazitäten zu besetzen. Daher können chronische Aluminium- und Bleibelastungen dazu führen, dass Eisen (auch parenteral verabreichtes Eisen) nicht ausreichend zur Zelle weitertransportiert wird.
Blei, Cadmium und Eisen binden im Dünndarm an das gleiche Transportprotein DMT1, das diese Elemente in Blut befördert. Bei Eisenmangel werden vermehrt Blei und Cadmium ins Blut bzw. in die Erythrozytenmembran befördert. Folgen: Hämolyse der Erythrozyten, Störung der Hämoglobinsynthese, Reduktion der Häm-Proteine, Zerstörung der Erythropoietin (EPO) produzierenden Zellen.
Eisen und Blei konkurrieren um die Ferritin-Bindungsstellen.
Chronische Arsenbelastungen – auch z.B. aus der Nahrungskette oder bei Rauchern – können ebenfalls zu einem beschleunigten Zelltod von Erythrozyten führen (= Eryptose).
Ein Schwermetall-Screening kann helfen, mögliche Belastungen zu erkennen, Ursachen einer möglichen Exposition auszuschalten und die Belastung zu reduzieren (siehe Kapitel »Chronische Belastungen mit toxischen Metallen«, Seite 712).

Nährstoffempfehlungen bei Anämie

Nährstoff	empfohlene Tagesdosis	Kommentare
Vitamin A (auch als Beta-Carotin)	nutritive Mengen	Synergie beim Aufbau von neuen roten Blutkörperchen mit Eisen. Cofaktor bei der Hämoglobinsynthese.
Vitamin B_6	5–50 mg	Ein Mangel beeinträchtigt die normale Bildung von roten Blutkörperchen und kann so eine Anämie verursachen.
Folsäure	0,4–0,8 mg; bei schwerem Folsäuremangel bis zu 5 mg/Tag (nur unter ärztlicher Kontrolle)	Folsäure ist direkt an der Blutbildung (Zellteilung) im Knochenmark beteiligt.
Vitamin B_{12}	3–10 µg; bei Vitamin-B_{12}-Mangel während einiger Wochen 500–1000 µg.	Für die Korrektur eines Vitamin-B_{12}-Mangels werden orale Formen und parenterale Applikationen als gleichwertig beurteilt.
Vitamin C	0,25–1 g	Erhöht deutlich die Fähigkeit des Körpers, Eisen aufzunehmen; verhindert die Beeinträchtigung der Resorption durch Pflanzenstoffe (Phytate, Polyphenole) und Kalzium. Vitamin C wird auch für die Bildung roter Blutkörperchen benötigt.
Eisen	oral 15–50 mg bzw. gemäß Laborwerten	Oft kombiniert mit Vitamin C zur Ermöglichung einer optimalen Aufnahme. Evtl. mit dem Essen einnehmen, um Übelkeit zu vermeiden. Kaffee, Tee und große Mengen Kalzium können die Eisenaufnahme beeinträchtigen. Bei täglichen Dosierungen über 60 mg reduziert Hepcidin die Eisenaufnahme.
Kupfer	1–4 mg	Kupfer ist essenziell für die Bildung von Blutzellen und Hämoglobin. Kupfer kann bei hohen Zinkgaben vermindert sein.

mien untersucht (Women's Health Study). Dabei zeigte sich, dass insbesondere bei älteren Menschen selten nur ein einziger Nährstoff (z.B. nur Eisen) zur Blutarmut führt, sondern dass in der Regel mehrere Nährstoffdefizite vorliegen. Dies ist auch bei der Wahl der Laboranalysen zu berücksichtigen.

Wenn mit dem täglichen Essen wenig Kalorien, wenig Proteine und wenig rotes Fleisch zugeführt werden, sind Anämien häufiger. Insbesondere Vegetarier oder Veganer, die gänzlich auf tierische Produkte verzichten, laufen Gefahr, eine Anämie zu entwickeln, weil gut verwertbares Eisen insbesondere in Fleisch und Fleischprodukten enthalten ist. Auch Vitamin B_{12} kommt nur in Nahrungsmitteln tierischen Ursprungs (Fleisch, Fisch, Eier und Milchprodukte) vor.

Bei Anämien ist auch immer an das Vorliegen von Resorptionsstörungen und Nahrungsmittel-Unverträglichkeiten (Milchprodukte, Zöliakie) zu denken. Nach neueren Untersuchungen leidet etwa 1 von 31 Patienten mit einer Eisenmangelanämie unter einer Zöliakie.

Besondere Hinweise

- Tägliche hohe orale Einzelgaben von Eisen sowie Entzündungen hemmen die Eisenresorption, da dann das Schutzprotein Hepcidin hochreguliert wird. Eisendosierungen ≥ 60 mg werden besser aufgenommen, wenn sie nur alle 2 Tage eingenommen werden.
- Magengeschwüre sowie auch die mechanische Zerstörung von roten Blutkörperchen bei Ausdauersportarten können zu markanten Blutverlusten über den Stuhl führen (sog. Marschhämolyse). Vor allem bei Sportlerinnen, bei denen die Blutverluste über die Menstruation noch hinzukommen, werden häufig Eisenmangelanämien beobachtet.
- Vitamin-B_2-Mangel kann zu Störungen der Ferritin-Mobilisierung und des Eisentransports führen.
- Personen mit durch Jodmangel bedingtem Kropf sprechen bei gleichzeitiger Eisenmangelanämie schlecht auf die Jod-Supplementierung an.
- In der Schwangerschaft genügen meist Eisendosierungen im Bereich von 30–40 mg/Tag um einer Eisenmangelanämie vorzubeugen.

Laboruntersuchungen

- Eisenmangel: Ferritin, Transferrin, löslicher Transferrinrezeptor (sTfR)
- Vitamin-B_{12}-Mangel: Methylmalonsäure, Holotranscobalamin
- Folsäure
- Schwermetall-Screening (Haare, Urin, Blut); v.a. bei unbefriedigenden Ergebnissen einer Eisentherapie

Literatur

Biswas D et al. Mechanism of erythrocyte death in human population exposed to arsenic through drinking water. Toxicol Appl Pharmacol. 2008;230:57–66.

Camaschella C. New insights into iron deficiency and iron deficiency anemia. Blood Rev. 2017;31(4):225–233.

Haider BA et al. Multiple-micronutrient supplementation for women during pregnancy. Cochrane Database Syst Rev. 2017;13;4:CD004905

Hurrell RF, Egli I. Iron bioavailability and dietary reference values. Am J Clin Nutr 2010;91 (suppl):1461S–1467S.

Mahadev S et al. Prevalence of celiac disease in patients with Iron deficiency anemia – a systematic review with meta-analysis. Gastroenterology. 2018;155(2):374–382.

Moretti D et al. Oral iron supplements increase hepcidin and decrease iron absorption from daily or twice-daily doses in iron-depleted young women. Blood. 2015;126(17):1981–1989.

Myint ZW et al. Copper deficiency anemia: review article. Ann Hematol. 2018;97:1527–1534.

Sanz-Cuesta T et al. Oral versus intramuscular administration of vitamin B_{12} for vitamin B_{12} deficiency in primary care: a pragmatic, randomised, non-inferiority clinical trial (OB12). BMJ Open. 2020;10:e033687.

Thomson CA et al. Nutrient intake and anemia risk in the Women's Health Initiative Observational Study. J Am Diet Assoc. 2011;111:532–541.

Zimmermann MB, Hurrell RF. Nutritional iron deficiency. Lancet 2007;370:511–520.

Stoffwechselstörungen

Der Typ-2-Diabetes ist eine Stoffwechselstörung, die häufig vermieden werden kann, wenn man rechtzeitig die Warnzeichen erkennt und dann konsequent die Ursachen bekämpft. Auch wenn die Blutzuckerwerte nüchtern noch normal sind, kann ein grenzwertiger HbA_{1c}-Wert ein Hinweis auf eine sich anbahnende Glukosestoffwechselstörung sein.

Zuckerstoffwechselstörungen

Der Blutzuckerspiegel wird normalerweise in engen Grenzen konstant gehalten, was für unseren Stoffwechsel und unsere Gesundheit sehr wichtig ist. Dazu befördert das Insulin aus der Bauchspeicheldrüse den aus der Nahrung aufgenommenen Zucker aus der Blutbahn in die Zellen. Es kontrolliert dadurch den Blutzucker (Glukose) und verhindert einen zu starken Anstieg nach den Mahlzeiten. Sowohl eine zu geringe wie auch eine zu starke Insulinausschüttung sind unerwünscht. Zu wenig Insulin führt zu Diabetes, während sich eine hohe Insulinausschüttung als Antwort auf eine Mahlzeit mit einer Unterzuckerung (Hypoglykämie) bemerkbar macht.

Nutritive Hypoglykämie – die Unterzuckerung ohne Diabetes

Eine Hypoglykämie kommt nicht nur bei Diabetikern vor, wenn sie zu viel Insulin spritzen. Nach unten schwankende Blutzuckerwerte mit entsprechenden hypoglykämischen Krisen findet man auch bei sonst gesunden Kindern und Erwachsenen. Die Symptome können schon morgens nach dem Aufstehen vorliegen (wenn über Nacht der Blutzuckerspiegel abgefallen ist), sie können bei längerer Nahrungskarenz zwischen den einzelnen Mahlzeiten auftreten – oder eben auch als Reaktion auf eine Mahlzeit. Bei dieser sog. nutritiven Hypoglykämie lösen Mahlzeiten, die reich an einfachen Zuckern und raffinierten Kohlenhydraten sind, eine zu starke Insulinsekretion aus, was dann zum Blutzuckerabfall führt. Raffinierte Kohlenhydrate haben einen hohe glykämische Last und sie enthalten keine Ballaststoffe, welche die Kohlenhydrataufnahme verlangsamen könnten. Auch die Mikronährstoffe (B-Vitamine, Zink, Chrom, Mangan), die den Zuckerstoffwechsel und die Glukosetoleranz regulieren helfen, fehlen bei raffinierten Kohlenhydraten.

Während die meisten Körpergewebe bei niedrigem Blutzuckergehalt andere Energielieferanten als Glukose verwenden können, ist das Gehirn auf eine kontinuierliche Glukosezufuhr angewiesen. Dies erklärt, warum die meisten Symptome einer Hypoglykämie

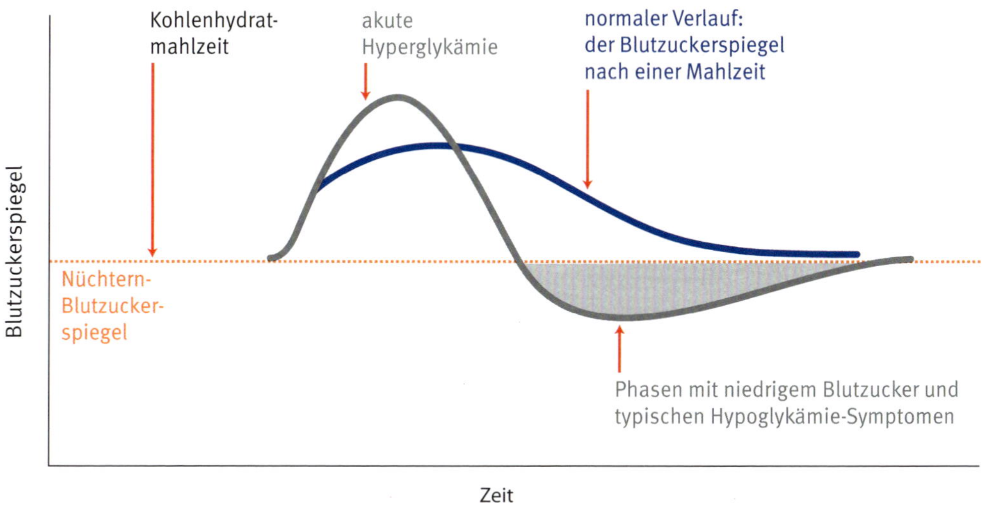

⬆ Glukosetoleranz: Der Blutzucker sollte in engen Grenzen gehalten werden (blaue Kurve) und weder zu stark ansteigen noch zu tief fallen (graue Kurve).

mit mentalen Funktionsstörungen verbunden sind.

Begleiterscheinungen:
Mögliche Begleiterscheinungen einer reaktiven bzw. nutritiven Hypoglykämie:

- Müdigkeit, Erschöpfung
- Konzentrationsstörungen, Schwindel
- Kopfschmerzen, Migräne
- Reizbarkeit, Aggressivität
- Schlaflosigkeit (nächtliches Erwachen)
- starke Lust auf Süßigkeiten
- Stimmungsschwankungen
- Verhaltensstörungen, Hyperaktivität, ADHS

TIPP **Wenn Sie zukünftig komplexen Kohlenhydraten den Vorzug geben, alle raffinierten Kohlenhydrate wie Haushaltszucker und Weißmehl stark einschränken und Nährstoffe zu sich nehmen, welche die Regulation des Zuckerstoffwechsels unterstützen, hilft das Ihnen, den Teufelskreis aus Unterzuckerung und Heißhungerattacken zu durchbrechen.**

Gestörte Glukosetoleranz

Unter einer gestörten Glukosetoleranz versteht man einen überdurchschnittlich starken oder langanhaltenden Blutzuckeranstieg nach einer zucker- oder kohlenhydratreichen Mahlzeit. Der Nüchternblutzucker ist meist noch normal. Eine gestörte Glukosetoleranz gilt als Vorstufe zum Diabetes Typ 2, auf der die Empfindlichkeit (und somit die Reaktion) der Zellen auf Insulin nachlässt.

Chrom kann die Wirkung des Insulins auf die Zielzellen durch Wirkverstärkung am Insulinrezeptor verbessern und so helfen, den Glukosespiegel in einer gewissen Bandbreite konstant zu halten. Die Struktur des – früher vor allem in den USA als Zuckerstoffwechsel-regulierendes Molekül postulierten – Glukosetoleranzfaktors (GTF) konnte bis heute nicht aufgeklärt werden.

Insulinresistenz

Unter Insulinresistenz versteht man ein reduziertes Ansprechen der Zielzellen (v. a. Leber, Muskulatur, Fettgewebe) auf Insulin. Von dieser Glukoseverwertungsstörung sind vor allem Übergewichtige betroffen. Der Grund liegt in einer deutlich verminderten Anzahl von Insulinrezeptoren an der Zelloberfläche. Es gelingt dem Körper nur noch mit überhöhten Insulin-Blutspiegeln, die Glukose aus dem Blut in die Zielzellen aufzunehmen. Da Insulin auch die Bildung von Speicherfett anregt, wird das Risiko für Übergewicht weiter erhöht. Im fortgeschrittenen Stadium führt dieser Teufelskreis zu einer Erschöpfung der insulinproduzierenden Zellen in der Bauchspeicheldrüse und es entwickelt sich ein manifester Diabetes. Eine Insulinresistenz ist zudem ein Risikofaktor für die frühzeitige Entwicklung einer Arteriosklerose, bevor der Diabetes klinisch auffällig wird.

Im Labor kann die Insulinresistenz mittels des HOMA-IR-Wertes dargestellt werden. Er wird berechnet, indem der Nüchterninsulin- und der Nüchternglukoseblutspiegel miteinander multipliziert werden. Insulinresistenz wird bei einem HOMA-IR-Wert von > 2,5 als »sehr wahrscheinlich« definiert. Eine Insulinresistenz ist auch wahrscheinlich, wenn der BMI größer ist als 27 oder bei einem Triglyzeridspiegel von > 2,44 mmol/l (= 215 mg/dl).

Zuckerstoffwechsel im Auge behalten

Es lohnt sich vor allem für Risikogruppen, den Zuckerstoffwechsel regelmäßig im Labor bestimmen zu lassen. Auch wenn die Nüchternblutzuckerwerte noch normal sind, kann ein grenzwertiger HbA_{1c} (Maß für den mittleren Blutzuckerspiegel über 2–3 Monate, »Langzeitzucker«) ein Hinweis auf eine sich anbahnende Glukosestoffwechselstörung sein. In diesem Fall bringt der Glukosetoleranztest Klarheit.

Weitere Indikatoren für eine Insulinresistenz sind:

- das Fettgewebshormon Adiponektin, welches bei einer Insulinresistenz in reduziertem Maße gebildet wird.
- Bei der Insulinresistenz wird auch das Vorläufermolekül von Insulin – das Proinsulin – vermehrt gebildet und lässt sich nun im Blut nachweisen.

Empfehlungen zur Vorbeugung gegen Diabetes Typ 2

Die Erfahrungen zeigen, dass die Vorbeugung gegen den Diabetes Typ 2 durch Änderungen des Lebensstils möglich und äußerst wirksam ist. Dies sind

- dauerhafte Gewichtsreduktion (Ernährungsempfehlungen siehe Kapitel »Diabetes Typ 2«, Seite 522) und
- regelmäßige körperliche Aktivität, 30 Minuten pro Tag (Laufen, Gehen, Radfahren).

Besondere Hinweise

- Eine ausreichende Versorgung mit Antioxidanzien – sei es über die Ernährung oder mittels Supplementen – reduziert das Risiko für erhöhte Glukosewerte und Insulinresistenz.
- Patienten, die Betablocker und wassertreibende Medikamente (Diuretika, wie z. B. Thiazide, Furosemid) nehmen müssen, entwickeln deutlich häufiger Diabetes. Dies vermutlich auch deshalb, weil diese

Nährstoffempfehlungen bei Hypoglykämie, Störungen der Glukosetoleranz, Insulinresistenz bzw. zur Vorbeugung gegen Diabetes Typ 2

Nährstoff	empfohlene Tagesdosis	Kommentare
Multivitamin-Mineral-Präparat	gut ausgewogene, nutritive Mengen, inkl. Zink, Chrom, Mangan, B-Vitaminen	Eine regelmäßige Gabe liefert wichtige Nährstoffe zur Unterstützung des Kohlenhydratstoffwechsels.
Vitamin B_{12}	500 µg	kann die glykämische Kontrolle und die Insulinresistenz verbessern
Vitamin C	1–2 g	hemmt Glykierungsprozesse; verbessert die Nüchternglukose; der HbA_{1c}-Wert korreliert invers mit dem Vitamin-C-Status; verbessert die Lipidwerte (LDL)
Vitamin D	≥ 4000 IE (sowie auch höher dosierte Bolusgaben), Erfahrungswerte bei einer Interventionsdauer von ½ bis 5 Jahren. Kontrolle des Laborstatus.	reduziert bei Personen mit Prädiabetes das Risiko für einen Typ-2-Diabetes (v. a. bei normalgewichtigen Personen)
Vitamin K_2	75–100 µg	scheint die Insulinsensitivität über einen entzündungshemmenden Effekt zu verbessern und die Insulinresistenz über eine triglyzeridsenkende Wirkung zu vermindern
Chrom	200–800 µg	Chrom führt zur Verbesserung der Insulinsensitivität; verbessert die Glukosetoleranz; reduziert Hypoglykämiesymptome. Anwendungsdauer › 12 Monate.
Zink	10–30 mg	Zink wirkt insulinähnlich; schützt die Beta-Zellen in der Bauchspeicheldrüse; wichtiger Präventivfaktor bei Typ-1- und 2-Diabetes, verbessert Insulinsensitivität.
Magnesium	300–600 mg	Magnesiummangel fördert die Insulinresistenz (HOMA-IR); ausreichend Magnesium vermindert das Risiko für einen Typ-2-Diabetes; reduziert Entzündungen (hs-CRP).
Kalium	je nach Laborstatus	Kaliummangel erschwert die Regulation des Zuckerstoffwechsels. Kaliummangel scheint ein Risikofaktor für einen Typ-2-Diabetes zu sein.

Medikamente das den Zuckerstoffwechsel-regulierende Kalium massiv über den Urin ausschwemmen.

Laboruntersuchungen

- Glukose (nüchtern, postprandial)
- HbA_{1c}-Wert
- HOMA-IR (Marker für Insulinresistenz)
- intaktes Proinsulin (Marker für Insulinresistenz; wird in den Beta-Zellen der Bauchspeicheldrüse gebildet und in Insulin und C-Peptid gespalten; unter physiologischen Bedingungen ist intaktes Proinsulin nicht nachweisbar)
- Adiponektin (wird von Fettzellen gebildet; Mangel = Insulinresistenz)

- Mikronährstoffe (Magnesium, Zink, Chrom, B-Vitamine)
- Lipidstoffwechselprofil, Lipoprotein(a), hs-CRP

Diabetes Typ 1 (juveniler Diabetes)

Der Diabetes Typ 1 wird heute als eine Autoimmunerkrankung betrachtet, bei der die genetische Veranlagung und Virusinfektionen (z. B. Grippe, Coxsackie, Masern, Mumps) auch eine Rolle spielen. Der Körper attackiert körpereigenes Gewebe – in diesem Fall die Insulin-produzierenden Zellen in der Bauchspeicheldrüse. Wenn diese sog. Beta-Zellen zerstört werden, versiegt die Produktion von körpereigenem Insulin weitgehend oder vollständig, wodurch der Blutzuckerspiegel stark ansteigt. Sind etwa 80 % der Zellen zerstört, treten die typischen Krankheitssymptome auf: starker Durst, häufiges Wasserlassen, Gewichtsverlust, Müdigkeit.

Da beim Typ-1-Diabetiker von Anfang an ein echter Insulinmangel besteht bzw. später Eigeninsulin völlig fehlt, muss sofort mit Insulin behandelt werden.

Auch Ernährungsfaktoren wie Kuhmilch, eine kurze Stilldauer sowie ein Vitamin-D-Mangel in der Kindheit, aber auch eine zu perfekte Hygiene (Bauernhof-Kinder haben weniger Allergien) werden als mögliche Cofaktoren für die Entstehung des Diabetes Typ 1 diskutiert.

Die Ernährung beim Typ-1-Diabetes und die begleitende Supplementierung ist mit derjenigen des Typ-2-Diabetes vergleichbar.

Diabetes Typ 2 (Altersdiabetes)

Diabetes Typ 2 ist heute keine Alterskrankheit mehr, da bereits Kinder und Jugendliche in einer erschreckend zunehmenden Zahl erkranken. Dies ist eine Folge des Lebensstils und der Ernährungsgewohnheiten (Übergewicht!) in den industrialisierten Ländern.

Im Anfangsstadium (erhöhte Insulinresistenz, oft auch als Prädiabetes bezeichnet) kann der Körper den erhöhten Insulinbedarf noch kompensieren. Der manifeste Typ-2-Diabetes ist anschließend durch eine chronisch fortschreitende Erschöpfung der insulinproduzierenden Zellen charakterisiert. Aufgrund der ungenügenden Insulinwirkung kann die Glukose als Energielieferant nicht mehr in die Zellen aufgenommen werden. Das Hauptmerkmal der Krankheit ist somit ein hoher Blutzuckerspiegel (Glukose). Da die Zellen aber trotzdem mit Energie versorgt werden müssen, werden zusätzlich die Fettreserven mobilisiert. Im Blut zirkulieren in der Folge sehr hohe Fettmengen, welche zusammen mit einem hohen Blutglukosespiegel und Entzündungsfaktoren die Blutgefäße und die Nerven schädigen.

Es gibt nicht modifizierbare Einflussfaktoren des Diabetes Typ 2. Hierzu zählen Genetik, Alter und Geschlecht. Bei den modifizierbaren Einflüssen gibt es ein großes – oft nicht genügend genutztes – Potenzial zur Behandlung von Diabetes-Patienten bei den beeinflussbaren Faktoren. Dazu gehören Ernährung, Übergewicht und Bewegung.

Die Erfahrungen zeigen, dass eine konsequente Reduktion des Übergewichts zu überraschend hohen Diabetes-Remissionen führt. Dies muss höchste Priorität haben (DiRECT-Studie):

- 0–5 kg Gewichtsreduktion: 7% der Patienten mit Diabetes-Remission
- 5–10 kg Gewichtsreduktion: 34%
- 10–15 kg Gewichtsreduktion: 57%
- > 15 kg Gewichtsreduktion: 86%

Diese Resultate zeigen, dass nicht immer das Idealgewicht angestrebt werden muss – auch milde Gewichtsreduktion zeigt schon deutliche Verbesserungen des Zuckerstoffwechsels. Dazu kommt die ebenfalls prioritäre Empfehlung einer regelmäßigen körperlichen Aktivität: 30 Minuten pro Tag (z. B. Laufen, Gehen, Radfahren, Schwimmen, leichtes Krafttraining). Bei Diabetikern laufen im Körper wegen der erhöhten Glukosespiegel Glykierungsprozesse besonders schnell ab. Einzelheiten zu Glykierungsprozessen und AGEs – Advanced Glycation End Products – sind in den Kapiteln »40+ oder das ABC des gesunden Älterwerdens« (Seite 406) sowie »Herz- und Gefäßerkrankungen« (Seite 483) aufgeführt.

- Wenn der Krankheit nicht von Beginn an genügend Rechnung getragen wird, hat Diabetes massive Spätfolgen. Dazu gehören arteriosklerotische Gefäßveränderungen mit erhöhtem Risiko für kardiovaskuläre Krankheiten (Herzinfarkt, Schlaganfall), Verschlusskrankheiten (z.B. diabetischer Fuß), massive Nervenschädigungen (Neuropathien), Schäden an der Netzhaut, die oft zur Erblindung führen (Retinopathien), sowie ernsthafte Nierenschäden (Nephropathien).
- Die Spätkomplikationen bei Diabetes haben sich in den letzten Jahren allerdings verändert. Schwere Herz-Kreislauf-Erkrankungen und Amputationen sind stark zurückgegangen. Hingegen sind Atemwegsinfekte und Krebserkrankungen deutlich häufiger geworden. Einerseits hat dies mit einer verbesserten Therapie, andererseits mit der gestiegenen Lebenserwartung zu tun.
- Der hohe resp. schlecht eingestellte Blutzucker, das Übergewicht, erhöhte Cholesterinwerte und ein erhöhter Blutdruck sind beim diagnostizierten Diabetes-Patienten die entscheidenden Risikofaktoren für die Entwicklung dieser Spätfolgen. Diese gilt es mit aller Konsequenz zu verhindern. Dazu gehören neben der medikamentösen Therapie (mit oder ohne Insulin) eine konsequente Gewichtsreduktion, regelmäßige Bewegung und eine gute Therapieüberwachung. Mithilfe des behandelnden Arztes orientiert man sich an den Glukosewerten nüchtern (< 120 mg/dl bzw. < 6,7 nmol/l) und postprandial (< 180 mg/dl bzw. 10 mmol/l) sowie am HbA_{1c}-Wert (< 6,5%) als Maß für den mittleren Glukosespiegel über 2 bis 3 Monate.
- Die Zielsetzungen beim Diabetes haben sich im Vergleich zu früher aber auch wesentlich verändert. Nicht mehr nur das Einhalten eines möglichst optimalen HbA_{1c}-Wertes steht im Mittelpunkt. Vielmehr versucht man über eine möglichst lange Zeit im normoglykämischen Bereich zu sein – ohne hohe postprandiale Spitzen und auch ohne hypoglykämische Situationen.

Ernährungsempfehlungen

Die Ernährungsempfehlungen, die man heute einem diagnostizierten Diabetiker gibt, unterscheiden sich nicht mehr wesentlich von denjenigen, die man allen gesunden Personen nahelegt. Die frühere Diabetikerdiät mit den vielen Speziallebensmitteln und Produkten mit Zuckeraustauschstoffen, die speziell für den Diabetiker hergestellt wurden, gehören eigentlich der Vergangenheit an. Sie sind häufig fett- und kalorienreicher als herkömmliche Produkte.

Die Hauptziele einer Diabetikerernährung sind:

- ideale Einstellung des Zuckerstoffwechsels
- Normalisierung des Körpergewichts (dauerhafte Ernährungsumstellung, keine Crash-Diäten)
- günstige Beeinflussung des Risikos für Herz-Kreislauf-Erkrankungen (Cholesterinstoffwechsel, Blutdruck, hs-CRP, andere Risikofaktoren)
- Vitamine, Mineralstoffe und Spurenelemente spielen eine wichtige Rolle bei der Regulation des Zuckerstoffwechsels und bei der Vorbeugung gegen die Diabetes-Spätfolgen.

Jeder, der schon Erfahrung mit der Ernährungsberatung von Diabetikern hat, weiß, wie schwer es ist, die Patienten (vor allem auch die Übergewichtigen) zu einer dauerhaften und konsequenten Ernährungsumstellung zu motivieren.

Es ist äußerst wichtig, den Patienten einprägsame und gut umsetzbare Vorschläge zur Umstellung der Ernährung zu machen. Hier bewährt sich beispielsweise das Modell »Create your plate« sehr gut. Der Diabetiker hat dabei seinen Teller vor Augen. Dieser wird bei jeder Mahlzeit wie folgt in 3 Teile aufgeteilt:

- ½ Gemüse
- ¼ proteinhaltige Lebensmittel (z. B. Fleisch, Fisch, Hülsenfrüchte usw.)

Create your plate

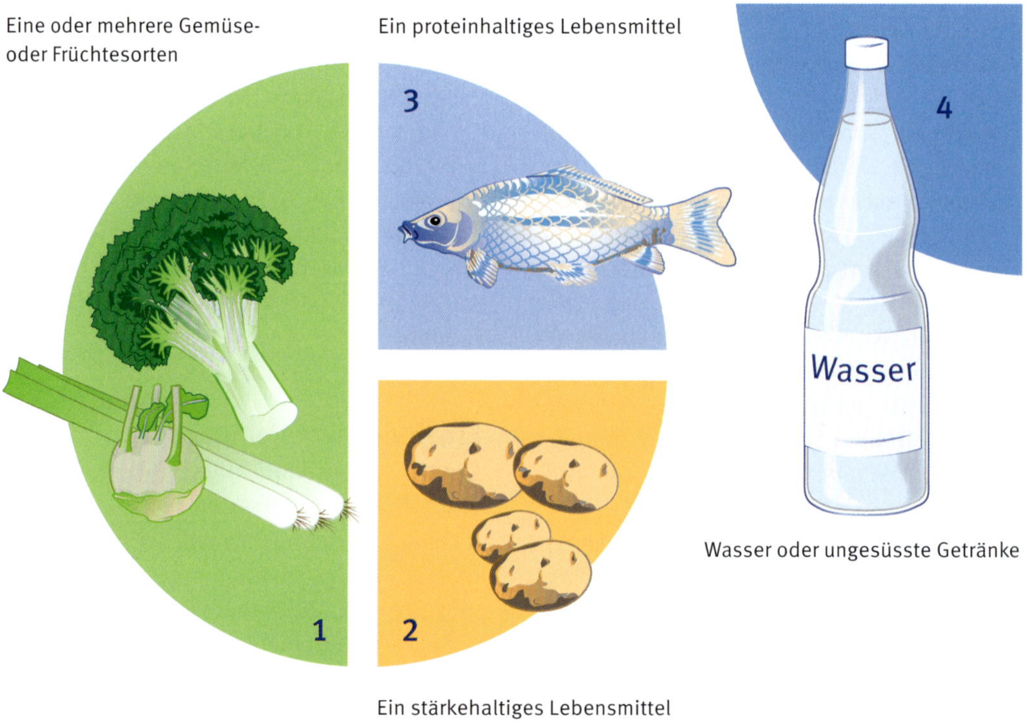

- ¼ kohlenhydrathaltige Lebensmittel (vorzugsweise Vollkornprodukte bzw. komplexe Kohlenhydrate), stärkehaltige Gemüse (z. B. Kartoffeln), Früchte

Zum Trinken gibt es Wasser, ungesüßten Tee, Kaffee, stark verdünnte Säfte und 0-Kalorien-Getränke (wenn möglich, ohne künstliche Süßstoffe).

Die wichtigsten Ernährungs- und Lifestyle-Empfehlungen bei Diabetes

Nahrungsmittel oder Lifestyle-Faktor	Empfehlung	Kommentar
Kohlenhydrate	Komplexe und faserreiche Kohlenhydrate (Vollkorn) sind raffinierten Kohlenhydraten (zucker- und weißmehlhaltige Lebensmittel) vorzuziehen.	Lebensmittel mit niedriger glykämischer Last bevorzugen (gute Übersicht bei Worm et al.). Eine Reduktion auf ca. 45 % der Energiezufuhr kann die langfristige Blutzuckerkontrolle verbessern.
Ballaststoffe, Rohfasern, β-Glucane	ca. 30 g täglich, davon die Hälfte als lösliche Fasern	Vorzugsweise Vollkornprodukte wählen. Vor allem Beta-Glucan-haltige Lebensmittel (z. B. grobe, rohe Haferflocken) können den postprandialen Glukoseanstieg senken sowie das Gesamtcholesterin reduzieren.
Fette	Mengenmäßig keine Einschränkung – aber auf Qualität achten.	Ein- oder mehrfach ungesättigte Fettsäuren bevorzugen. Dazu gehören unprozessierte pflanzliche Öle. Frittierte und panierte Lebensmittel sind ungünstig. Auf versteckte Fette bei Fertiglebensmitteln achten. Gesättigte Fette aus Fleisch und verarbeiteten Fleischprodukten reduzieren.
Protein	mind. 0,8 g/kg Körpergewicht. Bei normaler Nierenfunktion auch bis zu 1,6 g/kg Körpergewicht.	Der Proteinbedarf sollte ausgewogen aus verschiedenen Proteinquellen gedeckt werden. Dazu gehören Fleisch (eher wenig), Fisch, Milch und zuckerarme Milch- und Molkeprodukte, Hülsenfrüchte. Soja, Nüsse.
Gemüse, Obst	500–700 g/Tag (5 faustgroße Portionen)	Gemüse sollte bevorzugt werden. Früchte ca. 2 Portionen/Tag (Fruchtzuckeranteil beachten).
Getränke	Wasser bevorzugen.	Ungesüßter Tee (immer wieder zwischen verschiedenen Sorten wechseln). Ungesüßter Kaffee zeigt langfristig keine Nachteile. Zuckerhaltige und zuckerfreie Süßgetränke sollten gemieden bzw. stark eingeschränkt werden.
alkoholische Getränke	max. 20 g Alkohol/Tag (Frauen max. 10 g/Tag)	Im Rahmen einer Hauptmahlzeit konsumieren. Diese Getränke können viel Zucker und Kalorien liefern. Vorsicht wegen Wechselwirkungen mit Medikamenten.
körperliche Aktivität	30 Minuten körperliche Aktivität pro Tag (Laufen, Gehen, Radfahren, Schwimmen, leichtes Krafttraining)	reduziert den HbA_{1c}-Wert sowie das Herz-Kreislauf-Risiko
Körpergewicht	BMI 18,5–24,9	verbessert die Glukosetoleranz, die Insulinsensitivität sowie die Blutfettwerte

Viele Studien haben die Wirkung einzelner Mikronährstoffe und Pflanzenbestandteile auf die Blutzuckerwerte untersucht. Es zeigt sich, dass hier noch viel therapeutisches Potential besteht – sei es, um begleitend den Bedarf an Diabetesmedikamenten zu reduzieren, die Insulinabhängigkeit hinauszuzögern sowie Spätfolgen vorzubeugen.

Nährstoffempfehlungen bei Diabetes mellitus

Nährstoff	empfohlene Tagesdosis	Kommentare
Vitamin C	0,5–2 g (regelmäßig, mind. 2–3 Monate)	hemmt Glykierungsprozesse; verbessert die Nüchternglukose um ca. 0,4 mmol/l, die postprandiale Glukose um ca. 1,1 mmol/l sowie die gesamte postprandiale Belastung um ca. 36 %. (bei Einnahme › 90 Tage), HbA_{1c}, LDL-Oxidation und den Blutdruck. Bei erhöhten Glukosewerten ist die Vitamin-C-Aufnahme in die Zelle – wegen der strukturellen Ähnlichkeit von Vitamin C mit der Glukose – gestört. Metformin und Vitamin C (500 mg, 12 Monate) zeigten eine doppelt so hohe Wahrscheinlichkeit, den HbA_{1c} zu reduzieren, wie Metformin allein. Dieselbe Kombination zeigte eine um den Faktor 10 höhere Wahrscheinlichkeit, die Risikofaktoren (Albumin-Creatinin-Verhältnis, glomeruläre Filtrationsrate, Lipidprofil, Rauchen, erhöhter Blutdruck, HbA_{1c}), die zu Spätfolgen beim Diabetes führen, zu reduzieren, als eine Kombination von Metformin und Aspirin.
Vitamin-B-Komplex	Vitamin B_1 (300 mg), B_6 (100 mg), B_{12} (1 mg)	Nervenschädigungen (Neuropathien) können begleitend mit hochdosiertem Vitamin B_1, B_6 und B_{12} behandelt werden. Bei Metformin-Einnahme können u. a. Vitamin B_{12} und Folsäure erniedrigt sein.
Vitamin B_{12}	gemäß Laborstatus, 500 µg (während 1–2 Monaten)	Das Risiko für einen Vitamin-B_{12}-Mangel ist unter einer Metformin-Medikation etwa 2,5 x höher. Der Vitamin-B_{12}-Blutspiegel sollte in diesen Fällen daher regelmäßig kontrolliert werden (z. B. Holotranscobalamin, Methylmalonsäure).
Carotinoide	vor allem über die Ernährung, sowie Lutein und Zeaxanthin als Supplemente	Eine frühzeitige, regelmäßige begleitende Supplementierung mit Carotinoiden scheint dank antioxidativer und neuroprotektiver Effekte therapeutisches Potenzial bei der diabetischen Retinopathie zu besitzen.
Vitamin D	gemäß Laborstatus	Ein langfristig guter Vitamin-D-Status scheint für die Prävention des diabetischen Fußes hilfreich zu sein.
Vitamin E	300–800 IE	Antioxidativ, entzündungshemmend; reduziert die Nüchternglukose in relevanter Weise um ca. 0,8 mmol/l und den HbA_{1c} um ca. 0,5 % (bei Werten von › 10 auch größerer Effekt). Es gibt erste Hinweise dafür, dass Tocotrienole, 2×200 mg/Tag, 12 Monate, die Nervenreizleitung bei Typ-2-Diabetikern verbessern könnten.

Nährstoff	empfohlene Tagesdosis	Kommentare
Vitamin K_2	75–100 µg	scheint die Insulinsensitivität über einen entzündungshemmenden Effekt zu verbessern; vermindert evtl. die Insulinresistenz
Chrom	200–1 000 µg	Chrom führt zur vermehrten Bildung von Insulinrezeptoren und zur Verbesserung der Insulinsensitivität; reduziert Hyperinsulinämie, verbessert die Glukosetoleranz; reduziert Hypoglykämiesymptome, verbessert die Nüchternglukose um ca. 0,8–1 mmol/l, den HbA_{1c} um ca. 0,6–0,7 %, reduziert auch die Triglyceride. Von den Chromverbindungen ist Chrompicolinat am besten untersucht. Es zeigt zudem auch Vorteile bez. des Gewichtsverlusts. Chrommängel sind wegen Polyurie nicht selten.
Zink	20–30 mg oder gemäß Laborstatus	Zinkmangel ist beim Diabetes häufig (renale Zinkverluste, Polyurie). Zink verbessert (Interventionsdauer › 12 Wochen) die Nüchternglukose um ca. 0,8–1,1 mmol/l, die postprandiale Glukose um ca. 2 mmol/l, den HbA_{1c} um ca. 0,4–0,6 %, den HOMA-IR um ca. 0,7. Schützt die β-Zellen in der Bauchspeicheldrüse. Verbessert die Immunfunktionen und die häufigen Wundheilungsstörungen. Zink ist essenziell für die Synthese, Speicherung und Sekretion von Insulin. Schützt vor Spätfolgen. Reduziert vaskuläre Komplikationen. Verbessert die Symptomatik bei diabetischen Neuropathien (100 mg Zink/Tag, 12 Wochen, nur durch Arzt).
Magnesium	300–600 mg	Magnesium reduziert den Nüchternblutspiegel um ca. 0,6 mmol/l, den HbA_{1c} um ca. 0,3–0,4 %, die Insulinresistenz HOMA-IR von ca. 5 auf ca. 3,8; vergleichbare Effektstärke wie z. B. bei Gewichtsabnahme. Vermindert das Risiko für Diabetes-Spätfolgen (koronare Gefäßveränderungen, Retinopathien, Neuropathien, diabetischer Fuß); entzündungshemmend. Die Polyurie kann zu Magnesiummängeln führen. Magnesium verbessert bei Diabetikern auch die Funktion des Gefäßendothels. Magnesium (› 300 mg/Tag, › 12 Wochen) führt auch zu einer Senkung des Blutdrucks (Systole: –5,8 mmHg, Diastole: 2,5 mmHg).
Kalium	je nach Laborstatus	Kaliummangel erschwert die Regulation des Zuckerstoffwechsels. Polyurie kann zu Kaliummängeln führen.
L-Carnitin	2–3 g, langfristige Einnahme zeigt die besten Ergebnisse (z. B. HOMA-IR, 12 Monate).	L-Carnitin verbessert den Nüchternblutzucker um ca. 0,25–0,8 mmol/l, HOMA-IR um ca. 0,7, HbA_{1c} um ca. 0,3 und zeigt gleichzeitig Verbesserungen bei den Blutfettwerten (Gesamtcholesterin, LDL, HDL, Triglyzeride); verbessert Symptomatik von Nervenschädigungen; verbessert Ketonkörperwerte.

Nährstoff	empfohlene Tagesdosis	Kommentare
α-Liponsäure	400–600 mg, in regelmäßigen Intervallen geben, dann wieder Pause. Bei der Gabe zeitlichen Abstand von ca. 4 Stunden zu Zink-, Chrom- und Magnesium-haltigen Supplementen einhalten.	Prophylaxe gegen diabetische Neuro- und Nephropathien; erhöht Insulinsensitivität. Verbessert Nüchternglukose um ca. 0,5 mmol/l, HOMA-IR um ca. 0,75, HbA_{1c} um ca. 1,2 %; reduziert die Lipidperoxidation, die Triglyzeride und das LDL. Reduktion von Entzündungsmarkern (TNF-α, hs-CRP, IL-6). Verbessert Adiponektin und Leptin.
	600–1200 mg	Therapie der Polyneuropathie (½ Stunde vor der Mahlzeit, evtl. 7–14 Tage als Infusion).
Omega-3-Fettsäuren	1,5–3 g (EPA)	Verbesserung der Lipidwerte und des Blutdrucks. Entzündungshemmend. Erhöht die Adiponektin-Werte.
Beta-Glucan	nicht als Supplement, sondern in Form von ca. 50–80 g groben, nicht eingeweichten Haferflocken.	Kann mengenabhängig die gesamte postprandiale Glukosebelastung um ca. 23–40 % reduzieren; senkt den HbA_{1c} um ca. 0,4 % und den HOMA-IR um ca. 0,5.
Coenzym Q_{10}	≥ 100 mg	Antioxidativ, entzündungshemmend, fördert den mitochondrialen Stoffwechsel, reduziert den HOMA-IR um ca. 0,7, senkt den HbA_{1c} um ca. 0,3 %, die Nüchternglukose um ca. 0,6 mmol/l; schützt bei Langzeitgabe vor kardiovaskulären Ereignissen.

Besondere Hinweise

- Mikronährstoffe haben einen spürbaren Effekt auf den Zuckerstoffwechsel. Es ist daher zu beachten, dass zu Beginn einer begleitenden Gabe von Mikronährstoffen der Bedarf an Insulin und oralen Antidiabetika verändern kann.
- Ein Mangel an Mikronährstoffen (z. B. Selen) kann das Risiko von diabetischen Komplikationen erhöhen.
- Die bei Diabetes häufig eingesetzten Medikamente Metformin, Sulfonylharnstoffe usw. haben zahlreiche Wechselwirkungen mit dem Mikronährstoffhaushalt. Eine parallele Supplementierung der betroffenen Mikronährstoffe ist sinnvoll, um die Nebenwirkungen der Medikamente zu vermindern.
- Zahlreiche Pflanzenstoffe eignen sich ebenfalls gut als Begleitsupplemente für den Diabetiker. So besitzt z. B. Berberin (aus der Wurzel oder Rinde der Berberitze) eine zuverlässige und gut evidenzbasierte Wirkung auf die Stabilisierung des Zuckerstoffwechsels (Nüchternglukose ca. –0,7 mmol/l, HOMA-IR –1,25). Gleichzeitig werden die Blutfette (Triglyzeride, LDL, HDL und Gesamtcholesterin) verbessert. Berberin hat antioxidative, entzündungshemmende Wirkungen, es unterstützt den mitochondrialen Energiestoffwechsel und reguliert (wie das Antidiabetikum Metformin) die Autophagie (Abbau von beschädigten Zellbestandteilen oder Proteinen) (Siehe »Metformin«, Seite 417).
- Dies gilt auch für Pycnogenol, das aus der Pinienrinde extrahiert wird. Es schützt die Gefäßinnenwände, erniedrigt Blutzuckerspiegel und verlangsamt Glykierungspro-

zesse und kann begleitend Retinopathien verbessern.

- Gemäß den vorliegenden Daten senken Curcuma-Präparate den Nüchternglukosespiegel um durchschnittlich 0,48 mmol/l, der HbA_{1c}-Wert wurde um 0,4% gesenkt. Ebenso wurden die Adiponektinspiegel gesteigert. Adiponektin wird eine Bedeutung bei der Glukoseregulation, bei der Fettsäureverbrennung, für die Insulinsensitivität, für Entzündungsvorgänge in Gewebe und als kardiovaskulärer Risikofaktor zugeschrieben. Höhere Adiponektin-Werte reduzieren die Insulinresistenz. Curcumin zeigte in einer Pilotstudie bereits nach 4 Wochen interessante Wirkungen bei der Behandlung von Mikroangiopathien und Retinopathien (retinales Ödem, Sehkraft gemäß Snellen Scale) von Diabetikern.
- Galaktose (ca. 10 g/Tag) kann beim Diabetiker den Energiestoffwechsel (v.a. Hirn) positiv beeinflussen.
- Ketonkörper besitzen in der Diabetologie als Vorboten einer Ketoazidose eher ein negatives Image. Neuere Daten zeigen aber, dass Ketonkörper offenbar auch vielfältige protektive und positive Wirkungen auf das Herz-Kreislauf-System haben: Verbesserung der endothelialen Funktion, des oxidativen Stresses, der Entzündungshemmung, des Blutdrucks usw. L-Carnitin kann interessanterweise einen Anstieg der Ketonkörper bewirken.
- In der breit angelegten NHANES-III-Studie konnte bei Personen mit einem BMI > 27 und mit einer markanten Insulinresistenz ein um fast 50% erhöhtes Risiko für periodontale Erkrankungen ermittelt werden. In einer neueren Meta-Analyse zeigte sich ebenfalls ein klarer Zusammenhang zwischen Diabetes Typ 2 und Zahnfleischerkrankungen. Diabetiker sollten also auf ihre Mundhygiene besonderen Wert legen.
- Neue Daten mit 10 mg Vitamin K_1/Tag, während 3 Monaten, zeigten eine vorbeugende Wirkung gegen neue kalzifizierende Läsionen in der Aorta und in den koronaren Arterien von Diabetikern.

Laboruntersuchungen

- Glukose (nüchtern, postprandial), HbA_{1c}
- Adiponektin (wird von Fettzellen gebildet; Mangel = Insulinresistenz)
- intaktes Proinsulin (Marker für Insulinresistenz; wird in den Beta-Zellen der Bauchspeicheldrüse gebildet und in Insulin und C-Peptid gespalten; unter physiologischen Bedingungen ist intaktes Proinsulin nicht nachweisbar)
- HOMA-IR (Marker für Insulinresistenz)
- Mikronährstoffe (Magnesium, Zink, Chrom Selen)
- unabhängige Risikofaktoren: hs-CRP, Homocystein, Lipidstoffwechselprofil, Lipoprotein(a)

Literatur

Akbari M et al. The effects of alpha-lipoic acid supplementation on glucose control and lipid profiles among patients with metabolic diseases: A systematic review and meta-analysis of randomized controlled trials. Metabol Clin Exp. 2018;87:56–69.

Asbaghi O et al. Effects of chromium supplementation on glycemic control in patients with type 2 diabetes: a systematic review and meta-analysis of randomized controlled trials. Pharmacol Res. 2020;161:105098.

Ashor AW et al. Effects of vitamin C supplementation on glycaemic control: a systematic review and meta-analysis of randomised controlled trials. Eur J Clin Nutr. 2017 Mar 15. DOI: 10.1038

Bahreini M et al. The effect of omega-3 on circulating adiponectin in adults with type 2 diabetes mellitus: a systematic review and meta-analysis of randomized controlled trials. Can J Diabetes. 2018;42(5):553–559.

Balbi ME et al. Antioxidant efects of vitamins in type 2 diabetes: a meta-analysis of randomized controlled trials. Diabetol Metab Syndr. 2018;10:18.

Bellinge JW et al. The effect of vitamin K_1 on arterial calcification activity in subjects with diabetes mellitus: A post hoc analysis of a double-blind, randomized, placebo-controlled trial. Am J Clin Nutr. 2022;115(1).

Chatterjee R et al. Potassium measures and their associations with glucose and diabetes risk: the multi-ethnic study of atherosclerosis (MESA). PLoS One. 2016; 11(6): e0157252.

Christie-David DJ et al. Effects of vitamins C and D in type 2 diabetes mellitus. Nutrition and dietary supplements 2015(7):21–28.

De Oliveira VRLS et al. Association of vitamin D deficiency and type 1 diabetes mellitus: a systematic review and meta-analysis. Int J Diabetes Develop Countries. 2018;38:280–288.

El Derawi WA et al. The effects of oral magnesium supplementation on glycemic response among type 2 diabetes patients. Nutrients. 2018;11:44.

Fäh D. Ernährung bei Diabetes mellitus. Ther Umschau. 2020;77(7):302–311.

Fatony RF et al. Effect of curcuma longa rhizome extract on fasting blood sugar levels and HbA1C in type 2 diabetes mellitus: a meta-analysis. Indonesian Med. 2021;6(2):119–134.

Fathizadeh H et al. The effects of L-carnitine supplementation on glycemic control: a systematic review and meta-analysis of randomized controlled trials. EXCLI Journal. 2019;18:631–64

Gillani SW et al. Combined effect of metformin with ascorbic acid versus acetyl salicylic acid on diabetes-related cardiovascular complication; a 12-month single blind multicenter randomized control trial. Cardiovasc. Diabetol. 2017;16:103.

Guerrero-Romero F et al. Oral magnesium supplementation improves glycaemic status in subjects with prediabetes and hypomagnesaemia: A double-blind placebo-controlled randomized trial. Diabetes Metab. 2015;41(3):202–7.

Gupta S et al. Zinc supplementation significantly improves neurophysiological and glycemic measures in patients with diabetic neuropathy. Int J Curr Res Acad Rev. 2017;5(7):61–69.

Hou Q et al. The metabolic effects of oats intake in patients with type 2 diabetes: a systematic review and meta-analysis. Nutrients 2015;7:10369–10387.

Katsarou A et al. Type 1 diabetes mellitus. Nature Rev. 2017;3:17016.

Lean M et al. Primary care-led weight management for remission of type 2 diabetes (DiRECT): an open-label, cluster-randomised trial. Lancet. 2018;391(10120):541–551.

Lem DW et al. A systematic review of carotenoids in the management of diabetic retinopathy. Nutrients. 2021;13(7):2441.

Maret W. Zinc in pancreatic islet biology, insulin sensitivity, and diabetes. Prev Nutr Food Sci. 2017;22(1):1–8.

Lem DW et al. A systematic review of carotenoids in the management of diabetic retinopathy. Nutrients. 2021;13(7):2441.

Li Y et al. Effect of vitamin K_2 on type 2 diabetes mellitus: a review.Diabetes Res Clin Pract. 2018;136:39–51.

Mason SA et al. Ascorbic acid supplementation improves postprandial glycaemic control and blood pressure in individuals with type 2 diabetes: findings of a randomized cross-over trial. Diabetes Obes Metab 2019;21:674–682.

Niafar M et al. The role of metformin on vitamin B_{12} deficiency ; a meta-anakysis review. Int Emerg Med. 2015;10(1):93–102.

Pearson-Stuttard J et al. Trends in leading causes of hospitalisation of adults with diabetes in England from 2003 to 2018: an epidemiological analysis of linked primary care records. Lancet Diabetes Endocrinol. 2021; Nov 30;S2213–8587(21)00288–6.

Pompano LM et al. Effects of dose and duration of zinc interventions on risk factors for type 2 diabetes and cardiovascular disease: a systematic review and meta-analysis. Adv Nutr. 2021;12(1):141–160.

Qiu Z et al. Serum selenium concentrations and risk of all-cause and heart disease mortality among individuals with type 2 diabetes. Am J Clin Nutr. 2022;115(1):53–60.

Raygan F et al. The effects of coenzyme Q10 administration on glucose homeostasis parameters, lipid profiles, biomarkers of inflammation and oxidative stress in patients with metabolic syndrome. Eur J Nutr. 2016;55:2357–2364.

Santosh HN et al. Role of ascorbic acid in diabetes mellitus: A comprehensive review. J Med Radiol Pathol Surg. 2017;4:1–3.

Satapathy S et al. Folic acid and vitamin B_{12} supplementation in subjects with type 2 diabetes mellitus: a multi-arm randomized controlled clinical trial. Compl Ther Med. 2020;53:102526.

Skurk T et al. Empfehlungen zur Ernährung von Personen mit Typ-2-Diabetes mellitus. Diabetologie. 2021;16(Suppl 2):S255–S289.

Suksomboon N et al. Effect of vitamin K supplementation on insulin sensitivity: a meta-analysis. Diabetes Metab Syndr Obes. 2017;10:169–177.

Valdés-Ramos R et al. Vitamins and type 2 diabetes mellitus. Endocr Metab Immune Disord Drug Targets. 2015;15(1):54–63.

Veronese N et al. Oral magnesium supplementation for treating glucose metabolism parameters in people with or at risk of diabetes: a systematic review and meta-analysis of double-blind randomized controlled trials. Nutrients. 2021;13(11):4074.

Vidal-Casariego A et al. Metabolic effects of L-carnitine on type 2 diabetes mellitus: systematic review and meta-analysis. Exp Clin Endocrinol Diabetes 2013;121(04):234–238.

Wang X et al. Zinc supplementation improves glycemic control for diabetes prevention and management: a systematic review and meta-analysis of randomized controlled trials. Am J Clin Nutr. 2019;110:76–90.

Worm N et al. LOGI-Guide: Tabellen mit über 500 Lebensmitteln, bewertet nach ihrem glykämischen Index und ihrer glykämischen Last. Riva Verlag, 2019.

Xu R et al. Influence of vitamin E supplementation on glycaemic control: a meta-analysis of randomized controlled trials. PLOSone 2014;9(4):e95008.

Xu Y et al. L-carnitine treatment of insulin resistance: A systematic review and meta-analysis. Adv Clin Exp Med. 2017;26(2):333–338.

Yammine K et al. Is there an association between vitamin D and diabetic foot disease? A meta-analysis. Wound Rep Regen. 2020;28(1):90–96.

Ye Y et al. Efficacy and safety of berberine alone for several metabolic disorders: a systematic review and meta-analysis of randomized clinical trials. Front Pharmacol. 2021;12:653887.

Yurista SR et al. Therapeutic potential of ketone bodies for patients with cardiovascular disease. JACC state-of-the-art review. J Am Coll Cardiol. 2021;77(13):1660–1669.

Zhang SY et al. Effectiveness of coenzyme Q10 supplementation for type 2 diabetes mellitus: a systematic review and meta-analysis.Int J Endocrin. 2018;Article ID 6484839.

Zhang Y et al. Effects of vitamin D supplementation on prevention of type 2 diabetes in patients with prediabetes: a systematic review and meta-analysis. Diabetes Care. 2020;43:1650–1658.

Zurbau A et al. The effect of oat β-glucan on postprandial blood glucose and insulin responses: a systematic review and meta-analysis. Eur J Clin Nutr. 2021;Feb.19; DOI: 10.1038/s41430-021-00875-9.

Fettleber, nichtalkoholische (NAFLD)

Dass Alkohol die Leberzellen schädigt und zu einem Umbau des Lebergewebes führt, ist lange bekannt. Neu erkennt man zunehmend, dass auch die nicht alkoholisch bedingte Fettleber (Non Alcoholic Fatty Liver Disease, NAFLD) zu den häufigsten chronischen Lebererkrankungen gehört. Man schätzt, dass etwa 30–40% der Bevölkerung in westlichen Ländern von dieser Stoffwechselerkrankung betroffen sind – Tendenz zunehmend und mit einer hohen Dunkelziffer. Auch bei übergewichtigen Kindern und Jugendlichen konnte in den letzten 10 Jahren eine deutliche Zunahme von NAFLD beobachtet werden.

Man spricht von einer NAFLD, wenn mehr als 5% der Leberzellen Fett eingelagert haben. Die NAFLD kann bei gleichzeitig erhöhten Leberwerten (in Blutuntersuchungen) oder bei Übergewichtigkeit mit einer relativ hohen Wahrscheinlichkeit von ca. 50% in eine Leberentzündung mit Fibrose übergehen, welche man als nichtalkoholische Steatohepatitis (NASH) bezeichnet. Diese NASH kann sich sodann durch das Absterben von aktiven Leberzellen zur Leberzirrhose und zum Leberkarzinom weiterentwickeln. Der Überwachung des Fibrosegrades wird daher für den langfristigen Verlauf der Leberverfettung höchste Bedeutung beigemessen.

Die Leberverfettung NAFLD und die Leberentzündung NASH können rückgängig gemacht werden. Eine Zirrhose ist hingegen nicht mehr reversibel.

Der Unterschied zur alkoholischen Fettleber besteht bei der NAFLD im Alkoholkonsum (Männer < 30 g Alkohol/Tag, Frauen < 20 g Alkohol/Tag). Der zugeführte Alkohol ist somit nicht schuld an der Leberverfettung, sondern bei der NAFLD ist wohl ein sogenanntes Metabolisches Syndrom ursächlich. Daher wird in diesem Zusammenhang nun immer öfter auch vom MAFLD (»Metabolic Dysfunction Associated Fatty Liver Disease) gesprochen. Hier kommen Übergewicht, erhöhter Blutdruck, Hyperlipidämie und Insulinresistenz bzw. Diabetes zusammen. Bei diesen Patienten sollten daher immer wieder die Leberwerte kontrolliert werden. Das Risiko für NAFLD steigt generell mit zunehmendem Körpergewicht an. Die Inzidenz von NAFLD bei Diabetes-Typ-2-Patienten liegt bei über 60%. NAFLD führt beim Diabetiker zu einer unerwünschten vermehrten Glukoneogenese sowie zu einer Reduktion der Insulinfreisetzung.

NAFLD-Patienten sehen sich öfter mit erhöhten Risiken (chronische Niereninsuffizienz, Nierensteine, Krebserkrankungen) und Begleitkrankheiten konfrontiert. Dazu gehören auch kardiovaskuläre Erkrankungen. Man empfiehlt, diese sehr konsequent zu behandeln.

Als weitere die Leber belastende Faktoren gelten oxidativer Stress, Lipidperoxidation, Zytokine und Dysbiosen des Mikrobioms, eine chronische Virushepatitis, Schilddrüsenunterfunktion, HIV und Umwelteinflüsse (u.a. Rauchen). Auch genetische Faktoren spielen bei der Entstehung und bei der Progression der NAFLD eine Rolle.

Eine NAFLD ist normalerweise nicht schmerzhaft. Es können Müdigkeit oder Völlegefühl auftreten.

Bisher gibt es keine offizielle medikamentöse Therapie der NAFLD. Der Schwerpunkt der Therapie liegt auf der Vermeidung oder Reduktion der an NAFLD und NASH beteiligten Ursachen (d.h. Gewichtsverlust bei übergewichtigen Patienten). Die Umstellung der Ernährungsgewohnheiten und vermehrte körperliche Aktivität stehen bei der Therapie im Vordergrund. Für NAFLD-Patienten mit Diabetes werden sogenannte GLP-1-Analoga (z.B. Liraglutid) empfohlen, da diese Medikamente auch Vorteile bei der Gewichtsreduktion zeigen.

Ernährungsempfehlungen

Die Ernährungsempfehlungen für NAFLD-Patienten im Überblick:

- Einschränkung der Kalorien zur Gewichtsreduktion. Das Ziel ist, mit einer Ernährungsumstellung in Kombination mit vermehrter körperlicher Aktivität das Übergewicht um 5–10% zu reduzieren.
- kohlenhydratarme, mediterrane Ernährungsweise
- Komplexe Kohlenhydrate (ballaststoffreiche Lebensmittel) sollten bevorzugt werden.
- die Fruchtzuckerzufuhr reduzieren (Fruktose führt zu einer vermehrten Bildung und Einlagerung von Fett in der Leber)
- Gemüse gegenüber Obst bevorzugen (Obst kann markante Mengen an Fruchtzucker enthalten)
- ausreichend Proteine zuführen
- ausreichend Fett (30–40% Fett bezogen auf die Kalorienzufuhr) zuführen, vor allem durch Erhöhung des Anteils unprozessierten Olivenöls. Dieses enthält Polyphenole wie z.B. Hydroxytyrosol, das für die NAFLD-Patienten hilfreich ist.
- Omega-3-Fettsäuren (fetter Fisch wie Hering, Lachs, Makrele, Sardinen, Sardellen usw.) und/oder ergänzende Supplemente aus Fischöl, Krillöl oder Algenöl zuführen. Diese mehrfach ungesättigten Fettsäuren beugen NASH durch die Regulation (Genexpression) gewisser Enzyme vor.

Nährstoffempfehlungen bei nichtalkoholischer Fettleber (NAFLD)

Nährstoff	empfohlene Tagesdosis	Kommentare
Vitamin D	gemäß Laborstatus	Patienten mit NAFLD zeigen im Durchschnitt niedrigere 25-OH-Vitamin-D-Blutspiegel als gesunde Personen. Nur bei erniedrigten Blutspiegeln supplementieren.
Vitamin E	400–800 IE/Tag, während 24–96 Monaten	Diverse Meta-Analysen zeigen, dass die alleinige Gabe von Vitamin E zu einer Verbesserung der »Leberwerte« (Leberenzyme ALAT, AST bzw. GOT), der Fettakkumulation in den Leberzellen, der Entzündungsparameter, der Größe von »aufgeblasenen« Leberzellen führen kann. Vitamin E verbessert auch die Leberfibrose. Idealerweise wird zusätzlich Vitamin C (ca. 0,5 g/Tag) supplementiert, um das verstoffwechselte, oxidierte Vitamin E wieder zu rezyklieren. Bei Kindern mit NAFLD ist Vitamin E nicht zu empfehlen.
Omega-3-Fettsäuren (EPA, DHA)	2–5 g EPA+DHA, mit einer leicht fetthaltigen Hauptmahlzeit	Kein Effekt auf den NAFLD-Score und die Fibrose. Eine Meta-Analyse (22 randomisierte, kontrollierte Studien) zeigte eine Reduktion des Leberfettanteils. Zudem wurden die Triglyzeride, das Gesamtcholesterin und das HDL verbessert. Ebenfalls eine leichte Reduktion des BMI. Ein Teil der Wirkung besteht in der Sekretion von Gallensäuren, wodurch Fett und Cholesterin aus der Leber freigesetzt werden, sowie im entzündungshemmenden Effekt. Reduktion Leberkrebs-Risiko um 44 %.
L-Carnitin	≥ 0,5–2g/Tag, › 12 Wochen	L-Carnitin führte bei Patienten mit einer nichtalkoholischen Fettleber zu einer Verbesserung der Leberenzyme ALT (–33,4 IE/l), AST (–16,6 IE/l) sowie auch zu einer Senkung der Triglyzeride (22,1 mg/dl) und der Insulinresistenz (HOMA-IR, –0,9). Eine reduzierte Leberfunktion beeinträchtigt die Synthese von L-Carnitin.
Taurin	1–2 g	Taurin scheint das Risiko der Entwicklung von einer NAFLD zu einer Steatohepatitis (NASH) zu reduzieren. Zu den hierfür diskutierten Mechanismen gehören u. a. die Hemmung der Lipogenese, die Beeinflussung der Synthese und des Abbaus von Cholesterin, die Hemmung von oxidativem Stress und Entzündungen – und damit Schutz der mitochondrialen Membran.
Hydroxytyrosol	v. a. mittels unprozessierten Olivenöls	Reduktion von Fettablagerungen und Strukturschäden in der Leber sowie Hemmung der erneuten Fettbildung in der Leber

- ausreichend trinken, vor allem Wasser
- Auch Kaffee scheint leberschützend zu wirken.

Besondere Hinweise

- Beta-Glucan aus Hafer und Inulin aus Gemüse (z.B. Chicorée) können ebenfalls leberschützend wirken.
- Es gibt Hinweise, dass L-Ornithin-L-Aspartat (6–9 g/Tag, 12 Wochen) bei NAFLD eine leberschützende Wirkung haben könnte.
- 2 Tassen Kaffee (oder mehr) pro Tag scheinen gesund für die Lebergesundheit. Bei starken Kaffeetrinkern mit NAFLD zeigen sich seltener Leberschäden (Mayo Clinic) bzw. eine geringere Tendenz, eine Leberfibrose zu entwickeln.

- Bei NAFLD-Patienten werden höhere Spiegel von diversen AGEs (Advanced Glycation End Products) beobachtet. Eine an AGEs arme Ernährung sowie Nährstoffe, welche Glykierungsprozesse hemmen können, scheinen förderlich (siehe »Glykierungsprozesse«, Seite 410).
- Für eine gewichtsreduzierende Ernährungsweise bei NAFLD scheinen sowohl intermittierendes Fasten als auch eine Low-Carb-/High-Fat-Ernährung wirksam.

Laboruntersuchungen, Diagnostik

- Zur diagnostischen Risikoabschätzung bzw. zur Verlaufskontrolle dienen der NAFLD-Fibrosis Score und die Messung der Lebersteifigkeit (Elastografie, nicht invasiv) oder eine Leberpunktion bei Erstdiagnose und bei auffälligen Leberwerten (z. B. GOT, GPT, Gamma-GT).
- Omega-3-Index.

Literatur

Abolfathi M et al. The effects of carnitine supplementation on clinical characteristics of patients with non-alcoholic fatty liver disease: A systematic review and meta-analysis of randomized controlled trials. Compl Ther Med. 2020;48:102273.

Baziar N et al. The effects of curcumin supplementation on body mass index, body weight, and waist circumference in patients with nonalcoholic fatty liver disease: a systematic review and dose–response meta-analysis of randomized controlled trials. Phytother Res. 2020;34(3):464–474.

Butterworth RF et al. Hepatoprotection by L-ornithine L-aspartate in non-alcoholic fatty liver disease. Dig Dis. 2019;37:63–68.

Cicero AFG et al. Nutraceutical approach to non-alcoholic fatty liver disease (NAFLD); the available clinical evidence. Nutrients. 2018;10(9):1153.

Hayat U et al. The effect of coffee consumption on the non-alcoholic fatty liver disease and liver fibrosis: a meta-analysis of 11 epidemiological studies. Ann Hepatol. 2021;20:100254.

Lee CH et al. Effects of omega-3 polyunsaturated fatty acid supplementation on non-alcoholic fatty liver: A systematic review and meta-analysis. Nutrients. 2020;12(9):2769.

Litwinowicz K et al. Advanced glycation end-products in common non-infectious liver diseases: systematic review and meta-analysis. Nutrients. 2021;13(10):3370.

Mardinoglu A et al. The potential use of metabolic cofactors in treatment of NAFLD. Nutrients. 2019;11(7)2019:1578.

Rafiee S et al. Efficacy of resveratrol supplementation in patients with nonalcoholic fatty liver disease: A systematic review and meta-analysis of clinical trials. Compl Ther Clin Pract. 2021;42:101281.

Sahota A et al. Incidence of nonalcoholic fatty liver disease in children: 2009–2018. Pediatrics. 2020;146(6):e20200771.

Song Q et al. The beneficial effects of taurine in alleviating fatty liver disease. J Funct Foods. 2021;77:104351.

Vadarlis A et al. Systematic review with meta-analysis: The effect of vitamin E supplementation in adult patients with non-alcoholic fatty liver disease. J Gastroenterol Hepatol. 2021;36(2):311–319.

Worm N. Mehr Fett gegen Fettleber. OM – Zs f Orthomol Med. 2021;19:10–14.

Zhu S et al. The level of vitamin D in children and adolescents with nonalcoholic fatty liver disease: a meta-analysis. BioMed Res Int. 2019;Article ID 7643542.

Nierensteine

Nierensteine entstehen, wenn normalerweise im Harn gelöste Stoffe auskristallisieren. Sie bilden sich in den Nieren und verharren dort oft längere Zeit symptomlos. Wenn sie in den Harnleiter (der die Nieren mit der Blase verbindet) gelangen, können sie den Harnfluss blockieren und Reizungen hervorrufen. Abgehende und im Harnleiter blockierte Nierensteine sind äußerst schmerzhaft: Der typische, kolikartige Schmerz beginnt meist unvermittelt im unteren Bereich des Rückens und strahlt in die Leistengegend aus. Bei der Akutbehandlung stehen die Schmerzlinderung und das Ausschwemmen mittels Trinken oder Infusionen im Vordergrund. Geht der Stein nicht spontan ab, muss er zertrümmert oder chirurgisch entfernt werden. In den Industrienationen treten Nierensteine immer häufiger auf, wobei Männer öfter betroffen sind als Frauen. Die Ursachen für Nierensteine bleiben in den meisten Fällen ungeklärt. Oft sind erbliche Faktoren, genetische Polymorphismen, Ernährung und Trinkmenge, aber auch Harnwegsinfektionen und verschiedene Stoffwechselerkrankungen an der Entstehung der Nierensteine beteiligt. Nach ihrer Zusammensetzung unterscheidet man verschiedene Nierensteinarten (siehe Tab.).

Nierensteine und ihre Häufigkeit

Nierensteinarten	Häufigkeit
Kalziumsteine (meist Kalziumoxalat, seltener Kalziumphosphat)	80–85 %
Harnsäuresteine	5–10 %
Infektsteine (Magnesium-Ammonium-phosphat, Carbonat-apatit)	5–10 %
Cystinsteine	1 %

Ernährungsempfehlungen

Das Trinkverhalten und die Ernährung spielen eine wesentliche Rolle bei der Entstehung von Nierensteinen. Im Vordergrund steht deshalb ganz klar die Erhöhung der täglichen Trinkmenge. Abgehende Steine sollten unbedingt aufgefangen und untersucht werden. Ihre Zusammensetzung gibt wertvolle Hinweise für die Anpassung der Ernährung. Bei den am häufigsten vorkommenden Nierensteinen, den Kalziumoxalat-Steinen, liegt ein zu geringes Harnvolumen gepaart mit einer hohen Konzentration von Kalzium und Oxalsäure in den Nieren und Harnwegen vor. Eine mediterrane Ernährung sowie auch eine Ernährungsweise, welche der DASH-Ernährung (Dietary Approach to Stop Hypertension) entspricht, haben sich zur Vorbeugung gegen Nierensteine als günstig erwiesen.

Die folgenden Faktoren können bei Menschen, die zu Nierensteinen neigen, mit gezielten Ernährungs- und Supplementierungsmaßnahmen wirksam beeinflusst werden:

Trinken: Damit die Urinmenge hoch genug ist, sollten Sie ausreichend über den ganzen Tag trinken. Dies gilt auch vor dem Schlafengehen, damit auch nachts das Harnvolumen hoch genug ist, um ein Auskristallisieren von Steinen zu verhindern. Insgesamt werden täglich etwa 2 Liter Flüssigkeit empfohlen. Bevorzugen Sie Wasser (v. a. auch basifizierende, bicarbonatreiche Mineralwässer) sowie verdünnte Zitrussäfte (Citrate behindern die Kristallbildung im Urin). Auch Bier, Kaffee und Orangensaft reduzieren das Risiko, es soll aber immer ein Großteil des Flüssigkeitsbedarfs mit Wasser gedeckt werden. Eine ausreichende Trinkmenge reduziert das Risiko um 60–80 %.

Oxalsäure-haltige und gezuckerte Getränke: Pfefferminz-, Schwarz- und Grüntee sowie Eistee und Kakaogetränke enthalten viel Oxalsäure, die in der Niere die Steinbildung fördert. »Grüne Smoothies«, die viel Spinat und sonstige Oxalsäure-reiche Gemüse enthalten, sind auch heikel. Alle Formen von zuckerhaltigen Süßgetränken erhöhen das Risiko. Nur in geringem Ausmaß erhöhen auch künstlich gesüßte Getränke das Steinrisiko.

Fleisch, tierisches Protein: Reduzieren Sie den täglichen Konsum von Fleisch, Wurstwaren und tierischem Protein. Wenn Fleisch, dann scheint Geflügel geeigneter als Rind.

Bei höheren Fleischmengen sinkt der pH des Urins, was das Steinrisiko erhöht, weil Harnsäure in saurem Harn vermehrt auskristallisiert. Fisch zeigt sich hinsichtlich des Nierensteinrisikos neutral.

Kalzium: Generell sollte auf eine ausreichend hohe Kalziumzufuhr über die Ernährung (Milch, Milchprodukte usw.) im Bereich von täglich 1 000–1 200 mg geachtet werden. Kalzium ist in der Lage, im Magen-Darm-Trakt Oxalsäure zu binden und ihre Aufnahme zu verhindern. Damit gelangt die Oxalsäure gar nicht in den Körper. Aus diesem Grund sollten Kalziumsupplemente mit dem Essen eingenommen werden.

Gemüse, Früchte: Gemüse und Früchte sind grundsätzlich empfehlenswert. Sie erhöhen die Citratmenge im Urin. Allerdings gibt es auch stark oxalsäurehaltige Gemüse und Früchte: Bohnen, Gurken, Karotten, Nüsse, Rhabarber, Rote Bete (Randen), Sellerie, Spinat, Süßkartoffeln. Diese sollten bei erhöhtem Nierensteinrisiko eher zurückhaltend und wenn möglich zusammen mit kalziumhaltigen Lebensmitteln gegessen werden, damit die Oxalsäure wiederum direkt gebunden werden kann (z. B. Käsegratin, Joghurt usw.). Vegetarier haben oft höhere Oxalsäure-Werte im Urin, was das Risiko für Nierensteine erhöht.

Ballaststoffe: Der ausreichende Verzehr von Ballaststoffen und Nahrungsfasern reduziert das Nierensteinrisiko.

Salz: Verzehren Sie täglich insgesamt ca. 4–6 g Salz (inklusive des Salzgehalts von Brot, Fertigprodukten etc.). Mehr Kochsalz

Nährstoffempfehlungen bei Nierensteinen

Nährstoff	empfohlene Tagesdosis	Kommentare
Vitamin D	gemäß Laborstatus	Vitamin D ist für den Kalziumhaushalt essenziell. Bei sehr hohen Gaben (z. B. 50 000 IE pro Woche) können vermehrt Kalziumsteine auftreten. Der Vitamin-D-Mangel ist aber zu kritisch, als dass er nicht behoben werden sollte, ggf. mit Urinkontrolle des Kalziums. Bei täglichen Dosierungen bis 4 000 IE (= UL, Upper Intake Level) zeigt sich kein erhöhtes Risiko. Bei der Beurteilung von Nierensteinrisiken spielen genetische Varianten des Kalzium- und Vitamin-D-Stoffwechsels eine Rolle.
Kalzium	500 mg	Kalzium bindet Oxalsäure bereits im Magen-Darm-Trakt. Damit sinkt die über den Urin ausgeschiedene Kalzium- und Oxalatmenge, was das Nierensteinrisiko reduziert. Mit den Mahlzeiten zusammen einnehmen. Auch in Form von kalzium- und magnesiumhaltigen Basenmischungen. Die Kalziumzufuhr sollte vor allem über die Ernährung gewährleistet werden. Bei der Beurteilung von Nierensteinrisiken spielen genetische Varianten des Kalzium- und Vitamin-D-Stoffwechsels eine Rolle.
Magnesium	400–600 mg	Bildet mit Oxalsäure wasserlösliches Magnesiumoxalat. Dieses kristallisiert in der Niere nicht aus. Mit den Mahlzeiten zusammen einnehmen. Auch in Form von kalzium- und magnesiumhaltigen Basenmischungen.

begünstigt die Kalziumausscheidung über den Urin, weniger Kochsalz reduziert das Harnvolumen.

Süßigkeiten: Zucker (inkl. der Fruktose in Süßgetränken) erhöht das Nierensteinrisiko. Nahrungsfasern und Ballaststoffe können die Ausscheidung von Kalzium über den Urin vermindern.

Besondere Hinweise

- Vitamin C wird im Körper zu Oxalat abgebaut. Bei Männern scheint eine langfristige Vitamin-C-Supplementierung das Risiko für Oxalatsteine leicht zu erhöhen, während bei Frauen kein erhöhtes Risiko nachgewiesen werden konnte. Bei Nierenstein-Risikopatienten kann eine langfristig hohe Vitamin-C-Einnahme (> 1 g/Tag) durch Magnesium ergänzt werden, um die theoretische Möglichkeit eines erhöhten Oxalatspiegels im Urin zu berücksichtigen.
- Im Unterschied zu früheren Studien scheint Vitamin B_6 weder das Nierensteinrisiko zu erhöhen noch zu reduzieren. Bei den selten vorkommenden PH1-Genotypen (Primäre Hyperoxalurie 1, verursacht durch einen Mangel an dem Leberenzym Alanin-Glyoxylat-Aminotransferase) bewirkt eine hochdosierte Vitamin-B_6-Gabe (6 Wochen) eine sehr deutliche Reduktion der Oxalat-Konzentration im Urin. Übergewicht erhöht das Nierensteinrisiko.

Literatur

Atmoko W et al. Genetic polymorphisms as prognostic factors for recurrent kidney stones: A systematic review and meta-analysis. PLoS ONE, 2021;16(5):e0251235.

Dahl NK et al. Nutritional management of renal disease (4th edition). Chapter 36 – Nutritional prevention and treatment of urinary tract stones. 2022:685–697.

Ferraro PM et al. Vitamin B_6 intake and the risk of incident kidney stones. Urolithiasis. 2018;46(3):265–270.

Ferraro PM et al. Total, dietary, and supplemental vitamin C intake and risk of incident kidney stones. Am J Kidney Dis. 2016;67(3):400–407.

Ferraro PM et al. Vitamin D Intake and the risk of incident kidney stones. J Urol. 2017;197(2):405–410.

Howles SA et al. Genetic variants of calcium and vitamin D metabolism in kidney stone disease. Nat Comm. 2019;10:5175.

Hoyer-Kuhn H et al. Vitamin B6 in primary hyperoxaluria I: first prospective trial after 40 years of practice. Clin J Am Soc Nephrol. 2014;9(3):468–477.Lee JY et al. Canadian Urological Association guideline: Management of ureteral calculi. Can Urol Assoc J 2021 August 24; Epub ahead of print. DOI: 10.5489/cuaj.7581.

Letavernier E et al. Vitamin D, hypercalciuria and kidney stones. Nutrients. 2018;10:366.

Lin BB et al. Dietary and lifestyle factors for primary prevention of nephrolithiasis: a systematic review and meta-analysis. BMC Nephrology. 2020;21:267.

Malihi Z et al. Hypercalcemia, hypercalciuria, and kidney stones in long-term studies of vitamin D supplementation: a systematic review and meta-analysis. Am J Clin Nutr. 2016;104(4):1039–1051.

Schilddrüsenfunktionsstörungen

Die Schilddrüse ist ein schmetterlingsförmiges Organ. Sie liegt im Hals knapp unterhalb des Kehlkopfs. Die Schilddrüse bildet Hormone (Trijodthyronin, T_3, Tetrajodthyronin, T_4 oder Thyroxin, Calcitonin), die an der Regulation von vielen wichtigen Funktionen im Stoffwechsel mitbeteiligt sind. Dazu gehören unter anderem die Herzfrequenz, die Körpertemperatur, das Körpergewicht, der Sauerstoffverbrauch, der Menstruationszyklus oder der Zustand der Haut.

Hypothyreose

Die Schilddrüsenhormone T_4 und T_3 sind sehr jodhaltige Moleküle. Für ihre Produktion sind mehrere Selen-abhängige Enzyme essenziell. Bei einer Hypothyreose bildet die Schilddrüse nicht genügend Schilddrüsenhormone, sei es aufgrund von Jod- oder Selenmangel oder von Störungen der Hormonsynthese. Schon ein geringfügiger Mangel an Schilddrüsenhormonen führt zu diversen gesundheitlichen Problemen wie:

- Antriebslosigkeit, allgemeiner Schwäche, Müdigkeit (Schilddrüsenhormone spielen eine wichtige Rolle für den mitochondrialen Energiestoffwechsel)
- Gewichtszunahme bei gleichbleibenden Essgewohnheiten
- Kälteempfindlichkeit
- Depressionen und Erschöpfung
- erniedrigtem Herzschlag (Bradykardie)
- trockener, rauer Haut sowie trockenen, spröden Haaren und Nägeln
- Verstopfung
- bei Frauen: langanhaltenden und starken Menstruationsblutungen
- Muskelschmerzen und steifen, schmerzenden Gelenken

Hashimoto-Thyreoiditis

Die häufigste Ursache für eine erworbene Schilddrüsenunterfunktion ist die Hashimoto-Thyreoiditis. Hierbei handelt es sich um eine Autoimmunerkrankung, die zu einer allmählichen Zerstörung des Schilddrüsengewebes führt. Zu Beginn der Erkrankung kommt es durch die bei der Zersetzung freigesetzten Schilddrüsenhormone gelegentlich zu einer kurzfristigen Überfunktion. Im weiteren Verlauf nimmt das funktionstüchtige Schilddrüsengewebe durch den Angriff des Immunsystems jedoch immer weiter ab, sodass langfristig eine Unterfunktion (Hypothyreose) entsteht.

Bei entsprechendem Verdacht gibt ein einfacher Labortest Klarheit. Neben Jod spielen Spurenelemente wie Selen und Eisen für eine normale Schilddrüsenfunktion eine zentrale Rolle.

Jodmangel: Die bekannteste Schilddrüsenerkrankung, der Kropf, ist das klassische Bild eines Jodmangels. Enthält die Nahrung nicht genügend Jod, versucht der Körper dies zu kompensieren, indem sich die Schilddrüsenzellen vergrößern und vermehren. Damit sollen die geringen Jodmengen aus der Nahrung besonders effektiv verwertet werden. Übersteigt die Schilddrüsenvergrößerung ein bestimmtes Maß, bezeichnet man dies als Kropf oder Struma. Werden trotz Schilddrüsenvergrößerung nicht ausreichend Schilddrüsenhormone produziert, kommt es zu einer Unterfunktion der Schilddrüse. Man spricht dann von einer Jodmangelstruma. Jodmangel ist trotz der Jodanreicherung im Kochsalz immer noch bei zahlreichen Menschen vorhanden. Eine freiwillige Salzrestriktion und das Essen von importierten Lebensmitteln (mit nichtjodiertem Salz hergestellt) kann eine ungenügende Jodversorgung verschärfen.

Selenmangel: Die Schilddrüse gehört zu den Organen mit dem höchsten Gehalt an Selen bzw. antioxidativ wirksamen Selenenzymen im gesamten Körper. Bei der Produktion von Schilddrüsenhormonen entsteht stets auch H_2O_2 (Wasserstoffperoxid), das von den Selenenzymen (Thioredoxinreduktasen, Glutathionperoxidasen) neutralisiert werden muss, damit das Schilddrüsengewebe nicht geschädigt wird. Man hat nun beobachtet, dass bereits bei moderatem Selenmangel die Häufigkeit einer Hashimoto-Thyreoiditis, einer Autoimmunerkrankung der Schilddrüse, zunimmt. Studien deuten darauf hin, dass bei einer bestehenden Hashimoto-Thyreoiditis mit einer täglichen Gabe von 200 µg Selen während ca. 6 Monaten die entzündliche Aktivität und die Anzahl der Autoantikörper reduziert werden kann.

Ein Selenmangel ist auch von Bedeutung für den Stoffwechsel der beiden von der Schilddrüse gebildeten Hormone Thyroxin (T_4) und Trijodthyronin (T_3). Selen sorgt durch das Loslösen eines Jod-Teilchens aus dem T_4 für die Bildung von T_3. Da T_3 im Stoffwechsel wesentlich wirksamer ist, kann aus einem (schweren) Selenmangel auch eine Minderproduktion von T_3 und somit eine Schilddrüsenunterfunktion resultieren.

TIPP **Verwenden Sie unbedingt jodiertes Kochsalz und auch Lebensmittel, die mit jodiertem Kochsalz hergestellt worden sind. Damit kann der Kropfbildung wirksam vorgebeugt werden.**

Eisenmangel: Auch ein Eisenmangel kann die Ursache für eine ungenügende Schilddrüsenfunktion sein. In diesen Fällen ist eine Behandlung mit Jod aber ohne Wirkung, da das angebotene Jod ohne genügend Eisen nicht für die Schilddrüsenhormonproduktion verwendet werden kann. In Studien konnte gezeigt werden, dass bei Eisenmangel nur eine kombinierte Supplementierung von Eisen und Jod – nicht aber Jod allein – zu einer Verkleinerung des Kropfes führt.

Normalerweise wird eine Schilddrüsenunterfunktion mit der Gabe eines Schilddrüsenhormonpräparates (L-Thyroxin) behandelt. Es ist allerdings sehr sinnvoll, im Labor stets auch den Status von Jod, Selen und Eisen mitzubestimmen, um Störungen der Schilddrüsenfunktion möglichst ursächlich zu therapieren.

Ernährungsempfehlungen

Die ausreichende Versorgung mit den drei für die Schilddrüsenfunktion wichtigen Spurenelementen Jod, Eisen und Selen aus der täglichen Ernährung ist alles andere als problemlos. Man könnte zwar meinen, dass mit der Jodierung des Kochsalzes der Jodmangel in der Bevölkerung behoben sei. Dies ist leider nicht der Fall. Man hat in den vergangenen Jahren sogar gesehen, dass durch Änderungen der Essgewohnheiten bei vielen Personen die Jodzufuhr gesunken ist. Das hat unter anderem auch damit zu tun, dass heute viele Nahrungsmittel aus dem Ausland importiert werden, wo häufig nicht jodiertes Kochsalz eingesetzt wird.

Auch eine ausreichende Selenversorgung durch die tägliche Ernährung ist keineswegs sichergestellt. Dies gilt insbesondere für die Alpenländer, wo die Böden nur wenig Selen enthalten. Als Folge davon sind die hier geernteten bzw. produzierten Lebensmittel eher arm an Selen und niedrige Selen-Blutspiegel sind häufig. Eine gelegentliche Supplementierung mit 50–100 µg Selen/Tag kann einem Selenmangel vorbeugen.

Bei einer Schilddrüsenunterfunktion ist der gesamte Stoffwechsel eher verlangsamt und damit ist die Wahrscheinlichkeit einer Gewichtszunahme erhöht. Daher sollte man in diesen Fällen bewusst weniger Kalorien zuführen und sich regelmäßig bewegen, um einer Gewichtszunahme entgegenzuwirken. Bei einer Schilddrüsenunterfunktion besteht auch ein Risiko für erhöhte Blutfettwerte. Daher ist es ratsam, gesättigte Fette (Fette tierischen Ursprungs) und Transfettsäuren, die diesen Vorgang noch beschleunigen, einzuschränken und Omega-3- und Omega-9-reiche Öle sowie auch Meeresfische in den Speiseplan einzubauen.

Nährstoffempfehlungen bei Schilddrüsenunterfunktion (Hypothyreose) inkl. Hashimoto-Thyreoiditis

Nährstoff	empfohlene Tagesdosis	Kommentare
Vitamin A	je nach Laborstatus	Schilddrüsenhormone sind für die Umwandlung von Carotinoiden in Vitamin A mitverantwortlich; ggf. können bei einer Schilddrüsen-Unterfunktion Vitamin-A-Mangel-Erscheinungen auftreten.
Vitamin D	je nach Laborstatus	25-OH-Vitamin-D-Spiegel sind bei der Hashimoto-Thyreoiditis häufiger erniedrigt. Supplementierung (ca. 6 Monate) kann die Autoantikörperspiegel bei der Hashimoto-Thyreoiditis senken.
Jod	150–300 µg (höhere Dosierungen je nach Jodstatus, unter Kontrolle)	Essenziell für die Produktion von Schilddrüsenhormonen; Unterversorgung führt zu Kropfbildung. Bei Autoimmunerkrankungen der Schilddrüse sind sowohl ein Jodmangel wie auch ein Jodüberschuss Risikofaktoren. Daher ist stets eine Bestimmung des Jodstatus vorzunehmen.
Selen	100–200 (300) µg	Unerlässlich für die Produktion des Schilddrüsenhormons T_3, Unterversorgung kann zu Schilddrüsenunterfunktion führen; Selen-Supplementierung führt bei der Hashimoto-Thyreoiditis im Allgemeinen zu einer reduzierten Bildung für Schilddrüsen-Autoantikörpern. Zielwert von Selen im Blutplasma: › 120 µg Selen/l. Dosierungen über 200 µg pro Tag sollten nicht ohne Kontrolle des Laborstatus über mehrere Monate eingenommen werden, da sie evtl. das Risiko für Typ-2-Diabetes erhöhen.
Zink	je nach Laborstatus	Wirkt antioxidativ, entzündungshemmend und immunmodulierend. Trägt zu einem normalen Status von Jod und der Schilddrüse bei. Ist wie Selen an der Umwandlung von T_4 in T_3 beteiligt. Niedrige Zinkspiegel korrelieren mit der Schilddrüsengröße und der vermehrten Bildung von Autoantikörpern.
Eisen	je nach Laborstatus	Bei Eisenmangel ist eine alleinige Jodtherapie (ohne Eisen) ohne Wirkung auf den Kropf. Eine optimale Eisenversorgung kann zu einer besseren Schilddrüsenfunktion führen.

Hyperthyreose – Morbus Basedow

Beim Morbus Basedow handelt es sich um eine Autoimmunkrankheit, bei der die gegen die Schilddrüse gerichteten Antikörper die Schilddrüse stimulieren. Das heißt, die Schilddrüse wird angeregt, zu viel Schilddrüsenhormone zu produzieren und abzugeben (Hyperthyreose).

Die Symptome einer Hyperthyreose beinhalten einen beschleunigten Stoffwechsel mit Gewichtsverlust trotz Heißhunger, Nervosität, Hitzegefühl, Herzrasen usw. Oft zeigen sich auch besonders hervortretende Augäpfel, d. h. krankhafte, weit aufgerissene »Glotzaugen«. Dieser sogenannte Exophthalmus führt zu einem Austrocknen der Augenhornhaut, zu Schmerzen und ist kosmetisch stark belastend für die Patienten.

In der Frühphase der Erkrankung wird abgewartet, wie die Autoimmunerkrankung verläuft und erst im späteren Verlauf wird dann ein Teil der Schilddrüse deaktiviert (sei es durch eine chirurgische Entfernung oder durch eine Strahlentherapie). In der frühen Phase der Erkrankung spielt Selen bei der Behandlung der Augensymptomatik eine entscheidende Rolle. In Studien konnte gezeigt werden, dass eine Selen-Supplementierung (200 µg/Tag) hier signifikante Linderung schaffen kann, weshalb sie von europäischen Fachgremien auch empfohlen wird. Zudem zeigt Selen (in der Regel 2 × 100 µg/Tag) auch Verbesserungen beim sonstigen Krankheitsverlauf (weniger Antikörper) und bei der Lebensqualität der Betroffenen.

Besondere Hinweise

- Erhöhte Quecksilber-Blutspiegel korrelieren mit erhöhten Werten der Schilddrüsenhormone TSH, T_4 und fT_4 (freies T_4).
- Phytoöstrogene scheinen – anders als früher vermutet – die Schilddrüsenfunktion nicht zu beeinträchtigen.

Laboruntersuchungen bei Schilddrüsenerkrankungen

- Schilddrüsenhormone (TSH, fT_3, fT_4)
- Schilddrüsen-Autoantikörper (MAK, TAK, TRAK)
- Jod (Urin)
- Selen (Blut, Haare), Eisen (Ferritin, Blut), Zink (Blut, Haare)
- Schwermetall-Screening (Quecksilber, Haare, Urin)

Literatur

Ferrari SM et al. Environmental issues in thyroid diseases. Front Endocrinol (Lausanne). 2017;8:50.

Hu Q et al. Association between mercury exposure and thyroid hormones levels: a meta-analysis. Environm Res. 2021;196:110928.

Hu S et al. Multiple nutritional factors and the risk of hashimoto's thyroiditis. Thyroid. 2017;27(5):597–610.

Khan S et al. Minerals: an untapped remedy for autoimmune hypothyroidism? Cureus 2020;12(10):e11008.

Lumyongsatien M et al. Relative selenium insufficiency is a risk factor for developing severe Graves' orbitopathy: a case-control study. BMJ Open Ophthalmol. 2021;6(1):e000713.

O'Kane SM et al. Micronutrients, iodine status and concentrations of thyroid hormones: a systematic review. Nutr Rev. 2018;76(6):418–431.

Otun J et al. Systematic review and meta-analysis on the effect of soy on thyroid function. Sci Rep. 2019;9:3964.

Stefanic M et al. Serum 25-hydoxyvitamin D concentrations in relation to Hashimoto's thyroiditis: a systematic review, meta-analysis and meta-regression of observational studies. Eur J Nutr. 2020;59:859–872.

Wang S et al. The effect of vitamin D supplementation on thyroid autoantibody levels in the treatment of autoimmune thyroiditis: a systematic review and a meta-analysis. Endocrine. 2018;59:499–505.

Wichman J et al. Selenium supplementation significantly reduces thyroid autoantibody levels in patients with chronic autoimmune thyroiditis: a systematic review and meta-Analysis. Thyroid. 2016;26(12):1681–1692.

Winther KH et al. Selenium in thyroid disorders — essential knowledge for clinicians. Nature Rev Endrocrinol. 2020;16:165–176.

Oxidativer Stress und Nitrostress

So wie bestimmte Bakterien unsere Gesundheit angreifen können, wenn sie sich in unserem Körper vermehren, kann die unkontrollierte Produktion von freien Radikalen unserer Gesundheit schaden. Freie Radikale spielen eine wichtige Rolle bei der Entstehung von vielen Krankheiten, von Entzündungen, Zell- und Gewebeschädigungen und beim Alterungsprozess. Antioxidanzien sind ihre Gegenspieler, sie helfen, den Körper vor Schäden durch freie Radikale zu schützen. Man darf aber freie Radikale nicht nur negativ sehen. Sie werden für viele wichtige Stoffwechselprozesse im Körper benötigt.

Was sind freie Radikale?

Freie Radikale sind Moleküle, die instabil sind, weil sie ein partnerloses, »freies« Elektron besitzen. (Die meisten Moleküle sind chemisch stabil, weil ihre Elektronen paarweise vorkommen.) Freie Radikale reagieren leicht mit benachbarten Molekülen, indem sie ein Elektron »stehlen«. Das Molekül, dem ein Elektron »gestohlen« wurde, wird selbst wieder zum freien Radikal. Dieses kann wiederum ein Elektron von einem dritten Molekül nehmen, wodurch eine Kettenreaktion verschiedener Prozesse gestartet wird. Freie Radikale werden auch Oxidanzien genannt.

Woher kommen freie Radikale?

Wenn unsere Zellen Sauerstoff zur Energieproduktion nutzen, entsteht als Nebenprodukt eine kleine Zahl von veränderten Sauerstoffverbindungen, von denen viele freie Radikale enthalten. Sport, Stress, Rauchen, Umwelteinflüsse und Krankheiten erhöhen die sauerstoffabhängigen Reaktionen in unseren Zellen und steigern so die Zahl der entstehenden freien Radikale. In Summe werden diese Sauerstoffradikale als ROS (Reactive Oxygen Species) oder als RONS (Radical Oxygen and Nitrogen Species) bezeichnet.

Freie Radikale sind durchaus physiologisch und wichtig für das Funktionieren des Körpers. Die für die Infektabwehr notwendige Entzündungsreaktion wird u. a. durch die Bildung von freien Radikalen angekurbelt. Gewisse Abwehrzellen unseres Immunsystems produzieren freie Radikale und setzen diese ein, um beispielsweise Bakterien und Viren angreifen zu können. Beim Sport dient eine gewisse Menge an oxidativem Stress als Trainingssignal, bei Krebs sollen entartete Zellen

»vor Stress« in die kontrollierte Selbstzerstörung getrieben werden. Es ist also wichtig, freie Radikale nicht nur als Feinde wahrzunehmen. Sie sollen aber idealerweise in einem physiologischen Gleichgewicht mit den schützenden Antioxidanzien stehen. Dieses Gleichgewicht wird aber häufig durch unseren Lebensstil, durch das zunehmende Alter, mitochondriale Dysfunktion und Verlust von Mitochondrien sowie durch äußere Einflüsse gestört:

- Chemikalien (z. B. Lösungsmittel, Pestizide, Herbizide, Schwermetalle, Medikamente)
- Luftverschmutzung, Abgase, Ozon
- Strahlen (UV, Röntgen usw.)
- Zigarettenrauch, Alkohol
- Stress

Freie Radikale nehmen dadurch im Stoffwechsel häufig überhand. Im Gewebe bewirken sie verschiedenen Schäden. Sie beschädigen Fettverbindungen (besonders ungesättigte Fette und Fettsäuren), indem sie eine Kettenreaktion beginnen, die die Fette »ranzig« werden lässt und weitere freie Radikale freisetzt. Die Aktivität der freien Radikale bewirkt auch chemische Veränderungen wichtiger Proteinstrukturen im Körper (z. B. kollagenhaltige Gewebe wie Haut, Gefäße, Knochen), Veränderungen am Erbgut (DNA) und an immunologischen Strukturen (z. B. Immunglobuline) usw. Mit der Zeit verursachen die freien Radikale die Anhäufung von geschädigten Proteinen, Fetten und anderen Zellresten, sodass die gesamte Zellchemie und die Zellfunktionen gestört werden.

Die wichtigsten Typen von freien Radikalen sind: Superoxid-Anion, Peroxyl-Radikale, Hydroxyl-Radikale, Singulett-Sauerstoff, Peroxynitrit.

Antioxidanzien neutralisieren freie Radikale, indem sie das freie Elektron binden.

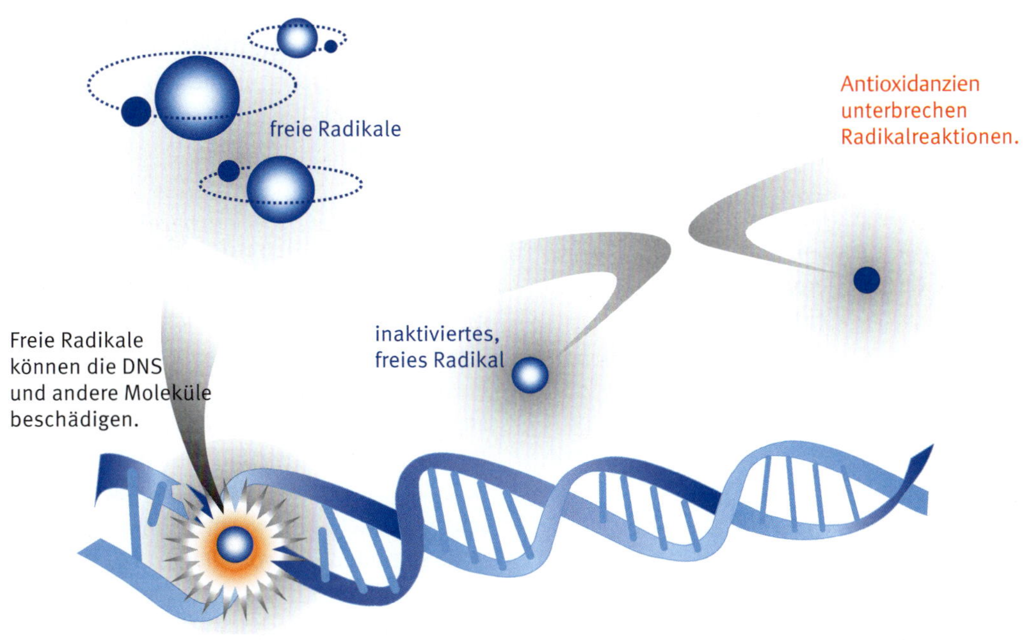

Bedeutung freier Radikale

Krankheiten oder Situationen, bei deren Entstehung oder bei deren Folgen freie Radikale eine wesentliche Rolle spielen (alphabetische Aufzählung):

- Alkoholkonsum, regelmäßiger
- Allergien und Überempfindlichkeiten
- Alterungsprozess
- arthritische Gewebeschäden
- chronische Infekte
- COPD
- Diabetes mellitus, Spätfolgen
- entzündliche Darmerkrankungen (z. B. Dickdarmgeschwür, Colitis ulcerosa, Morbus Crohn)
- Entzündungen, inkl. einer Silent Inflammation
- Enzyme, veränderte Aktivität
- Exposition gegenüber UV-Strahlen, blauem Licht (Bildschirme, Computer, TV, Handy)
- Gedächtnisabbau
- Gewebe- und Zellschädigungen
- Herz-Kreislauf-Erkrankungen
- Immunantwort, Beeinträchtigung (Infekte, Allergien, Autoimmunerkrankungen)
- Ischämie (Gewebsschäden durch eine verminderte oder fehlende Durchblutung)
- Katarakt und Makuladegeneration
- Krebserkrankungen
- Leberschäden
- Medikamente, Nebenwirkungen – z. B. durch Paracetamol, Diclofenac, Chlorpromazin, Chemotherapeutika (cis-Platin, Doxorubicin), AZT/Zidovudin
- Mitochondriopathien, mitochondriale Dysfunktion
- neurodegenerative Erkrankungen (z. B. Multiple Sklerose, Parkinson-Krankheit, Altersdemenz)
- Nierenerkrankungen, chronische
- nitrosativer Stress
- Operationen, Verletzungen
- oxidativer Stress
- Rauchen
- Reperfusion nach Herzinfarkt oder Schlaganfall
- Spermienqualität
- Sport, intensiver
- Stresssituationen (Beruf, privat)
- Telomere, Verkürzung
- Toxische Belastungen mit Chemikalien und Schwermetallen
- Zellmembranen, verminderte Fluidität

Antioxidanzien neutralisieren freie Radikale

Beim Verbrauchen des Sauerstoffs in der Atmung werden stets auch physiologische Mengen an freien Radikalen gebildet. Mit den vor allem in der täglichen Nahrung enthaltenen Antioxidanzien steht dem Körper eine Gruppe von Nährstoffen und Pflanzenstoffen zur Verfügung, die mit freien Radikalen eine Verbindung eingehen und sie »neutralisieren« können. Die freien Radikale werden dabei in stabile, nichttoxische Stoffwechselprodukte umgeformt und damit unphysiologische oxidative Prozesse und Zellschädigungen verhindert.

Quellen von Antioxidanzien

Überlegen Sie einmal, warum Pflanzen Antioxidanzien bilden. Sicherlich nicht in erster Linie, damit wir sie für unsere Ernährung oder für die Medizin nutzen können! Die Pflanzen – und deren Samen und Keimlinge – müssen unter Einfluss von Sauerstoff und der UV-Strahlen des Sonnenlichts überleben können und vermehrungsfähig bleiben. So finden wir vor allem im Bereich der Samen- und Fruchtschalen eine Vielzahl von Antioxidanzien. Deshalb ist es wichtig, dass wir, wenn möglich, das ganze Getreidekorn, den ungeschälten Apfel und die ganze Weintraube essen.

Wir sollten die Lebensmittel auch möglichst frisch essen. Nur so können wir ihre gesamte antioxidative Kapazität nutzen, die sie während ihres Wachstums aufgebaut haben. Sobald ein Nahrungsmittel – Gemüse, Früchte, Beeren, Getreide, Nüsse, Samen usw. – geerntet wird, stoppt der Aufbau von Antioxidanzien. Je länger ein Lebensmittel gelagert und je stärker es verarbeitet wird, desto mehr Antioxidanzien verliert es unter dem oxidativen Einfluss von Luft, Sauerstoff, Licht und Wärme.

Eine Ernährungsweise, die reich an verschiedenen frischen, unprozessierten Lebensmitteln ist, liefert das Optimum an Antioxidanzien. Auch analytisch lässt sich ermitteln, wie viele Antioxidanzien ein Nahrungsmittel enthält – hier gibt man oft den sogenannten ORAC-Wert an (Oxygen Radical Absorbance Capacity), um die Gesamtheit aller Antioxidanzien aufzuzeigen.

Antioxidanzien – Teamwork in unserem Stoffwechsel

Antioxidanzien findet man in jeder Zelle unseres Körpers, auch in Körperflüssigkeiten und im Blut. Die meisten dieser Antioxidanzien entgiften freie Radikale, indem sie den »elektronenhungrigen« freien Radikalen ein Elektron spenden und sie so in stabile, reaktionsschwache Verbindungen verwandeln. Die Antioxidanzien werden durch diesen Prozess allerdings »aufgebraucht« oder oxidiert. Antioxidanzien können damit potenziell selbst zum freien Radikal werden. »Verbrauchte«, oxidierte Antioxidanzien können durch andere Antioxidanzien wieder rezykliert werden. So kann beispielsweise Vitamin C oxidiertes Vitamin E wieder in seinen ursprünglichen Zustand zurückführen oder die alpha-Liponsäure sorgt für das Regenerieren zahlreicher Antioxidanzien wie Coenzym Q_{10}, Vitamin C und E sowie Glutathion.

Quellen natürlicher Antioxidanzien, Beispiele

Lebensmittel	natürliche Antioxidanzien
Gemüse	Carotinoide, Bioflavonoide, Sulforaphan, Quercetin
Früchte, Beeren	Bioflavonoide, Anthocyane, Carotinoide
Rotwein, Trauben (blau)	Polyphenole, Anthocyane
Zitrus- und andere Früchte	Bioflavonoide, Chalcone
Rosmarin, Salbei und andere Gewürze	Karnosinsäure, Rosmarinsäure
Oliven	Polyphenole wie Oleuropein, Hydroxytyrosol
Sojabohnen	Isoflavone
Tee	Polyphenole, Katechine
Zwiebeln	Bioflavonoide, Sulfide, Kämpferol

Die Antioxidanzien bilden also ein Team, ein Netzwerk mit verschiedensten einander ergänzenden physikalischen, chemischen und biochemischen Eigenschaften. Sie üben ihre Funktionen entsprechend ihrer Wasser- oder Fettlöslichkeit an verschiedenen Orten in der Zelle aus: Wasserlösliche Antioxidanzien, wie Vitamin C findet man in der wasserlöslichen Zellflüssigkeit, die fettlöslichen Vitamin E, Coenzym Q_{10} hingegen in fettlöslichen Zellmembranen, Lipoproteinen oder Nervenscheiden. Einige der Antioxidanzien üben ihre Wirkung als Teil eines Enzyms aus – so wie Selen als essenzieller Bestandteil der antioxidativ wirksamen Glutathionperoxidasen oder Zink als Cofaktor der Superoxiddismutase. Ferner gibt es aber auch Antioxidanzien, die eine eigenständige, von Enzymen unabhängige antioxidative Wirkung besitzen, wie z. B. die Aminosäure L-Cystein oder das Glutathion.

Verschiedene Arten von Antioxidanzien:

wasserlöslich
- Vitamin B_1, B_2, B_6
- Niacinamid
- Vitamin C
- Polyphenole, Anthocyane

fettlöslich
- Carotinoide (Beta-Carotin, Lycopin, Astaxanthin)
- Vitamin A
- Vitamin E (Tocopherole, Tocotrienole)
- Coenzym Q_{10}

enzymatisch
- Glutathionperoxidasen, Thioredoxinreduktasen (Selen)
- Superoxiddismutase, Carboanhydrase (Zink)
- Superoxiddismutase (Mangan)
- Sulfitoxidase, Xanthindehydrogenase (Molybdän)

nichtenzymatisch
- L-Cystein, Glutathion
- Vitamin A, C, E
- Harnsäure
- Polyphenole, Allylsulfide, Melatonin, Flavonoide

Zufuhrempfehlungen für Antioxidanzien

Es ist nicht immer möglich, die z. B. für präventive oder therapeutische Zwecke benötigten Mengen an Antioxidanzien nur aus Nahrungsquellen zu erhalten. Um beispielweise 200 mg Vitamin E zu erhalten, müsste man 2 kg Erdnüsse oder 300 g Sonnenblumenöl zu sich nehmen. Um 500 mg Vitamin C/Tag zuzuführen, müsste man mehr als 2 kg Orangen oder Brokkoli essen. In diesen Fällen kann die Einnahme von ausreichend und ausgewogen dosierten Antioxidanzienpräparaten sinnvoll sein – natürlich stets zusammen mit einer Ernährung, die möglichst reich an frischen und naturbelassenen Lebensmitteln ist. Bei den verschiedenen Krankheitsbildern und bei der Besprechung der diversen Nährstoffe wird in diesem Buch gezielt auf die Einsatzmöglichkeiten für Antioxidanzien hingewiesen.

Es ist wichtig, bei der Ernährung und bei der Supplementierung von Nährstoffen nicht nur mit isolierten Antioxidanzien zu arbeiten, sondern in der Regel für ein Gleichgewicht der verschiedenen Antioxidanzien zu sorgen. Gaben von einzelnen Antioxidanzien sind aber natürlich möglich und sinnvoll, wenn klare präventive oder therapeutische Ziele erreicht werden sollen.

Dabei sollten die zugeführten Antioxidanzien möglichst »natürlich« und physiologisch sein und sich chemisch nicht von den in Lebensmitteln enthaltenen Antioxidanzien unterscheiden. Bei den natürlichen, orthomolekularen Formen (z. B. Carotinoide, Vitamin E) gibt es gegenüber den synthetisch hergestellten Verbindungen klar belegbare Unterschiede in der Wirksamkeit. Dies wurde in vielen in der Vergangenheit durchgeführten Studien (sowohl in der Planung wie auch in der Auswertung) zu wenig beachtet. So sind z. B. in Meta-Analysen zur Wirkung von Vitamin E statistisch immer wieder Studien mit natürlichem d-α-Tocopherol mit dem synthetischen, strukturchemisch unterschiedlichen dl-α-Tocopherol ohne Berücksichtigung ihrer unterschiedlichen Wirksamkeit in einen Topf geworfen worden.

»Typisch antioxidative« Substanzen müssen im Körper nicht zwingend stets antioxidativ wirken. Hochdosiertes, parenteral appliziertes Vitamin C wird z. B. bei Krebspatienten gezielt begleitend eingesetzt. Hier wirkt Vitamin C im spezifischen Redox-Milieu einer Krebszelle prooxidativ über die Bildung von H_2O_2.

Die Redoxregulation wird auch durch die Aktivität des Transkriptionsfaktor Nrf2 mitbestimmt. Ein Absinken der Aktivität verursacht eine Hemmung der Glutathionsynthese. Die Nrf2-Aktivität nimmt mit dem Alter ab. Auch epigenetische Gründe spielen eine Rolle. Dies bedeutet, dass fast alle Alterungsprozesse und altersbedingten Krankheitsbilder damit in Zusammenhang stehen.

Übersicht über die wichtigsten Biomarker für oxidativen Stress (basiert auf Liguori et al.)

Biomarker	Untersuchungsmaterial	Anwendungsgebiete, Korrelationen
AGEs	Serum	Diabetes Typ 2, Risiko kardiovaskuläre Mortalität, Osteoporose, chron. Nierenerkrankungen, Sarkopenie
oxLDL	Plasma	Atherogenese, arterielle Steifheit
4-Hydroxynonenal (4-HNE)	Plasma	Lipidperoxidation in den Zellen, M. Alzheimer, M. Parkinson, ALS (Amyotrophe Lateralsklerose), Sarkopenie
F2-IsoPs	Urin	Depressionen, Makuladegeneration, M. Alzheimer, chron. Nierenerkrankungen, COPD
Malondialdehyd (MDA)	Plasma	erhöhte Zytokinwerte, eingeschränkte Kognition, Diabetes Typ 2, chron. Nierenerkrankungen
Nitrotyrosin	Plasma	endotheliale Dysfunktion, COPD
7,8-dihydro-8-oxo-2'-deoxyguanosine (8oxodG)	Urin	durch Entzündung induzierte Karzinogenese, COPD, chron. Nierenerkrankungen
7,8-dihydro-8-oxoguanosine (8oxoGuo)	Urin	Karzinogenese
Myeloperoxoidase (MPO)	Plasma	endotheliale Dysfunktion, Herzinsuffizienz, Gesamtmortalität (bei gebrechlichen älteren Menschen), M. Alzheimer
Thioredoxin (Trx)	Plasma	Herzinsuffizienz, invers korreliert mit der glomerulären Filtrationsrate
Peroxiredoxine (Prx)	Plasma	M. Alzheimer, Mortalität (Senioren in der Notfallaufnahme)
Asymmetrisches Dimethylarginin (ADMA)	Plasma	Mortalität, kardiovaskuläre Ereignisse, chron. Nierenerkrankungen

Literatur

Alahmar AT. Role of oxidative stress in male fertility: an updated review. J Hum Reprod Sci. 2019;12(1):4–18.

Biesalski HK et al. Reexamination of a meta-analysis of the effect of antioxidant supplementation on mortality and health in randomized trials. Nutrients 2010;2(9):929–949.

Bjelakovic G et al. Antioxidant supplements for prevention of mortality in healthy participants and patients with various diseases. Cochrane Database Syst Rev. 2012;(3):CD007176.

Conti V et al. Antioxidant supplementation in the treatment of aging-associated diseases. Front Pharmacol. 2016;7:24.

Egea J et al. European contribution to the study of ROS: A summary of the findings and prospects for the future from the COST action BM1203 (EU-ROS). Redox Biol. 2017 May 18;13:94–162.

Gupta RK et al. Oxidative stress and antioxidants in disease and cancer: a review. Asian Pac J Cancer Prev. 2014;15(11):4405–4409.

Liguori I et al. Oxidative Stress, aging, and diseases. Clin Intervent Aging. 2018;13:757–772.

Marrocco I et al. Measurement and clinical significance of biomarkers of oxidative stress in humans. Ox Med Cell Longevity. 2017:6501046.DOI: 10.1155/2017/6501046.

Münzel T et al. Environmental stressors and their impact on health and disease with focus on oxidative stress. Antiox & Redox Signaling. 2018;28(9):735–740.

AntioxidanzienMoussa Z et al. Nonenzymatic exogenous and endogenous antioxidants. Free Radical Med Biol. 2019; DOI: 10.5772/intechopen.87778.

Paithankar JG et al. Heavy metal associated health hazards: An interplay of oxidative stress and signal transduction. Chemosphere. 2021;262:128350.

Pizzino G et al. Oxidative stress: harms and benefits for human health. Ox Med Cell Longevity. 2017;8416763.

Poljsak B et al. Achieving the balance between ROS and antioxidants: when to use the synthetic antioxidants. Oxid Med Cell Longevity. 2013:956792.

Reichert S et al. Does oxidative stress shorten telomeres in vivo? A review. Biol Lett. 2017;13:20170463.

Schmidlin CJ et al. Redox regulation by NRF2 in aging and disease. Free Radical Biol Med. 2019;134:702–707.

Sharifi-Rad M et al. Lifestyle, oxidative stress, and antioxidants : back and forth in the pathophysiology of chronic diseases. Front Physiol. 2020;11:694.

Showell MG et al. Antioxidants for male subfertility. Cochrane Database Syst Rev. 2014;(12):CD007411.

Nitrostress schadet der Gesundheit

Genauso wie die freien Sauerstoff-Radikale (ROS – Reactive Oxygen Species) spielt auch die Verbindung Stickstoffmonoxid (NO) eine ambivalente Rolle im Stoffwechsel. Im richtigen Maß hat NO eine wichtige physiologische Bedeutung: Es reguliert die Weite der Blutgefäße, geht gegen Bakterien und Viren vor, lässt Entzündungen kontrolliert ablaufen und auch als Botenstoff im Nervensystem ist NO wichtig und nützlich. Im Übermaß bzw. unter oxidativem Stress kann NO aber in eine Reihe von sehr reaktiven, zellschädigenden und entzündungsfördernden Stickstoffteilchen (Reactive Nitrogen Species, RNS) umgewandelt werden. Zu diesen RNS gehören NO_2 (Stickstoffdioxid) und $ONOO^-$ (Peroxynitrit). Man spricht dann von Nitrostress. Es ist bekannt, dass diese Stickstoff-Spezies zu erheblichen Schäden der Zellen und des Zellstoffwechsels (DNA, Membranen, Fettsäuren, Östrogene, Proteine) führen können. Sie haben aber auch karzinogene und genschädigende Eigenschaften.

Gesundheitliche Auswirkungen

Folgende gesundheitliche Auswirkungen werden mit Nitrostress in Zusammenhang gebracht:

- Hemmung des mitochondrialen Stoffwechsels. Mitochondrien sind die Energiekraftwerke in den Zellen. Eine Dysfunktion führt zu Müdigkeit, zu physischer und psychischer Erschöpfung, verminderter Konzentrationsfähigkeit, Infektanfälligkeit, Migräne.
- erhöhtes Risiko für Herz-Kreislauf-Erkrankungen

- Nitrosativer Stress kann das Risiko für Insulinresistenz erhöhen.
- Hemmung des Abbaus von Cholesterin zu Gallensäuren. Dies führt zu erhöhten Cholesterinwerten im Blut. Ein Mangel an Gallensäuren kann zu einer gestörten Fettverdauung mit erhöhter Stuhlfrequenz führen.
- Eisenmangel (NO bindet gern an Eisen); Störung der Bildung von roten Blutkörperchen (und damit Störung der Sauerstofftransportkapazität)
- Vermehrter Verbrauch von Vitamin B_{12}, das als NO-Fänger fungiert. Daraus kann ein Vitamin-B_{12}-Mangel entstehen: Müdigkeit, Störung der Blutbildung usw.
- NO erhöht die Entzündungsbereitschaft (Gelenke, Haut usw.) im Stoffwechsel. Die dadurch freigesetzten entzündungsfördernden Zytokine (Interleukine, NF-κB, TNF-α) stimulieren ihrerseits in einem Teufelskreis wieder die Bildung von NO. Es können sich vermehrt chronische Entzündungen zeigen.
- NO erhöht die Histaminbildung.
- Aus NO wird Peroxynitrit gebildet – ein sehr aggressives Molekül mit zell- und gewebeschädigender Wirkung.
  - Peroxynitrit stört den Stoffwechsel der Aminosäuren Tryptophan und Tyrosin und damit die Bildung und Funktion der Neurotransmitter Serotonin, Dopamin, Adrenalin und Noradrenalin (mögliche Folgen: Depressionen, Angstzustände, Schlafstörungen).
  - Peroxynitrit führt zu einer verminderten körpereigenen Bildung von Sexualhormonen, Schilddrüsenhormonen, des schlafregulierenden Melatonins sowie des Hautpigment bildenden Melanins.
- Zahlreiche weitere Krankheitsbilder können mit nitrosativem Stress in Zusammenhang gebracht werden:
  - Asthma, COPD
  - Autoimmunerkrankungen, Verlust der Immuntoleranz
  - chronisches Müdigkeitssyndrom
  - Demenzen
  - Epilepsie
  - Fibromyalgie
  - Hauterkrankungen (Psoriasis, atopische Dermatitis, Lupus erythematosus)
  - Makuladegeneration, Glaukom, diabetische Retinopathie
  - Multiple Sklerose, Morbus Parkinson, amyotrophe Lateralsklerose
  - periphere Polyneuropathien
  - Refluxösophagitis
  - Restless-Legs-Syndrom
  - Schleudertraumen, Auswirkungen

Was kann zu Nitrostress führen?

Es gibt zahlreiche Ursachen für nitrosativen Stress:

- cholesterinsenkende Medikamente (Statine)
- blutdrucksenkende Medikamente (ACE-Hemmer, Enalapril, sog. Angiotensin-Blocker)
- Betablocker, Nitratsprays, Nitroglycerin
- Metformin (gegen Diabetes)
- Protonenpumpenhemmer
- Potenzmittel (Sildenafil, L-Arginin)
- Halswirbelsäulen-Traumen (Schleudertrauma)
- physische und psychische Stresssituationen
- chronisch-toxische Belastungen (Schwermetalle, Umweltgifte)
- virale, bakterielle und parasitäre Infektionen

Ernährungsempfehlungen

Bei nachgewiesenem Nitrostress empfehlen einige Experten eine Ernährung mit wenig Kohlenhydraten. Da bei Nitrostress eine Pyruvatverwertungsstörung vorliege, müsse vermieden werden, dass der Körper viele Nahrungsmittel erhalte, aus denen er sofort Glukose bilden könne und die schnell zu einer Insulinausschüttung führten. Zu meiden seien daher alle Weißmehlprodukte und gesüßten Nahrungsmittel und Getränke. Auch solle man auf nitratreiche Lebensmittel wie gepökeltes Fleisch, Wurstwaren, nitratreiches Gemüse (vor allem im Winter) verzichten.

Andere Experten sehen bei Nitrostress primär die Enzyme der Atmungskette in den Mitochondrien durch das Peroxynitrit geschädigt und fokussieren auf eine Mikronährstoff-Therapie, um die Energiegewinnung in den Mitochondrien wieder anzuregen und die nitrosative Belastung zu reduzieren.

Mögliche Nährstoffempfehlungen bei Nitrostress (Stufenkonzept basiert auf Kuklinski)

Nährstoff	empfohlene Tagesdosis	Kommentare
Stufe 1		
Vitamin B_{12}	1–3 mg	stark erhöhter Verbrauch bei Nitrostress; zur Senkung des NO.
Vitamin B_1, Benfotiamin	200–450 mg	Cofaktor für den gestörten Pyruvatabbau – sowie auch zusätzlich α-Liponsäure supplementieren.
Biotin	2,5–5 mg	erhöhter Bedarf
Vitamin D_3	50–100 μg (2 000–4 000 IE)	entzündungshemmend
Magnesium	300–600 mg	wichtig für den mitochondrialen Stoffwechsel
Stufe 2		**bei Mangelzuständen:**
Vitamin B_2	200–400 mg	wichtig für den mitochondrialen Stoffwechsel
Coenzym Q_{10}	erste Woche: 200 mg ab 2. Woche: 50 mg	wichtig für den Schutz (vor Peroxynitrit) und den mitochondrialen Stoffwechsel (Laborzielwert: 2,5 mg/l)
Eisen, Vitamin C	je nach Ferritinlaborwert	nur bei Eisenmangel (NO blockiert den Eisenstoffwechsel, daher findet man im Labor oft extrem hohe Ferritinwerte, die sich unter der Therapie wieder normalisieren)
Niacin, Pantothensäure, Vitamin B_6, Folsäure	hochdosiertes B-Komplex-Präparat	Aktivierung der Neurotransmittersynthese, Aktivierung des Citratstoffwechsels
Stufe 3		
Misch-Tocopherole	200–400 mg	γ-Tocopherol ist ein guter NO- bzw. Peroxynitrit-Fänger.
L-Carnitin	2 g	wichtig für den mitochondrialen Stoffwechsel

Wenn Nitrostress festgestellt wurde, können bedarfsweise die in der Tabelle genannten Mikronährstoffe genommen werden. Es wird ein stufenweises Vorgehen empfohlen. Jede Stufe sollte etwa 3 Monate dauern. Diese Supplementierung sollte von einem Arzt begleitet werden. Sie ist hinsichtlich Dosierungen und Compliance anspruchsvoll.

Laboruntersuchungen

Nitrostressprofil (Citrullin, Methylmalonsäure, Nitrophenylessigsäure, Nitrotyrosin)

Literatur

Beard JL et al. Iron metabolism: a comprehensive review. Nutr Rev 1996;54:295.

Cousins RJ. Zinc. In: Present knowledge in nutrition. ILSI Press, Washington, D.C. 1997, 293–306.

Di Stefano A et al. Oxidative and nitrosative stress in the pathogenesis of obstructive lung diseases of increasing severity. Curr Med Chem. 2020;27(42):7149–7158.

Karwowska M et al. Nitrates/nitrites in Food – risk for nitrosative stress and benefits. Antioxidants. 2020;9:241.

Kuklinski B. Praxisrelevanz des nitrosativen Stresses, Mitteilung 1: Diagnostik und Therapie neurologischer Erkrankungen. OM & Ernährung Nr. 124, 2008; F1–F19.

Kurutas EB et al. The importance of antioxidants which play the role in cellular response against oxidative/nitrosative stress: current state. Nutr J. 2015;15:71

Mohammed AA et al. Nitrosative stress and type 2 diabetic patients.Int J Pharm Res. 2021;13(2):2180–2185.

Morris G et al. Nitrosative stress, hypernitrosylation, and autoimmune responses to nitrosylated proteins: new pathways in neuroprogressive disorders including depression and chronic fatigue syndrome. Mol Neurobiol. 2017;54:4271–4291.

Pacher P et al. Nitric oxide and peroxynitrite in health and disease. Physiol Rev. 2007; 87(1): 315–424.

Pérez-Torres I et al. Nitrosative stress and its association with cardiometabolic disorders. Molecules. 2020;25:2555.

Muskel-, Knochen- und Gelenkerkrankungen

Bei entzündlichen Erkrankungen ist es besonders wichtig, auf eine Ernährungsweise zu achten, die mehr entzündungshemmende als entzündungsfördernde Lebensmittel beinhaltet. Damit kann das Entzündungsgeschehen vermutlich besser unter Kontrolle gehalten werden. Entzündungshemmende Nähr- und Pflanzenstoffe wie die Omega-3-Fettsäuren EPA und DHA, Vitamin E, Curcuma- und Boswelliaextrakte können helfen, den Bedarf an Antirheumatika und Entzündungshemmern möglichst niedrig zu halten.

Entzündliche Gelenkerkrankungen

Arthritis: Bei der Arthritis handelt es sich um eine entzündliche Gelenkerkrankung. Sie hat verschiedene Ursachen. Die häufigste Form ist die chronische, meist schubweise verlaufende, rheumatoide Polyarthritis. Akute Formen werden oft durch Infektionen (Bakterien, Viren) oder bei der Gicht durch Harnsäurekristalle verursacht. Die Arthritis zeigt sich mit Schmerzen, Schwellung und häufig mit einer Rötung und Überwärmung, was zu einer Bewegungseinschränkung führt. Bei chronischen Arthritiden kommt es langfristig zu einer Zerstörung der Gelenkstrukturen. Die klassische Behandlung erfolgt in der Regel mit nichtsteroidalen Antirheumatika und Cortison zur Schmerzstillung und zur Entzündungshemmung. Diese Medikamente müssen bei der chronischen Arthritis über längere Zeit verabreicht werden und sind oft mit erheblichen Nebenwirkungen (z.B. Magen-Darm-Störungen, erhöhte Darmpermeabilität) verbunden.

Aus diesem Grund ist es sinnvoll, mit der Ernährung und mit gezielter, begleitender Nährstoff-Supplementierung die Entzündungsreaktion zu entschärfen. Dies ermöglicht es dem Patienten häufig, die Dosierungen der benötigten Medikamente deutlich geringer zu halten. Damit kann die Therapie grundlegend optimiert und das Nebenwirkungspotenzial abgeschwächt werden.

Rheumatoide Arthritis: Die rheumatoide Arthritis (auch als chronische Polyarthritis bezeichnet) ist neben der Arthrose die häufigste Gelenkerkrankung. Bei dieser Autoimmunerkrankung kommen neben einer genetischen Veranlagung v.a. äußere Faktoren (Rauchen, frühkindliche Ernährung, hoher Zuckerkonsum, Vitaminmangel, gewisse Darmbakterien) als Auslöser in Frage. Gelegentlich werden auch Nahrungsmittel-Allergien und -Unverträglichkeiten als auslösende Faktoren genannt. Man kann diese in entsprechenden Laboruntersuchungen nachweisen.

Heute vermutet man, dass das fehlgeleitete Immunsystem gewisse Zellen, welche normalerweise die Gelenkflüssigkeit (Synovia) bilden, veranlasst, stattdessen den Gelenkknorpel anzugreifen. Auf die lokale Zerstörung reagiert der Körper anschließend mit einer Entzündung. Die Schmerzen und Entzündungen beginnen meist schleichend, oft sind die Finger- und Zehengelenke zuerst betroffen. Im Verlaufe der Krankheit werden immer mehr Gelenke betroffen und es kann zu massiven Gelenkdeformationen kommen.

Ernährungsempfehlungen

Lebensmittel mit antiinflammatorischem Potenzial bevorzugen:

- grünes Blattgemüse, Kohlarten
- tiefgelbes und oranges Gemüse (Mais, Kürbis, gelbe Paprika, Karotten usw.), Tomaten
- Früchte, Beeren, ungesüßte Fruchtsäfte, Nüsse (ungesalzen)
- Vollkorn
- Tee, Früchtetee, Kaffee
- Fisch, Geflügel
- Milch, ungesüßte Milchprodukte
- Alkohol (Frauen: < 14 g/Tag, Männer: < 14–28 g/Tag)

Die Entzündungskaskade

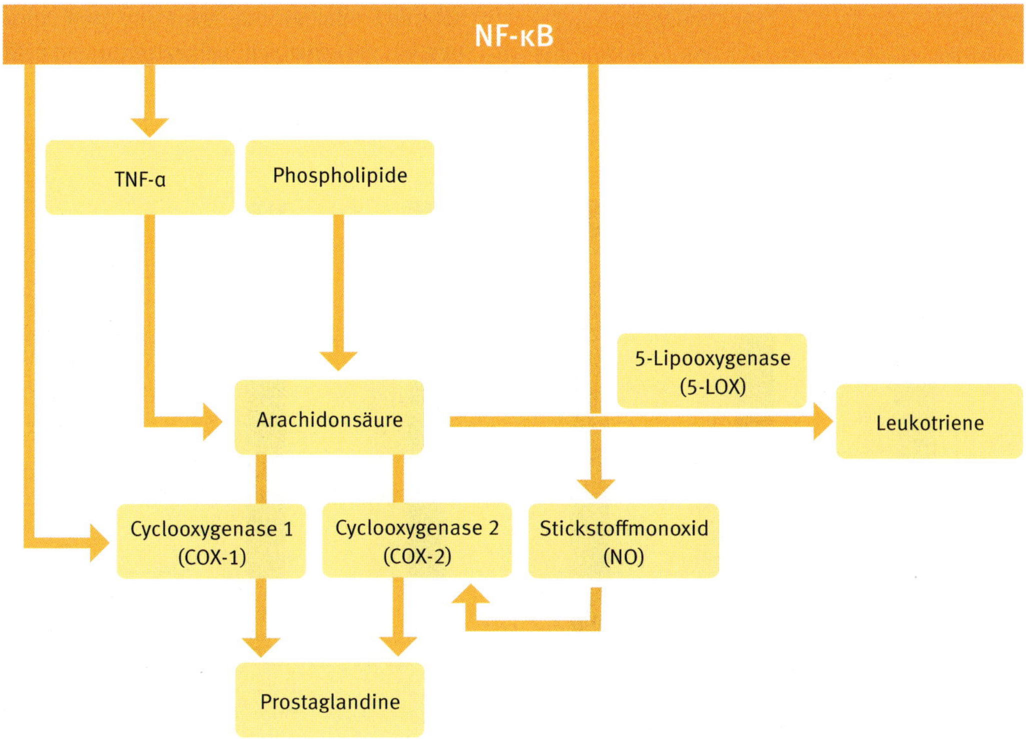

Lebensmittel mit proinflammatorischem Potenzial einschränken:

- rotes Fleisch, verarbeitetes Fleisch, Innereien (enthalten viel Arachidonsäure, die als Vorläufer von entzündungsfördernden Molekülen wirkt)
- raffinierte Kohlenhydrate, verarbeitete Getreideprodukte
- verarbeitete Kartoffeln (Pommes frites, Chips usw.),
- Süßigkeiten, Süßgetränke, Sirup, Plätzchen
- Mayonnaise, Margarine, Butter,
- pflanzliche Öle (v. a. mit einem hohen Gehalt an Omega-6-Fettsäuren wie Sonnenblumenöl, Distelöl usw.)
- Alkohol (Frauen: > 14 g/Tag, Männer: 14–28 g/Tag)

Aufgrund der noch nicht ausreichenden Datenlage hat noch keine Ernährungsweise die Aufnahme in eine schulmedizinische Empfehlungs-Guideline für Arthritis-Patienten geschafft. Positive Ergebnisse gibt es aber mit einer mediterranen und auch mit einer antiinflammatorischen Ernährung (ADIRA-Studie, Vadell et al. 2020).

Auch kontrolliertes Fasten und eine ausgewogene vegetarische Ernährung können hilfreich sein.

Besondere Hinweise

- Bromelain, eine aus Ananas gewonnene Substanz, wirkt entzündungshemmend. Die Einnahme in einer darmlöslichen Form (als Schutz vor der Zerstörung im Magensaft) kann Schwellungen der Gelenke reduzieren und die Beweglichkeit verbessern.
- Boswelliaextrakte (Weihrauch) haben eine ausgeprägte entzündungshemmende und schmerzreduzierende Wirkung und können bei rheumatischen Entzündungen hilfreich sein. Gute Datenlage.

Das therapeutische Potenzial von Omega-3-Fettsäuren bei der chronischen Polyarthritis; durchschnittliche Dosierung 2–4 g EPA + DHA/Tag, Studiendauer meist zwischen 3 und 6 Monaten (basiert auf Calder 2009).

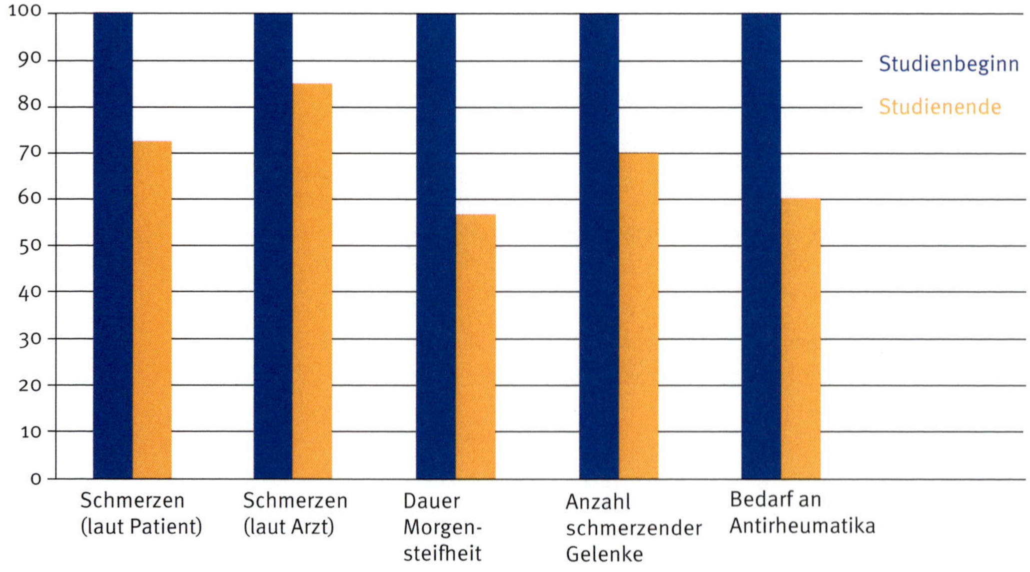

Nährstoffempfehlungen bei entzündlichen Gelenkerkrankungen

Nährstoff	empfohlene Tagesdosis	Kommentare
Folsäure	0,5–1 mg	zur Kompensation der Methotrexat-bedingten Nebenwirkungen (Folsäure-Antagonismus)
Vitamin C	1–2 g	reduziert erhöhte Entzündungsmarker (C-reaktives Protein, CRP)
Vitamin D	2000–7000 IE bzw. gemäß Laborstatus	Vitamin-D-Spiegel sind bei über 80 % der Patienten mit rheumatoider Arthritis erniedrigt. Kann das Fortschreiten der rheumatoiden Arthritis günstig beeinflussen. Moduliert das Immunsystem und reduziert damit das Entzündungsgeschehen.
Vitamin E	1–3 x 500	Mit Diclofenac vergleichbare Wirkung. Besitzt eine eigenständige analgetische, entzündungshemmende und antioxidative Wirkung; nach durchschnittlich 4 Wochen kann versucht werden, die Dosierung der Antirheumatika allmählich zu reduzieren; parallele Einnahme von Vitamin C für das Recycling von oxidiertem Vitamin E.
Selen	200–300 µg (Dosierung gemäß Selenstatus)	niedrige Blutspiegel bei Arthritis-Patienten; antioxidative, entzündungshemmende Eigenschaften; schmale Datenlage
Zink	15–30 mg bzw. gemäß Laborstatus.	niedrige Blutspiegel bei Arthritis-Patienten; entzündungshemmend
Basenmischungen	je nach Produkt	können Gelenk- und Rückenschmerzen reduzieren
Omega-3-Fettsäuren	1,5–3 g EPA/DHA (in Form von Fischölkapseln)	reduziert Schmerzintensität – EPA-lastige Fischölpräparate zeigen dabei eine höhere Effektstärke, vermindert Morgensteifheit, Reduktion der Anzahl schmerzender Gelenke sowie des Bedarfs an Cortisonpräparaten und Antirheumatika (um mind. 30 %); Anwendungsdauer: mindestens 3–4 Monate. Ideal bei gleichzeitiger antiinflammatorischer Ernährungsweise.
Curcumin	1000 mg	schmerzlindernd, in einer Pilotstudie gleich wirksam wie 2 × 50 mg Diclofenac – auch gut ergänzend zur regulären Therapie mit Antirheumatika einsetzbar. Verbessert Morgensteifheit, Gehzeit und Gelenkschwellungen
Kollagenpeptide, bioaktive	5 g	können Knie- und Sehnenbeschwerden (auch nach sportlicher Aktivität) verbessern, 3 Monate

- Ein »neues« Spurenelement sollte zukünftig noch näher betrachtet werden: Bor scheint bei Arthritis hilfreich sein zu können.
- Salicylate und andere allgemein verwendete nichtsteroidale entzündungshemmende Medikamente, die von Personen mit Arthritis häufig eingenommen werden, erhöhen die Permeabilität (Durchlässigkeit) der Darmschleimhaut. Dadurch wird das Risiko für Nahrungsmittel-Unverträglichkeiten und für rheumatoide Arthritis erhöht.

- Vitamin C kann die Magenschleimhaut-schädigende Wirkung von nichtsteroidalen Antirheumatika (z.B. Salicylate, Indomethacin) neutralisieren. Jeweils ca. 1 g Vitamin C (nicht retardiert) gleichzeitig mit dem Antirheumatikum einnehmen.
- Eisenmangel und Anämie treten bei rheumatoider Arthritis häufig auf. Aufgrund der Entzündung findet eine verringerte Eisenaufnahme im Darm statt, zudem können die eingesetzten Medikamente zu vermehrten Blutungen im Magen-Darm-Trakt führen.

Laboruntersuchungen

- Arachidonsäurestoffwechsel und Fettsäuren: Fettsäureprofil, Omega-3-Index (Blut)
- C-reaktives Protein (CRP, Blut), Rheumafaktor
- Mikronährstoffprofil (Eisen, Selen, Zink, Vitamin C, D)
- Nahrungsmittel-Unverträglichkeiten (IgE, IgG, IgG_4; Blut)
- Säure-Basen-Titration nach Sander (Urin)

Literatur

Alpízar-Rodríguez D et al. Environmental factors and hormones in the development of rheumatoid arthritis. Semin Immunopathol. 2017 Apr 27. DOI: 10.1007/s00281-017-0624-2.

Bustamante MF et al. Fibroblast-like synoviocyte metabolism in the pathogenesis of rheumatoid arthritis. Arthritis Res Ther. 2017;19(1):110.

Byrd DA et al. Development and validation of novel dietary and lifestyle inflammation scores. J Nutr. 2019;149:2206–2218.

Calder PC. Polyunsaturated fatty acids and inflammation: therapeutic potential in rheumatoid arthritis. Curr Rheumatol Rev 2009;5:214–225.

Canter PH et al. The antioxidant vitamins A, C, E and selenium in the treatment of arthritis: a systematic review of randomized clinical trials. Rheumatology (Oxford) 2007;46(8):1223–1233.

Chen L et al. Management of chronic pain using complementary and integrative medicine. BMJ. 2017 Apr 24;357:1284.

Cseuz RM et al. Alkaline mineral supplementation decreases pain in rheumatoid arthritis patients: a pilot study. The Open Nutr J 2008;2:100–105.

Daily JW et al. Efficacy of Turmeric Extracts and Curcumin for Alleviating the Symptoms of Joint Arthritis: A Systematic Review and Meta-Analysis of Randomized Clinical Trials J Med Food. 2016;19(8):717–729.

Edmonds SE et al. Putative and analgesic activity of repeated oral dosages of vitamin E in the treatment of rheumatoid arthritis. Ann Rheum Dis 1997;56:649–655.

Garcia-Carbonell R et al. Critical Role of Glucose Metabolism in Rheumatoid Arthritis Fibroblast-like Synoviocytes. Arthritis Rheumatol. 2016;68(7):1614–1626.

Gioia C et al. Dietary habits and nutrition in rheumatoid arthritis: can diet influence disease development and clinical manifestations? Nutrients. 2020;12(5):1456.

Guan Y et al. The effect of vitamin D supplementation on rheumatoid arthritis patients: a systematic review and meta-analysis. Front Med. 2020;7:596007.

Isaza A. Nutraceuticals to treat joint pain as an alternative to non-steroidal antiInflammatory drugs. Food Sci Nutr vRes. 2020;3(1):1–4.

Khanna S et al. Managing rheumatoid arthritis with dietary interventions. Front Nutr. 2017;4:52.

Konturek PC et al. Ascorbic acid attenuates aspirin-induced gastric damage: role of inducible nitric oxide damage. J Physiol Pharmacol 2006;57(Suppl 5):125–136.

Ma Y et al. Common trace metals in rheumatoid arthritis: A systematic review and meta-analysis. J Trace Elem Med Biol. 2019;56:81–89.

Nelson J et al. Do interventions with diet or dietary supplements reduce the disease activity score in rheumatoid arthritis? A systematic review of randomized controlled trials. 2020;12:2991.

Nguyen Y et al. Efficacy of oral vitamin supplementation in inflammatory rheumatic disorders: a systematic review and meta-analysis of randomized controlled trials. Nutrients. 2021;13:107,

Nielsen FH et al. Growing evidence for human health benefits of boron. J Evidence-Based Compl Alt Med 2011; DOI: 10.1177/2156587211407638.

Pourhabibi-Zarandi F et al. Curcumin and rheumatoid arthritis: a systematic review of literature. Int J Clin Pract. 2021;Apr 29;e14280.

Sanna A et al. Zinc status and autoimmunity: a systematic review and meta-analysis. Nutrients. 2018;10:68.

Senftleber NK et al. Marine oil supplements for arthritis pain: a systematic review and meta-analysis of randomized trials. Nutrients. 2017;8 42.

Turrubiates-Hernandez FJ et al. The relevance of selenium status in rheumatoid arthritis. Nutrients. 2020;12:3007.

Vadell AKE et al. Anti-inflammatory Diet In Rheumatoid Arthritis (ADIRA)—a randomized, controlled crossover trial indicating effects on disease activity. Am J Clin Nutr. 2020;111(6) 1203–1213.

Vitetta L et al. Dietary recommendations for patients with rheumatoid arthritis: a review. Nutrition and Dietary Supplements 2012(4):1–15.

Arthrose

Arthrose (englisch als Osteoarthritis bezeichnet) ist charakterisiert durch den schrittweisen Verlust des Gelenkknorpels, der zusammen mit der Gelenkflüssigkeit (Synovia) die hohe Beweglichkeit im Gelenk ermöglicht. Die Arthrose wird begleitet durch abnorme Veränderungen der darunterliegenden Gelenkknochen und geht mit Entzündungszeichen, Schwellung und Gelenkserguss einher. Mit zunehmendem Krankheitsverlauf kann es zum vollständigen Abbau des Knorpels kommen, sodass die Gelenkflächen nur noch aus der darunterliegenden Knochensubstanz bestehen. In diesem fortgeschrittenen Stadium ist die Arthrose besonders schmerzhaft. Arthrose tritt bei Personen, die über 55 Jahre alt sind, sehr häufig auf und ist nach den Herz- und Gefäßkrankheiten die zweitwichtigste Krankheit, die schwere chronische Behinderungen verursacht. Das Leitsymptom ist eine schmerzhaft eingeschränkte Beweglichkeit, wobei zu Beginn der Anlaufschmerz typisch ist. Mit zunehmendem Krankheitsverlauf kommt es zu Gelenkdeformationen und Fehl- und Schonhaltung. Man unterscheidet zwischen primären Arthrosen, bei denen keine definierbare Grunderkrankung für den Gelenkverschleiß festgestellt werden kann (also z. B. durch Übergewicht oder eine angeborene Fehlstellung verursacht), und sekundären Arthrosen, die z. B. als Folge von Verletzungen, entzündlichen Prozessen oder Durchblutungsstörungen auftreten. Ernährung und Nährstoffsupplemente können das Arthrosegeschehen positiv beeinflussen. Sie können viel zur Erhaltung der Beweglichkeit beitragen und den Bedarf an schmerz- und entzündungshemmenden Medikamenten reduzieren.

Schwermetall-Screening durchführen

Bereits 1988 publizierte Milachowski eine aufsehenerregende Arbeit, bei der in operierten nekrotischen Hüftgelenken außerordentlich hohe Schwermetall-Konzentrationen (Blei, Nickel, Cadmium usw.) gemessen wurden, die vermutlich wesentlich am Arthrosegeschehen mitbeteiligt waren. Nun bestätigen neue Studien diese Erkenntnisse. Bei Arthrosepatienten sollte also ein Schwermetall-Screening zur Routine gehören, damit die Schwermetall-Belastung mit den entsprechenden Maßnahmen möglichst gering gehalten werden kann.

Ernährungsempfehlungen

Übergewicht verursacht eine hohe Belastung der Hüft- und Kniegelenke und fördert das Entzündungsgeschehen. Eine Gewichtsreduktion – inklusive eines geeigneten Bewegungstrainings – wirkt sich positiv auf den Krankheitsprozess und die Symptomatik der Arthrose aus. Eine antiinflammatorische Ernährungsweise scheint sinnvoll zu sein (siehe Kapitel »Entzündliche Gelenkerkrankungen«, Seite 552).

Nährstoffempfehlungen bei Arthrose

Nährstoff	empfohlene Tagesdosis	Kommentare
Vitamin D	gemäß Laborstatus	kann den Schmerzscore (WOMAC) und die Gelenkfunktionalität verbessern. Vitamin-D-Mangel ist bei Arthrose häufig.
Vitamin E	1–3 x 500	entzündungshemmend und analgetisch bei aktivierter Arthrose; blockiert die Bildung von Arachidonsäure; Einnahme zusammen mit Vitamin C für das Recycling von oxidiertem Vitamin E. Es gibt Hinweise darauf, dass Vitamin E die Progression der Arthrose günstig beeinflussen kann.
Nicotinamid	2–3 g	verbesserte Gelenkbeweglichkeit, weniger Entzündungen, weniger Schmerzmittelbedarf; besonders wirksam für die Kniegelenke; während der Einnahme Leberwerte beachten; häufigste Nebenwirkung: Schwindel. Ältere Daten – u. a. Grundlagenarbeit von Kaufman (an über 800 Patienten).
Vitamin C	1–2 g	Vitamin C kann die Reparatur und Neubildung von Knorpelgewebe fördern (über die Bildung von Kollagen und Glycosaminoglycanen); scheint das Fortschreiten der Arthrose zu verlangsamen und die Schmerzen zu reduzieren. Ein Mangel an Vitamin C ist zu vermeiden, da sonst die körpereigene Kollagenbildung gestört wird.
Mangan	5–15 mg	hemmt die Bildung von knorpelabbauenden Enzymen (Metalloproteasen)
S-Adenosyl-Methionin	1200 mg	S-Adenosyl-Methionin fördert die Bildung und Reparatur von Knorpelgewebe; nach 4 Wochen scheint es Wirkungen zu zeigen, die mit denjenigen der klassischen Antirheumatika (z. B. Celecoxib) vergleichbar sind – aber mit weniger Nebenwirkungen; Vitamin B_{12} und Folsäure optimieren die Aufnahme von S-Adenosyl-Methionin.
Omega-3-Fettsäuren (EPA/DHA)	1,5–3 g (in Form von Fischölkapseln)	entzündungshemmend bei aktivierter Arthrose; tragen dazu bei, das Ausmaß der Knorpelschäden zu reduzieren. Mind. 3 Monate, derzeitige Daten zeigen, dass das Omega-3-Präparat mehr EPA als DHA enthalten sollte. Reduktion des Bedarfs an Antirheumatika. Moderate Effektstärke.
Chondroitinsulfat	800–1200 mg	Siehe auch die ausführlichen Informationen zu Chondroitinsulfat (Seite 328). Vermindert den Knorpelabbau und hat eine entzündungshemmende Wirkung; die Gabe von Chondroitinsulfat ist der Wirkung von klassischen Antirheumatika (Celecoxib) betreffend Schmerzreduktion und Funktion des Gelenkes ebenbürtig. Zur Langzeittherapie. Kann die Verengung des Gelenkspalts verringern (nach ca. 2 Jahren). Wird oft mit Glucosaminsulfat kombiniert. Sehr gute Datenlage.

Nährstoff	empfohlene Tagesdosis	Kommentare
Glucosaminsulfat	1250–1500 mg	Siehe auch die ausführlichen Informationen zu Glucosaminsulfat (Seite 328). Glucosaminsulfat ist ein im Körper natürlich vorkommender Aminozucker. Glucosaminsulfat verhindert den beschleunigten Knorpelabbau, verbessert die Knorpelstruktur, reduziert Schmerzen und trägt zur Erhaltung der Gelenkfunktionen bei; kann die Verengung des Gelenkspalts verringern. Ideal ist eine kombinierte Gabe von Chondroitinsulfat und Glucosaminsulfat. Glucosamin HCl hat nicht die gleich gute Wirkung wie Glucosaminsulfat.
Basenmischungen	je nach Produkt	wirken einer Gewebeübersäuerung entgegen und können so das Schmerzempfinden reduzieren.
Kollagen, auch Typ-II-Kollagen	10 g bzw. 40 mg	Kollagenhydrolysat kann die Schmerzen vermindern und die Gelenkbeweglichkeit verbessern. Auch 40 mg natives Kollagen Typ II scheinen (durch Immunmodulation) die Symptome zu verbessern.
Kollagenpeptide, bioaktive	5 g	kann Knie- und Sehnenbeschwerden (auch nach sportlicher Aktivität) verbessern, 3 Monate
Curcuma-Extrakt	abhängig vom verwendeten Extrakt	Curcuma-Extrakte wirken entzündungshemmend und können Beschwerden (Gelenkschmerzen, Gelenkfunktion, Gelenksteifheit) gleich gut lindern wie klassische Antirheumatika (NSAID). Dies bei deutlich weniger unerwünschten Nebenwirkungen. Kombination mit Boswellia möglich. Empfohlene Anwendungsdauer: ≥ 3 Monate. Reduktion der Antirheumatika-Dosierungen möglich.
Boswellia-Extrakt	abhängig vom verwendeten Extrakt	Reduziert Schmerzen und Entzündungen innerhalb von Tagen und verbessert Gelenkfunktion. Gute Datenlage.
Eierschalenmembran (hydrolysiert oder teilhydrolysiert)	je nach Präparat, 300–500 mg	schneller Wirkungseintritt (innerhalb von 7 bis 10 Tagen). Reduktion von Schmerzen und Gelenksteifheit. Verbesserte Gelenkfunktionalität, auch zur Prophylaxe bei erhöhten Gelenkbelastungen. Reduktion von Knorpelabbauprozessen. Enthält u. a. Kollagen, Elastin, Hyaluronsäure. Keine Daten zur Langzeitwirkung.

Besondere Hinweise

- Vitamin C kann die Magenschleimhaut-schädigende Wirkung von nichtsteroidalen Antirheumatika (z.B. Salicylate, Indomethacin) neutralisieren. Jeweils ca. 1 g Vitamin C (nicht retardiert) gleichzeitig mit dem Antirheumatikum einnehmen.
- Eine ausreichende Vitamin-K-Versorgung scheint das Arthroserisiko bei älteren Menschen zu vermindern. Eine moderate Vitamin-K_2-Supplementierung im nutritiven Bereich kann daher sinnvoll sein.
- Kupfer (antientzündlich) und Mangan (knorpelaufbauend) können die Wirkung von Glucosamin und Chondroitin zusätzlich steigern.

Laboruntersuchungen

- COMP, CRP
- Schwermetall-Screening
- Fettsäureprofil, Omega-3-Index (Blut)
- Mikronährstoff-Profil (Selen, Zink, Vitamin C, D_3, K)
- Säure-Basen-Titration nach Sander (Urin)

Literatur

Bahamondes MA et al. Effect of omega-3 on painful symptoms of patients with osteoarthritis of the synovial joints. Systematic review and meta-analysis. Oral Surg, Oral Med, Oral Pathol and Oral Radiol. 2021; DOI: 10.1016/j.oooo.2021.01.020.

Bannuru RR et al. Efficacy of curcumin and boswellia for knee osteoarthritis: systematic review and meta-analysis. Semin Arthritis Rheum 2018;48(3):416–429.

Brodziak-Dopierala B et al. The occurrence of nickel and other elements in tissues of the hip joint. Ecotoxicol Environment Safety 2011;74:630–635.

Chin KY. The relationship between vitamin K and osteoarthritis; a review of current evidence. Nutrients. 2020;12:1208.

Cseuz RM et al. Alkaline mineral supplementation decreases pain in rheumatoid arthritis patients: a pilot study. The Open Nutr J 2008;2:100–105.

Desai A et al. Evidence-based nutraceuticals for osteoarthritis: Int J Orthopaedics, 2021;7(2):846–853.

Fiebich B et al. Beitrag von Kupfer und Mangan zur antientzündlichen Wirkung von Nährstoffkombinationen mit Glucosamin und Chondroitinsulfat. Ernährung & Medizin 2007;22:75–79.

Garcia-Coronado JM et al. Effect of collagen supplementation on osteoarthritis symptoms: a meta-analysis of randomized placebo-controlled trials. Int Orthopaedics. 2019;43:531–538.

Hall M et al. Diet-induced weight loss alone or combined with exercise in overweight or obese people with knee osteoarthritis: A systematic review and meta-analysis. Sem Arthritis Rheum. 2019;48:765–777.

Hochberg MC et al. Combined chondroitin sulfate and glucosamine for painful knee osteoarthritis: a multicentre, randomised, double-blind, non-inferiority trial versus celecoxib. Ann Rheum Dis. 2016;75(1):37–44.

Honvo G et al. Efficacy of chondroitin sulfate in patients with knee osteoarthritis: a comprehensive meta-analysis exploring inconsistencies in randomized, placebo-controlled trials. Adv Ther 2019a;36:1085–1099.

Honvo G et al. Safety of symptomatic slow-acting drugs for osteoarthritis: outcomes of a systematic review and meta-analysis. Drugs & Aging 2019;36(Suppl 1):S65–S99.

Hughes EJ. Nutritional protocol for osteoarthrosis (Degenerative Joint Disease). J Clin Nutr Diet. 2016,2:25.

Jensen NH. Reduced pain from osteoarthritis in hip joint or knee joint during treatment with calcium ascorbate, a randomized, placebo-controlled cross-over trial in general practice. Ugeskr Laeger 2003;165(25):2563–2566.

Kaufman W: The common form of joint dysfunction: its incidence and treatment. E. L. Hildreth, Brattleboro, Vermont, USA, 1949.

Li XI et al. Vitamin E slows down the progression of osteoarthritis. Exp Ther Med. 2016;12(1):18–22.

Marks R. Vitamin C and osteoarthritis : Mini-review and commentary. CPQ Orthopaedics. 2018;1(3):1–16.

Najm WI et al. S-adenosyl methionine (SAMe) versus celecoxib for the treatment of osteoarthritis symptoms: A double-blind cross-over trial. BMC Musculoskelet Disord 2004;5:6–20.

Nelson AE et al. Whole blood lead levels are associated with radiographic and symptomatic knee osteoarthritis: a cross-sectional analysis in the Johnston County Osteoarthritis Project. Arthrit Res 2011;13:R37–R45.

Reginster J-Y et al. Pharmaceutical-grade Chondroitin sulfate is as effective as celecoxib and superior to placebo in symptomatic knee osteoarthritis: the ChONdroitin versus CElecoxib versus Placebo Trial (CONCEPT). Ann Rheum Dis 2017; Online First, published on May 22, 2017

Ruff KJ et al. Eggshell membrane in the treatment of pain and stiffness from osteoarthritis of the knee: a randomized, multicenter, double-blind, placebo-controlled clinical study. Clin Rheumatol 2009:28:907–914.

Ruff KJ et al. Beneficial effects of natural eggshell membrane versus placebo in exercise-induced joint pain, stiffness, and cartilage turnover in healthy, postmenopausal women. Clin Interven Aging 2018;13:285–295.

Schurgast H. Chondroitinsulfat und Glucosamin bei Arthrose. Erfahrungsheilkunde. 2019:68(03):132–139.

Senftleber NK et al. Marine Oil Supplements for Arthritis Pain: A Systematic Review and Meta-Analysis of Randomized Trials. Nutrients. 2017; 9(1):42.

Srivastava S et al. Curcuma longa extract reduces inflammatory and oxidative stress biomarkers in osteoarthritis of knee: a four-month, double-blind, randomized, placebo-controlled trial. Inflammopharmacology. 2016;24(6):377–388.

Veronese N et al. Glucosamine sulphate: an umbrella review of health outcomes. Ther Adv Musculoskel Dis. 2020;12:1–12.

Yu G et al. Effectiveness of Boswellia and Boswellia extract for osteoarthritis patients: a systematic review and meta-analysis. Compl Med Ther. 2020;20:225.

Zeng L et al. The efficacy and safety of Curcuma longa extract and curcumin supplements on osteoarthritis: a systematic review and meta-analysis. Bioscience Rep. 2021;41: BSR20210817.

Zhao ZX et al. Does vitamin D improve symptomatic and structural outcomes in knee osteoarthritis? A systematic review and meta-analysis. Aging clin Exp Res. 2021; DOI: 10.1007/s40520-020-01778-8.

Osteoporose

Unsere Knochen werden lebenslang umgebaut, verstärkt, abgebaut und an aktuelle Belastungen angepasst. Die Osteoporose ist eine Störung dieses Knochenstoffwechsels. Die Knochenmasse nimmt über das normale Maß hinaus ab und die Elastizität des Knochens wird massiv beeinträchtigt: Ein Sturz, eine schnelle Bewegung oder sogar das Aufheben eines Gegenstandes kann zu einem Knochenbruch (Hüfte, Oberschenkel, Wirbelsäule, Rippe usw.) führen.

Obwohl Osteoporose bei Männern und Frauen auftreten kann, sind ältere Frauen sehr viel häufiger betroffen. Einerseits, weil Männer mit einer höheren Knochenmasse ausgestattet sind und somit mehr »Reserve« aufweisen, und andererseits, weil bei Frauen nach den hormonellen Veränderungen in den Wechseljahren der Knochenabbau gegenüber dem Knochenaufbau überwiegt.

Da viele Faktoren den normalen Knochenstoffwechsel stören können, sind Knochen-

Einfluss- und Risikofaktoren für Osteoporose

Ernährung
- Malnutrition (zu wenig Kalorien u. Proteine)
- zu viel proteinhaltige Lebensmittel (v.a. Fleisch, Wurst) erhöhen Säurebelastung u. Ausscheidung von Mineralstoffen u. Spurenelementen
- zu wenig Gemüse u. Früchte
- zu viel Kochsalz
- phosphorsäurehaltige Getränke (z.B. Cola), sulfatreiche Mineralwässer

Störungen des Mikronährstoff-Haushalts
- Mineralstoffe (Kalzium, Magnesium, Phosphor)
- Spurenelemente (Kupfer, Zink, Mangan, Silizium, Bor, Strontium)
- Vitamine (B_6, B_{12}, C, D_3, K, Folsäure)
- Verhältnis Omega-6- : Omega-3-Fettsäuren (ideal 5:1)
- Aminosäuren (L-Arginin, L-Lysin, L-Prolin)

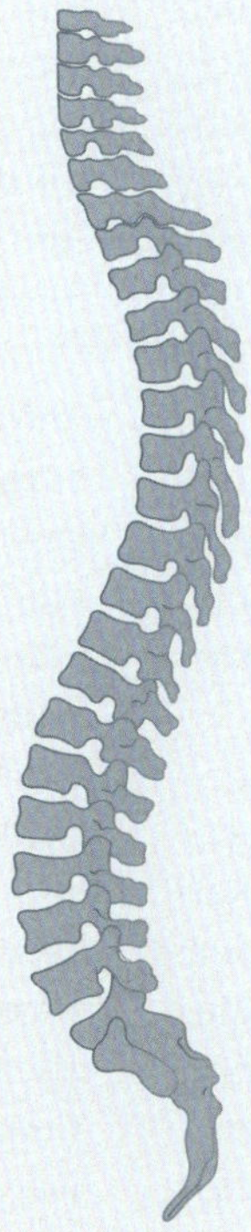

äußere Einflüsse
- Medikamente (z.B. Cortison, Heparin, Antikoagulanzien, Barbiturate, Antiepileptika, gewisse Lipidsenker, orale Verhütungsmittel usw.)
- chronische Schwermetall-Belastungen
- chronische Aluminiumbelastungen

Lebensstil
- Bewegungsmangel, Immobilität
- Rauchen
- Alkohol
- Stress

andere Faktoren
- Alter, weibliches Geschlecht
- Genetik, Familienanamnese
- schmaler Körperbau, Untergewicht
- Hormonstoffwechsel (inkl. Schilddrüse)
- Verdauungs- u. Resorptionsstörungen

substanzverluste oft Vorgänge, die bereits Jugendliche und junge Erwachsene betreffen können. Die Osteoporose ist eine Stoffwechselerkrankung, die sich über Jahre und Jahrzehnte leise – ohne Symptome und Schmerzen – entwickelt. Daher ist eine möglichst frühzeitige Prävention und Früherkennung extrem wichtig. Die beste Prävention beginnt bereits im Kindes- und Jugendalter. Der wesentliche Anteil der Knochenmasse wird nämlich in den ersten 30 Lebensjahren aufgebaut. Daher ist eine gute Versorgung mit Makro- und Mikronährstoffen, kombiniert mit regelmäßiger Bewegung, in jedem Lebensalter wichtig. Bewegung ist deshalb so wichtig, weil die Knochenneubildung nur unter Belastung stattfindet. So verlieren beispielsweise Astronauten in der Schwerelosigkeit sehr rasch viel Knochenmasse.

Es ist bemerkenswert, dass alle gängigen Empfehlungen zur Osteoporose stets nur auf den Kalziumstoffwechsel fokussiert sind (Milch, Vitamin D, Gabe von Östrogenen usw.), obwohl die wissenschaftliche Datenlage seit langem zeigt, dass diese Strategie nicht sehr effektiv ist. Der Knochen ist eben nicht nur ein »Kalzium- oder Mineralstoff-Gebilde«. Es handelt sich vielmehr um eine komplexe, elastische Matrix mit kollagenen Strukturen, bei der neben Kalzium auch viele andere Mikronährstoffe zum Grundbauplan gehören und bei deren Stoffwechsel zahlreiche Einfluss- und Risikofaktoren eine Rolle spielen.

Demzufolge sollten bei der Prävention oder Therapie einer Osteoporose nicht nur Kalzium und Vitamin D verordnet werden, sondern Präparate, die alle für den Knochenstoffwechsel notwendigen Vitamine, Mineralstoffe und Spurenelemente berücksichtigen. Es konnte gezeigt werden, dass eine alleinige Kalzium-Supplementierung nicht nur keinen wesentlichen klinischen Nutzen ergibt, sondern auch das Risiko für kardiovaskuläre Erkrankungen erhöhen könnte. Noch häufig übersehen wird, dass auch entzündliche Prozesse (siehe Kapitel »Silent Inflammation«, Seite 57) bei der Osteoporose eine wichtige Rolle spielen.

Die üblicherweise eingesetzten Osteoporose-Medikamente sollen ihren wichtigen Platz in der Therapie behalten – auch wenn man mit ihnen allein keinen physiologischen Knochen aufbauen kann. Der Knochen ist einem ständigen Auf- und Abbau unterworfen. Ein Knochenaufbau ist bis ins hohe Alter möglich und sollte stets gefördert werden, am besten durch ausreichende Bewegung (leichtes Resistenztraining).

Ernährungsempfehlungen

Für einen optimalen Knochenaufbau sollte stets eine Ernährung mit ausreichend Kalorien und Proteinen sichergestellt werden. Ideal wären zudem etwa 500–750 g Gemüse und Früchte pro Tag. Diese liefern nicht nur wertvolle Vitamine (z. B. Folsäure, Vitamin C, Vitamin K), Mineralstoffe (z. B. Kalzium, Magnesium) und Spurenelemente, sondern sie sorgen auch für den Ausgleich des Säure-Basen-Haushaltes und liefern wichtige antioxidative und antientzündliche Nähr- und Pflanzenstoffe. Eine Ernährung mit einem hohen Anteil entzündungshemmender Lebensmittel scheint die Knochendichte zu erhöhen und das Frakturrisiko zu senken.

Wenn Milch vertragen wird, können Milchprodukte konsumiert werden. Sie liefern vor allem Kalzium und Protein. Allerdings sind Gemüse, Früchte und Sojaprodukte ebenso wertvoll für die Erhaltung der Knochenstruktur. In östlichen Kulturen gibt es statistisch weniger Osteoporose – ohne den Konsum von Milchprodukten!

Es muss auch nicht jeden Tag Fleisch sein. Ein Zuviel an Fleisch kann zur Übersäuerung des Gewebes beitragen. Studien mit Kaliumcitrat und Kaliumbicarbonat haben gezeigt, dass basische Mineralsalze bei Osteoporose helfen können. Die im Fleisch ebenfalls reichlich enthaltene Arachidonsäure fördert zudem im Übermaß unerwünschte Entzündungs- und Demineralisierungsprozesse.

Nährstoffempfehlungen bei Osteoporose

Nährstoff	empfohlene Tagesdosis	Kommentare
Multivitamin-Mineral-Präparat	nutritive Mengen	Die regelmäßige Einnahme von ausgewogenen Multivitamin-Mineral-Präparaten korreliert mit einem deutlich niedrigeren Risiko von Hüftfrakturen.
Beta-Carotin	1,8–14,3 mg/Tag	In Kohortenstudien korrelierte die Einnahme von Beta-Carotin mit einem um mehr als 20 % erniedrigten Risiko für eine Knochenfraktur (inkl. Hüftfrakturen). Für diesen Effekt werden diverse Mechanismen diskutiert (Antioxidans, IGF-1, Beeinflussung der Osteoblasten und Osteoklasten usw.). Mit Vorteil über Gemüse, Obst und Beeren, aber auch über Supplemente möglich.
Vitamin C	0,5–1 g	stimuliert die Osteoblastenaktivität und Kollagenbildung, hemmt die Osteoklastenaktivität; wichtig für die Knochenelastizität. Eine höhere Vitamin-C-Einnahme über die Nahrung senkt das Risiko für eine Hüftfraktur um 26 %. Ebenfalls wird das Osteoporoserisiko um 33 % gesenkt. Eine langfristige Vitamin-C-Supplementierung scheint die Knochendichte zu verbessern.
Vitamin D	20–30 µg (800–1200 IE) bzw. gemäß Laborstatus	Vitamin D unterstützt die Kalziumresorption und den Einbau des Kalziums in das Knochengewebe. Regelmäßige Sonneneinstrahlung (in unseren Breiten v. a. von April bis September) hilft, den Vitamin-D-Spiegel aufrechtzuerhalten. Im Winterhalbjahr sollte Vitamin D entsprechend dem Laborstatus immer supplementiert werden, da die Energie der Sonne für die Synthese von Vitamin D nicht ausreicht. Für den Knochenstoffwechsel scheint es – im Unterschied zu anderen Zielsetzungen und Krankheitsbildern – keine Rolle zu spielen, ob Vitamin D_3 täglich, wöchentlich oder in Form von höherdosierten Bolusgaben verabreicht wird. Neuere Meta-Analysen zeigen für Vitamin D nur in Kombination mit Kalzium eine Reduktion des Knochenfrakturrisikos (Hüftfrakturen –15–30 %, Gesamtfrakturen –6–15 %).
Vitamin K_2	ca. 100–360 µg	Unerlässlich für eine optimale Knochenstruktur (Aktivierung von Osteocalcin). Die bisher vorliegenden Daten zeigen, dass Vitamin K_2 (MK-4, MK-7) die Knochendichte verbessert und das Knochenfrakturrisiko klinisch relevant zu senken scheint. Auch eine langfristig gute Vitamin-K_1-Zufuhr über die Ernährung reduziert das Knochenfrakturrisiko.

Nährstoff	empfohlene Tagesdosis	Kommentare
Kalzium	500–800 mg	Grundbaustein für die Knochen (jedoch nicht für die Knochenelastizität). Kalziumreiche Nahrungsmittel sollten täglich konsumiert werden. Ältere Personen haben oft wenig Magensäure und sollten die Einnahme von Kalziumcitrat, -glukonat oder -laktat in Betracht ziehen, da in dieser Form keine Magensäure für die Resorption notwendig ist. Kalzium allein kann die Knochendichte und die Frakturrate nicht ausreichend positiv beeinflussen. Kalzium sollte daher nicht allein im Zentrum der Osteoporoseprävention und -therapie stehen. Die alleinige Zufuhr von Kalzium mittels hochdosierter Supplemente (1000 mg Ca/Tag) kann das Risiko für kardiovaskuläre Erkrankungen insbesondere für Frauen nach der Menopause erhöhen – evtl. bedingt durch einen damit provozierten relativen Mangel an Magnesium.
Magnesium	300–600 mg	Magnesium erhöht wie Kalzium die Knochendichte. Der Hauptpool für Magnesium liegt im Knochen; es sollte stets parallel mit Kalzium gegeben werden. Magnesium ist zudem ein unerlässlicher Cofaktor der Hydroxylasen. Diese Enzyme aktivieren erst Vitamin D zum wirksamen 25-OH- und 1,25-OH-Vitamin D. Bei einem Magnesiummangel kann also auch bei ausreichender Vitamin-D-Bildung oder Supplementierung ein ungenügender Vitamin-D-Laborstatus (25-OH-Vit.D) bestehen bleiben. Osteoporose-Patientinnen zeigen oft erniedrigte Magnesium-Serumspiegel. Das Frakturrisiko sinkt um 27 %, wenn mehr Magnesium über die Ernährung zugeführt wird.
Zink	20–30 mg	Eine Zink-Supplementierung kann die Knochenmasse bei Osteoporose-Patienten erhöhen; stimuliert die Osteoblastentätigkeit.
Mineralsalze, basische (z. B. Kaliumcitrat, Kaliumbicarbonat)	je nach gewählter Mineralstoffverbindung	können Knochendichte verbessern; Knochenmarker wie z. B. Telopeptide oder Osteocalcin werden günstig beeinflusst
Kupfer	1–3 mg	Das kupferabhängige Enzym Lysyloxidase fördert die Knochenelastizität. Niedrige Serum-Kupferspiegel korrelieren mit einer erniedrigten Knochendichte. Erhöhte Kupferspiegel sind dagegen mit einem erhöhten Frakturrisiko verbunden.
Selen	50–100 µg	Selen fördert die Osteoblasten und ist antioxidativ sowie entzündungshemmend. Selenzufuhr scheint mit der Knochendichte und mit einem verringerten Risiko für Hüftfrakturen zu korrelieren.
Bor	3 mg	erhöht Östrogenserumspiegel und kann daher kalziumsparend wirken

Nährstoff	empfohlene Tagesdosis	Kommentare
Silizium	6–12 mg (empfehlenswert als stabilisierte ortho-Kieselsäure)	Knochenstrukturelement; stimuliert die Osteoblasten, erhöht die Mineralisierung der Knochenmatrix und die Knochendichte (+ Ca und Vit. D).
L-Lysin	1–2 g	Verbesserung der Knochenstruktur (Quervernetzung der Kollagenfasern, Förderung der Kollagenbildung); zu beachten bei vegetarischer oder veganer Ernährung (Lysinmangel)
Omega-3-Fettsäuren	≥ 2 g (EPA/DHA)	entzündungshemmend; niedriggradige chronische Entzündungen fördern den Knochenmassenverlust. Der regelmäßige Verzehr von Omega-3-reichem Fisch und die Supplementierung von Fischölpräparaten scheinen sich auf die Knochendichte und das Hüftfrakturrisiko günstig auszuwirken.

Besondere Hinweise

- Mit der Prävention muss früh begonnen werden. Man sollte im Alter von 30 Jahren eine möglichst hohe Knochenmasse und -elastizität haben. Damit schafft man sich eine optimale Ausgangslage für die Jahre, in denen es nicht mehr so leichtfällt, eine ausgeglichene Knochenbilanz aufrechtzuerhalten.
- Um greifbare Resultate beim Knochenaufbau zu erzielen, müssen die Maßnahmen immer langfristig durchgeführt werden.
- Kalziumgaben allein erhöhen bei der Behandlung einer Osteopenie oder Osteoporose die Knochendichte nur minimal, was aber das Frakturrisiko nicht klinisch relevant reduziert. Die Zugabe von Vitamin D_3 (1000–1200 mg Ca/Tag, 400–800 IE Vitamin D/Tag) führt nach der Auswertung von Meta-Analysen zu einer Erhöhung der Knochendichte und zu einer Verminderung der Gesamtfrakturrate um ca. 6–15 %, die Hüftfrakturen können um ca. 15–30 % gesenkt werden. Es gibt aber auch Meta-Analysen, die mit Kalzium, mit Vitamin D_3 sowie mit Kalzium + Vitamin D_3 keinen statistischen Benefit zeigen konnten. Die Frage nach der idealen Dosierungsfindung für Kalzium, Vitamin D (und für die anderen im Knochenstoffwechsel involvierten Mikronährstoffe) ist weiterhin offen.
- Patienten, die blutgerinnungshemmende Medikamente (Antikoagulanzien) vom Cumarin-Typ erhalten, zeigen stark erniedrigte Vitamin-K-Blutspiegel. Dies führt zu einem erhöhten Risiko für Knochenfrakturen. In den neueren Studien wird daher auch antikoagulierten Patienten nicht mehr abgeraten, Vitamin K_1 in moderaten Mengen (75–150 µg/Tag) zuzuführen. Dies beeinflusst die Blutgerinnung nicht resp. nur marginal. Die neuen, direkt wirkenden oralen Antikoagulantien zeigen diese Interaktion mit Vitamin K nicht.
- Frühere Publikationen zeigten eine deutliche Korrelation von erhöhten Homocystein-Blutspiegeln mit dem Risiko von Knochenfrakturen. Die Behandlung der erhöhten Homocysteinspiegel mit den B-Vitaminen Folsäure, Vitamin B_2, B_6 und B_{12} scheint allerdings keinen Einfluss auf das Frakturrisiko zu haben.
- Phytoöstrogene sind östrogenähnliche, bioaktive Substanzen, die in Lebensmitteln (Soja, Süßkartoffeln, Sellerie, Haferflocken, Gerste usw.) vorkommen. In konzen-

trierter, isolierter Form werden sie auch in Nahrungsergänzungspräparaten als Isoflavone eingesetzt.
- Regelmäßiges leichtes Krafttraining ist für den Knochenaufbau wirksamer als Ausdauertraining.
- Chronische Belastungen mit toxischen Metallen (z.B. Cadmium, Blei, Quecksilber) sind mit einem deutlich erhöhten Osteoporoserisiko verbunden.

Laboruntersuchungen

Die regelmäßige Bestimmung der Knochendichte, der Telopeptide (Urin) sowie die Durchführung einer Haarmineralanalyse ermöglichen eine Früherkennung der Störungen im Mikronährstoffbereich und eine optimale Verlaufskontrolle der Osteoporose.
- N-Telopeptide, Crosslinks (Früherkennung von kollagenen Knochensubstanz-Verlusten)
- Knochendichtemessung
- Mikronährstoffprofil (Kalzium, Magnesium, Zink, Kupfer, Selen, Vitamin C, D_3), untercarboxyliertes Osteocalcin (Vitamin K).
- Haarmineralanalyse: Spurenelementstatus im Gewebe, Screening auf toxische Metalle (Aluminium, Schwermetalle)
- Omega-3-Index (Blut)
- hs-CRP
- Säure-Basen-Titration nach Sander (Urin)

Mikronährstoffe für den Knochenaufbau einnehmen

Sie sollten nicht nur ein Kalzium-Vitamin-D-Präparat einnehmen, sondern zusätzlich ein ausgewogenes Multivitamin-Mineral-Präparat, das alle wichtigen Cofaktoren wie Folsäure, Vitamin K_2, Magnesium, Zink, Kupfer, Mangan, Silizium, Bor usw. enthält. Kombiniert mit etwa 0,5–1 g Vitamin C ergibt sich so eine für den Knochenaufbau ideale Nährstoffmischung, die den neuesten wissenschaftlichen Erkenntnissen entspricht.

Literatur

Avenell A et al. Vitamin D and vitamin D analogues for preventing fractures in post-menopausal women and older men. Cochrane Database Syst Rev. 2014;(4):CD000227.

Beeram I et al. Multivitamins and risk of fragility hip fracture: a systematic review and meta-analysis. Arch Osteoporosis. 2021;16:29.

Bischoff-Ferrari HA et al. Milk intake and risk of hip fracture in men and women: a meta-analysis of prospective cohort studies. J Bone Min Res 2011;26(4):833–839.

Boyacioglu O et al. Boron intake, osteocalcin polymorphism and serum level in postmenopausal osteoporosis.J Trace Elem Med Biol. 2018;48:52–56.

Ceylan MN et al. Is zinc an important trace element on bone-related diseases and complications? A meta-analysis and systematic review from serum level, dietary intake, and supplementation aspects. Biol Trace Elem Res. 2021;199:535–549.

Charkos TG et al. Effects of β-carotene intake on the risk of fracture: a Bayesian meta-analysis. BMC Muskulos-kel Dis. 2020;21:711.

Della Pepa G et al. Microelements for bone boost: the last but not the least. Clin Cases Miner Bone Metab. 2016;13(3):181–185.

Eleni A et al. A systematic review and meta-analysis of vitamin D and calcium in preventing osteoporotic fractures. Clin Rheumatol. 2020;39:3571–3579.

Fang Y et al. Dietary inflammatory index in relation to bone mineral density, osteoporosis risk and fracture risk: a systematic review and meta-analysis. Osteoporosis Int. 2021;32:633–643.

Han Y et al. Effect of acid or base interventions on bone health: a systematic review, meta-analysis, and meta-regression. Adv Nutr.2021;12(4):1540–1557.

Hao G et al. Vitamin K intake and the risk of fractures. Medicine. 2017;96:17(e6725).

Harvey NC et al. The role of calcium supplementation in healthy musculoskeletal ageing: An expert Consensus meeting of the European Society for Clinical and Economic Aspects of Osteoporosis, Osteoarthritis and Musculoskeletal Diseases (ESCEO) and the International Foundation for Osteoporosis (IOF). Osteoporos Int. 2017;28(2):447–462.

He T et al. The association of homocysteine, folate, vitamin B_{12}, and vitamin B_6 with fracture incidence in older adults: a systematic review and meta-analysis. Ann Transl Med. 2021;9(14):1143.

Hu ZC et al. Comparison of fracture risk using different supplemental doses of vitamin D, calcium or their combination: a network meta-analysis of randomised controlled trials. BMJ open. 2019;9(10):e024595.

Huang ZB et al. Does vitamin K_2 play a role in the prevention and treatment of osteoporosis for postmenopausal women: a meta-analysis of randomized controlled trials. Osteoporosis Int 2015;26(3):1175–1186.

Jalili C et al. Exposure to heavy metals and the risk of osteopenia or osteoporosis: a systematic review and meta-analysis. Osteoporosis Int. 2020;31:1671–1682.

Kisters K et al. Increased serum vitamin D concentration under oral magnesium therapy in elderly hypertensives, Magnes. Res. 2020;33 (4);131–132.

Lambert H et al. The effect of supplementation with alkaline potassium salts on bone metabolism: a meta-analysis. Osteoporos Int. 2015;26(4):1311–1318.

Malmir H et al. Vitamin C intake in relation to bone mineral density and risk of hip fracture and osteoporosis: a systematic review and meta-analysis of observational studies. Brit J Nutr. 2018;119:847–858.

Myung SK et al. Calcium supplements and risk of cardiovascular disease: a meta-analysis of clinical trials. Nutrients; 2021;13:368.

Nakano M et al. Zinc pharmacotherapy for elderly osteoporotic patients with zinc deficiency in a clinical setting. Nutrients. 2021;13:1814.

Prabhoo R. Choline-stabilized orthosilicic acid and bone health, Curr Med Issues. 2020;18:312–316.

Qu X et al. Serum copper levels are associated with bone mineral density and total fracture. J Orthopaed Transl. 2018;14:34–44.

Rondanelli M et al. Evidence of a positive link between consumption and supplementation of ascorbic acid and bone mineral density. Nutrients. 2021;13:1012.

Sadeghi O et al. Dietary intake of fish, n-3 polyunsaturated fatty acids and risk of hip fracture: A systematic review and meta-analysis on observational studies. Crit Rev Food Sci Nutr. 2019;59(8):1320–1333.

Sato T et al. MK-7 ad its effects on bone quality and strength. Nutrients. 2020;12:965.

Thanapluetiwong S et al. Vitamin D supplement on prevention of fall and fracture. A meta-analysis of randomized controlled trials. Medicine. 2020;99:34.

Uwitonze AM et al. Role of magnesium in vitamin D activation and function. J Am Osteopath Ass. 2018;118(3):1–10.

Veronese N et al. Dietary magnesium intake and fracture risk: data from a large prospective study. Brit J Nutr. 2017;117:1570–1576.

Vescini F et al. Selenium: A trace element for a healthy skeleton – a narrative review. Endocrine, Metabol Immune Dis – Drug Targets. 2021;21(4):577–585.

Violi F et al. Interaction between dietary vitamin K intake and anticoagulation by vitamin K antagonists: is it really true? Medicine (Baltimore). 2016 Mar; 95(10):e2895

Yao P et al. Vitamin D and calcium for the prevention of fracture: a systematic review and meta-analysis. JAMA Network open. 2019;2(12):e1917789–e1917789.

Muskelkrämpfe

Muskelkrämpfe sind schmerzvolle, plötzlich auftretende, ungewollte Muskelkontraktionen, die während des Tages, während oder nach sportlicher Betätigung und auch nachts auftreten können. Als Ursachen für Krämpfe werden meist angenommen:

- Elektrolytmangel (Natrium, Kalium, Magnesium, Kalzium)
- Wassermangel, Dehydratation, Schwitzen
- unerwünschte Nebenwirkungen von Medikamenten (Diuretika, Betablocker, ACE-Hemmer, Statine, Hormonpräparate, Neuroleptika, Clofibrat, Vincristin, Salbutamol, Opiate)
- Muskeldysbalancen, verkürzte Muskulatur, Fehlstatik der Wirbelsäule
- Schwangerschaft, Diabetes, Störungen des Schilddrüsenstoffwechsels, periphere Durchblutungsstörungen, Neuropathien
- übermäßiger Alkoholkonsum
- chronische Schwermetall-Belastungen (z. B. Blei, das den Kalzium- und Magnesiumhaushalt stören kann)
- Die Studienlage zu Muskelkrämpfen zeigt eher eine positive Wirkung von regelmä-

ßigem Dehnen; die Korrektur eines Elektrolyt- und Flüssigkeitsdefizits kann in gewissen Fällen generell sinnvoll sein, führt jedoch nicht immer zu signifikanten Reduktion der Krampfneigung.

Ernährungsempfehlungen

Kaliumreiche Nahrungsmittel (Gemüse, Obst, auch Dörrobst, Kartoffeln) können zur Vorbeugung gegen Krämpfe regelmäßig konsumiert werden. Nahrungsmittel, die reich an Kalzium und Magnesium (Milchprodukte, Gemüse, Obst – insbesondere auch Bananen) sind, können das Auftreten von Krämpfen ebenfalls vermindern. Durch Dehydratation (Wasserverluste) verursachte Krämpfe können durch ausreichende Flüssigkeitsaufnahme (nicht nur bei warmer Witterung oder sportlicher Betätigung) verhindert bzw. kompensiert werden. Bei starkem Schwitzen können Suppen, Salzstangen usw. den Salzverlust wieder ausgleichen helfen. Der objektive wissenschaftliche Beleg des Nutzens einer bestimmten Ernährungsweise zur Vorbeugung gegen Muskelkrämpfe steht noch aus.

Nährstoffempfehlungen bei Muskelkrämpfen

Nährstoff	empfohlene Tagesdosis	Kommentare
Vitamin-B-Komplex	hochdosiert (mit Vitamin B_1, B_2, B_6, B_{12})	trägt zur Verbesserung des zellulären Energiestoffwechsels in den Muskeln bei. Kleine Studien zeigten Verbesserungen bei nächtlichen Wadenkrämpfen.
Kalzium	1 g	Niedrige Kalziumgehalte erhöhen die Empfindlichkeit der Nerven und Muskeln und können zu Muskelkrämpfen führen. Am ehesten wirksam bei schwangerschaftsbedingten Beinkrämpfen.
Magnesium	300–600 mg	Magnesiummangel kann mit Krämpfen verbunden sein. Magnesium zeigt bei Krämpfen in Studien keine signifikanten Unterschiede im Vergleich mit Placebo. Da außer gelegentlichen laxativen Effekten keine Nebenwirkungen zu erwarten sind, ist ein Therapieversuch dennoch vertretbar.
Basenmischungen	produktabhängig	Mineralsalzhaltige Basenmischungen (Kalzium, Magnesium, Kalium, Zink) können versucht werden.

Bei Kalzium und Magnesium kommt es auf das richtige Verhältnis an

Bei diesem oft gehörten Satz sind nicht Präparate gemeint, sondern die Mengenverhältnisse im Körper. Kalzium ist für die Muskelkontraktion, Magnesium für die Muskelentspannung verantwortlich. Wichtig für ein optimales Funktionieren der Muskulatur ist, dass beide Mineralstoffe in einem physiologischen Verhältnis im Körper (etwa 2–3 Teile Kalzium auf 1 Teil Magnesium) vorhanden sind. Auch Kalium spielt für eine normale Muskeltätigkeit eine wichtige Rolle. Für die Aufrechterhaltung eines normalen zellulären Kaliumgehaltes wird Magnesium benötigt.

Laboruntersuchungen

- Mineralstoffe, Elektrolyte (Natrium, Kalium, Magnesium, Kalzium)
- Säure-Basen-Titration nach Sander (Urin)
- Schwermetall-Screening (Haare, Urin, Blut), v.a. Blei

Literatur

Esser M. Muskelkrämpfe: Halbwissen versus Evidenz. Sportverl Sportschad. 2018;32:260–263.

Liu J et al. Effect of oral magnesium supplementation for relieving leg cramps during pregnancy: A meta-analysis of randomized controlled trials. Taiwanese J Obstet Gynecol. 2021;60(4):609–614.

Moretti A. What is the role of magnesium for skeletal muscle cramps? A Cochrane Review summary with commentary. J Musculoskelet Neuronal Interact 2021;21(1):1–3.

Roguin Maor N et al. Effect of magnesium oxide supplementation on nocturnal leg cramps: a randomized clinical trial. JAMA Intern Med. 2017;177(5):617–623.

Young G. Leg cramps. BMJ Clin Evid. 2015 May 13. pii: 1113.

Fibromyalgie

Das Fibromyalgie-Syndrom ist ein Symptomenkomplex, der durch belastungsabhängige, chronische Schmerzen im Bewegungsapparat, vor allem im Bereich der Muskulatur und der Muskelsehnenansätze, gekennzeichnet ist. Dazu kommen rasche Ermüdbarkeit, psychische Auffälligkeiten wie depressive Verstimmungen, Angstzustände, Schlafstörungen sowie Antriebsschwäche, verminderte Stresstoleranz, funktionelle Herzbeschwerden, Verstopfung oder Durchfall, schmerzhafte Blasenentleerung und Menstruationsschmerzen. Die Krankheit entwickelt sich schleichend. Es sind deutlich mehr Frauen als Männer betroffen. Am häufigsten kommt die Fibromyalgie bei Frauen nach den Wechseljahren vor.

Als Ursachen werden mitochondriale Störungen, nitrosativer und oxidativer Stress sowie niedriggradige Entzündungen (Silent Inflammation) diskutiert. Neuere Studien zeigen eine Schädigung von dünnen Nervenfasern als möglichen Faktor. Das klassische Behandlungskonzept basiert vor allem auf einer Schmerztherapie und auf der Gabe von Antidepressiva (Amitriptylin, Serotoninwiederaufnahme-Hemmer SSRI) sowie auf Krankengymnastik und Entspannungsübungen.

TIPP **Die Einnahme von Chlorella-Algen (10 g/Tag, während 3 Monaten) könnte hilfreich sein; bisherige Erfahrungen zeigen eine Verminderung der Schmerzen (minus 31 %) und positive Resultate bei weiteren Symptomen wie der Schlafqualität.**

Ernährungsempfehlungen

Günstige Erfahrungen bei der Behandlung der Fibromyalgie konnten mit den folgenden Ernährungsweisen gemacht werden:

- einer vegetarischen oder veganen Ernährung (antioxidativ, antiinflammatorisch, Säure-Basenhaushalt)
- einer FODMAP-Diät: Vergärbare Mehrfach- (z.B. Galaktane, Fruktane), Zweifach- (z.B. Milchzucker) und Einfachzucker (z.B. Fruchtzucker), mehrwertige Alkohole (z.B. Sorbit, Mannit) werden nur in kleinen Mengen verzehrt.
- Auch durch Weglassen von scharfen Gewürzen, Glutamat und Konservierungsmitteln kann bei einigen Betroffenen die Erkrankung positiv beeinflusst werden.
- Sehr zu beachten ist die Hypothese, dass auch der Nitrostress (Seite 542) bzw. eine Störung des mitochondrialen Stoffwechsels bei der Fibromyalgie eine wesentliche Rolle spielen könnte. Dies wird auch beim

Nährstoffempfehlungen bei Fibromyalgie

Nährstoff	empfohlene Tagesdosis	Kommentare
Vitamin D	gemäß Laborstatus	Die Gabe von Vitamin D kann bei einem Mangel zu Symptomverbesserungen führen.
Magnesium, Zink, Selen, Eisen	gemäß Laborstatus	häufig erniedrigte Blutspiegel
Acetyl-L-Carnitin	1–1,5 g	kann evtl. Schmerz und Depressionen reduzieren
Coenzym Q_{10}	300 mg	klinisch relevante Verbesserung von Schmerzen (minus 56 %), Schweregrad, Erschöpfung, morgendlicher Müdigkeit, Depressionen. Reduziert Genexpression von proinflammatorischen Faktoren.
D-Ribose	15 g	Kleine Studien ergaben Verbesserungen bei Schmerz, Schlaf, Energie und Konzentration (nicht in der Schwangerschaft und bei Diabetes einsetzen).

chronischen Erschöpfungssyndrom diskutiert, einem Krankheitsbild, das viele Parallelen mit der Fibromyalgie aufweist.

Laboruntersuchungen

- nitrosativer Stress
- oxidativer Stress
- Neurotransmitter (Serotonin, Adrenalin, Noradrenalin)
- Omega-3-Index
- Mikronährstoffprofil (Magnesium, Zink, Selen, Ferritin)
- L-Carnitin, Coenzym Q_{10} (Blut)
- Schwermetall-Screening (Haare, Urin, Blut)

Literatur

Cordero MD et al. Can coenzyme Q10 improve clinical and molecular parameters in fibromyalgia? Antioxid Redox Signal. 2013;19(12):1356–1361.

Holton KF et al. The effect of dietary glutamate on fibromyalgia and irritable bowel symptoms. Clin Exp Rheumatol. 2012;30(6 Suppl 74):10–7.

Isasi C et al. Fibromyalgia and non-celiac gluten sensitivity: a description with remission of fibromyalgia. Rheumatol Int. 2014;34(11):1607–12

Joustra ML et al. Vitamin and mineral status in chronic fatigue syndrome and fibromyalgia syndrome: A systematic review and meta-analysis. PLoS One. 2017;12(4):e0176631

Lowry E et al. Dietary interventions in the management of fibromyalgia: a systematic review and best-evidence synthesis. Nutrients. 2020;12:2664.

Makrani AH et al. Vitamin D and fibromyalgia: a meta-analysis. 2017;30(4):250–257.

Nadal-Nicolas Y et al. Vegetarian and vegan diet in fibromyalgia: A systematic review. Int J Environ Res Public Health. 2021;18:4955.

Pagliai G et al. Nutritional interventions in the management of fibromyalgia syndrome. Nutrients. 2020;12:2525.

Silva AR et al. Dietary interventions in fibromyalgia: a systematic review. Annals Med. 2019;51:suppl.1:2–14.

Krebserkrankungen

Krebserkrankungen sind in den westlichen Industrieländern nach den Herz-Kreislauf-Erkrankungen die zweithäufigste Todesursache und die häufigste Ursache für vorzeitige Sterblichkeit. Praktisch jedes Organ oder Gewebe im menschlichen Körper kann entarten und unkontrolliert wachsen. Entsprechend gibt es unzählige verschiedene Tumorerkrankungen, die sich in ihrer Entstehung, Therapie und Prognose unterscheiden. In diesem Kapitel unterscheiden wir zudem verschiedene Phasen von Krebserkrankungen: Primärprävention bei gesunden Personen; begleitende Maßnahmen (z. B. Ernährung, Mikronährstoffe, Pflanzenstoffe) zur Unterstützung der klassischen onkologischen Maßnahmen (Bestrahlungen, Chemotherapie) und zur Reduktion deren unerwünschter Nebenwirkungen; begleitende Maßnahmen für die Sekundärprävention von Personen mit Krebserkrankungen mit dem Ziel einer qualitativ guten und langdauernden Lebenserwartung.

Wie entsteht Krebs?

Bei der Tumorentstehung geht man davon aus, dass in etwa 10–20 % der Fälle genetische Faktoren und in ca. 80–90 % »übrige« Faktoren die Ursache von Krebs darstellen. Zu den »übrigen Faktoren zählen«:

Voraussetzungen, welche die einzelne Person betreffen:

- Alter
- Geschlecht
- Gesundheitszustand

Stoffwechselsituation:

- chronische Entzündungen
- oxidativer Stress
- immunologische Situation
- Übergewicht (v. a. hoher Anteil von Bauchfett bei eher niedriger Muskelmasse)
- Diabetes Typ 2
- nichtalkoholische Fettleber (NAFLD)
- Mikrobiom

Lebensstil:

- Inaktivität
- Ernährungsweise
- Rauchen, Alkohol
- Schichtarbeit, Jetlag

Umgebungs- und Umweltfaktoren:

- Karzinogene
- UV-Exposition
- Lebensmittelkontamination (z. B. Aflatoxine)
- berufliche Exposition

- geografische Exposition, Böden, Trinkwasser
- Viren (Onkoviren)
- Schwermetallbelastungen

Genschädigungen nehmen mit dem Alter zu. Demgegenüber nimmt die Fähigkeit, genetisches Material (RNA, DNA) zu reparieren, im Laufe der Zeit ab. Je häufiger sich Stammzellen teilen, desto öfter können Mutationen im Erbgut einer Zelle entstehen. Wenn sich die Mutation an einer irrelevanten Stelle im Erbgut befindet, so ist sie harmlos. Wenn jedoch wichtige Kontrollmechanismen der Zellteilung oder der programmierte Zelltod nicht mehr funktionieren, führt dies zu Krebs. Mutationen entstehen bei vielen Krebsformen aufgrund spontaner, zufälliger Fehler bei der Zellteilung, z. B. bei nicht familiär gehäuftem Brustkrebs. Bei einem Lungenkarzinom eines langjährigen Rauchers ist die Ursache hingegen zu über 90 % in kanzerogenen Stoffen im Rauch zu suchen.

Die abnorme Neubildung von Zellen bei bösartigen Tumoren führt dann ihrerseits zu lokalen oder systemischen Stoffwechselveränderungen. Dazu gehören z. B. Veränderungen des Energiestoffwechsels, Kachexie, Störung der körpereigenen Immunantwort, Unterdrückung von Wachstumsfaktoren, Gefäßneubildung (Angiogenese), Nachtschweiß.

Die Maßnahmen in der Prävention und auch in der begleitenden Therapie setzen bei den oben genannten veränderbaren Einflussfaktoren und bei diesen krebsspezifischen Stoffwechselveränderungen an.

Im Stoffwechsel gibt es schützende Verbindungen wie z. B. Antioxidanzien, entzündungshemmende Mikronährstoffe und Pflanzenstoffe. Die Zellen verfügen zudem über ausgeklügelte Reparaturmechanismen. Die radikalste Form der Reparatur ist der kontrollierte Zelltod (Apoptose), den eine nicht entartete Zelle dann einleitet, wenn sie übermäßigen Schaden genommen hat. Rund 20 % unserer insgesamt 25 000 Gene sind als »Wächtergene« für die sichere Erhaltung und Weitergabe des genetischen Codes von einer Zellgeneration zur nächsten verantwortlich.

Mögliche Faktoren für die Beeinflussung des Krebsrisikos

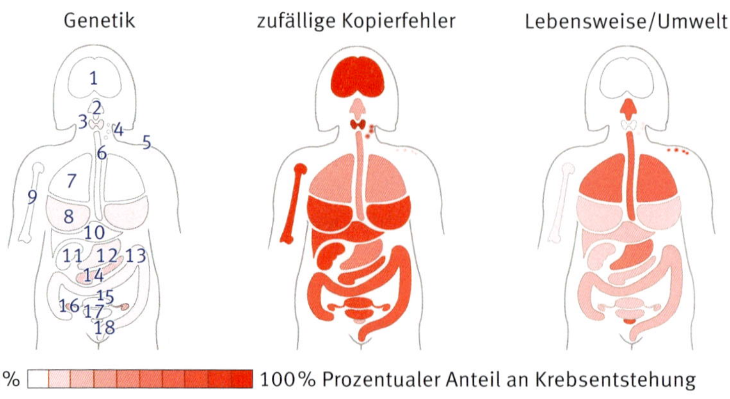

1 Gehirn
2 Kopf und Rachen
3 Schilddrüse
4 Lymphdrüse
5 Haut (Melanom)
6 Speiseröhre
7 Lunge
8 Brust
9 Knochenmark (Leukämie)
10 Leber
11 Niere
12 Magen
13 Dickdarm
14 Pankreas
15 Gebärmutter
16 Eierstock
17 Blase
18 Gebärmutterhals

Basiert auf Studie von C. Tomasetti et al. Stem cell divisions, somatic mutations, cancer etiology, and cancer prevention. Science (2017) 355/6331, S. 1330–1334

Viele entartete Zellen werden zudem von unserem körpereigenen Immunsystem inaktiviert und vernichtet. Die Bildung eines klinisch manifesten Tumors erfolgt über verschiedene Entwicklungsstufen und kann sich über Jahre bis Jahrzehnte hinziehen. Die Heilungsaussichten sind besser, wenn der Tumor noch begrenzt ist. Eine möglichst frühzeitige Erkennung spielt daher eine entscheidende Rolle.

Die am häufigsten von Krebserkrankungen betroffenen Organe

Frauen	Männer
Brust	Prostata
Dickdarm	Lunge
Lunge	Dickdarm
Haut	Haut
Ovarien	Harnblase

Die Essgewohnheiten haben einen großen Einfluss auf das Krebsrisiko. Manche Lebensmittel bzw. Ernährungsgewohnheiten erhöhen das Krebsrisiko, andere reduzieren die Wahrscheinlichkeit einer Krebserkrankung. Dies gilt für gesunde Menschen, die mit einer entsprechenden Ernährungsweise gewisse Krebsrisiken senken können (Primärprävention). Eine gesunde und angepasste Ernährung ist aber genauso für diagnostizierte und behandelte Krebspatienten von Bedeutung, die damit das Risiko für Komplikationen und Rückfälle verringern können (Sekundärprävention).

Beeinflussung des Krebsrisikos durch Ernährung und Lebensstil (basiert auf World Cancer Research Fund, 2017)

Organ	Früchte	Gemüse	Fleisch	Salz	weitere	sekundäre Pflanzenstoffe	Kaffee	Alkohol	Übergewicht	körperliche Aktivität
Mund, Rachen, Kehlkopf	↓	↓						↑↑		
Speiseröhre								↑↑	↑↑	
Magen			↑ (verarbeitet)	↑				↑	↑	
Dickdarm			↑↑		↓↓ (Ballaststoffe)	↓ (Knoblauch)		↑↑	↑↑	↓↓
Leber							↓	↑↑	↑↑	
Lunge	↓									
Brust (vor Menopause)								↑	↓	↓

Organ	Früchte	Gemüse	Fleisch	Salz	weitere	sekundäre Pflanzenstoffe	Kaffee	Alkohol	Übergewicht	körperliche Aktivität
Brust (nach Menopause)								↑↑	↑↑	↓
Endometrium					↑ (Zuckerbelastung)		↓		↑↑	↓
Prostata									↑	
Niere								↓ (max 2 Drinks/Tag)	↑↑	

↑ = vermutlich erhöhtes Risiko; ↑↑ = erhöhtes Risiko; ↓ = vermutlich erniedrigtes Risiko; ↓↓ = erniedrigtes Risiko

Primärprävention: einer Krebserkrankung vorbeugen

Studien zeigen diverse Zusammenhänge zwischen dem Lebensstil, der Ernährung und einem erhöhten Krebsrisiko.

Die folgenden beeinflussbaren Faktoren sollten bei der Krebsvorbeugung stets berücksichtigt werden:

- Rauchen (und Passivrauchen) vermeiden
- Normalgewicht einhalten (BMI 20–25)
- regelmäßige Bewegung und körperliche Aktivität (ca. 30 Minuten/Tag)
- Die Ernährungsempfehlungen für die Krebsprävention entsprechen denjenigen für eine allgemeine Prävention (»antiinflammatorische Ernährung«, Seite 59).
- möglichst geringe Belastung mit Schwermetallen
- Expositionen (z. B. Beruf, Hobby usw.) gegenüber toxischen Substanzen vermeiden
- übermäßige Bestrahlung vermeiden, z. B. Sonnenbrand
- für Frauen: Stillen reduziert das Krebsrisiko. Hormonersatztherapien erhöhen das Risiko für bestimmte Krebserkrankungen.
- für Kinder: Impfungen (HPV, Hepatitis B) können das Krebsrisiko durch Onkoviren reduzieren.
- an Früherkennungsprogrammen teilnehmen
- langdauernde, als negativ empfundene Stresssituationen meiden
- positive Lebenseinstellung

Eine Ernährung, die das Krebsrisiko so weit wie möglich reduziert, sollte generell so viele frische und naturbelassene Lebensmittel enthalten wie möglich. Achten Sie auf frisches Gemüse und Obst. Diese enthalten viele wichtige Nähr- und Pflanzenstoffe mit schützenden, entzündungshemmenden, antioxidativen und immunregulierenden Wirkungen.

Die Weltgesundheitsorganisation WHO geht heute davon aus, dass rund 30% aller Krebsfälle in den westlichen Ländern auf ungünstige Ernährungs- und Bewegungsgewohnheiten zurückzuführen sind, darunter die bei uns am häufigsten Krebsarten, wie etwa Brustkrebs, zumindest bei Frauen nach den Wechseljahren, oder Darmkrebs. Übergewicht ist dabei ein Risikofaktor für mindestens 13 Krebsarten.

Ob und in welchem Ausmaß einzelne Mikronährstoff-Supplemente das Krebsrisiko senken können, wird immer wieder kritisch hinterfragt. Vermutlich sind es nicht einzelne Mikronährstoffe (wie z.B. hochdosiertes Vitamin C), die hier nützlich sind, sondern eine gute Rundumversorgung mit Vitaminen und Spurenelementen, die Mängel vermeiden und somit das Krebsrisiko senken hilft. So zeigte sich in einer 15 Jahre dauernden Studie mit über 13000 amerikanischen Ärzten (Physicians Health Study), dass die Einnahme eines Multivitamin-Präparates das Krebsrisiko primärpräventiv um 8% senken kann. Bei Männern mit einer Krebsvorgeschichte (Sekundärprävention) betrug die placebokontrollierte Risikoreduktion sogar 27%.

Nährstoffempfehlungen zur Primärprävention von Krebs

Nährstoff	empfohlene Tagesdosis	Kommentare
Multivitamin-Mineral-Präparat	nutritive Dosierungen	Reduktion des Gesamtrisikos für Krebserkrankungen um 8% (Physicians Health Study II) bei regelmäßiger und langfristiger Supplementierung
Carotinoide	6–15 mg	Natürliche Carotinoide sind wichtig für DNA-Reparaturprozesse und schützen die DNA sowie andere Zellen und Gewebe vor oxidativen Schäden. Sie tragen zur Intaktheit der Schleimhäute bei. Tomaten und Lycopin scheinen das Risiko für Prostatakrebs und die Gesamtmortalität zu reduzieren. Ein Statement der europäischen Lebensmittelsicherheitsbehörde EFSA stellt aufgrund der vorliegenden Daten (Meta-Analyse von kontrollierten Studien und Auswertungen von epidemiologischen Studien) fest, dass schwere Raucher bei einer Supplementierung von 6–15 mg Beta-Carotin/Tag während einer Zeitdauer von 5–7 Jahren – entgegen früheren Vermutungen – kein erhöhtes Lungenkrebsrisiko aufweisen. Dennoch ist von unkritischen, hochdosierten Antioxidanziengaben bei Rauchern abzuraten.
Vitamin C	0,5–1 g	Vitamin C besitzt bei peroraler Anwendung diverse krebsprotektive Eigenschaften: Antioxidans, Beeinflussung des HIF (Hypoxia Inducible Factor) und des Glukosestoffwechsels, epigenetischer Regulator (z. B. Reprogrammierung der DNA), Hemmung der Nitrosaminbildung; immunmodulierend; entzündungshemmend.
Vitamin D	je nach Laborstatus	Eine adäquate Vitamin-D-Supplementierung reduziert in der Allgemeinbevölkerung das Risiko, an Krebs zu sterben, um 15%. Deutsche Daten zeigen bei einem 25(OH)D-Blutspiegel von < 30 nmol/l ein um 42% erhöhtes Risiko, an Krebs zu sterben, gegenüber einem 25(OH)D-Spiegel von > 50 nmol/l.

Nährstoff	empfohlene Tagesdosis	Kommentare
Vitamin E	100–400 IE	Antioxidans, das Zellmembranen und die DNA vor Oxidationsschäden schützen kann. Hemmt die Nitrosaminbildung; entzündungshemmend. Ausschließlich natürliches Vitamin E (d-α-Tocopherol) bzw. Tocotrienole verwenden, die ein höheres präventives und therapeutisches Potenzial zu haben scheinen.
Kalzium	0,5–1 g	Eine ausreichende Versorgung senkt das Darmkrebsrisiko.
Selen	› 55 µg bzw. je nach Selenstatus	Selen reduziert das allgemeine Krebsrisiko. Selen ist Bestandteil von antioxidativen Enzymsystemen (z. B. Glutathionperoxidasen, Thioredoxinreduktasen), welche die Zellen und die DNA vor Oxidationsschäden schützen. Der Selenstatus sollte v. a. in Ländern mit selenarmen Böden (z. B. Alpenländer) regelmäßig überprüft werden. Prostatakrebs: siehe besondere Hinweise (Seite 577).

Empfehlenswerte Lebensmittel:

Lebensmittel, die als eher »vor Krebs schützend« gelten und daher regelmäßig konsumiert werden sollten:

- Kohlgemüse: Brokkoli, Kohl, Rosen- und Blumenkohl (enthalten Glucosinolate)
- dunkelgrünes und orangegelbes Gemüse, dunkles Blattgemüse, Tomaten (Carotinoide, Lycopin)
- Zwiebeln, Knoblauch, Lauch (Sulfide, Quercetin)
- frische Rote Bete (Rande), Karotten, Spargel, Sauerkraut
- Oliven, Olivenöl (Oleuropein, Hydroxytyrosol)
- frisches Obst und verdünnte Obstsäfte (Carotinoide, Bioflavonoide, Polyphenole)
- Lebensmittel, die reichlich Nahrungsfasern enthalten, wie Vollkornprodukte, Kleie, Obst, Gemüse, Hülsenfrüchte, Samen (Lignane)
- Fischmahlzeiten

Meiden:

Lebensmittel oder Zusätze, die mit einem erhöhten Krebsrisiko in Zusammenhang gebracht werden:

- angeschimmelte Lebensmittel, insbesondere Kartoffeln, Erdnüsse, Pilze und Sprossen
- verbrannte oder dunkel gebräunte Speisen (z. B. stark gebratenes oder gegrilltes Fleisch)
- ranzige (oxidierte) Fette, beispielsweise mehrmals zum Frittieren verwendetes Öl, heiß gepresste und zu lange gelagerte Pflanzenöle
- industriell verarbeitete, gepökelte oder geräucherte Fleischwaren
- künstliche Lebensmittelfarbstoffe (insbesondere Rottöne)
- Nitrite und Nitrate (Lebensmittelkonservierungsstoffe, die auch eingesetzt werden, um den Fleischwaren eine rötliche Farbe zu geben)
- regelmäßiger starker Alkoholkonsum
- sehr dunkel geröstete Kaffeebohnen
- mit Chlor desinfiziertes Trinkwasser

Besondere Hinweise

- Mit regelmäßigen Selbst- und Vorsorgeuntersuchungen beim Arzt kann das Risiko für einige wichtige und häufige Krebsarten deutlich reduziert werden. Das gilt insbesondere für Brust-, Darm-, Haut-, Prostata- und Gebärmutterhalskrebs.
- Übermäßige Sonneneinstrahlung, verbunden mit einem ungenügenden Sonnenschutz, kann das Risiko für Hautkrebs wesentlich erhöhen und sollte unbedingt vermieden werden. Die kumulative Wirkung geringer elektromagnetischer Strahlung, die z. B. von Mobiltelefonen, Stromleitungen, Fernsehern oder Mikrowellenöfen ausgeht, ist bezüglich des Krebsrisikos umstritten und nicht belegt.
- Chronischer Stress beeinträchtigt das Immunsystems und kann das Krebsrisiko erhöhen.
- Akute oder chronische Schwermetall-Belastungen erhöhen das Krebsrisiko. Schwermetalle haben kanzerogene Eigenschaften.
- Die langfristige Supplementierung einiger Mikronährstoffe wird mit einem erhöhten Krebsrisiko in Verbindung gebracht. Folsäure gilt bis zu einer Dosierung von 1000 µg/Tag als sicher. Bei Vitamin B_{12} zeigen Studien bei einer langfristigen (über mehrere Jahre) regelmäßigen Einnahme von täglich 55 µg eine erhöhte Krebsinzidenz.
- Neuere Daten zeigen eine protektive Rolle von Selen gegenüber der Entwicklung von Prostatakrebs und seiner Progression zu fortgeschrittenen Stadien. Es gibt aber auch negativ ausgefallene Selenstudien wie z. B. die SELECT-Studie. Das Studienergebnis zeigte einen risikoerhöhenden Einfluss von Selen bei Prostatakrebs. Bei diesem Resultat muss berücksichtigt werden, dass diese Studie in den USA durchgeführt wurde, wo viele Menschen wegen der selenreicheren Böden bereits ausreichend mit Selen versorgt sind.

Laboruntersuchungen

- 25-OH-Vitamin-D
- Schwermetall-Screening (Haare, Urin, Blut)
- Selen
- oxidativer Stress

Literatur

Gaziano JM et al. The Physicians Health Study II randomized controlled trial. Multivitamins in the prevention of cancer. JAMA. 2012;308(18):1871–1880.

Groopman JD. 2.8 Dietary carcinogens: A continuing concern in various contexts. In: Wild CP, Weiderpass E, Stewart BW, eds. World Cancer Report 2020. Lyon: IARC/WHO; 2020, pp. 109 ff.

Hardy ML et al. Multivitamin/multimineral supplements for cancer prevention: implications for primary care practice. Postgrad Med. 2015;127(1):107–116.

Huang D et al. Additively protective effects of vitamin D and calcium against colorectal adenoma incidence, malignant transformation and progression: A systematic review and meta-analysis. Clin Nutr. 2020;39(8):2525–2538.

Jiang Q. Natural forms of vitamin E as effective agents for cancer prevention and therapy. Adv Nutr. 2017;8(6):850–867.

Kuria A et al. Does dietary intake of selenium protect against cancer? A systematic review and meta-analysis of population-based prospective studies. Crit Rev Food Sci Nutr. 2020;60(4):684–694.

Li N et al. Tomato and lycopene and multiple health outcomes: Umbrella review. Food Chemistry. 2021;343:128396.

McCullough ML et al. 2.6 Diet and nutrition: Understanding which factors are critical. In: Wild CP, Weiderpass E, Stewart BW, eds. World Cancer Report 2020. Lyon: IARC/WHO; 2020, pp. 92 ff.

Namazi NB et al. Association between the dietary inflammatory index and the incidence of cancer: A systematic review and meta-analysis of prospective studies. Public Health. 2018;164:148–156.

Reang J et al. Understanding the therapeutic potential of ascorbic acid in the battle to overcome cancer. Biomolecules. 2021;11(8):1130.

Schöttker B et al. Efficacy of vitamin D3 supplementation on cancer mortality in the general population and the prognosis of patients with cancer: protocol of a systematic review and individual patient data meta-analysis of randomised controlled trials. BMJ open. 2021;11(1):e041607.

Schüz J et al. European code against cancer 4th edition: 12 ways to reduce your cancer risk. Cancer Epidemiol. 2015 Dec;39 Suppl 1:S1–S10.

Shafi AA et al. Cancer and the circadian clock. Cancer Res. 2019;79(15):3806--3814.

Shivappa N et al. Designing and developing a literature-derived, population-based dietary inflammatory index. Publ Health Nutr. 2014;17(8):1689–1696.

Sluyter JD et al. Vitamin D and clinical cancer outcomes: a review of meta-analyses. JBMR plus. 2021;5(1):e10420.

Tomasetti C et al. Stem cell divisions, somatic mutations, cancer etiology, and cancer prevention. Science. 2017 Mar 24;355(6331):1330–1334.

Ubago-Guisado E et al. Evidence update on the relationship between diet and the most common cancers from the European Prospective Investigation into Cancer and Nutrition (EPIC) Study: A systematic review. Nutrients. 2021;13(10):3582.

Vollset SE et al. Effects of folic acid supplementation on overall and site-specific cancer incidence during the randomised trials: meta-analyses of data on 50 000 individuals. Lancet. 2013;381:1029–1036.

Wang L et al. Vitamin E and C supplementation and risk of cancer in men: posttrial follow-up in the Physicians' Health Study II randomized trial. Am J Clin Nutr. 2014;100(3):915–923.

Wiseman MJ. Nutrition and cancer: Prevention and survival. Br J Nutr 2019;122(5):481–487.

Unterstützung bei Chemotherapie und Bestrahlung

Eine Krebserkrankung ist meist auch mit einer Verschlechterung des Allgemeinzustandes verbunden. Dazu gehören typischerweise das Fatiguesyndrom, mangelnder Appetit, Gewichtsverlust sowie psychische Auswirkungen. Zudem kann die Akutbehandlung des Krebspatienten mit den Chemotherapeutika und mit Bestrahlung zahlreiche unerwünschte Nebenwirkungen haben.

Mögliche Nebenwirkungen der Chemotherapie und von Bestrahlungen auf die Nahrungsaufnahme sowie auf den Verdauungstrakt des Krebspatienten:

- Appetitlosigkeit
- Geschmacks- und Geruchsstörungen
- Übelkeit und Erbrechen
- Schleimhautentzündungen
- Schluckbeschwerden
- Verdauungsstörungen

Diese Nebenwirkungen können sich negativ auf die Ernährungssituation und den Stoffwechsel des Patienten auswirken. Mit gezielten Ernährungsempfehlungen kann der Patient einer Malnutrition entgegenwirken.

Wichtig ist, dass Krebspatienten mit ihrem Onkologen sprechen, wenn sie Mikronährstoffe in einer höheren als der für Gesunde empfohlenen Tagesdosis einnehmen möchten.

Bei der Chemo- oder Strahlentherapie versucht man unter anderem, Krebszellen mit der Erzeugung eines hohen oxidativen Stresses zu bekämpfen. Gleichzeitig eingenommene hochdosierte Antioxidanzien, welche den oxidativen Stress reduzieren, könnten kontraproduktiv wirken. Dazu muss gesagt werden, dass viele der heute eingesetzten Chemotherapeutika ihre Wirkung nicht in erster Linie über oxidative Prozesse ausüben. Zudem agieren auch antioxidative Mikronährstoffe bei weitem nicht allein als Antioxidanzien, sondern sie haben – wie z. B. Vitamin C – zahlreiche andere Wirkungen. Dazu gehören Immunmodulation, epigenetische Regulation, prooxidative Eigenschaften usw. Es gibt unterdessen auch wissenschaftliche Daten, die zeigen, wie mit einer begleitenden, laborgestützten Mikronährstoff-Supplementierung gewisse unerwünschte Nebenwirkungen der Chemotherapie und der Bestrahlungen reduziert werden können. Die klassischen Therapiemaßnahmen werden damit wirksam unterstützt und die Lebensqualität der Patienten kann unter Umständen verbessert werden.

Beispiele von Auswirkungen von Chemotherapeutika und Bestrahlungen auf den Mikronährstoffhaushalt

Chemotherapeutika/ Maßnahmen	Interaktionen und Nebenwirkungen	Mögliche Supplementierung
Cis-Platin, Oxaliplatin	Carnitin-, Kalium- und Magnesiumverluste über die Nieren	L-Carnitin, Kalium Magnesium
	Nieren- und Nervenschäden (durch freie Radikale)	Selen, Vitamin E, α-Liponsäure, L-Carnitin, L-Glutamin
Permetrexed, Methotrexat	Folsäure-Antagonist	Folsäure
Ifosfamid, Cyclophosphamid	Carnitinverluste über die Nieren, Abbau von aktiviertem 1,25-(OH)-Vitamin D	L-Carnitin, Vitamin D
Anthrazykline	Kardiotoxizität	L-Carnitin, Coenzym Q_{10}, Selen, Vitamin D
Fluorouracil	Hemmung der Vitamin-B_1-Aktivierung zum Thiamindiphosphat	
Paclitaxel	verstärkter Abbau des Vitamin D zu inaktiven Vitamin-D-Metaboliten durch die 24-Hydroxylase	Vitamin D
Bestrahlungen	Mukositis, Schluckbeschwerden	Vitamin E, Zink
	reduzierte Selenplasmaspiegel durch oxidativen Stress	Selen

Ernährungsempfehlungen

Die Chemotherapie sowie auch Bestrahlungen können aufgrund ihrer Nebenwirkungen das gewohnte Essverhalten des Krebspatienten stark verändern. Ziel ist, dass er in dieser stark belastenden Situation in einer möglichst guten körperlichen Verfassung und Stoffwechsellage verbleibt.

Folgende Empfehlungen haben sich bewährt:

- Essen Sie dann, wenn Sie Lust dazu haben.
- Vermeiden Sie starke Essensgerüche.
- Essen Sie kleine Portionen.
- Achten Sie auf eine gepflegte und appetitliche Präsentation der Speisen.
- Wenn sich Ihr Geschmacksempfinden verändert, passen Sie die Auswahl der Lebensmittel an.
- Bei Schluckbeschwerden keine feste Nahrung, sondern hochkalorische, flüssige Ergänzungsnahrung häufig und in kleinen Mengen zu sich nehmen.
- Essen Sie bei Entzündungen im oberen Verdauungstrakt keine zu scharfen, zu sauren, zu salzigen oder zu heißen Speisen; keine Kohlensäure.

- Bei Übelkeit, Erbrechen und Durchfall kein frisches Obst, keine blähenden Gemüse oder Salate essen; viel Flüssigkeit und evtl. Elektrolyte und Mikronährstoffe zuführen.

Bioaktive Stoffe gegen Tumorstammzellen

Viele, meist pflanzliche bioaktive Substanzen haben in Studien mit Zellkulturen das Wachstum von Tumorstammzellen bremsen können. Beispiele hierfür sind:

- Sulforaphan aus Brokkoli
- Quercetin aus diversen Obst- und Gemüsesorten (darunter Zitrusfrüchte, Äpfel, Zwiebeln, Olivenöl)
- Olivenöl und seine phenolischen Verbindungen wie Hydroxytyrosol und Oleuropein
- Genistein aus Sojabohnen
- EGCG aus Grüntee
- Resveratrol, z. B. in Rotwein, Weintrauben

Auch in Studien mit Krebspatienten konnten diese Substanzen teilweise zeigen, dass sie das Wachstum von Tumorzellen hemmen. Es wird aber noch größere Studien brauchen, bis sie routinemäßig eingesetzt werden können.

Nährstoffempfehlungen

Die ergänzende Gabe von Mikronährstoffen während der Chemotherapie und Bestrahlung verfolgt folgende Ziele:

- Verhinderung der Malnutrition und des drohenden Gewichtsverlustes
- gezielte Reduktion der unerwünschten Nebenwirkungen von Chemotherapie und Bestrahlungen, ohne deren Wirksamkeit zu beeinträchtigen
- Verbesserung des Wohlbefindens und des Allgemeinzustandes

Die Nährstoff-Supplementierung in dieser Phase ist nicht unumstritten. Viele Onkologen haben Bedenken, dass eine Gabe von Mikronährstoffen – insbesondere von Antioxidanzien – die Wirkung der Chemotherapie und der Bestrahlungen beeinträchtigen könnte. Dem steht allerdings eine zunehmende Zahl von Studien gegenüber (siehe Literaturreferenzen am Ende des Kapitels), die zeigen, dass eine gezielte, individualisierte Mikronährstoffgabe tatsächlich in der Lage ist, die Situation für den Patienten zu verbessern.

Nährstoffempfehlungen begleitend bei Chemotherapie und Bestrahlungen. Hier wird kein Nährstoff durch Fettdruck hervorgehoben. Über die Auswahl einer Supplementierung muss im Einzelfall der Arzt entscheiden. Sie soll möglichst individuell und medikationsorientiert sein.

Nährstoff	empfohlene Tagesdosis	Kommentare
Vitamin C	je nach Vitamin-C-Blutspiegel; oft im Bereich von 15–65 g Vitamin C 1- bis 2-mal pro Woche, über mehrere Monate bis Jahre	Vitamin C wird von spezialisierten Ärzten und Kliniken in hohen Dosierungen per Infusion oder Injektion verabreicht. Diese Intervention gilt als sicher und gut verträglich. Dabei werden Vitamin-C-Blutspiegel von > 1000 µmol/l als therapeutisch wirksam angegeben. Solche Vitamin-C-Konzentrationen kann man mit oraler Zufuhr nicht erreichen. Postulierte Wirkungsmechanismen: siehe nächster Abschnitt. Die Datenlage ist noch beschränkt.

Nährstoff	empfohlene Tagesdosis	Kommentare
Vitamin D	gemäß Laborstatus. Zielwert im Serum 100–150 nmol/l	Vitamin-D-Mangel ist sehr häufig bei Krebserkrankungen, er kann einen negativen Einfluss auf Krankheitsverlauf und Therapie haben.
Vitamin E	2 x 200–400 mg, v. a. auch Tocotrienole	kann die Nebenwirkungen von Bestrahlungen (z. B. orale Schleimhautentzündungen, Ödeme) und von gewissen Zytostatika (z. B. Neurotoxizität von Platinverbindungen) reduzieren; lokale Anwendung auf der Mundschleimhaut + systemische Anwendung vorteilhaft
Magnesium	200–500 mg	Eine i. v. gegebene Magnesiumdosis vor der Verabreichung von cis-Platin kann schwere nephrotoxische Nebenwirkungen deutlich reduzieren.
Zink	gemäß Zinkstatus, hochdosiert (ca. 75–100 mg/Tag, über den Tag verteilt; von Beginn der Behandlung bis 6–8 Wochen danach)	Zink kann das Auftreten von oralen Schleimhautentzündungen als bekannte Nebenwirkung von Bestrahlungen und Chemotherapie verzögern und deren Schweregrad reduzieren.
Selen	je nach Laborstatus; Zielwerte Selenplasmaspiegel 130–150 µg/l; 200–1 000 µg/Tag (nur unter ärztlicher Kontrolle)	Bestrahlungen: Eine begleitende Selengabe (200–1 000 µg/Tag) hat sich in zahlreichen Studien bei diversen Krebsformen zur Reduktion von Nebenwirkungen und für andere Verbesserungen als günstig erwiesen: Reduktion des strahlungsinduzierten Durchfalls, Mukositis, Verbesserung des Allgemeinbefindens. Hochdosiertes Selen (v. a. intravenös) wird vor einer Chemotherapie (Carboplatin, Paclitaxel) begleitend zur Reduktion der häufig auftretenden peripheren Neuropathien gegeben. Selen in Form von Natriumselenit verwenden; kann weitere Nebenwirkungen der Chemotherapie, wie z. B. Haarausfall, Unterdrückung der Blutbildung und Erschöpfungszustände, reduzieren; reduziert Ödeme (auch Lymphödem nach Brustkrebs-Operationen).
L-Carnitin	2–3 g, ideal auf 2–3 tägliche Dosen aufgeteilt	Zahlreiche Chemotherapeutika (Platinverbindungen, Ifosfamid) führen zu massiven Carnitin-Verlusten über die Nieren und entsprechend niedrigen Carnitin-Blutspiegeln. L-Carnitin kann die Kardiotoxizität von Anthrazyklinen reduzieren. Sensibilitätsstörungen in den Armen und evtl. vor der Tumorkachexie. Die bei Tumorpatienten häufig auftretende Erschöpfung (Fatigue) lässt sich – entgegen von früheren Annahmen – nicht wirkungsvoll mit L-Carnitin behandeln. Carnitinmängel können durch eine einseitige Ernährungsweise noch verstärkt sein.
L-Glutamin	Orale Gabe. 3 × 10 g/Tag	Ist zur Vorbeugung gegen orale Mukositis bei Bestrahlungen und Chemotherapie hilfreich.
Melatonin	20 mg	Melatonin reduziert die Häufigkeit von Neurotoxizität, Thrombozytopenie (Reduktion der Anzahl der Blutplättchen) und Asthenie (Schwäche, Erschöpfung) als Folge einer Chemotherapie.

Nährstoff	empfohlene Tagesdosis	Kommentare
Coenzym Q_{10}	100–300 mg (bzw. je nach Coenzym-Q_{10}-Blutspiegel, › 2,5 µg/ml)	Wichtig für den mitochondrialen Stoffwechsel; scheint gewisse Nebenwirkungen von Bestrahlungen reduzieren zu können; vermindert Kardiotoxizität (z. B. bei Therapie mit Anthrazyklinen, Doxorubicin). Auch bei der für Tumorpatienten typischen Erschöpfung kann Coenzym Q_{10} zum Einsatz kommen.

Besondere Hinweise

- Müdigkeit, Fatigue: Ernährungsinterventionen wie antiinflammatorische Ernährung oder mediterrane Ernährung in Kombination mit Lebensstilmaßnahmen (z.B. körperliche Aktivität) scheinen Fatigue und Lebensqualität positiv beeinflussen zu können.
- Therapiebedingte Nebenwirkungen, Malnutrition, Gewichtsverlust, Muskelmassenverlust, eingeschränkte Muskelfunktion treten oft gleichzeitig auf. Sie sind wesentliche Faktoren für den Therapieverlauf und für die Lebensqualität. Die möglichst individuelle Korrektur der negativen Energie-, Makronährstoff- und Mikronährstoffbilanz ist sinnvoll.
- Individuell angepasste körperliche Aktivität (Ausdauer, Resistenztraining) kann mithelfen, das Wohlbefinden, die Lebensqualität, Therapietoleranz, Muskelmassenverluste, Entzündungen, therapieinduzierte Neuropathien, die Überlebensrate, Müdigkeit und Schlafqualität günstig zu beeinflussen.
- Bei Patienten ohne Malnutrition, Kachexie und Sarkopenie soll intermittierendes Fasten (z.B. 24 Std vor bis 24 Std. nach der Therapie) die Wirksamkeit einer Chemotherapie verbessern und die unerwünschten Nebenwirkungen reduzieren. Die Datenlage ist allerdings noch nicht abschließend.
- Für eine optimale Wundheilung vor und nach chirurgischen Eingriffen gelten die Empfehlungen im Kapitel »Wundheilung« (Seite 696).
- Vitamin B_1 sollte nur in niedrigen, nutritiven Mengen gegeben werden (gilt nur für Krebspatienten). Es gibt biochemische Hypothesen, wonach eine krebsfördernde Wirkung von höheren Vitamin-B_1-Dosierungen nicht ausgeschlossen werden kann (Förderung der Transketolase-Aktivität).
- Vitamin C – die Wirkmechanismen gegenüber den Krebszellen:
  - In den bei Krebserkrankungen hohen Dosierungen funktioniert Vitamin C nicht mehr als antioxidatives Vitamin, sondern wirkt über die vermehrte Bildung von H_2O_2, prooxidativ, was die Krebszellen selektiv schädigen und zu einer Reduktion der Toxizität der Chemotherapie führen soll.
  - Zudem bewirkt Vitamin C offenbar eine epigenetische Reprogrammierung der DNA über die Aktivierung der sogenannten Ten-Eleven-Translocation-Enzyme (TET). Diese sind verantwortlich für die Demethylierung der DNA. Durch Demethylierung versucht man, die im Entstehen begriffenen bzw. auch schon existierende Tumoren wieder der Zellzykluskontrolle zu unterwerfen.
  - Ferner stimuliert Vitamin C die gegen die Krebszellen gerichtete Immunantwort.

- Eine weitere Wirkung von Vitamin C ist die Senkung des sogenannten Hypoxia Inducible Factor 1 alpha (HIF-1α), eines Moleküls, das die Adaptation von Zellen an Sauerstoffmangelbedingungen kontrolliert. Das Hochregulieren von HIF-1α könnte einer der Mechanismen sein, mit deren Hilfe die Krebszellen eine Resistenz gegen Chemo- und Immuntherapien entwickeln.
- Probiotika können das Mikrobiom über verschiedene Mechanismen so modulieren, dass die Wirkung von Bestrahlungen und Chemotherapie verbessert und unerwünschte Nebenwirkungen (Darm, Mukositis) vermindert werden können (siehe Zeller, 2020).

Laboruntersuchungen

- Selen
- L-Carnitin, Coenzym Q_{10} (Blut)
- Vitamin C, Vitamin D
- oxidativer Stress, Desoxyguanosin, Glutathion
- Schwermetall-Screening (Haare, Urin, Blut)
- Omega-3-Index

Literatur

Abiri B et al. Vitamin C and cancer: the role of vitamin C in disease progression and quality of life in cancer patients. Nutrition and Cancer. 2021;73(8):1282–1292.

Alcantara MJE et al. 338P Vitamin E in the treatment of chemotherapy and radiation-induced mucositis: A meta-analysis of randomized controlled trials. Ann Oncol. 2020;31:S1372–S1373.

Baguley BJ et al. Nutrition therapy for the management of cancer-related fatigue and quality of life : a systematic review and meta.analysis. Brit J Nutr. 2019;122(5):527–541.

Bedhiafi T et al. The potential role of vitamin C in empowering cancer immunotherapy. Biomed Pharmacother. 2022;146:112553.

Campbell KL et al. Exercise guidelines for cancer survivors: consensus statement from international multidisciplinary roundtable. Med Sci Sports Exercise. 2019;51(11):2375.

Clifton KK et al. Intermittent fasting in the prevention and treatment of cancer. CA: a cancer journal for clinicians. 2021;71(6):527–546.

Danwilai K et al. The effect of magnesium supplementation on cisplatin induced nephrotoxicity: a systematic review and meta-analysis. Pharm Sci Asia. 2021;48(1):25–36.

De Menêses AG et al. Effects of oral supplementation in the management of oral mucositis in cancer patients: A meta-analysis of randomized clinical trials. J Oral Pathol Med. 2020;49(2):117–125.

Deutsche Krebsgesellschaft, Stellungnahme zu »Vitamin B17 (Amygdalin)« und »Ketogene und kohlenhydratarme Diäten«. www.krebsgesellschaft.de/deutsche-krebsgesellschaft/klinische-expertise/wissenschaftliche-stellungnahmen.html – Zugriff 3/2022; 9/2017

Fabiani R et al. Epigenetic modifications induced by olive oil and its phenolic compounds: a systematic review. Molecules. 2021;26(2):273.

García-Gozalbo B et al. A Narrative review about nutritional management and prevention of oral mucositis in haematology and oncology cancer patients undergoing antineoplastic treatments. Nutrients. 2021;13(11):4075.

Gröber U et al. Komplementärer Einsatz von Antioxidanzien und Mikronährstoffen in der Onkologie – Update 2013. Onkologe 2013;19:136–143

Gröber U et al. Micronutrients in oncological intervention. Nutrients 2016;8(3):163.

Harvie M. Nutritional supplements and cancer: potential benefits and proven harms. Am Soc Clin Oncol Educ Book. 2014:e478–86.

Inglis JE et al. Nutritional interventions for treating cancer-related fatigue: a qualitative Review. Nutr Cancer. 2019;71(1):21–40.

Kanzawa-Lee GA et al. Exercise effects on chemotherapy-induced peripheral neuropathy: a comprehensive integrative review. Cancer Nursing. 2020;43(3):E172–E185.

Klement RJ et al. Kann eine kohlenhydratarme/ketogene Ernährung das Tumorwachstum verzögern? Aktuel Ernahrungsmed 2016; 41(02): 95–102.

Mücke R et al. Selenium in radiation oncology—15 years of experiences in Germany. Nutrients. 2018;10:483.

Rezaee R et al. Curcumin: A potentially powerful tool to reverse cisplatin-induced toxicity. Pharmacol Res. 2017;117:218–227.

Vaughan VC et al. Marine polyunsaturated fatty acids and cancer therapy. Br J Cancer. 2013;108(3):486–92.

Wang Y et al. Therapeutic strategies of melatonin in cancer patients: a systematic review and meta-analysis. OncoTargets Ther. 2018;11:7895.

Yasueda A et al. Efficacy and interaction of antioxidant supplements as adjuvant therapy in cancer treatment: a systematic review. Integr Cancer Ther. 2016;15(1):17–39.

Zeichner SB et al. Improved clinical outcomes associated with vitamin D supplementation during adjuvant chemotherapy in patients with HER2+ nonmetastatic breast cancer. 2015;15(1):e1–11.

Zeller G. 3.10 The microbiome: Its influence on tumorigenesis and therapy. In: Wild CP, Weiderpass E, Stewart BW, eds. World Cancer Report 2020. Lyon: IARC/WHO; 2020, pp. 221ff.

Sekundärprävention nach der Krebstherapie

Nach Abschluss der akuten Krebsbehandlung (Operation, Chemotherapie, Bestrahlung) sollte in erster Linie eine Mangelernährung (Malnutrition) vermieden werden. Für die Mikronährstoffversorgung bedeutet dies, dass dem Krebspatienten – in Abhängigkeit von seiner Ernährungssituation – zusätzlich eine moderat dosierte, breit gefächerte und ausgewogene Nahrungsergänzung (Vitamine, Mineralstoffe, Spurenelemente, Fettsäuren, Aminosäuren) empfohlen werden kann. Viele Krebspatienten haben nach der Chemotherapie Defizite an spezifischen Nährstoffen (z. B. Vitamin D).

Es ist das Ziel, markante Nährstoffdefizite und einen Gewichtsverlust zu vermeiden, den Patienten immunologisch optimal zu unterstützen und für eine möglichst gute Lebensqualität zu sorgen. Dabei sollten spezifische Laborparameter in einer gewissen Regelmäßigkeit überprüft und die Supplementierung auf die Laborwerte abgestimmt werden.

Nährstoffempfehlungen nach Beendigung der Chemotherapie und Bestrahlung

Nährstoff	empfohlene Tagesdosis	Kommentare
Multivitamin-Spurenelement-Präparat	moderate, ausgewogene Rezeptur	Bei Männern mit einer Krebsvorgeschichte betrug die Risikoreduktion durch Sekundärprävention in Studien beachtliche 27 %. Langfristige Basis-Supplementierung; je nach Situation des Patienten auch in flüssiger Form als bilanzierte Ergänzungsnahrung. Gute Datenlage.
Vitamin C	0,5–2 g	Studien zeigen interessante Ergebnisse bei Brustkrebs-Patientinnen nach Chemotherapie.
Vitamin D	je nach Laborstatus	Die vorliegenden Daten zeigen eine Verbesserung der Lebensqualität mit einer adäquaten Vitamin-D-Supplementierung. Ebenso deuten Studien darauf hin, dass Vitamin D auch die progressionsfreie Überlebenszeit verlängern kann (v. a. belegt bei Darmkrebs). Immunmodulierend; sehr häufig zu niedrige Blutspiegel bei Krebspatienten.
Selen	je nach Laborstatus 50–200 µg	wichtiges immunrelevantes Spurenelement; Bestandteil von Enzymsystemen, die wichtig für die Überlebenszeit von Krebspatienten zu sein scheinen (z. B. Thioredoxin-Reduktasen, Glutathionperoxi-

Nährstoff	empfohlene Tagesdosis	Kommentare
		dasen). Krebspatienten (auch im frühen Stadium) zeigen niedrigere Selenspiegel als gesunde Personen. Je weiter fortgeschritten die Tumorerkrankung, desto niedriger die Selenspiegel. Bei Brustkrebspatientinnen (Schweden) korrelierte eine langfristig gute Selenversorgung deutlich mit der Mamma-Ca-spezifischen und der Gesamt-Mortalität. Selen verbessert auch das Lymphödem beim Mamma-Ca. Interventionsstudien, welche mit Hochrisikogruppen (z. B. Leber- und Lungenkrebs) durchgeführt wurden, zeigten die positive Wirkung einer begleitenden Selengabe.
Coenzym Q_{10}	je nach Laborstatus 60–120 mg	Ein ausreichend hoher Coenzym-Q_{10}-Blutspiegel scheint bei gewissen Krebsformen (z. B. Melanom) den Krankheitsverlauf günstig zu beeinflussen. Bei Brustkrebspatientinnen zeigte die adjuvante Gabe von Coenzym Q_{10} eine Reduktion wichtiger Entzündungsmarker und Metalloproteinasen.
Omega-3-Fettsäuren	meist 2–4 g EPA+ DHA	Omega-3-Fettsäuren zeigen positive Wirkungen auf Kachexie, Entzündungen, Neuropathien, postoperative Komplikationen und die Lebensqualität. Regelmäßige und langfristige Gabe möglich. Wegen uneinheitlicher Studienergebnisse nicht bei Darmkrebs. Breite Datenlage.
L-Carnitin	2–3 g	kann bei Mangelernährung sowie bei ausgeprägtem Verlust von Muskelmasse (Kachexie) versucht werden
Melatonin	20 mg, abends	Melatonin kann die Tumorremissionsrate sowie die Gesamtüberlebensrate erhöhen. Unter ärztlicher Kontrolle.

Besondere Hinweise

- Müdigkeit, Fatigue: Ernährungsinterventionen wie antiinflammatorische Ernährung oder pflanzenbasierte Ernährung in Kombination mit Lebensstilmaßnahmen (z. B. körperliche Aktivität) scheinen krebsbezogene Fatigue und Lebensqualität positiv beeinflussen zu können.
- Tumorkachexien werden von verschiedenen Faktoren geprägt. Dazu gehören Gewichts- und Muskelmassenverluste, erhöhte Aktivität des braunen Fettgewebes, Insulinresistenz, gestörte Hunger- und Sättigungsregulation, therapiebedingte Nebenwirkungen. Muskelmassenverluste und Sarkopenie erhöhen die Komplikationsraten und die Mortalität. Eine möglichst individuelle Ernährung mit ausreichender Zufuhr von Kalorien und Protein, Omega-3-Fettsäuren, Kreatin, L-Glutamin etc. kann in Verbindung mit körperlicher Aktivität dazu beitragen, dass sich die Kachexien weniger stark manifestieren.
- Individuell angepasste körperliche Aktivität (Ausdauer, Resistenztraining) kann mithelfen, Wohlbefinden, Lebensqualität, Therapietoleranz, Muskelmassenverluste, Entzündungen, Müdigkeit und Schlafqualität günstig zu beeinflussen.

- Curcumin: Die Rolle von Curcumin bei Krebserkrankungen ist ausführlich untersucht worden. Curcumin hemmt die Initiierung, die Progression und Metastasierung diverser Krebsformen. Gut bioverfügbare Curcumin-Präparate können begleitend – mit professioneller Unterstützung – zur Prävention und Therapie eingesetzt werden. Die genauen Wirkmechanismen und Einsatzgebiete können der ausführlichen Referenzliteratur entnommen werden (Giordano et al., Nair et al.).

Laboruntersuchungen

- Selen, 25-OH-Vitamin D_3 und Mikronährstoff-Screening
- L-Carnitin, Coenzym Q_{10} (Blut)
- oxidativer Stress, Desoxyguanosin, Glutathion
- Omega-3-Index
- Albumin

Literatur

Assi M et al. The janus-faced role of antioxidants in cancer cachexia: new insights on the established concepts. Oxid Med Cell Longev. 2016;2016:9579868.

Baguley BJ et al. Nutrition therapy for the management of cancer-related fatigue and quality of life : a systematic review and meta.analysis. Brit J Nutr. 2019;122(5):527–541.

Biesalski HK. Mikronährstoff-Supplemente bei onkologischen Patienten, Gibt es rationale Gründe? Akt Ernähr Med 2011;36(5):282–285.

Campbell KL et al. Exercise guidelines for cancer survivors: consensus statement from international multidisciplinary roundtable. Med Sci Sports Exercise. 2019;51(11):2375.

Crawford S. Anti-inflammatory/antioxidant use in long-term maintenance cancer therapy: a new therapeutic approach to disease progression and recurrence. Ther Adv Med Oncol. 2014;6(2):52–68.

Evans SO et al. Optimising selenium for modulation of cancer treatments. Anticancer Res. 2017;37:6497–6509.

Fabian CJ et al. Omega-3 fatty acids for breast cancer prevention and survivorship. Breast Cancer Res. 2015;17(1):62.

Gangadharan A et al. Protein calorie malnutrition, nutritional intervention and personalized cancer care. Oncotarget. 2017;8(11):24009–24030.

Gaziano JM et al. The Physicians Health Study II randomized controlled trial. Multivitamins in the prevention of cancer. JAMA. 2012;308(18):1871–1880.

Giordano A et al. Curcumin and cancer. Nutrients. 2019;11(10):2376.

Greenlee H et al. Antioxidant supplement use after breast cancer diagnosis and mortality in the Life After Cancer Epidemiology (LACE) cohort. Cancer 2012;118(8):2048–58.

Hardy ML et al. Multivitamin/multimineral supplements for cancer prevention: implications for primary care practice. Postgrad Med. 2015;127(1):107–116.

Harris HR et al. Vitamin C and survival among women with breast cancer: a meta-analysis. Eur J Cancer. 2014;50(7):1223–1231.

Harvie M. Nutritional supplements and cancer: potential benefits and proven harms. Am Soc Clin Oncol Educ Book. 2014:e478–86.

Hertz N et al. Improved survival in patients with end stage cancer treated with coenzyme Q10 and other antioxidants: a pilot study. J Int Med Res 2009;37(6):1961–1971.

Inglis JE et al. Nutritional interventions for treating cancer-related fatigue: a qualitative Review. Nutr Cancer. 2019;71(1):21–40.

Li C et al. Association of 25-hydroxyvitamin D level with survival outcomes in female breast cancer patients: A meta-analysis. J Steroid Biochem Mol Biol. 2021;212:105947.

McTiernan A et al. Physical activity in cancer prevention and survival: a systematic review. Med Sci Sports Exercise. 2019;51(6):1252.

Mochamat CH et al. A systematic review on the role of vitamins, minerals, proteins, and other supplements for the treatment of cachexia in cancer: a European Palliative Care Research Centre cachexia project. J Cachexia Sarcopenia Muscle 2017;8(1):25–39.

Nair A et al. Non-curcuminoids from turmeric and their potential in cancer therapy and anticancer drug delivery formulations. Biomolecules 2019;9:13.

Prado CM et al. Nutrition interventions to treat low muscle mass in cancer. J Cachexia Sarcopenia Muscle. 2020;11(2):366–380.

Rusciani L et al. Low plasma coenzyme Q10 levels as an independent prognostic factor for melanoma progression. J Am Acad Dermatol 2006;54:234–241.

Sluyter JD et al. Vitamin D and clinical cancer outcomes: a review of meta-analyses. JBMR plus. 2021;5(1):e10420.

Van Vulpen JK et al. Moderators of exercise effects on cancer-related fatigue: a meta-analysis of individual patient data. Med Sci Sports Exercise. 2020;52(2):303.

Wang Y et al. Therapeutic strategies of melatonin in cancer patients: a systematic review and meta-analysis. OncoTargets Ther. 2018;11:7895.

Wei L et al. Multi-targeted therapy of cancer by omega-3 fatty acids-an update. Cancer letters. 2022;526:193–204.

Wu C et al. L-carnitine ameliorates the muscle wasting of cancer cachexia through the AKT/FOXO3a/MaFbx axis. Nutr Metab (Lon). 2021;18(1):98.

Zhang X et al. Malnutrition and overall survival in older adults with cancer: A systematic review and meta-analysis. J Geriatr Oncol. 2019;10(6):874–883.

Zhang XM et al. Sarcopenia as a predictor of mortality in women with breast cancer: A meta-analysis and systematic review. BMC Cancer. 2020;20(1):172.

Immunsystem

Das Immunsystem ist nicht wie das Herz oder die Leber ein »greifbares« Organ. Es besteht aus vielfältigen, hochkomplexen Strukturen, die als Netzwerk im ganzen Körper verteilt sind. Dazu gehören immunkompetente Systeme wie das Knochenmark, der Thymus, die Lymphknoten, die Milz, die Darmschleimhaut, die Haut und eine Vielzahl spezialisierter Immunzellen mit Immunbotenstoffen und Immunglobulinen in Blut und Geweben.

Die Aufgaben des Immunsystems

Das Immunsystem erfüllt unter anderem folgende Aufgaben:

- Aufrechterhalten von Barrieren (Haut, Darm)
- Unterscheidung zwischen »körpereigen« und »körperfremd«
- Abwehr von körperfremden Substanzen (z. B. Bakterien, Viren, Pilze, Parasiten)
- Erkennen und Neutralisieren von Antigenen – und gleichzeitig Toleranz gegenüber häufigen/bekannten fremden Substanzen
- Erkennen und Abtöten von mutierten Zellen
- Etablierung eines immunologischen Gedächtnisses

Grob gesagt besteht unser Immunsystem aus zwei Teilen. Das unspezifische Immunsystem besteht aus Barrieren (Haut, Darm) und einem Netzwerk von Abwehrzellen, die so aufgebaut sind, dass sie alles, was fremd erscheinende Muster enthält, rasch angreifen und zerstören können. Dieses Abwehrsystem funktioniert ab Geburt und die Antwort auf das »Fremde« fällt immer etwa gleich stark aus. In unserer Tränenflüssigkeit ist z. B. ein Protein enthalten, das antibakterielle Eigenschaften besitzt, und unspezifische Abwehrzellen reagieren auf Strukturen von Hefe- oder Bakterienwänden.

Das spezifische Immunsystem kommt nur bei höheren Lebewesen vor. Diese Zellen müssen zuerst lernen, dass sie körpereigene und häufig vorkommende, ungefährliche Substanzen nicht angreifen dürfen. Diese Eigenschaft ist so zentral, dass hierfür im Kindesalter extra ein Organ besteht, der Thymus. Bei einem Infekt wird nun das »Fremde« von Fresszellen zuerst analysiert und danach eine gezielte Immunantwort darauf eingeleitet, welche einige Tage benötigt, bis sie ausgereift ist. So dauert es z. B. einige Tage, bis die Abwehr gegen Grippeviren voll funktioniert. Vorteil des spezifischen Immunsystems ist, dass sich bei wiederholtem Kontakt auch langlebige Memory-Zellen ausbilden, die ihr immunologisches Gedächtnis behalten. Deshalb schützt uns eine erfolgreiche Impfserie z.B. gegen Hepatitis B auf lange Zeit. In unserem Körper arbeiten das unspezifische und das spezifische Immunsystem Hand in Hand.

Die Regulation des Immunsystems ist ein äußerst komplexes Geschehen. Das Ziel muss immer sein, das Immunsystem im Gleichgewicht zu halten, damit stets eine korrekte Immunantwort erfolgt. Weder eine ungenügende Immunantwort (= Infektanfälligkeit, Immundefektsyndrom) noch eine überschießende oder fehlgeleitete Immunantwort (= Überempfindlichkeit, Autoimmunerkrankungen, unerwünschte Entzündung, Allergie) ist sinnvoll.

Erkrankungen des Immunsystems

Neben den seltenen primären, d.h. angeborenen Immundefekten (z.B. Antikörpermangelsyndrom) gibt es sekundäre bzw. erworbene Immunstörungen. Ursachen für sekundäre Immunschwächen sind u.a.

- chronisch-bakterielle Infektionen sowie einige Viruserkrankungen (HIV, Herpes, Corona)
- Autoimmunerkrankungen
- Proteinverlustsyndrome
- Mangelernährung oder Fehlernährung
- Stoffwechselstörungen
- Krebserkrankungen, v.a. der blutbildenden Zellen
- durch medizinische Maßnahmen verursachte Immundefizienz, z.B. durch Cortison, Bestrahlungen, Chemotherapie, weitere Medikamente, die das Immunsystem unterdrücken

Es gibt viele Faktoren, die eine optimale Immunantwort beeinflussen.

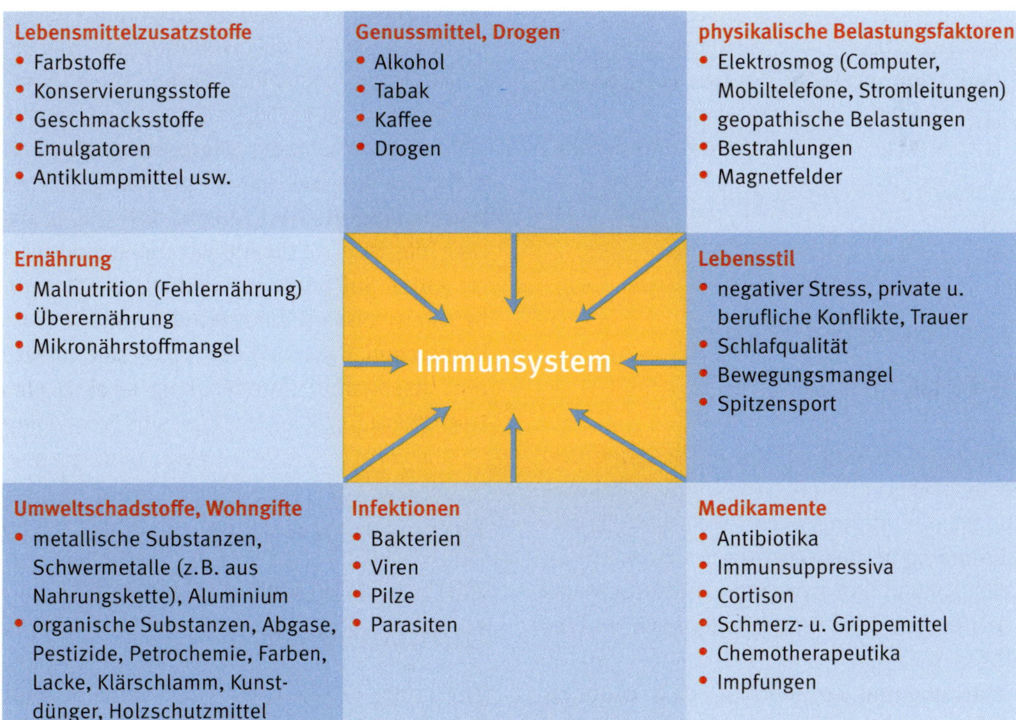

Überschießende Immunantworten haben in den letzten 50 Jahren deutlich zugenommen. Es ist noch nicht ganz geklärt, aber Umweltfaktoren, übertriebene Hygiene und Störungen des Mikronährstoffhaushalts sind sicher mitverantwortlich. Da im Immunsystem derart viele Faktoren zusammenwirken, kommt dies auch relativ häufig vor.

Bei einer Allergie reagiert das Immunsystem auf alltägliche fremde Substanzen, hat also keine Toleranz ausgebildet (z. B. Heuschnupfen wegen Birkenpollen).

Bei einer Autoimmunerkrankung (Seite 607) kann das Immunsystem in körpereigenen Strukturen etwas »Fremdes« erkennen und greift diese an. Dies kann auch der Fall sein, wenn sich körpereigene Gewebe und Strukturen biochemisch verändert haben (z. B. durch Glykierung, freie Radikale).

Manchmal passen die abwehrenden Antikörper »dummerweise« genau zu gewissen körpereigenen Strukturen, sodass es zu Folgeschäden nach einem Infekt kommt (rheumatisches Fieber, gewisse Nierenerkrankungen).

Das Immunsystem regulieren und stärken

Grundsätzlich sind bei der Vorbeugung und bei der diätetischen Behandlung von Erkrankungen des Immunsystems stets zwei Hauptfaktoren zu berücksichtigen:

- Schutz und Entlastung des Immunsystems vor belastenden, immunsuppressiven Einflüssen
- Stärkung und Regulierung des Immunsystems durch:
  - optimale, dem Bedarf des Immunsystems angepasste Ernährung (antioxidativ, entzündungshemmend)
  - Vermeiden von Mängeln an Mikronährstoffen
  - Optimierung des Darmmilieus und der Darmflora

Das Immunsystem kann nur dann optimal funktionieren, wenn es stets mit den richtigen Bausteinen versorgt wird. Dafür ist eine vollwertige, ausgewogene Ernährung entscheidend. Eine Mangelernährung, wie sie in Entwicklungsländern häufig ist oder wie sie auch in den Industrieländern bei einseitiger Ernährung (z. B. bei älteren Menschen) oder bei Essstörungen angetroffen wird, kann zu immunologischen Störungen führen.

Viel häufiger ist in den Industrieländern jedoch die Überernährung. Dabei führt eine überhöhte Zufuhr von »leeren« Kalorien in Form von zucker- und weißmehlhaltigen Lebensmitteln, versteckten Fetten sowie Alkohol zu einer zu geringen Zufuhr von wichtigen immunrelevanten Mikronährstoffen und Ballaststoffen und somit zu einer gestörten Immunantwort. Der Verzehr von 100 g Zucker (das ist etwa die Menge, die in einem Liter eines Süßgetränkes enthalten ist) kann beispielsweise die Fähigkeit der weißen Blutkörperchen, Bakterien und Viren zu attackieren, bis zu fünf Stunden lang stark beeinträchtigen!

Mikronährstoffe besitzen Schlüsselrollen im Immunsystem

Wie in der Tabelle in diesem Kapitel ersichtlich, gibt es kaum einen Mikronährstoff, der nicht eine oder mehrere immunrelevante Funktionen oder Eigenschaften besitzt. Die Tatsache, dass so ein großes »Team« aus Makro- und Mikronährstoffen die Regulation des komplexen Immunsystems wesentlich mitorganisiert, unterstreicht die Bedeutung einer guten Nahrungsqualität mit ausreichend (nicht zu viel) Makronährstoffen, aber auch mit ausreichenden Mengen an Mikronährstoffen in einer guten Balance. Mängel an Mikronährstoffen sollten möglichst gezielt supplementiert werden. Dabei können auch Multivitamin-Spurenelement-Präparate durchaus eine Rolle spielen.

Nährstoffe mit bekannter immunrelevanter Wirkung

Mineralstoffe, Spurenelemente	Vitamine	lebensnotwendige Fettsäuren	Aminosäuren und sonstige Nährstoffe
Eisen	Carotinoide	Omega-3-Fettsäuren	L-Arginin
Jod	Vitamin A, D	Omega-6-Fettsäuren	L-Carnitin
Kupfer	Vitamin E, K		L-Cystein
Lithium	Vitamin B_1, B_2, B_6, B_{12}		L-Glutamin
Magnesium	Niacin		L-Lysin
Mangan	Pantothensäure		L-Ornithin
Molybdän	Folsäure		
Selen	Vitamin C		
Silizium			
Zink			

Ernährungsempfehlungen

Für ein gut funktionierendes Immunsystem sollten vor allem frische, wenig prozessierte Lebensmittel, Gemüse (v. a. auch Lauch- und Kohlarten), Früchte, nicht raffinierte, kaltgepresste Öle und ausreichend hochwertige Proteine (möglichst aus verschiedenen Quellen) konsumiert werden. Gerade bei älteren Menschen ist die Sicherstellung der Proteinzufuhr wichtig. Damit stehen auch die für die Glutathionsynthese nötigen Aminosäuren zur Verfügung – v. a. Methionin und Cystein, aber auch Glutamin und Glycin. Der Glutathionspiegel nimmt im Alter ab. Dies macht Senioren anfälliger für chronische Erkrankungen inkl. Lungenpathologien.

Von einer Vielzahl von Vitaminen, Mineralstoffen, Spurenelementen, Amino- und Fettsäuren ist bekannt, dass sie bei optimaler Zufuhr regulierend auf das Immunsystem wirken.

Für ein funktionierendes Immunsystem ist aber auch die Pflege der Barrieren zwischen Mensch und Umwelt entscheidend. Immerhin sind wir permanent fremden Substanzen, Bakterien und Viren aus der Umgebung ausgesetzt. Eine intakte, gepflegte Haut verhindert, dass sie in unseren Körper eindringen können.

Auch über unseren Verdauungstrakt präsentieren wir dem Immunsystem regelmäßig fremde Substanzen, die es aber meist als »bekannt« klassifiziert und deshalb keine Reaktion einleitet. Zudem leben in unserem Darm 4×10^{13} Bakterien. Dieses sogenannte Mikrobiom interagiert mit unserem Körper in vielfältigster Weise.

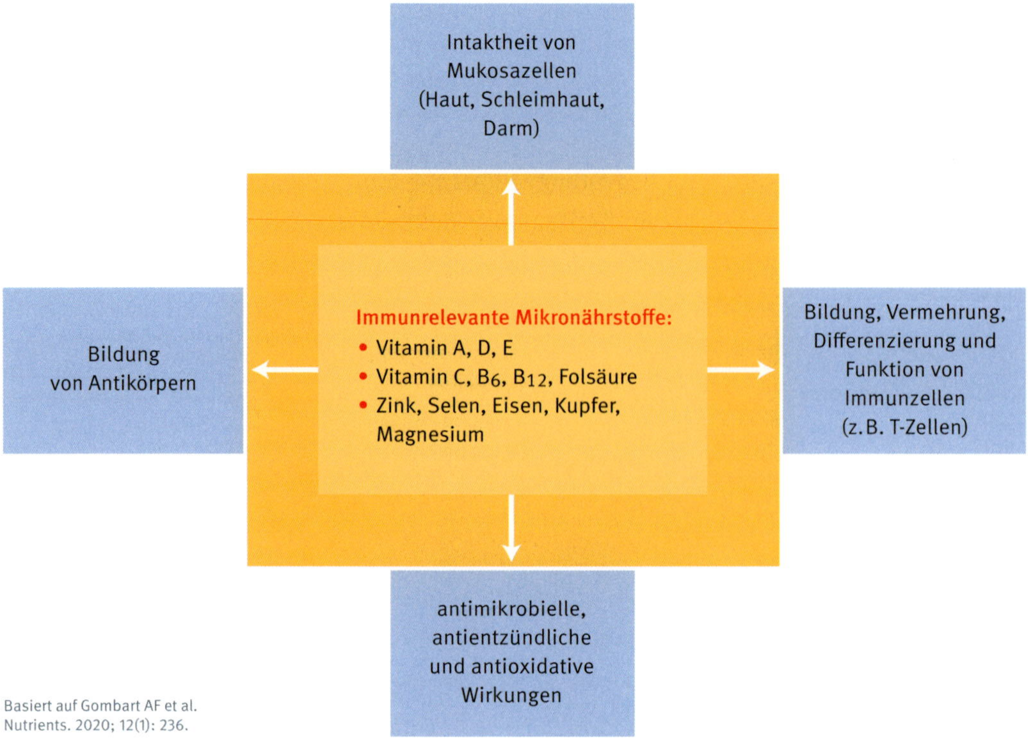

Basiert auf Gombart AF et al. Nutrients. 2020; 12(1): 236.

Für eine korrekte Immunantwort braucht es eine Teamarbeit vieler Mikronährstoffe.

Eine Ernährung mit präbiotischen Ballaststoffen wie Inulin (in Chicorée enthalten) oder anderen Frukto- oder Galaktooligosacchariden fördert eine gesunde Vielfalt der Darmbakterien und verhindert, dass sich krank machende Bakterien im Darm ausbreiten können.

Probiotisch wirksame Keime aus dem natürlichen Bakterienspektrum des Menschen können die Integrität der Darmschleimhaut sicherstellen.

β-Glucane aus Zellwänden der Bierhefe, asiatischen Heilpilzen wie Reishi, Shitake usw. aktivieren einige Rezeptoren des menschlichen Frühwarnsystems gegen Bakterien, Viren und Hefen. Dadurch erhöht sich die Leistungsfähigkeit des Immunsystems.

Mikronährstoffe bei erhöhter Infektanfälligkeit und zur Verbesserung der Immunantwort (präventiv)

Nährstoff	empfohlene Tagesdosis	Kommentare
Multivitamin-Spurenelement-Präparat	nutritive Dosierungen	Es gibt kaum einen Mikronährstoff, der nicht eine biochemisch wichtige Funktion für das Immunsystem hat (Tab. Seite 591). Auch wenn sich diese immunologischen Eigenschaften von einzelnen Mikronährstoffen nicht immer direkt mit klinisch relevanten Ergebnissen (z. B. Infekthäufigkeit, Infektdauer) dokumentieren lassen, ermöglicht das ausreichende Vorliegen aller dieser Substanzen als Team erst korrekte Abwehrmechanismen, eine gute Immunantwort und eine geringere Verletzlichkeit des Körpers durch Erkrankungen des Immunsystems. Supplementierung in regelmäßigen Intervallen.
Vitamin A	in nutritiven Dosierungen zur Vorbeugung gegen Infektionen	Hält die Immunbarrieren der Haut und die Schleimhäute des Verdauungstraktes und der Atemwege gesund. Vitamin-A-Mangel erhöht das Infektionsrisiko. Sogar Menschen mit normalen Vitamin-A-Werten können mit nutritiv dosierten Supplementen ihre Immunfunktion verbessern. Vitamin-A-Dosierungen, die über den nutritiven Bereich hinausgehen, nur unter ärztlicher Kontrolle einnehmen. Bei Kindern (50 000–200 000 IE alle 4–6 Monate, v. a. in Entwicklungsländern) hilfreich zur Reduktion von Durchfällen und Masern.
Vitamin C	0,8–1 g (evtl. auch höher) zum Schutz vor Infektionen	Vitamin C scheint im Normalfall die Häufigkeit von Infekten nicht zu vermindern. Vitamin C kann aber bei körperlich stark belasteten Menschen – und unter extremen klimatischen Bedingungen – die Anzahl der Erkältungen um etwa die Hälfte reduzieren. Bei einer frühzeitigen und regelmäßigen Prävention kann Vitamin C die *Erkältungsdauer* bei Erwachsenen und Kindern zuverlässig verkürzen. Hierfür sollte die Vitamin-C-Dosierung im Bereich von 1 g/Tag liegen. Es gibt Hinweise darauf, dass höhere Vitamin C-Dosierungen (3 × 2 g Vitamin C/Tag während 30 Tagen) allenfalls auch die Häufigkeit von Erkältungen reduzieren könnten (Kim et al.). Bei den in der Vergangenheit auch häufig ergebnislos verlaufenen Studien zur Infektprophylaxe wurde oft eine zu geringe Vitamin-C-Dosierung (sollte › 800 mg Vitamin C/Tag betragen) und eine zu kurze Anwendungsdauer (sollte wenigstens 4–6 Monate betragen) eingesetzt. Nur wenn diese Rahmenbedingungen erfüllt sind, kann mit positiven Resultaten von Vitamin C bei der Infektprophylaxe gerechnet werden.

Nährstoff	empfohlene Tagesdosis	Kommentare
Vitamin D	gemäß Laborstatus bzw. zwischen 25–100 µg (1 000–4 000 IE)	Vitamin-D-Mangel erhöht das Risiko für Atemwegsinfekte und Autoimmunerkrankungen. Reduktion von akuten Infekten bei täglichen oder wöchentlichen Gaben, bei Bolus-Gaben sind die Ergebnisse nicht so gut. Günstig bei COPD (Chronic obstructive pulmonary disease) zur Reduktion der Anfallshäufigkeit. Niedrige Vitamin D-Blutspiegel korrelieren mit erhöhten entzündlichen Zytokinspiegeln, mit einem erhöhten Risiko für virale Atemwegsinfekte und Lungenentzündungen.
Vitamin-B-Komplex	den empfohlenen Tagesbedarf sicherstellend	trägt zur Intaktheit der Immunbarrieren von Haut und Schleimhaut des Verdauungstraktes und der Atemwege bei
Zink	10–30(–50) mg	Zinkmangel erhöht das Infektionsrisiko und die Virusreplikation. Auch bei normalen Zinkwerten kann mit Supplementen die Immunfunktion verbessert werden. Reduktion von Mittelohrentzündungen bei Kindern.
Selen	100–200 µg	Selenmangel erhöht die Virulenz eines Erregers und die Komplikationsrate bei Infekten (z. B. Lungenentzündung). Erhöhter Bedarf bei Infekten (Erreger verbraucht Selen des Körpers für eigene Zellteilung). Die Alpenländer gehören zu den Selenmangelgebieten. Daher ist ein ausreichender Selenstatus sehr wichtig.
Aminosäuren (L-Arginin, L-Lysin, L-Glutamin, L-Cystein usw.)	im Grammbereich	wichtige immunmodulierende Wirkungen (auch häufig als Aminosäuren-Komplexe in Immunonutrition)

Toxische Metalle

Chronische Belastungen mit toxischen Metallen können zu grundlegenden Störungen des Immunsystems führen. Toxische Metalle wie Quecksilber, Blei, Aluminium, Cadmium, Nickel, Platin, Palladium, Silber, Gold, Kobalt, Zinn usw. verdrängen lebensnotwendige und immunrelevante Mineralstoffe und Spurenelemente (z. B. Zink, Selen, Eisen usw.) von ihren Transportproteinen und Enzymstellen und führen so zu eigentlichen Stoffwechselblockaden (siehe Kapitel »Chronische Belastungen mit toxischen Metallen«, Seite 712).

Toxische Metalle fördern Entzündungen und sind zudem Katalysatoren von Oxidationsreaktionen (Bildung von zellschädigenden freien Radikalen), was zu Veränderungen von Proteinen (z. B. Immunglobuline) genetischem Material (DNA) und Lipiden (z. B. veränderte Eigenschaften von Zellmembranen, LDL usw.) führen kann.

Wichtig ist zu wissen, dass chronische Metallvergiftungen auch zu einer erhöhten Durchlässigkeit der Darmschleimhaut führen können (erhöhte Darmpermeabilität). Dadurch können Substanzen, die normalerweise von einem gesunden Darm zurückgehalten werden, in die Blutbahn gelangen und hier zu immunologischen Reaktionen (Allergien, Hautaffektionen, gastrointestinale Intoleranzen, Autoimmunreaktionen, Immunschwächen usw.) führen.

Zu den Substanzen, die solche immunologischen Reaktionen provozieren können, gehören:

- körperfremde Proteine
- Toxine, Umweltschadstoffe
- Stoffe aus Gärungs- und Fäulnisreaktionen im Darm, die in den Blutkreislauf gelangen und hier zu typischen Symptomen führen können.

Chronische Belastungen mit einem oder mehreren Schwermetallen können also eine korrekte Immunantwort grundlegend stören. Die Häufigkeit von chronischen Metallintoxikationen wird in der Humanmedizin noch immer stark unterschätzt. Bei chronischen immunologischen Krankheitsbildern sollte stets das Schwermetallprofil im Labor untersucht werden (Blut, Urin, Haare).

Sonstige Prävention und Therapie

Allgemeines Konzept für die Prävention und Therapie einer gestörten Immunantwort:

- Zufuhr bzw. Abdeckung des persönlichen individuellen Bedarfs an Makro- und Mikronährstoffen zur Modulierung der Immunantwort
- Erhaltung oder Wiederherstellung der gastrointestinalen Funktion bzw. Verhinderung einer erhöhten Darmpermeabilität (Stuhlanalyse kann hilfreich sein)
- weitestmögliches Ausschalten von immunbelastenden Faktoren
- Vermeidung von unphysiologischem oxidativem Stress (Rauchen etc.)
- Förderung von immunregulierenden Maßnahmen aus anderen medizinischen Disziplinen inkl. Bewegung

Besondere Hinweise

- Bei Erkrankungen des Immunsystems handelt es sich meist um ein multifaktorielles Geschehen.
- Wir brauchen unser Immunsystem nicht nur während des Winters! Sorgen Sie deshalb während des ganzen Jahres dafür, dass das Immunsystem im Gleichgewicht bleibt.
- Maßnahmen zur Verbesserung der Immunsituation und der Immunantwort benötigen oft längere Zeit. Kurzfristige Maßnahmen sind deshalb nur bei akuten Erkrankungen (z. B. Erkältungen, akute Allergien) sinnvoll.
- Um Infektionen zu vermeiden, muss man für genügend Schlaf und Bewegung sorgen. Schlafmangel schwächt das Immunsystem, während regelmäßige sportliche Betätigung in Maßen die Immunreaktion unterstützt.
- Das Immunsystem reagiert sehr sensibel auf das psychische Befinden. Stress, Angst und Depression schmälern die Immunreaktion und erhöhen die Infektionsanfälligkeit, während positive Gefühlserlebnisse wie Lachen und Gemeinschaftsgefühl die Immunabwehr stärken und aufrechterhalten.
- Rauchen beeinträchtigt die Funktion der weißen Blutkörperchen sehr stark und erhöht das Infektionsrisiko ganz erheblich.
- Abstand halten, Hygiene (Händewaschen, Händedesinfektion), Tragen von Schutzmasken gehören zu den grundlegendsten Maßnahmen der Infektprophylaxe.

Biochemisch betrachtet ist es nicht primär wichtig, ob ein Patient an Halsschmerzen, Schnupfen, Allergien oder an einer Autoimmunerkrankung leidet. Das prinzipielle Präventions- und Therapieziel bei diesen

Krankheiten ist stets dasselbe, nämlich die Erhaltung oder Wiederherstellung des immunologischen Gleichgewichtes und einer korrekten Immunantwort.

Laboruntersuchungen

- Mineralstoff-, Spurenelement-, Schwermetall-Screening (Blut, Urin, Haare)
- Nahrungsmittel-Unverträglichkeiten (IgE, IgG, IgG4; Blut)
- erhöhte Darmdurchlässigkeit (α-1-Antitrypsin; Mikrobiom; Stuhl)
- oxidativer Stress
- Entzündungsparameter, Zytokine

Akute Erkältungen bzw. Infekte der oberen Atemwege

Eine Erkältung ist eine virale Infektion der oberen Atemwege, wobei als Komplikation auch eine bakterielle Superinfektion folgen kann. Als auslösende Viren dominieren Viren aus den Familien Rhino-, Adeno-, RS- und Coronaviren. Diese Viren finden bei nasskaltem Klima oder in Innenräumen bessere Überlebensbedingungen.

Zudem sind die folgenden interessanten Zusammenhänge bekannt:

- Die Immunabwehr des Körpers wird durch die Kälte herabgesetzt.
- Eine erniedrigte Körpertemperatur begünstigt eine Infektion mit dem schnupfenauslösenden Rhinovirus.
- Die Krankheitserreger vermehren sich bevorzugt dann, wenn die Temperatur im Nasenbereich erniedrigt ist.

Gemäß diesen Studienerkenntnissen scheint es daher wichtig, sich im Winter nicht nur warm zu kleiden, sondern insbesondere auch die Nase warm zu halten. Dafür ist ein Schal, der die Nase verdeckt, hilfreich – oder auch eine Gesichtsmaske, die wir alle in der Coronazeit zu tragen gelernt haben.

Die Ansteckung erfolgt überwiegend über Tröpfchen- und auch über Schmierinfektion. Die Wahrscheinlichkeit, an einem Infekt der oberen Atemwege zu erkranken, steigt also, wenn in der Umgebung viele Menschen erkrankt sind. Obwohl Infekte der oberen Atemwege weit verbreitet sind, gibt es große Unterschiede bei der Infektanfälligkeit. Eine vernünftige Ernährung und eine regelmäßige Nahrungsergänzung mit immunrelevanten Nährstoffen wie z. B. Zink und Vitamin C während des Jahres können die Immunfunktion bestmöglich erhalten und die Infektanfälligkeit vermindern.

Ernährungsempfehlungen

Die richtige Ernährung bei einer Erkältung kann den Verlauf der Genesung durchaus positiv beeinflussen. In dieser Zeit sollten Sie eher wenig essen, um den Magen-Darm-Trakt und den Stoffwechsel nicht zu stark mit Verdauungsarbeit zu belasten. Hingegen sollten Sie viel trinken – am besten Wasser, Kräutertees oder verdünnte, frische Fruchtsäfte, die Vitamine und schützende Pflanzenstoffe liefern. Aber auch heiße Suppen sind jetzt sinnvoll – Großmutters Hühnersuppe hat vor Kurzem sogar wegen ihrer offenbar entzündungshemmenden Wirkung wissenschaftliche Unterstützung erhalten. Natürlich sind auch Früchte und frisches Gemüse wegen ihres Vitamingehaltes empfehlenswert. Daneben braucht der Körper zur Erholung auch viel Schlaf und Ruhe.

TIPP **Nehmen Sie bei Erkältung alle 2–3 Stunden (tagsüber) 10 mg Zink-Lutschtabletten, um die Erkältungsdauer zu reduzieren. Zusätzlich mehrfach täglich Vitamin C nehmen und wegen der Carotinoide einen frischen Gemüse- oder Fruchtsaft trinken.**

Mikronährstoffe und COVID-19

Vitamin A:

- Ein Vitamin-A-Mangel ist mit einer Vielzahl von Störungen einer korrekten Immunantwort (inkl. Intaktheit der Schleimhautbarrieren) verbunden und sollte daher auch bei COVID-19 gemessen und vermieden werden – auch wenn noch keine konkreten Anwendungsdaten bei COVID-19-Patienten vorliegen.

Vitamin C:

- Die intravenöse Gabe von Vitamin C kann das Risiko eines Zytokin-Sturmes im Spätstadium einer COVID-19-Infektion reduzieren.
- Patienten mit einem Acute-Respiratory-Distress-Syndrom scheinen von intravenösen Vitamin-C-Gaben im Bereich von 7–16 g/Tag, während 3–4 Tagen, zu profitieren.

Vitamin D (Stand März 2022):

- Beobachtungsstudien deuten darauf hin, dass ein Vitamin-D-Mangel bzw. ein unzureichender 25(OH)-D-Blutspiegel mit einem um über 40 % erhöhten Risiko für eine COVID-19-Infektion, mit einem schwereren Krankheitsverlauf, mit mehr und längeren Spitalaufenthalten sowie mit einer erhöhten Mortalität korreliert. COVID-19-positive Probanden zeigen niedrigere 25(OH)-D-Blutspiegel als COVID-19-negative Personen. Diese Daten sind vielversprechend. Allerdings fehlen noch größere Interventionsstudien.
- Eine Vitamin-D-Supplementierung bei COVID-19-Patienten (Meta-Analyse von 11 Studien mit insgesamt 2265 Patienten, Hariyanto et al.) ergab eine statistische Reduktion
  - des Bedarfs an einer Intensivpflege um 73 %.
  - des Bedarfs an einer künstlichen Beatmung um 66 %.
  - von COVID-19-bedingten Todesfällen um 63 %
- Die oralen Vitamin-D-Dosierungen lagen in einem Bereich von 25 000 IE/Monat und je 200 000 IE Vitamin D an 2 aufeinanderfolgenden Tagen.
- Die Datenlage ist aufgrund der noch kurzen Erfahrungszeit noch nicht abschließend. Allerdings sollte mit diesen positiven Erfahrungen sowohl die Erlangung bzw. Erhaltung eines optimalen 25(OH)-D-Blutspiegels (75–100 nmol/l) als auch eine begleitende Vitamin-D_3-Supplementierung von ca. 2000 IE /Tag (unter ärztlicher Kontrolle auch höher) bis zum Ende der Infektion empfohlen werden. Umso mehr als die zur Diskussion stehenden Vitamin-D_3-Dosierungen kaum unerwünschte Nebenwirkungen zur Folge haben und nur mit äußerst geringen Tageskosten verbunden sind.

Selen:

- Niedrige Selen-Blutspiegel korrelieren mit einem erhöhten Risiko für COVID-19, mit mehr Komplikationen, mit schwereren Verläufen und mit mehr Todesfällen.

Zink:

- Niedrige Zink-Blutspiegel scheinen mit schwereren COVID-19-Verläufen, mit mehr Komplikationen (längerer Klinikaufenthalt, häufigeres Acute-Respiratory-Distress-Syndrom, erhöhter Bedarf an Cortisontherapien, mehr Bedarf an Intensivbehandlung) und mit mehr Todesfällen zu korrelieren.

Omega-3-Fettsäuren (EPA, DHA):

- Die entzündungshemmende und antithrombotische Wirkung von EPA/DHA könnte bei COVID-19-Patienten hilfreich sein.
- Ein ausreichend hoher Omega-3-Index (8–11 %) scheint den Krankheitsverlauf günstig zu beeinflussen.

Melatonin:

- Es gibt erste positive Erfahrungen mit Melatonin (3 × 3 mg/Tag, 2 Wochen) bei COVID-19. Verbesserungen bei Husten, Atemnot, Fatigue, CRP, kürzere Hospitalisationsdauer. Schmale Datenlage.

Nährstoffempfehlungen bei akuten Erkältungen und Infekten der oberen Atemwege

Nährstoff	empfohlene Tagesdosis	Kommentare
Vitamin A	100 000–200 000 IE	An zwei aufeinanderfolgenden Tagen zur Behandlung massiver Infektionen (z. B. Masern, nur unter ärztlicher Kontrolle)
Vitamin C	Intravenöse Zufuhr kann noch wirksamer sein.	1–2 g Vitamin C/Tag verbessern im Akutfall die Dauer und Intensität von akuten Erkältungen bei Kindern. Für Erwachsene sind vermutlich höhere Dosierungen (4–8 g/Tag) nötig, um die Dauer und den Schweregrad von akuten Erkältungen zu reduzieren. Bei älteren Menschen kann Vitamin C bei Lungenentzündungen den Schweregrad reduzieren. In zahlreichen Publikationen wurden die durchaus positiven Ergebnisse zur Wirkung von Vitamin C bei Erkältungen/Infektionen verzerrt oder falsch dargestellt (»Bias«). Siehe hierzu die weiterführende, sehr ausführliche und differenzierte Darstellung von Hemilä et al. (2022). Dosierungen ab 3–4 g Vitamin C können bei manchen Menschen Durchfall hervorrufen. In diesen Fällen Vitamin C über den Tag verteilt portionenweise zuführen oder retardierte Präparate verwenden. Eine parallele Gabe von Vitamin C (0,5–1 g, nicht retardiert) kann die bekannten Nebenwirkungen (z. B. Mikroblutungen der Magenschleimhaut) von salizylathaltigen Schmerz- und Grippemitteln (z. B. Aspirin) deutlich vermindern.
Vitamin D	gemäß Laborstatus, wird im Akutfall häufig als hochdosierte Bolusgabe verabreicht	Besitzt antivirale und entzündungshemmende Eigenschaften. Vitamin D agiert als Immunmodulator, die Schäden, die durch einen proinflammatorischen sogenannten Zytokinsturm entstehen können, reduziert. 1,25$(OH)_2$-Vitamin D bewirkt ein Herunterregulieren der sog. ACE2-Expression (das Angiotensin-Converting-Enzym 2 vermittelt den Zelleintritt von COVID-19). Es gibt Erfahrungen mit Vitamin D_3 bei akuten Lungenerkrankungen oder beim ARDS (Acute Respiratory Distress Syndrome) sowie auch bei COVID-19. Siehe Kapitel »Mikronährstoffe und COVID-19« (Seite 597). Günstig bei COPD (Chronic Obstructive Pulmonary Disease) zur Reduktion der Anfallshäufigkeit.

Nährstoff	empfohlene Tagesdosis	Kommentare
Zink	›75 mg	Zink kann – v. a. in Form von Lutschtabletten (lokale und systemische Wirkung) – die Krankheitsdauer bei akuten Infekten im Durchschnitt um 33 % reduzieren. Für diese Wirkung sind Mengen über 75 mg Zink/Tag (als Zinkacetat, Zinkglukonat) erforderlich. Diese Dosierung wird während der gesamten Infektdauer aufrechterhalten. Am allerbesten scheint Zink zu funktionieren, wenn mit der Einnahme innerhalb der ersten 24 Stunden nach dem Auftreten der ersten Symptome begonnen wird. Zink selbst hat antivirale, antibakterielle, immunmodulierende und entzündungshemmende Eigenschaften. Es reduziert auch die klassischen Erkältungssymptome (Halsschmerzen, Schnupfen, Husten, Müdigkeit usw.) sowie den Bedarf an Antibiotika. Dosierungen von ›100 mg Zink/Tag bringen keine weitere Verbesserung, aber reduzieren die Verträglichkeit. Ein Zinkmangel verstärkt die Virusreplikation.
Selen	100–200 µg	Selenmangel (in der Alpenregion häufig) erhöht die Virulenz eines Erregers; v. a. bei älteren Menschen werden bei vorliegendem Selenmangel höhere Komplikationsraten und Superinfekte (z. B. Lungenentzündungen) beobachtet. Selen wirkt antiviral und immunmodulierend.

Quercetin:

- Es gibt erste kleinere Studien mit Quercetin im Bereich SARS-COVID-19 (auch adjuvant zu den antiviralen Arzneimitteln Remdesivir und Favipiravir), welche darauf hindeuten, dass Quercetin bei viralen Infekten – früh genug eingesetzt – allenfalls zu einer schnelleren Verbesserung der Symptomatik und Verkürzung des Krankheitsverlaufes beitragen kann (Virus-»Clearance«, Entzündungen/Zytokin-Ausschüttungen). Dies dank seiner antioxidativen, entzündungshemmenden, mastzellenstabilisierenden, immunmodulatorischen und antiviralen Eigenschaften.
- Denkbar wäre aufgrund oben genannter Eigenschaften auch ein begleitender Einsatz von Quercetin bei postviraler Erschöpfung (z.B. Long Covid) – in Kombination mit weiteren Substanzen, welche sich zur Unterstützung bei diesen komplexen Beschwerden eignen.

Long-Covid-Patienten:

- Long-Covid-Patienten leiden vor allem unter ständiger Müdigkeit, Kopfschmerzen, Aufmerksamkeitsstörungen, Haarausfall und Kurzatmigkeit. Es gibt momentan noch keine größeren Studien zu konkreten Wirkungen von Mikronährstoffen bei Long-Covid-Patienten. Sowohl ein massiver oxidativer Stress als auch eine »Hyperinflammation« könnten die Ursache, aber auch die Folge einer mitochondrialen Funktionsstörung sein. Zahlreiche mitochondrial und antioxidativ wirksame sowie entzündungshemmende Nährstoffe können hier eventuell aus diesem biochemischen Teufelskreis heraushelfen. Dazu gehören Coenzym Q_{10}, Melatonin, Magnesium, Zink, Selen, Vitamin C, D, E, B-Vitamine, Quercetin. Eine in Art und Dosierung möglichst gezielte Supplementierung sollte, wenn, dann von einem erfahrenen Arzt unter Berücksichtigung von Labordaten durchgeführt werden. Auch hier ist die Datenlage noch limitiert.

Besondere Hinweise

- Abstand halten, Hygiene (Händewaschen, Händedesinfektion), Tragen von Schutzmasken gehören zu den grundlegendsten Maßnahmen der Infektprophylaxe.
- Meiden von Menschenansammlungen bei hohen Inzidenzzahlen.
- Viren werden auch durch Dinge übertragen, die eine erkältete Person berührt hat (dazu gehören Kleidungsstücke, Handtücher, Geschirr, Hände etc.). Vermeiden Sie, Hände zu schütteln und mit den Händen Ihre Augen, Ihre Nase oder Ihren Mund zu berühren, bevor Sie die Hände waschen können. Es macht Sinn, bereits auch wieder an die Prävention gegen Erkältungen zu denken, wenn der aktuelle Infekt gerade überstanden ist. Es ist nützlich, während der nächsten 3 Monate weiterhin noch täglich 10–15 mg Zink und 1–2 g Vitamin C pro Tag oder ein Kombinationspräparat mit gut dosierten immunrelevanten Mikronährstoffen und Pflanzenstoffen einzunehmen, um das Immunsystem wieder ins Gleichgewicht zu bringen.

Laboruntersuchungen

- Mikronährstoff-Screening (Zink, Selen, Vitamin C, Vitamin D)
- Schwermetall-Screening (Urin, Haare)
- CRP (Ausschluss einer bakteriellen Infektion)

Literatur

Abioye AI et al. Effect of micronutrient supplements on influenza and other respiratory tract infections among adults : a systematic review and meta-analysis. BMJ Global Health. 2021;6(1):e003176.

Barringer TA. Et al. Effect of a multivitamin and mineral supplement on infection and quality of life. Ann Intern Med 2003;138:365–371.

Berger MM et al. Strengthening the immunity of the Swiss population with micronutrients: a narrative review and call for action. Clin Nutr ESPEN. 2021;43:39–48.

Bhattaram V et al. Effect of dietary minerals on virulence attributes of vibrio cholera. Front Microbiol. 2017;8:911.

Bischoff-Ferrari HA. Rolle von Vitamin D als Präventionsmaßnahme in der COVID-19 Pandemie. Osteologie.2022;31(1):26–30.

Boretti A et al. Intravenous vitamin C for reduction of cytokines storm in acute respiratory distress syndrome. PharmaNutrition. 2020;12:100190.

De Luca C et al. Coenzyme Q(10), vitamin E, selenium, and methionine in the treatment of chronic recurrent viral mucocutaneous infections. Nutrition. 2012;28(5):509–14.

Du Laing G et al. Course and survival of COVID-19 patients with comorbidities in relation to the trace element status at hospital admission, Nutrients; 2021. DOI: 10.3390/nu13103304.

El-Kadiki A et al. Role of multivitamins and mineral supplements in preventing infections in elderly people : systematic review and meta-analysis of randomised controlled trials. BMJ. 2005;330(7496):871.

Fakhrolmobasheri M et al. COVID-19 and selenium deficiency: a systematic review. Biol Trace Elem Res. 2021:1–12.

Farnoosh G et al. Efficacy of a low dose of melatonin as an adjunctive therapy in hospitalized patients with COVID-19: a randomized, double-blind clinical trial. Arch Med Res. 2022;53(1):79–85.

Gill H et al. Selenium, immune function and resistance to viral infections. Nutr Diet 2008;65(Suppl 3):S41–S47.

Gombart AF et al. A review of micronutrients and the immune system–working in harmony to reduce the risk of infection. Nutrients. 2020;12(1):236.

Gröber U et al. The coronavirus disease (COVID-19)–A supportive approach with selected micronutrients. Int J Vitamin Nutr Res. 2021:1–22; DOI: 10.1024/0300-9831/a000693.

Guillin OM et al. Selenium, Selenoproteins and viral infection. Nutrients 2019;11(9): DOI: 10.3390/nu11092101

Gulani A et al. Zinc supplements for preventing otitis media. Cochrane Database Syst Rev. 2014 Jun 29;(6):CD006639.

Hariyanto TI et al. Vitamin D supplementation and Covid-19 outcomes: a systematic review, meta-analysis and meta-regression. Rev Med Virol. 2021:e2269.

Hemilä H et al. Bias against vitamin C in mainstream medicine: examples from trials of vitamin C for infections. Life 2022;12:62.

Hemilä H et al. Vitamin C and Covid-19. Front Med. 2021;1013. DOI: 10.3389/fmed.2020.559.

Hemilä H. Vitamin E administration may decrease the incidence of pneumonia in elderly males. Clin Interv Aging. 2016 Oct 3;11:1379–1385.

Hemilä H. Vitamin C and Infections. Nutrients. 2017;9(4). pii: E339.

Hemilä H et al. Zinc lozenges and the common cold: a meta-analysis comparing zinc acetate and zinc gluconate, and the role of zinc dosage. JRSM Open. 2017;8(5):2054270417694291.

Kim TK et al. Vitamin C supplementation reduces the odds of developing a common cold in Republic of Korea Army recruits: randomised controlled trial. BMJ Military Health. 05 March 2020. DOI: 10.1136/bmjmilitary-2019-001384.

Liu N et al. Low vitamin D status is associated with coronavirus disease 2019 outcomes: a systematic review and meta-analysis. Int J Infect Dis. 2021;104:58–64.

Mahmoudi M et al. Nutrition and Immunity. Springer, Cham, 2019:1–520.

Martín Giménez VM et al. Potential effects of melatonin and micronutrients on mitochondrial dysfunction during a cytokine storm typical of oxidative/inflammatory diseases. Diseases. 2021;9:30.

Martineau AR et al. Vitamin D supplementation to prevent acute respiratory tract infections: systematic review and meta-analysis of individual participant data. Brit Med J 2017;356:i6583.

Petrelli F et al. Therapeutic and prognostic role of vitamin D for COVID-19 infection: A systematic review and meta-analysis of 43 observational studies. J Steroid Biochem Mol Biol. 2021;211:105883.

Roy S et al. Vitamin A and the immune system. Nutrition and Immunity. Springer, Cham, 2019. 53–73.

Shohan M, Nashibi R et al. The therapeutic efficacy of quercetin in combination with antiviral drugs in hospitalized COVID-19 patients: A randomized controlled trial. Eur J Pharmacol. 2022;914:174615.

Szarpak L et al. A systematic review and meta-analysis of effect of vitamin D levels on the incidence of COVID-19. Cardiol J. 2021;28(5):647–654.

Wang Z et al. Association of vitamin D deficiency with COVID-19 infection severity: systematic review and meta-analysis. Clin Endocrin. 2022;96(3):281–287.

Wu G. Amino acids: metabolism, functions, and nutrition 2009;37:1–17.

Impfungen und Impfantwort

Mit zunehmendem Alter, bei Übergewicht und bei Malnutrition fällt die Immunantwort auf eine Impfung tendenziell schwächer aus. Ein guter Allgemein- und Ernährungszustand – hinsichtlich Makro- und Mikronährstoffen – ist ein wesentlicher Einflussfaktor für die Qualität der Impfantwort nach einer Impfung.

Bewegung, körperliche Aktivität:

- Regelmäßige körperliche Aktivität verbessert bei älteren Menschen die Immunantwort nach einer Grippeimpfung auf vielfache Weise. Dazu gehören Verbesserung des Antikörper-Titers, der T-Zell-Funktion, der Makrophagenaktivität, des Th1-Th2-Gleichgewichts und des Spiegels proinflammatorischer Zytokine.

Ernährung:

- Ein regelmäßiger Verzehr von 5 Portionen Gemüse und Früchten verbessert die Antikörperreaktion bei älteren Menschen gegenüber solchen, die weniger davon essen.

Probiotika:

- Die Gabe eines probiotischen Drinks (mit Lactobacillus casei) während einiger Wochen vor und nach einer Grippeimpfung verbesserte die Influenza-spezifischen Antikörpertiter.

Vitamin A:

- Eine Vitamin-A-Supplementierung verbesserte die Impfantwort durch die Verstärkung der T-Zell-Antworten.

Vitamin E:

- Vitamin E (60–200 mg/Tag) bewirkte bei Senioren gegenüber Placebo bei verschiedenen Impfungen eine verbesserte Impfantwort.

Eisen:

- Ein Eisenmangel korreliert mit einer schlechteren Impfantwort bei Diphtherie-, Keuchhusten- und Pneumokokken-Impfungen. Kinder, die zum Zeitpunkt der Masernimpfung Eisen verabreicht bekamen, zeigten eine bessere Impfantwort als die nicht supplementierten Kinder.

Selen:

- Eine Selen-Supplementierung hat bei Erwachsenen mit einem ungenügenden Selenstatus die Immunantwort nach einer Polioimpfung verbessert.

Zink:

- Es konnte gezeigt werden, dass bei einem Zinkmangel die Immunantwort auf eine Impfung bei älteren Menschen reduziert sein kann (verminderte T- und B-Zell-Funktionen).

Literatur

Mahmoudi M et al. Nutrition and Immunity. Springer, Cham, 2019:1–520.

Rayman MP et al. Optimising COVID-19 vaccine efficacy by ensuring nutritional adequacy. Brit J Nutr. 2021;126(12):1919–1920

Stoffel NU et al. Iron deficiency anemia at time of vaccination predicts decreased vaccine response and iron supplementation at time of vaccination increases humoral vaccine response: a birth cohort study and a randomized trial follow-up study in Kenyan infants. Front. Immunol. 2020;11:1313.

Herpes simplex

Die Infektion mit einer Form des Herpes-simplex-Virus (HSV-1) führt zur Bildung von »Fieberbläschen« an Lippen und Mund (in seltenen Fällen sogar am Auge), während die Infektion mit HSV-2 meist eine Genitalinfektion nach sich zieht. Herpes-Infektionen sind sehr weit verbreitet: Ein Drittel der Bevölkerung Westeuropas leidet unter wiederkehrenden Infektionen durch eine oder beide Formen. Das Herpes-Virus kann über Jahre hinweg in den Nervenzellen des Körpers überleben und nur dann in Erscheinung treten, wenn die Abwehrkräfte (zum Beispiel durch Krankheit, Stress, Menstruation oder durch intensive UV-Bestrahlung) geschwächt sind. Während der Ausbrüche bildet das Herpes-Virus Gruppen von kleinen Bläschen voller klarer Flüssigkeit, die von einer Entzündung mit Hautrötung begleitet sind. Während ein Herpes der Lippen ungefährlich ist, kann Genitalherpes bei Schwangeren während der Geburt auf den Säugling übertragen werden und ernsthafte Schäden verursachen. Nicht alle Menschen, die dem Herpes-Virus ausgesetzt sind, leiden unter wiederkehrenden Infektionen. Ein leistungsfähiges Immunsystem ist der wichtigste Einflussfaktor für die Risikominimierung von manifesten Herpes-Infektionen.

Ernährungsempfehlungen

Die Ernährung kann die Vermehrung des Virus merklich beeinflussen. Eine gesunde Ernährung, die reich an allen essenziellen Nährstoffen und arm an raffinierten Zuckerarten und tierischen Fetten ist, kann eine optimale Immunfunktion erhalten. Obwohl in großen Analysen unbestätigt, können eine lysinreiche Ernährung sowie die Supplementierung von L-Lysin nach Erfahrungsberich-

Nährstoffempfehlungen bei Herpes simplex

Nährstoff	empfohlene Tagesdosis	Kommentare
Zink	20–40 mg zur Vorbeugung gegen Rückfälle (schmale Datenlage) 50–80 mg/Tag bei Ausbrüchen (schmale Datenlage)	Niedrige Serumzinkspiegel korrelieren mit einer längeren Abheilungszeit der Fieberblasen. Zinkhaltige Cremes oder Lösungen, die auf die Fieberbläschen aufgetragen werden, können ebenfalls hilfreich sein.
L-Lysin	Akut: 3 g/Tag Zur Vorbeugung gegen Rückfälle: 1–1,5 g/Tag	Beginn der Lysingabe möglichst bei den ersten Anzeichen einer Fieberblase (Spannen und Jucken in den Lippen). Supplementierung in dieser Dosierung bis zum Abklingen. Bei immer wiederkehrenden Fieberblasen kann eine vorbeugende Einnahme während einiger Monate zu weniger Rückfällen und zu einer Symptomverminderung von akuten Lippenläsionen führen.

ten eine wirksame Behandlung von akuten Fieberblasen sein und auch die Häufigkeit und den Schweregrad der Rückfälle mindern.

Es gibt noch weitere Mikronährstoffe mit antiviralen Eigenschaften. Dazu gehören Vitamin C und Zink. Auch diese können begleitend eingesetzt werden. L-Lysin wirkt aber von allen bei Fieberbläschen am schnellsten und effektivsten.

TIPP **Nehmen Sie bei den ersten Anzeichen von Lippenbläschen dreimal täglich jeweils 1 g Lysin ein; damit wird die Virenvermehrung gehemmt und die korrekte Immunantwort gefördert. – Je früher, desto besser.**

Besondere Hinweise

- Sobald die ersten Symptome (Kribbeln, Rötung) oder Bläschen auftreten, sollten die betroffenen Stellen während einiger Stunden mit Eis behandelt werden. Dies kann die Symptome mildern.
- Intensive Sonnenbestrahlung kann das Herpes-Virus mobilisieren. Ein wirksamer Sonnenschutz, insbesondere auf den Lippen, ist empfehlenswert.
- Eine begleitende Vitamin-B_{12}-Gabe kann bei Patienten mit postherpetischer Neuralgie hilfreich sein, die Lebensqualität verbessern und den Medikamentenbedarf reduzieren.
- Neuralgische Schmerzen (bei akutem Herpes und postherpetisch) können durch Vitamin C (parenteral, meist 5–15 g/Tag, an drei Tagen, Tag 1, 3 und 5) markant reduziert werden. Gute Vitamin-C-Blutspiegel scheinen präventiv bei postherpetischen Neuralgien hilfreich.
- 2 × 1 g Vitamin C/Tag reduzierten in einer Kohortenstudie die Rezidivrate von Herpes-simplex-Keratitis (Hornhautentzündung).

Literatur

Chi CC et al. Interventions for prevention of herpes simplex labialis (cold sores on the lips). Cochrane Database Syst Rev. 2015 Aug 7;(8):CD010095.

Colunga Biancatelli RML et al. The antiviral properties of vitamin C. Exp Rev Anti-Infective Ther. 2020;18(2):99–101.

Femiano F et al. Recurrent herpes labialis: a pilot study of the efficacy of zinc therapy. J Oral Path Med 2005;34(7):423–425.

Gaby AR. Natural remedies for Herpes simplex. Alt Med Rev 2006;11(2):93–101.

Jamgochian M et al. Diet in dermatology: review of diet's influence on the conditions of Rosacea, Hidradenitis suppurativa, Herpes Labialis, and Vitiligo. Am J Lifestyle Med. July 2021. DOI: 10.1177/15598276211026592.

Kim G et al. Clinical features of herpes simplex keratitis in a Korean tertiary referral center: efficacy of oral antiviral and ascorbic acid on recurrence. Korean J Ophthalmol. 2018;32(5):353.

Pedrazini MC et al. The effect of L-Lysine in recurrent herpes labialis: pilot study with a 8-year follow up. Rev Gauch Odontol. 2018;66(3):245–249.

Ranjbar Z et al. Comparative study of serum zinc concentration in recurrent herpes labialis patients and healthy individuals. BMC Oral Health. 2020;20:296.

Wang JY et al. Vitamin B_{12} for herpetic neuralgia: A meta-analysis of randomised controlled trial. Compl Ther Med. 2018;41:277–282.

HIV-Infektion und AIDS

AIDS ist das voll ausgeprägte Bild einer erworbenen Immunschwäche, bei der das HIV (Human Immunodeficiency Virus), ein Retrovirus, die menschlichen Immunzellen befällt und schließlich völlig zerstört. HI-Viren werden durch ungeschützten Geschlechtsverkehr, aber auch durch Blut übertragen, wie z.B. bei Drogenabhängigen durch das gemeinsame Benützen von Nadeln, die mit infiziertem Blut verschmutzt sind, oder von einer infizierten Schwangeren auf ihr Baby. Das HI-Virus verursacht zuerst grippeartige Symptome, dringt dann aber in die Lymphozyten ein, um sich dort zu vermehren. Der Körper erkennt die Virusinfektion und bildet nachweisbare Antikörper. In diesem Stadium ist man »HIV-positiv«. Meist gelingt es dem Immunsystem über einige Jahre, die Anzahl der Viren im Körper gering zu halten, aber das Immunsystem ist immer im Hintertreffen. So fallen immer mehr Immunzellen dem Virus zum Opfer, was das Immunsystem zusehends schwächt. Zum Schluss kann es zusammenbrechen, was verschiedensten Infektionen und bestimmten Formen von Krebs Tür und Tor öffnet. Eine Person, die an diesen Infektionen und Krebsformen erkrankt, hat AIDS.

Auch wenn in entwickelten Ländern eine HIV-Infektion dank des Zugangs zu spezifischen Medikamenten, der sog. HAART-Therapie, meist kein Todesurteil mehr ist – und auch die Inzidenz in westlichen Ländern abnehmend ist –, dürfen grundlegende Schutzmechanismen (z.B. »safer sex«) nicht vernachlässigt werden.

Eine möglichst frühzeitige und konsequente Einnahme der spezifischen Medikamente ist zentral, um die Infektion in Schach zu halten, d.h. die Anzahl der Viren im Körper niedrig und die Immunantwort (z.B. CD4-Immunzellen) hoch zu halten. Die Nebenwirkungen der HAART-Therapie, auch die längerfristigen, sind teilweise gravierend (Lipodystrophie, kardiovaskuläre Komplikationen), die Therapie aber schlussendlich lebensrettend. Es gibt keine Alternativen dazu. Ernährung, sportliche Betätigung, gesundes psychosoziales Umfeld etc. sollten genutzt werden, um das Immunsystem zusätzlich optimal zu unterstützen.

Ernährungsempfehlungen

Ein niedriges Körpergewicht und Malnutrition nach dem Start einer antiretroviralen Therapie sind unabhängige prognostische Faktoren für eine frühe Mortalität. Daher muss beim HIV-Patienten in erster Linie für eine Ernährung mit ausreichend Kalorien und Proteinen gesorgt werden.

Die Ernährung (antiinflammatorisch, antioxidativ) sollte sehr reich an frischem Gemüse, Obst, Beeren und Vollkornprodukten sein. Gemüse sollte roh oder leicht gegart gegessen werden, sodass der volle Nährstoffgehalt zur Entfaltung kommt. Knoblauch und Zwiebeln helfen, das Immunsystem zu stärken, und sollten daher regelmäßig verzehrt werden. Raffinierte Zuckerarten und gesättigte Fette sollte man meiden, weil sie die Immunabwehr schwächen. Alkohol sollte man einschränken (nicht mehr als 20 g Alkohol/Tag), da die erforderlichen Medikamente die Leber stark belasten.

Mikronährstoffdefizite sind bei HIV- und AIDS-Patienten häufig zu beobachten. Sie entstehen durch einseitige Ernährung, Verluste durch Durchfälle, Verdauungs- und Resorptionsstörungen, Parasiten und die Interaktionen der HAART-Medikamente mit den Mikronährstoffen. Der Mangel an immunologisch wichtigen Mikronährstoffen trägt zur Progression von HIV-Erkrankungen bei: Vitamin A, B_6, B_{12}, Folsäure, Vitamin C, D, E, β-Carotin, Zink, Kupfer, Selen, Magnesium und Eisen müssen in genügender Menge zur Verfügung stehen.

Nährstoffempfehlungen bei HIV-Infektion

Nährstoff	empfohlene Tagesdosis	Kommentare
Multivitamin-Mineralstoff-Präparat	mindestens nutritive Tagesdosierungen	Meta-Analysen zeigen mögliche Vorteile einer regelmäßigen Supplementierung auf: geringere Mortalität, weniger Hospitalisationen, verbesserte CD4-Zell-Zahlen, weniger Viruslast im Blut sowie weniger akute Atemwegsinfekte.
Vitamin C	2–3 g	Stärkt das Immunsystem und trägt zur Hemmung der Vermehrung des Virus bei. Hohe Dosierungen können bei manchen Menschen Durchfall verursachen. Die Dosis sollte je nach Verträglichkeit nach und nach erhöht werden, bis die höchste Dosis ermittelt ist, die noch keinen Durchfall mit sich bringt. Vitamin-C-Einnahme über den Tag verteilen.
Vitamin D	je nach Laborstatus	Suboptimale 25-OH-Vitamin-D-Spiegel (< 30 ng/ml bzw. 75 nmol/l) sind mit einer erhöhten Progression und Mortalität der Krankheit verbunden. Die Gabe von 4 000–7 000 IE/Tag (tägliche Gabe, > 10 Monate) – zusammen mit der antiviralen Therapie – verbessert zusätzlich die Zahl der CD4-Immunzellen.
Vitamin E	400–800 IE	erhöhter Verbrauch von Antioxidanzien bei HIV/unter HAART-Therapie. Stärkt die Widerstandskraft gegen Infektionen. Kann unerwünschte Nebenwirkungen des HIV-Medikamentes AZT (Zidovudin) auf die Muskulatur reduzieren (zusammen mit 1 g Vitamin C/Tag, für das Recycling von oxidiertem Vitamin E).
Vitamin-B-Komplex	je nach Laborstatus, um Mängel zu vermeiden	Scheint einen Beitrag zur Verlangsamung der Progression der Krankheit zu leisten. Bei HIV mangelt es oft an Vitamin B_1, Folsäure und Niacin. In diesen Fällen sollte ausreichend hoch dosiert werden. Offenbar ist die Vitamin-B_1- und Folsäure-Synthese über das Mikrobiom gestört.

Nährstoff	empfohlene Tagesdosis	Kommentare
Zink	25– 50 mg; zusammen mit 2–5 mg Kupfer nehmen	Zinkmangel ist bei HIV häufig. Antivirale Wirkung; vermindert Infektanfälligkeit (auch gastrointestinale Infekte), verbessert die Integrität der Darmschleimhaut (weniger Durchfälle)
Selen	200 µg	scheint zur Verlangsamung des Fortschreitens der Krankheit beizutragen (Selenmangel kann die Aggressivität von Viren erhöhen); stärkt das Immunsystem (z. B. CD4-Zellen); vermindert die Anzahl der Hospitalisierungen und die Anfälligkeit für Durchfallerkrankungen
Eisen	gemäß Eisenstatus	verbessert die Immunantwort
Glutathion	50–250 mg	Niedrige Glutathion-Blutspiegel korrelieren mit der Krankheitsprogression, mit der Häufigkeit von Infekten sowie mit der Gewichtsabnahme; antioxidative Wirkung. Es werden liposomale Darreichungsformen diskutiert. Schmale Datenlage.
Coenzym Q_{10}	200–300 mg	Antiretrovirale Medikamente stören den mitochondrialen Energiestoffwechsel. Verbessert das immunologisch wichtige CD4-CD8-Verhältnis (Helferzellen/Suppressorzellen).
Omega-3-Fettsäuren (EPA, DHA)	gemäß Laborstatus	Omega-3-Fettsäuren reduzieren den Entzündungsmarker CRP, nicht jedoch die IL-6 und TNF-α-Spiegel.

Besondere Hinweise

- Beachten Sie auch die weiteren Empfehlungen in diesem Kapitel zum Erzielen einer optimalen Immunantwort.
- HIV-positive Personen zeigen oft einen erhöhten oxidativen Stress und ein angeschlagenes Antioxidanziensystem. Durch die HAART-Medikation kann dies noch verstärkt werden.
- Verzichten Sie aufs Rauchen.
- Tägliche sportliche Betätigung kann das Immunsystem unterstützen. Halten Sie jedoch Maß.
- Durchfälle können Mikronährstoffmängel (z.B. Zink) verursachen, die das Immunsystem schwächen können.
- Probiotika (z.B. Bifidobakterien, Laktobazillen) verbessern die Darmintegrität und können Verdauungskomplikaktionen, die bei HIV häufig sind, reduzieren.

Laboruntersuchungen

- Mikronährstoff-Screening (Zink, Selen, Vitamin A, C, D)
- oxidativer Stress
- Glutathion
- Coenzym Q_{10}
- Omega-3-Index

Literatur

D'Angelo C et al. Microbiota and probiotics in health and HIV infection. Nutrients. 2017;9(6). Pii: E615

Hong H et al. Effectiveness of macronutrient supplementation on nutritional status and HIV/AIDS progression: A systematic review and meta-analysis. Clin Nutr ESPEN. 2018;27:66–74.

Irlam JH et al. Micronutrient supplementation for children with HIV infection. Cochrane Database Syst Rev. 2013;(10):CD010666.

Kayode I et al. Effect of vitamin D, selenium, or zinc supplementation in HIV: a systematic review. AIDS Rev. 2020;22:1–10.

Morvaridzadeh M et al. The effects of omega-3 fatty acid supplementation on inflammatory factors in HIV-infected patients: a systematic review and meta-analysis of randomized clinical trials. Cytokine. 2020;136:155298.Muzembo BA et al. Selenium supplementation in HIV-infected individuals: a systematic review of randomized controlled trials. Clin Nutr ESPEN. 2019;34:1–7.

Park SY et al. Gut microbiome in people living with HIV is associated with impaired thiamine and folate syntheses. Microb Pathogenesis. 2021;160:105209.

Roozbeh F et al. Effect of vitamin D supplementation with anti-viral therapy on CD4 levels in HIV-infected patients: systematic review and meta-analysis. Int J Med Invest. 2018;7(3):1–10.

Shah, Keneil K., et al. Essential trace elements and progression and management of HIV infection. Nutr Res. 2019;71:21–29.

Visser ME et al. Micronutrient supplementation in adults with HIV infection. Cochrane Database Syst Rev. 2017;5:CD003650.

Autoimmunerkrankungen

Wie bei Allergien versagt auch bei Autoimmunerkrankungen die Toleranz des Immunsystems gegenüber harmlosen, körpereigenen Antigenen. Es wird aber nicht nur eine fehlgeleitete Reaktion auf einen Reiz ausgelöst, sondern körpereigene Strukturen werden mit Autoantikörpern (gegen den eigenen Körper gerichtete Antikörper) bekämpft. Wo solche Reaktionen stattfinden, kommt es zu

- chronischen Entzündungen
- Schmerzen und Schwellungen
- Funktions- und Mobilitätsverlusten
- Gewebezerstörung

Häufigkeit/Krankheitsbild

Weltweit sind derzeit ca. 5–8% der Bevölkerung von ungefähr 80–100 verschiedenen Autoimmunerkrankungen betroffen. Sie bilden nach Herz-Kreislauf- und Tumorerkrankungen die dritthäufigste Erkrankungsgruppe.

Das Immunsystem richtet sich entweder selektiv gegen ein bestimmtes Organ (z.B. Schilddrüse, Pankreas, Darm, Haut, Nerven) und ruft dann eine sogenannte organspezifische Autoimmunerkrankung hervor oder es geht gegen das gesamte System vor und verursacht damit eine nicht organspezifische, systemische Autoimmunerkrankung. In diesem Fall attackiert das Immunsystem verschiedene Körperorgane.

Beispiele für organspezifische Autoimmunerkrankungen (in Klammern: AAk = Autoantikörper)

- Multiple Sklerose (AAk gegen die Myelinscheiden der Nervenfasern)
- Diabetes mellitus Typ 1 (AAk gegen Inselzellen der Bauchspeicheldrüse)
- Colitis ulcerosa (AAk gegen die Darmschleimhaut)
- Pemphigus vulgaris (AAk gegen die oberste Hautschicht)
- Myasthenia gravis (AAk gegen Acetylcholin-Rezeptoren an motorischen Endplatten)
- Morbus Basedow (AAk gegen TSH-Rezeptoren der Schilddrüse)

Systemische Autoimmunerkrankungen:

- rheumatoide Arthritis (chronische Polyarthritis, »Gelenkrheuma«)
- Lupus erythematosus (SLE) (Reaktionen gegen zahlreiche Organe)
- Polymyositis (Entzündung der Muskulatur)
- Sjögren-Syndrom (AAk gegen exokrine Drüsen)
- Sklerodermie (Bindegewebsverhärtung von Haut, Gefäßen und inneren Organen)
- systemische Vaskulitiden (Entzündung der Gefäße)
- Anti-Phospholipid-Syndrom (Störung in der Blutgerinnung)

Weitere Beispiele von Autoimmunerkrankungen: Alopezia areata, Hashimoto-Autoimmunthyreoiditis, Autoimmunhepatitis, Morbus Crohn, Zöliakie.

Patienten mit einer Autoimmunerkrankung haben ein überdurchschnittliches Risiko, an einer oder mehreren weiteren Autoimmunerkrankungen zu erkranken. Bei einer entsprechend gestörten Immunantwort bzw. Stoffwechsellage ist die Manifestation der Erkrankung davon abhängig, in welchem Organ oder Gewebe diese Autoimmunreaktionen stattfinden.

Ursachen

Genetische Voraussetzungen, Lebensstil, vorhergehende bakterielle Infekte sowie Störungen des Mikronährstoffhaushalts (z.B. Zink, Vitamin D) gehören zu den häufigen möglichen Einflussfaktoren, die zu Autoimmunerkrankungen führen können. Immunzellen, die vom Immunsystem nicht aussortiert werden, obwohl sie sich gegen körpereigene Strukturen richten, führen zur Erkrankung. Teilweise bekämpft das Immunsystem auch einen Erreger, und die Abwehr richtet sich auch gegen körpereigene Strukturen, sodass diese »versehentlich« (teilweise auch erst Jahre später) angegriffen werden. In anderen Fällen werden körpereigene Proteinstrukturen so weit verändert, dass sie das Immunsystem nicht mehr als körpereigen erkennt und angreift.

Die deutliche Zunahme der Autoimmunerkrankungen in den letzten 50 Jahren kann nicht allein durch die Genetik erklärt werden. Es werden verschiedene Umweltfaktoren diskutiert, zum Beispiel Infektionen mit Viren in einem empfindlichen Zeitfenster, Zigarettenrauch, die Belastung des Körpers mit Schwermetallen, Lösungsmitteln, Pestiziden oder Nitrat. Als eine weitere Ursache rückte in den letzten Jahren das Darmmikrobiom in den Mittelpunkt der Forschung.

Medizinische Therapie

Die klassische Medizin verwendet zur Therapie von Autoimmunerkrankungen stark wirksame Medikamente, die u.a. zum Ziel haben, die körpereigene Abwehr und die Symptome der Entzündungsreaktion zu unterdrücken. Dazu gehören Cortison, nichtsteroidale Entzündungshemmer, Immunsuppressiva (z.B. Methotrexat), Immunglobuline, Cyclosporine, Zytokine, monoklonale Antikörper.

Ernährungsmedizinische Behandlung

Die ernährungsmedizinische Behandlung/Prävention von Autoimmunkrankheiten stützt sich auf folgende Punkte:

- Erkennen und Ausschalten von Faktoren, die zu einer Störung der Immunantwort führen
- Reduktion der Entzündung bzw. der hohen Zytokinspiegel durch eine antiinflammatorische (antientzündliche) Ernährungsweise (Seite 59) und zusätzlich auch durch die Supplementierung mit immunmodulierenden und entzündungshemmenden Nährstoffen wie Omega-3-Fettsäuren, Vitamin D, E usw.
- Reduktion des oxidativen Stresses bzw. der durch freie Radikale bedingten Schäden (antioxidative Ernährung oder mit antioxidativ wirksamen Supplementen)
- Kontrolle der Glukosetoleranz und damit Reduktion von Glykierungsreaktionen (z.B. mittels Reduktion der Kohlenhydratzufuhr, Zink, Chrom, Mangan, B-Vitamine, Carnosin)

- Unterstützung der Autophagie (Seite 408) und des Glutathionsystems (mitverantwortlich für die Reparatur und Entsorgung von chemisch veränderten Proteinen) mittels Cystein, Glutamin, Glycin, Selen
- Kontrolle der Darmdurchlässigkeit (Darmpermeabilität) und der Darmflora und dadurch verminderte Aufnahme von antigen wirksamen Substanzen ins Blut, z.B. mit Hilfe von Glutamin, Omega-3-Fettsäuren, Zink usw.
- Stressreduktion
- Probiotika zur Erhöhung der Bakterienvielfalt im Darm – je vielfältiger die Darmflora, desto seltener sind Autoimmunerkrankungen und desto besser wird das Immunsystem im Gleichgewicht gehalten.

Ernährungsempfehlungen

- Ernähren Sie sich mit frischen, nicht industriell verarbeiteten Grundnahrungsmitteln mit hoher antioxidativer und entzündungshemmender Kapazität.
- Reduzieren Sie den Fleischkonsum und somit die Zufuhr von entzündungsvermittelnder Arachidonsäure.
- Senken Sie die Kohlenhydratzufuhr (insbesondere zucker- und weißmehlhaltige Lebensmittel).
- Essen Sie auch mal ungewaschenes Biogemüse und präbiotisch wirksame Ballaststoffe (z.B. Chicorée). Dies erhöht die Bakterienvielfalt im Darm. Zu viel Hygiene ist für eine gute Immunantwort nicht immer günstig.

In der richtigen, gezielten Auswahl und Dosis führen Mikronährstoff-Supplemente nicht zu einer Stimulation des Immunsystems, sondern zu dessen Regulation. Sie können entzündungshemmend und antioxidativ wirken. Sie sind aufgrund ihrer biochemischen Eigenschaften, aufgrund der Datenlage, wegen der günstigen Tageskosten und der Abwesenheit erheblicher Nebenwirkungen eine mögliche langfristige Ergänzung zur klassischen Behandlung von Autoimmunpatienten.

Nährstoffempfehlungen bei Autoimmunerkrankungen

Nährstoff	empfohlene Tagesdosis	Kommentare
Vitamin A	je nach Laborstatus	Vitamin A spielt eine wichtige Rolle für die Reifung von Immunzellen. Scheint die Zytokinspiegel zu senken. Schmale Datenlage.
Vitamin E	400–800 IE	Antioxidans; entzündungshemmend; senkt Zytokinspiegel; immunregulierend.
Vitamin C	1–3 g	Antioxidans; Schwermetalle ausleitend; involviert in Neurotransmitter- und Steroidsynthese; immunregulierend. Höhere Vitamin-C-Spiegel scheinen die Inselzellen der Bauchspeicheldrüse vor Autoimmunreaktionen und somit vor Diabetes Typ 1 zu schützen.
Vitamin D	je nach Laborstatus, z. B. 2 000 IE oder höhere Dosierungen (siehe z. B. Multiple Sklerose, Coimbra-Protokoll, Seite 110)	Immunmodulierende, entzündungshemmende Wirkung. Normale/hohe 25-OH-Vitamin-D-Blutspiegel reduzieren das Risiko für Autoimmunerkrankungen und können den Verlauf verbessern. Daten liegen z. B. vor für die Autoimmunthyreoiditis, die Multiple Sklerose, das Sjögren-Syndrom, Psoriasis, SLE, Diabetes Typ 1.

Nährstoff	empfohlene Tagesdosis	Kommentare
		Eine über 5 Jahre durchgeführte große, placebokontrollierte Doppelblindstudie (N = 25 871, Durchschnittsalter 67 Jahre, VITAL-Studie) ergab mit der Kombination von 2000 IE Vitamin D_3 und 1000 mg Omega-3-Fettsäuren (EPA 460 mg, DHA 380 mg)/Tag eine Reduktion der Zahl neu aufgetretener Autoimmunerkrankungen (rheumatoide Arthritis, Polymyalgia rheumatica, autoimmune Schilddrüsenerkrankungen, Psoriasis usw.) um 32 %. Damit war die Kombination erfolgreicher als die Einzelsubstanzen.
Zink	gemäß Laborstatus, sonst bis 30 mg	Zinkmangel ist bei Autoimmunerkrankungen häufig und verursacht eine erhöhte Bildung von entzündungsfördernden Zytokinen sowie oxidativen und nitrosativen Stress. Zinkmangel sollte bei Autoimmunerkrankungen daher stets behandelt werden.
Selen	100–300 µg (je nach Laborstatus)	Niedrige Selen-Blutspiegel werden bei Autoimmunerkrankungen häufig gemessen. Selenmängel sollten bei Autoimmunerkrankungen behandelt werden. Antioxidans; immunregulierend; Schwermetall-Antagonist. Für Hashimoto-Thyreoiditis und M. Basedow begleitend therapeutisch eingesetzt.
Omega-3-Fettsäuren	1–3 g EPA, DHA	entzündungshemmend; senken den Zytokinspiegel (Interleukine, IL-1β, IL-6, TNF-α), hemmen die Zytokinfreisetzung; immunregulierend. Benötigen mehrere Monate zur Wirkungsentfaltung. Fischölpräparate sollten bei Autoimmunerkrankungen generell begleitend mitberücksichtigt werden. Damit möglichst konsistente Ergebnisse erzielt werden können, sollte zu Beginn der Therapie der Omega-3-Index bestimmt werden. Bei der Einnahme sollte auf die korrekte Dosierung und Einnahmezeit (nach einer Hauptmahlzeit) Wert gelegt werden. Siehe auch VITAL-Studie bei Vitamin D in dieser Tabelle.
L-Cystein	1–2 g	limitierender Glutathionbaustein; Schwermetalle ausleitend; immunregulierend. Schmale Datenlage.
L-Glutamin	2–6 g	immunregulierend; Darmschleimhaut aufbauend, Glutathionbaustein.

Besondere Hinweise

- Bei Autoimmunerkrankungen der Schilddrüse sind sowohl ein Jodmangel wie auch ein Jodüberschuss Risikofaktoren. Daher ist stets der Jodstatus zu bestimmen.
- Chronische Metallbelastungen sind bei Autoimmunerkrankungen häufig. Sie stören eine korrekte Immunantwort auf vielfältige Weise. Dazu gehören die Förderung von Entzündungsprozessen, oxidativem Stress, kompetitiver Antagonismus gegenüber wichtigen immunmodulatorischen Mikronährstoffen wie Zink und Selen, die Hemmung der Aktivierung von Vitamin D usw. Bei Autoimmunerkrankungen sollte daher das Schwermetallprofil (Blut, Urin oder Haare) stets mituntersucht werden.

- Eine begleitende Gabe von Probiotika kann die direkte und die indirekte Immunantwort und Entzündungsprozesse modulieren. Bei der Auswahl der Probiotika sollten möglichst diejenigen Keime im Vordergrund stehen, deren Einsatz sich beim zu behandelnden Krankheitsbild in Studien bereits bewährt hat.

Laboruntersuchungen

- Eine laboranalytische Bestimmung des individuellen biochemischen Profils (Spurenelemente, Schwermetalle, Aminosäuren usw. im Blut bzw. den Haaren) ist bei Autoimmunerkrankungen empfehlenswert.
  - Zytokine, Entzündungsparameter
  - Mikronährstoff-Screening (z. B. Zink, 25-OH-Vitamin-D)
  - oxidativer Stress
  - Glutathion
  - HbA_{1c}
  - Stuhldiagnostik
  - Fettsäurenprofil, Omega-3-Index

Literatur

Anaya JM et al. The autoimmune ecology: an update. Curr Opinion Rheumatol. 2018;30(4):350–360.

Bhargava P et al. Health issues and heavy metals. Austin J Environ Toxicol. 2017;3(1):3018.

Giri P et al. Probiotics and prebiotics in the suppression of autoimmune diseases. Probiotics in the prevention and management of human diseases. Chapter 12. Academic Press. 2022;161–186.

Guan Y et al. The effect of vitamin D supplementation on rheumatoid arthritis patients: a systematic review and meta-analysis. Front Med. 2020;7:596007.

Hachim MY et al. The beneficial and debilitating effects of environmental and microbial toxins, drugs, organic solvents and heavy metals on the onset and progression of multiple sclerosis. Toxins. 2019;11(3):147.

Hahn J et al. Vitamin D and marine omega 3 fatty acid supplementation and incident autoimmune disease: VITAL randomized controlled trial. In: BMJ, online 26.01.2022, DOI: 10.1136/nmj-2021-066452.

Harirchian MH et al. A systematic review and meta-analysis of randomized controlled trials to evaluating the trend of cytokines to vitamin A supplementation in autoimmune diseases. Clin Nutr. 2019;38(5):2038–2044.

Illescas-Montes R et al. Vitamin D and autoimmune diseases. Life Sci. 2019;233:116744.

Li X et al. Therapeutic potential of ω-3 polyunsaturated fatty acids in human autoimmune diseases. Front Immunol. 2019;10:2241.

Lourdudoss C et al. Are dietary vitamin D, omega-3 fatty acids and folate associated with treatment results in patients with early rheumatoid arthritis? Data from a Swedish population-based prospective study. BMJ Open. 2017;7(6):e016154.

Mannucci C et al. Nutraceuticals against oxidative stress in autoimmune disorders. Antioxidants. 2021;10(2):261.

Marie I. Systemic sclerosis and exposure to heavy metals. Autoimmunity Rev. 2019;18(1):62–72.

Mattila M et al. Maternal vitamin C and iron intake during pregnancy and the risk of islet autoimmunity and type 1 diabetes in children: a birth cohort study. Nutrients. 2021;13:928.

Nelson J et al. Do interventions with diet or dietary supplements reduce the disease activity score in rheumatoid arthritis? A systematic review of randomized controlled trials. 2020;12:2991.

Rosen Y et al. Vitamin D and autoimmunity. Scand J Rheumatol. 2016;45(6):439–447.

Sahebari M et al. Selenium and autoimmune diseases: a review article. Curr Rheumatol Rev. 2019;15(2):123–134.

Sanna A et al. Zinc status and autoimmunity: a systematic review and meta-analysis. Nutrients. 2018;10:68.

Turrubiates-Hernandez FJ et al. The relevance of selenium status in rheumatoid arthritis. Nutrients. 2020;12:3007.

Vadell AKE et al. Anti-inflammatory Diet In Rheumatoid Arthritis (ADIRA)—a randomized, controlled crossover trial indicating effects on disease activity. Am J Clin Nutr. 2020;111(6) 1203–1213.

Wang B et al. U-shaped relationship between iodine status and thyroid autoimmunity risk in adults. Eur J Endocrinol. 2019;181(3):255–266.

Wang S et al. The effect of vitamin D supplementation on thyroid autoantibody levels in the treatment of autoimmune thyroiditis: a systematic review and a meta-analysis. Endocrine. 2018;59(3):499–505.

Wessels I et al. Micronutrients in autoimmune diseases: possible therapeutic benefits of zinc and vitamin D. J Nutr Biochem. 2020;77:108240.

Yosaee S et al. Positive evidence for vitamin A role in prevention of type 1 diabetes. World J Diabetes. 2016;7(9):177–88.

Allergien und Asthma

Heuschnupfen kommt in den Industrienationen immer häufiger vor, rund 10–25 % der Menschen leiden darunter. Häufige Auslöser sind Blütenpollen (Bäume, Gräser, blühende Pflanzen) sowie Hausstaub, Milben, Hautschuppen von Haustieren etc. Luftschadstoffe, Rauch, bestimmte Medikamente oder histaminhaltige Nahrungsmittel können die Allergiesymptome verstärken.

Wie entstehen Allergien?

Eine Allergie ist eine Abwehrreaktion des Immunsystems gegen ein Allergen, das normalerweise nicht schädlich ist. Unser Immunsystem ist dazu da, fremde Substanzen im Körper aufzuspüren und zu zerstören und uns auf diese Weise zu schützen. Bei einer Allergie identifiziert das Immunsystem eine harmlose Substanz (das Allergen) als fremd und löst damit eine »übereifrige« und irregeleitete Reaktion aus. Der Kontakt mit dem Allergen führt zu einer Überreaktion.

Überempfindlichkeit bezeichnet eine Vielzahl von Reaktionen, die im medizinischen Sinne nicht einer typischen Allergieform zugeordnet werden können. Sie können praktisch in jedem System des Körpers vorkommen. Dazu gehört auch das sogenannte MCS (Multiple Chemical Syndrome).

Fast alle Substanzen können Allergene sein. Häufige Allergene sind körperfremde Proteine, Pollen, Staub, Tierhaare, Insektengift, Medikamente (wie Salicylate und Penicillin), Kosmetika, Chemikalien in Seifen und Reinigungsmitteln sowie Nahrungsmittel (z. B. Milch, Eier, Nüsse, Erdbeeren). Niemand weiß, weshalb gewisse Personen gegen bestimmte Substanzen allergisch sind, aber ein gestörtes Immunsystem ist das grundsätzliche Problem. Eine Neigung zu Allergien ist vererbbar. Die häufigsten allergischen Erkrankungen gehören in den atopischen Formenkreis. Es sind dies die allergische Rhinitis (Heuschnupfen), das exogen-allergische Asthma und die Neurodermitis (Seite 443) (Ekzem). Ihnen gemeinsam sind die Symptome, die durch eine Histaminausschüttung durch Immunzellen ausgelöst werden. Verschiedene Nährstoffe sind milde und wirksame Antihistaminika. Sie können allergische Symptome vermindern und die Abhängigkeit von synthetischen Antihistaminika reduzieren.

TIPP **Die Analyse der Darmpermeabilität ist bei Allergien und Überempfindlichkeiten empfehlenswert (Stuhlanalyse). Probiotika, Omega-3-Fettsäuren und Vitamin D im frühen Kindesalter können das Allergierisiko vermindern.**

Allergieprävention beim Kleinkind

Wenn die werdende Mutter während der zweiten Hälfte der Schwangerschaft – bis hin zur Stillzeit – ausreichend hohe Mengen an Vitamin D zuführt (Dosierung gemäß Laborstatus), reduziert sich das spätere Allergie- und Asthmarisiko für ihr Kind. Mit der täglichen Einnahme von > 1200 mg Omega-3-Fettsäuren (EPA, DHA) ab dem 6. Schwangerschaftsmonat konnte das spätere Asthma-Risiko von Kindern bis 5 Jahre um einen Drittel gesenkt werden. Auch Probiotika spielen bei der Prävention von Allergien (v.a. Asthma) eine wichtige Rolle, weshalb sie Müttern, deren Kinder ein Risiko für Allergien haben, bereits in der Schwangerschaft empfohlen werden.

Stillen über 6 Monate hinweg gilt als eine der effizientesten Präventionsmaßnahmen gegen die Entwicklung von Allergien beim Kind. Entgegen früheren Konzepten hilft eine sog. hypoallergene Ernährung in den ersten Lebensmonaten nur wenig – im Gegenteil: Heute herrscht die Ansicht, dem Immunsystem möglichst früh potenzielle Allergene zu präsentieren (z.B. Erdnüsse, Eier). Eine gute Vitamin-D-Versorgung des Kleinkindes ist wichtig, um das Allergierisiko niedrig zu halten – dies kann nur durch Supplementierung sichergestellt werden. Auch Probiotika können für Risikokinder empfohlen werden.

Wichtig ist, auf zu starke Hygiene zu verzichten, damit die Kleinkinder mit genügend »Dreck« in Berührung kommen. Dies verbessert die Vielfalt des Mikrobioms im Darm und gibt dem Immunsystem die Möglichkeit, sich zu trainieren.

Literatur

Fiocchi A et al. World allergy organization–McMaster university guidelines for allergic disease prevention (GLAD-P): Probiotics. World Allergy Organ J. 2015;8(1):4.

Jia Y et al. A dose–response meta-analysis between maternal fish oil supplement and risk of asthma/ wheeze In offspring. Res Square. 2021; DOI: 10.21203/ rs.3.rs-732483/v1.

Shi D et al. Maternal vitamin D intake during pregnancy and risk of asthma and wheeze in children: a systematic review and meta-analysis of observational studies. J Maternal-Fetal & Neonatal Med. 2021;34(4):653–659.

West C. Introduction of complementary foods to infants. Ann Nutr Metab. 2017;70 Suppl 2:47–54.

Yu W et al. Food allergy: immune mechanisms, diagnosis and immunotherapy. Nat Rev Immunol. 2016;16(12):751–765.

Allergische Rhinitis (Heuschnupfen)

Die allergische Rhinitis ist eine in den Industrienationen häufige Erkrankung. Von ihr sind etwa 10–25% der Bevölkerung (v.a. auch Kinder und junge Erwachsene) betroffen. Die allergische Rhinitis ist keine schwere Erkrankung – sie kann aber das Wohlbefinden des Patienten empfindlich stören, sei es durch die klassischen Symptome oder durch die Nebenwirkungen der Medikamente.

Bei einem Kontakt mit den entsprechenden Pollen werden sofort IgE-Antikörper gebunden, was über die Histamin- und Zytokinausschüttung der Mastzellen zu einer lokalen Entzündung und Schwellung an den Schleimhäuten führt. Es kommt zu den typischen Symptomen wie Juckreiz, brennende Augen, Niesen und wässrigen Ausfluss aus Nase und Augen.

Die Auslöser der allergischen Rhinitis sind Allergene, die inhaliert werden. Dazu gehö-

Nährstoffempfehlungen bei allergischer Rhinitis (Heuschnupfen)

Nährstoff	empfohlene Tagesdosis	Kommentare
Vitamin C	2–3 g; auch intravenös 7,5 g, 2–3 Infusionen/Woche	Vitamin C ist ein orthomolekulares Antihistaminikum, das die Mastzellen stabilisiert, den Histamin-Blutspiegel innerhalb weniger Tage senkt (beschleunigt den Histaminabbau) und die optimale Funktion der Immunzellen unterstützt. Schmale Datenlage.
Vitamin D	gemäß Laborstatus	Vitamin D in Kombination mit einem Antihistaminikum ist wirksamer als das Antihistaminikum allein.
Zink	15–30 mg, je nach Laborstatus	hemmt Histaminfreisetzung; immunregulierend; schmale Datenlage
Curcumin	500 mg	verbessert die Atmung durch die Nase und moduliert die Immunantwort (Einnahmedauer 2 Monate)

ren die saisonal auftretenden Blütenpollen (Bäume, Gräser, blühende Pflanzen) sowie ganzjährig auftretende Allergene wie Hausstaub, Milben, Hautschuppen von Haustieren etc.

Luftschadstoffe (Ozon, Stickoxide, Schwefeldioxid), Rauch, Medikamente (sogenannte Histamin-Liberatoren, DAO-Blocker) oder histaminhaltige Nahrungsmittel können eine bestehende allergische Rhinitis verstärken.

Ernährungsempfehlungen

Beachten Sie bitte die Empfehlungen im Kapitel »Nahrungsmittel-Unverträglichkeiten« (Seite 76).

Stillen über einen Zeitraum von mehr als 6 Monaten bedeutet für den Säugling eine Reduktion des Risikos für eine allergische Rhinitis.

Besondere Hinweise

Folgende Laboranalysen sind empfehlenswert:

- Allergiediagnostik
- Diaminooxidase (DAO), Histamin
- Stuhlanalyse (Darmpermeabilität, sIgA)
- Spurenelement- und Schwermetallanalyse (Haar- oder Blutanalyse), insbesondere zur Bestimmung von Zink, Mangan (Manganmangel erhöht die Allergieneigung) und Schwermetallen

Literatur

Bakhshaee M et al. Therapeutic effect of vitamin D supplementation on allergic rhinitis. Eur Arch Oto-Rhino-Laryngol. 2019;276(10):2797–2801.

Hoang MP et al. Prolonged breastfeeding and protective effects against the development of allergic rhinitis: a systematic review and meta-analysis. Rhinology. 2021;59. DOI: 10.4193/Rhin21.274.

Hoff S et al. Allergic sensitisation and allergic rhinitis are associated with n-3 polyunsaturated fatty acids in the diet and in red blood cell membranes. Eur J Clin Nutr 2005;59:1071–1080.

Kim SY et al. High-fat and low-carbohydrate diets are associated with allergic rhinitis but not asthma or atopic dermatitis in children. PLoS One. 2016;11(2):e0150202.

Marone G et al. Physiological concentrations of zinc inhibit the release of histamine from human basophils and lung mast cells. Agents Actions 1986;18:103.

Murrison LB et al. Environmental exposures and mechanisms in allergy and asthma development. J Clin Invest. 2019;129(4):1504–1515.

Vollbracht C et al. Intravenous vitamin C in the treatment of allergies: an interim subgroup analysis of a long-term observational study. J Int Med Res. 2018;46(9):3640–3655.

Wu S et al. Effect of curcumin on nasal symptoms and airflow in patients with perennial allergic rhinitis. Ann Allergy, Asthma & Immunol. 2016;117(6):697–702.

Zajac AE et al. A systematic review and meta-analysis of probiotics for the treatment of allergic rhinitis. Int Forum Allergy Rhinol. 2015;5(6):524–32.

Asthma

Asthma ist eine chronisch-entzündliche Erkrankung der Atemwege, die meist anfallsweise zu einer Verengung der Luftwege führt. In der Folge kann die bereits verbrauchte, sauerstoffarme Luft nicht genügend ausgeatmet werden und es steht dadurch weniger sauerstoffreiche Luft zur Verfügung. Die Anfälle sind begleitet von Husten und Atemnot.

Man unterscheidet zwischen dem allergischen und dem nicht allergischen Asthma. Meist handelt es sich jedoch um Mischformen. Auslöser bei der allergischen Form sind inhalative Allergene. Bei der nicht allergischen Form kommen Infektionen, Tabakrauch, Medikamenten- und Nahrungsmittel-Unverträglichkeiten, körperliche Anstrengung, Kälte sowie oxidativer und nitrosativer Stress als Auslöser in Frage.

TIPP **Wenn Sie unter Asthma leiden, sollten Sie versuchen, alle immunbelastenden Einflussfaktoren auszuschalten und Ihr Immunsystem optimal zu unterstützen. Dies könnte bereits eine deutliche Entlastung bringen.**

Ernährungsempfehlungen

Der regelmäßige Konsum von Gemüse und Früchten (antiinflammatorische Ernährung) zusammen mit regelmäßiger körperlicher Aktivität scheint für Asthmapatienten hilfreich zu sein. Eine fleischlastige Ernährung hingegen ist eher ungünstig.

Asthmatiker sollten zudem ihren Salzkonsum einschränken, da eine Ernährung mit einem hohen Salzgehalt die Atemwege empfindlicher gegen die Histaminfreisetzung macht.

Auch Lebensmittel mit zugesetzten Sulfiten (Wein, Dörrobst usw.) sind zu meiden, da diese vor allem bei Molybdänmangel Asthmaanfälle auslösen können. Molybdän ist ein Spurenelement, das für den Abbau von Sulfiten wichtig ist.

Obwohl die Datenlage nicht eindeutig ist, wird dem Stillen eine wichtige Rolle bei der Vorbeugung gegen Asthma bei Kindern zugesprochen. Ein regelmäßiger Verzehr von Fisch in der Stillzeit wird ausdrücklich empfohlen (reich an Omega-3-Fettsäuren).

Besondere Hinweise

- Der begleitende Einsatz von Probiotika scheint sinnvoll – insbesondere bei auffälligen Darmflora-Untersuchungen.
- Belastende Schwermetalle (Blei, Quecksilber, Aluminium, Cadmium, Zinn, Nickel, Kupfer usw.) können in der Schwangerschaft über die Nabelschnur zum Kind transferiert werden und erhöhen das Asthmarisiko bei Kleinkindern.
- Gewisse Asthmamedikamente stören den Mikronährstoffhaushalt. Beispiele: Cortison (Kalzium, Vitamin D, Vitamin C), Theophyllin (Vitamin B_6), Salbutamol (Magnesium) usw. Bei einer parallelen Einnahme der betroffenen Mikronährstoffe kann die Therapie optimiert und können die Nebenwirkungen reduziert werden.

Nährstoffempfehlungen bei Asthma

Nährstoff	empfohlene Tagesdosis	Kommentare
Multivitamin-Mineral-Präparat	nutritive Mengen	Es gibt kaum einen Mikronährstoff, der nicht eine biochemisch wichtige Funktion für das Immunsystem hat. Auch wenn sich diese immunologischen Eigenschaften einzelner Mikronährstoffe nicht immer direkt mit klinisch relevanten Ergebnissen (z. B. Häufigkeit eines Asthmaanfalls) dokumentieren lassen, ermöglicht das ausreichende Vorliegen aller dieser Substanzen als Team erst korrekte Abwehrmechanismen, eine gute Immunantwort und eine geringere Verletzlichkeit des Körpers.
Vitamin C	1,5–2 g	Vitamin C wirkt immunmodulierend mittels Hemmung der Th2-Helferzellen (diese setzen entzündungsfördernde Zytokine frei, die wiederum u. a. die Aktivierung von histaminhaltigen Mastzellen koordinieren) und zudem entzündungshemmend, antioxidativ und antihistaminisch. Viele Asthmatiker haben niedrige Vitamin-C-Spiegel. Verbesserung der Lungenfunktion bei leistungsabhängigem Asthma. Reduktion der Bronchoreaktivität bei erkältungsbedingtem Asthma.
Vitamin D	gemäß Laborstatus	Eine ausreichende Vitamin-D-Supplementierung führt zu einer deutlichen Reduktion der Asthmaanfälle, die eine systemische Cortisonbehandlung nötig machen. Verbessert den Effekt einer Cortisontherapie. Eine tägliche Gabe ergibt die beste Wirkung.
Vitamin E	200–400 IE	unzureichende Zufuhr erhöht das Asthmarisiko, schmale Datenlage
Magnesium	300–600 mg	Magnesiummängel erhöhen das Asthmarisiko und zeigen eine Verbesserung des FEV_1-Wertes (Luftmenge, die man innerhalb der ersten Sekunde beschleunigt ausatmen kann). Intravenöse Applikation hilft bei akuten Asthmaanfällen. Salbutamol-haltige Asthmapräparate können zu Magnesiummangel führen.
Mangan	10–15 mg (bei nachgewiesenem Mangel)	niedrige Zufuhr korreliert mit Asthmahäufigkeit und Bronchoreaktivität
Zink	20–40 mg (gemäß Zinkstatus)	Eine unzureichende Zinkzufuhr erhöht das Asthmarisiko; immunregulierend. Kann Schweregrad der Asthmabeschwerden bei Kindern reduzieren.
Selen	Kinder: 7,5–15 µg/kg Körpergewicht Erwachsene: 200 µg bzw. gemäß Laborstatus.	Reduktion der Häufigkeit der Asthmaanfälle. Verbesserung der Symptome und deutliche Reduktion des Bedarfs an Cortisonpräparaten. Selen-Blutspiegel sind häufig niedrig. Schmale Datenlage.
Coenzym Q_{10}	100 mg	kann zusammen mit Vitamin C und E den Cortisonbedarf reduzieren, reduziert oxidativen Stress im Lungengewebe beim Asthmatiker, schmale Datenlage

Nährstoff	empfohlene Tagesdosis	Kommentare
Omega-3-Fettsäuren	3 g EPA als Fischölkapseln	Ein höherer Omega-3-Index (> 8) korreliert mit einer besseren Asthmakontrolle und einer niedrigeren Erhaltungsdosierung von Inhalations-Kortikoidpräparaten. Auch bei Leistungsasthma recht gut untersucht. EPA scheint wirkungsvoller als DHA. Eine gute Versorgung der Mutter in der Schwangerschaft reduziert das spätere Asthmarisiko bei den Kindern.

Laboruntersuchungen

- Asthmapatienten sollten routinemäßig auf Nahrungsmittel-Unverträglichkeiten und Allergien untersucht werden. Bei diesem umfassenden Bluttest wird zwischen IgE-, IgG- oder IgG4-vermittelten Immunreaktionen differenziert. Auch inhalative Allergien können damit erfasst werden.
- Eine begleitende oder weiterführende Stuhldiagnostik kann in vielen Fällen sinnvoll sein. Findet sich z. B. ein hoch positiver IgG- oder IgG4-Antikörpertiter oder liegen sehr starke immunologische Reaktionen vor, liegt der Verdacht auf eine erhöhte Darmpermeabilität nahe. Nur eine völlig intakte Darmschleimhaut gewährleistet einen Schutz vor Antigenstress.
- T-Helferzellen (TH1/TH2)
- oxidativer Stress
- nitrosativer Stress
- Mineralstoff-, Spurenelement-, Schwermetall-Screening (Haare)
- Omega-3-Index

Literatur

Abuabat F et al. The role of oral magnesium supplements for the management of stable bronchial asthma: a systematic review and meta-analysis. NPJ Primary Care Resp Med. 2019;29(1):1–8.

Comhair SA et al. Coenzyme Q in asthma. Am J Respir Crit Care Med. 2015;191(11):1336–1338.

Gontijo-Amaral C et al. Oral magnesium supplementation in asthmatic children: a double-blind randomized placebo-controlled trial. Eur J Clin Nutr 2007;61:54–60.

Guilleminault L et al. Diet and asthma: is it time to adapt our message? Nutrients. 2017;9(11):1227.

Gvozdjakova A et al. Coenzyme Q10 supplementation reduces corticosteroids dosage in patients with bronchial asthma. Biofactors 2005;25(1–4):235–240.

Hemilä H. The effect of vitamin C on bronchoconstriction and respiratory symptoms caused by exercise: a review and statistical analysis. Allergy Asthma Clin Immunol. 2014;10(1):58.

Hemilä H. Vitamin C and common cold-induced asthma: a systematic review and statistical analysis. Allergy, Asthma & Clin Immunol. 2013;9(1):1–10.

Hosseini B et al. Effects of fruit and vegetable consumption on risk of asthma, wheezing and immune responses: a systematic review and meta-analysis. Nutrients. 2017;9(4). pii: E341.

Jolliffe DA et al. Vitamin D supplementation to prevent asthma exacerbations: a systematic review and meta-analysis of individual participant data. The Lancet Respiratory Med. 2017; 5(11):881–890.

Özdemir Ö. Is there any effect of probiotics on allergic airway disease? J Chin Med Assoc 2015;78(10):627–628.

Pesce G et al. Fœtal exposure to heavy metals and risk of atopic diseases in early childhood. Ped Allergy Immunol 2021;32(2):242–250.

Rerksuppaphol S et al. Zinc supplementation in children with asthma exacerbation. Pediatr Rep. 2016;8(4):6685.

Song WJ et al. Magnesium sulfate for acute asthma in adults: a systematic literature review. Asia Pac Allergy. 2012;2(1):76–85.

Stoodley I et al. Higher omega-3 index is associated with better asthma control and lower medication dose: A cross-sectional study. Nutrients. 2020;12(1):74.

Wilkinson M et al. Vitamins C and E for asthma and exercise-induced bronchoconstriction. Cochrane Database Syst Rev 2014;(6):CD010749.

Zajac D. Mineral micronutrients in asthma. Nutrients. 2021;13(11):4001.

Schmerzen

Bestimmte Mikronährstoffe wirken schmerzmildernd (Vitamin E, die Vitamine B_1, B_6 und B_{12}, Vitamin C, D, Magnesium, Phenylalanin usw.) und der zusätzliche Einsatz kann den Bedarf an schmerz- und entzündungshemmenden Medikamenten reduzieren. Ein weiteres Beispiel für den sinnvollen Einsatz von Mikronährstoffen bei Schmerzen ist Vitamin C, das bei gleichzeitiger Einnahme mit Aspirin und ähnlichen Präparaten deren Nebenwirkungen auf die Magenschleimhaut vermindern kann.

Chronische Schmerzen

Schmerz ist ein unangenehmes Sinneserlebnis, das im Zusammenhang mit einer Gewebeschädigung auftritt. Häufige Ursachen sind Verletzungen, Entzündungen oder Tumorerkrankungen. Der akute Schmerz ist stets ein Warnsignal und somit ein Schutzmechanismus des Körpers vor schädigenden Einflüssen, der Schutz- oder Fluchtreflexe auslöst. Die Schmerzempfindung ist also wichtig, denn sie bewahrt uns vor unnötigen Verletzungen oder Verstümmelungen. Chronische Schmerzen hingegen sind ein behinderndes Symptom, das viele Krankheiten begleitet. Oft entstehen chronische Schmerzen, wenn Entzündungen lange fortbestehen. Eine Reduktion der Entzündung (durch Ernährung, Mikronährstoffe oder Medikamente) reduziert oft auch die Schmerzmeldung ans Gehirn. Starke chronische Schmerzen können die Lebensqualität massiv einschränken, Depressionen und Stressreaktionen auslösen sowie auch immunsuppressiv wirken.

Schmerzmildernde Mikronährstoffe

Es gibt Mikronährstoffe mit nachgewiesenen, eigenständigen schmerzmildernden Eigenschaften (z. B. Vitamin E, die Vitamine B_1, B_6 und B_{12}, Vitamin C, D, Magnesium, Phenylalanin usw.). Allerdings darf deren Wirkung nicht direkt mit derjenigen eines herkömmlichen Schmerzmittels verglichen werden. Der Wirkungsgrad ist geringer. Aber mit einem parallelen, begleitenden Einsatz ist es möglich, den Stoffwechsel günstig zu beeinflussen, den Bedarf an schmerz- und entzündungshemmenden Medikamenten und damit auch das Ausmaß unerwünschter Nebenwirkungen zu reduzieren (siehe Kapitel »Entzündliche Gelenkerkrankungen«, Seite 552).

Obwohl die Schmerzforschung in den letzten Jahren große Fortschritte gemacht hat, ist im Bereich der Schmerzphysiologie, was die Schmerzwahrnehmung und -verarbeitung betrifft, noch vieles unklar. Im Zusammenhang mit chronischem Schmerz ist es wichtig zu wissen, dass es – entgegen früheren Meinungen – kontraproduktiv ist, Schmerzen möglichst lange ohne adäquate Gegenmaßnahmen zu ertragen. Die für die Wahrnehmung zuständigen Nervenzellen verfügen nämlich über ein »Schmerzgedächtnis«, das die Fixierung der Schmerzen begünstigt. Die unterschiedliche Schmerzempfindlichkeit verschiedener Menschen liegt vor allem in der unterschiedlichen Aktivität des schmerzhemmenden Systems.

Ernährungsempfehlungen

Ernährungsinterventionen können das Schmerzgeschehen günstig beeinflussen. Erfahrungen liegen mit einer mediterranen Ernährung, einer antiinflammatorischen Ernährung (Seite 59), einer FODMAP-Diät und einer glutenfreien Diät vor. Aus der Rheumatologie ist bekannt, dass das Schmerzempfinden bei einer Gewebeübersäuerung (latente Azidose) erhöht ist. Somit scheint es sinnvoll, vermehrt basifizierende Lebensmittel (v. a. Gemüse, Früchte) zu essen. Die ergänzende Zufuhr von Basenmischungen (basifizierend wirkende Mineralsalzpräparate) kann eventuell zusätzlich helfen, die Schmerzempfindung zu reduzieren.

Kaffee kann bei manchen Menschen die Schmerzempfindlichkeit erhöhen. Koffein wirkt den Endorphinen entgegen. Endorphine sind körpereigene, schmerzstillende Substanzen im Gehirn, die normalerweise den Schmerz dämpfen.

Es sollte auf mögliche Nahrungsmittel-Unverträglichkeiten geachtet werden. Diese können unter Umständen chronische, wiederkehrende Schmerzen in Muskeln, Nerven, Gelenken und Unterleib verursachen.

Paprika und orangefarbenes Obst wie Mandarinen, Orangen, Papaya, Nektarinen enthalten neben Vitamin C auch β-Kryptoxanthin und können bei chronischen neuropathischen Schmerzen – d. h. bei durch Nerven ausgelösten Schmerzen – unterstützen.

Nährstoffempfehlungen bei chronischen Schmerzen

Nährstoff	empfohlene Tagesdosis	Kommentare
Vitamin B_1	50–200 mg	Trägt dazu bei, die Impulsübertragung über die Nervenbahnen zu hemmen, und kann Schmerzen lindern, insbesondere bei chronischen Kopf- und Knochenschmerzen sowie Neuralgien (Nervenschmerzen). Vitamin-B_1-Mangel korreliert mit Neuropathien. Auch in Form des fettlöslichen Benfotiamins.
Vitamin B_6	25–150 mg	Cofaktor für die Produktion von Serotonin, einem Neurotransmitter, der die Schmerzempfindung dämpft; limitierender Faktor bei der Synthese von Sphingosin (Baustein der Myelinscheide der Nervenzelle)

Nährstoff	empfohlene Tagesdosis	Kommentare
Vitamin B_{12}	0,25–1–5 mg	hat bedeutende schmerzlindernde Eigenschaften und kann bei der Verminderung von Schmerzen in der Wirbelsäule und krebsbedingten Schmerzen hilfreich sein, ist an der Synthese des MBP, des basischen Myelinproteins, beteiligt
Vitamin-B-Komplex	mit 50–150 mg Vitamin B_1, 25–150 mg Vitamin B_3, 25–100 mg Vitamin B_6, 0.25–1–5 mg Vitamin B_{12}	Die Kombination von hochdosiertem Vitamin B_1, B_6 und B_{12} potenziert die Wirkung des klassischen Rheumamittels Diclofenac. Bei akuten Rückenschmerzen (Low Back Pain) konnte dabei die Behandlungsdauer gegenüber einer alleinigen Anwendung von Diclofenac (25–150 mg/Tag) um 50 % reduziert werden. Auch bei Nervenschmerzen einsetzbar. Die Kombination verschiedener hochdosierter B-Vitamine kann in verschiedenen Schmerzsituationen den Verbrauch von Schmerzmitteln senken. Vitamin E scheint die Wirkung der Kombination noch zu verbessern.
Vitamin C	0,5–3 g; evtl. deutlich höher per i. v.-Applikation	Kann die Schmerzwahrnehmung vermindern (nozizeptive Wirkung). 2 g (parenteral) vor operativen Eingriffen können die postoperative Schmerzmedikation (Morphin) und die Schmerzscores reduzieren. 1 g (oral) täglich wird nach chirurgischen Eingriffen an Armen/Beinen (nach Frakturen) während 50 Tagen zur Prävention des komplexen regionalen Schmerzsyndroms (CRPS, Morbus Sudeck) empfohlen. Vermindert Schmerzen bei Knochenkrankheiten, Rücken-, Krebs- und Zahnleiden und viralen Erkrankungen.
Vitamin D	50–125 µg (2 000–5 000 IE)	Entzündungshemmende Wirkung (reduziert C-reaktives Protein, Interleukin-6), auch bei Rückenschmerzen, Autoimmunerkrankungen wie Fibromyalgie, Morbus Bechterew usw. einsetzbar. 25-OH-Vitamin-D-Blutspiegel überprüfen: Angestrebt werden i. d. R. Serum-Werte über 100 nmol/l (40 ng/ml) zur Schmerzreduktion. Scheint auch hilfreich bei der diabetischen Neuropathie.
Vitamin E	800 IE	Vitamin E wirkt schmerz- und entzündungshemmend. Wirkt als Antioxidans und Membranstabilisator sowie hemmend auf Cyclooxygenasen (COX) und Lipoxygenasen (LOX); Regeneration des entzündeten Gewebes; Hemmung von NF-κB. Idealerweise gleichzeitig mit Vitamin C (ca. 1 g) einnehmen, das oxidiertes, verbrauchtes Vitamin E rezykliert.
Selen	je nach Selen-Blutspiegel 100–200(–1 000) µg	Selen trägt dazu bei, Schmerzen bei Krebs-, Knochen-, Rücken und Zahnleiden zu reduzieren. Mangel ist häufig. Höhere Selendosierungen (v. a. in der Onkologie) nur durch den Arzt unter Kontrolle des Laborstatus.

Nährstoff	empfohlene Tagesdosis	Kommentare
Magnesium	mind. 300–450 mg, meist parenteral, hochdosiert Migräne: oral 600 mg	Begleitend einsetzbar bei akuten und chronischen Schmerzen (Neuropathie, Rückenschmerzen, Schmerzen des Abdomens sowie vor, während und nach einer Operation). Magnesium beeinflusst über die Wirkung als NMDA-Rezeptor-Antagonist (N-Methyl-D-Aspartat) die Schmerzempfindlichkeit. Bei Migräne: mitochondriale Wirkung, relaxierend, entspannend.
Omega-3-Fettsäuren	2–4 g (EPA, DHA)	Entzündungshemmende Wirkung; Hemmung der durch Gewebeschädigung freigesetzten Entzündungs- und Schmerzmediatoren Prostaglandin F_2, Bradykinin, Leukotrien B_4 usw. Können auch bei neuropathischen Schmerzen (z. B. Fibromyalgie) versucht werden.
Alpha-Liponsäure	0.4–1–2 g	Starkes Antioxidans, v. a. hilfreich bei diabetischer Neuropathie und Chemotherapie-induzierten Schmerzen, wird derzeit bei vielen Schmerzzuständen untersucht, auch bei Schmerzzuständen unbekannter Ursache (Arthralgie, Neuropathie, Myalgie, 400–800 mg/Tag, 2 Monate).

Besondere Hinweise

- Siehe auch Kapitel: entzündliche Gelenkerkrankungen (Seite 552), Arthrose (Seite 557), Fibromyalgie (Seite 569), Diabetes Typ 2 (Seite 522) (Neuropathien), Menstruationsschmerzen (Seite 677) (Dysmenorrhö), Migräne (Seite 623), Colitis ulcerosa (Seite 479) und Morbus Crohn (Seite 479).
- Schmerz- und Rheumamittel beeinflussen den Stoffwechsel verschiedener Mikronährstoffe und erhöhen den Bedarf daran. Empfehlung: begleitende Supplementierung mit einem ausgewogenen Multivitamin-Mineral-Präparat.
- Vitamin C (in nicht retardierter Form, ca. 0,5–1 g) kann die bekannten Nebenwirkungen von Aspirin und ähnlichen Präparaten auf die Magenschleimhaut (z. B. Mikroblutungen) vermindern – und sollte stets gleichzeitig mit diesen Medikamenten eingenommen werden.
- Mittels paralleler Supplementierung von Vitamin E und/oder Omega-3-Fettsäuren kann die Dosierung von Schmerz- und Rheumamitteln in der Regel innerhalb von 4–6 Wochen reduziert werden.
- Regelmäßige sportliche Aktivität verbessert die Fähigkeit des Körpers, vermehrt selbst schmerzlindernde Endorphine zu bilden. Damit kann das Schmerzempfinden wesentlich beeinflusst werden.
- Entspannungsübungen oder Autogenes Training können hilfreich sein.
- Akupunktur ist bei chronischen Schmerzen gut wirksam.

TIPP **Kirschen haben eine unterstützende schmerzreduzierende Wirkung bei Muskelschmerzen (z. B. Sport), aber auch bei Gicht. Gichtpatienten sollten daher regelmäßig frische (und auch eingemachte) Kirschen essen.**

Laboruntersuchungen

- Omega-3-Index, Fettsäureprofil
- Säure-Basen-Profil nach Sander (Urin)
- Zytokine
- Cortison (Tagesprofil)

Literatur

Abdelrahman KM et al. Nutritional supplements for the treatment of neuropathic pain. Biomedicines. 2021;9:674.

Abdulrazaq M et al. Effect of ω-3 polyunsaturated fatty acids on arthritic pain: A systematic review. Nutrition. 2017;39–40:57–66.

Akyuz G et al. The effect of vitamin D supplementation on pain, quality of life, and nerve conduction studies in women with chronic widespread pain. Int J Rehabil Res. 2017;40(1):76–83.

Bahamondes MA et al. Effect of omega-3 on painful symptoms of patients with osteoarthritis of the synovial joints. Systematic review and meta-analysis. Oral Surg, Oral Med, Oral Pathol and Oral Radiol. 2021; DOI: 10.1016/j.oooo.2021.01.020.

Barros-Neto JA et al. Selenium and zinc status in chronic myofascial pain: serum and erythrocyte concentrations and food intake. PLoS One. 2016; 11(10): e0164302.

Brain K et al. A systematic review and meta-analysis of nutrition interventions for chronic noncancer pain. J Human Nutr Diet. 2019;32(2):198–225.

Calderon-Ospina CA et al. Effect of combined diclofenac and B vitamins (thiamine, pyridoxine, and cyanocobalamin) for low back pain management: systematic review and meta-analysis. Pain Med. 2020;2(14):766–781.

Carr AC et al. The role of vitamin C in the treatment of pain: new insights. J Transl Med. 2017;15(1):77.

Chen S et al. Effect of perioperative vitamin C supplementation on postoperative pain and the incidence of chronic regional pain syndrome: a systematic review and meta-analysis. Clin J Pain. 2016;32(2):179–85.

Costantino M et al. Peripheral neuropathy in obstetrics: efficacy and safety of α-lipoic acid supplementation. Eur Rev Med Pharmacol Sci. 2014;18(18):2766–71.

Didangelos T et al. Vitamin B_{12} supplementation in diabetic neuropathy: a 1-Year, randomized, double-blind, placebo-controlled trial. Nutrients. 2021;13:395.

Esposito C et al. Safety and efficacy of alpha-lipoic acid oral supplementation in the reduction of pain with unknown etiology: A monocentric, randomized, double-blind, placebo-controlled clinical trial. Biomed Pharmacother. 2021;144:112308.

Gilron I et al. Innovations in the management of musculoskeletal pain with alpha-lipoic acid (IMPALA Trial): study protocol for a double-blind, randomized, placebo-controlled crossover trial of alpha-lipoic acid for the treatment of fibromyalgia pain. JMIR Res Protoc. 2017;6(3):e41.

Giustra F et al. Vitamin C Could Prevent Complex Regional Pain Syndrome Type I in Trauma and Orthopedic Care? A Systematic Review of the Literature and Current Findings.Med Bull Sisli Etfal Hosp. 2021;55(2):139–145.

Hung KC et al. The effect of perioperative vitamin C on postoperative analgesic consumption: a meta-analysis of randomized controlled trials. Nutrients. 2020;12:3109.

Li XI et al. Vitamin E slows down the progression of osteoarthritis. Exp Ther Med. 2016;12(1):18–22.

McCabe PS et al. Low vitamin D and the risk of developing chronic widespread pain: results from the European male ageing study. BMC Musculoskelet Disord. 2016;17:32.

Park G et al. Daily oral intake of β-cryptoxanthin ameliorates neuropathic pain. Biosci Biotechnol Biochem. 2017;81(5):1014–1017.

Pessoa BL et al. Emerging treatments for neuropathic pain. Curr Pain Headache Rep. 2015;19(12):56.

Pohle T et al. Role of reactive oxygen metabolites in aspirin-induced gastric damage in humans: gastroprotection by vitamin C. Aliment Pharmacol Ther 2001;15: 677–687.

Shin HJ et al. Magnesium and pain. Nutrients. 2020;12:2184.

Stein J et al. Association between neuropathy and B-vitamins: A systematic review and meta-analysis. Eur J Neurol. 2021;28:2054–2064.

Straube S et al. Vitamin D for the treatment of chronic painful conditions in adults. Cochrane Database Syst Rev. 2015;(5):CD007771.

Urits I et al. Utilization of magnesium for the treatment of chronic pain: Anesth Pain Med. 2021;11(1):e112348.

Yammine K et al. Meta-analyses A systematic review on the efficacy of vitamin D supplementation on diabetic peripheral neuropathy. Clin Nutr. 2020;39(10):2970–2974.

Migräne

Eine Migräne manifestiert sich in der Regel als anfallsartig auftretender, starker, pulsierender halbseitiger Kopfschmerz, der häufig von Übelkeit, Erbrechen, Licht- und Geräuschempfindlichkeit begleitet wird. Oft zeigen sich Stunden bis Tage vorher Vorboten, wie Geräuschempfindlichkeit, Müdigkeit oder Magen-Darm-Beschwerden. Vor der eigentlichen Kopfschmerzphase können noch eine sogenannte Auraphase mit visuellen Störungen (Gesichtsfeldausfälle, Verlust des räumlichen Sehens) oder Sensibilitätsstörungen (Kribbeln, neurologische Ausfälle) auftreten.

Es ist eine ganze Reihe auslösender Faktoren (Trigger) bekannt: Stress, Schlafmangel, intensives Licht, starke Gerüche, Genussmittel (Alkohol), Nahrungsmittel-Unverträglichkeiten, Medikamente, Störungen des Energiestoffwechsels (Mitochondrien), Nitrostress, Histamin-Intoleranz etc. Was bei einer Migräne genau den Schmerz und die Symptome auslöst, ist noch nicht restlos geklärt. Im Vordergrund stehen die Erweiterung der Blutgefäße und eine Schwellung im Gehirn. Entsprechend basiert die Wirkung der speziellen Migränemedikamente in erster Linie auf einer Gefäßverengung.

Aus den neuesten Studien stechen drei Nährstoffe hervor, die zuverlässig zur Vorbeugung und Behandlung von Migräneanfällen eingesetzt werden können: Vitamin B_2, Magnesium und Coenzym Q_{10}. Ihnen ist gemeinsam, dass sie ihren Wirkungsort in den Mitochondrien (Energiekraftwerke in den Zellen) haben. Es scheint, dass eine der Hauptursachen für das Migränerisiko bei ei-

Substanzen, die Migräne auslösen können

Substanzen	Lebensmittel, die diese Substanzen enthalten
Vasoaktive Amine sind Substanzen, die die Blutgefäße erweitern (z. B. sind Tyramin, Theobromin und Phenyläthylamin die am weitesten verbreiteten Formen).	Rotwein, gereifter Käse, Geflügelleber, eingelegte Heringe, Wurst und industriell verarbeitete Fleischwaren, saure Sahne, Schokolade, Bananen, Schweinefleisch, Zwiebeln
Koffein (sowohl Koffein wie auch der Koffeinentzug können Auslöser von Migräne sein)	Kaffee, koffeinhaltige Getränke, Tee
Laktose (Milchzucker), allergene Proteine (Casein)	Milchprodukte
Gluten	Lebensmittel mit Weizen, Dinkel, Roggen, Hafer, Gerste
Natriumglutamat (Geschmacksverstärker)	asiatische Lebensmittel, Snacks
Nitrite werden als Pökel- und Farbstoffe in Fleischwaren eingesetzt.	Wurst, Salami, industriell verarbeitete Fleischwaren
Aspartam	Süßstoff in vielen Lebensmitteln
Alkohol	alkoholische Getränke
Farbstoffe (Tartrazin)	in vielen industriell hergestellten Lebensmitteln v. a. auch Süßwaren
Sulfite	Wein, Dörrobst

nem ausgeprägten zellulären Energiemangel (Mitochondriopathie) liegt.

Ernährungsempfehlungen

Nahrungsmittel können Migräne auslösen. Die Lebensmittelbestandteile, die am häufigsten Migräne verursachen, sind in der oben stehenden Tabelle aufgeführt. Bei Menschen, die unter Migräne leiden, sollte nach möglichen Nahrungsmittel-Unverträglichkeiten gesucht werden. Eine große Hilfe bietet der Test auf Nahrungsmittel-Unverträglichkeiten. Bei diesem umfassenden Bluttest wird zwischen IgE-, IgG- oder IgG4-vermittelten Immunreaktionen differenziert.

Eine begleitende oder weiterführende Stuhldiagnostik kann in vielen Fällen sinnvoll sein. Findet sich z.B. ein hoch positiver IgG- oder IgG4-Antikörpertiter oder liegen sehr starke immunologische Reaktionen vor, liegt der Verdacht auf eine Störung der Darmdurchlässigkeit nahe. Nur eine intakte Darmschleimhaut gewährleistet einen Schutz vor Antigenstress.

Die sog. »gut-brain Axis«, die Kommunikation zwischen »Bauchhirn« und »Kopfhirn«, wird hauptsächlich über Darmbakterien und deren Stoffwechselprodukte gewährleistet. Migränepatienten scheinen sich von gesunden Probanden in der Diversität ihrer Darmbakterien zu unterscheiden. Kinder mit Migräne haben öfter an Dreimonatskoliken gelitten und viele Darmerkrankungen führen zu einem erhöhten Risiko für Migräne. Die Rolle von Probiotika bei Migräne wird immer klarer.

Niedriger Blutzucker (Hypoglykämie) kann ebenfalls Migräne auslösen. Eine Ernährung, die reichlich komplexe Kohlenhydrate liefert, kann den Blutzucker stabilisieren und so die Migränegefahr vermindern. Auch beim Fasten können gewisse Personen mit Migräne reagieren, wenn sie in eine Unterzuckerung geraten oder wenn vermehrt Stresshormone freigesetzt werden.

Eine Low-Fat-Ernährung kann dazu beitragen, die Häufigkeit von Migräneanfällen zu vermindern und die Schmerzintensität zu reduzieren. Aber auch mit einer ketogenen Er-

Nährstoffempfehlungen bei Migräne

Nährstoff	empfohlene Tagesdosis	Kommentare
Vitamin B_2	400 mg	reduziert Häufigkeit, Dauer und Schmerzintensität, Einnahmedauer: 3–4 Monate.
Vitamin D	gemäß Laborstatus, sonst 2000 IE	reduziert die Anzahl von Migränetagen, die Häufigkeit von Migräneanfällen und die Schmerzintensität. Einnahmedauer 3 Monate.
Magnesium (Vitamin B_6)	600 mg oral (50–100 mg)	Reduktion der Anfälle um 22–43 %; Verbesserung des mitochondrialen Stoffwechsels, gefäßrelaxierend, beeinflusst die Biosynthese und Freisetzung von Serotonin und Dopamin. Magnesiummangel ist bei Migränepatienten häufig. Hilfreich, wenn die Migräne in Zusammenhang mit der Menstruation oder mit einer Schwangerschaft auftritt (evtl. mit Vitamin B_6 kombinieren); weniger Medikamentenbedarf; auch parenteral.

Nährstoff	empfohlene Tagesdosis	Kommentare
Omega-3-Fettsäuren	2–3 g EPA + DHA (aus Fischölkapseln)	kann die Dauer von Migräneattacken reduzieren
Melatonin	3 mg	vermindert die Häufigkeit von Migräneanfällen
Coenzym Q_{10}	300 mg	Bei Patienten, welche auf die Supplementierung ansprechen (das ist etwa die Hälfte der Patienten), kann Coenzym Q_{10} die Dauer der einzelnen Migräneattacken und auch deren Häufigkeit reduzieren (1,5 Migräneanfälle pro Monat weniger); weniger Übelkeit; Einnahmedauer: 8–12 Wochen.

nährungsweise wurden vielversprechende Ergebnisse erzielt. Übergewicht scheint das Migränerisiko zu erhöhen.

Besondere Hinweise

- Vitamin B_2, Magnesium und Coenzym Q_{10} können auch miteinander kombiniert werden. In der Kombination kann Coenzym Q_{10} auch niedriger dosiert werden (150 mg/Tag).
- Orale Verhütungsmittel können zu hohen Kupferspiegeln führen, was die Anfälligkeit für Migräne erhöhen kann.
- Auch Lacke, Lösungsmittel, Teppichleim sowie chronische Schwermetall-Belastungen können Migräneanfälle auslösen.
- Migränepatienten zeigen im Durchschnitt höhere Homocystein-Blutspiegel. Vor allem bei menstruationsbedingter Migräne können die Homocystein senkenden Vitamine B_6, B_{12} und Folsäure allenfalls hilfreich sein.

Laboruntersuchungen

- Nitrostress
- Nahrungsmittel-Unverträglichkeiten (IgE, IgG, IgG4; Blut)
- erhöhte Darmdurchlässigkeit (α-1-Antitrypsin; Zonulin, Stuhl)
- Mineralstoff-, Spurenelement-, Schwermetall-Screening (Haare)
- Coenzym Q_{10}, Magnesium, Selen, 25-OH-Vitamin-D
- Omega-3-Index
- Serotonin, Melatonin
- HbA_{1c}, Glukosetoleranz
- Homocystein

TIPP **Es gibt viele neue, teilweise sehr teure Medikamente zur Behandlung und Prophylaxe von Migräneanfällen. Die Studiendaten zeigen, dass eine Prophylaxe mit Coenzym Q_{10}, hochdosiertem Vitamin B_2 und Magnesium auch ganz entscheidend die Häufigkeit und die Dauer von Migräneattacken reduzieren kann. Dies bei oft besserer Verträglichkeit als bei Medikamenten.**

Literatur

Alpay K et al. Diet restriction in migraine, based on IgG against foods: a clinical double-blind, randomised, cross-over trial. Cephalgia 2011;30(7):829–837.

Askari G et al. The effects of folic acid and pyridoxine supplementation on characteristics of migraine attacks in migraine patients with aura: A double-blind, randomized placebo-controlled, clinical trial. Nutrition. 2017 Jun;38:74–79.

Cámara-Lemarroy CR et al. Gastrointestinal disorders associated with migraine: A comprehensive review. World J Gastroenterol. 2016;22(36):8149–60.

Chen WW et al. Pain control by melatonin: Physiological and pharmacological effects (review). Exp Ther Med. 2016;12(4):1963–1968.

Chen YS et al. Effect of vitamin B_2 supplementation on migraine prophylaxis: a systematic review and meta-analysis. Nutr Neurosci. DOI: 10.1080/1028415X.2021.1904542.

Chiu HY et al. Effects of intravenous and oral magnesium on reducing migraine: a meta-analysis of randomized controlled trials. Pain Physician. 2016 Jan; 19(1):E97–112.

Dai YJ et al. Potential beneficial effects of probiotics on human migraine headache: a literature review. Pain Physician. 2017 Feb;20(2):E251–E255.

Gazerani P. A Bidirectional view of migraine and diet relationship. Neuropsychiatric Disease and Treatment 2021:17 435–451.

Luckner A et al. Magnesium in migraine prophylaxis – is there an evidence-based rationale? A systematic review. Headache 2018;58(2):199–209.

Martin VT et al. Diet and Headache: Part 1./Part 2. Headache. 2016 Oct;56(9):1543–1552/1553–1562.

Menon S et al. The effect of 1 mg folic acid supplementation on clinical outcomes in female migraine with aura patients. J Headache Pain. 2016; 17(1): 60.

Sandor PS et al. Efficacy of coenzyme Q10 in migraine prophylaxis: a randomized controlled trial. Neurology 2005;64:713–715.

Sazali S et al. Coenzyme Q10 supplementation for prophylaxis in adult patients with migraine – a meta-analysis. BMJ Open 2021;11:e039358. DOI: 10.1136/bmjopen-2020-039358.

Shaik MM et al. Vitamin supplementation as possible prophylactic treatment against migraine with aura and menstrual migraine. Biomed Res Int. 2015;2015:469529.

Tseng PT et al. The association between melatonin and episodic migraine: a pilot network meta-analysis of randomized controlled trials to compare the prophylactic effects with exogenous melatonin supplementation and pharmacotherapy. J Pineal Res. 2020 ;69(2):e12663.

Zhang Y et al. The efficacy of vitamin D3 supplementation for migraine : a meta-analysis of randomized controlled studies. Clin Neuropharmacol. 2021 ;44(1):5–8.

Konzentration, ADHS, Stress, Burn-out

Welche Rolle spielen Ernährung und Mikronährstoffe für den Hirnstoffwechsel? Kann man ein gutes Gedächtnis und gute Prüfungsresultate »essen«? Und was kann man selbst dazu beitragen, dass man in Beruf, Schule und Alltag die volle Hirnleistung erbringen und beim Memory-Spiel noch mit seinen Kindern oder Enkeln mithalten kann?

Gedächtnis und Konzentration

Die Leistungsfähigkeit des Gehirns ist von vielen Faktoren abhängig. Dazu gehören unbeeinflussbare und beeinflussbare Faktoren:

unbeeinflussbare Faktoren:

- Alter
- Familienanamnese
- Genetik

beeinflussbare Faktoren:

- Aktivität, körperliche
- Alkoholkonsum
- Belastung mit körperfremden Substanzen (Schwermetalle)
- Braintraining
- Durchblutung, Mikrozirkulation, arteriosklerotische Prozesse
- Entzündungen, chronische
- Ernährungsqualität, momentane und langfristige; antiinflammatorisch, antioxidativ
- Ernährung der Mutter in der Schwangerschaft
- Hörschwächen
- Mikronährstoffversorgung bzw. Vermeidung von Mängeln von Mikronährstoffen, die für den Hirnstoffwechsel essenziell sind.
- Nervenüberträgersubstanzen, Verfügbarkeit
- Schlafqualität (inkl. der Atmung während des Schlafes)
- soziales Netzwerk, soziale Aktivität
- Stress
- Stress, oxidativer
- Zuckerstoffwechsel

Ernährungsempfehlungen (kurzfristige Effekte)

Schnelle Energieversorgung: Wenn höchste Konzentration und Hirnleistung kurz- und mittelfristig gefragt sind (z.B. bei Prüfungen), kann mit Traubenzucker ein schneller, jedoch nicht anhaltender Effekt erzielt werden. Auch dunkle Schokolade, Tee (Grüntee, Schwarztee), Kaffee und NADH können die Konzentrationsfähigkeit und kognitive Leistungen kurzfristig verbessern. Das Hirn ist stark auf eine regelmäßige Versorgung mit Glukose (Traubenzucker) angewiesen. Bei Unterzuckerungen, die im Laufe des Tages mehr oder weniger häufig auftreten können, kann man sich nicht mehr gut konzentrieren und die kognitiven Fähigkeiten lassen nach. Um starke Schwankungen im Blutzuckerspiegel zu vermeiden, sollte daher bei der Ernährung auf eine bedarfsgerechte Zufuhr von komplexen Kohlenhydraten und auf eine ausreichende Versorgung mit Mikronährstoffen, die den Zuckerstoffwechsel regulieren, geachtet werden (Chrom, Zink, Magnesium, Mangan, B-Vitamine).

Nahrungsmenge: Eine moderate Kalorienreduktion ergibt in Bezug auf die Hirnleistung die besten Ergebnisse, während ein Kalorienexzess für einen »klaren Kopf« eher hinderlich ist. Damit wird die alte Weisheit »Ein voller Bauch studiert nicht gern« auch wissenschaftlich untermauert.

Aminosäuren: Aus Erfahrung gute Ergebnisse (höhere und längere Konzentrationsleistung, z.B. bei Prüfungsvorbereitungen) können auch mit proteinhaltiger Nahrung oder der gezielten Gabe von freien Aminosäuren erzielt werden (schmale Datenlage). Aminosäuren werden vom Körper als Vorstufen zur Bildung von Nervenüberträger-Substanzen benötigt und können somit die Hirnleistung wesentlich beeinflussen.

Aminosäuren als Bausteine für Neurotransmitter

Mikronährstoff	Neurotransmitter
L-Glutamin	Glutamat, GABA (γ-Aminobuttersäure)
L-Methionin	Adrenalin
L-Arginin	NO (Stickstoffmonoxid)
L-Phenylalanin	Dopamin, Noradrenalin, Adrenalin
L-Tryptophan	Serotonin, Melatonin

Phospholipide: Eine kurzfristige Steigerung der Hirnleistung kennt man auch durch natürliche Phospholipide. Lezithin (als natürliche Quelle von Cholin) dient als Vorstufe wichtiger Neurotransmitter wie Acetylcholin. Phosphatidylserin (durch seine Funktion bei der Reizübertragung zwischen Nervenzellen) ist unter anderem für Denkprozesse und Gedächtnisfunktionen wichtig. Beide benötigen einige Tage Anlaufzeit, zeigen dann aber recht nachhaltige Effekte.

Eisen: Eisendefizite können insbesondere auch bei menstruierenden Frauen Konzentration und Hirntätigkeit negativ beeinflussen.

Ernährungsempfehlungen (langfristige Effekte)

Auch langfristig können wir für unser Gedächtnis und die Konzentration Gutes tun. Da die Hirnleistung sehr anfällig für chronische Entzündungen und oxidativen Stress ist, sollte beim täglichen Essen stets auf den Konsum von frischen und wenig prozessierten Lebensmitteln (v.a. Gemüse, Früchte, Beeren) geachtet werden. Eine antiinflammatorische und an Antioxidanzien reiche Ernährungsweise haben einen nicht zu unterschätzenden Einfluss auf Gedächtnis und Kognition (siehe Kapitel »Ernährung«, Seite 29).

Arteriosklerosprävention: Um das Gedächtnis und den Hirnstoffwechsel auch in der zweiten Lebenshälfte auf einem guten Stand zu halten, sollten ab einem Alter von 50 Jahren die Empfehlungen zur Prävention der Arteriosklerose regelmäßig und langfristig beachtet werden.

Homocystein: Erhöhte Homocystein-Blutspiegel können die kognitiven Fähigkeiten stören. Folsäure reduziert zusammen mit Vitamin B_2, B_6 und B_{12} erhöhte Homocystein-Blutspiegel und kann ggf. so die periphere Mikrozirkulation verbessern.

Omega-3-Fettsäuren: Diese sind für eine normale Hirnfunktion unerlässlich, benötigen aber für ihre Wirkung mehr Zeit. Eine langfristig gute Zufuhr von Omega-3-Fettsäuren scheint sinnvoll zu sein (uneinheitliche Datenlage), um die Leistungsfähigkeit des Gehirns zu unterstützen. Man geht davon aus, dass die Omega-3-Fettsäuren als wesentlicher Bestandteil der Nervenzellmembranen deren Fluidität (Beweglichkeit) erhöhen und somit eine gute Signalübertragung unterstützen.

Nährstoffempfehlungen zur kurz- und mittelfristigen Verbesserung von Gedächtnis und Konzentration

Nährstoff	empfohlene Tagesdosis	Kommentare
Chrom, Zink, Mangan, Magnesium	200 µg Chrom, 20–30 mg Zink, 5–10 mg Mangan, 200–300 mg Magnesium	Diese Nährstoffe regulieren den Zuckerstoffwechsel und reduzieren damit Unterzuckerungszustände, welche die Gedächtnisleistung hemmen können.
B-Vitamine	nutritive Dosierungen der B-Vitamine	optimierte Energieverwertung und Synthese von wichtigen Molekülen (u. a. Neurotransmitter)
Eisen	je nach Eisenstatus (Ferritin)	vor allem bei menstruierenden Frauen
Cholin	1–3 g (z. B. aus Lezithin)	Cholin ist der Grundbaustein für den Aufbau von Acetylcholin (für das Gedächtnis wichtiger Neurotransmitter); in Lezithin sowie auch in Leber, Eiern, Blumenkohl usw. enthalten, begünstigt präzises feinmotorisches Arbeiten
Phosphatidylserin	300 mg	verbessert kognitive Eigenschaften – benötigt aber einige Wochen
Aminosäuren (L-Arginin, Glycin, L-Glutamin, L-Methionin, L-Phenylalanin, L-Tryptophan)	je nach Präparat und Zielsetzung (im Grammbereich)	verbessern Gedächtnis und Kognition; erhöhen die Ausdauer beim Lernen. Können wegen ihres raschen Wirkungseintritts ad hoc eingesetzt werden.

Nährstoffempfehlungen zur langfristigen Beeinflussung bzw. Verbesserung von Gedächtnis und Konzentration

Nährstoff	empfohlene Tagesdosis	Kommentare
Multivitamin-Spurenelement-Präparat	nutritive Mengen	Eine unzureichende Zufuhr von Mikronährstoffen (auch moderate Mängel) kann die Hirnleistung beeinträchtigen. Die regelmäßige und langfristige Supplementierung von Multivitamin-Präparaten kann kognitive Funktionen bei Kindern und Erwachsenen verbessern.

Nährstoff	empfohlene Tagesdosis	Kommentare
B-Vitamine	ca. 0,6 mg Folsäure, Vitamin B_6 und B_{12}	Gemäß neuen Studien kann das Gedächtnis mit einer langfristig guten Folsäurezufuhr länger leistungsfähig erhalten werden (uneinheitliche Datenlage). B-Vitamine haben Homocystein-regulierende, antioxidative und antiinflammatorische Eigenschaften.
Vitamin C	0,5–1 g	antioxidative, antiinflammatorische und neuroprotektive Eigenschaften
Vitamin D	gemäß Laborstatus	Reguliert die Hirnplastizität und verbessert die Bildung von neuen Nervenzellen; antiinflammatorische Eigenschaften. Uneinheitliche Datenlage bei Supplementierung.
Magnesium	nutritive Mengen	wichtig für den Energiestoffwechsel (Mitochondrien), antiinflammatorisch
Eisen, Jod	10–20 µg Eisen, 150 µg Jod	Verbesserungen in div. Gedächtnistests, v. a. bei Mangel
Cholin	1–3 g (z. B. auch aus Lezithin)	Cholin ist der Grundbaustein für den Aufbau von Acetylcholin (für das Gedächtnis wichtiger Neurotransmitter).
Lezithin	5–15 g	liefert wichtige Grundbausteine für den Hirnstoffwechsel (Phosphatidylserin, Phosphatidylcholin)
Phosphatidylserin	300 mg	verbessert kognitive Eigenschaften, kann evtl. dazu beitragen, den Gedächtnisabbau zu verzögern
Aminosäuren (L-Arginin, Glycin, L-Glutamin, L-Methionin, L-Phenylalanin, L-Tryptophan)	je nach Präparat und Zielsetzung (im Grammbereich)	verbessern Gedächtnis und Kognition; erhöhen die Ausdauer beim Lernen. Schmale Datenlage.
Carnosin	1 g	Verbesserung von kognitiven Fähigkeiten, kann evtl. zur Erhaltung der Gedächtnisleistung auch im Alter beitragen. Schmale Datenlage.
Omega-3-Fettsäuren	DHA, EPA 1–3 g DHA (Kinderwunsch, Schwangerschaft, Stillzeit): 400 mg	verbessert kognitive Eigenschaften; verzögert Gedächtnisabbau (uneinheitliche Datenlage bei Erwachsenen) verbessert Gedächtnis, Motorik und Wahrnehmung beim Neugeborenen (erwiesen bis ins Schulalter)
Pflanzenstoffe, sekundäre	v. a. aus Gemüse, Früchten und Beeren	Die darin enthaltenen Bioflavonoide Carotinoide und Anthocyane wirken entzündungshemmend und antioxidativ. Carotinoide scheinen langfristig die kognitiven Fähigkeiten von Personen zwischen 45 und ca. 80 Jahren zu verbessern.

Besondere Hinweise

- Wichtige Aspekte des gesunden Älterwerdens des Hirns sind auch im Kapitel »40+ oder das ABC des gesunden Älterwerdens« (Seite 406) beschrieben.
- Trainieren Sie Ihr Gehirn, indem Sie Spiele spielen, Kreuzworträtsel lösen, eine neue Sprache lernen, zu Vorträgen oder Kursen gehen. Neue Reize halten die Hirnzellen aktiv und das Gedächtnis leistungsfähig.

- Studien zeigen, dass im Magen gebildete Hormone, die sonst vor allem im Zusammenhang mit Appetit und Übergewicht diskutiert werden (Leptin, Ghrelin, Glucacon-like Peptide, GLP-1), auch die Lernfähigkeit, das Gedächtnis und die Wahrnehmung direkt beeinflussen können.
- Die Darmflora (die Darm-Hirn-Achse) bzw. der gezielte Einsatz einzelner Bakterienstämme zeigt positive Effekte bei Menschen mit kognitiven Störungen.
- Belastungen mit Schwermetallen – insbesondere Aluminium, Quecksilber und Blei – sind häufig. Sie können den Intellekt und das Erinnerungsvermögen massiv beeinträchtigen. Eine gezielte und regelmäßige Untersuchung auf Schwermetalle und Entgiftung zur langfristigen Erhaltung der Gedächtnisleistung ist sinnvoll.
- Viele Signalmoleküle spielen eine Rolle bei der Wahrnehmung und sind bei psychischen Störungen oft verändert. Darunter auch der Brain-Derived-Neurotrophic-Factor (BDNF), der beispielsweise bei Depressionen mit abnormal niedrigen Spiegeln auffällt und für die Wahrnehmung und für das Gedächtnis äußerst wichtig ist.
  - Sind unsere Muskeln aktiv, wird im Gehirn, aber auch in den Muskeln BDNF gebildet (v. a. bei Männern).
  - BDNF regt den Aufbau neuer Nervenzellen und Synapsenverbindungen im Gehirn an.
  - Omega-3-Fettsäuren, Zink und Vitamin E erhöhen den BDNF.
  - Gesättigte Fette und Zucker reduzieren den BDNF.

Laboruntersuchungen

- Neurotransmitterprofil
- Schwermetall-Screening (Haare, Urin, Blut)
- Oxidativer Stress (Lipidperoxide, Glutathion, Malondialdehyd, Glutathionperoxidasen, Thiole)
- Entzündungsmarker
- Homocystein
- Nitrostress
- BDNF
- HbA_{1c}

Literatur

Caruso G et al. The therapeutic potential of carnosine/anserine supplementation against cognitive decline: a systematic review with meta-analysis. Biomedicines. 2021;9:253.

Ekstrand B et al. Brain foods-the role of diet in brain performance and health. Nutr Rev. 2021;79(6):693–708.

Fernandez-Jimenez MC et al. Iron deficiency in menstruating adult women: much more than anemia. Women's Health Rep. 2020;1(1):26–35.

Gareau MG et al. Cognitive function and the microbiome. Int Rev Neurobiol. 2016;131:227–246.

Gheysen F et al. Physical activity to improve cognition in older adults: can physical activity programs enriched with cognitive challenges enhance the effects? A systematic review and meta-analysis. Int J Behaviour Nutr Phys Act. 2018;15(1):1–13.

Gröber U et al. Brain nutrients: cerebral metabolism and micronutrients. Trace Elements and Electrolytes 2021;38(4):161.

Gutierrez L et al. Effects of nutrition on cognitive function in adults with or without cognitive impairment: a systematic review of randomized controlled clinical trials. Nutrients. 2021;13(11):3728.

Huang H et al. Physical exercise increases peripheral brain-derived neurotrophic factors in patients with cognitive impairment: A meta-analysis. Restor Neurol Neurosci Preprint. 2021;39(3):159–171.

Kim HY et al. Phosphatidylserine in the brain: metabolism and function. Prog Lipid Res. 2014;56:1–18. DOI: 10.1016/j.plipres.2014.06.002

Lam LF et al. Feeding the brain – The effects of micronutrient interventions on cognitive performance among school-aged children: A systematic review of randomized controlled trials. Clin Nutr. 2017 Aug;36(4):1007–1014.

Lim SY et al. Nutritional factors affecting mental health. Clin Nutr Res. 2016;5(3):143–52.

Melzer TM et al. In pursuit of healthy aging: effects of nutrition on brain function. Int J Mol Sci. 2021;22(9):5026.

Naber M et al. Improved human visuomotor performance and pupil constriction after choline supplementation in a placebo-controlled double-blind study. Sci Rep. 2015;5:13188.

Ramakrishnan U et al. Prenatal supplementation with DHA improves attention at 5 y of age: a randomized controlled trial. Am J Clin Nutr 2016; DOI: 3945/ajcn.114.101071.

Sheng LT et al. Dietary total antioxidant capacity and late-life cognitive impairment: the Singapore Chinese Health Study. J Gerontol Series A Biol Sci Med Sci. 2021;glab100.

Spencer SJ et al. Food for thought: how nutrition impacts cognition and emotion. npj Sci Food. 2017;1:7.

Tardy AL et al. Vitamins and minerals for energy, fatigue and cognition: a narrative review of the biochemical and clinical evidence. Nutrients. 2020;12(1):228.

Wahl D et al. Novel strategies for healthy brain aging. Exerc Sport Sci Rep. 2021;49(2):115–125.

Verhaltensauffälligkeiten, ADHS

Lernschwierigkeiten, Verhaltensstörungen und die Aufmerksamkeitsdefizit-/Hyperaktivitätsstörung (ADHS) gehören zu den vieldiskutierten pädiatrischen Problemen der heutigen Zeit, wobei oft nicht in Betracht gezogen wird, dass es sich um eine Stoffwechselerkrankung handelt. Psychosoziale Aspekte stehen im Vordergrund: Zunächst sind die Eltern gefordert, dann schreitet der Lehrer ein, und zu guter Letzt wird der Arzt hinzugezogen. In der Regel werden dann Ritalin (Methylphenidat) und ähnliche Medikamente verordnet. Diese haben in schwierigen Fällen durchaus ihre Berechtigung, denn sie können rasch wieder Ruhe in ein gestresstes Familienleben bringen. Diese Präparate sind zwar nicht in der Lage, die Stoffwechselprobleme ursächlich zu lösen, aber sie erlauben, dass in einem ruhigeren Umfeld und parallel dazu die Stoffwechselstörungen mittels Ernährung, Mikronährstoffen und Probiotika angegangen werden können.

Beteiligte Stoffwechselstörungen

Die folgenden Stoffwechselstörungen prägen das vielschichtige Erscheinungsbild der Verhaltensauffälligkeit/ADHS:

- Der Fettsäurestoffwechsel ist gestört. Die Aktivität des Enzyms δ-6-Desaturase ist vermindert und somit werden zu wenig EPA, DHA (Omega-3-Fettsäuren) sowie auch zu wenig GLS (γ-Linolensäure, eine Omega-6-Fettsäure) gebildet.
- Es bestehen oftmals signifikante Unterversorgungen mit Kalzium, Magnesium und auch mit Zink. Alle drei Mikronährstoffe sind für den Dopaminstoffwechsel von Bedeutung. Kalzium und Magnesium braucht es als Cofaktoren für die körpereigene Do-

ADHS ist multifaktoriell bedingt

Bei kindlichen Verhaltensstörungen handelt es sich um ein multifaktorielles Geschehen. Medizin, Schule und Psychologie müssen eng zusammenarbeiten. Vor allem müssen die beteiligten Kreise (Schule, Lehrer, Eltern usw.) darüber informiert werden, dass Stoffwechselstörungen eine große Rolle spielen und dass die klassischen Maßnahmen allein nicht immer genügen. Lernschwierigkeiten und Verhaltensstörungen sind nicht nur auf Kinder beschränkt. Sie können auch bei Erwachsenen festgestellt werden (die häufig bereits als Kind auffällig waren).

pamin-Synthese. Zink ist quasi ein Dopamin-Wiederaufnahmehemmer.

- Der Körper bildet zu wenig Dopamin – nicht zuletzt, weil ihm dazu u. a. die Cofaktoren Kalzium und Magnesium in ausreichender Menge fehlen. Dasselbe gilt auch für Serotonin, wenn B-Vitamine fehlen.
- Häufig beobachtet man erhöhte Belastungen mit toxischen Metallen, insbesondere mit Blei, Aluminium, Cadmium und Quecksilber.
- Die Darmschleimhaut ist geschädigt, was zu erhöhter Darmpermeabilität und entsprechend erhöhter Sensibilität für Nahrungsmittel-Unverträglichkeiten (Lebensmittelzusatzstoffe, Salicylat-ähnliche Verbindungen usw.) führt. Auch hieraus können Verhaltensauffälligkeiten resultieren.
- Der Energiestoffwechsel (ATP-Bildung) ist beeinträchtigt.
- Es liegt eine gestörte Glukosetoleranz vor, die zu immer wiederkehrenden Unterzuckerungen führt; dies hat Konzentrations- und Verhaltensauffälligkeiten zur Folge.

Ursachen und Begleiterscheinungen von Hyperaktivität und ADHS

Ursachen, Begleiterscheinungen	Erläuterungen
Geschlecht	4- bis 5-mal häufiger bei Jungen als bei Mädchen
psychosoziale Faktoren	Milieu, Schule, Elternhaus
Lebensstil	Essen, Schlaf, Genussmittel, Stress
Medien	Computer, TV, Smartphones
Ernährungsfaktoren	
körperfremde Proteine	Produkte mit Kuhmilch, Weizen, Eier
Lebensmittelzusatzstoffe	Farbstoffe, Konservierungsmittel, Süßstoffe, Phosphate, Aromastoffe
»normale« Lebensmittelinhaltsstoffe	Salicylverbindungen in Äpfeln, Orangen, Pfirsichen, Trauben, Gurken, Beeren, Mandeln, Pflaumen, Kirschen, Aprikosen usw. (hemmen den Prostaglandinstoffwechsel)
Umweltfaktoren	Schwermetalle: Blei, Cadmium, Antimon, Zinn, Kupfer, Quecksilber, Arsen, Silber, Aluminium; organische Substanzen; physikalische Faktoren, z. B. Elektrosmog
Histamin	Etwa die Hälfte der ADHS-Patienten zeigt erhöhte Histaminspiegel.
Schwangerschaftseinflüsse	Schwangerschaftskomplikationen, Geburtstraumen, Alkohol, Drogen, Nikotin, Schwermetallbelastung der Mutter, Mangelernährung
Arzneimittel	Salicylate, Phosphate, Fluoride
biochemische Folgen	
gestörtes Darmmilieu	erhöhte Darmpermeabilität, Milchzucker-Unverträglichkeit (Laktose-Intoleranz)
Mikronährstoffdefizite	Vitamin B_1, B_6, Vitamin C, Vitamin D_3, Kalzium, Magnesium, Zink, Chrom, Mangan, EPA, DHA, GLS
Hypoglykämie	schwankende Blutzuckerspiegel
gestörter Säure-Basen-Haushalt	
mögliche Begleiterscheinungen	übermäßiger Durst, Ekzeme, Neurodermitis, trockene Haut, Allergien, Asthma

Ernährungsempfehlungen

Das Frühstück ist für hyperaktive Kinder eine unerlässliche Mahlzeit. Das Auslassen des Frühstücks kann zu einem ungünstigen Absinken des Blutzuckerspiegels führen. Bei vielen Kindern hat ein proteinreiches Frühstück mit komplexen Kohlenhydraten und reichlich Kalzium eine beruhigende Wirkung und kann die Lernfähigkeit verbessern. Kinder können auf große Mengen Phosphate aus bestimmten Lebensmitteln (z. B. Wurstwaren, industriell verarbeitete Lebensmittel, Milchprodukte – außer Butter und Sahne –, Hülsenfrüchte, Nüsse) sehr empfindlich reagieren. Hyperaktivität kann durch das Vermeiden einer übermäßigen Phosphatzufuhr normalisiert werden. Nahrungsmittel-Unverträglichkeiten sowie künstliche Farb- und Geschmacksstoffe können Hyperaktivität mitverursachen oder verschlimmern. Die Feingold-Diät (benannt nach dem Kinderarzt, der sie entwickelt hat) klammert diese Nahrungsmittel aus. Sie hat sich in der Vergangenheit als sehr hilfreich erwiesen. Generell scheinen gezielte und fachmännisch unterstützte Eliminationsdiäten beim ADHS günstig zu sein.

Nährstoffempfehlungen bei Verhaltensauffälligkeit und ADHS

Nährstoff	empfohlene Tagesdosis	Kommentare
Vitamin B_6	6 mg/kg Körpergewicht	Sinnvoll in Kombination mit Magnesium. Schmale Datenlage. Könnte hilfreich für Kinder mit einem niedrigen Serotoninspiegel sein (Serotonin ist ein beruhigender Neurotransmitter).
Zink, Chrom, Mangan	Zink 15–40 mg, Chrom 100–200 µg, Mangan 5–15 mg	Zink reduziert die Hyperaktivitätssymptome mit einer Effektstärke von ca. 0,6. Zink hemmt das Dopamintransportprotein (DAT) und erhöht dadurch die Dopamin-Konzentration am synaptischen Spalt. Optimiert Wirkung von Methylphenidat (Ritalin). Zink-, Chrom- und Manganmangel können Hyperaktivität über den Zuckerstoffwechsel verstärken.
Kalzium **Magnesium**	1 g 300–600 mg	ADHS geht sehr oft mit einem Kalzium- und Magnesiummangel (renale Mg-Verluste) einher; in diesen Fällen scheinen Magnesium und Kalzium das Verhalten und die Konzentrationsfähigkeit zu verbessern. Es fehlen noch breite kontrollierte Doppelblindstudien.
Phosphatidylserin	200–300 mg	kann die ADHS-Symptome verbessern. reduziert Stressempfindung, Effektstärke Aufmerksamkeit: ca. 0,4
EPA, DHA, GLS (γ-Linolensäure)	je nach Alter 1–2 g EPA+DHA in Form von Fischölpräparaten; Nachtkerzenöl, je nach Alter 1–3 g Bei kleinen Kindern können Nachtkerzenöl-Kapseln geöffnet und in die Haut (z. B. Rücken) einmassiert werden.	Die Wirkung von Omega-3-Fettsäuren zur Behandlung der ADHS-Symptome und der kognitiven Performance beim ADHS ist gut belegt. Die Effektstärke ist mit ca. 0.4 geringer als diejenige von Methylphenidat (ca. 0,8) oder von Atomoxetin (ca. 0,6). Für eine optimale Wirkung sollte beachtet werden: klar EPA-lastige Präparate verwenden. Dosierung: ausreichend hoch, zu/nach dem Essen einnehmen. Omega-3-Index bestimmen, Fischöl- und Nachtkerzenöl-Präparate (v. a. bei niedrigen γ-Linolensäure-Blutspiegeln) können und sollen gemeinsam oder abwechselnd gegeben werden. Die meisten ADHS-Patienten haben markante Defizite an EPA, DHA und GLS. Auch bei Kindern, die auf die klassische Medikation nicht ansprechen, zeigen sich zuverlässig positive Veränderungen des Verhaltens und der Lernschwierigkeiten.

Besondere Hinweise

- Fischöl- wie auch Nachtkerzenöl-Präparate (Omega-3- und Omega-6-Fettsäuren) sollten in ausreichenden, therapeutischen Dosierungen – und zu/nach einer Hauptmahlzeit – verabreicht werden.
- Die Gabe von Probiotika-Präparaten (bei ADHS-Patienten fehlen meist die säurebildenden Bifidus- und Milchsäure-Bakterien) verbessert die Stoffwechsellage (erhöhte Darmpermeabilität) beim ADHS. Datenlage uneinheitlich.
- Schwermetallbelastungen sind beim ADHS häufig. Die Bestimmung der Schwermetallbelastung mittels einer Haaranalyse ist in jedem Fall sinnvoll.
- Biochemisch gibt es keine Unterschiede zwischen den verschiedenen Formen von ADHS. Die Stoffwechselungleichgewichte sind also bei Aufmerksamkeitsstörungen, Lernschwierigkeiten bis hin zu stark auffälligem, asozialem Verhalten in etwa dieselben.
- Interessanterweise ist das biochemische Profil von ADHS-Patienten mit demjenigen von Neurodermitis-Patienten fast deckungsgleich – es finden sich also dieselben Einflussfaktoren, Mängel und toxischen Belastungen bei beiden Patientengruppen.

Kryptopyrrol im Urin nachweisen

Kryptopyrrol wird bei verschiedenen Stoffwechselstörungen (v. a. bei psychiatrischen Krankheitsbildern) vermehrt im Urin ausgeschieden. Bei der Pyrrolurie kommt es zu einem vermehrten Anfall der Pyrrole im Organismus, sodass diese nicht mehr wie normalerweise mit dem Stuhl, sondern als Kryptopyrrol (in Form eines Komplexes mit Zink und Vitamin B_6) im Urin ausgeschieden werden. Dadurch kommt es zu einem kombinierten Defizit an Zink und Vitamin B_6. Dies zieht zahlreiche weitere stoffwechselbedingte Krankheiten sowie psychische und psychosomatische Störungen nach sich. Schmale Datenlage.

Laboruntersuchungen

- Die Haarmineralanalyse erlaubt als erste Screening-Methode einen Überblick über die bestehenden Mängel und Belastungsfaktoren (Kalzium, Magnesium, Zink, toxische Metalle).
- Kalzium, Magnesium, Zink, Ferritin (Eisen ist auch ein Cofaktor für die Dopamin- und Noradrenalin-Biosynthese)
- Nahrungsmittel-Unverträglichkeiten (IgE, IgG, IgG4; Blut)
- erhöhte Darmdurchlässigkeit (Zonulin, α-1-Antitrypsin; Stuhl)
- Fettsäureprofil, Omega-3-Index
- Neurobalance, Neurotransmitter (Dopamin, Serotonin)
- HbA_{1c}, Glukosetoleranz
- Nitrostress, Kryptopyrrol, Histamin

Literatur

Arnold LE et al. Artificial food colors and attention-deficit/hyperactivity symptoms: conclusions to dye for. Neurother 2012;9(3):599–609.

Barragan E et al. Efficacy and safety of omega-3/6 fatty acids, methylphenidate, and a combined treatment in children with ADHD. J Attent Dis 2017;21(5):433–441.

Bruton A et al. Phosphatidylserine for the treatment of pediatric attention-deficit/hyperactivity disorder: a systematic review and meta-analysis. J Alt Compl Med. 2021;27(4):312–322.

Chang JPC et al. Omega-3 polyunsaturated fatty acids in youths with attention deficit hyperactivity disorder:

a systematic review and meta-analysis of clinical trials and biological studies. Neuropsychopharmacol. 2018;43(3):534–545.

Del-Ponte B et al. Dietary patterns and attention deficit/hyperactivity disorder (ADHD): a systematic review and meta-analysis. J Affect Dis. 2019;252:160–173.

Derbyshire E.Do omega-3/6 fatty acids have a therapeutic role in children and young people with ADHD? J Lipids. 2017: Article ID 6285218.

Feingold BF. Why Your Child is Hyperactive. Random House. New York 1974.

Heilskov MJ et al. Diet in the treatment of ADHD in children – a systematic review of the literature. Nord J Psychiatry 2015;69(1):1–18.

Hemamy M et al. Effect of magnesium supplementation on children with attention deficit hyperactivity disorder (ADHD). J Nutr Food Security. 2017;2(4):318–323.

Horsch P, Schurgast H. Verhaltensauffälligkeiten und Hyperaktivität bei Kindern und Erwachsenen. Schweiz Zschr GanzhMed 2006;18:88–93.

Kalenik A et al. Gut microbiota and probiotic therapy in ADHD: a review of current knowledge. Progr Neuro-Psychopharmacol Biol Psych. 2021:110277.

Lee MJ et al. Heavy metals' effect on susceptibility to attention-deficit/hyperactivity disorder: implication of lead, cadmium, and antimony. Int J Environ Res Publ Health. 2018;15(6):1221.

Mikirova NA et al. The orthomolecular correction of metabolic imabalances found in attention deficit hyperactivity disorder: a retrospective analysis in an outpatient clinic. J Orthomol Med 2013;28(2):1–10.

Mousain-Bosc M et al. Magnesium, hyperactivity and autism in children. In: Magnesium in the Central Nervous System. University of Adelaide Press, Adelaide (AU); 2011. PMID: 29920003.

Mousain-Bosc M et al. Magnesium and vitamin B_6 intake reduce central nervous system hyperexcitability in children. J Am Coll Nutr 2004;23:545.

Papanastasiou G et al. The association of diet quality and lifestyle factors in children and adults with ADHD: a systematic review and meta-analysis. Sci El Arch. 2021;14(9):39–58.

Perera H et al. Combined ω3 and ω6 supplementation in children with attention-deficit hyperactivity disorder (ADHD) refractory to methylphenidate treatment. J Child Neurol 2012;27(6):747–753.

Salehi B et al. Omega-3 and zinc supplementation as complementary therapies in children with attention-deficit/hyperactivity disorder. J Res Pharm Pract 2016;5(1):22–26.

Skalny A et al. Magnesium status in children with attention-deficit/hyperactivity disorder and/or autism spectrum disorder. J Korean Acad Child Adolesc Psych. 2020;31(1):41.

Skogheim TS et al. Metal and essential element concentrations during pregnancy and associations with autism spectrum disorder and attention-deficit/hyperactivity disorder in children. Environ Int. 2021;152:106468.

Talebi S et al. The effect of zinc supplementation in children with attention deficit hyperactivity disorder: a systematic review and dose-response meta-analysis of randomized clinical trials. Crit Rev Food Sci Nutr. 2021:1–10. DOI: 10.1080/10408398.2021.1940833.

Walsh WJ et al. Reduced violent behaviour following biochemical therapy. Physiol Behav 2004;82:835–839.

Schlafstörungen

Schlafmangel strapaziert Körper und Seele, und ein guter Schlaf ist enorm bedeutsam für unser Wohlbefinden, für die Leistungsfähigkeit, für das Immunsystem und für unsere Gesundheit ganz allgemein. Nicht alle Menschen brauchen gleich viel Schlaf. »Ausgeschlafen« hat, wer morgens erfrischt aufwacht und ausgeruht ist. Manche Menschen brauchen neun bis zehn Stunden Schlaf, andere nur sechs. Statistisch scheint eine Schlafdauer von etwa 7 Stunden ideal. Der Ausdruck »Schlafstörungen« bezeichnet Symptome wie Einschlafstörungen, häufiges Aufwachen, jeweils gefolgt von erneuten Einschlafschwierigkeiten oder schlechtem, unruhigem Schlaf. 25–30% aller Erwachsenen leiden unter Schlafstörungen, wobei diese im Alter tendenziell zunehmen. Es gibt unzählige Ursachen für Schlafstörungen. Stress, Depressionen, Angstzustände, diverse Erkrankungen, Schmerzen, Medikamente, Genussmittel oder Ungleichgewichte im Nährstoffhaushalt gehören dazu. Menschen, die unter Schlafstörungen leiden, sollten auf die regelmäßige Einnahme von Schlafmitteln verzichten. Länger andauernde Schlafstörungen müssen schlafmedizinisch abgeklärt werden. Bestimmte physiologische Nährstoffe können einen gesunden, tiefen Schlaf fördern, nicht aber die Ursachen beheben.

Ernährungsempfehlungen

Eine angepasste Ernährung in der zweiten Tageshälfte kann die Schlafqualität verbessern. Wer unter Schlaflosigkeit leidet, ist auch mit Multivitamin- und Mineral-Supplementen gut beraten, denn Schlafmangel erhöht den Nährstoffbedarf. Man sollte die Abendmahlzeit mindestens drei Stunden vor dem Schlafengehen einnehmen.

Obwohl Alkohol zunächst eine beruhigende Wirkung hat und das Einschlafen erleichtern kann, sorgt er nur für oberflächlichen, unruhigen Schlaf und führt zu nächtlichem Erwachen. Ein Glas warme Honigmilch eignet sich wesentlich besser als Schlummertrunk. Milch enthält viel Tryptophan und Kalzium, was eine beruhigende Wirkung hat und abends eingenommen den Schlafrhythmus verbessert.

Verzichten Sie in den 3–4 Stunden vor dem Schlafengehen auf Kaffee, Schwarztee oder Cola-Getränke. Manche Menschen reagieren empfindlich auf natürliche anregende Stoffe (biogene Amine), die in kleinen Mengen in gereiftem Käse, Speck, Schinken, Wurst, Sauerkraut, Auberginen, Spinat und Tomaten vorkommen. Diese Lebensmittel können zu Schlafstörungen beitragen. Niedrige nächtliche Blutzuckerwerte können häufiges oder frühes Erwachen hervorrufen, weil ein Absinken des Blutzuckerspiegels die Ausschüttung von Hormonen wie Adrenalin auslöst, die eine anregende Wirkung haben. In solchen Fällen kann es manchmal hilfreich sein, kurz vor dem Schlafengehen noch einen kleinen kohlenhydratreichen Imbiss zu sich zu nehmen.

Tryptophanreich essen

Bevorzugen Sie bei leichten Schlafstörungen Lebensmittel mit einem hohen Tryptophangehalt. Diese Aminosäure wird zum Aufbau von Serotonin (einem Neurotransmitter, der den Schlaf herbeiführt) und Melatonin benötigt. Ein tryptophanreiches leichtes Abendessen kann evtl. die Schlafqualität verbessern helfen. Tryptophanreich sind: Bananen, Eier, Fisch, Milch und Milchprodukte (Honig – zur Resorptionsverbesserung des Tryptophans), Sojabohnen und Sojaprodukte sowie Walnüsse.

Nährstoffempfehlungen bei Schlafstörungen

Nährstoff	empfohlene Tagesdosis	Kommentare
Vitamin D	gemäß Laborstatus	Vitamin-D-Mangel erhöht das Risiko für Schlafstörungen, verschlechtert die Schlafqualität und die Schlafdauer. Die Supplementierung scheint die Schlafqualität zu verbessern.
Magnesium	ca. 300 (–750) mg Magnesium, 30–60 Minuten vor dem Zubettgehen bzw. bei höheren Dosierungen auf morgens und abends aufgeteilt, während ca. 8 Wochen.	Verkürzt Einschlafzeiten (um durchschnittlich 18 Minuten) und kann die Schlafqualität und -dauer verbessern; erhöht nächtliche Melatoninwerte, Schlafapnoe scheint zu Magnesiummangel zu führen. Eine Supplementierung kann sinnvoll sein.

Nährstoff	empfohlene Tagesdosis	Kommentare
Melatonin	3–5 mg, 30–60 Minuten vor dem Zubettgehen.	Melatonin ist das körpereigene Hormon, das unseren Biorhythmus bestimmt. Bei Kindern und Erwachsenen positive Erfahrungen. Eher bei langfristiger Einnahme (über Wochen) als kurzzeitig. Kann auch bei Jetlag-bedingten Schlafstörungen (Zeitverschiebung) eingesetzt werden. Entweder Melatonin oder Tryptophan einnehmen – nicht beide auf einmal (überlappender Wirkungsmechanismus).
L-Tryptophan	1–2 g 30 Minuten vor dem Zubettgehen, im Abstand von mind. 1 Stunde zur letzten Mahlzeit	Abends einnehmen. Verkürzt die nächtlichen Wachphasen um ca. 80 Minuten. Evtl. mit Vitamin B_6 (Cofaktor für die Serotonin- bzw. Melatoninsynthese) kombinieren. Bis zu 50 % der Menschen sprechen auf eine Supplementierung mit L-Tryptophan an. Entweder Melatonin oder Tryptophan nehmen – nicht beide auf einmal (überlappender Wirkmechanismus).
Omega-3-Fettsäuren	300–1800 mg EPA+DHA	Omega-3-Fettsäuren, insbesondere DHA, scheinen bei Kindern und Jugendlichen mit Schlafproblemen durch die Freisetzung von Melatonin die Schlafqualität zu verbessern. Es braucht einige Wochen, um die Wirkung zu entfalten.

Besondere Hinweise

- Regelmäßiges Training im aeroben Bereich (nicht am Abend) kann den Schlaf fördern.
- Verzichten Sie auf das Rauchen: Nikotin hat eine anregende Wirkung, starkes Rauchen vermindert die Schlafqualität.
- Meiden Sie die regelmäßige Einnahme von Schlafmitteln: Die natürliche Schlaftiefe wird nicht erreicht, Schlafmittel können zu »Kater« und Erschöpfungszuständen führen, bei einigen kommt es zur Gewöhnung oder gar zur Abhängigkeit.
- Viele Medikamente und Drogen, darunter die »Pille«, Betablocker, Medikamente zur Gewichtsreduktion und Marihuana, können Schlafstörungen verursachen.
- Erkennen und Ausschalten von Elektrosmog (keine Energiesparlampe und kein Mobiltelefon auf dem Nachttisch).
- Die Aminosäure Glycin (3 g, ca. ½ Stunde vor dem Schlafengehen) scheint die Schlafqualität verbessern zu können. Schmale Datenlage.
- Theanin, ein sekundärer Pflanzenstoff aus dem Grüntee, hat eine entspannende Wirkung.
- Baldrian, Melisse und Safran können ebenfalls zur Schlafregulation verwendet werden (wirken über GABA-Rezeptoren); Wirkungseintritt benötigt ggf. einige Wochen Zeit.
- Gehen Sie tagsüber ans helle Licht – am Abend baut Ihr Körper dann abends mehr Melatonin auf. Schlafen Sie aber im Dunkeln – und machen Sie möglichst wenig Licht, falls Sie nachts aufstehen. Melatonin ist lichtempfindlich, es wird rasch abgebaut.

- Bei länger anhaltenden Schlafstörungen ist eine schlafmedizinische Abklärung angezeigt.

TIPP Wichtig ist die Schlafhygiene mit individuellen Ritualen. Kommen Sie abends zur Ruhe und verzichten Sie auf anregende Aktivitäten (Fernsehen, PC-Arbeit etc.); entwickeln Sie eigene Rituale, die die Entspannung fördern (Tasse Kräutertee, Glas warme Milch, ruhige Musik hören, Entspannungsübungen o. Ä.).

Laboruntersuchungen

- TSH (Schilddrüsenüberfunktion)
- Cortison (Tagesprofil), Melatonin
- Neurotransmitter (Serotonin, Noradrenalin, Adrenalin)

Literatur

Al Wadee Z et al. Serum magnesium levels in patients with obstructive sleep apnoea: a systematic review and meta-analysis. Preprints. 2021;2021080551.

Chan V et al. Efficacy of dietary supplements on improving sleep quality: a systematic review and meta-analysis. Postgrad Med J. 2021: DOI: 10.1136/postgradmedj-2020-139319.

Dai Y et al. Omega-3 long-chain polyunsaturated fatty acid and sleep: a systematic review and meta-analysis of randomized controlled trials and longitudinal studies. Nutr Rev. 2020;Dec 31:nuaa103.

Fatemeh G et al. Effect of melatonin supplementation on sleep quality: a systematic review and meta-analysis of randomized controlled trials. J Neurol. 2021:1–12.

Gao Qi et al. The association between vitamin D deficiency and sleep disorders: a systematic review and meta-analysis. Nutrients. 2018;10(10):1395.

Herxheimer A et al. Melatonin for the prevention and treatment of jet lag. Cochrane Database Syst Rev. 2002;(2):CD001520.

Jamilian H et al. The effects of vitamin D supplementation on mental health, and biomarkers of inflammation and oxidative stress in patients with psychiatric disorders: a systematic review and meta-analysis of randomized controlled trials. Progr Neuro-Psychopharmacol Biol Psyc. 2019;94:109651.

Jansen EC et al. Sleep, diet, and cardiometabolic health investigations: a systematic review of analytic strategies. Nutr Rep. 2018;7:235–258.

Mah J et al. Oral magnesium supplementation for insomnia in older adults: a aystematic review & meta-analysis. BMC Compl Med Ther. 2021;21(1):1–11.

Nagashima S et al. Can tryptophan supplement intake at breakfast enhance melatonin secretion at night? J Physiol Anthropol. 2017;36(1):20.

Sutanto CN et al. The impact of tryptophan supplementation on sleep quality: a systematic review, meta-analysis, and meta-regression. Nutr Rev. 2022;80(2):306–316.

Yamadera W et al. Glycine ingestion improves subjective sleep quality in human volunteers, correlating with polysomnographic changes. Sleep Biol Rhythms 2007;5(2):126–131.

Wei S et al. Efficacy and safety of melatonin for sleep onset insomnia in children and adolescents: a meta-analysis of randomized controlled trials. Sleep Med. 2020;68:1–8.

Stress und Burn-out

Oft wächst uns der tägliche Stress – der finanzielle Druck, der Zeitdruck oder Sorgen in Beruf und Alltag – über den Kopf. Dies ist noch nicht weiter beunruhigend. Wenn jedoch solche Belastungen langfristig bestehen, so kann sich dies auf die Gesundheit auswirken und ernsthafte Probleme hervorrufen. So klagen viele Erwachsene über chronischen Stress mit Erschöpfung, Müdigkeit, Energielosigkeit oder Konzentrationsstörungen. Chronischer Stress wird individuell unterschiedlich gut toleriert und kann zu den unterschiedlichsten Folgeerkrankungen führen. Psychosozialer Stress trägt – laut der Interheart-Studie, 2004 – zu etwa 30% des Herzinfarktrisikos bei. In Geweben und auf zellulärer Ebene sind es der oxidative und der nitrosative Stress sowie Entzündungsprozesse, welche vielfältige schädliche Auswirkungen haben können und auch mit frühzeitigen Alterungsprozessen und einer erhöhten Mortalität in Verbindung gebracht werden.

Zeitlich begrenzt ist Stress nichts Außergewöhnliches; wenn er aber über längere Zeit besteht, so erhöht sich das Risiko eines Burnouts, eines Zustandes, der durch anhaltende körperliche, emotionale und geistige Erschöpfung geprägt ist.

Stressfolgekrankheiten

Krankheiten als mögliche Folgen von langfristigem, psychosozialem Stress:

- Adipositas
- Angina pectoris und Herzattacken
- Angstzustände und Depressionen
- Bluthochdruck, Herzrhythmusstörungen
- Burn-out
- Darmerkrankungen, entzündliche
- Durchfälle
- Ekzeme
- Glukosestoffwechselstörungen
- Immunschwäche (häufige Erkältungen, Grippe, andere Infektionen)
- Magengeschwüre
- Migräne und Spannungskopfschmerzen
- prämenstruelles Syndrom (PMS)
- Schlafstörungen

Eustress und Disstress

Wenn wir von den Gefahren des Stresses sprechen, dürfen wir nicht vergessen, dass Stress nicht nur als Negativfaktor gesehen werden darf. Der als positiv empfundene Stress, der sogenannte Eustress, ist für unser Wohlbefinden sogar absolut notwendig (zum Beispiel das Gefühl des Frisch-Verliebt-Seins ...). Eustress beschert uns Motivation, Glücksgefühle, Euphorie, Selbstvertrauen, Tatendrang, Energie und das Streben nach mehr. Überwiegt der als negativ empfundene Dauerstress, der sogenannte Disstress, verändert dieser früher oder später unsere Emotionen, unsere Handlungsweisen, unser Verhalten und vor allem unser körperliches Wohlbefinden.

Strategien gegen Stress

Das Ziel müsste immer sein, die Stress auslösenden Faktoren zu erkennen und zu eliminieren, um sich nicht mehr »getrieben« zu fühlen. Leider sind in der heutigen Zeit jedoch viele Leute nicht mehr so selbstbestimmt, wie sie es gern wären. Entsprechend geht es auch oftmals darum, mit dem Stress leben zu lernen resp. die Resilienz zu erhöhen, d.h. den Stress nicht mehr so sehr als Belastung auf sich wirken zu lassen. Welches sind nun die möglichen Strategien, dem Teufelskreis Stress zu entkommen? Wir unterscheiden grundsätzlich zwischen medikamentösen und nichtmedikamentösen Strategien.

Nichtmedikamentöse Strategien:

- private und geschäftliche Stressquellen lokalisieren und eliminieren
- Zeitplanung (Tag, Woche, Monat, Jahr) für Arbeit und Freizeit
- Stresskiller aufbauen (Freiräume schaffen für Beziehungen, Partner, Freunde, Haustiere, Lachen, stressfreie Zone, Musik usw.)
- Genussmittelkonsum (Tabak, Alkohol) reduzieren
- Ernährung optimieren
- autogenes Training, Entspannungspraktiken
- sportliche Betätigung

Medikamentöse und supportive Strategien:

- chemische Mittel (Tranquilizer, spannungslösende Mittel)

Was passiert bei einer Stressreaktion?

Der Ausdruck »Stress«, der vom Stressforscher Hans Selye in die Medizin eingeführt wurde, bedeutet übersetzt so viel wie Anstrengung, Druck, Spannung, Beanspruchung, seelische und körperliche Belastung. Selye erkannte aufgrund seiner Studien, dass starke Belastungen oder Anstrengungen Alarmreaktionen im Körper auslösen. Biochemisch betrachtet wird die Stressreaktion durch Hormone wie Adrenalin, Noradrenalin und Cortisol ausgelöst und gesteuert. Dabei steigen Puls und Blutdruck und der Blutzuckerspiegel wird hoch gehalten, damit der Körper bereit ist, in der außergewöhnliche Situation zu reagieren. Was in Notsituationen sinnvoll und wichtig ist, kann sich bei chronischem Stress als sehr schädlich erweisen.

- beruhigende Naturheilmittel (pflanzliche und homöopathische Mittel)
- adaptogene Heilmittel – z.B. Heilpilze, Rhodiola, Ginseng
- Mikronährstoffe wie Vitamine, Mineralstoffe, Spurenelemente und Aminosäuren

Wie zeigt sich ein Burn-out?

Burn-out ist generell arbeitsbezogen. Unangemessene Erwartungen und hohe emotionale Anforderungen spielen eine wichtige Rolle. Als Warnzeichen der Anfangsphase gelten ein überhöhter Energieeinsatz, gekennzeichnet durch Hyperaktivität, ein Gefühl der Unentbehrlichkeit, das Gefühl, nie Zeit zu haben, die Verleugnung eigener Bedürfnisse, die Verdrängung von Misserfolgen und Enttäuschungen. Auch Erschöpfung, im Sinne von »nicht abschalten können«, Energiemangel und Unausgeschlafensein, können Vorboten eines Burn-outs sein.

Die Anzeichen und Symptome eines Burnouts können ganz verschiedenartig sein:

- chronische Müdigkeit und seelische Erschöpfung, die auch nach einer Erholungs-Auszeit (wie z.B. Urlaub) nicht verschwindet
- Distanzierung von der Arbeit, d.h. der Verlust der Freude an der Arbeit, ein vermindertes Bedürfnis nach Erfolg bei der Arbeit, Zynismus und Gleichgültigkeit bei der Arbeit, Distanziertheit gegenüber Kunden und Kollegen, Konzentrationsschwäche (erhöhte Fehlerhäufigkeit)
- körperliche Beschwerden, wie z.B. Schlafstörungen, höhere Anfälligkeit für Krankheiten, Appetitlosigkeit, Verdauungsstörungen, Kopfschmerzen, Gedächtnisprobleme, Schwindel, Rückenschmerzen, Blutdruckschwankungen, fehlende Libido
- psychische Veränderungen, wie erhöhte Gereiztheit, innere Unruhe, Gereiztheit, innere Leere, Angst und Verzweiflung, Gleichgültigkeit oder niedrige Toleranz gegenüber Mitmenschen, Selbstzweifel, Entscheidungsunfähigkeit, Traurigkeit (häufigeres Weinen)
- Änderungen im Sozialverhalten, wie niedrige Toleranz gegenüber Mitmenschen, sozialer Rückzug. Anfangs wird dies kompensiert durch (inhaltslose) Hyperaktivität, Konsum suchtfördernder Substanzen (mehr Alkohol, Kaffee, Tabak, andere Drogen).

Ohne Behandlung können sich die Symptome schrittweise von der Arbeit und ihrem Umfeld auf weitere Lebensbereiche ausweiten und letztlich in das Vollbild einer klinischen Depression münden.

Biochemisch betrachtet liegen beim Burn-out-Syndrom eine Erschöpfung des Neurotransmitterstoffwechsels (Serotonin, Adrenalin, Noradrenalin) im Gehirn, eine nitrosative Belastung und/oder eine Erschöpfung der Nebennierenfunktion vor. Die Nebenniere produziert kaum mehr Cortison, das sonst als normale Reaktion in Stresssituationen gebildet wird. Bei einem Burn-out-Syndrom treten auch überdurchschnittlich starke Entzündungsreaktionen auf. Im Labor lässt sich diese entzündliche Aktivität mit erhöhten Zytokinwerten (IL-10, TNF-α) nachweisen. Die bei Burn-out-Patienten häufig auftretenden Schlafstörungen dürften zudem die Folge einer verminderten nächtlichen Melatoninausschüttung sein, die durch einen Mangel an Serotonin erklärt werden kann.

Was tun bei Burn-out?

Die Behandlung des Burn-outs muss sehr individuell angegangen werden und gehört in die Hände von Fachleuten. Zuerst sollte man sich an den Hausarzt wenden. Bei einer Burn-out-Erkrankung muss der Betroffene zuerst und vor allem sein Leben ändern. Der wesentliche Schritt ist eine deutliche Reduzierung der Arbeitszeit; in schweren Fällen, wenn bereits der Alltag nicht mehr bewältigt werden kann, muss sogar eine Auszeit oder ein Wechsel der Arbeitsstelle in Betracht gezogen werden. Außerdem muss mit dem Patienten intensiv an seiner Work-Life-Balance gearbeitet werden. Eine der Grundregeln lautet: Auf seinen Körper hören. Dies bedeutet ausreichend schlafen, gesund essen, sich häufig bewegen, sich Zeit für sich nehmen, Pausen während der Arbeit einlegen und lernen, Nein zu sagen.

Die häufigsten Symptome bei langanhaltendem Stress oder beim Burn-out-Syndrom.

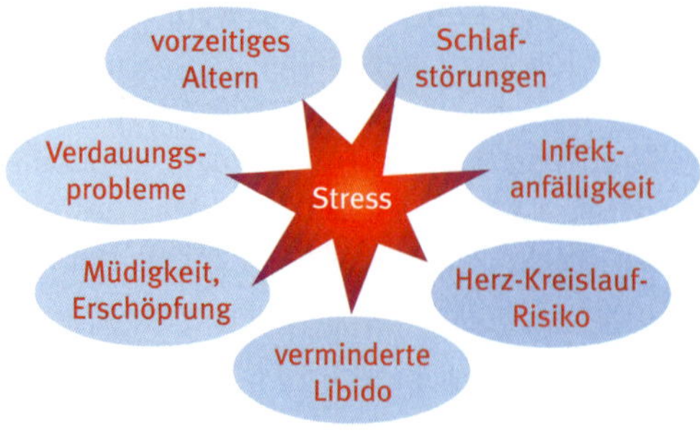
vorzeitiges Altern
Schlafstörungen
Verdauungsprobleme
Stress
Infektanfälligkeit
Müdigkeit, Erschöpfung
Herz-Kreislauf-Risiko
verminderte Libido

Die Regeneration kann unterstützt werden, indem ein gestörter Neurotransmitter- und Cortisonstoffwechsel behandelt und der Nitrostress reduziert wird. All diese Parameter lassen sich im Labor messen. Durch eine gezielte Gabe von natürlichen Neurotransmittervorstufen und Cofaktoren, Mineralstoffen und Vitaminen kann man begleitend versuchen, das biochemische Gleichgewicht wiederherzustellen. Die Nährstoff-Supplementierung bei einem ausgeprägten Burn-out sollte nur von einem darin erfahrenen Arzt und möglichst individuell entsprechend den vorliegenden Laboranalysen vorgenommen werden. Diese Situation erfordert zum Teil hohe Dosierungen an Mikronährstoffen.

Ernährungsempfehlungen bei Stress und Burn-out

Gerade in Stresssituationen räumt man einer gesunden Ernährung und der Zubereitung von frischen Mahlzeiten meist wenig Zeit ein. Es muss schnell gehen. Wie bequem sind doch die Sandwiches vom Takeaway … und wie groß ist die Versuchung, sich nach einem stressigen Tag »zum Runterkommen« noch ein oder zwei Drinks und ein deftiges Essen zu gönnen. Gerade in Stresssituationen ist aber eine hochwertige hochwertigen Ernährung mit viel Gemüse, Früchten und ausreichend Flüssigkeit (keine Süßgetränke, keine alkoholischen Getränke) wichtig.

TIPP **Genießen Sie täglich 20–30 g (nicht tafelweise!) dunkle Schokolade. Diese liefert ein paar »Glückshormone«, fördert die Konzentration und reduziert den Blutdruck.**

Wertvolle Proteinquellen (mageres Fleisch, Fisch, Soja, Hülsenfrüchte usw.) sowie frische Früchte und Gemüse liefern dem Körper B-Vitamine, Vitamin C, Mineralstoffe (Eisen, Magnesium) und Aminosäuren. Um den stressbedingt höheren Bedarf zu decken, können zusätzlich Nahrungsergänzungspräparate hilfreich sein. Schlussendlich ermöglicht dies aber nur ein »längeres Durchhalten« – die Disstress auslösende Ursache wird so nicht beseitigt!

Nährstoffempfehlungen bei Stress und Burn-out

Nährstoff	empfohlene Tagesdosis	Kommentare
Multivitamin-Mineral-Präparat	nutritive Mengen	Die vielfältigen Aus- und Wechselwirkungen von Stress und Burn-out rechtfertigen eine breitgefächerte, begleitende Supplementierung von Mikronährstoffen (Appetitstörungen, Verdauungsstörungen, erhöhter Bedarf usw.).
Vitamin-B-Komplex	komplette Formel mit einer ggf. erhöhten B-Vitamin-Dosierung sowie mit Folsäure (0,4–0,8 mg)	In Zeiten von Stress, erhöhter Aktivität und erhöhtem Energieverbrauch steigt auch der Bedarf an B-Vitaminen. Mangel an B-Vitaminen kann zu Müdigkeit und Erschöpfung führen.
Vitamin C	1–3 g	wird bei Stress vermehrt verbraucht; vermag die Stressreaktion des Körpers zu nivellieren (reduziert die Cortisolausschüttung)
Magnesium	300–600 mg	Stressinduzierte Magnesiummängel sind bekannt. Eine Supplementierung ist sinnvoll, da bei Magnesiummangel die Anfälligkeit für Stressfolgen erhöht wird. Erhöhter Bedarf; spannungslösende Wirkung. Oft mit 10–50 mg Vitamin B_6 kombiniert.
Zink	15–30 mg bzw. gemäß Laborstatus	Stressinduzierte Zinkmängel sind bekannt. Erhöhter Verbrauch; Zink ist wichtig für die Modifizierung der Stressantwort; Zinkmangel kann u. a. auch zu vermehrten psychischen Schwankungen führen. Kann zudem das Immunsystem stärken.
Coenzym Q_{10}	60–300 mg	Antioxidans; reguliert Herz-Kreislauf-Funktionen; Energiestoffwechsel. Hohe Dosierungen nur begleitend bei Burn-out.
Phosphatidylserin	300–400–(800) mg	reduziert die Stressreaktion und die entsprechende Cortisolausschüttung (Hypothalamus-Hypophysen-Nebennierenrinden-Achse) – z. B. unter Prüfungsbedingungen. Stressadaptogene Wirkung

Nährstoff	empfohlene Tagesdosis	Kommentare
L-Ornithin	400 mg	senkt Stresshormone und verbessert Schlafqualität bei Erschöpfung und Stress (nach 8 Wochen)
L-Theanin	200–400 mg	im Grüntee enthalten, relaxierend und unterstützend bei der Reduktion von Stress und Angstzuständen. Theanin hemmt den exzitatorischen Neurotransmitter Glutamat, der bei Stress erhöht ist.

Laboruntersuchungen

- Cortisol (Tagesprofil), Melatonin
- adrenaler Stressindex
- nitrosativer Stress
- Neurotransmitterprofil
- GABA, Glutamat
- Mikronährstoffe (B-Vitamine, Magnesium, Zink, Selen, Coenzym Q_{10})
- Zytokine

Literatur

Bansal Y et al. Mitochondrial dysfunction in depression. Curr Neuropharmacol. 2016;14(6):610–618.

Bitterlich N et al. Has a mixture of amino acids and micronutrients influence on glucose metabolism and dietary fatty acid pattern in chronic psychosocially stressed persons? A pilot study. Int J Food Sci Nutr. 2016;67(2):195–202.

Boyle NB et al. The effects of magnesium supplementation on subjective anxiety and stress: a systematic review. Nutrients. 2017;9(5):E429.

Hellhammer I et al. A soy-based phosphatidylserine/ phosphatidic acid complex (PAS) normalizes the stress reactivity of hypothalamus-pituitary-adrenal-axis in chronically stressed male subjects: a randomized, placebo-controlled study. Lipids Health Dis. 2014;13:121.

Hill D et al. Stress and eating behaviours in healthy adults: a systematic review and meta-analysis. Health Psych Rev. 2021:1–25.

Koutsimani P et al. The relationship between burnout, depression, and anxiety: a systematic review and meta-analysis. Front Psychol. 2019;10:284.

Lopresti AL. The effects of psychological and environmental stress on micronutrient concentrations in the body: a review of the evidence. Adv Nutr. 2020;11(1):103–112.

Markus CR. Dietary amino acids and brain serotonin function; implications for stress-related affective changes. Neuromol Med 2008;10:247–258.

McCabe D et al. The impact of essential fatty acid, B vitamins, vitamin C, magnesium and zinc supplementation on stress levels in women: a systematic review. JBI Database System Rev Implement Rep. 2017;15(2):402–453.

Miyake M et al. Randomised controlled trial of the effects of L-ornithine on stress markers and sleep quality in healthy workers. Nutr J. 2014;13:53.

Morey JN et al. Current directions in stress and human immune function. Curr Opin Psychol. 2015;5:13–17.

Moritz B et al. The role of vitamin C in stress-related disorders. J Nutr Biochem. 2020:108459.

Pickering G et al. Magnesium status and stress: the vicious circle concept revisited. Nutrients. 2020;12(12):3672.

Putics A et al. Zinc supplementation boosts the stress response in the elderly: Hsp70 status is linked to zinc availability in peripheral lymphocytes. Exp Gerontol 2008;43:452–461.

Rosengreen A et al. Association of psychosocial risk factors with risk of acute myocardial infarction in 11119 cases and 13648 controls from 52 countries (the INTERHEART study): casecontrol study. Lancet. 2004;364(9438):953–962.

Stough C et al. Reducing occupational stress with a B-vitamin focussed intervention: a randomized clinical trial: study protocol. Nutr J. 2014;13:122.

Toker S et al. Burnout and risk of coronary heart disease: a prospective study of 8838 employees. Psychosom Med. 2012 Oct;74(8):840–847.

Vahedian-Azimi A et al. Updating the meta-analysis of perceived stress and its association with the incidence of coronary heart disease. Int J Med Rev. 2019;6(4):146–153.

Williams JL et al. The effects of green tea amino acid L-theanine consumption on the ability to manage stress and anxiety levels: a systematic review. Plant Foods Human Nutr. 2020;75(1):12–23.

Neurologische Erkrankungen

Bei neurologischen Erkrankungen ist es besonders wichtig, den stark beeinträchtigten Organismus optimal mit Nährstoffen zu versorgen und zu unterstützen. Zum Teil scheinen Mikronährstoffe sogar krankheitsmodifizierend wirken zu können. Es gibt zum Beispiel Hinweise, dass hochdosierte Vitamin-D-Gaben die Häufigkeit von MS-Schüben reduzieren können.

Epilepsie

Jeder Zwölfte hat einmal in seinem Leben einen epileptischen Anfall, rund 1 % der Bevölkerung leidet an Epilepsie. Bei der Epilepsie herrscht im Gehirn ein »elektrischer Sturm«, bei dem sich sehr viele Nervenzellen gleichzeitig elektrisch entladen. Die Reizschwelle ist erniedrigt, oder die Nervenzellen sind übererregbar, sodass bereits geringe elektrische Impulse zu unkontrollierten Entladungen führen. Je nachdem, in welcher Hirnregion der Anfall stattfindet, treten generalisierte Krampfanfälle (z. B. mit Zungenbiss) oder nur ein Zucken der Backenmuskulatur, audiovisuelle Fehlwahrnehmungen etc. auf. Die Abläufe im Detail sind trotz intensiver Forschung noch nicht restlos geklärt.

Die möglichen Ursachen und die auslösenden Faktoren einer Epilepsie sind zahlreich:

- Alkoholkonsum, übermäßiger, und Drogen (Kokain, Ecstasy)
- Autoimmunreaktionen
- Bakterientoxine
- Drogen- und Medikamentenentzug
- Durchblutungsstörungen
- Fieber
- Hirnschädigung, perinatale (Sauerstoffmangel), Missbildungen
- Hirntumoren
- Infektionen des Gehirns (z. B. Hirnhautentzündung)
- Licht- und Geräuscheinflüsse (z. B. Diskotheken, laute Musik)
- Metallintoxikationen, chronische, z. B. von verschiedenen Zahnersatzmaterialien, Zahnspangen von Kindern (Lötstellen), Implantaten, berufsbedingten Expositionen usw.
- oxidativer Stress. Es scheint, dass freie Radikale wesentlich zur Beschädigung der Blut-Hirn-Schranke beitragen; der schützende Einfluss von Antioxidanzien wie Vitamin E und Selen auf die Blut-Hirn-Schranke ist bei Epileptikern nachgewiesen.
- Schlafentzug

- Störungen des Mikronährstoffhaushalts (insbesondere von Elektrolyten und anderen membranstabilisierenden Nährstoffen wie Magnesium, Zink, Mangan, Vitamin B_6 usw.)
- Störungen des Neurotransmitter-Stoffwechsels
- Stoffwechselerkrankungen (z. B. genetische Enzymdefekte, Nebenschilddrüsenüberfunktion)
- Strom- und Magnetfelder (z. B. Mobilfunkantennen, WLAN, Stromleitungen, Hochspannungsleitungen?) – v. a. am Schlaf- und Arbeitsplatz beachten
- Unfälle, Hirnverletzungen (Schädel-Hirn-Trauma)
- Zuckerstoffwechsel: Hypoglykämien; die Stabilisierung des Blutzuckerspiegels kann hilfreich sein (hierzu können sowohl die unten beschriebene ketogene Diät als auch Mikronährstoffe wie Chrom, Zink, Magnesium und die B-Vitamine einen Beitrag leisten).

Das Schwergewicht der klassischen Therapie liegt auf der Erhöhung der Reizschwelle der Nervenzellen. Damit können etwa zwei Drittel der Patienten gut eingestellt werden. Da das Verletzungsrisiko bei generalisierten Krampfanfällen erheblich ist, müssen eine optimale medikamentöse Einstellung angestrebt und auslösende Faktoren vermieden werden. Die eingesetzten Medikamente hemmen aber zum Teil Hirnfunktionen auf breiter Ebene, sodass auch Nebenwirkungen wie Müdigkeit, Persönlichkeitsveränderungen usw. auftreten können.

Ernährungsempfehlungen

Mit einer speziellen, kohlenhydratarmen und fettreichen Ernährungsweise (einer ketogenen Diät sowie auch einer modifizierten Atkins-Diät) zeigte sich in neueren Studien, dass nach 3–6 Monaten 50–90 % der Patienten mindestens 50 % weniger Anfälle erlitten. Diese Diät ist vor allem bei Kindern sehr gut wirksam, sie sollte jedoch nur unter ärztlicher Aufsicht durchgeführt werden. Derzeit wird sie meist erst eingesetzt, wenn Epilepsiemedikamente nicht ansprechen.

Als Epilepsie auslösende Faktoren werden in der Literatur auch Nahrungsmittel-Unverträglichkeiten diskutiert. Im Vordergrund stehen Produkte aus Kuhmilch sowie die Gluten-Intoleranz, die bei Epileptikern 4-mal häufiger vorkommt.

Gebratene und gegrillte Speisen können im Einzelfall durch die bei der Zubereitung entstandenen Zerfallsprodukte anfallsauslösend wirken, dies scheint auch für Koffein, Nikotin, Glutamat und Aspartam zu gelten.

Eine frühkindliche Epilepsie muss vom Kinderarzt abgeklärt werden, da diverse Gendefekte oft zu hohen Konzentrationen krampfauslösender Stoffwechselprodukte im Hirn führen. Diese Formen der Epilepsie sprechen oftmals gut auf gezielte Ernährungsinterventionen an (inkl. einer ketogenen Diät).

Besondere Hinweise

Die klassische medikamentöse Therapie wird mit Valproat, Lamotrigin, Levetiracetam, Carbamazepin, Topiramat, Zonisamid, Phenobarbital, Phenytoin und anderen Antiepileptika durchgeführt. Diese Medikamente können Nebenwirkungen haben, weil sie Ab- und Umbauprozesse im Körper beschleunigen oder abbremsen. So entstehen weitreichende Wechselwirkungen mit anderen Medikamenten und mit dem Mikronährstoffhaushalt (Vitamin D, Vitamin B_1,

Nährstoffempfehlungen bei Epilepsie

Nährstoff	empfohlene Tagesdosis	Kommentare
Vitamin D	gemäß Laborstatus	Antiepileptika führen zu häufigeren Vitamin-D-Mängeln – v. a. auch bei Kindern.
Vitamin E	400–600 IE	Viele Epileptiker haben einen niedrigen Vitamin-E-Spiegel. Vitamin E (zusammen mit 1 g Vitamin C und evtl. anderen Antioxidanzien) wirkt neuroprotektiv (schützt die Nervenzellen vor der oxidativen Belastung durch den epileptischen Anfall).
Vitamin B_6	100–300 mg	Einige frühkindliche Epilepsieformen (infolge eines Gendefekts) sprechen nicht auf Medikamente, aber gut auf eine Vitamin-B_6- und L-Arginin-Supplementierung (und Weglassen von L-Lysin) an. Vitamin B_6 kann auch durch Levetiracetam hervorgerufene neuropsychiatrische Nebenwirkungen um über 70 % bessern.
Folsäure (ggf. zusammen mit Vitamin B_{12})	Folsäure 0,4–1 mg Vitamin B_{12} 2,5–50 µg	Folsäuredefizite beachten (Wechselwirkungen von Medikamenten mit dem Folsäurehaushalt), dies erhöht Homocystein; Dosierungen nicht überschreiten, da Folsäure in höheren Dosierungen sonst seinerseits die Wirkungen der Antiepileptika vermindern kann.
Magnesium	400–600 mg	Magnesiummangel kann das Risiko für epileptische Anfälle erhöhen – Epileptiker haben oft niedrige Magnesiumspiegel (Blut, Zerebrospinalflüssigkeit, Haare). Im epileptischen Anfall (v. a. während der Schwangerschaft) kann es intravenös gegeben werden. Eine ausreichend hohe diätetische Magnesiumzufuhr reduziert das Epilepsierisiko. Die Wirkung ist evtl. durch seine entzündungshemmenden Eigenschaften und durch seine Rolle als Cofaktor bei diversen Stoffwechselfunktionen (GABA- gamma-Aminobuttersäure, BDNF – Brain derived neurotrophic factor, NMDA – N-methyl-D-aspartat) zu erklären. Eine ausreichende Mg-Versorgung ist wichtig für die Vermeidung erhöhter intrazellulärer Kaliumspiegel; diese sind ein wichtiger Triggerfaktor für epileptische Anfälle.
Zink, Kupfer, Mangan, Selen, Eisen	(bei nachgewiesenem Mangel)	Zinkmangel korreliert mit der Häufigkeit von Epilepsieanfällen bei febrilen Kindern. Epileptiker haben oft niedrige Spiegel (Serum, Vollblut, Haare), z. B. aufgrund von Interaktionen der Epilepsie-Medikamente mit Transportproteinen (z. B. Valproat mit Zink) der Spurenelemente. Die niedrigen Spiegel können wiederum Epilepsie auslösen. Auch die Superoxiddismutase ist bei Epileptikern oft erniedrigt.
Omega-3-Fettsäuren (EPA, DHA)	1,5–2,5 g	Kann die Häufigkeit von epileptischen Anfällen deutlich reduzieren. Dabei sind Dosierungen von ≥ 1500 mg EPA/DHA und eine Interventionsdauer von ≥ 4 Monaten am wirksamsten.

Folsäure, Biotin, Vitamin K, Zink, L-Carnitin usw.). Eine parallele Supplementierung dieser Mikronährstoffe kann die Therapie optimieren und die Nebenwirkungen vermindern (siehe »Antiepileptika« im Kapitel »Wechselwirkungen zwischen Medikamenten und Mikronährstoffen«, Seite 748).

Verschiedene sekundäre Pflanzenstoffe (u.a. Flavonoide wie Quercetin, Kaempferol etc.) zeigen einen Einfluss auf Neurotransmitter, den Mikronährstoffhaushalt und auf den oxidativen Stress bei Epileptikern, aber die Wechselwirkungen sind nicht immer voraussagbar.

Laboruntersuchungen

- Mikronährstoffprofil (Magnesium, Zink, Kupfer, Selen, Vitamin D, Vitamin B_6)
- Homocystein
- Glukose, HbA_{1c}
- Schwermetall-Screening (Haare, Urin, Blut)
- Neurotransmitterprofil
- oxidativer Stress
- Nitrostress
- Nahrungsmittel-Intoleranzen

Literatur

Anjum S et al. Maternal outcomes after 12 hours and 24 hours of magnesium sulfate therapy for eclampsia. Int J Gynaecol Obstet. 2016;132(1):68–71.

Asadi-Pooya AA et al. Clinical trials of vitamin-mineral supplementations in people with epilepsy: A systematic review. Clin Nutr. 2021;40(5):3045–3051.

Coughlin CR 2nd et al. Triple therapy with pyridoxine, arginine supplementation and dietary lysine restriction in pyridoxine-dependent epilepsy: Neurodevelopmental outcome. Mol Genet Metab. 2015;116(1–2):35–43.

Heydarian F et al. Zinc deficiency and febrile seizure: a systematic review and meta-analysis. Turk J Ped. 2020;62:347–358.

Jia W et al. The changes of serum zinc, copper, and selenium levels in epileptic patients: a systematic review and meta-analysis. Expert Rev Clin Pharmacol. 2020;13(9):1047–1058.

Junges C et al. Vitamin D deficiency in pediatric patients using antiepileptic drugs: systematic review with meta-analysis. J Pediatr (Rio J). 2020;96(5):559–568.

Kwon JY et al. Perspective: Therapeutic potential of flavonoids as alternative medicines in epilepsy. Adv Nutr. 2019;10:778–790.

Martin K et al. Ketogenic diet and other dietary treatments for epilepsy. Cochrane Database Syst Rev. 2016;2:CD001903.

Martinc B et al. Antioxidants as a preventive treatment for epileptic process: a review of the current status. Curr Neuropharmacol. 2014;12(6):527–550.

Plecko B et al. Vitamin B_6-abhängige Epilepsien – ein Update. Epileptologie. 2016;33:102–109.

Raju GB et al. Randomized, double-blind, placebo-controlled, clinical trial of vitamin E as add-on therapy in uncontrolled epilepsy. Epilepsia 1994;35:368.

Rezael S et al. Short-term and long-term efficacy of classical ketogenic diet and modified Atkins diet in children and adolescents with epilepsy: A systematic review and meta-analysis. Nutr Neurosci 2019;22(5):317–334.

Romoli M et al. Pyridoxine supplementation for levetiracetam-related neuropsychiatric adverse events: a systematic review. Epilepsy& Behaviour. 2020;103 (Part A):106861.

Rüegg S. Autoimmunity and epilepsies in adults. Epileptologie 2014;31:4–25.

Saghazadeh A et al. Possible role of trace elements in epilepsy and febrile seizures: a meta-analysis. Nutr Rev. 2015 Nov;73(11):760–779.

Sarmento Vasconcelos V et al. Polyunsaturated fatty acid supplementation for drug-resistant epilepsy. Cochrane Database Syst Rev. 2016;(8):CD011014.

Sharma TK et al. Evaluate the effect of valproate monotherapy on the serum homocysteine, folate and vitamin B_{12} levels in epileptic children. Clin Lab. 2015;61(8):933–940.

Sohouli MH et al. The effect of omega-3 fatty acid supplementation on seizure frequency in individuals with epilepsy: a systematic review and meta-analysis. Nutr Neurosci. 2021; DOI: 10.1080/1028415X.2021.1959100

Upaganlawar AB et al. Interweaving epilepsy and neurodegeneration: Vitamin E as a treatment approach. Biomed Pharmacother. 2021;143:112146.

Verrotti A et al. Diet in the treatment of epilepsy: What we know so far. Nutrients. 2020;12:2645.

Wang M et al. Circulating glutathione peroxidase and superoxide dismutase levels in patients with epilepsy: A meta-analysis. Seizure. 2021;91:278–286.

Xu Y et al. Effects of phenytoin on serum levels of homocysteine, vitamin B_{12}, folate in patients with epilepsy. A systematic review and meta-analysis (PRISMA-compliant article). Medicine. 2019;98:12.

Yari T. Dietary intake of magnesium and the risk of epilepsy in middle-aged and older Finnish men: a 22-year follow-up study in general population. Nutrition. 2019;58:36–39

Zhang X et al. Effect of carbamazepine on the bone health of people with epilepsy: a systematic review and meta-analysis. J Int Med Res. 2020;48(3):1–11.

Zhong R et al. Bone mineral density loss in people with epilepsy taking valproate as a monotherapy: A Systematic review and meta-analysis. Front Neurol. 2019;10:Article 1171.

Parkinson-Krankheit

Die Parkinson-Krankheit ist eine chronisch fortschreitende, neurodegenerative Erkrankung, von der 1–2% aller Menschen über 60 Jahre betroffen sind. In einer ersten Phase sterben Dopamin produzierende Nervenzellen im Mittelhirn ab. So entsteht ein Mangel an diesem wichtigen, aktivierenden Neurotransmitter. Aufgrund des Ungleichgewichts zwischen Dopamin und anderen Botenstoffen (z.B. Glutamat, Acetylcholin), die nun im relativen Überschuss vorhanden sind, kommt es im Gehirn zu einem »Verständigungsnotstand«. Die Erkrankung setzt in der Regel mit einem leichten Zittern der Arme und Hände (Ruhetremor) ein. Gleichzeitig ist die Muskulatur immer ein wenig angespannt und flüssige Bewegungsabläufe wie z.B. Schreiben fallen schwerer. In dieser Phase kann die Krankheit gut mit dem Medikament L-Dopa kontrolliert werden. L-Dopa entsteht aus Tyrosin und ist eine nicht proteinogene Aminosäure, die im Gehirn in Dopamin umgewandelt werden kann. Dadurch erhöht sich die Dopamin-Konzentration, wodurch die »Verständigung« teilweise wiederhergestellt werden kann und die Symptome gemildert werden.

Leider sprechen die Patienten mit der Zeit immer schlechter auf die Wirkung von L-Dopa an (Erstarren der Gesichtsmuskulatur, gebückte Haltung, Bewegungsverlangsamung), und da auch andere Nervenzellen absterben, die nicht Dopamin produzieren, kommen weitere Störungen wie Schmerzen, Schlafstörungen, psychisch-kognitive Störungen hinzu. In diesem Stadium werden Wirkstoffe kombiniert, die den Dopaminrezeptor stimulieren (Dopaminagonisten). Die Krankheit kann zurzeit nicht geheilt werden. Lediglich das Fortschreiten kann verzögert werden.

Die der Parkinson-Krankheit zugrundeliegenden Mechanismen enthalten niederschwellige Entzündungen (Silent Inflammation), oxidativen und nitrosativen Stress (Bildung von Peroxynitrit). Substanzen, die Peroxynitrit neutralisieren können, sollten vermehrt darauf untersucht werden, ob sie bei der Vorbeugung und bei der Kontrolle der Parkinson-Krankheit eine Rolle spielen könnten. Solche Substanzen sind z.B. Spirulina (neuroprotektive, antioxidative und entzündungshemmende Eigenschaften), Phycocyanobilin, Ferulasäure, γ-Tocopherol, Omega-3-Fettsäuren (EPA, DHA), Vitamin D_3, Zink, Astaxanthin, Taurin, N-Acetylcystein, Coffein, EGCG (Epigallocatechingallat) oder auch gewisse Probiotika.

Die Optimierung der Entsorgung von beschädigten Mitochondrien (Mitophagie) könnte ein Ansatzpunkt für die zukünftige Prävention und Therapie der Parkinson-Krankheit sein. In diesem Zusammenhang ist in letzter Zeit viel über das z.B. im Mais oder Weizenkeimen enthaltene Polyamin Spermidin diskutiert worden.

Wichtig ist auch eine ausreichende Versorgung mit Magnesium. Magnesium ist ein physiologischer Kalzium-Antagonist und könnte unerwünschten, erhöhten intrazellulären Kalzium-Konzentrationen entgegenwirken.

Auch chronische Intoxikationen mit Herbiziden, Pestiziden, Insektiziden, Lösungsmitteln sowie mit Schwermetallen (Quecksilber, Blei, Cadmium, Aluminium, Zinn, Silber, Eisen, Mangan und Kupfer) können für die Entstehung und für das Fortschreiten der Parkinson-Krankheit eine Rolle spielen. Sie führen zu oxidativem und nitrosativem Stress, zur Schädigung von Nervenzellen, zur Blockade von Dopamintransportern und zur Oxidation von Dopamin. Es scheint zudem, dass sowohl Selen- als auch Zink-, Kupfer- und Vitamin-D-Mängel das Parkinson-Risiko erhöhen können.

Ernährungsempfehlungen

Eine proteinarme Diät kann bei der Parkinson-Krankheit vorteilhaft sein. Während der L-Dopa-Therapie vermindert die Begrenzung des Proteinanteils der Nahrung die »Konkurrenz« durch andere Aminosäuren, was L-Dopa den Zugang zum Gehirn erleichtert. Es wird daher empfohlen, den Hauptanteil der Proteine abends zu konsumieren. Dann können Auswirkungen durch die Nahrungsproteine (häufig Tremor und motorische Probleme) während der Nacht »verschlafen« werden, ohne dass sich die Symptome negativ bemerkbar machen.

- Eine Ernährung mit viel Gemüse und Obst, die reich an natürlichen Antioxidanzien ist, kann das Erkrankungsrisiko vermindern und bei bestehender Erkrankung das Fortschreiten verlangsamen. Dies wurde auch in einer über Jahrzehnte durchgeführten Beobachtungsstudie bestätigt. Ein hoher Verzehr von Flavonoiden (kommen vor allem in Gemüse und Früchten vor) ging bei Männern mit Parkinson mit einer geringeren Sterblichkeit einher. Den ausgeprägtesten Effekt zeigten dabei Anthocyane (–34 %), Flavanole (–31 %) und Flavone (–22 %). Deren antioxidative und antiinflammatorische Eigenschaften dürften wesentlich zur Neuroprotektion und zum Schutz der Mitochondrien während der Progression der Krankheit beitragen.

Der Genuss von Kaffee (ca. 3 Tassen/Tag) und Grüntee scheint das Risiko für die Entstehung der Parkinson-Krankheit zu reduzieren, vermutlich durch antioxidativ wirkende Substanzen wie Koffein und EGCG (Epigallocatechingallat).

Demgegenüber scheint eine fettreiche Ernährung ungünstig, da sie die Entstehung von freien Radikalen fördert. Auch der Konsum von Milchprodukten erhöht das Risiko für Parkinson.

Für Parkinson-Patienten ist es wichtig, genügend Kalorien zu sich zu nehmen und mit ausreichender körperlicher Aktivität und mit Probiotika den Darm »in Schwung« zu halten, nicht nur wegen der häufigen Verstopfung, sondern auch, weil das Mikrobiom einen Einfluss auf die Entstehung und den Krankheitsverlauf haben kann.

Besondere Hinweise

- Chronische Schwermetall-Belastungen können ursächlich an der Entstehung der Parkinson-Krankheit beteiligt sein.
- Körperliche Aktivität reduziert das Risiko für Parkinson.

Nährstoffempfehlungen bei der Parkinson-Krankheit

Nährstoff	empfohlene Tagesdosis	Kommentare
Vitamin B_2, evtl. mit anderen B-Vitaminen kombiniert	90 mg	die Optimierung des mitochondrialen Energiestoffwechsels verbessert die motorischen Fähigkeiten (Interventionsdauer 6 Monate)
Vitamin B_6, B_{12} und Folsäure	Nutritive Mengen, Folsäure 0,6–0,8 mg	L-Dopa kann zu einer Erhöhung des Homocysteinspiegels führen. Bei erhöhtem Wert supplementieren.
Vitamin D	1 200 IE – ev. höher (gemäß Laborstatus)	Höhere Vitamin-D-Spiegel führten zu milderen Parkinson-Formen. 1200 IE verlangsamen das Fortschreiten der Erkrankung. Verbesserte Muskelfunktion. Heterogene Studienergebnisse, was den klinischen Benefit anbelangt.
Vitamin E	400 IE	kann evtl. den klinischen Status verbessern
Kreatin	4–15 g (auf 3 × täglich verteilen)	Als Einzelsubstanz nur wenig wirksam, in Kombination mit 300 mg Coenzym Q_{10} vermutlich besser. Wird im Körper in Phosphokreatin umgewandelt; dessen Phosphoranteil wird im ATP-Stoffwechsel zur Energiegewinnung in den Mitochondrien verwendet.
Coenzym Q_{10}	300 (auf 3 × täglich verteilen)	als Einzelsubstanz mit einem nur sehr limitierten Nutzen, in Kombination mit Kreatin evtl. wirksamer
NADH	10–20 mg	Ältere Studien zeigten eine Milderung der Symptome (parenterale Applikation).

- Koffein hilft bei bestehender Parkinson-Krankheit: Eine 6-wöchige Koffeingabe (200 bzw. 400 mg; entspricht 2,5 bzw. 5 Tassen Kaffee) führte in einer placebokontrollierten Studie neben leichten Verbesserungen der Müdigkeit vor allem zu motorischen Verbesserungen. Koffein scheint eine dopaminerge, neuroprotektive Wirkung zu haben.
- Vitamin-C-reiche Lebensmittel und/oder eine Vitamin-C-Supplementierung (1 g/Tag) sollen zusammen mit L-Tyrosin (1 g/Tag) die endogene Dopa-Synthese anregen und die Pharmakokinetik von L-Dopa günstig beeinflussen können (schmale Datenlage).

Laboruntersuchungen

- Schwermetall-Screening (Haare, Urin, Blut)
- Nitrostress, Oxidativer Stress (Lipidperoxide, Glutathion, Malondialdehyd, Glutathionperoxidasen, Thiole)
- Neurotransmitterprofil
- CRP, Zytokinprofil
- Mikronährstoffprofil (Vitamin D_3, Magnesium, Mangan, Selen, Zink, Kupfer, Coenzym Q_{10}, Vitamin B_{12})

Literatur

Ascherio A et al. The epidemiology of Parkinson's disease: risk factors and prevention. Lancet Neurol. 2016;15(12):1257–1272.

Birkmayer J et al. NADH – a new therapeutic approach to Parkinson's disease. Acta Neurol Scand 1993;87 (Suppl. 146):32–35.

Boelens Keun JT et al. Dietary approaches to improve efficacy and control side effects of levodopa therapy in Parkinson's disease: A systematic review. Adv Nutr. 2021;12(6):2265–2287.

Castelli V et al. The emerging role of probiotics in neurodegenerative diseases: new hope for Parkinson's disease? Neural Regen Res. 2021;16(4):628–634.

Chiurchiù V et al. Is modulation of oxidative stress an answer? The state of the art of redox therapeutic actions in neurodegenerative diseases. Oxid Med Cell Longev. 2016;2016:7909380.

Du K. Decreased circulating Zinc levels in Parkinson's disease: a metaanalysis study. Sci Rep. 2017;7;3902.

Ellwanger JH et al. Biological functions of selenium and its potential influence on Parkinson's disease. An Acad Bras Cienc. 2016;88(3 Suppl):1655–1674.

Etminan M et al. Intake of vitamin E, vitamin C, and carotenoids and the risk of Parkinson's disease: a meta-analysis. Lancet Neurol 2005;4(6):362–365.

Genoud S et al. Meta-analysis of copper and iron in Parkinson's disease brain and biofluids. Movement Disorders. 2020;35(4):662–671.

Hang L et al. Nutraceuticals in Parkinson's Disease. Neuromolecular Med. 2016;18(3):306–321.

Karuppagounder SS et al. Caffeine, a natural methylxanthine neutraceutical, exerts a dopaminergic neuroprotection. Neurochem Int. 2021;148:105066.

Li Z et al. The effect of creatine and coenzyme Q10 combination therapy on mild cognitive impairment in Parkinson's disease. Eur Neurol. 2015;73(3–4):205–211.

McCarthy MF et al. Nutraceuticals targeting generation and oxidant activity of peroxynitrite may aid prevention and control of Parkinson's disease. Int J Mol Sci. 2020;21:3624.

Mo JJ et al. The effectiveness of creatine treatment for Parkinson's disease: an updated meta-analysis of randomized controlled trials. BMC Neurol. 2017;17(1):105.

Rimmelzwaan LM et al. Systematic review of the relationship between vitamin D and Parkinson's disease. J Parkinsons Dis. 2016;6(1):29–37.

Taghizadeh M et al. The effects of omega-3 fatty acids and vitamin E co-supplementation on clinical and metabolic status in patients with Parkinson's disease: A randomized, double-blind, placebo-controlled trial. Neurochem Int. 2017;108:183–189

Trotta et al. Beneficial Effects of Spirulina Consumption on Brain Health. Nutrients. 2022;14(3):676.

Wei Z et al. Oxidative stress in Parkinson's disease : a systematic review and meta-analysis. Front Mol Neurosci. 2018;11:236.

Zhang X et al. Intake of flavonoids and flavonoid-rich foods, and mortality risk among individuals with Parkinson disease: a prospective cohort study. Neurology. 2022 Mar 8;98(10):e1064-e1076.

Zhou Z et al. The association between vitamin D status, vitamin D supplementation, sunlight exposure, and Parkinson's disease: A systematic review and meta-analysis. Med Sci Monit. 2019;25:666–674.

Zhu ZG et al. The efficacy and safety of coenzyme Q10 in Parkinson's disease: a meta-analysis of randomized controlled trials. Neurol Sci. 2017;38(2):215–224.

Multiple Sklerose

Multiple Sklerose (MS) ist eine Autoimmunerkrankung des zentralen Nervensystems (ZNS), bei der sich die körpereigene Abwehr gegen die Schutzhüllen der Nervenfasern richtet. Sie verläuft meist in Schüben und führt zu fortschreitender Zerstörung der als »weiße Substanz« bezeichneten Myelinscheiden. Dies beeinträchtigt die Erregungsfortleitung und führt zum Funktionsverlust der betroffenen Nervenbahnen. Da diese Entmarkungsherde überall im ZNS auftreten können, manifestiert sich die Krankheit mit den unterschiedlichsten Symptomen. Dazu gehören

- motorische Störungen, Spastik, Lähmungen
- Koordinationsstörungen
- Sprach-, Seh- und Gedächtnisstörungen
- Sensibilitätsstörungen, Neuralgien
- Störungen der Blasen- und Darmfunktion (z. B. Harninkontinenz)
- Depressionen
- Müdigkeit

Die Krankheit tritt in der Regel zwischen dem 25. und dem 40. Lebensjahr in Erscheinung. Frauen sind häufiger von MS betroffen als Männer. Bei optimaler Behandlung kann der Krankheitsverlauf stark verzögert werden, sodass schwere Behinderungen unter Umständen lange Zeit ausbleiben.

Ursachen

Man geht heute davon aus, dass bei der Entstehung und dem Fortschreiten der Erkrankung verschiedene Faktoren zusammenwirken (multifaktorielle Entstehung). Dabei sind eine genetische Veranlagung und diverse äußere Einflussfaktoren im Spiel:

- geografische Lage: in Äquatornähe und in Höhenlagen ist das Vorkommen von MS deutlich geringer (UV-Bestrahlung durch die Sonne; Vitamin-D-Haushalt)
- Autoimmunprozesse
- oxidative und entzündliche Prozesse
- Bildung und Freisetzung von Metalloproteinasen (MMP-9), die wesentlich zur Beschädigung der Myelinschicht der Nervenzellen beitragen
- virale Infekte (Epstein-Barr-Virus, Influenza, HIV, Herpes-Virus Typ 6 usw.)
- chronische Schwermetall-Belastungen (z. B. 7,5-fach erhöhte Quecksilberspiegel in der Zerebrospinalflüssigkeit von MS-Patienten, erhöhte Kupferspiegel)
- Expositionen gegenüber Lösungsmitteln
- Zigarettenrauchen, Stress und Alkohol erhöhen den Gehalt an Sauerstoffradikalen und verstärken das Entzündungsgeschehen.
- Störungen des Hormonhaushaltes
- Übergewicht
- Mikrobiom

Ernährungsempfehlungen

MS-Patienten sollten eine an Gemüsen und Früchten reiche Ernährung (antiinflammatorische Ernährung) mit eher wenig Kohlenhydraten und Fleisch bevorzugen. Dies kann entzündliche und oxidationsfördernde Prozesse reduzieren. Hoher Salzkonsum gilt als Risikofaktor, die Rolle der Darmbakterien wird untersucht.

Hormonprofil überprüfen

Anomale Hormonspiegel können eine Rolle bei der Entwicklung der Multiplen Sklerose spielen. MS-Patientinnen zeigen während des gesamten Monatszyklus niedrigere Testosteronspiegel als gesunde Probandinnen. MS-Patientinnen mit den niedrigsten Testosteronspiegeln zeigten vermehrte Hirngewebeschäden. Bei den Männern zeigten diejenigen MS-Patienten mit den höchsten Östradiolspiegeln die meisten Hirngewebsschäden. Eine Überprüfung des Hormonprofils bei diagnostizierten MS-Patienten ist sinnvoll, weil sich die Progression der Krankheit evtl. günstig beeinflussen lässt.

Gesättigte Fette meiden: Es sollte wenig Fett gegessen werden. Eine 50 Jahre (!) dauernde Beobachtungsstudie zeigt, dass eine eher fettarme Ernährung (weniger als 20 g Gesamtfett/Tag), die vor allem wenig gesättigte Fette (aus Fleisch, Wurst usw.) enthält, die Lebenserwartung und die klinischen Symptome der MS günstig zu beeinflussen scheint.

Omega-3-Fettsäuren: Wenn Öle verwendet werden, sind Rapsöl, Soja- und Walnussöl empfehlenswert, weil sie reich an Omega-3-Fettsäuren sind. Langkettige Omega-3-Fettsäuren sind vor allem in Fisch enthalten. Diese Fettsäuren sind auch Bestandteil der Myelinschichten der Nervenfasern und wirken entzündungshemmend und immunregulierend. Es scheint empfehlenswert, 1- bis 2-mal wöchentlich schwermetallarmen fetten Meerfisch (z. B. keinen Thunfisch oder Schwertfisch) zu essen.

Nahrungsmittel-Unverträglichkeiten: Wichtig ist die Elimination von Nahrungsmitteln, auf die der MS-Patient immunologisch sensibel reagiert. Bei epidemiologischen Studien konnte eine starke Korrelation zwischen Milchkonsum und Gluten-Unverträglichkeiten mit der Häufigkeit von MS-Erkrankungen nachgewiesen werden. Einige MS-Patienten reagieren zudem vermutlich auf das Milchprotein Casein allergisch und zeigen danach eine Symptomverschlechterung.

Es ist empfehlenswert, im Labor die entsprechenden Tests durchzuführen.

Nährstoffempfehlungen bei Multipler Sklerose

Nährstoff	empfohlene Tagesdosis	Kommentare
Vitamin B_{12}	1 mg täglich, peroral oder als intramuskuläre Injektion, später 1 Injektion pro Woche	Vitamin B_{12} ist für die Produktion der Fettsäuren, aus denen die Myelinschicht zusammengesetzt ist, hilfreich. Nur wenige Daten aus klinischen Studien.
Vitamin D	präventiv: ca. 20–40 µg (800–1 600 IE) bzw. gemäß Laborstatus therapeutisch: 50–100 µg (2 000–4 000 IE) bzw. gemäß Laborstatus	angestrebter Blutspiegel › 100 mmol/l. Siehe Hinweise zu Vitamin D und auch zum Coimbra-Protokoll unterhalb der Tabelle.
Vitamin E, C und Selen	1200 IE Vitamin E, 1 g Vitamin C, 200 µg Selen	Antioxidanzien schützen möglicherweise vor der Beschädigung des Myelins.
Vitamin-B-Komplex	ca. 50 mg Vitamin B_6, ca. 0,6–1 mg Folsäure, ca. 1–2 mg Vitamin B_{12}	B-Vitamine wirken neuroprotektiv; Folsäure, Vitamin B_6 und B_{12} senken erhöhte Homocysteinspiegel. Eine Homocysteinämie ist bei MS-Patienten häufig. Vitamin B_{12} fördert die Myelinsynthese.
Biotin	300 mg	Eine neuere Studie zeigt eine Verbesserung der Symptome, Gangverbesserung bei primär progredienter MS. Eine zweite ähnliche Studie konnte die positiven Ergebnisse nicht bestätigen.
Zink, Eisen	gemäß Laborstatus	Die Zink- und Eisenspiegel sind bei MS-Patienten niedriger als bei Kontrollpersonen.
Omega-3-Fettsäuren	2–3 g EPA, DHA	immunmodulatorisch; entzündungshemmend (TNF-α); stabilisieren Zellmembranen. Unzureichende Datenlage
α-Liponsäure	800–1 200 mg	reduziert ggf. entzündliche Läsionen beim MS-Patienten (ICAM-1, MMP-9); verbesserte in einer 2-jährigen Studie Hirnatrophie und die Gehgeschwindigkeit. Schmale und heterogene Datenlage.

Fakten zu Vitamin D und MS:

- Die meisten MS-Patienten weisen einen Vitamin-D-Mangel auf.
- Menschen mit einem langfristig guten Vitamin-D-Spiegel (bereits in der Kindheit und Jugend) haben ein geringeres Risiko, an MS zu erkranken.
- Bei ausreichend hohen Vitamin-D-Spiegeln wurde eine geringere MS-Aktivität (Schubrate, Schwere der Schübe) beobachtet.

- Vitamin D besitzt eine immunmodulatorische und entzündungshemmende Wirkung.
- Vitamin D scheint eine positive Wirkung bei Reparaturvorgängen im Nervensystem zu haben (Remyelinisierung).
- In Interventionsstudien bewirkten durchschnittlich 14000 IE Vitamin D/Tag als Begleittherapie eine geringere MS-Aktivität und messbare immunologische Veränderungen (trotz relativ kurzer Studiendauer von 1 Jahr).

Hinweise zum sogenannten »Coimbra-Protokoll«: Das vom brasilianischen Arzt Dr. Cicero G. Coimbra propagierte Behandlungskonzept gründet auf der Annahme, dass die Vitamin-D-Rezeptoren von MS-Patienten eine genetisch bedingte »Resistenz« gegen Vitamin D zeigen. Dementsprechend werden hohe Vitamin-D-Dosierungen von 30000–100000 IE/Tag verabreicht. Siehe auch weitere Informationen im Kapitel »Vitamin D« (Seite 101) im Abschnitt »Besondere Hinweise« (Seite 110).

Besondere Hinweise

- Sportliche Betätigung bringt für die Lebensqualität, für die Erhaltung der Beweglichkeit und der Körperfunktionen große Vorteile. Schwimmen ist ideal, weil es dabei nicht zu einer Erhöhung der Körpertemperatur kommt, was bei manchen Menschen, die unter MS leiden, die Symptome verschlimmert.
- Proteolytische Enzyme (z.B. Bromelain) können zur Verzögerung der Krankheitsprogression beitragen.
- Es gibt erste randomisierte, kontrollierte Studien zur begleitenden Anwendung von diversen Mikronährstoffen und sekundären Pflanzenstoffen bei der MS: Curcumin, Ginkgo, Ginseng, Grüntee, Zitronenverbena, Vitamin A, L-Carnitin, Coenzym Q_{10}, Probiotika. Diese Substanzen zeigen positive Effekte hinsichtlich Verbesserung der Müdigkeit, Depressionen sowie wegen ihrer antioxidativen Kapazität. Die Datenlage ist jedoch eher noch schmal.
- Die Fettsäure Nervonsäure trägt zur Biosynthese des Myelins (Schutzschicht der Nervenzellen) bei. Bei der MS sind niedrige Nervonsäure-Blutspiegel bekannt. Nervonsäure ist auch wichtig für die Aktivität der Hirnnerven.
- Die Spirulina-Alge besitzt interessante neuroprotektive, antioxidative und antiinflammatorische Eigenschaften.

Laboruntersuchungen

- 25-OH-Vitamin-D
- Schwermetall-Screening (Haare, Urin, Blut)
- Oxidativer Stress (Lipidperoxide, Glutathion, Malondialdehyd, Glutathionperoxidase, Thiole)
- CRP, Zytokinprofil
- Fettsäureprofil (inkl. Nervonsäure)
- Homocystein
- Nitrostress
- Nahrungsmittel-Intoleranzen
  - Typ-III-/Typ-IV-Sensibilisierung für Nahrungsmittel (Serum)
  - Anti-Gliadin-Antikörper und Anti-Transglutaminase-sIgA-Antikörper (Stuhl)

Literatur

Adamczyk B et al. New insights into the role of oxidative stress mechanisms in the pathophysiology and treatment of multiple sclerosis. Oxid Med Cell Longev. 2016;2016:1973834.

Bagur MJ et al. Influence of diet in multiple sclerosis: A systematic review. Adv Nutr. 2017;8(3):463–472.

Chitnis T. The role of testosterone in MS risk and course. Multiple Sclerosis J. 2018;24(1):36–41.

Cruickshank TM et al. A systematic review and meta-analysis of strength training in individuals with multiple sclerosis or Parkinson disease. Medicine (Baltimore). 2015;94(4):e411.

Deutsche Multiple Sklerose Gesellschaft, Hochdosiertes Vitamin D als Zusatztherapie in der Behandlung der Multiplen Sklerose? Ein Update. 28.09.2017.

Farinotti M et al. Dietary interventions for multiple sclerosis. Cochrane Database Syst Rev. 2012;12:CD004192.

Geginat J et al. The enigmatic role of viruses in multiple sclerosis: Molecular mimicry or disturbed immune surveillance? Trends Immunol. 2017;38(7):498–512.

Marx W et al. The effect of emerging nutraceutical interventions for clinical and biological outcomes in multiple sclerosis: A systematic review. Multiple Sclerosis Rel Dis. 2020;37:101486.

Mokry LE et al. Vitamin D and risk of multiple sclerosis: a Mendelian randomization study. PLOS Journal, 25 Aug. 2015. DOI: 10.1371/journal.pmed.1001866.

Mutter J. Is dental amalgam safe for humans? The opinion of the scientific committee of the European Commission. J Occup Med Toxicol 2011;6(1):2–19.

Nemazannikova N et al. Is there a link between vitamin B and multiple sclerosis ? Med Chem. 2018;14(2):170–180.

Nirooei E et al. Blood trace element status in multiple sclerosis : a systematic review and meta-analysis. Biol Trace Elem Res. 2021; DOI: 10.1007/s12011-021-02621-5.

Pierrot-Deseilligny C et al. Vitamin D and multiple sclerosis: An update. Mult Scler Relat Disord. 2017;14:35–45.

Plemel JR et al. Over-the-counter anti-oxidant therapies for use in multiple sclerosis: A systematic review. Mult Scler. 2015 Oct;21(12):1485–1495.

Sarmadi M et al. Copper concentration in multiple sclerosis: a systematic review and meta-analysis. Multiple Sclerosis Rel Dis. 2020;45:102426.

Tourbah A et al. MD1003 (high-dose biotin) for the treatment of progressive multiple sclerosis: A randomised, double-blind, placebo-controlled study. Mult Scler. 2016;22(13):1719–1731.

Trotta et al. Beneficial Effects of Spirulina Consumption on Brain Health. Nutrients. 2022;14(3):676.

Waslo C et al. Lipoic acid and other antioxidants as therapies for multiple sclerosis. Curr Treat Options Neurol. 2019;21:26.

Yadav V et al. Lipoic acid in multiple sclerosis: a pilot study. Mult Scler. 2005;11(2):159–165.

Demenz und Alzheimer

Demenz ist ein fortschreitender Verlust von kognitiven, emotionalen und später auch sozialen Fähigkeiten. Die Demenz ist eine typische Alterserkrankung. Etwa 3% der über 65-Jährigen und über 30% der über 90-Jährigen sind davon betroffen. Die Krankheit manifestiert sich typischerweise zuerst mit Störungen des Kurzzeitgedächtnisses und des Denkvermögens, was eine verminderte Lernfähigkeit, Orientierungsstörungen, Verwirrung, Sprachstörungen und Persönlichkeitsveränderungen mit sich bringt. Ursache ist ein Verlust funktionstüchtiger Hirnzellen.

Die häufigste Form der Demenz ist die degenerativ bedingte Alzheimer-Krankheit (ca. 50%). Bei dieser stehen Ablagerungen sowie ein entzündlicher Prozess in den Nervenzellen im Vordergrund des Krankheitsgeschehens. Die Ursache ist noch nicht bekannt.

20% der Demenzen sind auf eine verminderte Durchblutung des Gehirns zurückzuführen. Ursächlich spielen bei dieser vaskulären Demenz die kardiovaskulären Risikofaktoren, wie Diabetes mellitus, Hypertonie, chronische niederschwellige Entzündungen (Silent Inflammation), erhöhte Homocysteinspiegel, Fettstoffwechselstörungen und Adipositas, eine zentrale Rolle. Die Durchblutungsstörungen führen zum Multiinfarktsyndrom, bei dem unzählige kleinste Hirnareale absterben.

Mögliche Ursachen

β-Amyloid-Plaques und neurofibrilläre Knäuel (»Tangles«): Im Hirn von Alzheimer-Patienten können unlösliche Proteinknäuel-Ablagerungen, sogenannte »senile Plaques«, nachgewiesen werden. Diese bestehen aus unkorrekt abgebautem β-Amyloid. Man geht davon aus, dass diese Plaques toxisch auf Nerven und Synapsen wirken.

Das Tau-Protein, das für das Zellskelett wichtig ist, ist überphosphoryliert und bildet bei Alzheimer-Patienten Fibrillen-Aggregate, die sich in den Nervenzellen ablagern.

Weshalb die Plaques und Fibrillen entstehen, ist noch nicht restlos geklärt. Es wird spekuliert, ob unter anderem erste falsch gefaltete Proteine eine Fehlfaltung weiterer Proteine fördern können.

Apolipoprotein E4 (Apo E4): Das Apolipoprotein E spielt eine Rolle beim Transport von Fettsäuren in die Zellen. Es gibt verschiedene Varianten dieses Proteins; welche davon ein Mensch hat, ist genetisch bedingt. Diejenigen Menschen, die die Variante Apo E4 haben, zeigen ein erhöhtes Risiko, jünger an Alzheimer zu erkranken, als Träger der Varianten Apolipoprotein E2 und E3.

Funktionsstörungen der Mitochondrien – gestörte Mitophagie/Autophagie: Es ist ein völlig normaler Vorgang, dass bei der Bildung von Mitochondrien auch defekte Mitochondrien entstehen. Diese werden durch einen Prozess, den man Mitophagie nennt, entfernt. Mit dem Älterwerden entstehen zunehmend mehr defekte Mitochondrien, oxidativer Stress und eine unzureichende Mitophagie bzw. Autophagie (zelluläre »Müllabführ«, dabei geht es auch um die Entsorgung von defekten Zellorganellen oder Proteinen). Eine gestörte Autophagie kann zu einer Akkumulierung von Amyloid-Beta-Protein führen. Eine Verbesserung der Autophagie konnte z. B. für das Antidiabetikum Metformin oder auch für Berberin gezeigt werden.

Homocysteinspiegel, erhöhter: Hohe Homocystein-Blutspiegel sind ein möglicher Risikofaktor für eine Hirnatrophie im Alter (»Brain Shrinking«), für Gedächtnisstörungen und für Alzheimer-Demenzen. Die Supplementierung mit B-Vitaminen (inkl. Folsäure) hat sich dann erfolgversprechend gezeigt, wenn gleichzeitig ein ausreichend hoher Blutspiegel von Omega-3-Fettsäuren (v. a. DHA) vorlag.

Insulinresistenz, AGEs: Auch eine Insulinresistenz der Hirnzellen wird als mögliche Ursache einer Alzheimer-Krankheit diskutiert. Typ-2-Diabetiker haben ein höheres Alzheimer-Risiko. Die erhöhte Insulinresistenz der Hirnnervenzellen bei Alzheimer (sie haben nicht genug Zucker zur Energiegewinnung und der Energiemangel behindert die Entsorgung von Proteinabfällen) versucht man derzeit mit Antibiotika anzugehen, die durch die Nase gegeben werden.

Hohe Glukose- und Fruktose-Konzentrationen im Blut und im Gehirn reagieren zu AGE-Molekülen. Diese »verzuckerten« (glykierten) Proteine können einerseits arteriosklerotische Prozesse fördern, andererseits die Bildung von senilen Plaques induzieren oder eine lokale Entzündung mit oxidativem Stress aufrechthalten.

Oxidativer Stress: Die Überproduktion von reaktiven Sauerstoffspezies bzw. freien Radikalen kann zu Schäden an Proteinen bzw. Proteinstrukturen, Lipiden (inkl. Fettsäuren und fettlöslicher Vitamine), an der DNA, zur Unterbrechung der ATP-Bildung und zu anderen mitochondrialen Funktionsstörungen führen.

Metall-Belastungen: Chronische Belastungen mit toxischen Metallen (Quecksilber, Aluminium, Cadmium, Zinn, Eisen usw.) sind wahrscheinlich ursächlich an der Entstehung von Demenzen mitbeteiligt. Erhöhte Metall-Konzentrationen werden bei verstorbenen Alzheimer-Patienten häufig gefunden – auch im Hirngewebe. Sie unterhalten oxidative Prozesse, Entzündungen und können zur Zerstörung der Blut-Hirn-Schranke und von Neuronen sowie zu Veränderungen von Proteinstrukturen und von genetischem Material führen. Demgegenüber wurden im Hirngewebe von Alzheimer-Patienten signifikant erniedrigte Zink- und Selenspiegel gemessen. Die Schwermetallexposition und -belastung sollte aus präventiven Gründen stets überprüft und möglichst niedrig gehalten werden.

Ernährungsempfehlungen

Im Vordergrund steht eine Ernährungsweise mit antioxidativen und antiinflammatorischen Eigenschaften (Seite 59). Die langfristige Befolgung einer mediterranen Ernährung ist mit einer Verlangsamung des kognitiven Abbaus und mit einer geringeren Alzheimer-Inzidenz assoziiert. Die Kombination mit einer antihypertensiven Ernährung (siehe Kapitel »Bluthochdruck«, Seite 504) scheint wegen ihres neuroprotektiven Effektes zusätzlich sinnvoll. Die Ernährung ist natürlich auch in der Lage, die epigenetischen Mechanismen zu modifizieren – so zum Beispiel die Methylierung oder Acetylierung der DNA.

> **Wann ist der richtige Zeitpunkt zur Vorbeugung?**
>
> Dies kann heute so noch nicht gesagt werden. Alles deutet jedoch darauf hin, dass es sinnvoll ist, früh und lebenslang entsprechende vorbeugende Maßnahmen zu treffen. Dazu gehören ein gesunder Lebensstil, die Vermeidung der kardiovaskulären Risikofaktoren und die Behandlung einer Depression. Wenn der Gedächtnisabbau einmal spürbar begonnen hat, ist er vermutlich weder mit Ernährung noch mit Supplementen oder Medikamenten wesentlich zu beeinflussen. Die Prozesse sind zu komplex und in der Regel auch nicht mehr reversibel.

Patienten mit Demenzen oder mit einer Alzheimer-Krankheit sind oft unterernährt und haben einen niedrigen BMI. Sowohl aus präventiver Sicht als auch bei der Pflege von Alzheimer-Patienten sollte stets auf eine genügende und entsprechend bilanzierte Ernährung geachtet werden. Chronischer, starker Alkoholkonsum kann das Demenz-Risiko erhöhen: Alkohol wirkt toxisch auf die Gehirnzellen. Weil Multiinfarktdemenz durch viele kleine Schlaganfälle verursacht wird, haben die Empfehlungen zur Vorbeugung gegen arteriosklerotische Veränderungen auch hier Gültigkeit.

Kohlenhydrate: Unter dem Eindruck der aktuellen Studienlage sollte zur Vorbeugung gegen Demenzen und die Alzheimer-Krankheit der Kohlenhydratanteil der täglichen Nahrung stets dem aktuellen Bedarf angepasst werden. Das bedeutet also, dass bei wenig körperlicher Aktivität entsprechend weniger Kohlenhydrate gegessen werden sollten. Achten Sie auf wenig prozessierte Produkte (Vollkorn, hoher Ballaststoffanteil) und schränken Sie weißmehl- und zuckerhaltige Lebensmittel ein.

Fette: Fette (inkl. Cholesterin!), insbesondere auch die in Fisch, Nüssen und hochwertigen Pflanzenölen (z.B. Rapsöl, Nussöle, Sojaöl, Leinöl) enthaltenen Omega-3-Fettsäuren, scheinen das Alzheimer-Risiko tendenziell zu reduzieren. Die Studienergebnisse sind nicht einheitlich. Transfettsäuren sollten wegen ihrer arteriosklerotischen Eigenschaften gemieden werden. Fischmahlzeiten (> 100 g /Woche) scheinen bei älteren Menschen den kognitiven Abbau verlangsamen zu können.

Antioxidanzien: Da oxidative Prozesse bei der Entstehung von Demenzen eine wichtige Rolle spielen, sind Antioxidanzien für die Vorbeugung von großer Bedeutung. Sie sollten vor allem über Gemüse, Früchte und Beeren ausreichend zugeführt werden.

Nährstoffempfehlungen bei Demenz und bei der Alzheimer-Krankheit

Nährstoff	empfohlene Tagesdosis	Kommentare
Vitamin E, Vitamin C	2 000 IE Vitamin E zusammen mit 1–2 g Vitamin C	reduzierte Mortalität bei parallelem Einsatz von Vitamin E mit Alzheimer-Medikamenten (Cholinesterase-Hemmern). Es scheint v.a. auch γ-Tocopherol wirksam zu sein.
Benfotiamin	2 × 300 mg, 12 Monate	Benfotiamin konnte in einer kontrollierten Phase-IIa-Studie diverse kognitive Parameter bei Patienten mit milder Demenz vom Alzheimer-Typ sowie bei »Mild Cognitive Impairment« deutlich verbessern.
Vitamin B_6, B_{12} und Folsäure	10 mg Vitamin B_6, mind. 10 µg B_{12} und mind. 0,6 mg Folsäure	Regulation eines erhöhten Homocysteinspiegels und Verbesserung der zerebralen Mikrozirkulation (nur in einem frühen, vorbeugenden Stadium). Alzheimer-Patienten haben in der Regel tiefere Folatspiegel als gesunde Kontrollpersonen. Eine Studie mit Vitamin B_6, B_{12} und Folsäure ergab eine günstige Wirkung auf die Kognition – aber nur bei ausreichender Versorgung mit Omega-3-Fettsäuren (v.a. DHA).
Vitamin D	gemäß Laborstatus	Niedrige Spiegel korrelieren mit einem erhöhten Risiko für kognitive Störungen. Über einen möglichen Benefit einer Vitamin-D-Gabe bei diagnostizierten Alzheimer-Patienten gibt es noch keine ausreichende Evidenz.
Magnesium	gemäß Laborstatus	Alzheimer-Patienten zeigen deutlich niedrigere Magnesiumspiegel in der Cerebrospinal-Flüssigkeit. Magnesium sorgt für die Aufrechterhaltung von niedrigen intrazellulären Kalziumspiegeln (bei Alzheimer sind diese oft hoch), wirkt neuroprotektiv und beruhigend auf exzitatorische Neurotransmitter. Ein Magnesiummangel führt auch zu einem oxidativen Stress.
Selen	je nach Laborstatus	Niedrige Plasmaselenspiegel korrelieren mit den kognitiven Defiziten.

Nährstoff	empfohlene Tagesdosis	Kommentare
Chrom	200–800 µg	Chrom erhöht die Insulinsensitivität und reduziert Glykierungsprozesse.
Omega-3-Fettsäuren	1,5–2 g EPA, DHA	DHA beeinflusst den Hirnstoffwechsel positiv (fördert Neuroprotectin 1 – wichtig zum Schutz der Hirnzellen), EPA reduziert entzündliche Prozesse. Langfristige Einnahme. Klinische Benefits sind unklar – allenfalls moderate Effekte im Anfangsstadium der Krankheit. Die Verschiebung des Verhältnisses zwischen Omega-3- und Omega-6-Fettsäuren scheint wichtig.
Uridinmonophosphat, UMP	500–750 mg	UMP gehört zu den Nukleotiden und ist in geringen Mengen in vielen Lebensmitteln enthalten. Es unterstützt neuronale Reparaturvorgänge. DHA, Cholin und UMP sind Vorläufer für die Phospholipidsynthese und als solche wichtig für die Bildung von Nervenmembranen.

Besondere Hinweise

- Beim Einsatz von Mikronährstoffen scheinen sinnvolle Kombinationen (Vitamin C, E, DHA, EPA, Antioxidantien, Cholin, Phospholipide, Uridinmonophosphat/UMP) erfolgsversprechender zu sein als Einzelsubstanzen. Dabei geht es um antioxidative Effekte, aber auch um Substrate mit synapsenbildenden Eigenschaften. Bei diagnostizierten Alzheimer-Patienten in einem Frühstadium konnten interessante und deutliche Verbesserungen des CDR-SB (Clinical Dementia Rating Sum of Boxes), des NTB-5 item (Neuropsychological Test Battery) und beim NTB-Gedächtnistest festgestellt werden (Soininen et al.). Voraussetzung dafür ist allerdings eine langfristige Anwendung von 3 Jahren und ein möglichst frühzeitiger Einsatz. Damit lässt sich das Voranschreiten der Krankheit also verzögern, aber nicht stoppen. Bei Patienten im fortgeschrittenen Stadium ist diese Wirkung nicht belegt.
- In den Mitochondrien wurden enzymartige Substanzen mit einer lebensverlängernden Wirkung entdeckt. Man nennt sie Sirtuine. Sie werden aktiviert, wenn der Körper speziell gefordert ist, wie z. B. bei Nahrungsknappheit, aber auch in anderen Stresssituationen wie Kälte, Hitze, Infektionen, Belastung etc. Wenn man Sirtuine unabhängig vom Stress-Stimulus regelmäßig aktivieren könnte, würde dies evtl.

Galaktose statt Glukose

Galaktose gelangt ohne Hilfe von Insulin in die Zellen, wo sie dann in Glukose umgewandelt werden kann. So kann Galaktose den Hirnzellen Energie liefern und der zelluläre Glukosemangel, wie er bei Alzheimer-Patienten und Diabetikern vorkommt, kann beseitigt werden. Galaktose kann nur über ein Konzentrationsgefälle in die Zellen dringen, es werden mindestens 10 g pro Tag benötigt. Schmale Datenlage.

zu einer verbesserten Lebensqualität bis ins hohe Alter führen. Sirtuine werden nun auch zur Vorbeugung gegen Demenzen untersucht – insbesondere zur Regulation der Neuroinflammation. Resveratrol kann u.a. die Sirtuine erhöhen – daneben besitzt Resveratrol auch interessante neuroprotektive, antioxidative und entzündungshemmende Wirkungen (siehe Kapitel »Sirtuine«, Seite 421).

- Regelmäßiges körperliches Training reduziert diverse Risikofaktoren: Verbesserung der Blutzuckerspiegel, des Blutdrucks, der Blutfette, Verbesserung des Muskel- und Knochenstoffwechsels (damit auch geringeres Anfluten von Kalzium und geringeres Risiko von erhöhtem intrazellulärem Kalzium), Verbesserung des mitochondrialen Stoffwechsels.
- Menschen mit Down-Syndrom entwickeln Demenzen bereits ab 30–40 Jahren.
- Ginkgoextrakt scheint auch bei diagnostizierten Demenz-Patienten eine moderate Verbesserung der kognitiven Fähigkeiten zu bewirken.
- Die Injektion von β-Amyloid-Antikörpern bewirkte im Tierversuch einen Abbau der Plaques. In Humanstudien zeigte sich ein Effekt bei frühzeitiger Verabreichung (milde Alzheimer-Demenz).
- Es gibt Hinweise darauf, dass der Zustand des Mikrobioms mit epigenetischen Veränderungen bei Alzheimer-Patienten in Zusammenhang stehen könnte.
- Über eine mögliche begleitende Rolle von Vitamin K_2 bei Alzheimer-Demenzen wird diskutiert. Dabei könnten der Einfluss von Vitamin K_2 auf die Neuroinflammation, auf die Mitochondrien, auf Kalzifizierungsprozesse (intrazelluläres Kalzium) usw. von Bedeutung sein. Klinische Studien fehlen noch.
- Die Spirulina-Alge besitzt interessante neuroprotektive, antioxidative und antiinflammatorische Eigenschaften.

Laboruntersuchungen

- Apolipoprotein E4
- Neurotransmitterprofil
- Schwermetall-Screening (Haare, Urin, Blut)
- Oxidativer Stress (Lipidperoxide, Glutathion, Malondialdehyd, Glutathionperoxidase, Thiole)
- Homocystein
- Omega-3-Index, Fettsäureprofi
- Nitrostress
- Zuckerwerte: HbA_{1c}, Zink, Chrom

Literatur

Bhatti AB et al. Vitamin supplementation as an adjuvant treatment for Alzheimer's disease. J Clin Diagn Res. 2016;10(8):OE07–11.

Bhatti GK et al. Lifestyle modifications and nutritional interventions in aging-associated cognitive decline and Alzheimer's disease. Front Aging Neurosci. 2020;11:369.

Browne D et al. Vitamin E and Alzheimer's disease: what do we know so far? Clin Interventions in Aging;2019;14:1303–1317.

Canhada S et al. Omega-3 fatty acids' supplementation in Alzheimer's disease: A systematic review. Nutr Neurosci. 2018;21(8):529–538.

Chandrashekthar K et al. Aluminium and Alzheimer's disease – an overview. Ind J Forens Med Toxicol 2010;4(2): Print ISSN: 0973–9122.

Diehl T et al. Insulin resistance in Alzheimer's disease. Transl Res. 2017;183:26–40.

Dominguez LJ et al. Omega Fatty Acids in Brain and Neurological Health (Second Edition), Chapter 15 – Dietary strategies and supplements for the prevention of cognitive decline and Alzheimer's disease. Academic Press. New York. 2019:231–247.

Exley C. Aluminium should now be considered a primary etiological factor in Alzheimer's disease. J Alzheimer's Dis Rep. 2017;1:23–25,

Fernando KKM et al. Sirtuins as potential therapeutic targets for mitigating neuroinflammation associated with Alzheimer's disease. Front Cell Neurosci. 2021;15:746631.

Gibson G et al. Benfotiamine and cognitive decline in Alzheimer's disease: results of a randomized placebo-controlled phase IIa clinical trial. J Alzheimer's Dis. 2020;78(3):989–1010.

Kabir MT et al. Molecular mechanisms of metal toxicity in the pathogenesis of Alzheimer's disease. Mol Neurobiol. 2021,58:1–20.

Kennedy DO. B Vitamins and the brain: mechanisms, dose and efficacy–a review. Nutrients. 2016;8(2):68.

Lam V et al. Antioxidants and dementia risk: Consideration through a cerebrovascular perspective. Nutrients. 2016;8(12). pii: E828.

Mielech A et al. Vitamins in Alzheimer's disease – review of the latest reports. Nutrients. 2020;12:3458.

Mutter J et al. Does inorganic mercury play a role in Alzheimer's disease? A systematic review and an integrated molecular mechanism. J Alzheimer's Dis 2010;22:357–374.

Lukiw WJ et al. A role for docosahexaenoic acid-derived neuroprotectin D_1 in neural cell survival and Alzheimer disease. J Clin Invest 2005;115:2774–2783.

Oulhaj A et al. Omega-3 fatty acid status enhances the prevention of cognitive decline by B vitamins in mild cognitive impairment. J Alzheimer Dis. 2016;50:547–557.

Popescu A et al. Vitamin K_2 Holds Promise for Alzheimer's Prevention and Treatment. Nutrients. 2021;13:2206.

Rochoy M et al. Factors associated with Alzheimer's disease: an overview of reviews. J Prev Alzheimer Dis. 2019;6:121–134.

Salkovic-Petrisic M et al. Long-term oral galactose treatment prevents cognitive deficits in male Wistar rats treated intracerebroventricularly with streptozotocin. Neuropharmacology. 2014;77:68–80.

Scheltens P et al. Alzheimer's disease. Lancet. 2016;388(10043):505–517.

Seneff S et al. Nutrition and Alzheimer's disease: the detrimental role of a high carbohydrate diet. Eur J Int Nutr 2011;22(2):134–140.

Soininen H et al. 36-month LipiDiDiet multinutrient clinical trial in prodromal Alzheimer's disease. Alzheimer's Dement. 2021;17:29–40.

Trotta et al. Beneficial Effects of Spirulina Consumption on Brain Health. Nutrients. 2022;14(3):676.

Varikasuvu SR et al. Brain selenium in Alzheimer's disease (BRAIN SEAD Study): a systematic review and meta-analysis. Biol Trace Elem Res. 2018;189:361–369.

Veronese N et al. Magnesium status in Alzheimer's disease: a systematic review. Am J Alzheimer's Dis Other Demen. 2016;31(3):208–213.

Xu L et al. Circulatory levels of toxic metals (aluminum, cadmium, mercury, lead) in patients with Alzheimer's disease: a quantitative meta-analysis and systematic review. J Alzheimer Dis. 2018;62:361–372.

Zhang X et al. The association between folate and Alzheimer's disease: a systematic review and meta-analysis. Front Neurosci. 2021;15:661198.

Psychiatrische Erkrankungen

Die begleitende Supplementierung von Mikronährstoffen bei psychiatrischen Erkrankungen gehört historisch gesehen zu den Kerngebieten der orthomolekularen Medizin. Neben vielen anderen Einflussfaktoren spielt die Versorgung mit Nährstoffen – und hier insbesondere die Bereitstellung von Bausteinen, aus denen die Neurotransmitter im Gehirn gebildet werden – eine wichtige Rolle für die psychische Gesundheit.

Orthomolekulare Psychiatrie

Erste Zusammenhänge zwischen Mikronährstoffen und psychischen Erkrankungen wurden von Abram Hoffer bereits vor über 50 Jahren aufgezeigt. Carl C. Pfeiffer beschritt dann seit den 1970er-Jahren völlig neue Wege mit der Eröffnung einer ambulanten psychiatrischen Klinik. Psychiatriepatienten erhielten aufgrund diverser Laborparameter eine individuell abgestimmte Mikronährstoffzufuhr. Diese Arbeiten von Pfeiffer waren bahnbrechend und erfolgreich. Neuere, ebenso erfolgreiche Untersuchungen (Walsh 2004) bestätigen die Richtigkeit von Pfeiffers Grundlagenarbeit.

Interessanterweise gibt es in der Geschichte der Psychiatrie einen Zeitpunkt, an dem sich die klassische und die orthomolekulare Psychiatrie getroffen haben. Dies war 1952, als eine neue Substanz, Chlorpromazin, einen bahnbrechenden Fortschritt in der Behandlung von Psychiatriepatienten bewirkte. Chlorpromazin war das erste Medikament gegen Schizophrenie. Zahlreiche Patienten reagierten gut auf Chlorpromazin, andere weniger. Auch Nebenwirkungen sind aufgetreten. Chlorpromazin war von seiner chemischen Struktur her ein Antihistaminikum. Geholfen hat Chlorpromazin schizophrenen Patienten mit hohem Histaminspiegel, solchen mit niedrigem Histaminspiegel half es nicht. In der Folge wurde der Einfluss von erhöhten und erniedrigten Histamin-Blutspiegeln auf die Psyche intensiv untersucht und man konnte zeigen, dass mittels Ernährung und einer Mikronährstoff-Supplementierung der Histaminspiegel – und damit auch das psychische Wohlbefinden – gezielt beeinflusst werden konnte.

Die klassische Psychiatrie entwickelte sich dann in verschiedene Richtungen (Neurotransmitter, Rezeptoren, Genetik usw.). Die orthomolekulare Medizin konzentrierte sich auf das »biochemische Profil«, auf die Wirkung von Ernährung, Lebensstil und Mikronährstoffen und auf die Interaktionen exogener Störfaktoren auf die Psyche.

Studie mit verhaltensauffälligen und gewalttätigen Patienten (Walsh et al. 2004)

Patienten	Anzahl: 207 verhaltensauffällige und gewalttätige Personen 85 % der Patienten mit Ritalin-, Antidepressiva- und Tranquilizer-Vorgeschichte Alter: 3–55 Jahre
durchgeführte Laboruntersuchungen	Histamin (Blut) Kupfer-Zink-Verhältnis (Blut) Kryptopyrrol (Urin) chronische Schwermetall-Belastungen (Haare) Glukosetoleranzstörungen (Blut) Malabsorption (Stuhl)
Maßnahmen	individuelle Mikronährstoff-Supplementierung während 4–8 Monaten
klinische Resultate	reduzierte tätliche Angriffe: minus 92 % reduzierte Häufigkeit von destruktiven Zwischenfällen: von 42 Ereignissen vor der Behandlung auf 9 Ereignisse danach völliges Verschwinden des gewalttätigen Verhaltens in ca. 55 % der Fälle höchste Therapieerfolgsquote bei Kindern unter 14 Jahren (noch keine Wechselwirkungen, da kein Drogen- und Alkoholabusus)

Laborparameter

Laborparameter und ernährungsmedizinische Maßnahmen in der traditionellen orthomolekularen Psychiatrie

Laborbefund	beeinflussbar durch:
Histapenie: niedriger Histaminspiegel (Blut) und Kupfer im Haar meist hoch	Zink Folsäure, Niacin, Vitamin B_{12}, Pantothensäure, eher proteinbetonte Ernährung (mit Histidin als Histaminvorstufe)
Histadelie: hoher Histaminspiegel (Blut)	Kalzium, Zink, Mangan, Molybdän Methionin Vitamin C evtl. Diphenylhydantoin (Folsäure-Antagonist)
Kryptopyrrol (Urin) Zink- und Vitamin-B_6-Mangel	Zink Vitamin B_6
Fettsäureprofil, Omega-3-Index	EPA, DHA, γ-Linolensäure (Nachtkerzenöl)
Serotonin (Blut)	Vitamin B_6 Tryptophan Melatonin
Glukosetoleranz, nutritive Hypoglykämie (Blut)	Ernährung (Reduktion der raffinierten Kohlenhydrate) Zink, Chrom, Mangan, B-Vitamine, Kalium, Magnesium

Laborbefund	beeinflussbar durch:
chronische Schwermetallbelastungen (Haaranalyse oder DMPS [= Dimercaptopropansulfonsäure = Dimaval] im Urin)	Expositionsprophylaxe Zink, Selen schwefelhaltige Aminosäuren (Methionin, Cystein, Taurin) Vitamin C Chlorella, Spirulina, Pektin Knoblauch, Bärlauch
Stuhlanalytik	probiotische Therapie Glutamin Lezithin, Fettsäuren

Literatur

Hawkins D, Pauling L. Orthomolecular Psychiatry. WH Freemann, San Francisco, 1973.

Walsh WJ. Reduced violent behaviour following biochemical therapy. Physiology & Behaviour 2004;82:835–839.

Mikronährstoffe und die Synthese von Neurotransmittern

Am Beispiel der körpereigenen Synthese von Neurotransmittern lässt sich exemplarisch zeigen, wie Mikronährstoffe als unerlässliche Cofaktoren in den Stoffwechsel eingreifen.

Die Bildung von Serotonin aus L-Tryptophan erfolgt nicht einfach »automatisch«. Sie hängt einerseits davon ab, ob dem Körper ausreichend L-Tryptophan als Grundbaustein zur Verfügung steht. Andererseits werden für die biochemische Reaktion von L-Tryptophan zum 5-Hydroxytryptophan wie auch für die Weiterverstoffwechslung zu Serotonin und Melatonin diverse Mikronährstoffe benötigt. Stehen diese nicht in ausreichendem Maße zur Verfügung, kann der Körper weder 5-Hydroxytryptophan noch Serotonin und auch kein Melatonin herstellen.

Im Serotonin-Melatonin-Stoffwechsel sind folgende Einflussfaktoren zu berücksichtigen:

- der Grundbaustein für die Serotonin-Synthese – das L-Tryptophan – steht nicht in ausreichendem Maße zur Verfügung. Mögliche Gründe:
  - Malnutrition
  - tryptophanarme Ernährung
  - Lebererkrankungen
  - Fruktose-Intoleranz (die im Darm nicht resorbierte Fruktose bindet L-Tryptophan und blockiert dessen Aufnahme)
  - Darmschleimhautentzündungen
- Entzündungen:
  - bei Entzündungen (inkl. niederschwelliger Entzündungen) wird der Tryptophan-Stoffwechsel noch stärker in Richtung Kynureninbildung gelenkt. Die Serotonin-Synthese nimmt ab.
- Wichtige Cofaktoren für die Serotonin-Biosynthese und -Wirkung stehen in unzureichender Menge zur Verfügung:
  - Niacin, Pantothensäure (Cofaktor für Acetyl-CoA), Vitamin B_6, Folsäure, Vitamin B_{12}, Magnesium
  - Vitamin D: reguliert die Serotonin-Synthese über das Enzym Tryptophanhydroxylase 2 (TPH2), entzündungshemmend

- L-Methionin bzw. S-Adenosylmethionin: Cofaktor für die Bildung von Melatonin aus N-Acetyl-Serotonin
- Omega-3-Fettsäure EPA: verbessert die Freisetzung von Serotonin von den präsynaptischen Neuronen (durch Reduktion von Prostaglandinen der Gruppe E2)
- Omega-3-Fettsäure DHA: beeinflusst die Serotonin-Wirkung durch Verbesserung der Membran-Fluidität. Damit findet Serotonin einen besseren Zugang zu den postsynaptischen Neuronen.

Siehe hierzu Abbildung (Seite 294).

Im Dopamin-Adrenalin-Noradrenalin-Pathway sind folgende Einflussfaktoren zu berücksichtigen:

- Der Grundbaustein für die Synthese von Dopamin, Adrenalin und Noradrenalin – das L-Phenylalanin – steht nicht in ausreichendem Maß zur Verfügung. Mögliche Gründe:
  - Malnutrition
- Wichtige Cofaktoren für die Serotonin-Biosynthese und -Wirkung stehen in unzureichender Menge zur Verfügung:
  - Vitamin B_6, Folsäure, Vitamin B_{12}, Vitamin C
  - Magnesium

Siehe hierzu Abbildung (Seite 291).

Depressionen

Depressionen können von normaler, durch Verlust oder Trauer ausgelöster Traurigkeit bis hin zu einem starken Gefühl der überwältigenden Hoffnungslosigkeit reichen. Wenn Fachleute die Bezeichnung »Depression« verwenden, meinen sie damit ein Syndrom, das sich mit verschiedenen Symptomen manifestiert. Dazu gehören depressive Stimmung, Appetitlosigkeit, Erschöpfung, Schlafstörungen, Konzentrationsschwierigkeiten, niedriges Selbstwertgefühl und die Unfähigkeit, Dinge zu genießen, die einem sonst Vergnügen bereiten. Depressionen können das Alltagsleben für den Betroffenen massiv beeinträchtigen. Ein Grund für Depressionen ist ein gestörtes biochemisches Gleichgewicht im Hirnstoffwechsel. Niedrige Spiegel bestimmter Neurotransmitter, darunter Serotonin und Noradrenalin, können Depressionen hervorrufen. Neurotransmitter sind natürliche Botenstoffe, durch die sich die Nervenzellen miteinander verständigen. Diese Substanzen kann der Körper aus Nährstoffen selbst aufbauen. Daher können die Neurotransmitterwerte im Gehirn durch verstärkte Supplementierung der Vorläufer-Nährstoffe direkt beeinflusst werden. Es ist also biochemisch sehr sinnvoll, bei der Therapie von Depressionen nicht nur zu entsprechenden Antidepressiva, wie z. B. Serotoninwiederaufnahme-Hemmern (SSRI), zu greifen, sondern auch dem Körper die für die eigene Serotoninproduktion benötigten Bausteine zu liefern bzw. deren reibungslose Funktion zu ermöglichen.

Zudem ist bekannt, dass klassische Antidepressiva bei moderaten Depressionen nicht zu den erwarteten Verbesserungen der depressiven Symptome führen. Bei schweren Depressionen kann eine geringe Wirkung festgestellt werden.

Eine Übersicht über die wichtigsten Prozesse im Stoffwechsel und im Mikronährstoffhaushalt, die bei Depressionen gestört sein können oder die durch Mikronährstoffe günstig beeinflusst werden können:

- niedrige Neurotransmitterspiegel (z. B. Serotonin, Noradrenalin)
- Entzündungen: überschießende Produktion von entzündungsfördernden Molekülen (Zytokine, z. B. IL-1, IL-6, TNF-α, γ-Interferon, CRP) – häufig bei Depressionen, die nicht auf Antidepressiva (SSRI) ansprechen. Die Serotonin-Freigabe wird durch entzündungsfördernde Zytokine gehemmt und die Serotoninrezeptorendichte wird erhöht. Siehe hierzu auch die Abbildung (Seite 295).
- Fettsäurestoffwechsel (Arachidonsäure, Omega-3-, Omega-6-Fettsäuren), darstellbar z. B. mit dem Omega-3-Index.
- Mangel an Methylgruppen-Lieferanten (Folsäure, Methylfolat, Methionin, S-Adenosylmethionin), die für die Methylierung von Neurotransmittern benötigt werden
- Homocysteinämie kommt bei Depressionen häufiger vor.
- Histaminstoffwechsel (siehe Kapitel »Orthomolekulare Psychiatrie«, Seite 663).
- Mangel am sog. Brain-Derived Neurotrophic Factor (BDNF). Dieser wird durch Zucker und gesättigte Fette reduziert, durch Antidepressiva, Omega-3-Fettsäuren und Zink erhöht.
- Hormonstoffwechsel (Östrogen, Testosteron, Schilddrüsenhormone)
- Neuroprotektion, Verbesserung der Neuroplastizität
- Glukosestoffwechsel, Störungen der Glukosetoleranz
- toxikologische Einflüsse (Schadstoffe, Schwermetalle). Dadurch u. a. Störung der Synapsenbildung, Enzephalopathie, Interaktion mit dem Kalzium-, Zink- und Vitamin-D-Stoffwechsel.
- Nahrungsmittel-Unverträglichkeiten (z. B. Fruktose-Intoleranz führt zu Tryptophanmangel)

Ernährungsempfehlungen

Eine unausgewogene Ernährung kann das Risiko für Depressionen erhöhen, weil sie den Körper nicht mit jenen Nährstoffen versorgt, die er braucht, um die für eine optimale Hirnfunktion unerlässliche Neurotransmitter aufzubauen. Depressionen können wiederum die Nährstoffmängel vergrößern, da bei Depressionen oft zu wenig auf die Ernährung geachtet wird. Eine mediterrane sowie auch eine antiinflammatorische (entzündungshemmende) Ernährungsweise (Seite 59) haben sich bei der Behandlung von Depressionen als günstig erwiesen. Die wichtigsten Ernährungsratschläge auf einen Blick:

- viel Gemüse und Früchte
- wenig Lebensmittel mit raffinierten Kohlenhydraten (Weißmehl, Zucker)
- wenig prozessierte Fertignahrungsmittel
- viel Omega-3-Fettsäuren liefernde Fische (Lachs, Hering, Makrele, Sardinen usw.)
- Kleine Mengen Koffein können die Stimmung heben, übermäßiger Koffeinkonsum kann jedoch das Nervensystem aus dem Gleichgewicht bringen und zu Depressionen und Angstzuständen beitragen.

Nährstoffempfehlungen bei Depressionen

Nährstoff	empfohlene Tagesdosis	Kommentare
Vitamin B_6	50–100 mg	wichtig für die körpereigene Produktion von Serotonin, anderen Neurotransmittern und Prostaglandin E_1 (PGE_1 hat antidepressive Wirkung); auch bei depressiver Stimmungslage rund um die Menstruation; bei niedrigen Kryptopyrrol-Werten
Folsäure, Methylfolat	0,5–2 mg	Folsäuremängel finden sich bei Depressionen, insbesondere bei Patienten, die schlecht auf Antidepressiva ansprechen. Folsäure (inkl. Methylfolat) – als Methylgruppen-Lieferant – verbessert die Wirkung von Antidepressiva (Fluoxetin, SSRI) und scheint auch den diabetogenen Effekt von Fluoxetin zu reduzieren (schützt die Beta-Zell-Funktion). Kann stationären Aufenthalt von Depressiven verkürzen. Gute Datenlage. Neuroprotektive Eigenschaften.
Vitamin B_{12}	1 mg wöchentlich, intramuskuläre Injektion, auch peroral bei Mangel – Dosierung gemäß Laborstatus	Vitamin B_{12} kann bei Mangel einen positiven Effekt bei der Therapie mit klassischen Antidepressiva (Imipramin, Fluoxetin) beitragen. Eine frühzeitige Gabe von Vitamin B_{12} kann – bei Vorliegen von erniedrigten Vitamin-B_{12}-Spiegeln – evtl. den Beginn einer Depression verzögern.
Vitamin D	je nach Laborstatus	Niedrige Spiegel bei depressiven Patienten. Präsenz von Vitamin-D-Rezeptoren in Hirnabschnitten (limbisches System, Kleinhirn, Großhirnrinde), welche das Verhalten und Emotionen kontrollieren; bei saisonalen Depressionen und bei Major Depression (Effektstärke 0,58); scheint die Wirkung von Antidepressiva (Fluoxetin) zu verbessern.
Magnesium	450–600 mg	Magnesiumzufuhr korreliert invers mit der Häufigkeit und mit dem Ausmaß der Depression. Vergleichbare Wirkung mit dem trizyklischen Antidepressivum Imipramin (mind. 3 Monate).
Eisen	je nach Laborstatus	Mangel und niedrige Zufuhr können zu Depressionen beitragen.
Zink	25–30 mg bzw. gemäß Laborstatus	Zink kann als Monopräparat eingesetzt werden. Es kann die Wirkung von Antidepressiva (Clomipramin, Amitriptylin, Citalopram, Fluoxetin) verbessern. Interventionsdauer: 2–6 Monate. Wirkmechanismen: Cofaktor der PGE_1-Synthese, erhöht BDNF-Wirkung usw. Zinkserumspiegel dient als Marker für den Krankheitsverlauf, zur Kontrolle des Therapieerfolgs und zum Erfassen von Patienten, die gegen eine Therapie mit Antidepressiva resistent sind
Selen	100–200 µg bzw. gemäß Laborstatus	Mangel und eine niedrige Selenzufuhr können zu Depressionen beitragen. Antioxidativ, entzündungshemmend, modulierende Wirkung auf Serotonin, Dopamin und Noradrenalin. Eine begleitende Supplementierung scheint die depressiven Symptome reduzieren zu können.
Chrom	200–600 µg	bei Störungen der Glukosetoleranz bzw. bei atypischer Depression. Schmale Datenlage.

Nährstoff	empfohlene Tagesdosis	Kommentare
L-Tryptophan 5-OH-Tryptophan	L-Tryptophan: ≥ 1–2 g 5-OH-Tryptophan: meist 50–400 mg	Insbesondere 5-OH-Tryptophan besitzt eine relativ robuste Wirkung bei allen Arten von Depressionen. Effektstärke mit Fluoxetin vergleichbar. L-Tryptophanmangel bei Fruchtzucker-Intoleranzen; nicht zusammen mit SSRI oder MAO-Hemmern geben.
L-Carnitin	1–4 g	Acetyl-L-Carnitin (1–4 g/Tag) scheint im Vergleich mit klassischen Antidepressiva eine vergleichbare Wirkung zu zeigen – jedoch mit weniger unerwünschten Nebenwirkungen.
Omega-6-Fettsäuren	3 g Nachtkerzenöl (EPO)	antidepressive Wirkung durch Erhöhung der Di-Homo-γ-Linolensäure bzw. der Prostaglandin-E_1-Spiegel; v. a. bei Stimmungsschwankungen (z. B. rund um die Menstruation oder in den Wechseljahren) oder auch bei Alkoholismus.
Omega-3-Fettsäuren	≥ 2 g EPA+DHA (davon mind. 60 % EPA)	Klinisch relevante Verbesserungen nach 3 Monaten auch bei schweren Depressionen (siehe Anwendungsmöglichkeiten für Omega-3-Fettsäuren, Seite 261). Die Kombination von Omega-3-Fettsäuren mit klassischen Antidepressiva (Serotonin-wiederaufnahme-Hemmer) scheint wirksamer zu sein als die jeweilige Monotherapie. Omega-3-Index kontrollieren. Einnahme zu einer fetthaltigen Mahlzeit.

Besondere Hinweise

- Regelmäßiges aerobes Training regt im Gehirn die Produktion von Substanzen an, die das Wohlbefinden steigern. 30 Minuten aerobes Training, 3- bis 4-mal die Woche, vermindert die Gefahr, dass sich eine Depression entwickelt, und kann bei Depressiven die Stimmung heben.
- Auch der Einsatz von Curcuma wird bei Depressionen (Major Depression) diskutiert. Dabei könnten die entzündungshemmenden Eigenschaften und die Erhöhung des BDNF-Spiegels (Brain-Derived Neurotrophic Factor) eine wichtige Rolle spielen. Ebenfalls werden die Spiegel der Neurotransmitter Serotonin und Dopamin erhöht. Bei der Kombination mit klassischen Antidepressiva zeigte sich ein additiver Effekt.
- Eine gute Versorgung der Mutter mit Omega-3-Fettsäuren (v.a. DHA) während der Schwangerschaft reduziert das Risiko für Wochenbett-Depressionen. Auch Zink (reduziert erhöhte Kupferspiegel, die typisch für postpartale Depressionen sind) und Vitamin D können begleitend eingesetzt werden.

Laboruntersuchungen

- Neurotransmitter-Profil: Serotonin, Adrenalin, Noradrenalin, Cortison (Tagesprofil)
- Omega-3-Index, Fettsäureprofil
- Ferritin, Magnesium, Zink, Selen, 25-OH-Vitamin-D
- Homocystein (Folsäure), Vitamin B_{12} (Methylmalonsäure, Holotranscobalamin)
- hs-CRP (niederschwellige Entzündungen)
- BDNF (Brain-Derived Neurotrophic Factor)
- Histamin, Kryptopyrrol
- Nitrostress
- Spurenelement-, Schwermetall-Screening (Haare)
- HbA_{1c}, Glukosetoleranz
- Fruktose-Intoleranz (nicht verstoffwechselter Fruchtzucker bindet an Tryptophan)

- Nahrungsmittel-Unverträglichkeiten (IgE, IgG, IgG_4: Blut)
- Hormonprofil, TSH

Literatur

Altaf R et al. Folate as adjunct therapy to SSRI/SNRI for major depressive disorder: Systematic review & meta-analysis. Compl Ther Med. 2021;61:102770.

Bae JH et al. Systematic review and meta-analysis of omega-3-fatty acids in elderly patients with depression. Nutr Res. 2018;50:1–9.

Bender A et al. The association of folate and depression: a meta-analysis. J Psych Res. Dec 2017;95:9–18.

Botturi A et al. The role and the effect of magnesium in mental disorders: a systematic review. Nutrients. 2020;12:1661.

Coppen A et al. Enhancement of the antidepressant action of fluoxetine by folic acid: a randomised, placebo controlled trial. J Affect Disord 2002;72(3):297–298.

Da Silva LEM et al. Zinc supplementation combined with antidepressant drugs for treatment of patients with depression: a systematic review and meta-analysis. Nutr Rev 2021;79(1):1–12.

Davidson K et al. Effectiveness of chromium in atypical depression: a placebo-controlled trial. Bio Psych 2003;53:261–264.

De Long NE et al. Fluoxetine-induced pancreatic cell dysfunction: new insight into the benefits of folic acid in the treatment of depression. J Affect Dis 2014;166: 6–13.

Donig A et al. Zinc as an adjunct to antidepressant medication: a meta-analysis with subgroup analysis for different levels of treatment response to antidepressants. Nutr Neurosci. DOI: 10.1080/1028415X.2021.1888205.

Eby GA et al. Magnesium for treatment-resistant depression: a review and hypothesis. Med Hypotheses 2010;74(4);649–660.

Fusar-Poli L et al. Curcumin for depression: a meta-analysis. Crit Rev Food Sci Nutr. 2020;60 (15):2643–2653.

Jangid P et al. Comparative study of efficacy of L-5-hydroxytryptophan and fluoxetine in patients presenting with first depressive episode. Asian J Psych 2013;6: 29–34.

Javelle F et al. Effects of 5-hydroxytryptophan on distinct types of depression: a systematic review and meta-analysis. Nutr Rev. 2020;78(1):77–88.

Khoraminya N et al. Therapeutic effects of vitamin D as adjunctive therapy to fluoxetine in patients with major disorder. Aust NZ J Psychiatry. 2013;47(3):271–275.

Lassalle C et al. Healthy dietary indices and risk of depressive outcomes: a systematic review and meta-analysis of observational studies. Mol Psych. 2019;24:965–986.

Li Z et al. Dietary zinc and iron intake and risk of depression: a meta-analysis. Psych Res 2017;251:41–47.

Liao Y et al. Efficacy of omega-3 PUFAs in depression: A meta-analysis. Translat Psych 2019;9:190.

Mason LH et al. Pb neurotoxicity: neuropsychological effects of lead toxicity. BioMed Res Int. 2014. DOI: 10.1155/2014/840547.

Moradi F et al. The association between serum homocysteine and depression: A systematic review and meta-analysis of observational studies. Eur J Clin Invest. 2021;51:e13486.

Osimo EF et al. Prevalence of low-grade inflammation in depression: a systematic review and metaanalysis of CRP levels. Psych Med. 2019;49:1958–1970.

Patrick RP et al. Vitamin D and the omega-3 fatty acids control serotonin synthesis and action, part 2: relevance for ADHD, bipolar disorder, schizophrenia, and impulsive behavior. FASEB Journal. 2015;29(6):2207–2222.

Rajizadeh A et al. Effect of magnesium supplementation on depression status in depressed patients with magnesium deficiency: A randomized, double-blind, placebo-controlled trial. Nutrition. 2017;35:56–60.

Sajjadi SS et al. The role of selenium in depression: a systematic review and meta-analysis of human observational and interventional studies. Sci Rep. 2022;12(1):1045.

Sangle P et al. Vitamin B_{12} supplementation: preventing onset and improving prognosis of depression. Cureus. 2020;12(10):e11169.

Sarris J et al. Adjunctive Nutraceuticals for Depression: A Systematic Review and Meta-Analysis. Am J Psychiatry. 2016;173(6):575–587.

Siwek M et al. Zinc supplementation augments efficacy of imipramine in treatment resistant patients. J Aff Disord 2009;118:187–195.

Sublette ME et al. Meta-analysis: effects of eicosapentaenoic acid in clinical trials in depression. J Clin Psych 2011;72(12):1577–1584.

Syed EU et al. Vitamin B12 supplementation in treating major depressive disorder: a randomized controlled trial. The Open Neurol J. 2013;7:44–48.

Vellekkatt F et al. Efficacy of vitamin D supplementation in major depression: A meta-analysis of randomized controlled trials. J Postgrad Med. 2019;65(2):74–80.

Veronese N et al. Acetyl-l-carnitine supplementation and the treatment of depressive symptoms: A systematic review and meta-analysis. Psychosom Med. 2018;80(2):154–159.

Wang J et al. Zinc, magnesium, selenium and depression: a review of the evidence, potential mechanisms and implications. Nutrients. 2018;10:584.

Wang J et al. Dietary inflammatory index and depression: a meta-analysis. Public Health Nutr. 2018;22(4):654–660.

Williams AI et al. The role for vitamin B_6 as treatment for depression, a systematic review. Fam Pract 2005;22:532–537.

Yari T. Serum dihomo-gamma-linolenic acid level is inversely associated with the risk of depression. A 21-year follow-up study in general population men. J Affect Dis. 2017 ;213 :151–155.

Zhang MM et al. The efficacy and safety of omega-3 fatty acids on depressive symptoms in perinatal women: a meta-analysis of randomized placebo-controlled trials. Translat Psych. 2020;10:193.

Schizophrenie

Schizophrenie ist eine schwere, chronische Geisteskrankheit, die durch Halluzinationen und den Verlust des rationalen Denkvermögens gekennzeichnet ist. Die Erkrankung schließt oft Depressionen, Paranoia und Persönlichkeitsveränderungen ein. Man geht davon aus, dass ein Ungleichgewicht zwischen den Neurotransmittern sowie auf das Zentralnervensystem einwirkende chemische Substanzen (inkl. Schwermetallen und opiatähnlich wirkender Stoffwechsel-Metaboliten) eine wichtige Rolle spielen. Auch niederschwellige Entzündungen und oxidativer Stress scheinen bei der Entstehung und bei der Therapie eine Rolle zu spielen.

Ernährungsempfehlungen

Nahrungsmittel-Unverträglichkeiten und Allergien sind bei der Schizophrenie wichtiger als ursprünglich angenommen.

- Gluten-Intoleranz: Bei der Verdauung von in Gluten enthaltenem Gliadin kann Gliadorphin gebildet werden. Dieses opiatähnlich wirkende Peptid wird im Urin von Schizophrenie-Patienten gehäuft gefunden. Eine glutenfreie Ernährung kann die Wirkung der klassischen Schizophrenie-Medikamente (Neuroleptika) verbessern. Sie sollte nur bei Patienten mit einer exzessiven Sensitivität für glutenhaltige Getreide bzw. bei Vorliegen von Gliadin-Antikörpern in Betracht gezogen werden. Die Datenlage ist noch unzureichend.
- Milchunverträglichkeit: Bei Schizophrenie-Patienten werden gehäuft Caseomorphin-Peptide im Urin gefunden. Diese unvollständig abgebauten Peptide besitzen einen opiatähnlichen Effekt. Das Meiden von Milchprodukten kann bei entsprechender Unverträglichkeit deutliche klinische Besserungen der Schizophrenie erbringen.
- Erste Erfahrungen zeigen, dass eine ketogene Ernährungsweise sowohl psychiatrische Symptome als auch metabolische Dysfunktionen und die Körperzusammensetzung günstig beeinflusst.

Untersuchungen zeigen, dass auch gewisse körperfremde Lebensmittelzusatzstoffe (Farbstoffe, Geschmacks- und Konservierungsstoffe) die Symptomatik der Schizophrenie ungünstig beeinflussen können. Auch vom Genuss von Kaffee und vom Rauchen wird eher abgeraten.

Die Nährstoff-Supplementierung sollte – auch aufgrund von Laborresultaten – möglichst individuell erfolgen.

Besondere Hinweise

- Chronische Schwermetallvergiftungen, z.B. aufgrund starker Belastung des Körpers mit Quecksilber, Blei, Chrom oder auch

Nährstoffempfehlungen bei Schizophrenie

Nährstoff	empfohlene Tagesdosis	Kommentare
Niacinamid	anfangs 500 mg, dann allmähliche Steigerung im Laufe einiger Wochen auf 3–6 g (nur unter ärztlicher Kontrolle)	Niacinamid kann die Überproduktion bestimmter halluzinogener Nebenprodukte verhindern, die im Gehirn beim Aufbau von Neurotransmittern anfallen. Niacinamid antagonisiert die Wirkung von Benzodiazepinen (z. B. Valium). Hemmt die Bildung des von Hoffer postulierten Adrenochroms.
Folsäure (inkl. Methylfolat), Vitamin B_6, B_{12}	Folsäure: 0,6–2 mg (auch Studien mit 15 mg, nur unter ärztlicher Kontrolle), Vitamin B_6: 25–50 mg, Vitamin B_{12}: 400–500 µg	Bei der Schizophrenie sind erhöhte Homocysteinwerte (und Folsäure-Mängel) häufiger. Die Gabe von Folsäure (plus Vitamin B_6 und B_{12}) kann das klinische Bild verbessern. Das Behandlungsergebnis wird jedoch von genetischen Unterschieden beim Folsäurestoffwechsel beeinflusst. Kann negative Effekte der klassischen Therapie reduzieren helfen.
Vitamin D	gemäß Laborstatus	Patienten zeigen niedrigere Spiegel als Gesunde.
Zink	20–30 mg (oder gemäß Laborstatus)	Zinkmangel ist bei Schizophrenen häufiger; führt zu einem reduzierten Abbau von Gliadorphin, das bei Gluten-Unverträglichkeit gebildet wird; reduziert erhöhte Kupferwerte, die mit Schizophrenie einhergehen können. Hochdosiertes Zink (150 mg Zn/d) ergab zusammen mit Risperidon einen additiven Effekt.
Vitamin B_6 mit Zink und Mangan	Vitamin B_6: 100–300 mg Zink: 30–40 mg Mangan: 10–15 mg	Bei hohen Kryptopyrrolwerten: Gabe von Vitamin B_6, Zink und Mangan. Zur Reduktion erhöhter Kupferwerte, die mit Schizophrenie einhergehen können. Die Aktivität der manganabhängigen Superoxiddismutase korreliert vermutlich mit dem Schizophrenie-Risiko. Mangandefizite sind bei Schizophrenen häufiger.
Selen	100–200 µg bzw. gemäß Laborstatus	Hemmt die Bildung des von Hoffer postulierten Adrenochroms.
Omega-3-Fettsäuren	2 g (EPA+DHA)	Evtl. erhöhen Fischöl-Präparate die Wirksamkeit von Antipsychotika. Kann bei Psychose-Hochrisiko-Patienten versucht werden. Interventionsdauer ≥ 2 Monate. Bei Schizophrenie eher mäßige Effektstärke.
N-Acetylcystein	≥ 600 mg	Scheint Schizophreniesymptome und kognitive Parameter begleitend zu verbessern, moderate Effektstärke. Interventionsdauer ≥ 6 Monate.

mit Aluminium, können schizophrenieähnliche Symptome hervorrufen und das Risiko einer Schizophrenieerkrankung erhöhen. Typisch und häufig sind bei Schizophrenie-Patienten erhöhte Kupferwerte (Blut, Haare). Mögliche Ursachen: östrogenhaltige Arzneimittel (Antibabypille, Wechseljahre), Trinkwasserleitungen, Pestizide (Kupfervitriol), Kupfergeschirr, Alkohol, hormonelle Veränderungen, Zinkmangel, Amalgam usw.

- Einige Autoren (Foster, Hoffer) bringen Latexallergien (mögliche Quellen: Abrieb von Autoreifen, Gummi-Artikel) in einen kau-

salen Zusammenhang mit Schizophrenie. Durch Latexkontakt (Lunge, Darm) können aktivierte Leukozyten (weiße Blutkörperchen) die Nervenüberträgersubstanz Adrenalin in erhöhtem Maße zu Adrenochrom oxidieren. Nach Hoffer können erhöhte Adrenochrom-Blutspiegel vermehrt zu Schizophrenien, Verwirrtheit und Halluzinationen führen (ältere Daten). Das Vitamin Niacin/NADH sowie auch Selen (über die Glutathionperoxidase) scheinen die Bildung von Adrenochrom verhindern zu können.
- Mögliche Wechselwirkungen von Psychopharmaka mit dem Nährstoffhaushalt beachten.

Laboruntersuchungen

- Histamin
- Kryptopyrrol
- Zink, Kupfer, Mangan, Selen
- Homocystein (Folsäure), Vitamin B_{12} (Methylmalonsäure, Holotranscobalamin), Vitamin D.
- hsCRP (niederschwellige Entzündungen)
- Neurobalance-Profil: Serotonin, Adrenalin, Noradrenalin, Cortison (Tagesprofil), DHEA
- Fettsäureprofil, Omega-3-Index
- Schwermetall-Screening (Haare, Urin, Blut)
- Nahrungsmittel-Unverträglichkeiten (IgE, IgG, IgG4; Blut), Gluten-Unverträglichkeit

Literatur

Amminger GP et al. Longer-term outcome in the prevention of psychotic disorders by the Vienna omega-3 study. Nat Commun 2015;11(6)7934. DOI: 10.1038/ncomms8934.

Brown HE et al. Vitamin supplementation in the treatment of schizophrenia. CNS Drugs 2014;28(7):611–622.

Cakici N et al. An update on the efficacy of anti-inflammatory agents for patients with schizophrenia: a meta-analysis. Psych Med. 2019;49(14):2307–2319.

Firth J et al. The effects of vitamin and mineral supplementation on symptoms of schizophrenia: a systematic review and meta-analysis. Psychol Med 2017;47(9):1515–1527.

Fond G et al. The role of inflammation in the treatment of schizophrenia. Front Psych. 2020;11:160.

Foster HD, Hoffer A. Schizophrenia and cancer: the adrenochrome balanced morphism. Med Hypotheses 2004;62:415–419.

Hoffer A. Mechanism of action of nicotinic acid and nicotinamide in the treatment of schizophrenia. In: Hawkins D, Pauling L (Eds). Orthomol Psychiatry. W.H. Freeman, San Francisco 1973.

Jamilian H et al. Randomized, placebo-controlled clinical trial of omega-3 as supplemental treatment in schizophrenia. Glob J Health Sci 2014;6(7):103–108.

Joe P et al. Zinc in schizophrenia: a meta-analysis. 2018;53:19–24.

Juchnowicz D et al. Is there any association between manganese level and schizophrenia? – a descriptive review. Curr Problems Psych. 2020;21(1):39–44.

Levinta A et al. Use of a gluten-free diet in schizophrenia: a systematic review. Adv Nutr. 2018;9:824–832.

Ma J et al. Association of typical toxic heavy metals with schizophrenia. Int J Environ Res Public Health. 2019;16:4200.

Mitra S et al. Antioxidant and anti-inflammatory nutrient status, supplementation, and mechanisms in patients with schizophrenia. Prog Neuropsychopharmacol Biol Psych 2017;78:1–11.

Mortazavi M et al. Efficacy of zinc sulfate as an add-on therapy to risperidone versus risperidone alone in patients with schizophrenia: a double-blind randomized placebo-controlled trial. Iran J Psych Behav Sci 2015;9(3):e853.

Pfeiffer CC. A study of zinc deficiency and copper excess in schizophrenics. Int Rev Neurobiol 1972;1:141.

Pfeiffer CC et al. Treatment of pyroluric schizophrenia with large doses of pyridoxine in a dietary supplement of zinc. J Orthomol Psych 1974;3:292.

Roffman JL et al. Randomized multicenter investigation of folate plus vitamin B_{12} supplementation in schizophrenia. JAMA Psych 2013;70(3):481–489.

Saghazadeh A et al. Trace elements in schizophrenia: a systematic review and meta-analysis of 39 studies (N = 5151 participants). Nutr Rev. 2019;78(4):278–303.

Sakuma K et al. Folic acid/methylfolate for the treatment of psychopathology in schizophrenia: a systematic review and meta-analysis. Psychopharmacol. 2018;235:2303–2314.

Sarnyai Z et al. Ketogenic diet for schizophrenia – clinical implication. Curr Opinion Psych. 2019;32(5):394–401.

Yolland COB et al. Meta-analysis of randomised controlled trials with N-acetylcysteine in the treatment of schizophrenia. Austral New Zealand J Psych. 2020;54(5):453–466.

Zhu JI et al. Vitamin D deficiency and schizophrenia in adults: a systematic review and meta-analysis of observational studies. Psych Res. 2020;288:112959.

Angst und nervliche Anspannung

Obwohl Angst an sich ein normales menschliches Gefühl ist, das uns vor Schlimmerem bewahrt, kann sie längerfristig nicht nur unangenehm werden, sondern das Leben eines Menschen belasten und seine Fähigkeiten sowie das Wohlbefinden beeinträchtigen. Sie kann sich in Beunruhigung, Zittern, Schwitzen, Gereiztheit und Schlafstörungen äußern. Selbstverständlich muss in diesem Fall die Ursache angegangen werden, wenn nötig mit professioneller Hilfe. Die Ernährung kann gemäß heutigen Erkenntnissen höchstens einen kleinen Beitrag leisten, indem wir dem Stoffwechsel diejenigen Nährstoffe zur Verfügung stellen, die für ein ausgeglichenes Profil von Hormonen und Nervenüberträger-Substanzen benötigt werden oder Defizite ausgleichen. 15 % der Menschen haben während ihres Lebens irgendwann mit Angstzuständen zu tun.

Ernährungsempfehlungen

Bei anfälligen Menschen kann der Verzehr von Zucker oder weißmehlhaltigen Lebensmitteln Schwankungen im Glukose-Blutspiegel (Glukosetoleranz, Hypoglykämie) provozieren und Angstgefühle, Reizbarkeit und Nervosität auslösen. Es kann sinnvoll sein, Kohlenhydrate (insbesondere Zucker und Weißmehl) zu reduzieren und auf Koffein ganz zu verzichten.

Eine antiinflammatorische Ernährungsweise (Seite 59) kann hilfreich sein. Auch Nahrungsmittel-Unverträglichkeiten können psychische Symptome wie Angst, Irritierbarkeit und Spannungszustände verursachen (zerebrale Allergien). In diesen Fällen sollte im Labor nach einer erhöhten Darmpermeabilität (Stuhl) gesucht werden.

Nährstoffempfehlungen bei Angst und nervlicher Anspannung

Nährstoff	empfohlene Tagesdosis	Kommentare
Niacinamid	anfangs 500 mg, dann allmähliche Steigerung im Laufe einiger Wochen auf 3–6 g (nur unter ärztlicher Kontrolle)	Niacinamid wirkt muskelentspannend, leicht beruhigend und angstdämpfend; Wirkung mit Benzodiazepinen vergleichbar.
Vitamin B_6	50–200 mg; höhere Dosierungen nur unter Kontrolle (auf mögliche reversible, sensorische Neuropathien achten)	Erhöht den Serotoninspiegel im Gehirn. Serotonin ist ein chemischer Botenstoff, der dazu beiträgt, im Gehirn Angst zu regeln. Besonders wirksam bei der Behandlung von Hyperventilation, die von Angst und Panikattacken herrührt. Auch bei Angstzuständen im Zusammenhang mit dem prämenstruellen Syndrom, PMS. Niedrige Zufuhrmengen korrelieren mit Angstzuständen bei Frauen. Schmale Datenlage.

Nährstoff	empfohlene Tagesdosis	Kommentare
Vitamin C	0,5 g	Vitamin C reduziert die Stressreaktion des Körpers in Stresssituationen und Angstzuständen.
Magnesium	450–600 mg	Eine Magnesium-Supplementierung moduliert Angstzustände und die Stressantwort über die Hypothalamus-Hypophysen-Achse. Magnesium wirkt auch über die Regulation des Ungleichgewichtes von Glutamat (exzitatorisch) und GABA (relaxierend). Auch bei Angstzuständen rund um das PMS wirksam.
Omega-3-Fettsäuren	≥ 2 g EPA+DHA	Hilfreich zur Reduktion von diagnostizierten Angstsymptomen
Curcumin	1 g	Curcumin scheint angstlösende Eigenschaften (v. a. auch Studien bei Übergewichtigen) zu haben.
L-Lysin + L-Arginin	je 3 g	Die Kombination dieser beiden Aminosäuren scheint bei der Reduktion von Angstzuständen hilfreich zu sein und die Konzentration von Cortisol (Stresshormon) im Speichel zu senken. Schmale Datenlage.

Besondere Hinweise

- Angst hat viele Ursachen, und nur wenige haben direkt etwas mit der Ernährung zu tun. Entspannungs- oder Verhaltenstherapie kann ein wirksames Mittel zur Verminderung der Angst darstellen. Psychotherapie kann ebenfalls wirksam sein, auch in Verbindung mit entsprechender Ernährungstherapie.
- Tägliches aerobes Training (> 30 Minuten) kann die Produktion körpereigener, beruhigender Verbindungen (Endorphine) im Gehirn anregen. Endorphine haben eine entspannende Wirkung und vermindern Angstgefühle.
- Probiotika können eventuell Angstzustände und depressive Symptome positiv beeinflussen.

Laboruntersuchungen

- Hormonprofil (Verhältnis Östrogen/Progesteron; Blut)
- Neurobalance-Profil: Serotonin, Adrenalin, Noradrenalin, Cortison (Tagesprofil), DHEA
- Schwermetall-Screening (Haare, Urin, Blut)
- Omega-3-Index
- Histamin, Kryptopyrrol (Urin)
- Kupfer (Haare, Blut)
- Nahrungsmittel-Unverträglichkeiten (IgE, IgG, IgG_4; Blut), Gluten-Unverträglichkeit (Stuhl, Serum)
- erhöhte Darmdurchlässigkeit (Zonulin, α-1-Antitrypsin; Stuhl)

Literatur

Bjelland J et al. Folate, Vitamin B_{12}, Homocysteine and the MTHFR 677C → T Polymorphism in anxiety and depression. Arch Gen Psych 2003;60:618.

Boyle NB et al. The effects of magnesium supplementation on subjective anxiety and stress – a systematic review. Nutrients 2017;9:429–450.

De Oilveira IJ et al. Effects of oral vitamin C supplementation on anxiety in students: a double-blind, randomized, placebo-controlled trial. Pak J Biol Sci. 2015;18(1):11–18.

Firth J et al. The effects of dietary improvement on symptoms of depression and anxiety: a meta-analysis of randomized controlled trials. Psychosom Med. 2019;81(3):265–280.

Kafeshani M et al. Higher vitamin B_6 intake is associated with lower depression and anxiety risk in women but not in men: a large cross-sectional study. Int J Vit Nutr Res. 2019;90(5–6):484–492.

Khodadadegan MA et al. Effects of curcumin on depression and anxiety: a narrative review on the recent clinical data. Adv Exp Med Biol. 2021;1291:283–294.

Kirkland AE et al. The role of magnesium in neurological disorders. Review. Nutrients. 2018;10:730.

Lakhan SE et al. Nutritional and herbal supplements for anxiety and anxiety-related disorders: systematic review. Nutr J 2010;9:42–55.

Norwitz NG et al. Nutrition as metabolic treatment for anxiety. Front Psych. 2021;12:598110.

Pirbaglou M et al. Probiotic supplementation can positively affect anxiety and depressive symptoms: a systematic review of randomized controlled trials. 2016;36(9):889–898.

Prousky JE. Orthomolecular treatment of anxiety disorders. Townsend letter Feb/Mar 2005:82–87.

Su KP et al. Association of use of omega-3 polyunsaturated fatty acids with changes in severity of anxiety symptoms: a systematic review and meta-analysis. JAMA Network Open. 2018;1(5):e182237.

Frauenbeschwerden

Bei Frauenbeschwerden kann mit gezielter Ernährung und Mikronährstoff-Supplementierung einiges bewirkt werden. Die Mikronährstoffe Vitamin B_6 und Magnesium spielen beispielsweise eine zentrale Rolle beim prämenstruellen Syndrom und lindern depressive Verstimmungen und Ödeme sehr gut. Vitamin E ist erstaunlich wirksam bei Menstruations- und Brustschmerzen (Mastalgie).

Menstruationsschmerzen (Dysmenorrhö)

Menstruationskrämpfe sind stechende, krampfartige Schmerzen im Unterleib, die auftreten, wenn die Gebärmutter sich zusammenzieht, um mit der Regelblutung ihre Schleimhautauskleidung abzustoßen. Bei manchen Frauen können die Krämpfe sehr stark sein und von Übelkeit, Durchfall, Schwindel und Kopfschmerzen begleitet werden.

In Laboranalysen sieht man bei Frauen mit Dysmenorrhö häufig eine Überproduktion von Prostaglandin F_2. Diese körpereigene, hormonähnliche Substanz hat die Eigenschaft, die Gebärmutter zusammenzuziehen. Hier setzen einige Mikronährstoffe an, die bei starken Menstruationskrämpfen verwendet werden können (Vitamin E, Magnesium).

Ernährungsempfehlungen

Der vermehrte Konsum von Gemüse und Früchten sowie auch von Fisch, Milch und Milchprodukten zeigt Korrelationen mit weniger Menstruationsschmerzen.

Besondere Hinweise

- Bei jungen Frauen sind schmerzhafte Menstruationen deutlich häufiger. Rauchen und Alkohol erhöhen das Risiko für eine Dysmenorrhö.
- In Studien zu Menstruationsbeschwerden wie auch in vielen anderen Studien zu Schmerzen zeigt sich eine sehr hohe Placebo-Ansprechrate. Im Schnitt 20% der Frauen können mit Placebo ihre Schmerzen sehr deutlich lindern, in einigen Studien werden weit über 50% der Symptome verbessert.
- Extrakte von Bockshornklee, Ingwer, Fenchel und Baldrian haben gute Ergebnisse gezeigt.

Laboruntersuchungen

- Fettsäureprofil, Omega-3-Index
- Vitamin D_3, Kalzium
- Hormonprofil

Nährstoffempfehlungen bei Menstruationsschmerzen

Nährstoff	empfohlene Tagesdosis	Kommentare
Vitamin B_1	100 mg	Vitamin B_1 kann Menstruationsschmerzen deutlich verringern (Einnahme kontinuierlich während 2 Monaten). In einer Studie konnte kein Wirkungsunterschied gegenüber Ibuprofen festgestellt werden. Schmale Datenlage.
Vitamin E	400 IE	Vitamin E führt nach 2–4 Monaten zu guten Ergebnissen (markant geringere Schmerzintensität und -dauer; weniger Blutverluste). Einnahme jeweils 5 Tage lang, beginnend am 2. Tag vor der Menstruation. Keine sofortige Wirkung. Die Kombination mit Fischöl-Präparaten scheint noch wirksamer zu sein als die alleinige Gabe.
Kalzium und Vitamin D	gemäß Laborstatus	kann die Symptome verbessern und den Schmerzmittelbedarf reduzieren
Magnesium	450–600 mg	reduziert Menstruationsschmerzen und den Bedarf an Schmerzmitteln (hemmt Bildung von Prostaglandin F_2-α); schmale Datenlage
Zink	60–90 mg	Eine Zinkgabe an den letzten 4 Tagen vor der Menstruation kann bei jungen Frauen hilfreich sein. Ein Effekt ist frühestens nach dem 2. Monat der Einnahme zu erwarten. Schmale Datenlage.
Omega-3-Fettsäuren	1–2 g EPA, DHA (aus Fischöl)	Mildern Menstruationskrämpfe und deren Begleitsymptome, allein oder auch in Kombination mit Vitamin B_1. Die Kombination mit Vitamin E scheint noch wirksamer zu sein als die alleinige Gabe. Kann den Bedarf an Ibuprofen reduzieren.

Literatur

Abdi F et al. Role of vitamin D and calcium in the relief of primary dysmenorrhea: a systematic review. Obstet Gynecol Sci. 2021;64(1):13–26.

Abdul-Razzak KK et al. Influence of dietary intake of milk products on dysmenorrhea. J Obstet Gynaecol Res 2010;36(2):377–383.

Bajalan Z et al. Nutrition as a potential factor of primary dysmenorrhea: a systematic review of observational studies. Gynecol Obstet Invest. 2019;84:209–224.

Naz MSG et al. The effect of micronutrients on pain management of primary dysmenorrhea: a systematic review and meta-analysis. J Caring Sci. 2020;9(1):47–56.

Novitasari I et al. The effectiveness of fish oil and ginger drink in reducing dysmenorrhea: a meta analysis. J Mater Child Health. 2021;6(3):353–364.

Pattanittum P et al. Dietary supplements for dysmenorrhoea. Cochrane Database Syst Rev. 2016;3:CD002124.

Rahbar N et al. Effect of omega-3-fatty acids on intensity of primary dysmenorrhea. Int J Gyneaecol Obstet 2012;117(1):45–47.

Sadeghi N et al. Vitamin E and fish oil, separately or in combination, on treatment of primary dysmenorrhea: a double-blind, randomized clinical trial. Gynecol Endocrinol 2018;34(9):804–808.

Vilvapriya S et al. Vitamin E in the treatment of primary dysmenorrhoea. Int J Reprod Contracept Obstet Gynceol. 2018;7(6):2257.

Zafari M et al. Comparing the effect of vitamin B_1 (vit. B_1) and ibuberofen on the treatment of primary dysmenorrhea. Afr J Pharm Pharmacol. 2011;5(7):874–788.

Ziaei S et al. A randomized controlled trial of vitamin E in the treatment of primary dysmenorrhoea. Brit J Obstet Gynecol. 2005;112:466–469.

Prämenstruelles Syndrom (PMS)

»Prämenstruelles Syndrom« ist ein Oberbegriff für verschiedene Symptome, die im Allgemeinen vier bis zehn Tage vor der Menstruation auftreten und die zu Beginn der Menstruation häufig ganz plötzlich wieder verschwinden. Häufig unterscheidet man vier PMS-Typen, wobei Kombinationen möglich sind.

PMS-Typen

Klassifikation	Dominierende Symptome
PMS-A (Anxiety)	Angst, Reizbarkeit, Nervosität, Schlafstörungen
PMS-H (Hydratation)	Gewichtszunahme, Brustschwellung, Ödembildung
PMS-C (Craving)	Kohlenhydratheißhunger, Appetitsteigerung, Müdigkeit, Migräne
PMS-D (Depression)	Depression, Lethargie, Schlaflosigkeit

Eine Sonderform ist zudem das prämenstruelle dysphorische Syndrom (PMDS), bei dem schwere emotionale Probleme im Vordergrund stehen. Die Zahl der betroffenen Frauen wird auf drei bis fünf Prozent geschätzt.

Die Ursache des PMS ist multifaktoriell. Stoffwechsel, Ernährung, psychosoziale Faktoren und Genetik spielen sicher eine Rolle. Wie die Schwankungen der weiblichen Geschlechtshormone in der 2. Zyklushälfte bei PMS wirken, ist nicht genau geklärt. Sicher haben die Schwankungen Auswirkungen auf den Neurotransmitter-Stoffwechsel in Gehirn (z. B. Serotonin, das für die Stimmungslage wichtig ist), aber auch auf den Flüssigkeitshaushalt (Beeinflussung des Renin-Angiotensin-Aldosteron-Systems), was sich mit Ödemen und Brustspannen bemerkbar macht.

Das PMS kann verschieden stark ausfallen: Etwa 80% der Frauen leiden unter prämenstruellen Symptomen in der einen oder anderen Ausprägung.

TIPP **Ein von Stute et al. publiziertes interdisziplinäres Konsensuspapier beinhaltet als »First Line Treatment« einerseits die Gabe von Mikronährstoffen: Magnesium 200–500 mg/Tag, Vitamin B_6 50–100 mg /Tag, Vitamin E 150–600 IE/Tag, Kalzium 1200 mg/Tag. Andererseits bieten sich auch phytotherapeutische Interventionen mit Mönchspfeffer, Nachtkerzenöl, Johanniskraut, Safran oder Ginkgo an.**

Ernährungsempfehlungen

Viele Frauen, die unter PMS leiden, verspüren eine starke Lust auf Süßigkeiten. Kohlenhydrate können kurzfristig die Stimmung verbessern, indem sie den Blutzuckerspiegel anheben und die Bildung des Neurotransmitters Serotonin im Gehirn anregen. Es kann sein, dass Frauen mit PMS unbewusst ihre Kohlenhydratzufuhr erhöhen, um sich besser zu fühlen. Allerdings erhöht das Konsumieren großer Süßigkeitsmengen das Risiko für Übergewicht. Der Verzehr von eher wenig Kohlenhydraten und Lebensmitteln mit einer niedrigen glykämischen Last vermindert die PMS-Symptome und kann helfen, die Glukosetoleranz zu verbessern. Starker Alkoholkonsum kann das PMS ungünstig beeinflussen. Wenn eher salzarme Lebensmittel gewählt werden, kann dies die Ödembildung reduzieren helfen.

Nährstoffempfehlungen beim prämenstruellen Syndrom (PMS)

Nährstoff	empfohlene Tagesdosis	Kommentare
Vitamin B_6	50–100 mg	Oft in Verbindung mit Magnesium eingesetzt; Vitamin B_6 kann Symptome des PMS wie Stimmungsschwankungen, Depressionen, Ödeme, Brustschmerzen (Mastalgie), Heißhunger, Akne mildern. Vitamin B_6 agiert dabei als Cofaktor für die vermehrte Bereitstellung der Neurotransmitter Serotonin und Dopamin. Daneben steigert Vitamin B_6 den Abbau der Östrogene über die Leber und vermag damit das Gestagen-Östrogen-Verhältnis zu erhöhen. Kontinuierlich, während 3 Monatszyklen. Nicht mehr als 200 mg pro Tag einnehmen.
Vitamin D	gemäß Laborstatus	kann PMS-Symptome verbessern, verstärkte PMS-Symptome bei Vitamin-D-Mangel
Vitamin E	150–600 IE	Vitamin E vermindert wirksam PMS-Symptome. Speziell bei Spannungen und Schmerzen in den Brüsten (Mastalgie). Kontinuierliche Einnahme.
Multivitamin-Mineral-Präparat	sollte mind. 10 mg Zink, 200 µg Chrom, Mangan und B-Vitamine enthalten	bei Lust auf Süßigkeiten zur Regulation des Zuckerstoffwechsels und zur Vermeidung eines Mangels an B-Vitaminen (Rolle im Zuckerstoffwechsel, Hormonstoffwechsel).
Kalzium	500–1 200 mg	vermindert depressive Verstimmungen, Ödeme, Spannungen und Schmerzen in den Brüsten
Magnesium	200–500 mg	Magnesiummangel kann PMS-Symptome verstärken. Wirkt entspannend; kann den Wasserhaushalt über den Renin-Angiotensin-Aldosteron-Stoffwechsel beeinflussen. Einnahmedauer: kontinuierlich über mind. 3 Monatszyklen.
γ-Linolensäure (GLS)	3 g Nachtkerzenöl (EPO)	mildert PMS-Symptome, v. a. auch bei Schmerzen und Spannungen in den Brüsten (Mastalgie), dank Erhöhung des Prostaglandin-E_1-Spiegels; Reduktion der Prolaktin-Sensitivität
Omega-3-Fettsäuren	2 g EPA+DHA	können PMS-Symptome wie Spannungszustände, Stimmungsschwankungen, Essattacken, Kopfschmerzen mildern

Besondere Hinweise

- Kaffeekonsum scheint keinen Einfluss auf das prämenstruelle Syndrom zu haben.
- Stressabbau, sportliche Aktivität, Entspannungstherapie, Autogenes Training können hilfreich sein.
- Zur Wirkung von Mönchspfeffer beim prämenstruellen Syndrom gibt es eine gute wissenschaftliche Datenlage. Es werden Tagesdosierungen von 30–40 mg Trockenextrakt empfohlen. Die Wirkung von Mönchspfeffer setzt nur langsam ein. Es wird eine Einnahmedauer von wenigstens drei Monaten empfohlen.

Laboruntersuchungen

- Hormonprofil
- Neurotransmitterprofil (Serotonin)
- Fettsäureprofil
- Magnesium, Kalzium, 25-OH-Vitamin D.

Literatur

Alsadat EP et al. Traditional Medicine in Treatment of Women with Premenstrual Syndrome, A Systematic Review. Ind J Forensic Med Toxicol. 2018;12(3):161–165.

Arab A et al. The association between vitamin D and premenstrual syndrome: a systematic review and meta-analysis of current literature. J Am Coll Nutr. 2019;38(7):648–656.

Chocano-Bedoya PO et al. Dietary B vitamin intake and incident premenstrual syndrome. Am J Clin Nutr. 2011;93(5):1080–1086.

Fernandez MdM et al. Premenstrual syndrome and alcohol consumption: a systematic review and meta-analysis. BMJ open. 2018;8:e019490.

Ebrahimi E et al. Effects of magnesium and vitamin B_6 on the severity of premenstrual syndrome symptoms. J Caring Sci. 2012;1(4):183–189.

Lee ASD. The role of vitamin B_6 in women's health. Nurs Clin N Am. 2021;56:23–32.

Nevatte T et al. ISPMD consensus on the management of premenstrual disorders. Arch Women's Ment Health. 2013;16(4):279–291.

Parazzini F et al. Magnesium in the gynecological practice: a literature review. Magnes Res. 2017;30(1):1–7.

Purdue-Smithe AC et al. A prospective study of caffeine and coffee intake and premenstrual syndrome. Am J Clin Nutr. 2016;104(2):499–507.

Retallick-Brown H et al. A pilot randomized treatment-controlled trial comparing vitamin B_6 with broad-spectrum micronutrients for premenstrual syndrome. J Altern Complement Med. 2020;26(2):88–97.

Sarayloo K et al. Effects of the evening primrose oil on women's mastalgia: a systematic review of randomized controlled trials. Malaysian J Nurs. 2017;9(2):28–35.

Shobeiri F et al. Effect of calcium on premenstrual syndrome: A double-blind randomized clinical trial. Obstet Gynecol Sci. 2017;60(1):100–105.

Shobeiri F et al. Clinical effectiveness of vitamin E and vitamin B_6 for improving pain severity in cyclic mastalgia. Iran J Nurs Midwifery Res 2015;20(6):723–727

Sohrabi N et al. Evaluation of the effect of omega-3 fatty acids in the treatment of premenstrual syndrome: »a pilot trial«. Complement Ther Med. 2013;21(3):141–146.

Soltany S et al. Effect of vitamin B_6 on mastalgia: a double blind clinical trial. Koomesh 2016;17(4):950–956.

Stute P. et al. Interdisciplinary consensus on management of premenstrual disorders in Switzerland, Gynecol Endocrinol. 2017 33(5):342–348.

Wechseljahre (Menopause)

Unter den »Wechseljahren« versteht man die hormonelle Umstellungsphase im Leben einer Frau, von der reproduktiven Phase bis zur Postmenopause. Diese Umstellungsphase kann sich bereits mit 40 Jahren ankündigen und endet mit dem definitiven Ausbleiben von Menstruationsblutungen, normalerweise spätestens mit 58 Jahren. Dabei wird die Bildung von Östrogen verlangsamt, die Eisprünge werden immer seltener, bis sie schließlich ganz ausbleiben. Vier Fünftel aller Frauen leiden in den Wechseljahren unter Hitzewallungen, Kopfschmerzen, Erschöpfung, trockenen Schleimhäuten, Stimmungsschwankungen und Depressionen. Diese Symptome können verschieden schwer ausfallen: Etwa jede fünfte Frau hat Hitzewallungen, die so stark sind, dass sie deswegen zum Arzt geht. Durch die nachlassende Östrogenproduktion nimmt die Knochensubstanz ab, was das Osteoporoserisiko und damit die Häufigkeit von Knochenbrüchen im späteren Leben erhöht. Von den Wechseljahren an haben Frauen auch ein erhöhtes Risiko für Herz-Kreislauf-Erkrankungen, das sich aufgrund des wegfallenden »Östrogenschutzes« demjenigen der Männer angleicht. Entsprechende vorbeugende Maßnahmen sind sehr sinnvoll.

Die Hormonersatztherapie mit Östrogenen/Gestagenen hat sich grundsätzlich als die wirksamste Strategie bewährt. Allerdings werden wegen möglicher Risiken, Nebenwirkungen und Anwendungseinschränkungen der Hormonpräparate häufig nicht hormonelle Behandlungsmöglichkeiten gewählt. Dazu gehören ausreichend Bewegung, pflanzliche Präparate (z.B. Soja-Isoflavone) sowie eine gezielte Mikronährstoff-Supplementierung, die über die reguläre Osteoporoseprophylaxe hinausgeht.

Ernährungsempfehlungen

Für Frauen während und nach der Menopause ist eine mediterrane Ernährung empfehlenswert. Diese sollte möglichst viele Lebensmittel mit einem hohen antioxidativen und antiinflammatorischen Potenzial (Seite 59) beinhalten, wodurch sie wesentlich zur Vorbeugung gegenüber Herz-Kreislauf-Erkrankungen, Osteoporose und anderen Stoffwechselerkrankungen in der postmenopausalen Phase beitragen kann. Es gibt keine evidenzbasierten Ernährungsempfehlungen für die Reduktion von Hitzewallungen in den Wechseljahren.

Nährstoffempfehlungen für die Zeit der Wechseljahre

Nährstoff	empfohlene Tagesdosis	Kommentare
Vitamin E	400 IE	kann Hitzewallungen, Erschöpfung, Depression sowie auch Reizungen/Trockenheit in der Scheide mildern; kann auch als Vaginalzäpfchen eingesetzt werden (100 IU). Schmale Datenlage.
Folsäure	1–5 mg (› 1 mg nur unter ärztlicher Kontrolle)	Es ist unklar, ob Folsäure bei Hitzewallungen eine Wirkung zeigt, die besser ist als die von Placebo.
Nachtkerzenöl	3 g	Zur Reduktion der Intensität – nicht jedoch zur Reduktion der Häufigkeit von Hitzewallungen. Schmale Datenlage.

Besondere Hinweise

- Für Phytoöstrogene (Soja-Isoflavone, 50–100 mg) liegen zur Reduktion von Hitzewallungen gemischte Studienergebnisse vor, die Mehrheit der Studien weist aber auf eine Wirksamkeit hin. Bei der Verstoffwechselung des Soja-Isoflavons Daidzein entsteht durch den Einfluss von Darmbakterien normalerweise Equol. Dieses scheint bei der Behandlung von Hitzewallungen hilfreich zu sein. Eine Supplementierung von Equol ist bei Frauen sinnvoll, die im Darm kein Equol bilden können.
- Für viele häufig verwendete pflanzliche Präparate wie Rotklee (Genistein, 40–80 mg), teilweise auch für Traubensilberkerzenextrakt (Cimicifuga), gibt es zur Behandlung von Hitzeausbrüchen eine gute Datenlage, die eine Empfehlung rechtfertigt.
- Die Anwendung von östrogenhaltigen Präparaten für die Behandlung von Wechseljahresproblemen kann zu diversen Mängeln an B-Vitaminen, Magnesium und Zink führen. Diese Nährstoffe sollten dem Körper mit einem entsprechenden Supplement wieder zugeführt werden.
- Das Rauchen von Zigaretten scheint Hitzewallungen in den Wechseljahren zu fördern.

TIPP **Auch während der Wechseljahre ist eine regelmäßige sportliche Betätigung sinnvoll. Sie baut Stress ab, hält die Knochen stark und reduziert das kardiovaskuläre Risiko.**

Laboruntersuchungen

- kardiovaskulärer Check-up
- Hormonprofil
- Osteoporoseprofil
- Metabolisches Syndrom
- Fettsäureprofil

Literatur

Chen LR et al. Isoflavone supplements for menopausal women: a systematic review. Nutrients. 2019;11:2649.

Daily JW et al. Equol decreases hot flashes in postmenopausal women: a systematic review and meta-analysis of randomized clinical trials. J Med Food. 2019;22(2):127–139.

Dietz BM et al. Botanicals and Their Bioactive Phytochemicals for Women's Health. Pharmacol Rev. 2016;68(4):1026–1073.

Ewies AAA et al. Folic acid supplementation in postmenopausal women with hot flushes: phase III randomised double-blind placebo-controlled trial. BJOG. 2021;128:2024–2033.

Lethaby A et al. Phytoestrogens for menopausal vasomotor symptoms. Cochrane Database Syst Rev. 2013;(12):CD001395.

Li L et al. Comparative efficacy of nonhormonal drugs on menopausal hot flashes. Eur J Clin Pharmacol. 2016;72(9):1051–1058.

Mehrpooya M et al. A comparative study on the effect of »black cohosh« and »evening primrose oil« on menopausal hot flashes. J Edu Health Promot. 2018;7:36.

Parnan Emamverdikhan A et al. A survey of the therapeutic effects of Vitamin E suppositories on vaginal atrophy in postmenopausal women. Iran J Nurs Midwifery Res. 2016;21(5):475–481.

Silva TR et al. Nutrition in menopausal women: a narrative review. Nutrients. 2021;13:2149.

Smith RL et al. Understanding the complex relationships underlying hot flashes: a Bayesian network approach. Menopause. 2018;25(2):182–190.

Taylor M et al. Complementary and Alternative Approaches to Menopause. Endocrinol Metab Clin North Am. 2015;44(3):619–648.

Östrogenhaltige Arzneimittel

Östrogenhaltige Arzneimittel werden insbesondere zur Empfängnisverhütung sowie zur Behandlung von Wechseljahresbeschwerden eingesetzt. Es ist bekannt, dass diese Präparate auch diverse unerwünschte Nebenwirkungen haben können. Dazu gehören Thrombosen, Embolien, Depressionen, Nervosität, Reizbarkeit, Gewichtszunahme, Störungen des Zucker- und Fettstoffwechsels sowie Ödeme. Es ist wissenschaftlich untermauert, dass viele dieser unerwünschten Nebenwirkungen durch Wechselwirkungen der Östrogene mit dem Nährstoffhaushalt verursacht werden. Das Risiko für eine entsprechende Störung des Mikronährstoffhaushalts nimmt zu, wenn bereits der eine oder andere Mikronährstoff knapp ist – beispielsweise durch eine unzureichende oder einseitige Ernährungsweise. Das Nebenwirkungsrisiko von östrogenhaltigen Medikamenten kann mit einer parallelen Einnahme der entsprechenden Mikronährstoffe vermindert werden.

TIPP **Jede Frau, die östrogenhaltige Hormonpräparate (inkl. oraler Kontrazeptiva zur Schwangerschaftsverhütung) anwendet, sollte parallel dazu ein ausgewogenes Multivitamin-Mineral-Präparat einnehmen, um die zahlreichen Wechselwirkungen mit dem Nährstoffhaushalt auszugleichen oder die betroffenen Mikronährstoffe gemäß Laborstatus gezielt supplementieren.**

Die Auswirkungen von östrogenhaltigen Arzneimitteln (Kontrazeptiva, Wechseljahrespräparate) auf den Nährstoffhaushalt und Nährstoffempfehlungen zum Ausgleich

Nährstoff	Beeinflussung	empfohlene Tagesdosis
Vitamin A	Um 40–50 % erhöhte Vitamin-A-Blutspiegel. Frauen, die die Pille nehmen, sollten hohe Dosen von Vitamin A nur unter ärztlicher Kontrolle einnehmen.	
Multivitamin-Mineral-Präparat	Kompensation diverser Wechselwirkungen	nutritive Mengen
Folsäure	Um bis zu 40 % erniedrigte Folsäure-Blutspiegel (Störung der Folsäureverstoffwechselung und erhöhter Folsäurebedarf). Wichtig v. a. für junge Frauen, damit ein Folsäuremangel nach Absetzen der Pille (Schwangerschaft, Neuralrohrdefekte) vermieden wird. Folsäuremangel (zusammen mit Vitamin-B_6- und -B_{12}-Defiziten) kann zudem erhöhte Homocysteinspiegel verursachen.	0,4–0,8 mg (als Teil eines Vitamin-B-Komplexes oder eines Multivitamin-Mineral-Präparates)
Vitamin B_1 (Thiamin), Vitamin B_2 (Riboflavin) und Vitamin B_{12}	erniedrigte Blutspiegel	Vitamin-B-Komplex oder gut dosiertes Multivitamin-Mineral-Präparat
Vitamin B_6	Erniedrigte Blutspiegel. Deutlich erhöhter Vitamin-B_6-Bedarf. Verschiedene Nebenwirkungen östrogenhaltiger Arzneimittel, darunter Depressionen, Blutzuckerschwankungen, Krämpfe und Ödeme, können durch Vitamin-B_6-Mangel (dadurch auch Störung des Tryptophan- und Serotoninstoffwechsels) verursacht werden.	Vitamin-B-Komplex oder gut dosiertes Multivitamin-Mineral-Präparat
Vitamin C, Vitamin E	erniedrigte Blutspiegel, erhöhter Bedarf	250–500 mg Vitamin C 100–200 IE Vitamin E
Zink und Magnesium	erniedrigte Zink- und Magnesium-Blutspiegel	10–15 mg Zink 300 mg Magnesium
Kupfer	Der Kupferspiegel im Blut wird bis auf das Doppelte erhöht (ausgelöst durch die östrogenbedingte Vermehrung des kupferabhängigen Bindungsproteins Coeruloplasmin). Hohe Kupferspiegel (auch in Haaranalysen sichtbar) können klinische Nebenwirkungen auslösen (Migräne, Akne, Stimmungsschwankungen, erhöhtes Risiko für Herz-Kreislauf-Erkrankungen).	

Literatur

Gröber U. Arzneimittel und Mikronährstoffe – medikationsorientierte Supplementierung. Wissenschaftliche Verlagsgesellschaft WVG. 4. Auflage, Stuttgart 2018.

Mohn ES et al. Evidence of drug–nutrient interactions with chronic use of commonly prescribed medications: an update.Pharmaceutics. 2018;10:36.

Park B et al. Oral contraceptive use, micronutrient deficiency, and obesity among premenopausal females in Korea: The necessity of dietary supplements and food intake improvement. PLoS One. 2016;11(6):e0158177.

Szabolcs P et al. Public health relevance of drug–nutrition interactions. Eur J Nutr. 2017;56(2):S23-S36.

Var C et al. Supplementation with vitamin B_6 reduces side effects in Cambodian women using oral contraception. Nutrients. 2014;6(9):3353–3362.

Wakeman MP. A review of the effects of oral contraceptives on nutrient status, with especial consideration to folate in UK. J Adv Med Med Res. 2018;30(2):1–17.

Wessel Skovlund C et al. Association of hormonal contraception with depression. JAMA Psychiatry 2016;73(1):154–162.

Unfruchtbarkeit

Fruchtbarkeit ist die biologische Fähigkeit, Kinder zu zeugen und zu empfangen. Paare werden als unfruchtbar bezeichnet, wenn sich auch nach einem Jahr trotz regelmäßigen Geschlechtsverkehrs keine Schwangerschaft eingestellt hat. Der Anteil ungewollt kinderloser Frauen und Männer im Alter zwischen 20 und 50 Jahren ist in Deutschland zwischen 2013 und 2020 nochmals erheblich gestiegen, von 25 auf 32 Prozent (gemäß einer Publikation des dt. Bundesministeriums für Familie, Senioren, Frauen und Jugend, 2020). Hierfür gibt es viele mögliche Ursachen und Einflussfaktoren. In einer Zeit, in der die aufwändige künstliche Befruchtung – innerhalb und außerhalb des Körpers – enorm stark weiterentwickelt und perfektioniert worden ist, ist die Suche nach den biochemischen Ursachen, wie den gut nachweisbaren Stoffwechselstörungen oder den chronisch-toxischen Einflüssen (Berufsexpositionen, Umwelteinflüsse usw.), in den Hintergrund gerückt. Nach der aktuellen wissenschaftlichen Datenlage können öfter als erwartet mit relativ einfachen, kostengünstigen und gut verträglichen Maßnahmen gute Resultate erzielt werden.

Man sollte nicht vergessen, dass der Körper zur Bildung von Hormonen Mikronährstoffe unabdingbar benötigt und dass die Natur normalerweise in einem Körper mit entgleistem oder toxisch belastetem Stoffwechsel kein neues Leben beginnt (siehe Kapitel »Schwangerschaftsplanung«, Seite 374).

Einflussfaktoren

Eine sorgfältige Überprüfung der Störfaktoren und die umfassende Berücksichtigung der Stoffwechselsituation sind wichtig bei Frauen, die Mühe haben, schwanger zu werden. Das biochemische Stoffwechselprofil zeigt oft markante toxische Belastungen und Störungen des Mikronährstoffhaushalts. Vor einer aufwändigen Fertilisation sollte auf jeden Fall ein Versuch mit einer gezielten Supplementierung unternommen werden. Studien zeigen, dass chronische Schwermetall-Belastungen (z.B. mit Cadmium) die Ergebnisse von Fertilisationsmaßnahmen massiv negativ beeinflussen können. Ein-

Chronische Schadstoffbelastungen vermindern die Fruchtbarkeit

Chronische Belastungen mit Schwermetallen sind häufig und sollten als eine der ersten Maßnahmen mittels Laboranalysen (Haaranalyse, Urin) ausgeschlossen werden. Auch Pestizide, Herbizide, DDT und andere Schadstoffbelastungen können eine Rolle spielen (die laboranalytische Bestimmung dieser organisch-chemischen Schadstoffe ist aufwändig). Der übermäßige Konsum von Genussmitteln (Alkohol, Tabak, Drogen usw.) kann die Fertilität beträchtlich einschränken. Dies gilt gleichermaßen für die Fertilität von Frauen und Männern.

flussfaktoren für Fertilitätsstörungen bei der Frau sind neben anatomischen Veränderungen und hormonellen Störungen:

- Expositionen gegenüber Schwermetallen, Chemikalien am Arbeitsplatz oder Wohnort
- Fettsäure- bzw. Prostaglandinstoffwechsel, Störungen (Uteruskontraktionen führen zum Abstoßen einer befruchteten Eizelle)
- Genussmittel, übermäßiger und regelmäßiger Konsum (Alkohol, Koffein, Nikotin, Drogen). Starker Alkoholkonsum – mehr als 2–3 Gläser Bier oder Wein am Tag – kann die Fertilität beeinträchtigen.
- Insektizide, Pestizide, Holzschutzmittel, Lösungsmittel
- Jodmangel
- körperliche Aktivität, fehlende körperliche Lebensqualität (z.B. Schichtarbeit)
- Mangel an essenziellen Fettsäuren
- Mangel an Vitamin B_6, B_{12}, Folsäure, D, E, (Cofaktoren für die Hormonbildung und Zellteilung)
- Mangel an Zink und Mangan (essenzielle Cofaktoren für die körpereigene Hormonbildung)
- Medikamente, Wechsel- und Nebenwirkungen
- Schilddrüsenfunktionsstörungen
- Spitzensport
- Stresssituationen, Psyche
- Übergewicht (Frauen mit einem BMI zwischen 35 und 40 haben verglichen mit Frauen mit einem BMI unter 29 eine um 23–43% verminderte Chance, schwanger zu werden.)
- Untergewicht (< 18% Körperfett oder ein BMI von < 17 erhöhen das Risiko einer Infertilität)
- Zahnersatzmaterialien

Ernährungsempfehlungen

Bei der Ernährung sollte auf viel frisches Obst und Gemüse, hochwertige, nicht raffinierte pflanzliche Öle sowie auf qualitativ wertvolles Protein und Vollkornprodukte geachtet werden. Zucker- und weißmehlhaltige Lebensmittel, tierische Fette, industriell verarbeitete Lebensmittel und künstliche Nahrungsmittelzusätze sollten nach Möglichkeit eingeschränkt werden.

TIPP **Die Mikronährstoff-Supplementierung bei Frauen mit ungewollter Kinderlosigkeit sollte möglichst individuell aufgrund der Laborbefunde erfolgen. Generelle Nährstoffempfehlungen sind hier nicht sinnvoll. Stets sollte natürlich bei der Beratung auch der Mann miteinbezogen werden. Hier gibt es eine recht gute wissenschaftliche Evidenz zur Verbesserung der Spermienqualität mit einer begleitenden Mikronährstoffgabe (siehe Kapitel »Spermienqualität«, Seite 690).**

Besondere Hinweise

- Eine begleitende Mikronährstoff-Supplementierung zu einer In-vitro-Fertilisation (IVF) scheint den Erfolg der Behandlung (Schwangerschaftsrate, Rate der Lebendgeburten) zu begünstigen. In den bisher gemachten Studien sind in erster Linie antioxidativ wirksame Mikro- und Pflanzenstoffe sowie Folsäure zum Einsatz gekommen. Die Supplementierungsdauer betrug ca. 2–4 Monate.
- Die Spurenelement-Konzentrationen von Zink, Selen und Kupfer im Blut (Serum) korrelieren mit denjenigen in den Eizellen und in der Follikelflüssigkeit.

Laboruntersuchungen

- Schwermetall-Screening, Schadstoff-Screening
- Stressprofil (Neurotransmitter, Cortison)
- Hormonprofil
- Spurenelemente (Zink, Selen), Ferritin
- Folsäure (Erythrozyten)
- 25-OH-Vitamin D
- oxidativer Stress
- Fettsäureprofil, Omega-3-Index

Literatur

Al-Saleh I et al. Exposure to heavy metals (lead, cadmium and mercury) and its effect on the outcome of in-vitro fertilization treatment. Int J Hyg Environ Health 2008;211:560–579.

Arhin SK et al. Effect of micronutrient supplementation on IVF outcomes: a systematic review of the literature. Reproductive BioMedicine Online (2017), DOI: 10.1016/j.rbmo.2017.08.018.

Best D et al. How effective are weight-loss interventions for improving fertility in women and men who are overweight or obese? A systematic review and meta-analysis of the evidence. Human Reprod Update.2017;23(6):681–705.

Collins GG et al. The impact of lifestyle modifications, diet, and vitamin supplementation on natural fertility. Fertil Res Pract. 2015;1:11.

Fan D et al. Female alcohol consumption and fecundability: a systematic review and dose-response meta-analysis. Sci Rep. 2017;7:13815.

Firns S et al. The effect of cigarette smoking, alcohol consumption and fruit and vegetable consumption on IVF outcomes: a review and presentation of original data. Reprod Biol Endocrinol. 2015;13:134.

Kumar S et al. Cadmium toxicity: effects on human reproduction and fertility. Rev Environm Health. 2019;34(4):327–338.

Ma Y et al. Effects of environmental contaminants on fertility and reproductive health. J Environm Sci. 2019;77:210–217.

Mena GP et al. The effect of physical activity on reproductive health outcomes in young women: a systematic review and meta-analysis. Human Reprod Update. 2019;25(5):542–564.

Mínguez-Alarcón L et al. Dietary folate intake and modification of the association of urinary bisphenol A concentrations with in vitro fertilization outcomes among women from a fertility clinic. Reprod Toxicol. 2016;65:104–112.

Palomba S et al. Lifestyle and fertility: the influence of stress and quality of life on female fertility. Reprod Biol Endrocrinol. 2018;16:113.

Schmalbrock LJ et al. Pronounced Trace Element Variation in Follicular Fluids of Subfertile Women Undergoing Assisted Reproduction. Nutrients. 2021;13:4134.

Skowrońska P et al. The role of vitamin D in reproductive dysfunction in women – a systematic review. Ann Agric Environ Med. 2016;23(4):671–676.

Wippermann C. Ungewollte Kinderlosigkeit 2020. Bundesministerium für Familie, Senioren, Frauen und Jugend. Artikel-Nr. 4BR234. Stand September 2021, 3. Auflage.

Fertilitätsstörungen Männer, Prostata-Vergrößerung

Vitamin- und Spurenelemente-Mängel kommen bei Männern häufiger vor als bei Frauen, da Männer im Durchschnitt weniger auf ihre Ernährung achten. Die Überprüfung und Behebung eventueller Mikronährstoffmängel ist auch bei Männerbeschwerden sinnvoll und kann oft entscheidend zur Verbesserung beitragen. Bei ungewollter Kinderlosigkeit aufgrund mangelnder Spermienqualität lässt sich mit einer Mikronährstoff-Supplementierung über etwa 6 Monate in mehr als 80 % eine Verbesserung der Spermienqualität oder der Schwangerschaftsrate erzielen.

Erektile Dysfunktion

In den letzten Jahren wurde in zunehmendem Maße hervorgehoben, dass die erektile Dysfunktion ein früher Vorbote einer koronaren Herzerkrankung sein kann. Dies bedeutet, dass in diesen Fällen die ursächliche Behandlung einer erektilen Dysfunktion derjenigen einer endothelialen Dysfunktion (Störungen der Blutgefäßzellen) gleichgesetzt werden kann. Zahlreiche Faktoren können wesentlich zu einer erektilen Dysfunktion beitragen: Alter, Psyche, Stress, Lebensqualität, Diabetes, kardiovaskuläre Erkrankungen, Prostata-Erkrankungen, Parkinson-Krankheit, Multiple Sklerose, diverse Medikamente, Rauchen, Alkohol.

Die Behandlung der erektilen Dysfunktion wurde in den letzten Jahren stark geprägt durch Lifestyle-Präparate wie z. B. Sildenafil (Viagra®). Daneben werden aber auch immer wieder pflanzliche Produkte angeboten. Für einige wenige Pflanzen bzw. Wirkstoffe gibt es positive, kontrollierte Studien am Menschen. Vor allem für Ginseng gibt es eine ermutigende Evidenz, daneben auch für Pycnogenol (in Kombination mit L-Arginin). Für Ginkgo (uneinheitliche Berichte), Granatapfelsaft (eine kleine nicht signifikante Studie), Yohimbin (uneinheitliche Studienlage, Dosierung?), Maca, Bockshornklee, Grüntee-Extrakt usw. gilt: Die meisten dieser Substanzen wirken wohl eher psychoaktiv und sind nicht ausreichend untersucht.

Nährstoffempfehlungen bei erektiler Dysfunktion

Nährstoff	empfohlene Tagesdosis	Kommentare
Folsäure	0,4–0,5 mg	Kann Symptome leicht verbessern (schmale Datenlage). Bei gemeinsamer Gabe von 5 mg Folsäure mit Tadalafil sind additive Effekte möglich. Cofaktor-Rolle im NO- und im Homocystein-Stoffwechsel.
Vitamin D	gemäß Laborstatus	Vitamin-D-Mangel ist bei erektiler Dysfunktion häufiger. Die Behebung des Mangels scheint dazu beizutragen, den Hormonhaushalt, die endotheliale Dysfunktion und die Erektion zu verbessern.
L-Arginin	1,5–5 g	L-Arginin zeigt bei milder bis moderater erektiler Dysfunktion reproduzierbare Verbesserungen. Interventionsdauer: 2–3 Monate. Gefäßerweiterung über die Bildung von NO (Stickstoffmonoxid). In Kombination mit Pycnogenol® (80–120 mg) ist ein additiver Effekt möglich. Auch die Kombination L-Arginin und Adenosinmonophosphat (200 mg) zeigte mögliche Verbesserungen.
L-Citrullin Transresveratrol	0,8–5 g 300 mg	Die Kombination von Citrullin (erhöht den Argininspiegel) und Transresveratrol scheint die Wirkung von Sildenafil (Viagra®) und Tadalafil zu verbessern (ca. 1–2 Monate). Schmale Datenlage.
Propionyl- und Acetyl-Carnitin	jeweils 2 g	Eine Kombination von Propionyl-Carnitin mit Sildenafil ergab deutlich bessere Resultate als Sildenafil allein, sogar dann, wenn die Patienten früher nicht auf Sildenafil angesprochen hatten (kleine Studie, Supplementierungsdauer 6 Monate, keine Nebenwirkungen).

Besondere Hinweise

- Eine mediterrane Ernährungsweise – mit einem hohen Anteil von Gemüsen, Früchten und Vollkornprodukten senkt das Risiko für eine erektile Dysfunktion. Ebenso ist eine Gewichtsabnahme bei übergewichtigen Männern günstig – auch für die Testosteronspiegel.
- Zigarettenrauchen, regelmäßig hoher Alkoholkonsum und fehlende körperliche Aktivität erhöhen das Risiko für eine erektile Dysfunktion.

Laboruntersuchungen

- Schwermetall-Screening
- Hormonprofil
- Stressprofil (Neurotransmitter, Cortison)
- kardiovaskuläre Risikofaktoren
- Spurenelemente (Zink, Selen), Folsäure, 25-OH-Vitamin D

Literatur

Allen MS et al. Health-related lifestyle factors and sexual dysfunction: a meta-analysis of population-based research. J Sexual Med. 2018;15(4):458–475.

Aoki H et al. Clinical assessment of a supplement of Pycnogenol® and L-arginine in Japanese patients with mild to moderate erectile dysfunction. Phytother Res. 2012;26(2):204–207.

Borrelli F et al. Herbal dietary supplements for erectile dysfunction: a systematic review and meta-analysis. Drugs. 2018;78:643–673.

Canguven O et al. Vitamin D and male erectile function: an updated review. World J Mens Health. 2021;39(1): 31–37.

La J et al. Diet and men's sexual health. Sex Med Rev. 2018;6:54–68.

Mykoniatis I et al. Assessment of combination therapies vs monotherapy for erectile dysfunction: a systematic review and meta-analysis. JAMA Network Open. 2021;4(2):e2036337.

Rhim HC et al. The potential role of arginine supplements on erectile dysfunction: a systemic review and meta-analysis. J Sex Med 2019;16:223–234.

Shirai M et al. Oral L-citrulline and transresveratrol supplementation improves erectile function in men with phosphodiesterase 5 inhibitors: a randomized, double-blind, placebo-controlled crossover pilot study. Sex Med. 2018;6(4):291–296.

Zhang Y et al. Serum folic acid and erectile dysfunction: a systematic review and meta-analysis. Sex Med. 2021;9:100356.

Zhao B et al. Erectile dysfunction predicts cardiovascular events as an Independent risk factor: a systematic review and meta-analysis. J Sex Med 2019;16:1005–1017.

Spermienqualität

Bei ungewollter Kinderlosigkeit ist eine mangelnde Spermienqualität häufig die zentrale Ursache. Tatsache ist, dass die Spermienqualität in den letzten 50 Jahren kontinuierlich abgenommen hat. Die Spermienqualität wird beurteilt nach Spermienanzahl, Spermienbeweglichkeit und Spermavolumen. Die Qualität der Spermien wird durch zahlreiche äußere Einflüsse, oft aber auch durch Stoffwechselstörungen negativ beeinflusst:

- Alkoholkonsum, übermäßigen
- Autoimmunerkrankungen
- Infektionskrankheiten mit Störung der Spermienbildung (z. B. humane Papillomaviren, HPV)
- Kleidung, enge (erhöhte Temperatur hemmt Spermienentwicklung)
- Medikamente, gewisse; gegen erhöhten Blutdruck, Depressionen, Magengeschwüre, Neuroleptika, Glukokortikoide, Digitalis, Antihistaminika, Parkinson-Präparate, Krebsmittel, Lithium, Betablocker, Lipidsenker
- organische Störungen (z. B. krampfaderähnliche Gefäßveränderungen im Hodensack)
- oxidativen Stress (Lipidperoxide, SOD, Katalase, Thiole)
- Schwermetallbelastungen, chronische (Blei, Cadmium; Beeinträchtigung der Spermienanzahl und -beweglichkeit)
- Stresssituationen
- Toxine, organisch-chemische (Pestizide, polyhalogenierte Biphenyle, DDT, Dioxine, Phthalate usw.)
- Übergewicht

Es lohnt sich, diese Faktoren sorgfältig zu prüfen und ein gezieltes Laborscreening durchzuführen, in dem auch toxikologische Parameter (v. a. Schwermetall-Screening) miterfasst werden. Damit können viele Risikofaktoren ausgeschlossen werden und aufgrund der Befunde kann eine gezielte Mikronährstoff-Supplementierung empfohlen werden.

Die derzeitige wissenschaftliche Datenlage für die Verbesserung der Spermienqualität durch Mikronährstoffe ist sehr ermutigend. Dabei spielen antioxidativ wirksame Mikronährstoffe eine zentrale Rolle. Eine statistische Auswertung bisher publizierter Humanstudien zeigt, dass in 82 % (!) der Fälle entweder eine Verbesserung der Spermienqualität oder der Schwangerschaftsrate nach einer Mikronährstoff-Supplementierung beobachtet werden konnte. Wichtig ist eine Supplementierungsdauer von meist etwa 6 Monaten.

Ernährungsempfehlungen

Bei der Ernährung sollte auf viel frisches Obst und Gemüse (Antioxidanzien), hochwertige, nicht raffinierte pflanzliche Öle (v.a. Omega-3-haltige Öle), auf qualitativ wertvolles Protein, Vollkornprodukte und Fisch geachtet werden. Zucker- und weißmehlhaltige Lebensmittel, tierische Fette, industriell verarbeitete Lebensmittel (trans-Fettsäuren) und künstliche Nahrungsmittelzusätze sollten möglichst eingeschränkt werden.

- Übergewicht: Bei übergewichtigen Männern ist es wahrscheinlicher, dass sie einen niedrigen Testosteronspiegel haben und über weniger Samenzellen verfügen.
- Starker Alkoholkonsum: Mehr als 2–3 Gläser Bier oder Wein am Tag können die Fertilität beeinträchtigen. Auch übermäßiger und regelmäßiger Konsum von Genussmitteln (Nikotin, Drogen, ev. auch Kaffee) beeinflusst die Spermienqualität negativ.

Nährstoffe, die die Spermienqualität bei Männern erhöhen

Nährstoff	empfohlene Tagesdosis	Kommentare
Vitamin C	1–2 g	verbessert die Qualität und die Beweglichkeit der Samenzellen; erhöht die Schwermetall-Ausscheidung. Zusammen mit Vitamin E einnehmen.
Vitamin D	gemäß Laborstatus	erhöht die Menge an freiem und bioaktivem Testosteron
Vitamin E	300–1000 IE	antioxidativer Schutz; Verbesserung der Spermienbeweglichkeit. Zusammen mit Vitamin C einnehmen.
Folsäure	5 mg (nur unter ärztlicher Kontrolle)	unerlässlich für die Zellteilung bzw. Spermienneubildung; erhöht die Spermienanzahl
Astaxanthin	16 mg	Starkes Antioxidans, kann evtl. Spermienbeweglichkeit und Schwangerschaftsrate verbessern. Schmale und uneinheitliche Datenlage.
Zink	30–60 mg	Zink ist essenziell für die Testosteronbiosynthese und wirkt als Antioxidans und Schwermetall-Antagonist. Es kann die Motilität, die Konzentration und die Anzahl der Samenzellen sowie den Testosteronspiegel erhöhen. In den Studien wurden z. T. sehr viel höhere Dosierungen (100–150 mg/Tag) eingesetzt. Dies sollte jedoch nur unter ärztlicher Kontrolle (inkl. Laborstatus) und entsprechender Begleit-Supplementierung mit Kupfer (1–4 mg/Tag) erfolgen.
Selen	200 µg	Verbessert die Spermienkonzentration und die Spermienbeweglichkeit. Selen spielt in der Spermienentwicklung eine wichtige Rolle.
Coenzym Q_{10}	100–300 mg	Verbessert Spermienkonzentration, Spermienbeweglichkeit und Spermienstruktur, verbessert die Schwangerschaftsraten. Verbessert die Spermien-DNA-Fragmentierung, ein Maß für Brüche oder Beschädigungen des Genmaterials der Spermien.
L-Carnitin Acetyl-L-Carnitin	2 g 1 g	Verbessert die Beweglichkeit und die Morphologie der Spermien. Noch bessere Ergebnisse bei Kombination von L-Carnitin mit Acetyl-L-Carnitin. 12–24 Wochen.

Nährstoff	empfohlene Tagesdosis	Kommentare
N-Acetylcystein	600 mg	Verbessert die Spermienbeweglichkeit, hilfreich bei Schwermetallbelastung.
Omega-3-Fett-säuren (DHA)	1–2 g	Verbessert insbesondere die Spermienbeweglichkeit. Verbesserter antioxidativer Zustand der Samenflüssigkeit, weniger Schäden im Erbgut in den Spermien – benötigt 2–3 Monate.
α-Liponsäure	600 mg	Verbessert Spermienanzahl und -motilität.

Besondere Hinweise

- Beim Versuch, mittels künstlicher Befruchtung Kinder zu zeugen, ist die Wahrscheinlichkeit einer erfolgreichen Schwangerschaft 4-mal so hoch, wenn der Mann Antioxidazien einnimmt.
- Mangelnde Bewegung reduziert den Testosteronspiegel beim Mann. 3-mal wöchentlich 45 Minuten Training zeigt bereits nach einigen Wochen deutliche Effekte auf die Spermienqualität.
- Das väterliche Verhalten (Bewegung, Ernährung, Schadstoffbelastung) beeinflusst über epigenetische Veränderungen des Erbguts die Gesundheit der Nachkommen. So gibt es Hinweise, dass eine fettreiche Ernährung des Vaters das Diabetes-Risiko zukünftiger Töchter erhöht.
- Ein Mangel an Zink ist zu vermeiden, ebenso wie ein Mangel an Vitamin D (beide sind essenziell für die Testosteronsynthese).
- Ob Probiotika einen Benefit zeigen, ist derzeit aufgrund der Datenlage noch nicht sicher. Erste Studien zeigen, dass Laktobazillen die Spermienqualität und -menge günstig beeinflussen könnten.

Laboruntersuchungen

- Schwermetall-Screening
- oxidativer Stress
- Hormonprofil
- Spurenelemente (Zink, Selen)
- L-Carnitin (Blut)
- Stressprofil

Literatur

Agarwal A et al. Meta-analysis of double-blind placebo control trials evaluating the role of coenzyme Q10 on semen parameters. Fertil Steril. 2018;110(4):e167–e168.

Alahmar AT et al. Coenzyme Q10, oxidative stress, and male infertility: a review. Clin Exp Reprod Med. 2021;48(2):97–104.

Benatta M et al. The impact of nutrition and lifestyle on male fertility. Arch Ital Urol Androl. 2020;92:2.

Buhling K et al. Influence of oral vitamin and mineral supüplementation on male infertility: a meta-analysis and systematic review. Reprod Biomed Online. 2019;39(2):269–279.

Ciccone IM et al. Serum vitamin D content is associated with semen parameters and serum testosterone levels in men. Asian J Androl. 2021;23:52–58.

Di Tucci C et al. The role of alpha lipoic acid in female and male infertility: a systematic review. Gynecol Endocrin. 2021;37(6):497–505.

Fallah A et al. Zinc is an essential element for male fertility: a review of Zn roles in men's health, germination, sperm quality, and fertilization. J Reprod Infertil. 2018;19(2):69–81.

Farahani L et al. The semen microbiome and its impact on sperm function and male fertility: A systematic review and meta-analysis. Andrology. 2021;9:115–144.

Giahi L et al. Nutritional modifications in male infertility: a systematic review covering 2 decades. Nutr Rev. 2016;74(2):118–130.

Haghighian HK et al. Randomized, triple-blind, placebo-controlled clinical trial examining the effects of alpha-lipoic acid supplement on the spermatogram and seminal oxidative stress in infertile men. Fertil Steril. 2015;104(2):318–324.

Hosseini B et al. The effect of omega-3 fatty acids, EPA, and/or DHA on male infertility: a systematic review and meta-analysis. J Diet Suppl. 2019;16(2):245–256.

Mora-Esteves C et al. Nutrient supplementation: improving male fertility fourfold. Semin Reprod Med. 2013;31:293–300.

Pizzol D et al. Pollutants and sperm quality: a systematic review and meta-analysis. Environ Sci Poll Res. 2021;28:4095–4103.

Salas-Huetos A et al. The effect of nutrients and dietary supplements on sperm quality parameters: a systematic review and meta-analysis of randomized clinical trials. Adv Nutr. 2018;9:833–848.

Schagdarsurengin U et al. Epigenetics in male reproduction: effect of paternal diet on sperm quality and offspring health. Nat Rev Urol. 2016;13(10):584–595

Su L et al. Effect of Antioxidants on Sperm Quality Parameters in Subfertile Men: A Systematic Review and Network Meta-Analysis of Randomized Controlled Trials. Adv Nutr. 2021;nmab127.

Sun J et al. Heavy metal level in human semen with different fertility: a Meta-Analysis. Biol Trace Elem Res. 2017;176:27–36.

Torres-Arce E et al. Dietary antioxidants in the treatment of male infertility: counteracting oxidative stress. Biology. 2021:10:241.

Wei G et al. A meta-analysis of the efficacy of L-carnitine/L-acetyl-carnitine or N-acetyl-cysteine in men with idiopathic asthenozoospermia. Am J Men's Health. 2021;15(2).

Prostata-Vergrößerung

Die Prostata (Vorsteherdrüse) erzeugt die Samenflüssigkeit, die als Transport- und Nährmedium für die Spermien dient. Die gutartige Prostata-Vergrößerung, als benigne Hyperplasie bezeichnet, ist eine Erkrankung, die bei Männern über 50 beginnt. Mit 70 Jahren sind dann drei Viertel der Männer betroffen. Als Ursache wird eine verminderte Testosteronbildung und damit eine Verschiebung des Testosteron-Östrogen-Verhältnisses diskutiert. Weil die Prostata die Öffnung der Harnröhre umschließt, behindert eine Vergrößerung den Harnfluss. Dies führt zu lästigen Beschwerden wie häufigem (auch nächtlichem) Harndrang, einem abgeschwächten Harnstrahl und der Unfähigkeit, die Blase vollständig zu entleeren. Unbehandelt schreitet die Erkrankung fort und es kommt vermehrt zu Harnwegsinfekten oder Blasensteinen. Da eine Vergrößerung der Prostata jedoch auch die Folge eines Prostatakarzinoms sein kann, müssen die Symptome ärztlich abgeklärt werden.

Ernährungsempfehlungen

Dank einiger neuer Untersuchungen kann der Einfluss von Ernährungsfaktoren und Lebensstil auf das Risiko einer gutartigen Prostata-Vergrößerung recht gut abgeschätzt werden:

- Der bekannteste Risikofaktor für eine Vergrößerung der Prostata ist (neben dem Alter) die Menge an Körperfett, v. a. Bauchfett.
- Sehr empfehlenswert ist eine fettarme Ernährung mit viel Gemüse und Früchten, wenig ungesättigten Fettsäuren, wenig tierischen Proteinen und wenig rotem Fleisch.
- Interessanterweise reduziert ein regelmäßiger, aber moderater Alkohol-Konsum das Risiko.
- Pflanzliche Sterole (v. a. β-Sitosterol), z. B. aus Kürbiskernen oder Sägepalmfrüchten, können dazu beitragen, die Vergrößerung der Prostata zurückzubilden oder zu verlangsamen. Kürbiskerne sind im deutschsprachigen Raum bei Prostatabeschwerden sehr populär.

TIPP **10 g Kürbiskerne pro Tag: In einer größeren Studie (GRANU) in Deutschland zeigten 2 × 5 g Kürbiskerne rund 10 % bessere Ergebnisse als 2 × 500 mg Kürbiskern-Extrakt – der Extrakt war nicht besser als Placebo.**

Nährstoffempfehlungen bei Vergrößerung der Prostata

Nährstoff	empfohlene Tagesdosis	Kommentare
Vitamin D	50 000 IE alle 2 Wochen während 6 Monaten	reduziert Prostatavolumen und PSA-Spiegel
Selen	50 µg	Prostata-Vergrößerung ist bei Selenmangel häufiger. Selen wirkt antioxidativ, kann die Zellteilung hemmen. Oft zusammen mit Lycopin und β-Sitosterol untersucht.
Zink	10–30 mg bzw. gemäß Laborstatus	Zink schützt vor gutartiger Prostata-Vergrößerung. In der Prostata ist die Zink-Konzentration natürlicherweise sehr hoch und bei Prostata-Vergrößerung werden oft erniedrigte Zinkspiegel gemessen.
β-Sitosterol	60–320 mg	in Kürbiskernen, Sägepalmfrüchten, nicht raffinierten Pflanzenölen und Brennnesseln enthalten

Besondere Hinweise

- Die gutartige Prostata-Vergrößerung ist mit einer chronischen niederschwelligen Entzündung (Silent Inflammation) verbunden und es stirbt kein Gewebe mehr kontrolliert ab (weshalb es zum Größenzuwachs kommt).
- Chronische Cadmiumbelastungen (z. B. bei Rauchern) können zur Vergrößerung der Prostata beitragen.
- Sportliche Betätigung und das Vermeiden von Übergewicht reduzieren das Risiko signifikant.
- Der Extrakt aus Beeren der Sägepalme (beste Studienergebnisse, wenn Hexan als Extraktionsmittel verwendet wurde) ist momentan das am besten untersuchte Pflanzenmittel zur Vorbeugung und Behandlung einer gutartigen Prostata-Vergrößerung. Die typischen Symptome können damit gelindert werden. Gute klinische Ergebnisse liegen auch für die Kombination von 320 mg Sägepalmextrakt, 5 mg Lycopin und 50 µg Selen in einer Dreierkombination vor. Auch die Wirksamkeit eines α-Rezeptor-Blockers konnte durch Kombination mit Sägepalmextrakt deutlich gesteigert werden. Der Sägepalmextrakt hat eine entzündungshemmende, antiöstrogene, antiödematöse Wirkung und hemmt auch das Enzym 5-α-Reduktase, das für die Umwandlung von Testosteron in das biologisch aktivere Dihydrotestosteron sorgt.
- Cranberry-Pulver oder der Rindenextrakt des afrikanischen Pflaumenbaums (Prunus africana) wird auch sehr oft empfohlen. Studien zeigen, dass aber wohl auch ein Extrakt unserer einheimischen Pflaumenbäume ebenso wirksam ist.

Laboruntersuchungen

- Prostata-spezifisches Antigen (PSA) zum Ausschluss eines Prostatakarzinoms
- Schwermetall-Screening
- hsCRP, andere Entzündungsmarker

Literatur

Chandrasekaran B et al. Chronic exposure to cadmium induces a malignant transformation of benign prostate epithelial cells. Oncogenesis. 2020;9(2):1–10.

Christudoss P et al. Zinc status of patients with benign prostatic hyperplasia and prostate carcinoma. Indian J Urol 2011;27(1):14–18.

Cicero AFG et al. Nutraceutical treatment and prevention of benign prostatic hyperplasia and prostate cancer. Arch Ital Urolog Androlog. 2019;91(3):139–152.

Kwon J et al. Molecular Mechanisms of Nutritional Interventions and Supplements for the Management of Sexual Dysfunction and Benign Prostatic Hyperplasia, Chapter 12 – Western diet and benign prostatic hyperplasia. 2021;149–165.

Jena AK et al. Amelioration of testosterone induced benign prostatic hyperplasia by Prunus species. J Ethnopharmacol. 2016;190:33–45.

Pagano E et al. Phytotherapy of Benign Prostatic Hyperplasia. A Minireview. Phytother Res 2014;28:949–955

Ryu YW et al. Comparison of tamsulosin plus serenoa repens with tamsulosin in the treatment of benign prostatic hyperplasia in Korean men: 1-year randomized open label study. Urol Int. 2015;94(2):187–193.

Sebastiano C et al. Dietary patterns and prostatic diseases. Front Biosci (Elite Ed). 2012;4:195–204.

Sönnichsen A. Serenoa repens (Sägepalmenextrakt) zur Behandlung des benignen Prostatasyndroms. Zschr Allgemeinmedizin. 2021;97(1):3–6.

Udensi UK et al. Oxidative stress in prostate hyperplasia and carcinogenesis. J Exp Clin Cancer Res. 2016;35(1):139.

Vahlensieck W et al. Effects of pumpkin seed in men with lower urinary tract symptoms due to benign prostatic hyperplasia in the one-year, randomized, placebo-controlled GRANU study. Urol Int. 2015;94(3):286–295.

Zendehdel A et al. The effect of vitamin D supplementation on the progression of benign prostatic hyperplasia: A randomized controlled trial. Clin Nutr. 2021;40(5):3325–3331.

Wundheilung, Operationen

Jede Operation und jede größere Verletzung, Erfrierung oder Verbrennung bedeutet für den betroffenen Menschen einen starken körperlichen und metabolischen Stress sowie eine psychische Belastung. Für die optimale Reparatur des zerstörten Gewebes benötigt der Körper eine große Menge an Energie, Protein und Mikronährstoffen. Er profitiert von gut aufgefüllten Reserven und einer Zufuhr, die den erhöhten Bedarf deckt. Durch gezielte Supplementierung einzelner Stoffe kann die Wundheilung zusätzlich optimiert werden.

Zur Wundheilung braucht der Körper viele Nährstoffe

Nach einer Verletzung entsteht an der Wunde eine starke Stoffwechselaktivität, der Körper entwickelt eine Entzündungsreaktion – er muss defektes Gewebe abbauen und eine hohe immunologische Aktivität entwickeln, um Infektionen abzuwehren. Beides führt zur Bildung freier Radikale, die man an der verletzten Stelle anhand eines hohen oxidativen Stresses feststellen kann. Zudem wird auch Zink durch Botenstoffe (leukozytäre endogene Mediatoren, LEM) umverteilt und an der verletzten Stelle konzentriert.

Um die Wunde zu schließen oder eine Fraktur zu heilen, muss der Körper neues Gewebe (Kollagen, Muskel, Haut, Schleimhaut, Knochen etc.) aufbauen. Stehen die dafür benötigten Aminosäuren, Kohlenhydrate, Fette, Vitamine, Mineralstoffe und Spurenelemente (siehe Tab.) nicht ausreichend zur Verfügung, besorgt er sie sich aus gesunden Geweben (Muskelabbau).

Störungen der Wundheilung sind nicht selten. Neben dem Diabetes mellitus als häufigste Ursache für Wundheilungsstörungen spielen auch andere Begleiterkrankungen oder -umstände eine Rolle: Stress, Übergewicht, Arteriosklerose, Veneninsuffizienz, Autoimmunerkrankungen, Krebserkrankungen. Auch gewisse Medikamente können die Wundheilung verzögern. Dazu gehören Cortisonpräparate, Antirheumatika, Chemotherapeutika, Immunsuppressiva, Blutgerinnungshemmer, aber auch Rauchen und Drogenkonsum. Sehr häufig ist jedoch – vor allem bei älteren Menschen – eine hinsichtlich Kalorien, Protein und Mikronährstoffen unzureichende Ernährung verantwortlich für Schwierigkeiten bei der Wundheilung, Wundliegen (Dekubitus) und anderen Komplikationen. Insbesondere bei älteren Menschen sollte man daher die Frage nach ihrem Appetit nie vergessen!

Bereits 3–4 Wochen vor einem geplanten Operationstermin sowie auch während 1–2 Monaten nach einem erfolgten chirurgischen Eingriff oder nach einer Verletzung sollten zusätzliche Nährstoffe (z.B. ein gut verwertbares Proteinkonzentrat mit allen Vitaminen, Mineralstoffen und Spurenelementen) eingenommen werden. Studien zeigen, dass die Wundheilung dann schneller und komplikationsloser abläuft. Auch Sportler können dadurch von einer schnelleren Rehabilitationsphase nach Verletzungen profitieren.

Der bei Operationen unabdingbar notwendige Einsatz von Medikamenten (z.B. Antibiotika, Narkotika, Antikoagulanzien, Schmerzmittel usw.) sowie auch Schlafstörungen und Schmerzreaktionen können den Körper zusätzlich belasten.

Makro- und Mikronährstoffe für die Wundheilung – eine Teamarbeit

Nährstoff	Funktion, Bemerkung
Protein	Aminosäuren als Grundbausteine für neu zu bildende Zellen und Strukturen (extrazelluläre Matrix, inkl. Kollagen): 1–1,2 g/kg Körpergewicht statt der üblichen 0,8 g/kg bei Dekubitus 1,2–1,5 g/kg Körpergewicht
L-Arginin	stimuliert das Immunsystem vor einem operativen Eingriff, fördert Wundheilung
L-Glutamin	deutlich erhöhter Bedarf in Stresssituationen
Kohlenhydrate	Energiequelle für die Wundheilung aber: Glukoseüberschuss (z. B. beim Diabetiker) kompliziert den Wundheilungsprozess
Vitamine	
Vitamin A	zahlreiche Funktionen für die Epithelisierung und Gewebeneubildung. Wichtige immunologische Funktionen
B-Vitamine	unerlässliche Cofaktoren für Enzymreaktionen, die in anabole Prozesse der Wundheilung involviert sind, Bildung von weißen Blutkörperchen; Kollagenbildung
Folsäure	wichtig für jede Zellteilung
Pantothensäure	fördert Wundheilung
Vitamin C	unerlässlicher Cofaktor für die Kollagenneubildung, Gefäßneubildung, entzündungshemmend
Mineralstoffe, Spurenelemente	
Magnesium	wichtiger Cofaktor für die Energieproduktion (ATP)
Zink	Zinkmangel beeinträchtigt die Wundheilung. Es ist für sehr viele Stoffwechselschritte erforderlich, auch für ein intaktes Immunsystem. Cofaktor für viele Metalloenzyme, die für die Membranreparatur und für die Zellneubildung erforderlich sind. Essenziell für die DNA-Replikation in Zellen, die sich schnell teilen.
Eisen	Essenzieller Bestandteil von Hämoglobin in den roten Blutkörperchen. Wichtig für deren Neubildung nach Blutverlust
Kupfer	fördert Kollagenquervernetzung, wichtig für Hämoglobin-Bildung

Ernährungsempfehlungen

Für einen optimalen Wundheilungsverlauf ist es wichtig, den Gesamternährungszustand des Patienten möglichst frühzeitig zu erfassen und ihm eine Ernährung mit ausreichend Kalorien, Protein und Kohlenhydraten zu empfehlen. Dabei sollten auch frische Nahrungsmittel, also Gemüse, Früchte, Beeren, Nüsse usw., berücksichtigt werden, damit der Körper mit wertvollen Pflanzenstoffen, Antioxidanzien, Vitaminen und Spurenelementen versorgt werden kann. Die vorliegenden Studien zeigen interessanterweise, dass für den Heilungsverlauf die Nahrungsqualität in den Tagen kurz vor einem operativen Eingriff wesentlich ist.

Während der Wundheilung sollte auch stets auf eine ausreichende Flüssigkeitszufuhr geachtet werden. Dies fördert den Nährstofftransport in die Zellen, verbessert den Zellaufbau und reduziert das Infektionsrisiko.

Dieselben Ernährungsempfehlungen gelten natürlich auch nach Eintreten einer Verletzung oder nach einem chirurgischen Eingriff für die gesamte Dauer der Wundheilung. Ein entsprechender Ernährungssupport kann gerade bei unzureichend ernährten Patienten zu wesentlichen Verbesserungen führen: Verkürzung des Spitalaufenthaltes, weniger Spitalwiedereintritte, Verbesserung der Lebensqualität, Reduktion der Mortalität. Nicht zuletzt können damit auch wesentliche Einsparungen an Gesundheitskosten erzielt werden.

Honig auf die Wunde streichen

Es gibt spezielle Honigarten, die für die Wundheilung empfohlen werden. Dazu gehört Manuka-Honig aus Neuseeland mit einem UMF-Faktor von 20–25. UMF bedeutet »Unique Manuka Factor«; damit wird der Gehalt eines im Manuka-Honig enthaltenen Enzyms deklariert, das zu einer vermehrten Bildung des antiseptisch wirksamen Wasserstoffperoxids führt. Auch bei Diabetikern können Honig-Auflagen die Wundheilung fördern.

Nährstoffempfehlungen bei Operationen und Verletzungen für eine optimale Wundheilung

Nährstoff	empfohlene Tagesdosis	Kommentare
Multivitamin-Spurenelement-Präparat	ausgewogene Rezeptur, dem erhöhten Bedarf Rechnung tragen	vor und nach Operation/nach Verletzung: unterstützt eine optimale Gewebereparatur; wichtig für die Zellneubildung; erhöhter Bedarf in Stresssituationen
Vitamin A	15 000–20 000 IE	Hohe Vitamin-A-Dosierungen nur unter ärztlicher Kontrolle einnehmen (während 2–3 Wochen). Beschleunigt die Wundheilung (auch beim Diabetiker) und unterstützt die Neubildung von Haut und Schleimhaut; verkürzt die Entzündungsphase. Vitamin A stimuliert das Epithelwachstum, die Fibroblasten, die Bildung von neuen Blutgefäßen, die Kollagensynthese. Es kann sowohl lokal als auch systemisch eingesetzt werden. Antagonisiert den negativen Effekt von Corticosteroiden auf die Kollagensynthese und auf die Wundheilung.

Nährstoff	empfohlene Tagesdosis	Kommentare
Vitamin C	0,5–2 g	essenziell für den Kollagenaufbau; unterstützt Reparaturprozesse; reduziert Blutungen und das Wundinfektrisiko. Ideal in der Kombination mit Zink und L-Arginin. 2 g vor operativen Eingriffen können die Schmerzmedikation reduzieren. Vitamin C (500 mg Vitamin C, retardiert, 8 Wochen) scheint Fußulzera deutlich zu verbessern. 1 g täglich empfohlen nach chirurgischen Eingriffen an Armen/Beinen (Frakturen) während 50 Tagen zur Vermeidung gefürchteter chronischer Schmerzkomplikationen (komplexes regionales Schmerzsyndrom, CRPS)
Vitamin E	400 IE	Gute Erfahrungen bei der externen Anwendung von Vitamin E bei der Narbenbehandlung (Kapseln öffnen und Vitamin E ins Narbengewebe einmassieren). Beim diabetischen Fuß auch peroral in Kombination mit Magnesium hilfreich.
Magnesium	300 mg	Essenziell für die Wundheilung; liefert Energie für Wundheilungsprozesse; verbessert die Mikrozirkulation; entzündungshemmend; erhöhter Bedarf in Stresssituationen. Reduziert die Ulzera-Ausmaße beim diabetischen Fuß. Auch in Kombination mit Vitamin E günstig.
Zink	20–40 mg (bzw. je nach Laborstatus)	beschleunigt Wundheilungsprozesse (v. a. auch bei Diabetikern, bei denen Zinkmangel häufig vorkommt)
hochwertiges Proteinkonzentrat	30–50 g Protein	Für die Reparatur und Neubildung von Gewebe; reduziert Muskelverlust während der Immobilität. Idealerweise mit hohem Gehalt an verzweigtkettigen Aminosäuren (L-Leucin, L-Valin, L-Isoleucin) sowie L-Arginin und L-Glutamin
Kollagenpeptide, bioaktive	5–10 g	verbesserte Wundheilung, mind. 4 Wochen
L-Arginin	meist 15–30 g (in der Regel enteral oder parenteral)	L-Arginin wird in Stresssituationen zur essenziellen Aminosäure. 1–4 Wochen. Fördert die Kollagenbildung. Zusätzlich zu proteinreicher Ernährung bei Dekubitus einsetzen.
L-Glutamin	meist 10–25 g	Liefert Energie für Darmzellen, wichtig für die Intaktheit der Darmbarriere, reduziert systemische Entzündungsreaktion nach großen Eingriffen. Fördert Wundheilung. Wichtig für die Stickstoffbilanz. Kann die Wundheilungszeit und die Länge des Spitalaufenthalts reduzieren. Einsatzdauer meist 1–2 Wochen.
Omega-3-Fettsäuren	1–1,5 g EPA, DHA (aus Fischöl)	regulieren Entzündungsreaktionen und die Immunantwort

Besondere Hinweise

- Regelmäßiger Schlaf ist wichtig. Das Hormon Somatotropin (GH, STH) ist etwa nach dem 4. Tag einer Verletzung von Bedeutung. Es wird vom Körper in Tiefschlafphasen gebildet und ist das Regenerationshormon schlechthin. Die Somatotropin-Bildung könnte durch eine hohe Versorgung mit den Aminosäuren Arginin und Ornithin angeregt werden.

- Die verzweigtkettigen Aminosäuren Valin, Leucin und Isoleucin sind für den Muskelneuaufbau und -erhalt sehr wichtig.
- Die frühzeitige Mobilisation nach einer Verletzung stimuliert die Makrophagenaktivität (Immunsystem) und anabole Prozesse in der Muskulatur.
- Eine Immunonutrition (z.B. mit L-Arginin, L-Glutamin, Zink und Vitamin C) rund um die Operationsperiode reduziert die Komplikationsraten nach großen chirurgischen Eingriffen signifikant. Auch gut einsetzbar bei Dekubitus.
- L-Glutamin, L-Arginin und HMB (beta-Hydroxy-beta-Methyl-Butyrat, aus Leucin gebildet) können dem Muskelabbau bei Bettlägerigkeit entgegenwirken.
- Probiotika, ggf. kombiniert mit präbiotisch wirksamen Ballaststoffen, halten die Darmfunktion aufrecht und sind v.a. bei Antibiotikagabe sinnvoll.
- Zur besseren Heilung bei Knochenfrakturen sollte zusätzlich Kalzium, Magnesium, Vitamin D_3 und Vitamin K_2 empfohlen werden.
- Hohe Konzentrationen an Metalloproteasen (MMP) korrelieren mit einer verzögerten Wundheilung. Diese können mit einer regelmäßigen Wundreinigung, mit kollagenhaltigen oder antiseptischen Wundauflagen (z.B. Jod, Silber) sowie auch mit Entzündungshemmern behandelt werden.

Laboruntersuchungen

- Albumin, Transferrin, Ferritin, Hämoglobin, Cholinesterase, Cholesterin, Lymphozyten, Vitamin B_{12}, Folsäure, Zink.
- Vitamin C
- HbA_{1c}

Literatur

Afzali H et al. The effects of magnesium and vitamin E co-supplementation on wound healing and metabolic status in patients with diabetic foot ulcer: A randomized, double-blind, placebo-controlled trial. Wound Repair Regen. 2019;27(3):277–284.

Arribas-Lopez E et al. The Effect of Amino Acids on Wound Healing: A Systematic Review and Meta-Analysis on Arginine and Glutamine. Nutrients. 2021;13:2498.

Blee TH et al. Hemorrhage associated with vitamin C deficiency in surgical patients. Surgery 2002;131:408–412.

Cereda E et al. A nutritional formula enriched with arginine, zinc, and antioxidants for the healing of pressure ulcers: a randomized trial. Ann Intern Med. 2015 Feb 3;162(3):167–174.

Chen S et al. effect of perioperative vitamin C supplementation on postoperative pain and the incidence of chronic regional pain syndrome: a systematic review and meta-analysis. Clin J Pain. 2016;32(2):179–185.

Gomes F et al. Association of nutritional support with clinical outcomes among medical inpatients who are malnourished or at nutritional risk. An updated systematic review and meta-analysis. JAMA Network Open. 2019;2(11):e1915138.

Gunton JE et al. Vitamin C improves healing of foot ulcers: A randomised, double-blind, placebo-controlled trial. Br J Nut. 2021;126(10):1451–1458.

Jonker R et al. Role of specific dietary amino acids in clinical conditions. Br J Nutr. 2012;108 Suppl 2:S139–S148.

Kim MH et al. The roles of glutamine in the intestine and its implication in intestinal diseases. Int J Mol Sci. 2017;18(5). pii: E1051.

Lin PH et al. Zinc in wound healing modulation. Nutrients. 2018;10:16.

Liu P et al. Efficacy of arginine-enriched enteral formulas for the healing of pressure ulcers: a systematic review. J Wound Care. 2017;26(6):319–323.

Morris CR et al. Acquired amino acid deficiencies: a focus on arginine and glutamine. Nutr Clin Pract. 2017;32(1_suppl):30S–47S.

Palmieri B et al. Nutrition in wound healing: investigation of the molecular mechanisms, a narrative review. J Wound Care. 2019;28(10). DOI: 10.12968/jowc.2019.28.10.683

Razzaghi R et al. Magnesium supplementation and the effects on wound healing and metabolic status in patients with diabetic foot ulcer: a randomized, double-blind, placebo-controlled trial. Biol Trace Elem Res. 2018;181:207–215.

Singh A etal. Role of probiotics in wound healing. In: Kumar P, Kothari V (eds). Wound Healing Research. Springer, Singapore. 285–299.

Wang C et al. Effectiveness of honey dressing in the treatment of diabetic foot ulcers: A systematic review and meta-analysis.Compl Ther Clin Pract. 2019;34:123–131.

Weimann A et al. ESPEN guideline: Clinical nutrition in surgery. Clin Nutr. 2017;36(3):623–650

Zinder R et al. Vitamin A and wound healing.Nutr Clin Pract. 2019;34(6):839–849.

Säure-Basen-Haushalt

Eine Übersäuerung des Gewebes ist in unserer Wohlstandgesellschaft mit hohem Fleischkonsum und Bewegungsarmut relativ häufig. Sie lässt sich zwar schwer messen, ist dafür aber deutlich spürbar, z. B. durch Schmerzen und Erkrankungen des Bewegungsapparates (Arthritis, Arthrose, Gicht, Rückenbeschwerden). Mit einer Ernährungsumstellung und der Einnahme von basifizierenden Mineralstoffsalzen kann der Gewebeübersäuerung entgegengewirkt werden.

Übersäuerung des Gewebes (latente Azidose)

Der pH-Wert des Blutes wird vom Organismus in einem sehr engen Normbereich um 7,40 (7,37–7,43) konstant gehalten. Dies setzt eine exakte Regulation des Säure-Basen-Gleichgewichts voraus, an der mehrere Faktoren beteiligt sind. Neben den Puffereigenschaften des Blutes sind der Gasaustausch in den Lungen sowie die Ausscheidungsmechanismen der Niere wesentliche Bestandteile dieses Regulationssystems, die alle miteinander in einem funktionellen Gleichgewicht stehen.

Im medizinischen Alltag ist die Entgleisung des Blut-pH-Wertes eher selten und immer Anzeichen einer schwerwiegenden Gesundheitsstörung (z. B. Ketoazidose bei entgleistem Diabetes mellitus). Hingegen sind pH-Abweichungen bzw. eine lokale Übersäuerung im Gewebe, sogenannte latente Azidosen, weitaus häufiger.

Die Ernährungsweise in den westlichen Industrieländern ist im Durchschnitt säurelastig. Dem regelmäßigen Verzehr von säurebildenden Lebensmitteln begegnet der Stoffwechsel mit einer vermehrten Ausscheidung der Säuren über die Nieren. Bei einer eingeschränkten Nierenfunktion – so wie sie gerade auch im Alter nicht selten vorkommt – müssen andere Kompensationsmöglichkeiten gewählt werden. Bei Erwachsenen, die nicht in der Lage sind, die täglich aufgenommenen Säuren wieder auszuscheiden, übernimmt der Knochen die Pufferung der überschüssigen Säure. Auch den Muskeln wird eine säureneutralisierende Funktion zugeschrieben. Allerdings sind hier die Mechanismen noch nicht aufgeklärt.

Die mengenmäßig dominierende Komponente in der renalen Säureausscheidung ist NH_3/NH_4^+ (Ammoniak/Ammonium-Ion).

Chronische Störungen des Säure-Basenhaushaltes sind mit einer Vielzahl von Stoffwechselveränderungen, Störungen der Enzymfunktionen, von Membranpotenzialen usw. verknüpft.

Eine Übersäuerung des Gewebes wird mit Erkrankungen und Schmerzen des Bewegungsapparates (Arthritis, Arthrose, Gicht, Rückenbeschwerden), mit Knochenmasseverlusten, mit brüchigen Haaren und Nägeln, mit Verdauungsstörungen (z.B. Sodbrennen), Störungen des Bindegewebes, Allergien, Konzentrationsstörungen, Insulinresistenz, Leberfunktionsstörungen, chronische Müdigkeit usw. in Verbindung gebracht. Die Auswirkungen einer latenten Azidose auf das Wohlbefinden werden in der Regel unterschätzt. Dies liegt in erster Linie daran, dass der pH-Wert im Blut trotzdem stabil bleibt und die Gewebeübersäuerung selbst schwer messbar ist.

Neu entdeckte Rezeptoren (Acid-Sensing Ion Channels) lösen bereits bei geringen pH-Veränderungen im Gewebe durch Schmerz verursachte Nervenimpulse aus. Diese Rezeptoren wurden aber auch im Knochen, in den Bandscheiben und im Innenohr entdeckt – ihr Zusammenwirken bei Entzündung oder weiteren schädlichen Reizen wird derzeit untersucht.

Die Ursachen der Gewebeazidose können vielschichtig sein, und die Behebung der latenten Azidose mag nur Symptome (Schmerz) verbessern – ein klarer Vorteil für das Wohlbefinden kann dennoch erreicht werden, wenn die Azidose besser »abgefedert« werden kann. Hier lässt sich mit ernährungstherapeutischen Maßnahmen viel erreichen.

Eine wesentliche Bedeutung bei der Pufferung von Säuren im Gewebe wird den Salzen von Mineralstoffen zugeschrieben. Diese Carbonate, Citrate, Laktate von Kalzium-, Magnesium- oder Kaliumverbindungen können Protonen (»Säuren«) aufnehmen, die dadurch neutralisiert werden. Ebenfalls entstehen über diesen Prozess Wasser und CO_2 (wird über die Atemluft abgegeben).

Basenmischungen mit Zink und Mangan

Zink- und manganhaltige Basenmischungen wirken nicht nur durch ihren basifizierenden Einfluss ausgleichend auf den Säure-Basen-Haushalt, sondern zusätzlich auch durch die Aktivierung von Säure-Base-regulierenden Enzymen. Hier nimmt das Enzym Carboanhydrase eine wichtige Stellung ein. Es ist zinkabhängig.

Was führt zu einer Übersäuerung?

Die wichtigsten Ursachen für eine latente ernährungsbedingte Azidose sind:

- eine Ernährung mit einem hohen Anteil säurebildender Nahrungsmittel (Protein bzw. proteinreiche Nahrungsmittel wie Fleisch, Wurst, Fisch, Käse, Milch, Eier, Hülsenfrüchte, Fette, Getreide) und eine zu niedrige Zufuhr von mineralstoffreichen, »basischen« Lebensmitteln (Früchte, Gemüse, Kartoffeln). Eine genaue Auskunft über die Säurebelastung eines Lebensmittels gibt der sogenannte PRAL-Wert (Potential Renal Acid Load).
- zu geringe Flüssigkeitszufuhr (verminderte Säureausscheidung)
- steigendes Alter (reduzierte Säureausscheidungskapazität der Niere)
- Bewegungsarmut (zu geringe Säureausscheidung)

- hohe körperliche Aktivität (Leistungssport); puffernde Mineralstoffe gehen z. B. durch Schwitzen vermehrt verloren und müssen ersetzt werden.
- Mangel an Mineralstoffen und Elektrolyten (z. B. Kalzium, Magnesium, Kalium, Zink)

Ernährungsempfehlungen

Bei einer latenten Azidose sollte in erster Linie die Ernährung umgestellt werden. Bevorzugen Sie Gemüse, Obst und Kartoffeln und konsumieren Sie nur wenig Protein, Fett, Getreide, Kaffee, Alkohol und Zucker.

Ergänzend können basifizierende Mineralstoffsalze wie Carbonate, Bicarbonate, Citrate oder Laktate in Form von Basenmischungen zugeführt werden. Pulverförmige Basenmischungen sollten stets unabhängig von einer Mahlzeit, möglichst auf leeren Magen (z. B. unmittelbar nach dem Aufstehen), eingenommen werden. Die Neutralisierung des sauren Magensaftes durch die Zufuhr basischer Produkte mit oder nach einer Mahlzeit könnte sonst zu einem ungenügenden Proteinabbau und zu entsprechenden Verdauungsstörungen führen. Bei Basenpräparaten mit Magensaft-resistenten Tabletten kann die Einnahme zu einer beliebigen Zeit erfolgen. In diesem Fall werden die säureneutralisierenden Mineralsalze nämlich erst im Dünndarm und nicht schon im Magen freigesetzt.

Besondere Hinweise

Basenmischungen können die Ausscheidung (über den Urin) toxischer Metalle (vor allem Aluminium, Blei) erhöhen.

Laboruntersuchungen

pH-Streifen: Die häufig durchgeführte Messung des Urin-pH mit Lackmuspapier oder Universal-Indikatorpapier erfasst nur die freien Säuren – diese machen etwa 1 % der insgesamt ausgeschiedenen Säuren aus. Die übrigen 99 % der Säuren werden in gebundener Form über die Nieren ausgeschieden und bleiben bei dieser Prüfmethode unberücksichtigt. Zudem liefern die Teststreifen keine Information über den Säurewert im Gewebe, sondern nur über denjenigen im Urin. Eine einmalige Bestimmung des Urin-pH mit pH-Streifen ist daher wenig aussagekräftig. Mehrfache, über den Tag verteilte Messungen mit pH-Papier können allenfalls orientierenden Charakter haben.

Säuretitration nach Sander: Diese pH-Bestimmung wird von einigen Laboren angeboten und ist eine etwas aussagekräftigere Untersuchungsmethode. Hier werden in 5 Urinproben, die im Abstand von 3 Stunden über den Tag verteilt gesammelt werden, die freien und die gebundenen Säuren gemessen und im Tagesprofil dokumentiert.

Literatur

Carnauba RA et al. Diet-induced low-grade metabolic acidosis and clinical outcomes: a review. Nutrients 2017;9:538.

Dawson-Hughes B. Acid–base balance of the diet—implications for bone and muscle. Eur J Clin Nutr. 2020;74:7–13.

De la Roche J et al. Lactate is a potent inhibitor of the capsaicin receptor TRPV1. Sci Rep. 2016;6:36740.

DiNicolantonio JJ et al. Low-grade metabolic acidosis as a driver of insulin resistance. Open Heart. 2021;8:e001788.

Ekmekcioglu C. Die Theorie der Übersäuerung. Ernährung und Medizin 2004;19:16–20.

Esche J et al. Dietary potential renal acid load Is positively associated with serum uric acid and odds of hyperuricemia in the german adult population. J Nutr. 2018;148(1):49–55.

Granchi D et al. Potassium citrate supplementation decreases the biochemical markers of bone loss in a group of osteopenic women: the results of a randomized, double-blind, placebo-controlled pilot study. Nutrients. 2018;10:1293.

Han YH et al. Effect of acid or base interventions on bone health: a systematic review, meta-analysis, and meta-regression. Adv Nutr. 2021;12(4):1540–1557.

Jacob LM. Mineralstoff- und Säure-Basen-Dysbalance als Risikofaktor für Wohlstandserkrankungen. Zschr Komplementärmed. 2018;10(6):46–52.

Namer B et al. Differential sensitization of silent nociceptors to low pH stimulation by prostaglandin E2 in human volunteers. Eur J Pain. 2015;19(2):159–166.

Pizzorno J. Acidosis: An old idea validated by new research. Integr Med (Encinitas). 2015;14(1):8–12.

Remer T et al. Dietary protein's and dietary acid load's influence on bone health. Crit Rev Food Sci Nutr. 2014;54(9):1140–1150.

Rylander R, Remer T, Berkemeyer S, Vormann J. Acid-base status affects renal magnesium losses in healthy, elderly persons. J Nutr 2006;136(9):2374–2377.

Shea MK et al. Food groups associated with measured net acid excretion in community-dwelling older adults. Eur J Clin Nutr. 2017;71(3):420–424.

Vormann J et al. Säure-Basen-Haushalt und Gelenkerkrankungen. Erfahrungsheilkunde. 2021;70(1):6–11.

Vormann J et al. Supplementation with alkaline minerals reduces symptoms in patients with chronic low back pain. J Trace Elem Med Biol 2001;15:179.

Weiner D et al. Ammonia transporters and their role in acid-base balance. Physiol Rev. 2017;97:465–494.

Alkoholkonsum, Rauchen

Geringe Alkoholmengen scheinen gesundheitlich eher positiv zu wirken – eine gute Nachricht für Genusstrinker, die sich abends gern ein Glas Wein gönnen. Werden aber regelmäßig zwei oder drei Gläser Wein getrunken, schlägt die Wirkung bereits um, und die Gesundheitsschäden des Alkohols überwiegen. Bei übermäßigem Alkoholkonsum entstehen neben diversen Organschäden auch Defizite im Bereich der Mikronährstoffe.

Alkohol

Wie die Erfahrungen aus den Mittelmeerländern zeigen, schadet den meisten Erwachsenen ein maßvoller Alkoholkonsum kaum. Im Gegenteil: Untersuchungen bestätigen, dass ein Glas Bier oder Wein am Tag die Lebenserwartung eher positiv beeinflussen und dass sogar Herz-Kreislauf-Patienten dadurch weniger an Herzinfarkten und Schlaganfällen sterben. Es wäre jedoch falsch, jemanden zum Alkoholkonsum zu animieren, da doch ein erhebliches Suchtpotenzial besteht und sich die Toleranzmenge, die gesundheitlich eher positiv wirkt, in engen Grenzen bewegt. Bei Frauen sind dies ca. 15 g, bei Männern 20 g Alkohol/Tag, was 1,5–2 dl Rotwein entspricht.

Regelmäßiges, starkes Trinken hingegen stellt unzweifelhaft ein großes Gesundheitsrisiko dar. Dieses steigt spätestens bei regelmäßig mehr als drei Drinks am Tag (ein »Drink« entspricht etwa 2–3 dl Bier bzw. 1 dl Wein) stark an. Alkohol beeinflusst den Hirnstoffwechsel ganz erheblich. Er wirkt meist entspannend und angstlösend, was als angenehm empfunden wird und Hemmungen abbaut. In der Stimulation der dafür notwendigen Rezeptoren liegt auch das Suchtpotenzial. So wird jeder Zehnte, der regelmäßig Alkohol trinkt, körperlich davon abhängig (Alkoholismus). Starkes Trinken verkürzt die Lebenserwartung im Durchschnitt um 10–15 Jahre. Regelmäßiger Alkoholkonsum verursacht Reizungen und Entzündungen im Magen-Darm-Trakt, was die Entwicklung gewisser Krebserkrankungen fördert. Zudem wird der Nährstoffhaushalt massiv gestört: Einerseits werden die Verdauung und die Aufnahme von Nährstoffen (Vitamine, Mineralstoffe und Spurenelemente) behindert, andererseits gehen viele Nährstoffe (z. B. Magnesium, Zink, B-Vitamine usw.) durch erhöhte Urinausscheidung verloren. Zu den weiteren Nährstoffen, die bei chronischem Alkoholkonsum häufig defizitär sind, gehören Kalium, Selen und die γ-Linolensäure. Alkohol führt auch zu erhöhtem oxidativem Stress. Die Leber, die den Alkoholabbau und generell die Entgiftung übernimmt, ist besonders empfindlich gegen Alkohol. Chronischer starker Alkoholkonsum führt zur Leberschwellung und zur Fettleber, später zur alkoholischen Hepatitis und schlussendlich zur Leberzirrhose. Durch den narbigen Umbau des Gewebes verliert dieses wichtige Organ vollständig seine Funktion.

Übermäßiger Alkoholkonsum korreliert auch mit Demenzen, Depressionen, sozialen Problemen und einer erhöhten Gewaltbereitschaft.

Ernährungsempfehlungen

Wer regelmäßig Alkohol konsumiert, muss noch mehr auf eine gesunde Ernährung achten, mit reichlich frischem Obst und Gemüse, Vollkorn, magerem Fleisch, Nüssen und fettarmen Milchprodukten. Erfahrungsgemäß ist allerdings die Ernährung von Menschen mit einem hohen Alkoholkonsum alles andere als ausgewogen und hochwertig. Meist bestehen auch Defizite im Bereich der Mikronährstoffe. Daher sollte man zumindest versuchen, mit einem gut dosierten Multivitamin-Mineral-Präparat die ausgeprägtesten Mängel einigermaßen zu kompensieren. Die beste Lösung ist jedoch der maßvolle Konsum oder bei Suchtpotenzial der vollständige Verzicht.

Alkoholische Getränke enthalten sehr viele Kalorien: Ein gewöhnliches Glas Bier (etwa 0,3 l) enthält ca. 150 kcal und 0,1 l Wein enthält ca. 80 kcal. Mit 3–4 Gläsern Wein oder Bier am Tag erhält man also schon 15–20% der gesamten täglichen Energiezufuhr. Ansonsten haben alkoholische Getränke kaum einen Nährwert. Sie liefern vor allem »leere Kalorien«. Für Menschen, die ihr Gewicht halten oder abnehmen wollen, stellt eine Einschränkung des Alkoholkonsums eine gute Möglichkeit dar, Kalorien zu sparen.

Der Alkoholkonsum während der Schwangerschaft – insbesondere während der ersten drei Monate – kann beim Säugling zu Geburtsfehlern und geistiger Retardierung führen. Niemand weiß, wie viel Alkohol während der Schwangerschaft unschädlich ist, die Toleranzschwelle liegt aber wohl deutlich niedriger als früher gedacht. Daher sollten Schwangere zur Sicherheit überhaupt keinen Alkohol trinken.

Nährstoffempfehlungen bei Alkoholkonsum

Nährstoff	empfohlene Tagesdosis	Kommentare
zur Vorsorge oder Behandlung von alkoholbedingten Nährstoffmängeln		
Antioxidanzien-Supplement (mit den Vitaminen A, C und E, Zink und Selen)	nutritive Mengen	Der Abbau von Alkohol zu Acetaldehyd verursacht im Körper oxidativen Stress.
Vitamin C	1–2 g	Exzessiver Alkoholkonsum kann zu einem skorbutähnlichen Vitamin-C-Mangel führen. Vitamin C kann den Körper bei der Entgiftung unterstützen.
Vitamin-B-Komplex	hoch dosiert; sollte mindestens je 25 mg Vitamin B_1, B_2, B_3 und B_6 und 0,4–0,8 mg Folsäure und 25 µg Vitamin B_{12} enthalten	Alkohol beeinträchtigt die Aufnahme und die Aktivierung der B-Vitamine. Die meisten Menschen, die viel trinken, leiden unter Mangel an B-Vitaminen.

Nährstoff	empfohlene Tagesdosis	Kommentare
Magnesium	300–450 mg	Bei starken Trinkern ist Magnesiummangel weit verbreitet. Er kann u. a. kardiovaskuläre und neuromuskuläre Probleme verursachen.
Zink	10–30 mg (bzw. gem. Laborstatus)	Viele für den Abbau von Alkohol essenzielle Enzyme sind zinkabhängig. Daher beeinträchtigt Zinkmangel die Fähigkeit des Körpers, Alkohol abzubauen, was wiederum mögliche Schäden verstärkt. Dazu gehören insbesondere auch eine erhöhte intestinale Permeabilität (Leaky-Gut-Syndrom).
L-Carnitin	1–2 g	schützt die Leber vor oxidativem Stress (zahlreiche Studien auch mit Acetyl-L-Carnitin)
bei starkem Alkoholkonsum: zur Verminderung von Alkoholgelüsten, -konsum und Entzugserscheinungen		
L-Glutamin	2–3 g	L-Glutamin scheint laut älteren Studien Alkoholgelüste und -konsum zu vermindern.
γ-Linolensäure (GLS)	2–3 g Nachtkerzenöl (EPO)	GLS stabilisiert die z. T. starken psychischen Schwankungen bei Alkoholpatienten durch Erhöhung der Prostaglandin-E_1-Blutspiegel. Dies ist auch beim Alkoholentzug hilfreich.

Laboruntersuchungen

- Mikronährstoff-Screening (B-Vitamine, Magnesium, Zink)
- oxidativer Stress
- Fettsäureprofil
- Nachweis von Alkoholismus (Ethylglucuronid mittels Urin- oder Haaranalyse)

Literatur

Baj J et al. Magnesium, calcium, potassium, sodium, phosphorus, selenium, zinc, and chromium levels in alcohol use disorder: a review. J Clin Med. 2020;9:1901.

Bell S et al. Association between clinically recorded alcohol consumption and initial presentation of 12 cardiovascular diseases: population based cohort study using linked health records. BMJ. 2017;356:j909.

Bota AB et al. Carnitine in alcohol use disorders: a scoping review. Alcohol Clin Exp Res. 2021;45(4):666–674.

Carvalho AF et al. Alcohol use disorders. Lancet. 2019;394(10200):781–792.

Churchill SA et al. Alcohol and depression: evidence from the 2014 health survey for England. Drug Alcohol Dependence. 2017;180:86–92.

Duke B et al. Alcohol, drugs, and violence: a meta-meta-analysis. Am Psych Ass. Psychology of Violence. 2018;8(2):238–249

Lim DJ et al. Vitamin C and alcohol: a call to action. BMJ NPH. 2018;1:17–22.

Phillips SA et al. Ethanol induced oxidative stress in the vasculature: Friend or foe. Curr Hypertens Rev. 2020;16(3):181–191.

Polsky S et al. Alcohol consumption, diabetes risk, and cardiovascular disease within diabetes. Curr Diab Rep. 2017;17:136.

Popova S et al. Estimation of national, regional, and global prevalence of alcohol use during pregnancy and fetal alcohol syndrome: a systematic review and meta-analysis. Lancet Glob Health. 2017;5:e290–299.

Ravel JM et al. Reversal of alcohol toxicity by glutamine. J Biol Chem 1955;214:497.

Rehm J et al. The relationship between different dimensions of alcohol use and the burden of disease-an update. Addiction. 2017;112(6):968–1001.

Rehm J et al. Alcohol use and dementia: a systematic scoping review. Alzheimer's Res Ther. 2019;11 1.

Roerecke M et al. Alcohol consumption and risk of liver cirrhosis: a systematic review and meta-analysis. Am J Gastroenterol. 2019;114(10):1574–1586.

Skalny AV et al. Zinc deficiency as a mediator of toxic effects of alcohol abuse. Eur J Nutr. 2018;57:2313–2322.

Stein J et al. Association between neuropathy and B-vitamins: A systematic review and meta-analysis. Eur J Neurol. 2021;28:2054–2064.

Thoma R et al. Perturbation of the glutamate – glutamine system in alcohol dependence and remission. Neuropsychopharmacol 2011;36:1359–1365.

Tizabi Y et al. Ethanol Neurotoxicity. In: Kostrzewa RM (eds). Handbook of Neurotoxicity. Springer.

Van den Berg H et al. Influence of lifestyle on vitamin bioavailability. Int J Vitam Nutr Res 2002;72(1):53–59.

World Health Organization. Clinical Guidelines for Withdrawal Management and Treatment of Drug Dependence in Closed Settings. WHO Guidelines Approved by the Guidelines Review Committee. Geneva: WHO Press, 2009.

Wu J et al. Current understanding of the metabolism of micronutrients in chronic alcoholic liver disease. World J Gastroenterol. 2020;26(31):4567–4578.

Zhao J et al. Alcohol consumption and mortality from coronary heart disease: an updated meta-analysis of cohort studies. J Stud Alcohol Drugs. 2017;78:375–386.

Rauchen

Rauchen ist lebensgefährlich! Wenn Sie rauchen, verkürzen Sie Ihre Lebenserwartung um viele Jahre. Rauchen ist für ein Drittel aller Krebserkrankungen sowie der tödlichen Herzinfarkte und Schlaganfälle verantwortlich. Rauchen schwächt die Immunantwort und führt zu schwereren Infektverläufen (z.B. Influenza, Covid-19). 35% aller 35-Jährigen, die mit dem Rauchen nicht aufhören, sterben an Folgeerkrankungen des Rauchens. Zigarettenrauch enthält eine Menge krebserregender Stoffe, Kohlenmonoxid, Schwermetalle wie Cadmium, Nickel, Arsen und andere Giftstoffe. Mit jedem Atemzug werden Billionen von freien Radikalen inhaliert. Obwohl Rauchen in den meisten Ländern die wichtigste vermeidbare Todesursache darstellt, raucht weltweit weiterhin etwa jeder fünfte Erwachsene (WHO, 2015). Viele Menschen sind zu Hause oder am Arbeitsplatz dem Rauch in ihrer Umgebung ausgesetzt. Auch dieses Passivrauchen stellt ein gefährliches Gesundheitsrisiko dar. Passivrauchen kann Asthma, Kopfschmerzen und viele andere Gesundheitsprobleme verursachen. Menschen, die ständig dem Rauch anderer ausgesetzt sind, leben mit einem um 50–60% höheren Krebsrisiko. Kinder sind besonders anfällig für Passivrauchen. Wenn Frauen vor und während der Schwangerschaft rauchen, erhöhen sie damit das Risiko für ein gestörtes Wachstum des Fötus, für Frühgeburten, für ein niedriges Geburtsgewicht sowie für Aborte und Totgeburten. Wer nicht mit dem Rauchen aufhören kann oder wer durch regelmäßiges Passivrauchen gefährdet ist, sollte wenigstens darauf achten, Mikronährstoffe und Antioxidanzien (in nutritiven Mengen) – vor allem auch über Gemüse und Früchte – in ausreichender Menge zuzuführen.

Ernährungsempfehlungen

Auch die besten Ernährungsempfehlungen können das Schadenpotenzial des Rauchens nicht mindern. Das Hauptziel sollte entsprechend immer der Rauchverzicht sein. Wenn jemand mit dem Rauchen aufhört, kann häufig eine markante Gewichtszunahme beobachtet werden. Dies liegt daran, dass Rauchen den Grundumsatz (den Energieverbrauch des Körpers für Funktionen wie die Erhaltung der Körpertemperatur, des Blutdrucks, der Atmung usw.) erhöht. Die Angst vor einer Gewichtszunahme mag dazu beitragen, dass vor allem Frauen sich oft dagegen sträuben, mit dem Rauchen aufzuhören. Wer mit dem Rauchen aufhört, nimmt allerdings durchschnittlich nur zwei bis drei Kilo zu. Die Hälfte der ehemaligen Raucher nimmt nur ein Kilo oder noch weniger zu.

Das ist, gemessen an den enormen Vorteilen, die das Aufhören für die Gesundheit mit sich bringt, z.B. der Halbierung des Herzinfarktrisikos, ein kleines Opfer. Raucher, die versuchen, sich das Rauchen abzugewöhnen, sollten also sorgfältig auf ihre Energiezufuhr und regelmäßige Bewegung achten, damit sie ihr Gewicht halten können.

Rauchen erhöht die Blutfett- und Cholesterinwerte, wichtige Risikofaktoren für Herzinfarkte und Schlaganfälle. Raucher sollten also besonders darauf achten, ihre Blutfettwerte niedrig zu halten. Raucher verbrauchen viel Vitamin C aufgrund des oxidativen Stresses. Man geht davon aus, dass eine Schachtel Zigaretten den Bedarf um etwa 300 mg Vitamin C erhöht. Darüber hinaus senkt Rauchen die im Körper verfügbaren Mengen an β-Carotin, Vitamin D, Folsäure und Vitamin B_{12}. Es beeinträchtigt die Umwandlung von Vitamin B_6 in seine aktive Form. Rauchen verstärkt den Verlust von Mineralstoffen in den Knochen und erhöht so das Osteoporoserisiko. Homocystein, ein im Blut messbarer Risikofaktor für kardiovaskuläre Erkrankungen, begünstigt zusätzlich die Knochenbrüchigkeit. Ein Rauchstopp lässt die Homocysteinwerte normalerweise sehr effektiv sinken.

Nährstoffempfehlungen für Raucher und Passivraucher

Nährstoff	empfohlene Tagesdosis	Kommentare
Antioxidanzien-Supplement (mit Vitamin C, E, Zink und Selen)	nutritive Mengen bzw. gemäß Labordaten	Zigarettenrauch ist ein starkes Oxidans, das weitläufige Zellschäden und Fettperoxidation verursacht und viele altersbedingte Abnutzungserscheinungen an Haut, Lungen und anderen Organen beschleunigt. Antioxidanzien (v. a. in Früchten und Gemüsen) können allenfalls ein gewisses Gegengewicht darstellen. Ein Supplement für Raucher sollte kein synthetisches β-Carotin enthalten. Antioxidanzien sollten von Rauchern nicht unkritisch in hohen Dosierungen genommen werden.
Vitamin-B-Komplex	nutritive Mengen	Raucher leiden oft unter Mangel an B-Vitaminen, weil deren Abbau beschleunigt ist. Rauchen stört den Folsäurestoffwechsel und fördert erhöhte Homocysteinspiegel.
Vitamin C	0,5–1 g	Raucher verbrauchen ihre Vitamin-C-Körperreserven sehr schnell. Eine begleitende Supplementierung kann sinnvoll sein.
Omega-3-Fettsäuren	1–2 g EPA, DHA (aus Fischöl)	Reduziert Entzündungsreaktionen, 1 g reduzierte in einer kleinen Studie Schäden im Erbgut und verbesserte die antioxidative Kapazität.

Hinweis

- Nach dem heutigen Stand des Wissens sollten starke Raucher viel frisches Obst und Gemüse konsumieren, das viele Antioxidanzien und natürliche Flavonoide enthält. Es gibt Hinweise, dass Flavonoide (v. a. Quercetin und Kaempferol) das Risiko für Lungenkrebs bei Rauchern reduzieren können.

- Nikotin per se scheint nicht schädlich zu sein – aber stärkere Zigaretten enthalten auch mehr Teerstoffe und weitere krebserregende Substanzen. Sie zeigen ein etwas höheres Risiko für Lungenkrebs als Zigaretten mit geringerem Nikotin- und Teergehalt.
- Da die Tabakpflanze eine hohe Affinität zu Cadmium hat und dieses Schwermetall aus den Böden aufnehmen kann, werden bei Rauchern oft hohe Cadmiumwerte gemessen. Cadmium kann sich u.a. in der Niere ablagern und hier zu Funktionsstörungen führen (z.B. Bluthochdruck).

Laboruntersuchungen

- Oxidativer Stress
- Schwermetall-Screening (Urin, Haare)
- Mikronährstoff-Screening
- Crosslinks, N-Telopeptide (früher Marker für Knochensubstanzverluste)
- Homocystein

Literatur

Alsharairi NA. The effects of dietary supplements on asthma and lung cancer risk in smokers and non-smokers: a review of the literature. Nutrients. 2019;11:725.

Brown A. What are the effects of smoking on wound healing? J Comm Nurs. 2020;34(3):36–40.

Carr AC et al. Factors affecting vitamin C status and prevalence of deficiency: a global health perspective. Nutrients. 2020;12:1963.

Chaudhary D et al. Serum homocysteine could be used as a predictive marker for chronic obstructive pulmonary disease: a meta-analysis. Front Public Health. 2019; DOI: 10.3389/fpubh.2019.00069.

Ganguly K et al. Cadmium in tobacco smokers: a neglected link to lung disease? Eur Respir Rev. 2018;27:170122.

Hemilä H. The effect of β-carotene on the mortality of male smokers is modified by smoking and by vitamins C and E: evidence against a uniform effect of nutrient. J Nutr Sci. 2020;9(e11):1–14.

Hernigou J et al. Tobacco and bone fractures. Bone Joint Res. 2019;8:255–265.

O'Keeffe LM et al. Smoking as a risk factor for lung cancer in women and men: a systematic review and meta-analysis. BMJ Open. 2018;8:e021611.

Reddy RK et al. The effect of smoking on COVID-19 severity: A systematic review and meta-analysis. J Med Virol 2021;93:1045–1056.

Sak K. Intake of individual flavonoids and risk of carcinogenesis: overview of epidemiological evidence. Nutr Cancer. 2017;69(8):1119–1150.

Ulvik A et al. Long- and short-term effects of tobacco smoking on circulating concentrations of B vitamins. Clin Chem 2010:56:755–763.

West R. Tobacco smoking: Health impact, prevalence, correlates and interventions, Psychology & Health, 32;8:1018–1036.

Wiest EF et al. Omega-3 polyunsaturated fatty acids protect against cigarette smoke-induced oxidative stress and vascular dysfunction. Toxicol Sci. 2017;156(1):300–310.

Yu N et al. Association of dietary vitamin A and β-carotene intake with the risk of lung cancer: a meta-analysis of 19 publications. Nutrients. 2015;7(11):9309–9324.

Ziarati P et al. Analysis of heavy metals in cigarette tobacco. J Med Discov. 2017;2(1):jmd16006.

Chronische Belastungen mit toxischen Metallen

Metalle und Schwermetalle sind natürliche Bestandteile der Erdkruste und unserer Böden. Durch Bergbau, Industrie und Landwirtschaft, aber auch zur Gewinnung und Herstellung alltäglicher Gebrauchsartikel hat der Mensch diese Metalle aufkonzentriert und teilweise auch in eine chemisch veränderte Form gebracht. Durch die Herstellung, den Gebrauch und durch die Entsorgung von solchen metallhaltigen Bedarfsgegenständen kann die Nahrungskette (also Böden, Wasser, Luft, Pflanzen und Tiere, Lebensmittel), aber auch der Mensch direkt mit Schwermetallen belastet werden.

Was sind toxische Metalle?

Als toxische Metalle werden Metalle und ihre Verbindungen bezeichnet, die im menschlichen und tierischen Stoffwechsel in den normalerweise vorkommenden Konzentrationen keine lebensnotwendigen, sondern eher schädliche Wirkungen besitzen. Dazu gehören in erster Linie sogenannte Schwermetalle wie Blei, Cadmium, Quecksilber, Silber, Arsen, Zinn usw. Darüber hinaus zählt man auch Leichtmetalle wie das in der Natur in hohen Mengen in den Böden vorkommende Aluminium zu den toxischen Metallen. Rein chemisch gesehen gehören auch viele essenzielle Mikronährstoffe – in der Medizin als Spurenelemente bezeichnete Elemente – zu den Schwermetallen. Dies gilt beispielsweise für Zink, Eisen, Kupfer und Mangan. Sie haben in den Mengen, in denen sie üblicherweise in der Nahrung vorkommen, wichtige lebensnotwendige Funktionen. Dennoch können sich diese Spurenelemente in gewissen Fällen und Belastungssituationen auch als unerwünschte, toxische Schwermetalle zeigen. Dies gilt z. B. für berufliche Expositionen wie im Bergbau, in Verzinkereien oder anderen metallverarbeitenden Betrieben.

Die toxischen Metalle gelangen auf verschiedenen Wegen in den Körper. Hier spielt vor allem die Aufnahme über den Magen-Darm-Trakt (Nahrungskette, Lebensmittel, Wasser) eine wichtige Rolle. Daneben können solche Metalle und Metallverbindungen auch über die Haut (z. B. Schmuck) oder inhalativ über die Atemwege (z. B. als Feinstaub oder in dampfförmigem Zustand – z. B. beim Rauchen) aufgenommen werden.

Toxische Metalle – auch in unserer Nahrung

Cadmium und Blei gelangen in markanten Mengen über die normale Nahrung in unseren Körper. Eine umfassende Studie des deutschen Bundesamtes für Risikobewertung (BfR) vom Januar 2011 hat Folgendes ergeben:

Cadmium:
Durch den Verzehr von Gemüse und Getreide wird viel Cadmium aufgenommen. Bei Vielverzehrern ist die tolerierbare wöchentliche Aufnahme (sog. TWI-Wert) mit 94 % (!) schon allein aus diesen Quellen beinahe ausgeschöpft.

Blei:
Den höchsten Beitrag zur Blei-Exposition liefern Getränke und Gemüse (3,7–5,1 µg Blei/kg Körpergewicht); diese Menge stellt gemäß des BfR schon einen wesentlichen Anteil bezüglich der Nierentoxizität und negativer Wirkungen auf den systolischen Bluthochdruck dar.

Wie wirken sich Schwermetalle im Körper aus?

Gelangen Schwermetalle in den Körper, neigen sie dazu, sich langsam über Jahre in den verschiedensten Geweben und Organen anzuhäufen. So werden beispielsweise fettlösliche Metallverbindungen im Fettgewebe deponiert. Gerade im Fettgewebe ist der Stoffwechselumsatz wie Ab- und Umbauprozesse gering, sodass die Schwermetalle nur sehr langsam wieder ausgeschieden oder abgebaut werden. Je nach Substanz und Depositionsort kann die Halbwertszeit bei Schwermetallen 15–30 Jahre betragen! Als Halbwertszeit bezeichnet man diejenige Zeit, die der Körper benötigt, um die Hälfte der Menge eines Metalls bzw. einer Metallverbindung zu eliminieren.

Schwermetalle stören das Stoffwechselgleichgewicht im Körper auf vielfältige Weise. Dazu gehören die Förderung von oxidativen Prozessen (Bildung freier Radikale), von chronischen Entzündungen, die mögliche Beschädigung von Barrierefunktionen (Blut-Hirn-Schranke, Darmschleimhaut usw.), Mitochondriopathien und Beschädigungen des Erbgutes, Störungen der Fertilität sowie direkte Wechselwirkungen (sog. Antagonismus) mit dem Mikronährstoffhaushalt.

Schwermetalle (und auch Aluminium) hemmen die intestinale Aufnahme von physiologischen Mineralstoffen und Spurenelementen (Zink, Kupfer, Selen, Magnesium, Kalzium, Eisen etc.) und verdrängen sie auch aus den aktiven Zentren in den Enzymen. Dies beeinträchtigt den durch das Enzym katalysierten Stoffwechselschritt und kann entsprechende gesundheitliche Folgen haben.

Schwermetalle beeinflussen als Cofaktoren das Risiko für die Entstehung der häufigsten Volkskrankheiten. Beispielsweise erhöhen chronische Metallbelastungen das Risiko für kardiovaskuläre Erkrankungen, koronare Herzkrankheit und Schlaganfälle, aber auch für Nierenerkrankungen, Krebserkrankungen, Osteoporose, neurologischen und psychischen Erkrankungen. Dabei können schon

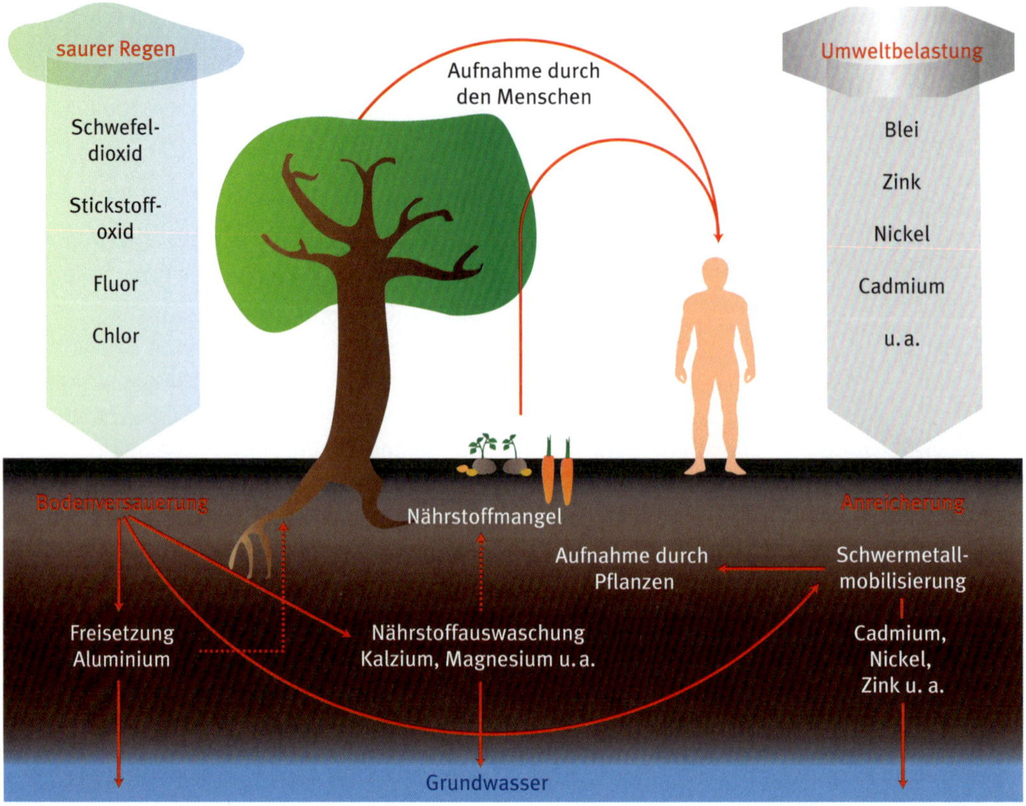

Der Mensch als letztes Glied der Nahrungskette ist direkt abhängig von der Qualität seines Umfeldes: von sauberer Luft und sauberem Wasser sowie von nährstoffreichen Lebensmitteln.

kleinste, unsichtbare Mengen ihre schädliche Wirkung entfalten. Da die Schwermetalle meist über ähnliche oder gleiche schädliche Mechanismen wirken (oxidativer Stress, Enzymblockaden usw.), muss bei den häufig anzutreffenden Belastungen mit mehreren Schwermetallen nicht nur die Wirkung des einzelnen Elements, sondern deren additive Wirkung miteinberechnet werden (sog. kumulative toxische Gesamtbelastung).

Welche gesundheitlichen Folgen chronische Metall-Belastungen haben, hängt im Einzelfall sehr stark davon ab, mit welchen Elementen man belastet ist und an welcher Stelle im Körper diese deponiert werden. Die Toxikokinetik und die Toxizität der Metalle – also die Art und Weise wie ein Metall im Körper wirkt, wo es vorzugsweise deponiert wird und die Auswirkungen auf die Gesundheit sind von den wichtigsten Schwermetallen sehr gut bekannt. Sie werden nachstehend in den einzelnen Kapiteln besprochen.

Die häufigsten Krankheitsbilder, die bei chronischen Metallbelastungen auftreten:

- Anämien (Störungen der Transferrintransportkapazität)
- Arthrose

- Demenzen
- Entzündungen, chronische
- Fertilitätsstörungen (Frau, Mann)
- Immunantwort, gestörte (Infektanfälligkeit, Autoimmunerkrankungen)
- Mikrobiom, Dysbiosen
- Mitochondriopathien
- neurodegenerative Erkrankungen (MS, Parkinson)
- neurologische Krankheitsbilder
- Nierenerkrankungen
- Osteoporose
- psychiatrische Krankheitsbilder (ADHS, Depressionen)

Es gibt Grenzwerte für toxische Metalle

Die Behörden haben Grenzwerte für Schwermetalle in den Böden, im Dünger, für Trinkwasser, Lebensmittel, Arzneimittel, aber auch für Bedarfsgegenstände wie Schmuck, Keramik, Spielzeug usw. festgesetzt. Unerklärlicherweise werden diese toxischen Schwermetalle aber weder beim gesunden noch beim kranken Menschen kaum je kontrolliert und im Labor analysiert. Dies, obwohl der Mensch das letzte Glied in der Nahrungskette ist und doch immerhin durchschnittlich 80 Jahre in einer Welt lebt, die nicht nur aus sauberem Wasser und sauberer Luft besteht …

Wenn man die Schwermetall-Belastung beim einzelnen Menschen im Labor mittels Blut-, vor allem aber mittels Urin- oder Haaranalysen misst, findet man häufig erhöhte Messwerte bei einem oder mehreren Schwermetallen.

Dies konnte auch in einer breit angelegten und im Jahr 2021 veröffentlichten Studie in

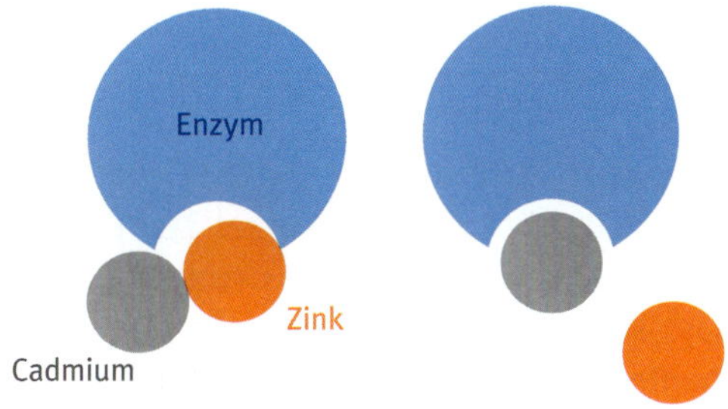

Schwermetalle verdrängen Mineralstoffe und Spurenelemente von den Enzymstellen.

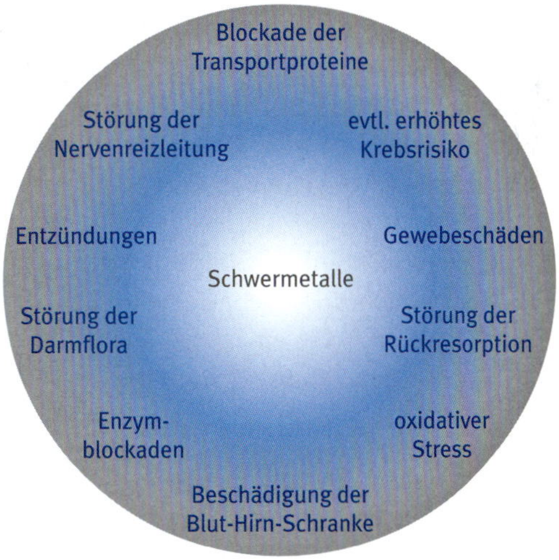
Blockade der Transportproteine
Störung der Nervenreizleitung
evtl. erhöhtes Krebsrisiko
Entzündungen
Gewebeschäden
Schwermetalle
Störung der Darmflora
Störung der Rückresorption
Enzym-blockaden
oxidativer Stress
Beschädigung der Blut-Hirn-Schranke

Die biochemischen Auswirkungen chronischer Schwermetall-Belastungen.

Frankreich gezeigt werden. Danach konnten bei 97 % der Untersuchten – Kindern und Erwachsenen – Metallbelastungen in ihrem Stoffwechsel nachgewiesen werden (Esteban-Studie).

Es ist aber eine Tatsache, dass Schwermetall-Analysen und -Screenings in der ärztlichen Praxis äußerst selten gemacht werden. Schwermetalle werden in der Medizin fälschlicherweise nicht als alltägliche Risiko- und Einflussfaktoren wahrgenommen. Schwermetall-Intoxikationen werden meist nur mit sehr speziellen umweltmedizinischen Fragen in Verbindung gebracht.

Gelangen Schwermetalle in den Körper, können sie oft nur während kurzer Zeit im Blut nachgewiesen werden. Der Grund dafür ist, dass sie meist in tiefer gelegene Kompartimente transportiert und dann im Gewebe deponiert werden – und anschließend nur noch da nachgewiesen werden können.

Schwermetall-Screenings sollten vor allem im Urin (z. B. vor und nach Provokation mit Dimaval [= DMPS = Dimercaptopropansulfonsäure]) oder mittels Haaranalysen durchgeführt werden. Hierfür gibt es eine ordentliche wissenschaftliche Datenlage.

Bei gewissen Krankheitsbildern sind auch schon Schwermetall-Grenzwerte im Blut definiert worden, weil ein klarer Zusammenhang zwischen dem Schwermetall-Blutspiegel und dem Auftreten gesundheitlicher Störungen festgestellt werden konnte. Beispiel hierfür ist die Bleibelastung von Kindern mit Lernstörungen und Verhaltensauffälligkeiten.

Wie kann man sich schützen?

Wir alle leben in einer Welt, in der es neben nützlichen und lebensnotwendigen Substanzen auch eine kaum überblickbare Zahl von körperfremden, toxischen Substanzen gibt. Da wir im Laufe unseres Lebens häufig in irgendeiner Weise mit diesen Stoffen in Kontakt kommen, müssten die meisten Menschen gewisse erhöhte toxische Belastungen aufweisen. Dies ist aber nicht immer der Fall.

Metallbelastungen durch Schmuck

Verschiedene in Schmuck enthaltene Metalle wie Cadmium, Nickel, Palladium, Platin, Zinn, Kobalt usw. können mit organischen Schwefelverbindungen, sogenannten Thiolen, lösliche Komplexe bilden. Thiole sind beispielsweise auch im Schweiß enthalten. Beim Schwitzen kann sich daher beim Tragen von Schmuck ein »Belag« auf dem Schmuckstück oder auf der Haut bilden. Dieser metallhaltige Belag bzw. Komplex kann über die Haut aufgenommen und resorbiert werden. Die Resorption von Nickel ist auf gleichem Wege bei häufigem Kontakt mit Geldmünzen möglich.
Dies gilt auch für Goldschmuck, der häufig in Legierungen mit Kupfer, Silber, Zink und Nickel vorkommt. Auch wenn metallisches Gold sehr korrosionsbeständig und chemisch inert ist, heißt dies nicht, dass es bei seiner Verwendung nicht doch chemische Reaktionen eingehen kann. Das Gleiche gilt für Silberschmuck.
Es wurde festgestellt, dass vor allem bei sportlich aktiven Personen und bei Menschen, die häufig schwitzen, durch das Tragen von Schmuck und Piercings erhöhte Metall-Konzentrationen in Blut, Urin und Haaren vorkommen können. Menschen, die viel Sport treiben oder viel schwitzen sollten auf das Tragen von entsprechenden Schmuckstücken verzichten.

Das Ausmaß einer individuellen toxischen Belastung wird von vielen Faktoren beeinflusst:

- Wie stark bin ich – im beruflichen oder privaten Umfeld – toxischen Belastungen ausgesetzt?
- Mit welchen Verbindungen und Substanzen bin ich belastet?
- Wie lange dauert die Exposition?
- Wie und wo bin ich exponiert?
- Wie gut kann mein Körper (v.a. Leber, Niere) toxische Substanzen ausscheiden?

Bei toxischen Metallen ist zudem die Versorgung mit den biochemischen Gegenspielern der toxischen Metalle (bei den Schwermetallen v.a. mit Zink und Selen, siehe Tabelle unten) mitentscheidend.

Liegen Mängel bei den Mineralstoffen und Spurenelementen vor, so fördert dies die Auswirkungen der Schwermetalle:

- Die Aufnahme von Schwermetallen über den Magen-Darm-Trakt ist erhöht.
- Das Risiko von chronischen Schwermetall- und Aluminiumbelastungen ist erhöht.
- Die toxischen Metalle verdrängen die Mineralstoffe und Spurenelemente von ihren Transportproteinen.
- Die Schwermetalle und Aluminium besetzen die stoffwechselaktiven Enzymstellen.

Eine langfristig gute Versorgung mit den genannten Mineralstoffen und Spurenelementen kann also einen gewissen Schutz vor chronischen Metallbelastungen bieten.

Sicherlich wird man – auch wenn toxische Metalle häufig über die Nahrung in den Körper gelangen – nicht empfehlen, auf Gemüse, Früchte und Getreide zu verzichten. Vielmehr sollte man versuchen, nebst einer hochwertigen, auf seine Bedürfnisse abgestimmten, ausgewogenen Ernährungsweise sich auch optimal mit den entsprechenden Vitaminen, Mineralstoffen, Spurenelementen und Pflanzenstoffen zu versorgen.

Toxische Metalle und ihre Gegenspieler im Stoffwechsel

Toxische Metalle	Gegenspieler (sog. Antagonisten)
Schwermetalle	Zink, Selen
Aluminium	Kalzium, Magnesium, Zink, Silizium, Eisen

Was kann ich bei chronischen Belastungen tun?

Werden in einer Laboranalyse chronische Belastungen mit Schwermetallen oder mit Aluminium festgestellt, können folgende Empfehlungen gegeben werden:

- Expositionsprophylaxe (Erkennen und Ausschalten von möglichen Belastungsquellen). Dies ist nicht immer einfach, da die Ursache oft nicht so offensichtlich ist.
- Supplementierung der erwähnten Gegenspieler Zink, Selen, Kalzium usw. zur Verdrängung bzw. Antagonisierung der toxischen Metalle. Dies reduziert in der Regel auch die intestinale Aufnahme der Metalle. Detaillierte Empfehlungen finden Sie in den einzelnen Kapiteln über die toxischen Metalle.
- Supplementierung von Substanzen, die organisch gebundenen Schwefel enthalten. Dazu gehören schwefelhaltige Aminosäuren wie L-Cystein, L-Methionin, Taurin, α-Liponsäure – aber auch schwefelhaltige Pflanzen oder Pflanzenextrakte (z.B. Zwiebelgewächse wie Knoblauch). Organisch gebundener Schwefel ist in der Lage, mit den Schwermetallen (nicht mit Alu-

Einsatz klassischer Komplexbildner

Grundsätzlich stehen auch klassische, schulmedizinische Komplexbildner (EDTA, Deferoxamin, Penicillamin usw.) zur Behandlung von Metallintoxikationen zur Verfügung. Diese können und sollen bei schweren Vergiftungen eingesetzt werden. Diese Komplexbildner wirken schneller als die Mikronährstoffe, haben aber den Nachteil, dass sie wenig selektiv sind. Sie binden neben den toxischen Schwermetallen auch die »guten« Spurenelemente und Mineralstoffe im Körper und können dementsprechend zu schweren Mangelzuständen und Nebenwirkungen führen. Eine Mittelstellung bezüglich Zeitdauer und Selektivität nimmt das noch recht häufig verwendete Dimaval (DMPS = Dimercaptopropansulfonsäure) ein, das sowohl zu diagnostischen Zwecken (Schwermetall-Untersuchung im Urin) als auch zur Therapie von Schwermetall-Belastungen eingesetzt wird.

minium) eine Komplexbindung einzugehen und somit das Schwermetall schneller aus dem Gewebe zu mobilisieren und dieses über den Stuhl auszuscheiden. Detaillierte Empfehlungen finden Sie in den einzelnen Kapiteln über die toxischen Metalle.

- Gabe von Vitamin C. Vitamin C fördert die Ausscheidung von Schwermetallen – vor allem über die Nieren – und besitzt wichtige antioxidative Eigenschaften. Hierfür werden meist 1–3 g Vitamin C/Tag gegeben.
- Gabe von Algenpräparaten (Spirulina, Chlorella). Algenpräparate sind in der Lage, die mittels der gezielten Nährstoff-Supplementierung mobilisierten Schwermetalle im Stuhl zu adsorbieren und damit eine Rückresorption zurück in den Blutkreislauf zu verhindern. Ein vergleichbarer adsorbierender Effekt kann mit Pektin oder ballaststoffreichen Lebensmitteln erzielt werden.

Um Ausscheidungsprozesse weiter zu fördern, ist es natürlich hilfreich, viel zu trinken, zu schwitzen (Sport, Sauna) sowie Leber und Nieren gezielt mit Pflanzenpräparaten (z. B. Löwenzahn) zu unterstützen.

Wegen der im einzelnen Fall sehr unterschiedlichen Verhältnisse (Quelle ausgeschaltet? Höhe der Depots? Wie funktionieren die Ausscheidungsprozesse? usw.) ist es nicht einfach, eine Standardempfehlung für die Zeitdauer einer Schwermetall-Ausleitung abzugeben. Da die erwähnten Metalle aber z. T. je nach Ort und Höhe der Depots im Gewebe eine recht lange Halbwertszeit besitzen, muss in der Regel mit einer monate- oder sogar jahrelangen Behandlung gerechnet werden. Kontroll-Laboranalysen werden nach einer Supplementierungsdauer von etwa 9–12 Monaten empfohlen.

Chronische Metallintoxikationen auf einen Blick

- Chronische Metallbelastungen sind in der Bevölkerung sehr häufig und werden im medizinischen Alltag immer noch stark unterschätzt!
- Chronische Metallbelastungen können ursächlich an der Entstehung von alltäglichen Erkrankungen mitbeteiligt sein. Sie

können auch epigenetische Veränderungen auslösen (z. B. Arsen, Cadmium, Nickel, Quecksilber).

- Schwermetall-Screenings bzw. Laboranalysen (Urin, Haare, Blut) sollten viel häufiger durchgeführt werden. Jedermann sollte sich – auch wenn er sich wohlfühlt – in einer gewissen Regelmäßigkeit über die eigene Belastungssituation mit Schwermetallen ins Bild setzen (z. B. ein Schwermetall-Screening alle 3–5 Jahre).
- Nicht jedermann ist gleich anfällig für Metall-Belastungen. Je besser die Nährstoffdepots (von Zink, Selen, Kalzium, Magnesium usw.) gefüllt und damit auch die Enzymstellen belegt sind, desto weniger haben Schwermetalle eine Möglichkeit, sich im Körper festzusetzen. Selbstverständlich hängt eine Belastung von der Expositionsdauer, von der Dosis und auch vom Expositionsweg ab.
- Toxische Metalle sind nicht nur in der Nahrungskette zu finden, sondern sie kommen auch in normalen Gebrauchsartikeln (z. B. Farben, Kerzen, Schmuck, Piercings usw.) vor.
- In vielen Berufen sind Metallexpositionen sehr typisch und häufig (metallverarbeitende Berufe, Handwerker, Maler, Zahnarzt-Personal usw.).
- Mit einer gezielten Mikronährstoff-Supplementierung über mindestens einige Monate können chronische Schwermetall-Belastungen reduziert werden.
- Jedermann sollte sich über mögliche Schwermetall-Quellen besser orientieren, um sich im Alltag besser davor schützen zu können.
- Es sollte das generelle Ziel sein, die Gesamtmetall-Belastung jedes Einzelnen langfristig und in präventiver Hinsicht möglichst niedrig zu halten.

Literatur

Chowdhurry R et al. Environmental toxic metal contaminants and risk of cardiovascular disease: systematic review and meta-analysis. Brit Med J. 2018;362:k3310.

Colovic MB et al. Sulphur-containing amino acids: protective role against free radicals and heavy metals. Curr Med Chem. 2018;25(3):324–335.

El-Kady AA et al. Occurrence of trace metals in foodstuffs and their health impact. Trends Food Sci Technol. 2018;75:36–45.

Engwa GA et al. Mechanism and health effects of heavy metal toxicity in humans. Mechanism and health effects of heavy metal toxicity in humans, Poisoning in the modern world. IntechOpen. 2019; DOI: 105772/intechopen.82511.

Fillol C et al. Esteban 2014-2016. Imprégnation de la population française par les métaux et métalloïdes. Programme national de biosurveillance. Synthèse. Saint-Maurice: Santé publique France; 2021: 12 p.

Fu Z et al. The effects of heavy metals on human metabolism. Toxicol Mech Meth 2019;30(3):167–176.

Jalili C et al. Exposure to heavy metals and the risk of osteopenia or osteoporosis: a systematic review and meta-analysis. Osteoporosis Int. 2020;31:1671–1682.

Nordberg GF et al. Handbook on the toxicology of metals. Academic Press, Burlington, San Diego, London. 5th edition. 2021. ISBN13 978 0 128 232927 und 978 0 128 229460

Rehman K et al. Prevalence of exposure of heavy metals and their impact on health consequences. J Cell Biochem. 2018;119:157–184.

Sharavanan VJ et al. Pollutants inducing epigenetic changes and diseases. Environm Chem Letters. 2020;18:325–343.

Aluminium

Aluminium ist nach Sauerstoff und Silizium das dritthäufigste Element in unseren Böden. Aluminium kann im Humus, in vielen Gesteinen, in der Luft und im Wasser gefunden werden. Trotz der Allgegenwart von Aluminiumverbindungen enthält unser Körper aufgrund wirksamer Aufnahmebarrieren bzw. Ausscheidungsmechanismen in der Regel nur geringe Aluminiumspiegel. Es wird angenommen, dass der gesamte Aluminiumpool beim Menschen 150–295 mg beträgt.

Haarmineralanalysen besitzen für die Beurteilung von Aluminiumbelastungen eine gute Aussagekraft. Insbesondere bei vorliegenden Kalzium-, Magnesium-, Zink- und Siliziummängeln findet man recht häufig erhöhte Aluminium-Messwerte. Dies hat damit zu tun, dass Kalzium, Magnesium, Zink und Silizium die natürlichen Gegenspieler von Aluminium sind. Bei einer ausreichenden Versorgung mit diesen Elementen wird vor allem auch die Aufnahme von Aluminium über den Magen-Darm-Trakt stark vermindert.

Vorkommen und Herkunft

Die zunehmende umweltbedingte Säurebelastung der Böden (hierzu gibt es bei allen öffentlichen Umweltämtern entsprechende ausführliche Daten) führt dazu, dass sich die Löslichkeit der sonst stabilen, wenig löslichen Aluminiumverbindungen im Boden verändert und steigende Konzentrationen gelöster Aluminiumkationen im Sicker- und Quellwasser gefunden werden können. Diese gelangen dann in die Nahrungskette. Die durchschnittliche Aluminiumaufnahme mit der Nahrung beträgt ca. 25 mg/Tag, wobei die Zubereitung bzw. Aufbewahrung der Speisen in Aluminiumkochgeschirr oder Aluminiumfolie diese Menge verdoppeln oder verdreifachen kann. Eine in Deutschland durchgeführte Studie (Pilot-Total-Diet-Study) ergab, dass 50 % der maximal tolerierbaren wöchentlichen Aluminiummenge auf diesem Weg bereits in den Körper gelangen. Die wichtigsten Aluminiumquellen sind:

Aluminiumbehälter, Aluminiumfolie: Aufbewahren oder Zubereitung von stark sauren (z. B. Tomaten, Rhabarber, Sauerkraut, Früchte, Kaffee, Essig, Zitronensaft) oder alkalischen Nahrungsmitteln (z. B. Knoblauch, Zwiebeln, Kartoffeln, Rote Bete) in Aluminiumkochgeschirr (z. B. zum Herstellen eines Espressos oder beim Camping), Aluminiumschalen zum Grillieren oder Alufolie.

Impfstoffe: Aluminium (als Aluminiumhydroxid) ist in Impfstoffen als Wirkungsverstärker weit verbreitet. Sofern Alternativen mit Präparaten ohne Aluminiumzusatz vorliegen, sollte Nutzen und Risiko – gerade auch bei Säuglingen und Kleinkindern – sorgfältig abgewogen werden.

Industrieemissionen: Aluminiumherstellung, Papierindustrie, Glas- und Porzellanherstellung, Textilindustrie (Risikogruppen: Arbeiter, Anwohner).

Körperpflege und Medikamente: Deodorants, Kosmetika, Zahnpasta, Medikamente gegen Magenübersäuerung (sog. Antazida), gepuffertes Aspirin®, Heilerden, Durchfallmittel (Kaolin, Attapulgite, Bolus alba), gewisse Lipidsenker (Aluminiumclofibrat).

Lebensmittelzusatzstoffe: Verschiedenen Nahrungsmitteln wie Backpulver, Schmelzkäse, Scheiblettenkäse, sauer eingelegte Gemüsekonserven (z. B. Gurken, Mixed-Pickles), Antiklumpmittel in Kaffeeaufhellern, Salz und Gewürzen können Aluminiumverbindungen zugesetzt sein.

Nahrung: Alltägliche Nahrungsmittel wie Gemüse, Früchte, Getreide usw.

Rauchen: Das Aktiv- und Passivrauchen von Tabak und Cannabis erhöht die Aluminiumbelastung. Tabak und Cannabis enthalten durchschnittlich 1–4 mg Aluminium/g.

Mögliche Folgen von chronischen Aluminiumbelastungen

ADHS, Hyperaktivität: Aluminium-Belastungen verursachen Veränderungen in der Dopamin-Neurotransmission. Zudem geht Aluminium unerwünschte Wechselwirkungen mit dem Kalzium- und Magnesiumstoffwechsel ein. Kalzium und Magnesium sind zwei wichtige Cofaktoren, ohne die der Körper nicht ausreichend Dopamin herstellen kann. Beim ADHS werden Kalzium- und Magnesiummängel häufig festgestellt. Gaben von Kalzium und Magnesium führen zu überraschend guten klinischen Ergebnissen. Auch Curcuma scheint vor unerwünschten Einflüssen von Aluminium am Dopamin-Stoffwechsel zu schützen.

Alzheimer-Krankheit: Aluminium ist ein möglicher Cofaktor bei der Entwicklung der Alzheimer-Demenz. Bei vielen Studien hat man bei der Autopsie von Alzheimer-Patienten Aluminiumablagerungen im Gehirn gefunden.

Anämie (Blutarmut): Aluminium wird im Plasma an Eisentransportproteine gebunden. Etwa 90% des im Blut zirkulierenden Aluminiums ist an das Eisentransportprotein Transferrin gebunden. Aluminium besetzt auch dieselben Speicherproteine wie Eisen (Ferritin, Hämoglobin). Bei Aluminiumbelastungen stehen daher bei Eisengaben (peroral oder parenteral) möglicherweise zu wenig freie Transport- und Speicherkapazitäten zur Verfügung (Yokel et al. 1997), was die ab und zu auftretenden Schwierigkeiten bei der Eisentherapie (Non-Responder) zumindest teilweise erklären könnte. In solchen Fällen oder vor hochdosierten Eisengaben (z.B. Infusionen) empfiehlt sich vorsichtshalber eine einfache Bestimmung des Aluminiumstatus (Urin, Haare).

Mitochondriopathien: Neuere Arbeiten zeigen auch einen Zusammenhang zwischen Aluminiumbelastungen und Mitochondriopathien (Störungen des Energiestoffwechsels).

Vitamin-D-Aktivierung: Aluminium hemmt die Aktivierung von Vitamin D (Störung der Hydroxylase-Aktivität).

Erkrankungen, bei denen ein ursächlicher Zusammenhang mit einer chronischen Aluminiumbelastung bekannt ist (Exley 2008)

Erkrankung	Evidenz (niedrig = 1, hoch = 10)
Alzheimer-Krankheit	7–8
amyotrophe Lateralsklerose	3–5
Anämie	10
Arthritis	5–7
Asthma	7–9
Autismus	4–6
chron.-obstruktive Lungenerkrankung	5–7
Diabetes, Prädiabetes	5–7
Down-Syndrom (Trisomie 21)	5–7
Entzündungen, chronische	6–8

Erkrankung	Evidenz (niedrig = 1, hoch = 10)
Enzephalopathie (Dialyse)	10
Epilepsie	7–8
Erschöpfungssyndrom, chronisches	5–7
Fertilität	6–8
Gallenstau	6–8
Gefäßerkrankungen, arteriosklerotische	6–8
Hyperaktivität	4–6
Hypersensitivität für Aluminium (nach Impfungen, Immunotherapie)	8–10
Hypertonie	6–8
Immunosuppression	8–10
makrophagische Myofasziitis (Impfungen)	6–8
Morbus Crohn	7–9
Multiple Sklerose	4–6
Muskeldystrophie	4–6
Osteomalazie	10
Osteoporose	4–6
Parkinson-Krankheit	4–6
Sarkoidosis	7–9

Empfehlungen und Maßnahmen

- Aluminium zeigt Wechselwirkungen mit folgenden Mikronährstoffen: Kalzium, Chrom, Eisen, Fluor, Kupfer, Magnesium, Phosphor, Silizium, Zink, Vitamin D_3. Der Bedarf an diesen Mikronährstoffen wird durch Aluminium erhöht oder deren Stoffwechsel gestört.
- Das Risiko für chronische Aluminiumbelastungen kann vermindert werden, wenn der Körper ausreichend mit den biochemischen Gegenspielern versorgt ist: Dies sind vor allem Kalzium, Magnesium, Zink und Silizium.
- Siliziumverbindungen (z. B. Kieselerde, Kieselsäure usw.), Phytate, Polyphenole und Phosphate können die Aufnahme von Aluminium aus dem Magen-Darm-Trakt reduzieren.
- Die Ausscheidung von Aluminium kann auch mittels verschiedener organischer Säuren erhöht werden. Dazu gehören Malonsäure, Zitronensäure, Oxalsäure, Bernsteinsäure, Äpfelsäure und deren Salze.

Nährstoffempfehlungen zur beschleunigten Ausleitung von Aluminium

Nährstoff	empfohlene Tagesdosis	Kommentare
Vitamin C	1–3 g	Antioxidans, ausscheidungsfördernd
Zink	30–60 mg	Zink reduziert die toxische Wirkung von Aluminium sowie die oxidativen Zellschädigungen; fördert die Ausscheidung.

Nährstoff	empfohlene Tagesdosis	Kommentare
Kalzium und Magnesium	ca. 800 mg Kalzium, ca. 400 mg Magnesium	Bei ungenügender Kalzium- oder Magnesiumversorgung steigt die Aluminiumaufnahme aus dem Magen-Darm-Trakt an. Kalzium- und magnesiumhaltige Basenmischungen können Aluminium wirksam zur Ausscheidung bringen.
Silizium	je nach verwendeter Siliziumverbindung. Empfehlenswert: Ortho-Kieselsäure	Silizium reduziert die Aufnahme von Aluminium aus dem Magen-Darm-Trakt und beschleunigt auch die Ausscheidung.

Literatur

Affourtit F et al. Human health risk assessment of aluminium. RIVM report 2020–0001. Nat Inst Publ Health Environ. Bilthoven NL. 1–119.

Alkaya GB et al. Aluminum in food and potential role on Alzheimer's disease of aluminum. Turk J Engineering. 2022;6(2):118–127.

Bondy SC. Low levels of aluminium can lead to behavioural and morphological changes associated with Alzheimer's disease and age-related neurodegeneration. Neurotoxicol 2016;52:222–229.

Exley C. An aluminium adjuvant in a vaccine is an acute exposure to aluminium. J Trace Elem Med Biol. 2020;57:57–59.

Exley C et al. Aluminium in human brain tissue from donors without neurodegenerative disease: A comparison with Alzheimer's disease, multiple sclerosis and autism. Sci Rep. 2020:10:7770.

Exley C et al. The toxicity of aluminium in humans. Morphologie. 2016;100(329):51–55.

Gherardi RK et al. Aluminium adjuvants of vaccines injected into the muscle: normal fate, pathology and associated disease. Morphologie 2016;100(329):85–94.

Igbokwe IO et al. Aluminium toxicosis: a review of toxic actions and effects. Interdisc Toxicol. 2019;12(2):45–70.

Jones KL. Silicon in health: A beneficial element in reducing the body burden of aluminium. Keele University. 2018.

Kolbaum AE et al. Dietary exposure to elements from the German pilot total diet study (TDS). Food Addit Contam Part A Chem Anal Control Expo Risk Assess. 2019;36(12):1822–1836.

Mirza A et al. Aluminium in brain tissue in familial Alzheimer's disease. J Trace Elem Med Biol 2017;40:30–36.

Moon J. The role of vitamin D in toxic metal absorption: a review. J Am Coll Nutr 1994;13(6):559–564.

Naumann J, Prävention mit Silizium aus Nahrung, Wasser und Supplementen: ein qualitativer Review. Aktuel Ernährungsmed 2015;40:1–5

Peto MV. Aluminium and iron in humans: bioaccumulation, pathology, and removal. Rejuv Res 2010;13(5):589–598.

Sanajou S et al. Aluminium in cosmetics and personal care products. J Appl Toxicol. 2021;41(11):1704–1718.

Shaw CA et al. Aluminium in the central nervous system (CNS): toxicity in humans and animals, vaccine adjuvants, and autoimmunity. Immunol Res 2013;56 (2–3):304–316.

Tietz T et al. Aggregated aluminium exposure: risk assessment for the general population. Arch Toxicol. 2019;93:3503–3521.

Wang Z et al. Chronic exposure to aluminium and risk of Alzheimer's disease: a meta-analysis. Neurosci Lett 2016;610:200–206.

Yokel RA et al. Research Issues in aluminium toxicity. Taylor & Francis. Washington. 1997.

Arsen

Arsen hat vor allem als akut wirkendes Gift in der Kriminalistik eine Bedeutung erhalten. Dass Arsen aber auch in der Nahrungskette und im Alltag für chronische Belastungen sorgt, ist weniger bekannt.

Vorkommen und Herkunft

Arsen kommt natürlicherweise in der Nahrungskette vor. Quellwasser aus arsenhaltigen Gebirgen (z.B. Engadin, Walliser Bergtäler usw.) kann natürlicherweise erhöhte Arsen-Konzentrationen enthalten. Arsen ist auch in der marinen Umwelt überall vorhanden. Meeresfrüchte (Fische, Muscheln usw.) enthalten z.T. markante Arsen-Konzentrationen und können wesentlich zu erhöhten Messwerten beitragen.

Das Metall findet auch häufig Anwendung in der Industrie. Durch Emissionen aus Kohlefeuerungsanlagen und Metallhütten sowie als Bestandteil von Legierungen und Farbpigmenten und durch die Glasherstellung gelangt es in die Umwelt und schließlich in die Nahrungskette.

Arsenbelastungen sind aus folgenden Quellen zu erwarten:

- Bergbau
- Glasherstellung
- Holzbehandlung
- Industrieemissionen, Autoabgase
- Meeresfische, Meeresfrüchte
- Metallverarbeitung
- Pflanzenschutzmittel (Rückstände in Obst und Gemüse)
- Schmelzöfen, Kohleverbrennung
- Trinkwasserquellen in gewissen Alpentälern aus natürlicherweise arsenhaltigem Gestein (z.B. Wallis, Engadin)
- Verseuchtes Grundwasser und kontaminierte Trinkwasser-Brunnen in Entwicklungsländern
- Vollkornreis, Reiswaffeln
- Zigarettenrauch

Mögliche Folgen von chronischen Arsenbelastungen

Sofern keine übermäßige Exposition vorliegt, ist bei Erwachsenen mit einer inhalativen und peroralen Arsen-Gesamtaufnahme von rund 0,5–1 mg/Woche zu rechnen. Die perorale Aufnahme, z.B. über belastetes Trinkwasser oder über den häufigen Verzehr von Meerestieren, überwiegt bei weitem. Meeresfrüchte können jedoch toxikologisch weniger bedenkliche organische Arsenverbindungen enthalten. Dazu gehört das Arsenbetain, welches der Mensch rasch und praktisch vollständig über die Niere ausscheiden kann.

Für den Menschen toxisch und kanzerogen wirkt aber vor allem anorganisches Arsen wie Arsenit oder Arsenat. Kleinkinder und Säuglinge sind wegen des geringeren Körpergewichts mehr gefährdet als Erwachsene.

Im Körper reichert sich Arsen vor allem im Knochen sowie auch in Leber und Nieren an. Mögliche Folgen einer chronischen Arsenbelastung können sein:

- Atemwegserkrankungen
- Blutarmut (Anämie)
- Diabetesrisiko, erhöhtes
- Entzündungen
- gastrointestinale Störungen
- Genotoxizität
- Haarausfall
- Hauterkrankungen (ekzematös, pustulös, geschwulstartig), Hyper- und Hypopigmentation
- Herz-Kreislauf-Erkrankungen, Kardiomyopathien, Hypertonie
- Infektanfälligkeit
- IQ, reduzierter
- Krebsrisiko, evtl. erhöht (Leber, Nieren, Blase, Prostata, Haut, Lunge)
- Leber- und Nierenschäden
- Nervenschädigungen
- Schwangerschaftskomplikationen, Entwicklungsstörungen

Empfehlungen und Maßnahmen

- Bei akuten, subakuten und schweren chronischen Intoxikationen werden Chelatbildner wie DMPS (Dimercaptopropansulfonat) eingesetzt.

- Ursachen erkennen und so weit wie möglich ausschalten (Expositionsprophylaxe).
- Bestimmung der Arsenausscheidung im 24-Stunden-Urin oder mittels Haarmineralanalyse
- Methionin, Folsäure (0,4–0,8 mg/Tag, 12–24 Wochen), Cholin wegen ihrer methylierenden Eigenschaften, aber auch Zink, Vitamin B_2, B_6 und B_{12} scheinen das Ausmaß und die Symptome von anorganischen Arsenbelastungen zu reduzieren – zumindest sollte ein Mangel an diesen Nährstoffen vermieden werden.
- Selen kann die Arsenausscheidung über Stuhl und Urin erhöhen. Damit werden auch Selenoproteine hochreguliert und die antioxidative Kapazität verbessert. Zusätzliches Vitamin C und Vitamin E können oxidative Schäden einer Arsenbelastung reduzieren.
- Auch wenn die Datenlage schmal ist, scheinen gewisse Lebensmittel oder Supplemente hilfreich bei der Ausscheidung von Arsen oder bei der Reduktion der Arsentoxizität bzw. der Symptome zu sein. Dazu gehören wegen ihres Gehalts an organisch gebundenem Schwefel Knoblauch, Zwiebel oder Lauch, N-Acetylcystein und α-Liponsäure.
- Auch mit Curcumin gibt es positive Erfahrungen mit der begleitenden Supplementierung bei Arsenbelastungen.

Literatur

Bae S et al. Provision of folic acid for reducing arsenic toxicity in arsenic-exposed children and adults. Cochrane Database of Systematic Reviews 2021, Issue 10. Art. No:CD012649.

Carlin DJ et al. Arsenic and environmental health: state of the science and future research opportunities. Environ Health Perspect 2016;124(7):890–899.

Fowler BA et al. in: Nordberg GF et al. Handbook on the toxicology of metals. Academic Press, Burlington, San Diego, London. 5th edition. 2021. ISBN13 978 0128 232927 und 978 0128 229460. Diverse Kapitel.

Guillot-Magnin R et al. Durch den Konsum von Reis und Reisprodukten bedingte Exposition der Schweizer Bevölkerung gegenüber Arsen. Schweizer Ernährungsbulletin. 2019;1–18.

Jomova K et al. Arsenic: toxicity, oxidative stress and human disease. J Appl Toxicol 2011;31:95–107.

Kim JJ et al. Heavy metal toxicity: an update of chelating therapeutic strategies. J Trace Elem Med Biol. 2019;54:226–231.

Majumder S et al. Geographical variation of arsenic distribution in paddy soil, rice and rice-based products: A meta-analytic approach and implications to human health. J Environ Management. 2019;233(1):184–199.

Molin M et al. Arsenic in the human food chain, biotransformation and toxicology – review focusing on seafood arsenic. J Trace Elem Med Biol 2015;31:249–259.

Naujokas MF et al. The broad scope of health effects from chronic arsenic exposure: update on a worldwide public health problem. Environ Health Perspect 2013;121(3):295–302.

Nurchi VM et al. Arsenic toxicity: molecular targets and therapeutic agents. Biomolecules. 2020;10:235.

Rahaman MS et al. Environmental arsenic exposure and its contribution to human diseases, toxicity mechanism and management. Environ Pollution. 2021;289:117940.

Rahman MM et al. Selenium and zinc protections against metal-(loids)-induced toxicity and disease manifestations: A review. Ecotoxicol Environ Safety. 2019;168:146–163.

Rajak C et al. Metal toxicity and natural antidotes: prevention is better than cure. Environ Sci Poll Res. 2020;27:43582–43598.

Siddiqui SI et al. Arsenic: toxic effects and remediation. In: Advanced materials for wastewater treatment. Scrivener Publishing. Wiley. USA. 2017:1–28.

Sijko M et al. Influence of dietary compounds on arsenic metabolism and toxicity. Part II – human studies. Toxics. 2021;9:259.

Tchounwou PB et al. State of the science review of the health effects of inorganic arsenic: perspectives for future research. Environ Toxicol. 2019;34(2):188–202.

Zwolak I. The role of selenium in arsenic and cadmium toxicity: an updated review of scientific literature. Biol Trace Elem Res. 2020;193:44–63.

Blei

Blei wurde mit der einsetzenden Industrialisierung zunehmend zur weltweiten Umweltgefahr. Messungen in den Schichten des Grönlandeises zeigten, dass bereits im Jahr 1965 die Blei-Konzentration in der Atmosphäre 400-mal so hoch war wie im Jahre 800 vor Christus. Entsprechend zeigten Analysen menschlicher Knochen, dass deren Bleigehalt heute in den Industrieländern mindestens 100-mal höher ist als vor 1600 Jahren.

Vorkommen und Herkunft

Obwohl in den letzten Jahrzehnten dank der Einführung von bleifreiem Benzin ein Trend zu niedrigeren täglichen Bleibelastungen festgestellt werden konnte, ist Blei in den Böden entlang von Hauptverkehrsverbindungen noch immer in beachtlichen Mengen nachweisbar. Aus Müllverbrennungsanlagen können staub- und gasförmige Bleiverbindungen in die Luft gelangen. Das freigesetzte Blei führt zu weiträumigen oberflächlichen Belastungen von Pflanzen durch bleihaltige Staubpartikel. Andere wichtige Wege des Eingangs von Blei in landwirtschaftliche Böden waren während langer Zeit schwermetallhaltige Mineraldünger und Klärschlämme. Auch dieses Blei befindet sich natürlich nach wie vor in der Nahrungskette.

Daten des deutschen Bundesgesundheitsamtes weisen auf erhöhte Blei-Konzentrationen bei folgenden Lebensmitteln hin (nach abnehmender Belastung geordnet): Tomatenmark, Gemüse und Obst, Fische und Meeresfrüchte, Innereien, Kondensmilch.

Von der insgesamt aufgenommenen Bleimenge werden ca. 75 % über Nahrungsmittel, ca. 15 % mit dem Trinkwasser sowie ca. 10 % mit der Atemluft zugeführt. Als mögliche wichtigste Bleiquellen sind zu beachten:

- Lebensmittel, die in der Nähe von Städten, Industrie oder stark befahrenen Straßen angebaut werden. Bei Obst und Gemüse kann ein Großteil der Belastung durch Waschen und Schälen vermieden werden.
- Milch und Milchprodukte von Tieren, die auf bleibelasteten Weiden grasen. Gärten und Weiden in der Nähe von Schießplätzen sind besonders gefährdet.
- Kerzen: Bleiverbindungen befinden sich v.a. in den Farbpigmenten und im Docht; beim Abbrennen von Kerzen stets auf eine gute Raumdurchlüftung achten.

Bleibelastung beim Schießen

Der beim Schießen entstehende Rauch enthält nebst anderen Schwermetallen auch viel Blei. Mehrfach erhöhte Bleibelastungen können bei entsprechender Exposition (Schießtraining) entstehen. Haarmineralanalysen (Kopf- und Schamhaare) zeigen zuverlässige Resultate.
Es sind sowohl berufliche Expositionen (z.B. Polizisten) als auch Belastungen bei Sportschützen und Biathleten bekannt. Insbesondere geschlossene Schießstände sollten gut durchlüftet sein; Atemschutz empfehlenswert. Beim Aufsammeln von leeren Patronen sollten Handschuhe getragen werden. Auch die Bleibelastung von geschossenem Wild kann sehr hoch sein.

- Schwermetall-Transfer in der Schwangerschaft von der Mutter zum Kind.
- Schwermetalle gelangen bei Kindern auch über die Aufnahme von Dreck und Sand beim Spielen in den Körper. Die Resorptionsrate für Bleiverbindungen aus diesen Quellen beträgt bei Kindern 50 %, bei Erwachsenen etwa 10 %.
- Bleirohre: Ursache der erhöhten Blei-Konzentration im Trinkwasser sind in erster Linie Hausanschlussleitungen oder Hausinstallationen aus Blei oder verzinkte Stahlrohre, die vor allem in Altbauten anzutreffen sind.
- Billigschmuck: Resorption über die Haut; Bildung von Metallsulfiden mit dem Schweiß
- Konservendosen: heute eher selten; evtl. bei Importen aus Schwellenländern; Blei wird zum Versiegeln verwendet
- Farben für den Außenbereich: Viele ältere Farben enthalten sehr viel Blei.
- Industrieabgase, die bei der Verbrennung von Kohle entstehen
- unsorgfältig glasiertes oder bemaltes Geschirr aus Ton oder Glas
- Autobatterien, Schrott, bestimmte Haarfärbemittel, Tinten, Zigarettenrauch

Mögliche Folgen von chronischen Bleibelastungen

Bei Kindern werden öfter erhöhte Bleispiegel gefunden als bei Erwachsenen. Dies ist u. a. auch auf eine deutlich höhere intestinale Bleiresorption bei Kindern zurückzuführen. Säuglinge und Kinder sind aufgrund des geringeren Körpergewichts auch empfindlicher für toxische Belastungen. Für sie gibt es keine niedrigste Schwelle für eine unschädliche Bleibelastung. Bereits geringste Bleizufuhrmengen gelten als kritisch.

Auswirkungen einer chronischen Bleibelastung (alphabetisch):

- Appetitmangel
- Anämie (Blutarmut); nach der Resorption wird Blei vor allem an Hämoglobin gebunden.
- Angstzustände
- Arthrose (erhöhte Bleispiegel im Knorpel von Arthrose-Patienten)
- Bluthochdruck (USA/3. NHANES-Studie)
- Depressionen
- Entzündungen
- epigenetische Veränderungen
- Erschöpfungszustände
- gastrointestinale Störungen (Bauchkrämpfe, Durchfall)
- Krebsrisiko evtl. erhöht
- Fertilitätsstörungen
- Gedächtnisstörungen
- Gehör, Beeinträchtigung
- Gelenkschmerzen
- Immunantwort vermindert, Infektanfälligkeit
- kardiovaskuläre Erkrankungen (Erhöhung des kardiovaskulären Risikos und der Mortalität)
- Katarakt (grauer Star)
- Kognitionsstörungen (Kinder, Erwachsene), Demenzen
- Kopfschmerzen
- Leberstoffwechsel, Störungen
- Lernschwächen, Hyperaktivität, ADHS, Autismus, reduzierter IQ
- motorische Störungen
- Neurotoxizität, periphere und zentrale Störungen (mitochondriale Dysfunktion, Blut-Hirn-Schranke, Entzündungen)
- Nierenfunktionsstörungen, Nephrotoxizität
- Osteoporose, Erhöhung des Risikos
- Reaktionsstörungen, Entscheidungsschwäche
- Schlafstörungen

Nährstoffempfehlungen bei chronischen Bleibelastungen

Nährstoff	empfohlene Tagesdosis	Kommentare
Kalzium	0,5–1 g	Kalzium und Phosphor behindern die intestinale Blei-Resorption. Eine verminderte Kalziumversorgung bzw. Kalziumeinnahme kann zu einer verstärkten Anfälligkeit für Blei-Intoxikationen führen. Prophylaktische Kalziumgabe empfohlen bei erhöhten Bleispiegeln bei Frauen mit Kinderwunsch oder bei Schwangeren (Präeklampsierisiko).
Eisen	Mangel vermeiden, Supplementierung gemäß Laborstatus	Die gastrointestinale Bleiaufnahme hängt vom Eisenstatus ab. Bei Eisenmangel steigert der Körper die Eisenaufnahme, was auch die Bleiaufnahme erhöht.
Selen	gemäß Laborstatus	Selen als essenzieller Bestandteil verschiedener Enzymsysteme scheint mit Blei um diverse Bindungsstellen zu konkurrieren. Reduziert den oxidativen Stress und die Bleitoxizität.
Zink	30–60 mg	Zink als essenzieller Bestandteil verschiedener Enzymsysteme scheint mit Blei um diverse Bindungsstellen zu konkurrieren. Bei Zinkmangel können wegen einer vermehrten intestinalen Bleiaufnahme höhere Bleispiegel gemessen werden. Zink reduziert den oxidativen Stress und die Bleitoxizität. Erhöht die körpereigene Bildung von Metallothioneinen, die bei der Schwermetallentgiftung involviert sind.
Vitamin C	1–3 g	Antioxidans, zeigt neuroprotektive Wirkung bei Bleibelastungen (auch bei der Hirnentwicklung), fördert Ausscheidung und Senkung der Blei-Blutspiegel.
Antioxidanzien oder Antioxidanzienkomplex (mit Vitamin C, E, Beta-Carotin, Zink, Selen usw.)	erhöhter Bedarf	Antioxidanzien können dem oxidativen Stress bei chronischen Bleibelastungen entgegenwirken.
schwefelhaltige Aminosäuren (z. B. Cystein, Methionin, Taurin)	1–2 g	Die Zufuhr schwefelhaltiger Aminosäuren erhöht die Mobilisation von Blei aus dem Körper.
α-Liponsäure	300–600 mg	Reduktion des oxidativen Stresses und Komplexbildung mit Blei dank organisch gebundenen Schwefels.
Vitamin E	100–400 IE	Antioxidans; Vitamin-E-Mangel erhöht die Anfälligkeit für die toxischen Wirkungen (v. a. oxidativer Stress) von Blei. Vitamin E kann die Akkumulation von Blei im Bindegewebe und somit dessen Zelltoxizität vermindern. Ideal zusammen mit Vitamin C.

- Schwangerschaftskomplikationen (hohes Risiko für Präeklampsie, Frühgeburten)
- Störungen des Knochenstoffwechsels
- Stress, oxidativer
- Vitamin D, gestörte Bildung von aktiviertem Vitamin D (Hydroxylasen)

Empfehlungen und Maßnahmen

Ursachen erkennen und so weit wie möglich ausschalten (Expositionsprophylaxe).

Weitere Hinweise

- Die Halbwertszeit von Blei im Blut beträgt ca. 35 Tage, im Knochen kann sie bis zu 30 Jahre betragen.
- 90–95 % des Bleis werden bei chronischen Bleibelastungen in Knochen und Zähnen deponiert.
- Es ist bekannt, dass Schwangere mit einer Bleibelastung das Blei über die Plazenta zum Fötus transferieren. Bei Stillenden mit einer Bleibelastung wird das Blei über die Muttermilch zum Säugling geführt.
- Bei den seltenen schweren Bleiintoxikationen werden klassische Chelatbildner (z. B. BAL, DMSA, CaNa2-EDTA) eingesetzt. Es ist zu beachten, dass diese neben den Schwermetallen auch essenzielle Spurenelemente wie Zink und Selen aus dem Stoffwechsel entfernen.
- Blei geht Wechselwirkungen mit folgenden Mikronährstoffen ein, deren Stoffwechsel dadurch gestört wird: Kalzium, Magnesium, Phosphor, Eisen, Zink, Vitamin C, Vitamin D.
- Positive Daten bei chronischen Bleibelastungen gibt es auch zu Traubenkernextrakt, Grüntee, Probiotika (Lactobacillus plantarum CCFM8661).

Literatur

Ahmad F et al. (Ascorb)ing Pb neurotoxicity in the developing brain. Antioxidants. 2020;9:1311.

BfR (Bundesamt für Risikobewertung). Blei, Nickel und allergene Duftstoffe in Kerzen sollten begrenzt werden. Stellungnahme Nr. 004/2014.

Blume K et al. Aufnahme von Umweltkontaminanten über Lebensmittel (Cadmium, Blei, Quecksilber, Dioxine, PCB). Dt. Bundesamt für Risikobewertung BfR. 2010;1–60.

Filon J et al. Analysis of lead, arsenic and calcium content in the hair of children with autism spectrum disorder. BMC Public Health. 2020;20:383.

He J et al. Low blood lead levels and attention-deficit hyperactivity disorder in children: a systematic review and meta-analysis. Environ Sci Pollut Res. 2019;26:7875–17884.

Ishaque A et al. Toxic effects of lead on fish and human. Biol Clin Sci Res J. 2020;(1). DOI: 10.54112/bcsrj.v2020i1.47.

Jalili C et al. Exposure to heavy metals and the risk of osteopenia or osteoporosis: a systematic review and meta-analysis. Osteoporosis Int. 2020;31:1671–1682.

Kim JJ et al. Heavy metal toxicity: an update of chelating therapeutic strategies. J Trace Elem Med Biol. 2019;54:226–231.

Kosik DI et al. Calcium, magnesium, zinc and lead concentrations in the structures forming knee joint in patients with osteoarthritis. J Trace Elem Med Biol. 2018;50:409–414.

Kumar A et al. Lead toxicity: health hazards, influence on food chain, and sustainable remediation approaches. Int J Environ Res Public Health. 2020;17:2179.

Mitra P et al. Epigenetics in lead toxicity: new avenues for future research. Ind J Clin Biochem. 2021;36:129–130.

Moon J. The role of vitamin D in toxic metal absorption: a review. J Am Coll Nutr 1994;13(6):559–564.

Navas-Acien A. Lead and cardiovascular mortality: evidence supports lead as an independent cardiovascular risk factor. NCEE Working Paper. 21–03;2021:1–19.

Ortega DR et al. Cognitive impairment induced by lead exposure during lifespan: mechanisms of lead neurotoxicity. Toxics. 2021;9:23.

Poropat A et al. Blood lead and preeclampsia: A meta-analysis and review of implications. Environ Res. 2017;160:12–19.

Rahman A et al. Lead affects vitamin D metabolism in rats. Nutrients. 2018;10(3):264.

Rahman MM et al. Selenium and zinc protections against metal-(loids)-induced toxicity and disease manifestations: A review. Ecotoxicol Environ Safety. 2019;168:146–163.

Rajak C et al. Metal toxicity and natural antidotes: prevention is better than cure. Environ Sci Poll Res. 2020;27:43582–43598.

Talpur S et al. Interaction of lead with calcium, iron, and zinc in the biological samples of malnourished children. Biol Trace elem Res. 2018;183:209–217.

Virgolini MB et al. Molecular mechanisms of lead neurotoxicity. Adv Neurotoxicol. 2021;5:159–213.

Vlasak T et al. Blood lead levels and cognitive functioning: a meta-analysis. Sci Total Environ. 2019;668:678–684.

Wani AL et al. Lead and zinc interactions – An influence of zinc over lead related toxic manifestations. J Trace Elem Med Biol. 2021;64:126702.

Wu Y et al. The Relationship of Children's Intelligence Quotient and Blood Lead and Zinc Levels: a Meta-analysis and System Review. Biol Trace Elem Res. 2018;182:185–195.

Zhai Q et al. Protective Effects of Dietary Supplements Containing Probiotics, Micronutrients, and Plant Extracts Against Lead Toxicity in Mice. Front Microbiol. 2018;9:2134.

Cadmium

Cadmium ist eines der bedeutendsten toxischen Elemente in unserer Umwelt. Cadmium wird als reines Metall vor allem als Nebenprodukt bei der Zinkherstellung gewonnen. Cadmium wird beispielsweise als Farbpigment, als Korrosionsschutz, beim Galvanisieren und in Trockenbatterien eingesetzt. Nach dem Gebrauch werden die cadmiumhaltigen Konsumgüter zu Abfällen. Cadmium wird bei der Abfallverbrennung aus Farben, Legierungen und PVC-Kunststoffen freigesetzt, wo es als Hitze- und Verfärbungsstabilisator verwendet wird. Cadmium gelangte auch lange Zeit aus der Kompostverwertung und über den Klärschlamm in die Böden. Steigende Cadmium-Konzentrationen führen so automatisch zur Anreicherung in Pflanzen, Tieren und Menschen. Laut der Weltgesundheitsorganisation (WHO) beträgt die für den Menschen noch duldbare Menge 25 µg je Kilogramm Körpergewicht pro Monat. Laut der Europäischen Behörde für Lebensmittelsicherheit (EFSA) gilt sogar ein deutlich niedrigerer Wert von 2,5 µg je Kilogramm Körpergewicht pro Woche.

Vorkommen und Herkunft

In erster Linie Nahrung und Zigarettenrauch, dann Getränke, Trinkwasser und Luft stellen für den Menschen die größte Cadmiumbelastung dar. Getreideprodukte und Kartoffeln sind die wichtigsten Cadmiumquellen in unserer Nahrung. Das Verhältnis der Antagonisten Cadmium und Zink in einem Nahrungsmittel wird zur Beurteilung des Cadmiumrisikos herangezogen. Die industrielle Verarbeitung bewirkt ein verändertes Zink-Cadmium-Verhältnis im Getreide. Im Weizen und im Reis kommt Cadmium vor allem in der inneren Schicht des Korns vor, Zink und Kalzium vor allem im Keim und in der äußeren Samenschale. Beim Mahlen werden daher Zink und Kalzium entfernt und das Zink-Cadmium-Verhältnis ungünstig beeinflusst. Expositionsprophylaxe ist die erste zu treffende Maßnahme. Die Hauptquellen für Cadmium sind:

- die Nahrungskette
- Nahrungsmittel: Getreide und Getreideprodukte, Kartoffeln, Instant-Kaffee, Kakao (v. a. aus Lateinamerika), Gelatine, auch große Fische, Austern und Muscheln aus schwermetallbelasteten Gewässern
- Zigarettenrauch: Zigaretten enthalten hohe Cadmium-Konzentrationen (ca. 0,5–2 µg/Zigarette). Die Cadmiumbelastung beträgt bei Rauchern etwa das Fünffache.
- Cadmiumbelastung der Säuglinge und Kleinkinder durch Schwermetallbelastung

der Schwangeren durch den Transfer über die Plazenta.
- Batterien, Nickel-Cadmium
- Schutzbeläge (Rostschutzmittel) auf Metalleimern, Dosen, Wassertanks
- Insektizide
- Sanitäranlagen
- Farben (insbesondere Rot- und Gelbtöne)
- cadmiumhaltiger Modeschmuck

Mögliche Folgen von chronischen Cadmiumbelastungen

- Anämie (Blutarmut)
- Arthritis, Arthrose
- Demenzen, Morbus Alzheimer
- Diabetiker sind bzgl. einer Cadmiumexposition eine vulnerable Gruppe.
- DNA, Reparatur von Schäden wird durch Cadmium gehemmt
- Endokrine Disruptoren
- Epigenetische Veränderungen
- Fertilitätsstörungen (Mann, Frau)
- Haarausfall; trockene, schuppige Haut
- Hyperaktivität, Lernschwächen
- Immunschwäche, Infektanfälligkeit
- Kardiovaskuläre Ereignisse, erhöhtes Risiko; atherogene Wirkung, endotheliale Dysfunktion, erhöhte Blutfettwerte.
- Krebsrisiko erhöht (Lunge, Brust, Nieren, Harnwege, Prostata, Pankreas)
- Leberfunktionsstörungen
- Lungenschädigungen: Lungenemphysem, Lungenfibrose, chronische Bronchitis, Kurzatmigkeit
- Menstruationszyklus, Störung
- Mitochondrien, Störungen des Stoffwechsels; verminderte ATP-Synthese
- Nephrotoxizität
- Osteoporose, Erhöhung des Risikos, verminderte Knochendichte, erhöhtes Frakturrisiko
- Oxidativer Stress
- Schwangerschaftskomplikationen, Störungen der neuronalen Entwicklung
- Wachstumsstörungen
- Wechselwirkungen mit Mikronährstoffen, deren intestinale Aufnahme oder deren Stoffwechsel dadurch gestört wird: Kalzium, Eisen, Kupfer, Zink, Vitamin D, Vitamin E.

Empfehlungen und Maßnahmen

Ursachen erkennen und soweit wie möglich ausschalten (Expositionsprophylaxe).

Nährstoffempfehlungen zur beschleunigten Ausleitung von Cadmium

Nährstoff	empfohlene Tagesdosis	Kommentare
Zink	30–60 mg	Reduziert den oxidativen Stress und die Cadmiumtoxizität. Erhöht die körpereigene Bildung von Metallothioneinen, die bei der Schwermetallentgiftung involviert sind. Die Resorption von Cadmium aus dem Intestinaltrakt wird durch Zink behindert. Eine erhöhte Cadmiumzufuhr bewirkt im Körper eine Blockierung von zinkabhängigen Enzymen. Die Krankheitsbilder einer chronischen Cadmiumintoxikation sind daher oft mit denen eines Zinkmangels identisch.

Nährstoff	empfohlene Tagesdosis	Kommentare
Kalzium	0,5–1 g	Cadmium stört die intestinale Resorption von Kalzium. Umgekehrt ist Kalzium in der Lage, einen Schutzeffekt gegenüber der Cadmiumtoxizität auszuüben. Bei Kalziummangel kann sowohl eine erhöhte Cadmiumresorption als auch eine erhöhte Cadmiumspeicherung im Körper beobachtet werden.
Selen	100–200 µg	Selen zeigt gegenüber der Cadmiumtoxizität einen Schutzeffekt (antioxidative Wirkung; Überführung von Cadmium in biologisch inerte Komplexe; Aktivierung des Transkriptionsfaktors Nrf2)
schwefelhaltige Aminosäuren (Cystein, Methionin, Taurin)	1–2 g	Eine Modifikation der Cadmiumtoxizität konnte mittels schwefelhaltiger Aminosäuren erzielt werden. Verbesserung der Cadmium-Mobilisation aus dem Körper.
α-Liponsäure	300–600 mg	Cadmium wird durch die Liponsäure komplex gebunden.
Eisen	Multimineral-Präparat mit 10–15 mg Eisen bzw. bei Eisenmangel gemäß Laborstatus.	Cadmium wird bei Eisenmangel verstärkt in den Körper aufgenommen. Umgekehrt bewirkt eine Cadmiumbelastung Eisenmangel, was eine Anämie (Blutarmut) zur Folge haben kann.
Vitamin C	1–3 g	Antioxidans. Vitamin C wirkt bei Cadmiumüberbelastungen günstig. Dabei wird vermutet, dass die wegen des Vitamin C verbesserte Eisenresorption eine Rolle spielt. Vitamin C kann mit dem Schwermetall zudem eine Hydroxylierungsreaktion eingehen und somit dessen Wasserlöslichkeit und Ausscheidungsrate erhöhen.

Weitere Hinweise

Bei den seltenen, schweren Cadmiumintoxikationen kommen klassische Komplexbildner (EDTA, BAL, DMSA, DMPS) zum Einsatz. Diese eliminieren jedoch nicht nur die Schwermetalle, sondern auch die essenziellen Spurenelemente. Es kommt dann zu breitflächigen Mängeln.

Cadmium^{2+} hat im Körper eine Halbwertszeit von 25–30 Jahren.

Cadmium und Zink sind Nachbarn im Periodensystem der Elemente. Sie besitzen daher sehr ähnliche Eigenschaften in ihrer Struktur (z. B. Atomradius). Das ist der Grund dafür, dass diese beiden Elemente im Stoffwechsel um die gleichen Enzymsysteme konkurrieren und oft miteinander interagieren. Wenn Zink ausreichend vorhanden ist, ist dies eine gute Voraussetzung dafür, dass sich Cadmium im Stoffwechsel weniger gut »festsetzen« kann.

Die Zufuhr von natürlichen »entgiftenden« Substanzen über einen reichlichen Verzehr an Gemüsen und Früchten können allenfalls die Toxizität und den oxidativen Stress auch reduzieren helfen.

Diverse Mikronährstoffe (Vitamin C, E, Coenzym Q_{10}, L-Carnitin), aber auch Pflanzenstoffe (Carotinoide, Quercetin, Resveratrol, Curcuma, Grüntee) können hilfreich sein, um die Symptome einer Cadmiumbelastung (z.B. oxidativer Stress, Mitochondriopathien) zu reduzieren bzw. auch für eine beschleunigte Ausleitung – z.B. über die vermehrte Bildung von Metallothioneinen (v.a. durch Zink, Selen, Cystein) – zu sorgen. Metallothionein-Cadmium-Komplexe haben nur eine kurze Halbwertszeit.

Literatur

Blume K et al. Aufnahme von Umweltkontaminanten über Lebensmittel (Cadmium, Blei, Quecksilber, Dioxine, PCB). Dt. Bundesamt für Risikobewertung BfR. 2010;1–60.

Dukic-Cosic D et al. An overview of molecular mechanisms in cadmium toxicity. Curr Opinion Toxicol. 2020;19:56–62.

Garcia-Esquinas E et al. Cadmium exposure and cancer mortality in a prospective cohort: the strong heart study. Environ Health Perspect 2014;122(4):363–370.

Genchi G et al. The effects of cadmium toxicity. Int J Environ Res Public Health. 2020;17:3782.

Evaluations of the Joint FAO/WHO Expert Committee on Food Additives (JECFA). Cadmium. JECFA, 2013, abgerufen am 4. Mai 2016 (englisch).

Hecht EM et al. A cross-sectional survey of cadmium biomarkers and cigarette smoking. Biomarkers 2016;21(5):429–435.

Jalili C et al. Exposure to heavy metals and the risk of osteopenia or osteoporosis: a systematic review and meta-analysis. Osteoporosis Int. 2020;31:1671–1682.

Klaassen CD et al. Metallothionein protection of cadmium toxicity. Toxicol Appl Pharmacol 2009;238(3):215–220.

Kumar S et al. Cadmium toxicity: effects on human reproduction and fertility. Rev Environ Health. 2019;34(4):327–338.

Lin HC et al. Cadmium and cardiovascular disease: an overviewof pathophysiology, epidemiology, therapy, and predictive value. Port J Cardiol. 2021;40:611–617.

Ma Y et al. Cadmium toxicity: A role in bone cell function and teeth development. Sci Total Environ. 2021;769:144646.

Mirkow I et al. Immunotoxicology of cadmium: cells of the immune system as targets and effectors of cadmium toxicity. Food Chem Toxicol. 2021;149:112026.

Moon J. The role of vitamin D in toxic metal absorption: a review. J Am Coll Nutr 1994;13(6):559–564.

Nordberg GF et al. Risk assessment of effects of cadmium on human health (IUPAC Technical Report) Pure and Applied Chemistry. 2018:90(4):755–808.

Ohta H et al. Involvement of metal transporters in the intestinal uptake of cadmium. J Toxicol Sci. 2020;45(9):539–548.

Pressemitteilung – EFSA legt niedrigeren Wert für die tolerierbare Aufnahmemenge von in Lebensmitteln enthaltenem Cadmium fest. EFSA, 20. März 2009.

Rajak C et al. Metal toxicity and natural antidotes: prevention is better than cure. Environ Sci Poll Res. 2020;27:43582–43598.

Satarug S et al. Cadmium and lead exposure, nephrotoxicity, and mortality. Toxics. 2020;8:86.

Tinkov AA et al. Cadmium and atherosclerosis: A review of toxicological mechanisms and a meta-analysis of epidemiologic studies. Environ Res. 2018;162:240–260.

Unsal V et al. The role of natural antioxidants against reactive oxygen species produced by cadmium toxicity: a review. Adv Pharm Bull. 2020;10(2):184–202.

Xu L et al. Circulatory levels of toxic metals (aluminum, cadmium, mercury, lead) in patients with Alzheimer's disease: a quantitative meta-analysis and systematic review. J Alzheimer's Dis. 2018;62:361–372.

Yu HT et al. Zinc as a countermeasure for cadmium toxicity. Acta Pharmacol Sinica. 2021;42:340–346.

Zhai Q et al. Protective Effects of Dietary Supplements Containing Probiotics, Micronutrients, and Plant Extracts Against Lead Toxicity in Mice. Front Microbiol. 2018;9:2134.

Zwolak I. The role of selenium in arsenic and cadmium toxicity: an updated review of scientific literature. Biol Trace Elem Res. 2020;193:44–63.

Gold

Gold ist als Edelmetall chemisch besonders widerstandsfähig und wird deshalb – und wegen seiner guten mechanischen Verarbeitungsfähigkeit – in der Zahnheilkunde und für Schmuck verwendet. Als guter elektrischer Leiter, der auch keinerlei Korrosion aufweist, wird es in der Elektroindustrie in hochwertigen Schaltungen und Kontaktstellen eingesetzt. Gold selbst hat keine physiologische Funktion im Körper.

Vorkommen und Herkunft

- In Form von Nanopartikeln bei Krebstherapien, Radiotherapie, zur Behandlung der rheumatoiden Arthritis, als Arzneimittelträger, in der Diagnostik, in Kosmetika, Getränken, Zahnpasta, zur Verbesserung von Solarzellen und als Flüssigkristalle, bei der Wasserreinigung usw. Mögliche Exposition bei der Herstellung von Gold-Nanopartikeln.
- Goldschmuck, der häufig in Legierungen mit Kupfer, Silber, Zink und Nickel vorkommt
- Exposition bei Goldschmiedearbeiten
- Zahnheilkunde: Goldkronen
- Elektrische Leiter

Mögliche Folgen von chronischen Goldbelastungen

- Ablagerung in der Augenhornhaut
- Akkumulierung von Gold-Nanopartikeln in diversen Organen (Leber, Nieren, Lungen)
- Antikörper-Titer (sIgA, im Stuhl), reduziert.
- Blutbildveränderungen
- Entzündungen der Mundschleimhaut (Stomatitis)
- Hautentzündungen (Dermatitis), Kontaktallergien, transkutane Resorption
- Hautverfärbungen, schiefergraue bis blauviolette, vor allem an lichtexponierten Stellen
- Immunantwort korrekte, Störung
- Knochenmarkschädigung
- Stress, oxidativer

Chronische Polyarthritis: goldhaltige Medikamente

Goldhaltige Arzneimittel werden zur Therapie der chronischen Polyarthritis eingesetzt, denn Goldverbindungen wirken auf das Immunsystem. Hier verhindern sie z. B. die Ausschüttung von entzündungsvermittelnden Botenstoffen. Goldverbindungen können unerwünschte Nebenwirkungen auf die Leber, Niere oder das blutbildende System haben. Daher muss der Arzt vor der Verordnung stets das Nutzen-Risiko-Verhältnis beurteilen.

Empfehlungen und Maßnahmen

- Ursachen erkennen und so weit wie möglich ausschalten (Expositionsprophylaxe).
- Bestimmung der Goldausscheidung im 24-Stunden-Urin.
- Es gibt keine ausreichende Datenlage zur Anwendung von Nährstoff-Supplementen bei chronischen Goldbelastungen. Ob Antioxidanzien (z. B. Vitamin C, E, Zink, Selen) oder auch schwefelhaltige Aminosäuren wie L-Methionin, L-Cystein, oder Taurin und α-Liponsäure hilfreich sind, ist daher unklar.

Literatur

Kim JJ et al. Heavy metal toxicity: an update of chelating therapeutic strategies. J Trace Elem Med Biol. 2019;54:226–231.

Lansdown ABG. Gold: human exposure and update on toxic risks.Crit Rev Toxicol. 2018;48(7):596–614.

Lehman AJ et al. A 48-week, randomized, double-blind, double-observer, placebo-controlled multicenter trial of combination methotrexate and intramuscular gold therapy in rheumatoid arthritis. Arthritis Rheum 2005;52(5):1360–1370.

Nordberg GF et al. Handbook on the toxicology of metals. Academic Press, Burlington, San Diego, London. 5th edition. 2021. ISBN13 978 0 128 232927 und 978 0 128 229460

Sani A et al. Toxicity of gold nanoparticles (AuNPs): A review. Biochem Biophys Rep. 2021;16:100991.

Nickel

Nickel ist weltweit das häufigste Kontaktallergen – und die Tendenz ist weiterhin steigend. Wissenschaftler der Universität Zürich stellten fest, dass sich aus Ein- und Zwei-Euro-Münzen 240- bis 330-mal mehr Nickel herauslöst, als die EU-Richtlinie für Bedarfsgegenstände zulässt. Aber Nickel spielt in der Medizin nicht nur als Kontaktallergen eine Rolle. Es gelangt über verschiedene Wege in den Körper (Nahrungskette, Haut, Atemwege usw.). Nickel kann in diversen Organen und Geweben abgelagert werden. Chronische Nickelbelastungen können zahlreiche unerwünschte Folgen haben.

Vorkommen und Herkunft

- Nahrung, z.B. gewisse Gemüse (Karotten, Kartoffeln), Kakao, Nüsse. Veganer führen etwa 4- bis 5-mal mehr Nickel über die Nahrung zu als Personen mit einer Mischkost.
- Trinkwasser (bei korrodierten Wasserleitungen)
- nickelhaltiger Modeschmuck, Brillengestelle, Geldmünzen, Schlüssel
- nanoskaliges Nickel als Katalysatoren, in magnetischen Artikeln, in Lithiumbatterien, Keramik, techn. Gleitmittel usw.
- Zigarettenrauch
- Antiklopfmittel in Treibstoffen, Autoabgase
- Industrieabgase, Kohle- und Ölverbrennung
- Abbrennen von Kerzen
- Abrieb von Chrom-Nickel-Stahl-haltigem Kochgeschirr
- Zahnersatz, Zahnfüllungen
- Haarbleich-, Haarfärbe- und Dauerwellenmittel können äußerlich zu erhöhten Nickelwerten (Haaranalyse) führen.
- metallverarbeitende Industrie (Nickelstaub)
- Herstellung, Entsorgung oder Gebrauch von Nickel-Cadmium-Batterien
- hydrierte, gehärtete Fette (z.B. Margarine) und Öle
- nickelhaltige Körperpflege- und Kosmetikartikel
- Fungizide
- orthopädische und medizinische Implantate

Mögliche Folgen von chronischen Nickelbelastungen

- Asthma, Bronchitis
- Epigenetische Veränderungen
- Fertilitätsstörungen Mann: Interaktion mit dem Zink-Stoffwechsel mit direkter Wirkung auf die Spermienfunktion; Fertilitätsstörungen Frau.
- Gastrointestinale Erkrankungen: Krämpfe, Durchfälle, Erbrechen
- Haut: Kontaktallergien, Hautentzündungen, atopische Dermatitis: Nicht nur der direkte Hautkontakt, sondern auch die Aufnahme von Nickel über Nahrungsmittel und Trinkwasser kann dosisabhängig zu vermehrten, systemischen Kontaktallergien führen.
- Herz-Kreislauf-Erkrankungen
- Immunantwort korrekte, Störung
- Knochengewebe: Erhöhte Nickel-Konzentrationen können auch in Knochengewebe festgestellt werden. Hier kann Nickel zu einer Verdrängung von Kalzium, zu oxidativem Stress und Gewebsschädigun-

gen führen. In arthrotischen Hüftgelenken (Hüftkopf-Nekrosen) können erhöhte Schwermetall-Konzentrationen gemessen werden.
- Krebsrisiko: Ein erhöhtes Krebsrisiko besteht bei Arbeitern mit Nickelexposition (Lungenkrebs, bei Inhalation von gewissen Nickelverbindungen, z.B. Nickeloxide, Nickelsulfide, bei der Nickelverarbeitung und -herstellung).
- Mitochondriale Dysfunktionen
- Nierenerkrankungen
- Oxidativer Stress

Empfehlungen und Maßnahmen

- Erkennen und Ausschalten möglicher Ursachen (Expositionsprophylaxe).
- Nickelbestimmung durch Haaranalyse, im 24-Stunden-Urin oder im Vollblut zum Ausschluss einer äußeren Nickelkontamination.
- Bei erhöhten Nickelmesswerten (Urin, Haare, Blut) können Zink (30–60 mg/Tag), Selen (100–200 µg/Tag), Vitamin C (1–3 g/Tag), schwefelhaltige Substanzen (entweder Methionin, Cystein oder Taurin – jeweils 1–2 g/Tag) oder α-Liponsäure (300–600 mg/Tag), Knoblauch, Antioxidanzien (inkl. Resveratrol) zur Reduktion der Nickelbelastung bzw. des oxidativen Stresses eingesetzt werden. Sehr schmale Datenlage.

Literatur

Das S et al. Nickel and oxidative stress: cell signaling mechanisms and protective role of vitamin C. Endocrine Metabol Immune Dis – Drug Targets. 2020;20:1024–1031.

Daunderer M. Handbuch der Umweltgifte. Ecomed-Verlag, Landsberg (Erg. Lfg. 02/2003), Nickel III-3, 1–7.3

Genchi G et al. Nickel: Human health and environmental toxicology. Int J Environ Res Public Health. 2020;17:679.

Lanocha-Arendarczyk N et al. Effect of environmental parameters on the concentration of nickel (Ni) in bones of the hip joint from patients with osteoarthritis. J Pre-Clin Clin Res 2016;10(1):6–11.

Nordberg GF et al. Handbook on the toxicology of metals. Academic Press, Burlington, San Diego, London. 5th edition. 2021. ISBN13 978 0 128 232927 und 978 0 128 229460,

Rizvi A et al. Nickel toxicology with reference to male molecular reproductive physiology. Reprod Biol. 2020;20:3–8.

Sager M. Nickel – a trace element hardly considered. Int J Horticult, Agricult Food Sci. 2019;3(2):75–90.

Zhao J et al. Occupational toxicology of nickel and nickel compounds. J Environ Pathol Toxicol Oncol 2009;28(3):177–208.

Palladium

Palladium ist ein Edelmetall der sog. Platingruppe. Es zeichnet sich durch einen hohen Schmelzpunkt und eine leichte Legierbarkeit aus. Es wurde bis 1994 für fast alle Legierungen der zahnärztlichen Metallkeramik verwendet. Der Palladiumgehalt kann bis zu 90% betragen. Charakteristisch für Palladiumlegierungen sind silberfarbene Metallsäume im Kronenrandbereich. Diese Legierungen erwiesen sich als sehr zytotoxisch (zellschädigend) und seit vielen Jahren besteht die Empfehlung, dieses Material nicht mehr einzusetzen.

Vorkommen und Herkunft

- in Auto-Katalysatoren, Emissionen von Autokatalysatoren entlang von Verkehrswegen
- als Katalysator zur Beschleunigung von chemischen Reaktionen
- Zahnfüllungen (»Spargold«), Dentalkronen

- palladiumhaltiger Schmuck (wird zusammen mit Gold zu Weißgold legiert)
- Palladium-Nanopartikel
- Abwasserreinigung

Mögliche Folgen von chronischen Palladiumbelastungen

- Kontaktallergien an der Haut oder Entzündungsreaktionen des Zahnfleisches im Bereich von palladiumhaltigen Zahnkronen, Schmuckstücken oder Piercings
- Haarausfall
- Übelkeit
- Kopfschmerzen
- rote, zerklüftete Zunge
- Depressionen, Schlafstörungen
- Herzrhythmusstörungen
- Gesichtslähmungen, Tinnitus
- Leber- und Nierenbeschwerden

Empfehlungen und Maßnahmen

Expositionsstopp: keine Dentallegierungen mit Palladium oder Entfernung unter Schutzmaßnahmen.

- Es gibt keine ausreichende Datenlage zur Anwendung von Nährstoff-Supplementen bei chronischen Palladiumbelastungen. Ob Antioxidanzien (z. B. Vitamin C, E, Zink, Selen) oder auch schwefelhaltige Aminosäuren wie L-Methionin, L-Cystein oder Taurin und α-Liponsäure hilfreich sind, ist daher unklar.

Literatur

Daunderer M. Handbuch der Umweltgifte. Ecomed-Verlag, Landsberg (Erg.Lfg. 12/2002), Palladium III–3.

Iavicoli I et al. Palladium: exposure, uses, and human health effects. Encycl Environ Health 2011;online February 23: 307–314.

Leso V et al. Palladium nanoparticles: toxicological effects and potential implications for occupational risk assessment. Int J Mol Sci. 2018;19:503.

Muris J et al. Metal allergy: Palladium. 2018; In: Chen J., Thyssen J. (eds) Metal Allergy. Springer, Cham.

Nordberg GF et al. Handbook on the toxicology of metals. Academic Press, Burlington, San Diego, London. 5th edition. 2021. ISBN13 978 0 128 232927 und 978 0 128 229460

Runow KD. Angewandte Umweltmedizin – Klinische Ökologie; MCS und Allergien durch Umweltchemikalien und Zahnmetalle. Erfahrungsheilkunde 1997;5:262–266.

Theron AJ et al. Harmful interactions of non-essential heavy metals with cells of the innate immune system. J Clinic Toxicol. 2012;S3:005. DOI: 10.4172/2161-0495.S3-005.

Zereini F et al. Palladium emissions in the environment: analytical methods, environmental assessment and health effects. Springer-Verlag, Berlin, Heidelberg. 2005.

Platin

Während die enterale und parenterale Aufnahme von Platin zu einer relativ unproblematischen Ablagerung von Platin im Fettgewebe (Platinose) führt, sind winzige Teilchen von inhaliertem Platin im pulmonalen Alveolarsystem viel heikler, vor allem, wenn es in löslicher und damit reaktiver Form vorliegt, wie z. B. in schlecht belüfteten Tiefgaragen, wo die Platin-Konzentration in der Luft oft viel zu hoch ist.

Vorkommen und Herkunft

Seit Einführung des Katalysators in Automobilen kann Platin in Straßenstäuben oder entlang von Hauptverkehrsstraßen in den Böden gefunden werden. Das elementare Platin wird zwar im Boden aufgelöst, es ist dort aber offenbar sehr immobil. Es bleibt eine gewisse Zeit in den oberen fünf bis zehn Zentimetern des Bodens liegen, bevor verschiedene Organismen es aufnehmen.

- Fahrzeuge mit Abgaskatalysator sind die Hauptquelle von Platin, Straßenstaub
- Rauchgaskatalysatoren
- katalytische Prozesse in der Industrie und Elektroindustrie
- Krankenhäuser: Auf den Krebsstationen ist der Einsatz von platinhaltigen Medikamenten (z. B. Cisplatin als Chemotherapeutikum) häufig. Da die Patienten das Platin ausscheiden, gelangt dieses ins Abwasser und damit in die Nahrungskette.
- Zahnheilkunde: Bestandteil von Brücken, Kronen, Stiften und Füllungen
- Platinhaltiger Schmuck kann vor allem beim Schwitzen über die Haut aufgenommen werden.
- Fotopapier
- Platin im Nanogrammbereich findet vermehrt Anwendung in der Kosmetik, als Lebensmitteladditiv, in der Elektronik, in Sensoren, Medizin, Diagnostik.

Mögliche Folgen von chronischen Platinbelastungen

- Allergien der Atemwege
- Ekzeme, Störung einer korrekten Immunantwort
- Entzündungen
- Fertilitätsstörungen, hormonelle Störungen
- Hepato- und Nephrotoxizität (Platin im Nanogrammbereich)
- Konjunktivitis und Rhinitis
- Müdigkeit
- Muskelkrämpfe durch Hypomagnesiämie und Hypokalzämie
- Risiko für Lungenkrebs, evtl. erhöht; Leukämie
- Stress, oxidativer

Empfehlungen und Maßnahmen

- Ursachen erkennen und so weit wie möglich ausschalten (Expositionsprophylaxe). Meiden Sie unterirdische, schlecht durchlüftete Parkhäuser. Schalten Sie die Lüftung im Auto bei stehenden Kolonnen ab.
- Absaugvorrichtungen in Laboratorien
- Es gibt keine ausreichende Datenlage zur Anwendung von Nährstoff-Supplementen bei chronischen Platinbelastungen. Ob Antioxidanzien (z. B. Vitamin C, E, Zink, Selen) oder auch schwefelhaltige Aminosäuren wie L-Methionin, L-Cystein oder Taurin und α-Liponsäure hilfreich sind, ist daher unklar.

Literatur

Czubacka E et al. Are platinum nanoparticles safe to human health? Med Pracy. 2019;70(4):487–495.

Daunderer M. Handbuch der Umweltgifte. Ecomed-Verlag, Landsberg (Erg. Lfg. 8–1993), Platin III–3.

Khan RK et al. Road dust and its effect on human health: a literature review. Epidemiol Health. 2018;40:e2018013.

Lu F et al. Efficacy and safety of platinum-based chemotherapy as first-line therapy for metastatic triple-negative breast cancer: A meta-analysis of randomized controlled trials. Tech Cancer Res Treat. 2021;20:15330338211016369.

Nordberg GF et al. Handbook on the toxicology of metals. Academic Press, Burlington, San Diego, London. 5th edition. 2021. ISBN13 978 0 128 232927 und 978 0 128 229460.

Reith F et al. Platinum in earth surface environments. Earth Sci Rev 2014;131:1–21.

Wang Y et al. Health risk of platinum group elements from automobile catalysts. Procedia Engine 2012;45:1004–1009.

Zereini F et al. Platinum metals in the environment. 2015; DOI: 10.1007/978-3-662-44559-4.

Quecksilber

Die chronische, schleichende Intoxikation unseres Körpers mit Quecksilber ist aus zwei Gründen in den Mittelpunkt des Interesses gerückt: Einerseits gelangen trotz großer Anstrengungen nach wie vor riesige Mengen dieses Schwermetalls in die Luft, in Böden, in das Grundwasser und somit in die Nahrungskette. Andererseits gibt es die Kontroverse

Amalgam-Zahnfüllungen: Ursache von Quecksilber-Vergiftungen?

Die Diskussion über gesundheitliche Risiken von Amalgamfüllungen (diese Füllungen enthalten Quecksilber in unterschiedlichem Mischverhältnis zusammen mit Silber, Zinn und Kupfer) wird seit Jahren mit großen Emotionen geführt. Während viele Zahnärzte nach wie vor der Meinung sind, dass »schädliche Auswirkungen des Quecksilbers mit Ausnahme seltener Fälle von Quecksilber-Überempfindlichkeit wissenschaftlich nicht nachgewiesen sind«, häufen sich viele wissenschaftliche Berichte, wonach Zusammenhänge zwischen den Amalgamplomben und entsprechenden Intoxikationserscheinungen klar ersichtlich sind. Die Daten zeigen, dass Amalgamfüllungen eine häufige Ursache für chronische Quecksilbervergiftungen sind. Als Konsequenz daraus hat Schweden bereits vor längerer Zeit als erstes europäisches Land beschlossen, die Verwendung von Amalgam in Füllungen zu verbieten.

Es muss allerdings festgehalten werden, dass es viele Amalgamplomben gibt, die nie objektivierbare Probleme verursachen. Kleine Mengen Quecksilber können aus Amalgamfüllungen freigesetzt werden und sich im Körper verteilen. Personen, die heiße oder saure Speisen bevorzugen, starke Kauer (Kaugummikauen kann die Quecksilberdampf-Konzentrationen im Mund um ein Mehrfaches erhöhen), Fluorzahnpasten-Benutzer (Fluor vermag Quecksilber vermehrt aus den Füllungen zu lösen) sind besonders gefährdet. Zahlreiche Studien zeigen, dass viele Menschen mit Amalgamplomben oder auch kürzlich entfernten Füllungen eine signifikant erhöhte Quecksilber-Ausscheidung im Urin aufwiesen. 1% von ihnen litt unter starken Intoxikationserscheinungen.

Zahnärzte und insbesondere ihre Helferinnen zeigen ein erhöhtes Risiko für chronische Quecksilberbelastungen. Messungen bei Zahnärzten und Personen, die berufsmäßig mit Quecksilber in Berührung kamen, ergaben deutlich erhöhte Quecksilber-Konzentrationen im Gehirn.

Da Quecksilberdämpfe durch die Nasenschleimhaut direkt zum Gehirn transportiert werden können, ist es in Zahnarztpraxen wichtig, stets für eine gute Lüftung des Behandlungsraumes zu sorgen und mit den modernsten Apparaturen zu arbeiten, um die Schwermetall-Emissionen für Personal und Patienten möglichst gering zu halten. Die in der Mundhöhle entstehenden Quecksilberdämpfe können ebenfalls auf direktem Wege ins Gehirn gelangen. Dieser Transportweg mag ein Grund dafür sein, dass viele Patienten bereits bei Gewebe-Konzentrationen (z. B. Haarmineralanalyse), die sich noch im »tolerierbaren« Bereich befinden, Quecksilber-Intoxikationssymptome zeigen können.

um die Schädlichkeit bzw. Unbedenklichkeit von Amalgamplomben.

Vorkommen und Herkunft

Es ist seit langem bekannt, dass Quecksilberverbindungen bereits in niedrigen Konzentrationen toxisch sind. Aufsehenerregende Unglücksfälle ereigneten sich in der japanischen Stadt Minimata im Jahre 1956, als Alkyl-Quecksilber-Verbindungen in Industrieabwässers ins Meer geleitet wurden. Der Verzehr der Fische und Meeresfrüchte führte bei der Bevölkerung zu schweren neurologischen Störungen sowie auch zu geistigen Behinderungen der neugeborenen Kinder. Industrieemissionen und Mülldeponien bewirken, dass bedeutende Konzentrationen von Quecksilber in den Böden und Sedimenten sowie in den Gewässern vorliegen. Durch mikrobiologische Vorgänge in der Natur wird das Quecksilber in die fettlösliche Form (Methylquecksilber) umgewandelt, welches über die Nahrung – der Verzehr von Fischen fällt dabei besonders ins Gewicht – in unseren Körper gelangt. Aber auch durch die in der Mundhöhle (Zahnstein, Speichel) vorhandenen Streptokokken wie auch durch Bakterien und Gärung im Verdauungskanal können Quecksilber-Ionen auch in unserem Körper selbst in das hochtoxische Methylquecksilber umgewandelt werden. Zielorgane sind in erster Linie die Nerven. Expositionsprophylaxe ist die erste zu treffende Maßnahme. Die Hauptquellen von Quecksilber sind:

- Nahrungsmittel: große Fische (Thunfisch, Haifisch, Schwertfisch), Austern und Muscheln aus belasteten Gewässern – sie neigen dazu, Quecksilber anzusammeln, auch andere Meeresfrüchte und Pilze
- Pestizide und Fungizide; Getreide, Wiesen, Bäume
- Konservierungsmittel in Impfstoffen: Thiomersal, Ethylquecksilber – nur noch in wenigen Impfstoffen enthalten, Nutzen-Risiko-Verhältnis abwägen.
- Industrieabfälle: Chlorherstellung, Druckerschwärze, Müllverbrennungsanlagen, Neonröhren-, Papier-, Tinte- und Spiegelherstellung, Barometer- und Thermometer-Herstellung, wo noch vorhanden: zerbrochene Barometer und Thermometer
- Energiesparlampen: defekte Lampen als Sondermüll fachgerecht entsorgen resp. in Verkaufsstelle zurückbringen
- Gebrauchsgegenstände: Batterien, Desinfektionsmittel, Porzellanmalfarben, Konservierungsmittel (Augentropfen, Kontaktlinsenflüssigkeiten, Nasentropfen), Kosmetika, Medikamente
- Zahnfüllungen aus Amalgam

Mögliche Folgen von chronischen Quecksilberbelastungen

- Atemwegerkrankungen
- Autismus
- Autoimmunerkrankungen
- Demenzen, M. Alzheimer
- Depressionen, Angstzustände, Irritierbarkeit, Schizophrenie
- Epigenetische Veränderungen
- Fertilitätsstörungen
- Gastrointestinale Störungen
- Hautaffektionen (Dermatitis, Ekzeme)
- Hirnstoffwechselstörungen, kognitive Störungen, Tremor
- Hormonstoffwechselstörungen (Hemmung der 21α-Hydroxylase, die in die Bildung von Progesteron, Cortisol und Aldosteron involviert ist)
- Hör- und Sehstörungen
- Immunschwäche und Infektanfälligkeit
- Kardiovaskuläre Erkrankungen
- Konzentrationsschwäche, Kopfschmerzen,

- Krebsrisiko, evtl. erhöht
- Leber und der Bauchspeicheldrüse, Störungen
- MS-ähnliche Nervenschäden, Hemmung der Myelin-Synthese
- Müdigkeit
- Nephrotoxizität
- Neurotoxizität
- Osteoporose, Erhöhung des Risikos
- Schilddrüse, Funktionsstörungen (Hypothyreose, Hashimoto Autothyroiditis)
- Schlafstörungen
- Schwangerschaftskomplikationen: geistige Zurückgebliebenheit des Kindes, Geburtsfehler, spontane Aborte, niedriges Geburtsgewicht

Empfehlungen und Maßnahmen

Erkennen und Ausschalten möglicher Ursachen (Expositionsprophylaxe).

Nährstoffempfehlungen zur beschleunigten Ausleitung von Quecksilber

Nährstoff	empfohlene Tagesdosis	Kommentare
Selen	100–200 µg	Quecksilberbelastungen können zu einem Selenmangel führen – und damit zu einer Behinderung von Selen als wichtigem intrazellulären Antioxidans. Eine Selenzufuhr kann den adäquaten Selenstatus wiederherstellen und die Quecksilber-Toxizität vermindern. Sowohl Selenhefe als auch Natriumselenit-Präparate (bei Natriumselenit: 3–4 Stunden Abstand zur Vitamin-C-Einnahme) sind für den Einsatz geeignet.
Zink	30–60 mg	Zink reduziert die Quecksilbertoxizität und erhöht dessen Ausscheidung. Reduziert den oxidativen Stress. Erhöht die körpereigene Bildung von Metallothioneinen, die bei der Schwermetallentgiftung involviert sind.
Vitamin C	1–3 g	Antioxidans. Vitamin C ist in der Lage, die Ausscheidung von Quecksilber zu fördern.
Vitamin E	400 IE	Antioxidans. Vitamin E kann die neurotoxischen Wirkungen von Quecksilber vermindern. Ideal zusammen mit Vitamin C.
schwefelhaltige Aminosäuren (z. B. Cystein, Methionin, Taurin) α-Liponsäure	1–2 g 300–600 mg	Quecksilber besitzt eine hohe Affinität zu schwefelhaltigen Aminosäuren wie Cystein. Die Zufuhr schwefelhaltiger Aminosäuren erhöht die Mobilisation von Schwermetallen aus den Depots. Schwefelverbindungen mit schwermetallbindenden Eigenschaften finden sich übrigens auch in Kohl, Knoblauch, Zwiebeln und Hülsenfrüchten.
Pektine, niedermolekulare	esslöffelweise	Binden Schwermetalle in Darm und Blut; Ausscheidung über den Stuhl und Urin (ohne Schädigung des Nierengewebes). Mit ca. 3–4 Stunden Abstand von Mikronährstoffen einnehmen (wegen möglicher adsorptiver Effekte).

Weitere Hinweise

- Im Stoffwechsel geht Quecksilber gerne Bindungen mit Sulfhydryl-Gruppen (-SH) ein. Dazu gehören Cystein, Cystein enthaltende Enzyme (z.B. Mn-SOD) oder Glutathion. Solche Hg-SH-Verbindungen vermitteln vielfältige toxische Wirkungen von Quecksilber – v. a. auch auf das Redox-Gleichgewicht.

- Quecksilber geht Wechselwirkungen mit folgenden Mikronährstoffen ein, bei denen der Bedarf erhöht oder deren Stoffwechsel dadurch gestört wird: Eisen, Kupfer, Vitamin B_1, B_2, B_6, E, Selen, Zink.
- Die Zufuhr von natürlichen »entgiftenden« Substanzen durch reichlichen Verzehr von Gemüse und Früchten können möglicherweise ebenfalls die Toxizität und den oxidativen Stress reduzieren helfen.
- Unterschiedliche genetische Voraussetzungen (Polymorphismen) können ggf. die Anfälligkeit für Quecksilberintoxikationen modifizieren.

Literatur

Ajsuvakova OP et al. Sulfhydryl groups as targets of mercury toxicity. CCCoord Chem Rev. 2020;417:213343.

Al Osman M et al. Exposure routes and health effects of heavy metals on children. BioMetals. 2019;32:563–573.

Andreoli V et al. Genetic aspects of susceptibility to mercury toxicity: an overview. Int J Environ Res Publ Health. 2017;14:93.

Azar J et al. Mercury and Alzheimer's disease: a look at the links and evidence. Metabol Brain Dis. 2021;36:361–374.

Bjorklund G et al. Insights on alpha lipoic and dihydrolipoic acids as promising scavengers of oxidative stress and possible chelators in mercury toxicology. J Inorg Biochem. 2019;195:111–119.

Bjorklund G et al. Mercury exposure and its effects on fertility and pregnancy outcome. Basic Clin Pharmacol Toxicol. 2019;125:317–327.

Bjorklund G et al. Molecular interaction between mercury and selenium in neurotoxicity. Coordin Chem Rev 2017;332:30–37.

Branco V et al. Neurotoxicity of mercury: an old issue with contemporary significance. Adv Neurotoxicol. 2021;5:239–262.

Carocci A et al. Mercury toxicity and neurodegenerative effets. Rev Environ Contam Toxicol. 2014;229:1–18.

Diez S. Reviews of environmental contamination and toxicology. Human health effects of methylmercury 2009;198:111–132.

Genchi G et al. Mercury exposure and heart diseases. Int J Environ Res Publ Health 2017;14(1):74.

Jalili C et al. Exposure to heavy metals and the risk of osteopenia or osteoporosis: a systematic review and meta-analysis. Osteoporosis Int. 2020;31:1671–1682.

Kim JJ et al. Heavy metal toxicity: an update of chelating therapeutic strategies. J Trace Elem Med Biol. 2019;54:226–231.

Mercola J et al. Mercury toxicity and systemic elimination agents. J Nutr Environ Med 2001;11:53–62.

Oliveira VA et al. Zinc and N-acetylcysteine modify mercury distribution and promote increase in hepatic metallothionein levels. J Trace Elem Med Biol. 2015;32:183–188.

Pamphlett R et al. Mercury in the human thyroid gland: Potential implications for thyroid cancer, autoimmune thyroiditis, and hypothyroidism. PLOS one. 2021;16(2):e0246748.

Rahman MM et al. Selenium and zinc protections against metal-(loids)-induced toxicity and disease manifestations: A review. Ecotoxicol Environ Safety. 2019;168:146–163.

Rajak C et al. Metal toxicity and natural antidotes: prevention is better than cure. Environ Sci Poll Res. 2020;27:43582–43598.

Sheehan MC et al. Global methylmercury exposure from seafood consumption and risk of developmental neurotoxicity: a systematic review. Bul World Health Organ 2014;92:254–269F.

Siblerud R et al. An overview of evidence that mercury from dental fillings may be an etiological factor in many health disorders. J Biomed Res Environ Sci. 2021;2(6):472–485.

Spiller H.: Rethinking mercury: the role of selenium in the pathophysiology of mercury toxicity, Clinical Toxicology, 2017; DOI: 10.1080/15563650.2017.1400555.

Sulaiman R et al. Exposure to aluminum, cadmium, and mercury and autism spectrum disorder in children: a systematic review and meta-analysis. Chem Res Toxicol. 2020;33(11):2699–2718.

Xu L et al. Circulatory levels of toxic metals (aluminum, cadmium, mercury, lead) in patients with Alzheimer's disease: a quantitative meta-analysis and systematic review. J Alzheimer's Dis. 2018;62:361–372.

Silber

Silber wird wie Gold zu den Edelmetallen gezählt. Es ist normalerweise nicht im Gewebe von Menschen oder Tieren vorhanden. Silber ist ein nicht lebensnotwendiges Metall und stört bei erhöhten Gewebespiegeln die Stoffwechselfunktionen der Spurenelemente Kupfer und Selen.

Vorkommen und Herkunft

Man schätzt, dass jährliche Silberverluste an die Umwelt durch industrielle Abfälle ca. 2500 Tonnen betragen. Davon gelangen ca. 150 Tonnen in den Klärschlamm und 80 Tonnen ins Oberflächenwasser. Neben der Wasserverunreinigung ist das Ausmaß der Silber- und Quecksilberverunreinigung der Luft vergleichbar hoch. Silber kann über die Lunge, den Magen-Darm-Trakt oder die Haut aufgenommen werden.

Silber und Silberverbindungen:

- Amalgam-Zahnplomben
- Wasserfilter und Tabletten zur Wasserdesinfektion
- Silberschmuck
- Silberbesteck
- berufliche Exposition (z.B. Gold- und Silberschmied)
- chirurgische Implantate
- Industrieemissionen
- Silberfolie (medizinisch zur Wundbehandlung nach Verbrennungen)
- silberbeschichtete Kleidungsstücke. Ob diese Nanopartikel in gesundheitlich relevanten Mengen über die Haut resorbiert werden, ist zurzeit noch nicht klar. Bei der Herstellung von solchen Produkten sollte möglichen Silberbelastungen vorgebeugt werden.
- kolloidales Silber; die Einnahme von Präparaten mit kolloidalem Silber kann gefährlich sein.
- silberhaltige Augentropfen
- Konservierungsmittel
- Fotochemikalien
- Batterien
- Spiegel
- Lötlegierungen
- Münzen, Medaillen

Mögliche Folgen von chronischen Silberbelastungen

- Angstzustände
- Argyrie: graublaue Verfärbung von Haut, Augen, Nägeln
- Darmschleimhaut, Schädigung
- Demenzen, Vergesslichkeit
- Entzündungen
- Fertilitätsstörungen (Mann)
- Herz-Kreislauf-Erkrankungen
- Immunantwort, Störung
- Kopfschmerzen, Schwindel
- Leber- und Nierenstoffwechsel, Störung
- Lungenfunktion, Störung
- Neurotoxizität
- Oxidativer Stress
- Schwäche
- Systemische Expositionen gegenüber Silber-Nanopartikeln sind zytotoxisch, immunotoxisch und genotoxisch. Sie verändern das Blutbild und können das Risiko für Kolonkarzinome erhöhen.

Empfehlungen und Maßnahmen

- Erkennen und Ausschalten möglicher Ursachen (Expositionsprophylaxe).
- Bestimmung der Silberausscheidung im 24-Stunden-Urin.
- Es gibt keine ausreichende Datenlage zur Anwendung von Nährstoff-Supplementen

bei chronischen Silberbelastungen. Ob Antioxidanzien (z. B. Vitamin C, E, Zink, Selen) oder auch schwefelhaltige Aminosäuren wie L-Methionin, L-Cystein, oder Taurin und α-Liponsäure hilfreich sind, ist daher unklar.

- Selen und Vitamin E scheinen die Silbertoxizität zu reduzieren.
- Gabe von Vitamin B_{12}: Ein Zusatz von Vitamin B_{12} schützt vor Lebernekrosen, die im Tierversuch durch Silber verursacht werden.

Literatur

Ferdous Z et al. Health impact of silver nanoparticles: a review of the biodistribution and toxicity following various routes of exposure. Int J Mol Sci. 2020;21:2375.

Fewtrell L et al. A re-assessment of the safety of silver in household water treatment: rapid systematic review of mammalian in vivo genotoxicity studies. Environm Health. 2017;16:66.

Gaillet S et al. Silver nanoparticles: Their potential toxic effects after oral exposure and underlying mechanisms—A review. Food Chem. Toxicol. 2015;77:58–63.

Hadrup N et al. Toxicity of silver ions, metallic silver, and silver nanoparticle materials after in vivo dermal and mucosal surface exposure: A review. Regulatory Toxicology and Pharmacology, 2018;98,257–267.

Hadrup N et al. Oral toxicity of silver ions, silver nanoparticles and colloidal silver – a review. Regulat Toxicol Pharmacol 2014;68:1–7.

Jerger SE et al. Argyria. StatPearls [Internet]. StatPearls Publishing, 2021.

Leino V et al. Toxicity of colloidal silver products and their marketing claims in Finland. Toxicol Rep. 2021;8:106–113.

Nordberg GF et al. Handbook on the toxicology of metals. Academic Press, Burlington, San Diego, London. 5th edition. 2021. ISBN13 978 0128 232927 und 978 0128 229460.

Singh SP et al. Silver nanoparticles: Biomedical applications, toxicity, and safety issues. Int J Res Pharm Pharm Sci. 2017;2(4):1–10.

Zinn

Neben metallischem Zinn gibt es anorganische sowie fettlösliche, organische Verbindungen. Die Toxizität organischer Zinnverbindungen ist gemäß Daunderer (Daunderer, 1999) etwa 100-mal höher als die der organischen Quecksilberverbindungen. Zunehmend sind auch Produkte, die nanoskaliges Zinn enthalten, zu beobachten (Pestizide, Biozide).

Vorkommen und Herkunft

Die wichtigsten Zinnquellen sind:

- Konservendosen: werden aus verzinntem Stahlblech hergestellt. Lebensmittel, denen Zitronensäure zugesetzt wurde oder die natürliche Fruchtsäuren enthalten, können das Zinn aus dem Dosenmaterial herauslösen. Daher sollten beim Kauf kunststoffbeschichtete Dosen oder Gläser bevorzugt werden.
- Das Zinn in gewissen Nahrungsmitteln kann auch von Stabilisatoren des Verpackungsmaterials (PVC) stammen.
- Zinnhaltige Gefäße: Essen und Trinken aus zinnhaltigen Gefäßen, die innen nicht lackiert wurden; besonders bei sauren Speisen und Fruchtsäften.
- Amalgamlegierungen enthalten neben Quecksilber und Kupfer oft auch Zinn (Anteil bis zu 32 %).
- Farbkonservierungsmittel (z. B. Heizkörperfarben)
- Fungizide, Pflanzenschutzmittel
- Bronzelegierungen, Lötmetalle
- Katalysatoren

Mögliche Folgen von chronischen Zinnbelastungen

Anorganisches Zinn wird von den Magen-Darm-Bakterien in organisches Zinn umgewandelt. Anorganische Zinnverbindungen können zu gastrointestinalen Reizungen führen. Inhalation von Zinndioxid kann nach jahrelanger, berufsbedingter Exposition zu einer gutartigen Pneumokoniose (sog. Staublunge) ohne Funktionseinschränkung führen.

Organische Zinnverbindungen sind hoch toxisch. Sie werden den sogenannten endokrinen Disruptoren zugeordnet. Dies sind Substanzen, die eine hormonähnliche Wirkung besitzen (»Umwelthormone«) und so das empfindliche Gleichgewicht des Hormonsystems von Menschen und Tieren stören können.

Sie können ferner zu zentralnervösen Schäden in Form von Lähmungen und Erregungen führen. Außerdem treten Reizungen der Haut und der Schleimhäute auf. Bei chronischen Zinnbelastungen kann es zudem zu folgenden weiteren Symptomen kommen:

- Amalgamlegierungen mit hohem Zinngehalt können nebst lokaler Symptomatik und einem ausgeprägten metallischen Geschmack zu Übelkeit, Kopfschmerzen, Erbrechen, Koliken und Durchfällen führen.
- Beeinflussung der Fertilität
- Haut: Neurodermitis, Psoriasis
- Immunantwortstörung
- Krebsrisiko: erhöhte Tumorrate von Adenokarzinomen der Mamma bei Tieren
- Leberstoffwechsel, Störung
- Mineralstoffe: erhöhte Kalzium- und Phosphor-Blutspiegel
- Neurotoxizität: Verwirrtheit, Verhaltensstörungen, epileptische Anfälle
- Nieren: Störung der Nierendurchblutung
- oxidativem Stress

Empfehlungen und Maßnahmen

- Expositionsprophylaxe: Erkennen und Eliminieren von möglichen Zinnquellen.
- Eingelagertes Zinn eventuell mobilisieren mit nicht orthomolekularen Komplexbildern wie Dimaval.
- Es gibt keine ausreichende Datenlage zur Anwendung von Nährstoff-Supplementen bei chronischen Zinnbelastungen. Ob Antioxidanzien (z. B. Vitamin C, E, Zink, Selen) oder auch schwefelhaltige Aminosäuren wie L-Methionin, L-Cystein, oder Taurin und α-Liponsäure hilfreich sind, ist daher unklar.
- Wenn nötig, Korrektur des Kalzium-, Magnesium- und Phosphorgleichgewichts.

Literatur

Bundesamt für Risikobewertung BfR. Organozinnverbindungen in verbrauchernahen Produkten. Aktualisierte Stellungnahme Nr. 034/2011.

Daunderer, M.: Handbuch der Umweltgifte. Ecomed-Verlag, Landsberg, Zinn III–3, (Erg.-Lfg. 6–1999) 1 f.

Ferraz da Silva I et al. Organotins in neuronal damage, Brain function, and behavior: a short review. Front. Endocrinol. 2018;8:366.

Granjeiro JM et al. 6- Health and environment perspective of tin nanocompounds: a safety approach. Tin Oxide Materials. 2020:133–162. DOI: 10.1016/B978-0-12-815924-8.00006-2.

Ionescu G. Schwermetallbelastung durch Dentallegierungen. Ausleitungsverfahren bei Neurodermitis- und Psoriasis-Patienten. Ztg f Umweltmed 1997;3:163–171.

Nath M. Toxicity and the cardiovascular activity of organotin compounds: a review. Appl Organometal Chem. 2008;22(10):598–612.

Nordberg GF et al. Handbook on the toxicology of metals. Academic Press, Burlington, San Diego, London. 5th edition. 2021. ISBN13 978 0 128 232927 und 978 0 128 229460.

Okoro HK et al. Human exposure, biomarkers, and fate of organotins in the environment. Rev Environ Contam Toxicol 2011;213:27–54.

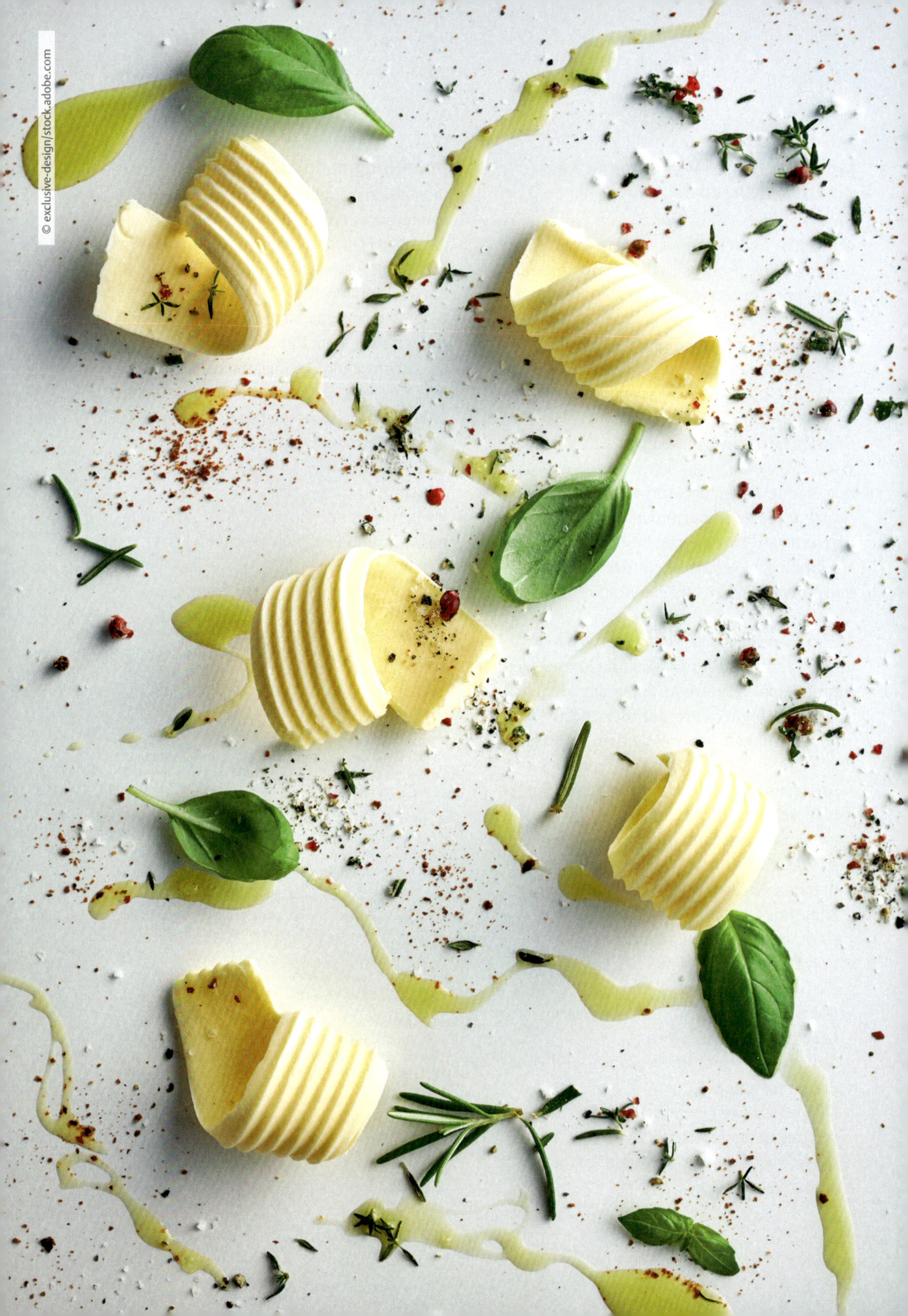

Anhang

Wechselwirkungen zwischen Medikamenten und Mikronährstoffen

Dass die Einnahme von Medikamenten zu Wechselwirkungen mit Mikronährstoffen führen kann, ist nicht erstaunlich. Arzneimittel greifen auf vielfältige Weise in den Stoffwechsel ein. Zudem nutzen Mikronährstoffe und Arzneimittel im Organismus dieselben Transportwege bei Aufnahme, Verteilung und Ausscheidung. In der medizinischen und pharmazeutischen Praxis wird man sich dieser Problematik nun mehr und mehr bewusst.

Durch Arzneimitteleinnahme entstandene Störungen im Mikronährstoffhaushalt können maßgeblich an der Entstehung unerwünschter Arzneimittel-Nebenwirkungen beteiligt sein. Ein typisches Beispiel sind die Elektrolytverluste durch den Einsatz bestimmter Diuretika, die zu kardiovaskulären Komplikationen führen können.

Solche Wechselwirkungen können auf verschiedenen Mechanismen basieren, wie der Benutzung der gleichen Transport- oder Resorptionssysteme, der Komplexbildung, erhöhter Ausscheidung oder einem beschleunigten Stoffwechsel.

Eine medikamentenorientierte Supplementierung mit Mikronährstoffen kann daher:

- das Wirkprofil eines Arzneimittels optimieren,
- eine Beeinträchtigung des Mikronährstoffhaushaltes verhindern,
- das Risiko unerwünschter Arzneimittel-Nebenwirkungen reduzieren,
- die Lebensqualität der Patienten verbessern.

Verschiedene Faktoren haben einen Einfluss auf das Risiko einer Wechselwirkung von Arzneimitteln und Mikronährstoffen:

- Mikronährstoff-Status vor Beginn der Medikamenteneinnahme
- Einnahmedauer und Dosierung eines Arzneimittels
- pharmakologische Eigenschaften des Arzneimittels
- Einnahme mehrerer Medikamente gleichzeitig

Als besonders gefährdet gelten daher ältere Menschen, da sie oft an mehreren Krankheiten leiden und gleichzeitig mehrere Arzneimittel als Dauermedikation einnehmen müssen. Häufig sind sie auch fehlernährt und haben dadurch ein erhöhtes Risiko für eine Mangelversorgung mit Mikronährstoffen sowie einen eingeschränkten Stoffwechsel.

In der folgenden Tabelle ist eine Auswahl praxisrelevanter Wechselwirkungen zwischen pharmakologisch aktiven Substanzen und Mikronährstoffen aufgeführt. Bei einer Langzeiteinnahme dieser Medikamente und Wirkstoffe empfiehlt es sich, die betroffenen Mikronährstoffe im Labor zu messen, um dann gezielt zu supplementieren.

Auswahl Arzneimittel-Mikronährstoff-Wechselwirkungen

Substanz	Betroffener Mikronährstoff	Art der Wechselwirkung	Mögliche Folgen, Maßnahmen
Analgetika (Schmerzmittel), Antirheumatika			
Azetylsalizylsäure (ASS)	Vitamin C	verminderte Vitamin-C-Resorption im Dünndarm, erhöhte renale Ausscheidung	Vitamin-C-Mangel bei langfristiger Anwendung. Vitamin C kann vor ASS-bedingten Schäden an der Magenschleimhaut schützen (nur nichtretardierte Vitamin C-Präparate); Eisenstatus überwachen.
	Vitamin E	bei hoher Dosierung (800 IE/Tag): additiver Effekt der Aggregationshemmung der Blutplättchen	verlängerte Blutgerinnungszeit
nichtsteroidale Entzündungshemmer	Eisen	verstärkte schleimhautreizende Wirkung Eisenverlust durch gastrointestinale Mikroblutungen	verstärkte gastrointestinale Unverträglichkeit Eisenbedarf erhöht
Antazida und Säureblocker			
Antazida mit Aluminium- und Magnesium-Hydroxid	Eisen, Kalzium, Kupfer, Zink, Phosphor	Absorption vermindert (Bildung schwerlöslicher Komplexe)	verminderte Verfügbarkeit von Mineralstoffen und Spurenelementen. Empfehlung: entsprechende Supplemente im Abstand von › 2 Stunden einnehmen.
Protonenpumpenhemmer	Vitamin B_{12}, C, Eisen, Magnesium, Kalzium, Zink, β-Carotin	Unterdrückung der Magensäuresekretion, dadurch verminderte Absorption	Mängel an B_{12}, C, Eisen, Magnesium, Kalzium und Zink. Laborstatus der betroffenen Mikronährstoffe überwachen. Bei Bedarf und allenfalls auch präventiv supplementieren.
Antiadiposita			
Orlistat	fettlösliche Vitamine (A, D, E, K), Carotinoide	Absorption im Dünndarm vermindert Ausscheidung mit dem Stuhl erhöht	Supplementieren der betroffenen Nährstoffe; zeitlicher Abstand › 2 Stunden.

Substanz	Betroffener Mikronährstoff	Art der Wechselwirkung	Mögliche Folgen, Maßnahmen
Antiasthmatika			
Salbutamol	Magnesium	erhöhter Magnesiumbedarf	Korrektur des Magnesiummangels kann Salbutamol-bedingte Tachykardien verbessern.
Theophyllin	Vitamin B_6 Magnesium	Umwandlung in aktive Form von Vitamin B_6 wird gehemmt. Renale Magnesiumverluste.	Vitamin-B_6-Bedarf deutlich erhöht. Magnesiumstatus überwachen.
Antibiotika			
Aminoglykoside Amphotericin B	Magnesium	renale Verluste	Magnesiumstatus überwachen.
Cephalosporine	Vitamin K	Störung des Vitamin-K-Stoffwechsels	Vitamin K vermindert, dadurch verstärkte Wirkung von Blutverdünnern
Chinolone (Floxacine)	Eisen, Kalzium, Magnesium, Zink	Die gleichzeitige Gabe kann die Bioverfügbarkeit der Antibiotika wie auch von Fe, Ca, Mg und Zn reduzieren (vermutlich durch Bildung von nicht resorbierbaren Chelaten)	separate Antibiotikagabe entweder 2 Std. vor oder 6 Std. nach der Einnahme von Fe, Ca, Mg oder Zn.
Chloramphenicol	Folsäure, Vitamin B_{12}, Eisen	verminderte Wirksamkeit von Folsäure-, B_{12}- und Eisenpräparaten	Evtl. Mängel an Eisen und Vitamin B_{12}. Status überwachen.
Tetrazykline, Gyrasehemmer	Kalzium, Magnesium, Eisen, Zink, Mn	Die gleichzeitige Verabreichung führt zu einer Chelatbildung und somit zu einer verminderten Resorption sowohl der Antibiotika als auch von Ca, Mg, Fe, Mn.	Einnahme der Antibiotika entweder 2 Std. vor oder 6 Stunden nach der Gabe von Ca, Mg, Fe, Zn, Mn.
Antidepressiva, Neuroleptika			
selektive Serotoninwiederaufnahme-Hemmer (SSRI, z. B. Fluoxetin, Escitalopram)	Folsäure	Folsäure wichtig für Neurotransmitterstoffwechsel Serotonin etc.)	Ausreichender Folsäure- und Zinkstatus wichtig für gutes Ansprechen auf SSRIs.
Lithium	Jod	Jodaufnahme in Schilddrüse gehemmt reduzierte Synthese der Schilddrüsenhormone	erhöhtes Risiko für Schilddrüsenhormonmangel. Laborstatus der Schilddrüsenhormone im Auge behalten.
trizyklische Antidepressiva (z. B. Imipramin)	Vitamin B_2	Absorption vermindert reduzierte Synthese des Flavinmononukleotids (FMN, Riboflavin-5-phosphat) und des Flavin-Adenin-Dinukleotids (FAD)	Vitamin-B_2-Bedarf während der Therapie erhöht

Substanz	Betroffener Mikronährstoff	Art der Wechselwirkung	Mögliche Folgen, Maßnahmen
Antidiabetika			
Metformin	Vitamin B_{12}	Hemmung der kalziumabhängigen Aufnahme des Vitamin-B_{12}-Intrinsic-Faktor-Komplexes	verminderte B_{12}-Aufnahme, Vitamin-B_{12}-Mangel ist unter Metformin etwa um den Faktor 2,5 häufiger. Monitoring des B_{12}-Status und allenfalls Supplementierung.
Antidiarrhoika			
Sulfasalazin	Folsäure	Folsäure-Antagonismus (inkl. Reduktion der Folsäureresorption)	Überwachung des Folsäurestatus. Bei Bedarf Supplementierung (zeitlich getrennte Einnahme).
Antiepileptika			
Antiepileptika (z. B. Phenobarbital, Phenytoin, Carbamazepin)	Vitamin D, Vitamin K, Vitamin B_2	Enzyminduktion (Cytochrom P 450): beschleunigter Abbau der Mikronährstoffe	Vitamin-D-Mangel (erhöhtes Risiko von Osteopenie, Osteoporose). Vitamin-D-Status überwachen und bei Bedarf supplementieren. Vitamin-K-Mangel: klinische Relevanz v. a. in der Schwangerschaft durch erhöhte Blutungsgefahr Vitamin-B_2-Bedarf erhöht
	Folsäure	Phenytoin hemmt die intestinale Folsäureresorption und umgekehrt können hohe Folsäuregaben (> 1 mg/Tag) zu erniedrigten Phenytoinspiegeln führen.	Folsäuremangel Folsäure-Supplementierung nicht über 1 mg/Tag.
Phenobarbital, Phenytoin, Carbamazepin	Biotin	Hemmung der Biotinaufnahme im Darm	erhöhter Biotinbedarf
Phenobarbital, Phenytoin	Vitamin B_6	Hohe Dosen Vitamin B_6 (> 80 mg/Tag) führen zu erniedrigten Phenytoinspiegeln.	verminderte antiepileptische Wirkung
Phenytoin und verwandte Substanzen	Vitamin B_1	erniedrigte Blutspiegel unter Phenytoin	Bei Bedarf Vitamin B_1 oder ein B-Komplex-Präparat supplementieren.
Valproinsäure und verwandte Substanzen	L-Carnitin	Interaktion mit der Carnitinsynthese in der Leber	Carnitin-Supplementierung kann bei einseitiger, vegetarischer oder ketogener Ernährung nötig sein.
	Vitamin E	erhöhte Lipidperoxidation	erhöhter Vitamin-E-Bedarf
	Selen	Mechanismus unklar	Selenbedarf erhöht
	Zink, Kupfer	Störungen des Zink- und Kupferhaushaltes	Zink- und Kupferstatus vermindert

Substanz	Betroffener Mikronährstoff	Art der Wechselwirkung	Mögliche Folgen, Maßnahmen
Antihypertensiva (Blutdrucksenker)			
ACE-Hemmer	Kalium Zink	verminderte renale Kaliumausscheidung Komplexbildung, renale Zink-Ausscheidung erhöht	Risiko für Hyperkaliämie Leerung der Zinkspeicher, Zinkmangel
AT_1-Blocker (Sartane)	Kalium Magnesium Zink	reduzierte renale Kalium- und Magnesiumausscheidung renale Zinkausscheidung erhöht	Risiko für Hyperkaliämie Risiko für Zinkmangel
Antikoagulanzien (Gerinnungshemmer)			
Vitamin-K-Antagonisten (Warfarin, Phenprocoumon)	Vitamin K	direkter Antagonismus	blutgerinnender Effekt der Medikamente vermindert
Antiöstrogene			
Tamoxifen	Coenzym Q_{10}, Vitamin B_2, Vitamin C, Vitamin E	Hemmung mitochondrialer Atmungsketten-Komplexe Hemmung der Fettsäure-β-Oxidation	erhöhter Bedarf
Antituberkulotika			
Ethambutol	Zink, Kupfer	Zn und Cu werden chelatiert und damit schlechter resorbiert.	Zn und Cu supplementieren
Isoniazid, Rifampicin	Niacin	Durch Vitamin-B_6-Mangel wird weniger Niacin über den Tryptophan-Kynurenin-Weg synthetisiert.	Niacinmangel, Supplementierung von Niacinamid bzw. eines Vitamin B-Komplexes
	Vitamin B_6	Inaktivierung der aktiven Form von Vitamin B_6 durch Komplexbildung	Vitamin-B_6-Mangel, Supplementierung zur Prävention von peripheren Neuropathien
	Vitamin D	Die Induktion von Leberenzymen beschleunigt den Abbau zu inaktiven Vitamin-D-Metaboliten. Damit wird auch der 25-OH-Vitamin-D-Spiegel erniedrigt.	Vitamin-D-Mangel, reaktive Hypokalzämie. Messung des 25-OH-Vitamin-D-Blutspiegels und bei Bedarf Supplementierung.
Corticosteroide			
z. B. Betamethason, Dexamethason, Prednison	Vitamin D, Kalzium, Vitamin C	komplexe Wechselwirkungen: Kalzium: u. a. verminderte Absorption, erhöhte Ausscheidung Vitamin D: verminderte Aktivierung; verminderte Knochenbildung etc. Vitamin C: erhöhte Ausscheidung	Vitamin-D-, Vitamin-C- und Kalziumspiegel vermindert, Risiko für Osteoporose und Knochenfrakturen erhöht

Substanz	Betroffener Mikronährstoff	Art der Wechselwirkung	Mögliche Folgen, Maßnahmen
Diuretika			
Schleifendiuretika (z. B. Furosemid, Torasemid)	Kalium, Magnesium Zink	erhöhte renale Ausscheidung	Risiko für Hypomagnesiämie und Hypokaliämie (Wadenkrämpfe, Muskelkrämpfe, Obstipation, Arrhythmien etc.), Zinkmangel, Laborstatus überwachen und bei Bedarf supplementieren.
	Vitamin B_1	erhöhte renale Ausscheidung und verminderte Reabsorption von Vitamin B_1	Vitamin-B_1-Mangel, Verschlechterung der Herzmuskelfunktion. Vitamin-B_1-Supplementierung – auch als Vitamin-B-Komplex
Thiazide und Analoga (z. B. Hydrochlorothiazid, Indapamid)	Magnesium Kalium, Zink	erhöhte renale Ausscheidung	Risiko für Hypomagnesiämie und Hypokaliämie (Wadenkrämpfe, Muskelkrämpfe, Obstipation, Arrhythmien etc.) sowie Risiko für Zinkmangel
	Kalzium	erhöhte renale Rückresorption und reduzierte renale Ausscheidung	erhöhtes Risiko für Hyperkalzämie
kaliumsparende Diuretika (z. B. Spironolacton, Amilorid, Triamteren)	Kalium	reduzierte renale Ausscheidung	Risiko einer Hyperkaliämie mit neuromuskulären und kardiovaskulären Störungen
	Zink	Amilorid: reduzierte renale Ausscheidung Triamteren: erhöhte renale Ausscheidung	Amilorid (dosisabhängig): Zinkakkumulation Triamteren: Zinkdepletion
Immunsuppressiva			
Cyclosporin A	Kalium	verminderte renale Ausscheidung	Risiko für Hyperkaliämie
	Magnesium	erhöhte renale Ausscheidung	hohes Risiko für Magnesiummangel (Kardio- und Neurotoxizität)
Kardiaka (Herzmittel)			
Herzglykoside (z. B. Digoxin)	Kalium	gestörte Aufnahme von Kalium in die Zellen	vermindert die Wirkung und erhöht die Toxizität der Herzglykoside
	Kalzium	Störung der Digoxin-Wirkung	Hohe Kalziumdosen können zu Herzrhythmusstörungen führen (hohe Ca-Konzentrationen in den Herzmuskelzellen)
	Magnesium	erhöhte renale Ausscheidung und verminderte intrazelluläre Mg-Konzentrationen	Risiko für Mg-Mangel. Dieser erhöht die Toxizität der Herzglykoside.

Substanz	Betroffener Mikronährstoff	Art der Wechselwirkung	Mögliche Folgen, Maßnahmen
Laxanzien (Abführmittel)			
z. B. Bisacodyl, Natriumpicosulfat	Kalium, Kalzium, Magnesium, Natrium	erhöhter intestinaler Verlust	Obstipation (Tonusverlust der glatten Darmmuskulatur), Muskelschwäche bei langfristiger Einnahme erhöhte Osteoporosegefahr
Lipid- und Cholesterinsenker			
Colestyramin, Colestipol	fettlösliche Vitamine: A, D, E, K; Carotinoide, Vitamin B_{12}, Mineralstoffe (Fe, Mg, Zn)	verminderte Aufnahme im Darm (fettlösliche Vitamine: Bindung von Gallensäuren)	Risiko für Vitamin- und Mineralstoffmangel. Status überwachen. Einnahme › 4 Stunden trennen.
Ezetimib	Vitamin E	verminderte Aufnahme im Darm	Vitamin-E-Mangel
Fenofibrat	Coenzym Q_{10}, Vitamin E	Leerung der körpereigenen Speicher	Vitamin-E-Mangel, reduzierter Coenzym-Q_{10}-Pool
Statine (z. B. Pravastatin, Atorvastatin)	Coenzym Q_{10}	reduzierte körpereigene Coenzym-Q_{10}-Synthese	Coenzym-Q_{10}-Status vermindert, Mitochondriopathien, nitrosativer Stress
	Vitamin D	niedriger Vitamin-D-Status	Vitamin D_3 verbessert Statin-induzierte Myalgien
	Selen	hemmt die Bildung von Selenoproteinen	Symptome eines Selenmangels
Osteoporosemittel			
Biphosphonate (z. B. Alendronat, Risedronat)	Eisen, Kalzium, Magnesium, Zink	verminderte Aufnahme bei gleichzeitiger Zufuhr (Komplexbildung mit mehrwertigen Kationen)	möglicher Mangel an Fe, Ca, Mg, Zn. Einnahmeabstand von › 2 Stunden einhalten.
Parkinsonmittel			
L-Dopa und Kombinationspräparate mit L-Dopa (Carbidopa)	Vitamin B_6	L-Dopa bildet einen Komplex mit Pyridoxal-5'-phosphat und schränkt damit seine Bioverfügbarkeit ein. Bei hochdosiertem Vitamin B_6 erfolgt ein erhöhter peripherer Abbau (Decarboxylierung) von L-Dopa vor Aufnahme ins Gehirn.	verminderte Verfügbarkeit von L-Dopa im Gehirn verminderter Antiparkinsoneffekt: keine hohen B_6-Gaben bei Therapie mit L-Dopa-Präparaten!
	Folsäure	L-Dopa führt zu erhöhten Homocysteinspiegeln.	Folsäuregabe kann den erhöhten Homocysteinspiegel senken.

Substanz	Betroffener Mikronährstoff	Art der Wechselwirkung	Mögliche Folgen, Maßnahmen
Schilddrüsenhormone (L-Thyroxin)			
	Eisen	Hemmt die Wirkung des L-Thyroxins durch Komplexbildung.	Einnahme im Abstand von › 2 Stunden.
	Kalzium	Hemmt die Resorption von L-Thyroxin durch Bildung eines unlöslichen Komplexes.	Einnahme im Abstand von › 4 Stunden.
Sexualhormone			
orale Kontrazeptiva und Hormonersatztherapie (Menopause)	Vitamin B_1, B_2, B_6, B_{12} Folsäure	v. a. bei älteren, hochdosierten Präparaten und gleichzeitig niedrigem Vitaminstatus Vitamin B_6: Störungen im Tryptophanstoffwechsel durch Verminderung des aktiven Vitamin B_6 (Pyridoxalphosphat)	Bedarf an den entsprechenden B-Vitaminen erhöht
		Folsäure: verminderte Bioverfügbarkeit B_1, B_2, B_{12}: Mechanismen unklar	
	Vitamin C	erhöhter Vitamin-C-Stoffwechsel	verminderte Vitamin-C-Konzentrationen in Plasma, Leukozyten, Blutplättchen
	Magnesium	Umverteilung Magnesium: erhöhte Magnesiumaufnahme in Gewebe und Knochen	niedriger Magnesium-Blutspiegel
	Zink, Selen	Reduktion der Serumspiegel	Zink- und Selenmangel
	Eisen, Kupfer	Sättigung des Coeruloplamins, verminderter Blutverlust während der Menstruation.	erhöhte Eisen- und Kupfer-Serumspiegel
Virustatika			
NRTI (nukleosidische Reverse-Transkriptase-Inhibitoren), z. B. Zidovudin (AZT), Lamivudin, Stavudin	L-Carnitin, Vitamin B_2, Vitamin B_{12}	Genaue Mechanismen sind unbekannt, HIV-Patienten weisen oft niedrige Spiegel von L-Carnitin Vitamin B_2 und B_{12} auf.	Die mitochondriale Toxizität der antiretroviralen Medikamente ist erhöht. Dadurch werden Nebenwirkungen wie Neuropathien, Myopathien, Anämie verstärkt.
Ribavarin Peg-Interferon	Vitamin B_{12}	stört Vitamin-B_{12}-Haushalt	guter Vitamin-B_{12}-Status ist Voraussetzung für gute Therapie-Response

Substanz	Betroffener Mikronährstoff	Art der Wechselwirkung	Mögliche Folgen, Maßnahmen
Zytostatika			
Zytostatika, generell	Antioxidanzien (Vitamin C, E, Carotinoide, Selen etc.)	Die Verabreichung von Antioxidanzien während einer Chemotherapie wird immer wieder kontrovers diskutiert. Einerseits sollen Antioxidanzien gesunde Zellen vor Schäden durch Zytostatika schützen und synergistisch mit der Chemotherapie wirken. Andererseits bestehen Bedenken, dass der Effekt einzelner Chemotherapeutika durch die Gabe hoher Dosen von Antioxidanzien beeinträchtigt werden könnte. Allerdings konnten verschiedene Studien zeigen, dass die Wirkung nicht vermindert wird. Der überwiegende Teil der Zytostatika wirkt zudem über sehr spezifische Mechanismen und nicht über freie Radikale. Trotzdem soll die Anwendung hochdosierter Antioxidanzien bei Tumorpatienten erfahrenen Spezialisten vorbehalten bleiben!	
Anthrazykline (z. B. Doxorubicin, Epirubicin)	L-Carnitin	Carnitin-Depletion in Herzmuskelzellen, reduzierte ß-Oxidation der Fettsäuren	erhöhte mitochondriale Toxizität, Kardiotoxizität (erhöhtes Risiko für anthrazyklinbedingte Kardiomyopathien)
	Coenzym Q_{10}	hemmender Effekt auf Synthese und Funktion von Coenzym Q_{10}	verminderter Coenzym-Q_{10}-Status, erhöhte oxidative Schäden, erhöhte Kardiotoxizität
	Vitamin B_2	Komplexbildung Hemmung der Aktivierung von Vitamin B_2 zu den aktiven Coenzymen FMN und FAD	verminderte Verfügbarkeit eventuell beider Moleküle Funktionsminderung des Vitamin B_2
Cisplatin	Magnesium, Kalium	Nierentoxizität von Cisplatin führt zu erhöhter renaler Ausscheidung durch verminderte Rückresorption (z. T. monatelang andauernd nach Therapieende).	Magnesiummangel, Störungen des Magnesium- und Kaliumstoffwechsels
	L-Carnitin	erhöhte renale Ausscheidung	Carnitinmangel, Fatigue
Cyclophosphamid	Vitamin D	vermehrter enzymatischer Abbau (24-Hydroxylase) von Calcitriol zu inaktiven Metaboliten	Vitamin-D-Mangel
5-Fluoruracil (5-FU)	Vitamin B_1	verminderte Umwandlung in aktive Vitamin-B_1-Form (gehört zum Wirkmechanismus von 5-FU)	Risiko für Laktatazidose erhöht, Neurotoxizität keine hohen Vitamin-B_1-Dosen während der akuten Therapie mit 5-FU (Gefahr der Wirkungsverminderung der Chemotherapie)
	Niacin	Hemmt den Tryptophan-Kynurenin-Niacin-Stoffwechselweg.	Zufuhr von Niacinamid – allenfalls als Vitamin-B-Komplex-Präparat

Substanz	Betroffener Mikronährstoff	Art der Wechselwirkung	Mögliche Folgen, Maßnahmen
Ifosfamid	L-Carnitin	erhöhte renale Ausscheidung	Carnitinmangel, Fatigue
Methotrexat	Folsäure	Folsäure-Antagonismus: Hemmung folsäureabhängiger Enzyme	Folsäuremangel, Homocysteinämie
Paclitaxel	Vitamin D	Vermehrter enzymatischer Abbau (24-Hydroxylase) von Calcitriol zu inaktiven Metaboliten	Vitamin-D-Mangel

Literatur

Gröber U. Arzneimittel und Mikronährstoffe, medikationsorientierte Supplementierung. Wissenschaftliche Verlagsgesellschaft WVG. 4. Auflage, 2018.

Gröber U et al. Important drug-micronutrient interactions: a selection for clinical practice. Crit Rev Food Sci Nutr. 2020;60(2):257–275.

Mohn ES et al. Evidence of drug–nutrient interactions with chronic use of commonly prescribed medications: an update. Pharmaceutics. 2018;10(1):36.

Péter S et al. Public health relevance of drug–nutrition interactions. Eur J Nutr. 2017;56(2):23–36.

Prescott JD et al. Medications and micronutrients: identifying clinically relevant interactions and addressing nutritional needs. J Pharm Tech. 2018;34(5):216–230.

Stargrove MB, Treasure J, McKee DL. Herb, Nutrient and Drug Interactions. Mosby Elsevier. 1st Edition, 2008.

Wakeman MP. A review of the effects of oral contraceptives on nutrient status, with especial consideration to folate in UK. J Adv Med Medic Res. 2019;1–17:10.9734/jammr/2019/v30i230168.

Stichwortverzeichnis

Bei Stichwörtern, die sich in Tabellen befinden, verweist die Seitenangabe auf die Kopfzeile der Tabelle. Das jeweilige Stichwort findet sich im Inhalt der Tabelle, vereinzelt auch eine oder zwei Seiten hinter der hier angegebenen Seitenzahl.

A

B

E

G

H

M

O

P

Q

R

T

Empfehlungen Burgerstein Foundation

Im Folgenden finden Sie weiterführende Informationen

Burgerstein Foundation
Fluhstrasse 28
8640 Rapperswil-Jona
Schweiz
Telefon: +41 55 210 72 91
E-Mail: info@burgerstein-foundation.ch
www.burgerstein-foundation.ch

Internetadressen

Burgerstein Micronutrients
www.burgerstein.com

Histaminintoleranz
Schweiz. Gesellschaft für Histamin-Intoleranz SIGHI: www.histaminintoleranz.ch

Selbsthilfegruppe Histaminintoleranz: www.shg-hit.de

Zöliakie
IG Zöliakie der Deutschen Schweiz: www.zoeliakie.ch

Deutsche Zöliakie-Gesellschaft e. V. (DZG): www.dzg-online.de

Coimbra-Protokoll
www.coimbraprotocol.com

Fluoridgehalt in Mineralwässern
Schweiz: mineralwasser.swiss (Mineralisierungstabelle)

Deutschland: siehe https://kinderaerzte-tuttlingen.de/downloads.d/fluoridgehalt-im-mineralwasser.pdf (Zugriff 10/2022)

Weiterführende Literatur

Bücher

Biesalski HK, Pirlich M, Bischoff SC, Weimann A. Ernährungsmedizin. Thieme Verlag, Stuttgart. 5. Auflage, 2018.

Biesalski HK. Vitamine, Spurenelemente und Minerale: Indikation, Diagnostik, Therapie. Thieme Verlag, Stuttgart. 2. Auflage, 2019.

Elmadfa I, Leitzmann C. Ernährung des Menschen. Verlag Eugen Ulmer, Stuttgart. 6. Auflage, 2019.

Gröber U. Orthomolekulare Medizin – ein Leitfaden für Apotheker und Ärzte. Wissenschaftliche Verlagsgesellschaft WVG, Stuttgart. 4. Auflage, 2022.

Gröber U. Arzneimittel und Mikronährstoffe – medikationsorientierte Supplementierung. Wissenschaftliche Verlagsgesellschaft WVG, Stuttgart. 4. Auflage, 2018.

Hahn A, Ströhle A, Wolters M. Ernährung – Physiologische Grundlagen, Prävention, Therapie. Wissenschaftliche Verlagsgesellschaft WVG, Stuttgart. 3. Auflage, 2016.

Life Extension Foundation. Disease, Prevention and Treatment. Life Extension Publication. 6th edition, 2018.

Martin M. (Hrsg.). Das Standardlabor in der naturheilkundlichen Praxis. Urban & Fischer/Elsevier, München. 4. Auflage, 2014.

Nordberg GF, Fowler BA, Nordberg M. Handbook on the Toxicology of Metals. Academic Press (Elsevier). 5. Auflage, 2021.

Ross AC et al (eds.). Modern Nutrition in Health and Disease. Wolters Kluwer/Lippincott Williams & Wilkins, Philadelphia. 11. Auflage, 2014.

Schmiedel V. Nährstofftherapie. Orthomolekulare Therapie in Prävention, Diagnostik und Therapie. Thieme Verlag, Stuttgart. 5. Auflage, 2022.

Thomas L. Labor und Diagnose, Indikation und Bewertung von Laborbefunden für die medizinische Diagnostik. TH-Books GmbH, Frankfurt. 11. Auflage, 2022.

Vaupel P, Schaible HG, Mutschler E. Anatomie, Physiologie, Pathophysiologie des Menschen, Wissenschaftliche Verlagsgesellschaft WVG, Stuttgart. 7. Auflage, 2015.

Zeitschriften

Aktuelle Ernährungsmedizin. Georg Thieme Verlag, Stuttgart/New York.

Ernährung & Medizin. Haug Verlag in MVS Medizinverlage Stuttgart.

Journal of Orthomolecular Medicine. International Society for Orthomolecular Medicine, Toronto (online).

Nutrients. MDPI. Basel/Schweiz (online)

OM & Ernährung. Collect Publishing & Medical AG, Zürich.

OM-Newsletter. Burgerstein Foundation Micronutrients for Health, Rapperswil, Schweiz.

The American Journal of Clinical Nutrition. The American Society for Clinical Nutrition, Bethesda, Maryland, USA.

Schweizerische Zeitschrift für Ernährungsmedizin, Verlag Rosenfluh Publikationen, Neuhausen, Schweiz.

Zeitschrift für Orthomolekulare Medizin, Haug Verlag in MVS Medizinverlage Stuttgart.

Bibliografische Information der Deutschen Nationalbibliothek
Die Deutsche Nationalbibliothek verzeichnet diese Publikation in der Deutschen Nationalbibliografie; detaillierte bibliografische Daten sind im Internet über dnb.d-nb.de abrufbar.

Programmplanung: Uta Spieldiener
Projektmanagement: Anja Bippus
Redaktion: Sabine Klonk
Bildredaktion: Christoph Frick, Marie Crämer

Umschlaggestaltung: © Thieme
Layout: CYCLUS · Visuelle Kommunikation, Stuttgart

Bildnachweis:
Cover und S. 3: © Thieme unter Verwendung der folgenden Bilder: Orange © Alexstar/stock.adobe.com, Limette © baibaz/stock.adobe.com, Zitrone © vmenshov/stock.adobe.com, Blasen © dkidpix/stock.adobe.com
Fotos im Innenteil: S. 4 © dolphy_tv/stock.adobe.com, S. 12 © emiliau/stock.adobe.com, S. 28 © Ilya/stock.adobe.com, S. 86 © Flaffy/stock.adobe.com, S. 372 © irina/stock.adobe.com, S. 432 © Flaffy/stock.adobe.com, S. 746 © exclusive-design/stock.adobe.com
Zeichnungen: Susi Schaaf, Bellheim; Andrea Schnitzler, Innsbruck; Tischewski & Tischewski, Marburg

14., vollständig überarbeitete und erweiterte Auflage 2023

TRIAS Verlag in Georg Thieme Verlag KG
Rüdigerstraße 14, 70469 Stuttgart, Germany
www.trias-verlag.de

© 13. Auflage 2018 TRIAS Verlag in Georg Thieme Verlag KG, Rüdigerstraße 14, 70469 Stuttgart

© 1.–12. Auflage 1982–2012 TRIAS Verlag in MVS Medizinverlage Stuttgart GmbH & Co. KG, Oswald-Hesse-Straße 50, 70469 Stuttgart

Printed in Germany

Satz und Repro: Fotosatz Buck, Kumhausen
Druck: Grafisches Centrum Cuno, Calbe

Gedruckt auf chlorfrei gebleichtem Papier

ISBN 978-3-432-11588-7 1 2 3 4 5 6

Auch erhältlich als E-Book:
eISBN (ePub) 978-3-432-11589-4